—主编—
邵成伟 边云 蒋慧

Atlas of Complex and Rare Pancreatic Disorders:
Radiologic-Pathologic Correlation

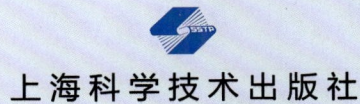

上海科学技术出版社

图书在版编目（CIP）数据

胰腺疑难与罕见病例：影像与病理 / 邵成伟，边云，蒋慧主编. -- 上海：上海科学技术出版社，2025.6.
ISBN 978-7-5478-7086-0
Ⅰ. R576.04
中国国家版本馆CIP数据核字第2025N7H327号

胰腺疑难与罕见病例：影像与病理
主编 邵成伟 边 云 蒋 慧

上海世纪出版（集团）有限公司 出版、发行
上海科学技术出版社
（上海市闵行区号景路159弄A座9F-10F）
邮政编码 201101　www.sstp.cn
山东韵杰文化科技有限公司印刷
开本 889×1194　1/16　印张 22.75
字数：600千字
2025年6月第1版　2025年6月第1次印刷
ISBN 978-7-5478-7086-0/R·3224
定价：248.00元

本书如有缺页、错装或坏损等严重质量问题，请向工厂联系调换

内容提要

《胰腺疑难与罕见病例：影像与病理》精选135例胰腺疑难与罕见病例，深度融合影像与病理资料，从多学科诊治的角度，为读者提供直观详尽的学习材料。

本书结构严谨，病例涵盖患者信息、影像学表现、病理学诊断等关键内容，并有深入的讨论，纳入了胰腺先天性异常、炎性病变、囊性病变、癌症及罕见病等病例，有助于读者拓展思维，增强对胰腺疾病的诊治水平。

本书面向影像科、病理科、胰腺外科等科室医生及科研人员，旨在帮助读者深入了解胰腺疾病的临床表现、诊断及治疗，并掌握最新研究成果。

主编团队简介

海军军医大学第一附属医院放射诊断科作为医院最大的平台科室（以下简称"科室"），自1949年创建以来，栉风沐雨七十余载，在几代放射学专家的薪火相传中，已发展成为集医疗、教学、科研与人才培养四位一体的国家级医学影像高地。科室不仅是我国影像医学与核医学领域的重要创新引擎，更肩负着为军地医疗体系输送高端影像医学人才的时代使命。

在学科建设方面，科室始终走在行业前列。2001年荣膺教育部首批医学影像学国家重点学科桂冠，相继获评上海市介入治疗质量控制中心挂靠单位、军队影像医学中心、国家临床重点专科及全军临床重点专科，形成"五位一体"的学科建设格局。特别在胰腺疾病影像诊疗领域，科室已建立起国际领先的胰腺疾病诊疗体系，近五年斩获国家自然科学基金及省部级项目70余项，在 *Nature Medicine*、*Radiology* 等国际权威期刊发表高水平论文200余篇，彰显出强劲的科研创新实力。

海军军医大学第一附属医院放射诊断科主导编写了5部胰腺疾病国家级影像学指南，取得30项突破性技术专利及智能诊断软件著作权，主持编撰的7部学术专著已成为医学影像学教育的重要范本。海军军医大学第一附属医院放射诊断科将持续践行"精医砺影"的核心理念，以智能影像诊断技术为驱动，勇攀医学影像新高峰，聚力打造胰腺疾病特色品牌，矢志为健康中国战略贡献影像学智慧。

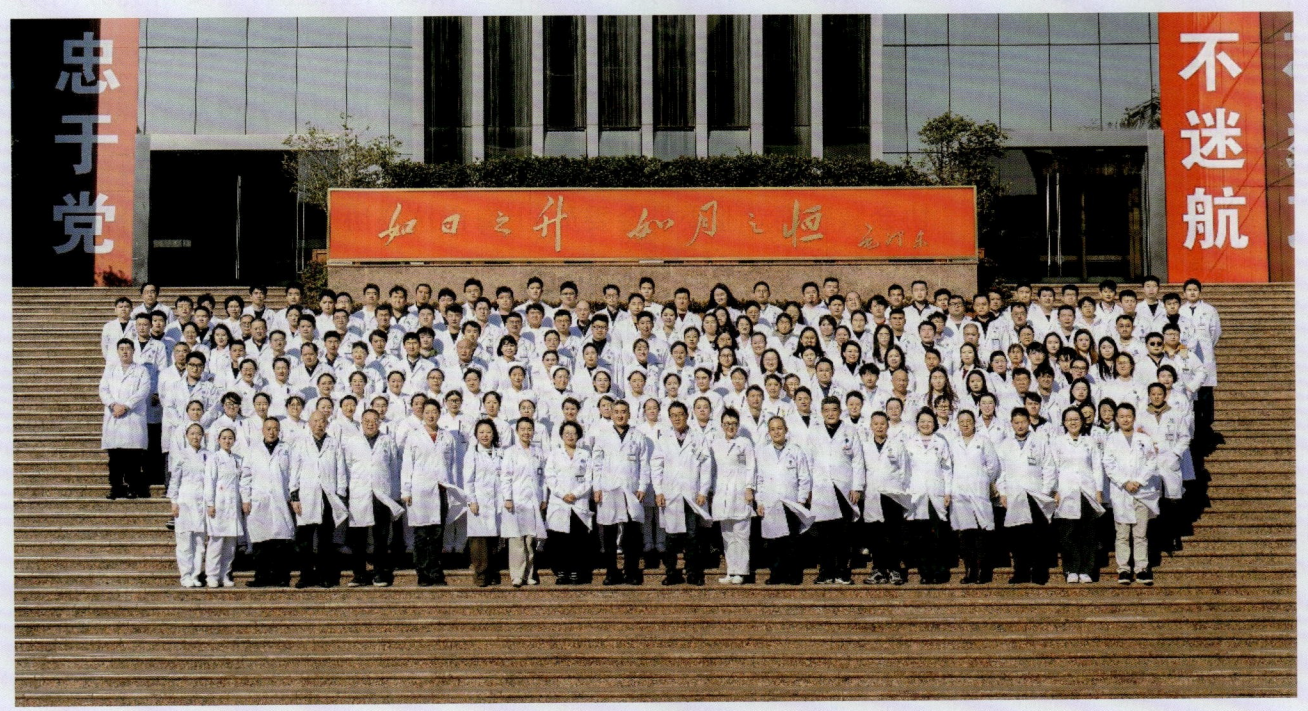

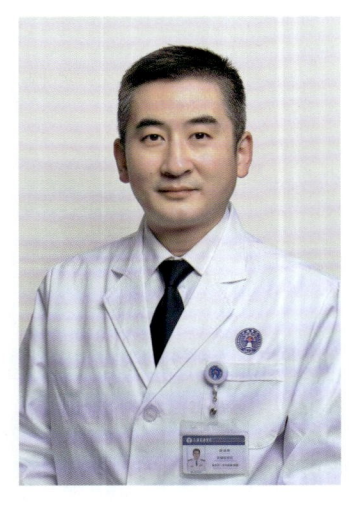

邵成伟

医学博士、主任医师、教授，影像医学专家。海军军医大学第一附属医院放射诊断科主任，党支部书记，博士生导师，国家临床重点专科及全军临床重点专科带头人。具有30余年影像医学领域从业经验，主要研究方向为胰腺疾病精准诊断。曾先后担任中国老年医学会放射学分会副会长、中华医学会放射学分会腹部学组委员、上海市医学会放射学分会委员、上海市医学会放射学分会和中国医师协会放射学分腹部学组组长、全军分子影像与核医学委员会委员等职务。

近5年获得上海市东方英才项目及军队科技成果奖1项。牵头制定胰腺疾病相关指南5部，主持开展了国家自然科学基金、上海市各类科研基金和人才项目共9项。在 *Nature Medicine*、*Radiology*、*European Radiology* 等期刊以通讯作者发表胰腺疾病相关SCI论文百余篇，单篇最高影响因子82.9分。

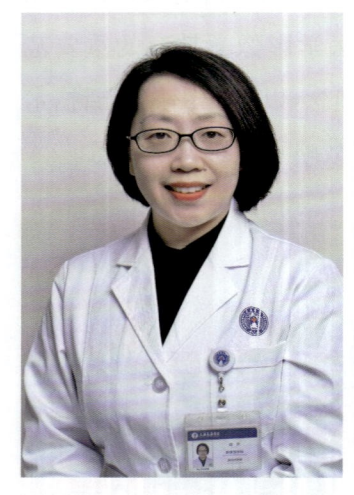

边 云

医学博士、病理学博士后、副主任医师、副教授，影像医学专家。海军军医大学第一附属医院放射诊断科副主任，党支部副书记，硕士生导师。具有20余年影像医学领域从业经验，主要研究方向为胰腺疾病精准诊断。曾先后担任中国影像医学研究会委员、中国老年医学会放射学分会委员、上海市医学会放射学会分子影像学组副组长、上海市医学会放射学分会青年学组委员兼秘书、上海市抗癌协会胰腺癌专业委员会委员、上海市抗癌协会胰腺神经内分泌肿瘤专业委员会委员。

近5年获得上海市东方英才，执笔胰腺相关指南4部，主持开展了国家自然科学基金、上海市各类基金和人才项目共10项。在 *Radiology*、*European Radiology*、*Pancreatology*、*IEEE Transactions on Image Processing*、*International Journal of Surgery* 等影像学、计算机和胰腺病外科学国际知名期刊以通讯作者或者第一作者发表胰腺疾病相关中英文论文110篇，总被引次数1669次。

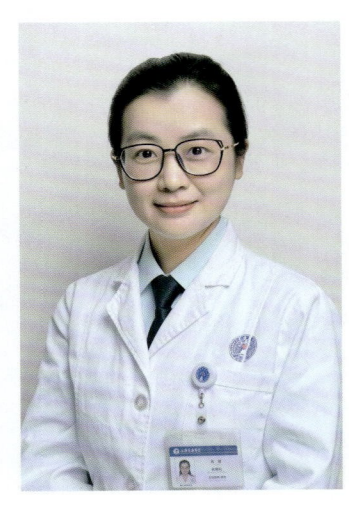

蒋 慧

医学博士、影像学博士后，海军军医大学第一附属医院病理科副主任医师、副教授，病理学专家。具有20余年病理学领域从业经验，主要研究方向为胰腺疾病病理诊断，为科室胰腺病理学亚专科带头人，建立国内首个基于大切片技术的胰腺病理研究体系。曾先后担任中国医师协会胰腺病学专业委员会青年委员、中华医学会器官移植分会移植病理学组委员（兼心血管病理学组工作秘书）、上海市医学会病理专科分会青年委员、上海市抗癌协会神经内分泌肿瘤专业委员会委员等10项学术职务。担任《临床与实验病理学杂志》青年编委。

主编、参编专著8部，牵头制定指南1部。以第一作者或通讯作者发表论文30余篇，累计参与国家自然科学基金项目13项。荣立个人三等功1次，获评"四有"优秀文职人员，多次获校级教学工作先进个人表彰。

编者名单

主　编

邵成伟　边　云　蒋　慧

副主编

方　旭　李　晶　刘　芳　王铁功　杨叶琳　张允硕

主　审

陆建平　郑建明

编　者

（按姓氏汉语拼音排序）

白辰光　海军军医大学第一附属医院病理科
边　云　海军军医大学第一附属医院放射诊断科
边晓璐　海军军医大学第一附属医院放射诊断科
陈成伟　海军军医大学第一附属医院放射诊断科
陈佳云　海军军医大学第一附属医院消化内科
陈士跃　海军军医大学第一附属医院放射诊断科
陈燕华　海军军医大学第一附属医院病理科
陈玉坤　海军军医大学第一附属医院放射诊断科
丁　丹　海军军医大学第一附属医院病理科
樊　洁　复旦大学附属华山医院病理科
方　旭　海军军医大学第一附属医院放射诊断科

付　贝	海军军医大学第一附属医院放射诊断科
高依莎	海军军医大学第一附属医院病理科
郭逸飞	海军军医大学第一附属医院放射诊断科
何　欣	海军军医大学第一附属医院病理科
何亚运	海军军医大学第一附属医院病理科
胡夏韵	海军军医大学第一附属医院病理科
胡小木	复旦大学附属华山医院病理科
简美诚	海军军医大学第一附属医院放射诊断科
蒋　慧	海军军医大学第一附属医院病理科
蒋英杰	海军军医大学第一附属医院病理科
江　薇	海军军医大学第一附属医院放射诊断科
李　晶	海军军医大学第一附属医院放射诊断科
李　娜	海军军医大学第一附属医院放射诊断科
李　琪	中国人民解放军96601部队医院
李　颖	海军军医大学第一附属医院放射诊断科
李学周	海军军医大学第一附属医院放射诊断科
李雪莹	海军军医大学第一附属医院病理科
刘　芳	海军军医大学第一附属医院放射诊断科
刘文彬	海军军医大学第一附属医院放射诊断科
刘艳芳	海军军医大学第一附属医院病理科
马诗语	海军军医大学第一附属医院放射诊断科
马婉婷	海军军医大学第一附属医院放射诊断科
明雪峰	海军军医大学第一附属医院病理科
明岳锋	海军军医大学第一附属医院放射诊断科
莫少佳	海军军医大学第一附属医院放射诊断科
倪　响	海军军医大学第一附属医院病理科
钱煜平	海军军医大学第一附属医院病理科
邵成伟	海军军医大学第一附属医院放射诊断科
沈奕暄	海军军医大学第一附属医院放射诊断科

石渝川　海军军医大学第一附属医院病理科

塔　娜　海军军医大学第一附属医院病理科

王　莉　海军军医大学第一附属医院放射诊断科

王铁功　海军军医大学第一附属医院放射诊断科

王玉涛　宁波市第九医院医学影像科

夏　斌　海军军医大学第一附属医院放射诊断科

徐晶晶　海军军医大学第一附属医院病理科

杨　淼　海军军医大学第一附属医院病理科

杨　铭　海军军医大学第一附属医院放射诊断科

杨叶琳　海军军医大学第一附属医院病理科

姚静雯　海军军医大学第一附属医院病理科

尹　伟　海军军医大学第一附属医院放射诊断科

于子钦　海军军医大学第一附属医院放射诊断科

俞婕妤　海军军医大学第一附属医院放射诊断科

袁小涵　海军军医大学第一附属医院放射诊断科

张航瑜　上海中医药大学附属曙光医院病理科

张心悦　海军军医大学第一附属医院放射诊断科

张艳红　海军军医大学第三附属医院病理科

张允硕　海军军医大学第一附属医院病理科

朱蒙蒙　海军军医大学第一附属医院放射诊断科

邹文斌　海军军医大学第一附属医院消化内科

Foreword 序 一

胰腺，这一深藏于腹腔深处的器官，体积虽小但具有重要的内分泌和外分泌功能，其病变不仅直接影响患者的消化与代谢，也更因早期诊断的困难和高致死率而备受关注。实际上胰腺疾病并非少见，多达十余种。虽然传统医学教材与文献中对于胰腺的常见疾病均已有介绍，但多聚焦于胰腺的常见病和多发病。海军军医大学第一附属医院放射诊断科邵成伟教授团队在临床工作实践中收集总结了多例罕见的胰腺疾病，并撰写成《胰腺疑难与罕见病例：影像与病理》一书，我有幸在出版前阅读了全书，受益匪浅。本书精心挑选了胰腺一系列疑难与罕见病例，从影像学与病理学两个角度进行了深入分析，尤其揭示了胰腺病变位置、形态、范围及毗邻关系，并从病理学角度揭示了疾病的组织结构及特征，对临床诊疗有重要的指导价值。

我相信《胰腺疑难与罕见病例：影像与病理》一书能够成为广大读者的良师益友，在此，我愿给各位同道推荐该书并为之作序。

2024 年 11 月 26 日于上海

Foreword 序 二

胰腺疾病的研究一直是一个充满挑战而又极具魅力的课题。胰腺作为人体消化系统中一个至关重要的腺体，兼具内外分泌功能，其外分泌多种消化酶以助消化，而内分泌则肩负调节血糖和代谢的任务。然而，由于胰腺解剖位置的深在性及其复杂的生理功能，胰腺疾病的早期诊断和治疗一直是医学界的一大难题。

我很高兴看到由海军军医大学第一附属医院精心编撰的《胰腺疑难与罕见病例：影像与病理》一书即将面世。本书汇聚了该院近十五年来所积累的135例胰腺疑难与罕见病例的宝贵资料，通过详尽的术前影像分析、术后病理诊断以及患者的治疗与预后记录，为我们呈现了胰腺疾病复杂而多彩的病例解析。

在医学日新月异的今天，影像学与病理学的紧密结合已成为提升疾病诊断准确性的重要手段。本书正是这一理念的生动实践，它不仅展示了高清的影像学图像，更结合了详实的病理学描述，让读者能够直观地理解疾病的发生、发展与转归。这种跨学科的整合视角，无疑为胰腺疾病的临床诊疗提供了更为全面和深入的理解。

尤为值得一提的是，本书中的每一个病例不仅仅是冰冷的医学数据堆砌，而是蕴含着医生们的智慧与汗水，是他们不断探索、勇于挑战未知的精神体现。通过这些病例，我们看到了医学工作者在面对疑难与罕见疾病时的坚定信念与不懈追求，也见证了现代医学在胰腺疾病诊疗领域所取得的显著进步。

我相信，《胰腺疑难与罕见病例：影像与病理》一书的出版，必将为广大医学工作者提供一个宝贵的学习和交流平台，推动胰腺疾病研究向更高水平迈进。同时，我也期待在未来的日子里，能够涌现出更多像本书这样的优秀医学著作，共同为人类的健康事业贡献智慧和力量。

最后，我要向所有参与本书编撰的医务人员表示衷心的感谢和崇高的敬意。你们的辛勤耕耘和无私奉献，使得这部凝聚着智慧与汗水的医学著作得以问世。愿本书能够成为胰腺病诊断和研究领域的良师益友，帮助我们探索更多未知，更好地守护人体健康。

2024 年 12 月 15 日

前 言

医学领域的每一次进步都是对生命奥秘的深刻探索，而《胰腺疑难与罕见病例：影像与病理》正是在这条探索之路上迈出的坚实一步。本书基于海军军医大学第一附属医院长达十五年的深厚积累，精心汇集了135个胰腺疑难与罕见病例，旨在为医学界同仁提供一份宝贵的学术资源。

本书由放射诊断科、病理科、胰腺外科及消化内科等多学科的专家学者共同编写，他们不仅拥有深厚的专业知识，更在胰腺疾病的诊疗领域拥有精湛的医疗技术和丰富的临床经验。这些专家以胰腺疾病为主要研究方向，通过跨学科的合作与交流，将各自领域的专业智慧汇聚一堂，为读者呈现了一场胰腺疾病诊疗的学术盛宴。

书中收录的每一个病例都是一个独特的故事，它们不仅记录了患者的病痛与希望，更蕴含着医学的智慧与力量。我们通过对每一个病例的深入剖析，从影像学和病理学两个维度出发，揭示了疾病的本质与特征，为医生们提供了宝贵的诊断与治疗思路。这些病例的分享，不仅有助于提升医生们的诊断能力，更能够优化治疗方案，最终让患者获得更好的治疗效果。

在此，我们要特别感谢所有参与本书编写、审校、出版的同仁们，正是他们的辛勤付出与无私奉献，才使得这本书得以完美呈现。同时，我们也要向我们的患者致以崇高的敬意和衷心的感谢，正是他们的信任与支持，赋予了我们前行的力量，让我们有勇气去探索未知、追求真知。

愿本书成为连接患者与医生、理论与实践、知识与智慧的桥梁。我们希望本书的出版能够推动胰腺疾病诊疗领域的发展，为医学的进步贡献新的力量。同时，我们也期待更多的同仁能够加入胰腺疾病诊疗探索与发现的行列中，共同为患者的健康与幸福努力。在未来的日子里，让我们携手并进，共同开创胰腺疾病诊疗的新篇章！

邵成伟　边　云　蒋　慧

2024年11月

Contents 目　　录

第一章　胰腺先天性及发育异常 001

　　病例 1　　胰腺完全分裂症 001
　　病例 2　　完全型环状胰腺 002
　　病例 3　　不完全型环状胰腺 003
　　病例 4　　环状胰腺合并导管内乳头状黏液性肿瘤恶变 005
　　病例 5　　环状胰腺合并自身免疫性胰腺炎 008
　　病例 6　　环状胰腺合并导管腺癌 011
　　病例 7　　多脾综合征 013
　　病例 8　　异位胰腺继发胰腺炎 015
　　病例 9　　异位胰腺继发导管腺癌 017
　　病例 10　胰腺内副脾合并肝脏局灶性结节性增生 020
　　病例 11　胰腺内副脾伴表皮样囊肿 023
　　病例 12　胰腺内副脾伴淋巴管瘤 026
　　病例 13　胰腺动静脉畸形合并急慢性胰腺炎 027
　　病例 14　胰腺脂肪瘤样假性肥大 030
　　病例 15　胰腺胰岛增生 033

第二章　胰腺炎性病变 036

　　病例 16　急性胰腺炎合并假性动脉瘤 036
　　病例 17　慢性胰腺炎阴性结石误诊 IPMN 038
　　病例 18　慢性胰腺炎并侵蚀肠系膜上静脉 041
　　病例 19　局灶性自身免疫性胰腺炎 043
　　病例 20　IgG4 相关性自身免疫性胰腺炎伴假性囊肿及浆液性囊腺瘤 046
　　病例 21　2 型自身免疫性胰腺炎 048
　　病例 22　腹型过敏性紫癜 051
　　病例 23　沟槽区胰腺炎 052
　　病例 24　沟槽区胰腺炎 055
　　病例 25　沟槽区胰腺炎合并壶腹部腺癌 058
　　病例 26　嗜酸性胰腺炎 061
　　病例 27　滤泡性胰腺炎-假肿瘤征 063

病例 28　滤泡性胰腺炎合并胰管扩张　066
病例 29　胰腺结核误诊为黏液性囊性肿瘤　068
病例 30　胰腺脓肿　069

第三章　胰腺囊性病变　072

病例 31　胰腺浆液性囊腺瘤误诊为神经内分泌肿瘤　072
病例 32　胰腺浆液性囊腺瘤（实体型）　075
病例 33　胰腺多发性浆液性囊腺瘤　076
病例 34　胰腺浆液性囊腺瘤伴出血　078
病例 35　胰腺浆液性囊腺瘤伴胰管扩张　080
病例 36　von Hippel-Lindau 病相关型浆液性囊腺瘤　081
病例 37　胰腺混合性浆液-神经内分泌肿瘤　084
病例 38　胰腺巨大浆液性囊腺瘤　086
病例 39　胰腺浆液性囊腺瘤包绕胆总管　089
病例 40　胰腺浆液性囊腺癌　090
病例 41　胰腺黏液性囊性肿瘤伴出血　093
病例 42　胰腺黏液性囊性肿瘤伴胰管扩张　094
病例 43　胰腺黏液性囊性肿瘤伴浸润性癌　095
病例 44　胰腺分支胰管型导管内乳头状黏液性肿瘤伴浸润性癌　098
病例 45　胰腺导管内乳头状黏液性肿瘤伴腺鳞癌　101
病例 46　胰腺导管内乳头状黏液性肿瘤伴胶样癌　104
病例 47　全胰腺主胰管型导管内乳头状黏液性肿瘤伴浸润性癌　107
病例 48　全胰腺多发分支胰管型导管内乳头状黏液性肿瘤　110
病例 49　胰腺分支胰管型导管内管状乳头状肿瘤伴浸润性癌　112
病例 50　胰腺主胰管型导管内管状乳头状肿瘤伴浸润性癌　115
病例 51　胰腺混合胰管型导管内管状乳头状肿瘤伴浸润性癌　117
病例 52　胰腺导管内乳头状黏液性肿瘤合并导管内管状乳头状肿瘤　119
病例 53　胰腺导管内嗜酸细胞性乳头状肿瘤　121
病例 54　男性胰腺实性假乳头状肿瘤　124
病例 55　胰腺实性假乳头状肿瘤不伴出血　127
病例 56　胰腺多发实性假乳头状肿瘤　130
病例 57　胰腺实性假乳头状肿瘤侵犯脾脏　132
病例 58　胰腺实性假乳头状肿瘤伴肝脏多发转移　135

第四章　胰腺癌和变异类型　139

病例 59　胰腺导管腺癌伴假性囊肿　139
病例 60　胰腺导管腺癌伴潴留囊肿　141
病例 61　外生性胰腺导管腺癌　143
病例 62　胰腺导管腺癌伴出血　145
病例 63　多发性胰腺导管腺癌　148
病例 64　胰腺胶样癌　151

病例 65　胰腺腺鳞癌　154
病例 66　胰腺纯鳞状细胞癌　157
病例 67　胰腺肝样癌　160
病例 68　胰腺导管内肝样癌　163
病例 69　胰腺髓样癌　166
病例 70　胰腺印戒细胞癌　169
病例 71　胰腺未分化癌　172
病例 72　胰腺伴破骨样巨细胞的未分化癌　176
病例 73　胰腺导管腺癌伴微乳头状癌　179
病例 74　胰腺低黏附性癌　181
病例 75　胰腺伴有横纹肌样表型的大细胞癌　183
病例 76　胰腺导管腺癌亚型（伴破骨样巨细胞的未分化癌合并腺鳞癌）　186
病例 77　胰腺导管腺癌亚型（胶样癌＋印戒细胞癌）　190
病例 78　胰腺腺泡细胞癌明显强化误诊为神经内分泌肿瘤　192
病例 79　胰腺导管内生长腺泡细胞癌　195
病例 80　胰腺腺泡细胞癌　198
病例 81　胰腺腺泡细胞癌（腺泡-导管腺癌混合）　200
病例 82　胰母细胞瘤（成人）　204

第五章　胰腺神经内分泌肿瘤　208

病例 83　胰腺神经内分泌肿瘤伴肝脏、脾脏多发转移瘤　208
病例 84　胰腺神经内分泌肿瘤胰管内生长　211
病例 85　弥漫性胰腺神经内分泌肿瘤　214
病例 86　乏血供胰腺神经内分泌肿瘤　216
病例 87　囊性胰腺神经内分泌肿瘤伴肝脏转移瘤　218
病例 88　囊性胰腺神经内分泌肿瘤　220
病例 89　囊性胰腺神经内分泌肿瘤伴出血　222
病例 90　多发性内分泌肿瘤 1 型　223
病例 91　伴有胰腺神经内分泌肿瘤的 von Hippel-Lindau 病　227
病例 92　胰腺神经内分泌癌合并导管腺癌　230
病例 93　胰腺神经内分泌瘤合并导管腺癌　233
病例 94　乏血供胰腺神经内分泌瘤（G3）伴肝脏转移瘤　235
病例 95　乏血供胰腺神经内分泌癌（小细胞癌）　237
病例 96　胰腺副神经节瘤　241

第六章　胰腺良性囊肿性病变　244

病例 97　腺泡囊性转化　244
病例 98　淋巴上皮囊肿　247
病例 99　胰腺棘球蚴感染性囊肿　249
病例 100　胰头部先天性胆总管囊肿　250
病例 101　胰腺皮样囊肿　253

第七章　胰腺非上皮源性肿瘤　　255

　　病例 102　胰腺淋巴管瘤　　255
　　病例 103　胰腺海绵状血管瘤　　257
　　病例 104　腹膜后平滑肌肉瘤累及胰腺和胰周脂肪　　259
　　病例 105　胰腺转移性平滑肌肉瘤　　262
　　病例 106　胰腺成熟型囊性畸胎瘤　　264
　　病例 107　胰腺侵袭性纤维瘤病　　267
　　病例 108　胰腺神经鞘瘤　　269
　　病例 109　胰腺恶性周围神经鞘瘤　　271
　　病例 110　胰腺血管周上皮样细胞肿瘤　　274
　　病例 111　胰腺错构瘤　　277
　　病例 112　胰腺胃肠道间质瘤　　280
　　病例 113　胰腺孤立性纤维性肿瘤　　282
　　病例 114　胰腺去分化脂肪肉瘤　　285
　　病例 115　胰腺弥漫大 B 细胞淋巴瘤　　288
　　病例 116　胰腺淋巴瘤　　290
　　病例 117　胰腺 B 淋巴母细胞淋巴瘤　　293
　　病例 118　胰腺浆细胞瘤　　295
　　病例 119　胰腺低度恶性肌上皮源性肿瘤　　298
　　病例 120　胰体尾上方脾动脉瘤　　301
　　病例 121　胰腺周围静脉型血管瘤　　303
　　病例 122　胰腺脂肪瘤　　304
　　病例 123　胰腺脂肪坏死　　306

第八章　胰腺继发性肿瘤　　309

　　病例 124　胰腺转移性透明细胞性肾细胞癌　　309
　　病例 125　胰腺转移性肺癌　　312
　　病例 126　胰腺转移性肠癌　　315
　　病例 127　胰腺转移性恶性黑色素瘤　　318
　　病例 128　胰腺转移性肝癌　　321
　　病例 129　胰腺转移性子宫内膜间质肉瘤　　323
　　病例 130　胰腺转移性软骨肉瘤　　326
　　病例 131　胰周淋巴瘤累及胰腺　　328
　　病例 132　白血病胰腺和双肾浸润　　329

第九章　胰腺遗传性肿瘤综合征　　333

　　病例 133　多发性内分泌肿瘤 1 型　　333
　　病例 134　von Hippel-Lindau 病　　336
　　病例 135　林奇综合征　　338

第一章 胰腺先天性及发育异常

病例 1　　胰腺完全分裂症

患者信息

男性患者,66 岁,因"肝癌术后 6 年余"入院。近 2 个月来患者偶有上腹部胀痛、腰背部疼痛、小便色深。

影像学表现

1. **影像学描述**　见图 1-1-1。

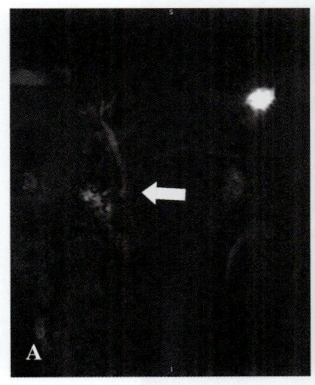
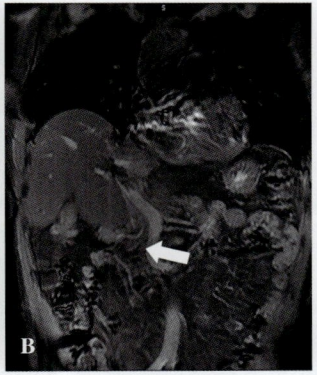

▲ 图 1-1-1　胰腺完全分裂 MRI 表现

厚层 MRCP(A)、冠状面 MR T2WI(B)示腹侧胰管与背侧胰管完全分离(箭),无任何交通支,腹侧胰管和背侧胰管分别汇入十二指肠大乳头和十二指肠副乳头。

2. **影像学诊断**　胰腺分裂症。

讨　论

胰腺分裂(pancreatic divisum,PD)是胰腺胚胎发育过程中主副胰管未能融合的一种先天性胰管发育异常。正常情况下腹侧胰管(Wirsung 管)与背侧胰管(Santorini 管)远端融合为主胰管,引流大部分胰液,开口于十二指肠大乳头。PD 导致引流大部分胰液的背侧胰管开口于十二指肠副乳头,但副乳头一般较小,在引流大量胰液过程中,可出现胰液排出不畅;引流少部分胰液的腹侧胰管开口于十二指肠大乳头。患者多表现为无明显症状,体检或随访其他疾病时意外发现。但是,当十二指肠副乳头狭窄致背侧胰管胰液引流不畅、胰管高压时可导致腹痛及胰腺炎。

PD 的诊断主要依赖于影像学检查,包括内镜下逆行胰胆管造影术(ERCP)、磁共振胰胆管成像(MRCP)、促胰液素刺激磁共振胰胆管成像(S-MRCP)、超声内镜等,ERCP 是确诊 PD 的金标准,表现为:①主乳头插管造影见腹侧胰管短小,呈马尾状或树枝状分布,长度通常 1~4 cm,且不超过腹中线,而胰体尾部胰管无显影;②副乳头插管造影可见贯穿全胰的背侧胰管,与腹侧胰管间无交通支则为完全性 PD,若存在纤细的交通支则为不完全性 PD。MRCP 表现为背侧胰管开口于副乳头,腹侧胰管呈一段短管道,开口于大乳头,两者未见明显沟通。本例患者因腹侧胰管与背侧胰管不通,诊断为完全胰腺分裂。但在诊断胰腺分裂时,仍需警惕肿瘤或其他占位引起的"假性胰腺分裂",需结合患者临床特征全面分析,以免引起误诊。

无症状 PD 一般无需处理。有症状 PD 主要是内科治疗、内镜治疗和外科手术。内科治疗只能暂时缓解腹痛等症状,不能解除胰管狭窄;内镜治疗创伤小,能解决副乳头狭窄,故首选内镜治疗,当内镜治疗效果不佳时,可再行外科手术。

总而言之,PD 是最常见的先天性胰管畸形,其中小部分患者可出现胰腺炎及胰源性腹痛。如发现上述症状时,胰腺分裂的诊断就有临床意义,可指导临床进行内镜下治疗以缓解症状。

参考文献

[1] Gutta A, Fogel E, Sherman S. Identification and management of pancreas divisum [J]. Expert Rev Gastroenterol Hepatol, 2019,13(11):1089-1105.

[2] White JJ, Roberts ZN, Gest TR, et al. Pancreas divisum: A common developmental variant that deserves attention in preclinical medical education [J]. Clinical Anatomy (New York, NY), 2014,27(7):1038-1045.

[3] Adibelli ZH, Adatepe M, Isayeva L, et al. Pancreas divisum: A risk factor for pancreaticobiliary tumors-an analysis of 1628 MR cholangiography examinations [J]. Diagnostic and Interventional Imaging, 2017,98(2):141-147.

[4] Zheng ZF, Liu QC. Research advance in the diagnosis of pancreas divisum [J]. Health, 2010,2(12):1401-1404.

[5] Lehman GA, Sherman S. Diagnosis and therapy of pancreas divisum [J]. Gastrointestinal Endoscopy Clinics of North America, 1998,8(1):55-77.

病例 2 完全型环状胰腺

患者信息

女性患者,69岁,门诊以"胆总管囊肿"行增强CT检查。

影像学表现

1. 影像学描述　见图1-2-1。
2. 影像学诊断　环状胰腺。

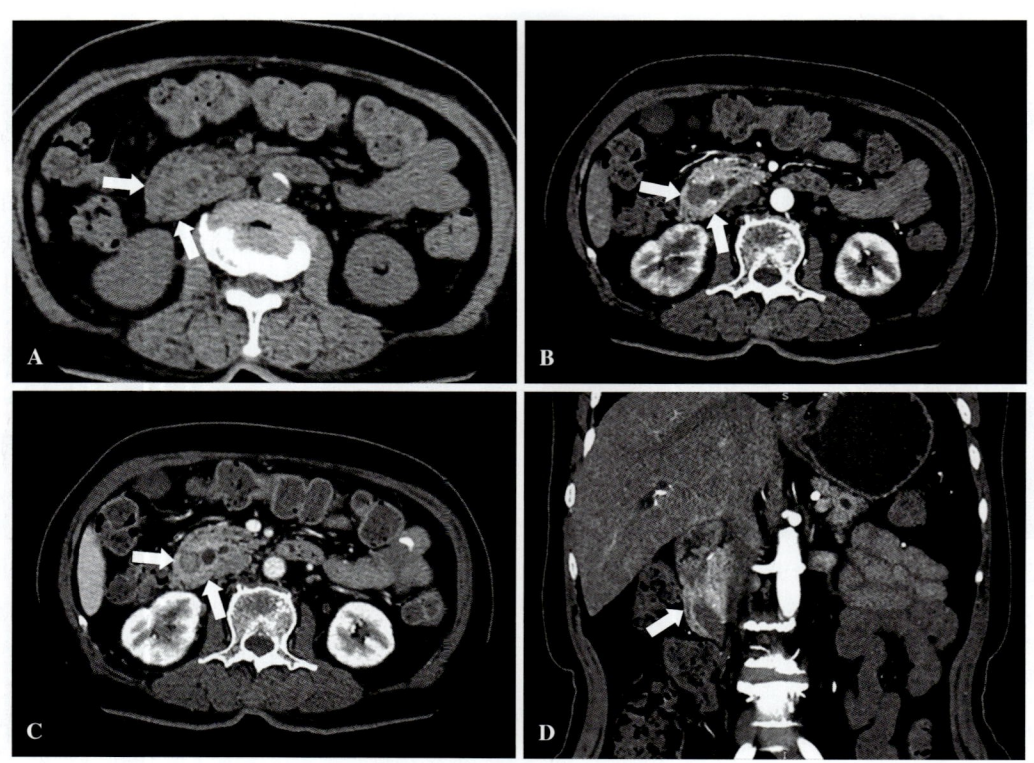

▲ 图1-2-1　完全型环状胰腺CT表现

A. 横断面CT平扫图像,显示十二指肠降段周围可见环状软组织影(箭);B～D. 分别为横断面CT增强动脉期、门脉期和动脉期冠状面重建图像,显示环绕十二指肠的胰腺,增强后均匀强化(箭)。

讨　论

环状胰腺(annular pancreas,AP)是一种罕见的胰腺先天性发育畸形,特征是胰腺组织部分或完全包绕十二指肠降部,致使肠腔不同程度的狭窄,发病率约0.05%,多见于新生儿,成年人罕见。正常情况下,妊娠7周左右时,由于十二指肠随胃的生长和旋转,左侧的腹胰芽逐渐萎缩,而右侧腹胰芽则转位并与背侧胰芽融合，最终背侧胰芽形成胰体和胰尾，而腹侧胰芽则形成胰头和钩突。AP 的发生机制有多种学说，大多数学者认可胰腺腹侧始基旋转异常学说，认为腹胰芽和背胰芽未能随十二指肠旋转，以致完全或部分环绕十二指肠降段，而形成环状胰腺。

根据胰腺组织环绕十二指肠的程度将 AP 分为两类：完全型 AP 和不完全型 AP。完全型 AP 为胰腺组织或环形导管完全包绕十二指肠降段，前面薄窄、后面宽厚，不完全型 AP 为环形的胰腺组织向前外侧或后外侧延伸而未完全包绕十二指肠，呈"鳄鱼嘴"外观，通常很难被识别或发现，特别是在无十二指肠梗阻的患者中。

AP 病理大体表现为十二指肠周围由腺体包绕一周，腺体与胰头移行，可见分叶状结构。镜下表现为十二指肠周围包绕腺体内可见胰腺腺泡、导管及胰岛侧更能明确是环状胰腺。

AP 的影像学诊断主要依靠其直接征象，即胰腺组织完全或部分包绕十二指肠。CT 和 MRI 可清晰显示环状胰腺与十二指肠及其周围组织的关系以及十二指肠受压程度。MRCP 能清楚显示环状胰腺导管及其与主胰管的关系。上消化道造影能最直观显示十二指肠降段狭窄程度。

新生儿型 AP 需与先天性肠旋转不良相鉴别，均表现为十二指肠梗阻症状，即胃、十二指肠扩张，腹部平片可以出现典型的"双泡征"。先天性肠旋转不良 CT 典型表现为左侧显示盲肠及升结肠，而环状胰腺结肠的位置正常。此外，大部分先天性肠旋转不良患者肠系膜上动静脉呈垂直关系分布或者左右倒置。成年人环状胰腺主要与十二指肠憩室相鉴别，位于胰头区的十二指肠憩室与被胰腺组织包绕的十二指肠肠管相似，MRCP 未见异常胰管及消化道钡餐检查见钡剂进入憩室有益于鉴别。此外，还需要与肠系膜上动脉压迫综合征、胰头或壶腹部肿瘤进行鉴别。

新生儿型环状胰腺需要及时手术治疗，行十二指肠侧-侧吻合术，成人型 AP 无症状时无需外科治疗，出现症状时需要手术干预。

总而言之，由于 AP 罕见，缺乏认识，很容易漏诊及误诊，因此加强对 AP 的认识对指导患者治疗具有重要意义。

参考文献

[1] Thomford NR, Knight PR, Pace WG, et al. Annular pancreas in the adult [J]. Annals of Surgery, 1972,176(2):159-162.
[2] Kiernan P. Annular pancreas: Mayo clinic experience from 1957 to 1976 with review of the literature [J]. Archives of Surgery (Chicago, Ill: 1960), 1980, 115.
[3] Wani AA, Maqsood S, Lala P, et al. Annular Pancreas in adults: A report of two cases and review of literature [J]. Jop Journal of the Pancreas, 2013,14(3):277.
[4] Huddleston VS, Lippuner V, Dyer AW. Annular pancreas in an adult presenting with acute pancreatitis [J]. Journal of Radiology Case Reports, 2018,12(10):11-16.
[5] Jovani M, Lee LS. Annular pancreas [J]. Clinical Gastroenterology and Hepatology, 2020,18(7):A26.
[6] Etienne D, John A, Menias CO, et al. Annular pancreas: A review of its molecular embryology, genetic basis and clinical considerations [J]. Annals of Anatomy, 2012,194(5):422-428.
[7] Xiang H, Han J, Ridley WE, et al. Crocodile jaw sign: Annular pancreas [J]. Journal of Medical Imaging and Radiation Oncology, 2018,62 Suppl 1:69.
[8] Jadvar H, Mindelzun RE. Annular pancreas in adults: Imaging features in seven patients [J]. Abdominal Imaging, 1999,24(2):174-177.
[9] Sandrasegaran K, Patel A, Fogel EL, et al. Annular pancreas in adults [J]. AJR, 2009,193(2):455-460.
[10] Nichols DM, Li DK. Superior mesenteric vein rotation: A CT sign of midgut malrotation [J]. AJR, 1983,141(4):707-708.
[11] Zissin R, Rathaus V, Oscadchy A, et al. Intestinal malrotation as an incidental finding on CT in adults [J]. Abdominal Imaging, 1999,24(6):550-555.
[12] 李盟,陈剑秋. 成人环状胰腺[J]. 中国实用外科杂志,2002,22(5):304-306.

病例 3　不完全型环状胰腺

患者信息

女性患者，43 岁，因"直肠癌术后 1 年，盆腔转移 3 个月余"入院。糖类抗原(CA)19-9 为 62.14 U/mL（正常参考范围<37 U/mL），CA72-4 为 18.15 U/mL（正常参考范围<9.8 U/mL）。

影像学表现

1. **影像学描述**　见图 1-3-1，图 1-3-2。
2. **影像学诊断**　环状胰腺。

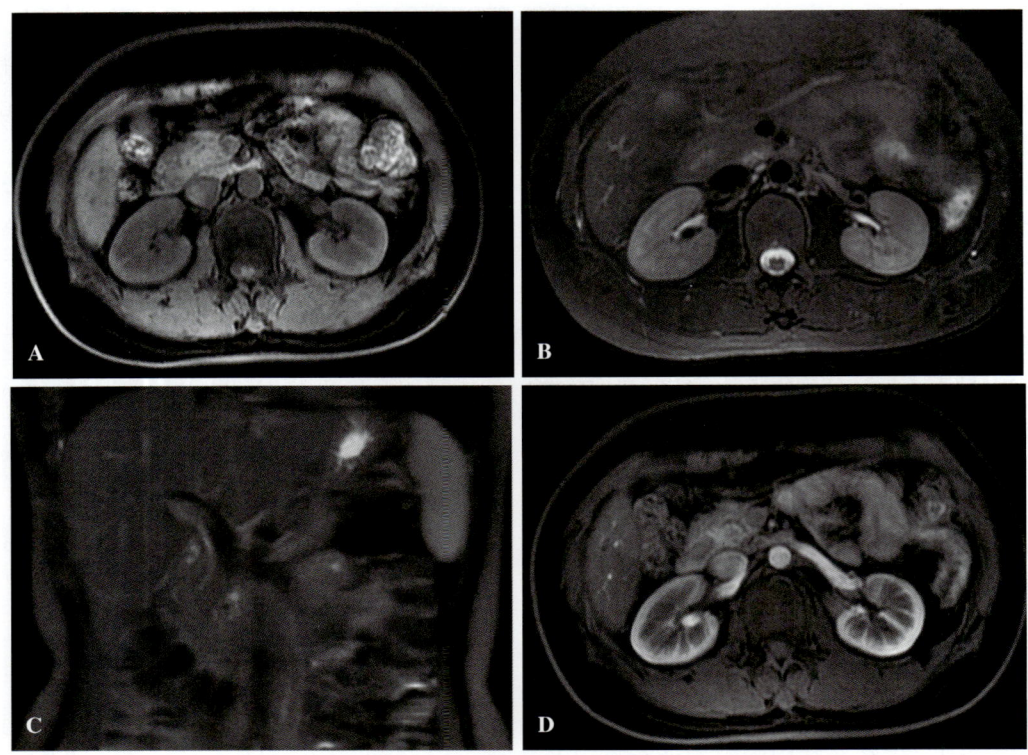

▲ 图 1-3-1　不完全型环状胰腺 MRI 表现

A~C. 分别为胰腺横断面 MR T1WI 平扫、T2WI 平扫及冠状面 T2WI，十二指肠降段周围可见部分包绕胰腺组织，肠腔被部分包围，形成不完全型环状胰腺；D. 胰腺横断面动脉期可见胰腺实质明显均匀强化。

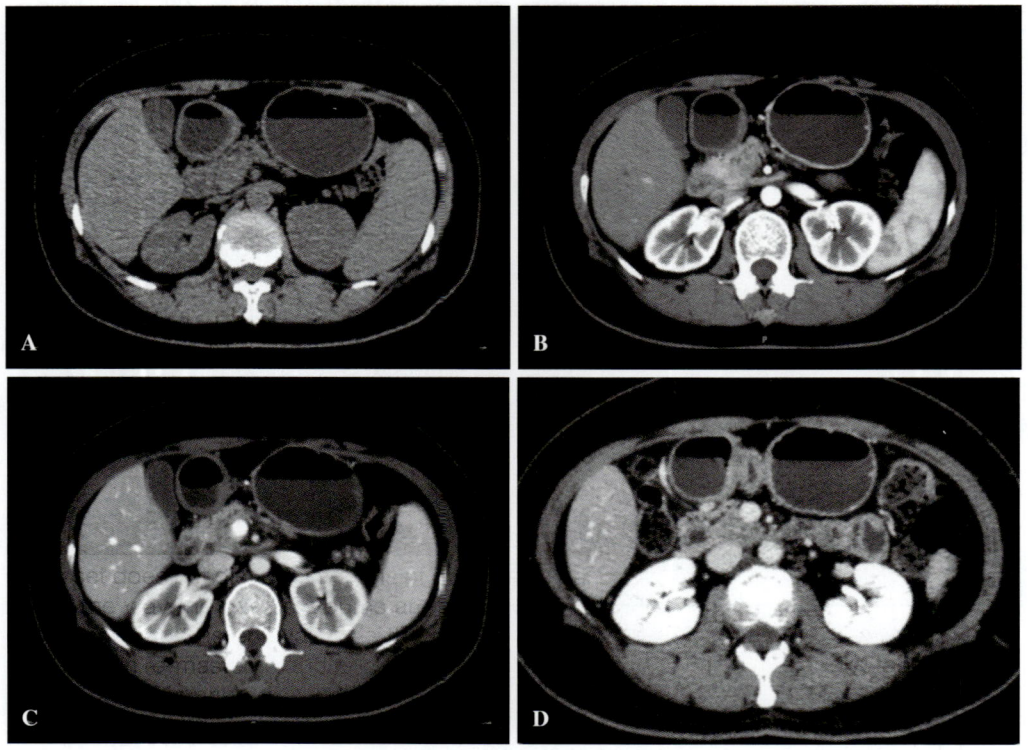

▲ 图 1-3-2　不完全型环状胰腺 CT 表现

A~D. 分别为横断面 CT 平扫、增强动脉期、门脉期、延迟期图像，十二指肠降段周围可见明显强化胰腺组织，肠腔部分被包围，可见十二指肠前内侧壁（B、C）及十二指肠前、后壁被包绕，形成不完全型环状胰腺（D）。

讨 论

环状胰腺概述同病例2。

根据胰腺组织环绕十二指肠的程度将环状胰腺（AP）分为两类：完全型 AP 和不完全型 AP，其中不完全型 AP 约占 75%。不完全型 AP 为环形的胰腺组织向前外侧或后外侧延伸而未完全包绕十二指肠，多位于十二指肠降部前壁或外侧壁呈现"鳄鱼嘴"外观，通常很难被识别或发现，特别是在无十二指肠梗阻的患者中。

影像学上可观察到胰腺组织部分包绕十二指肠。CT 和 MRI 可清晰显示 AP 与十二指肠及其周围组织的关系以及十二指肠受压程度。MRCP 能清楚显示环状胰腺导管及其与主胰管的关系。上消化道造影能最直观显示十二指肠降段狭窄程度。本例患者因胰腺组织部分包绕十二指肠，诊断为不完全型 AP。

参考文献

[1] Xiang H, Han J, Ridley WE, et al. Crocodile jaw sign: Annular pancreas [J]. Journal of Medical Imaging and Radiation Oncology, 2018, 62 Suppl 1:69.

[2] Huddleston VS, Lippuner V, Dyer AW. Annular pancreas in an adult presenting with acute pancreatitis [J]. Journal of Radiology Case Reports, 2018, 12(10):11-16.

[3] Jovani M, Lee LS. Annular pancreas [J]. Clinical Gastroenterology and Hepatology, 2020, 18(7):A26.

[4] Jadvar H, Mindelzun RE. Annular pancreas in adults: Imaging features in seven patients [J]. Abdominal Imaging, 1999, 24(2):174-177.

[5] Sandrasegaran K, Patel A, Fogel EL, et al. Annular pancreas in adults [J]. AJR, 2009, 193(2):455-460.

病例 4　环状胰腺合并导管内乳头状黏液性肿瘤恶变

患者信息

女性患者，57 岁，因"胰腺炎反复发作 5 年余"入院。CA72-4 为 9.99 U/mL（正常参考范围＜9.8 U/mL）。

影像学表现

1. **影像学描述**　见图 1-4-1，图 1-4-2。
2. **影像学诊断**　环状胰腺，胰头癌。

病理学表现

1. **大体**　胰头大小 6.0 cm×5.0 cm×3.5 cm；距幽门部 5 cm 可见腺体包绕十二指肠，大小 4.0 cm×2.5 cm×3.0 cm；距胰腺切缘 0.4 cm、十二指肠乳头约 2 cm 胰头部见一不规则囊实性肿物，大小 3.2 cm×3.2 cm×3.0 cm，切面灰白色，质硬，界不清；紧邻肿物可见分支胰管扩张，范围 2.0 cm×2.0 cm，胰管内可见灰黄色结石（图 1-4-3）。

2. **镜下**　十二指肠周围可见胰腺组织包绕，胰头主胰管及分支胰管扩张，管内壁衬覆肠型上皮，细胞中至重度异型，局部可见浸润性癌，肿瘤细胞呈柱状，异型明显，排列成不规则腺样，局部间质内见黏液湖形成，并见少量肿瘤细胞漂浮于其中（图 1-4-4）。

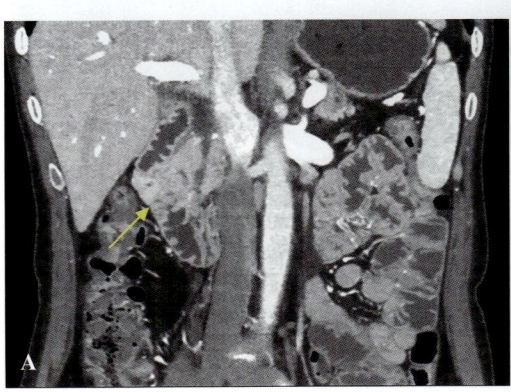
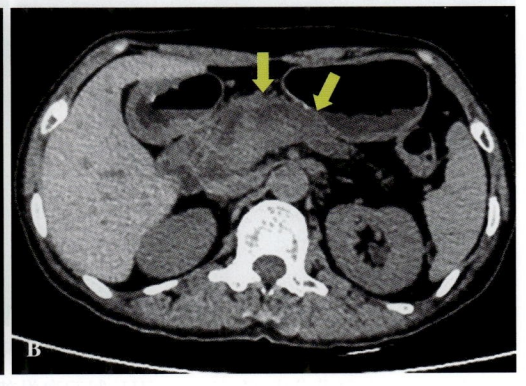

3. **免疫组化** CAM5.2(+), CK5/6(−), CK7(+), CK8/18(+), CK19(+), CK20(大部分+), HER2(0), E-cadherin(+), CDX2(少部分+), S100P(+), DPC4(+), p40(−), p63(−), MUC1(+), MUC2(少部+), MUC5AC(+), MUC6(少+), MUC4(−), PP(胰岛+), SMA(间质+), p16(−), p21(个别+), CD34(血管+), D2-40(淋巴管+), CD44(−), β-catenin(膜+), p53(野生型), Vimentin(间质+), Desmin(−), Ki-67(10%+), MLH1(+), MSH2(+), MSH6(+), PMS2(+)。

4. **病理诊断与鉴别诊断**

(1) 诊断：①(胰头部)导管内乳头状黏液性肿瘤(肠型，混合胰管型)伴浸润性癌[浸润性癌成分为中分化导管腺癌，部分(约40%)为胶样癌]；②环状胰腺。

(2) 鉴别诊断：①黏液性囊性肿瘤恶变好发于女性，胰体尾部多见，囊腔与胰管不相通，可发生恶变，镜下囊内壁衬覆黏液上皮，但上皮下可见卵巢样间质，间质成分 ER、PR、α-inhibin 阳性。②胰腺癌合并胰腺导管上皮内瘤变(PanIN)：PanIN 被认为是胰腺癌的前驱病变，与 IPMN 的组织学区别主要在于大小，一般 PanIN<0.5 cm，IPMN>1.0 cm。③胰腺癌合并潴留囊肿：肿物压迫胰管可以引起潴留囊肿的形成，囊腔与胰管相通，内含浆液而非黏液，囊内壁衬覆单层立方上皮而非黏液上皮。

讨 论

环状胰腺概述同病例2。

胰腺导管内乳头状黏液性肿瘤(intraductal papillary mucinous neoplasm, IPMN)是起源于主胰管或分支胰管导管上皮的一种产黏液的、以乳头状生长为特征的肿瘤，约占所有胰腺囊性肿瘤的20%～50%。IPMN恶变有两种方向，即导管腺癌和胶样癌。研究表明 IPMN 胶样癌恶变预后明显好于导管腺癌恶变，术后5年生存期分别为57%和12%。

本例为环状胰腺合并 IPMN 恶变，其中环状胰腺的影像学表现典型，但是胰头部 IPMN 恶变的影像学表现与常规单纯的胰腺导管腺癌相似，呈实性软组织肿块，伴上游胰管扩张，缺乏 IPMN 囊性病变的典型表现，因此该病例影像学诊断环状胰腺合并 IPMN 恶变具有难度。

参考文献

[1] Xiang H, Han J, Ridley WE, et al. Crocodile jaw sign: Annular pancreas [J]. Journal of Medical Imaging and Radiation Oncology, 2018, 62 Suppl 1:69.

[2] Huddleston VS, Lippuner V, Dyer AW. Annular pancreas in an adult presenting with acute pancreatitis [J]. Journal of Radiology Case Reports, 2018, 12(10):11-16.

[3] Jovani M, Lee LS. Annular pancreas [J]. Clinical Gastroenterology and Hepatology, 2020, 18(7): A26.

[4] Jadvar H, Mindelzun RE. Annular pancreas in adults: Imaging features in seven patients [J]. Abdominal Imaging, 1999, 24(2):174-177.

[5] Sandrasegaran K, Patel A, Fogel EL, et al. Annular pancreas in adults [J]. AJR, 2009, 193(2):455-460.

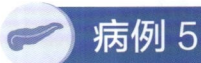

病例 5　环状胰腺合并自身免疫性胰腺炎

患者信息

男性患者，73岁，15天前无明显诱因出现尿量减少伴尿痛。

影像学表现

1. **影像学描述** 见图 1-5-1。
2. **影像学诊断** 环状胰腺合并胰头部胰腺炎。

病理学表现

1. **大体** 全胰大小 15.0 cm×5.0 cm×2.0 cm，紧邻胰头部可见胰腺包绕相邻十二指肠，呈闭环状，切面距胰尾部 4.5 cm 胰体部见分叶状结构部分消失区，大小 3.5 cm×3.5 cm×2.0 cm；距胰尾 10 cm，胰头钩突部也见分叶状结构部分消失区，大小 4.0 cm×2.5 cm×3.5 cm(图 1-5-2)。

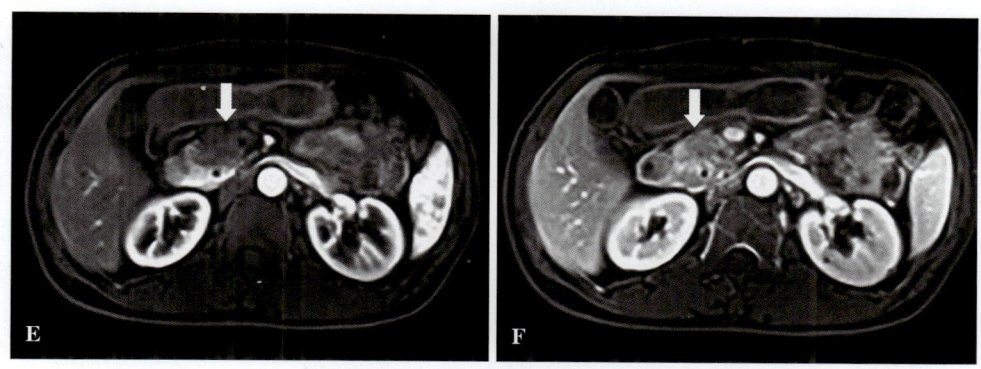

▲ 图1-4-2 环状胰腺合并导管内乳头状黏液性肿瘤恶变MRI表现

A. 厚层MRCP图像，主胰管明显扩张（白细箭），胰头部胰管内充盈缺损影（黄细箭），十二指肠降段周围环形导管高信号影；B、C. 分别为横断面MR T1WI平扫及增强动脉期图像，可见主胰管不规则增宽（黄粗箭），胰头部胰管内高信号影；D. 横断面MR T1WI增强动脉期图像，十二指肠降段周围环形胰腺组织影（黄细箭）；E、F. 横断面增强门脉期，胰头可见弱强化软组织肿块影（白箭）。

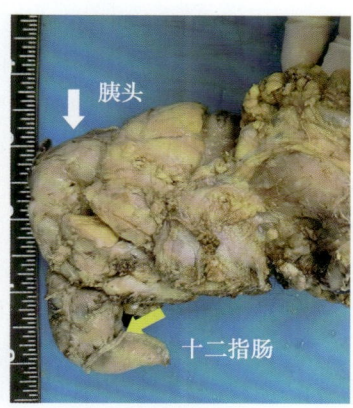

▲ 图1-4-3 环状胰腺合并导管内乳头状黏液性肿瘤恶变大体表现

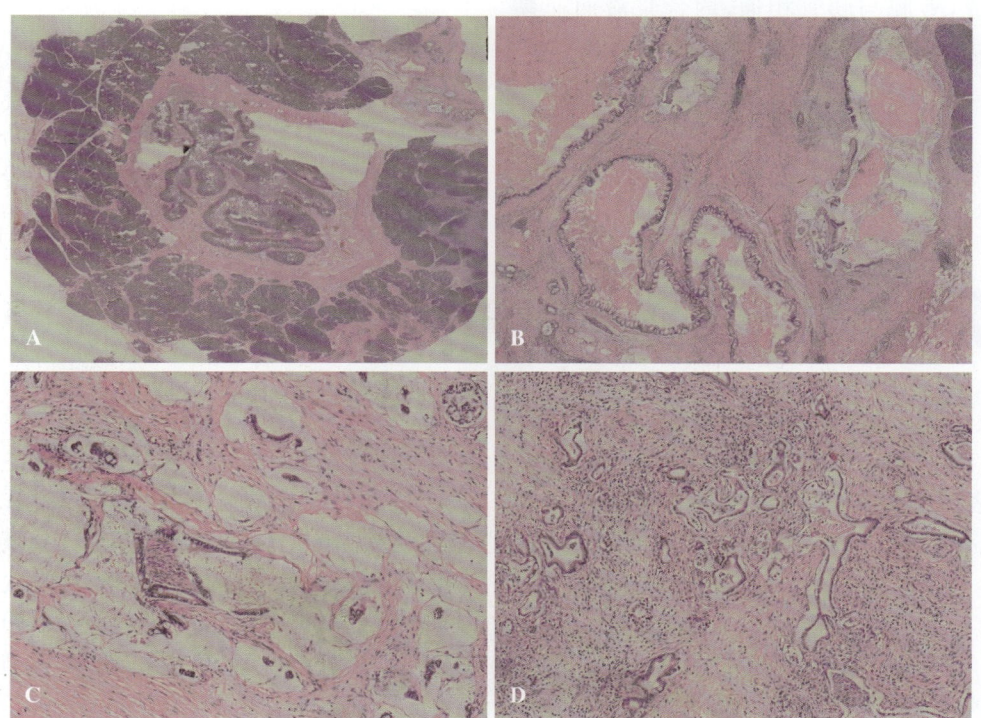

▲ 图1-4-4 环状胰腺合并导管内乳头状黏液性肿瘤恶变镜下表现

A. 胰腺包绕十二指肠（HE,5×）；B. IPMN区域（HE,20×）；C. 胶样癌区域（HE,100×）；D. 中分化导管腺癌区域（HE,100×）。

3. **免疫组化** CAM5.2（+），CK5/6（-），CK7（+），CK8/18（+），CK19（+），CK20（大部分+），HER2（0），E-cadherin（+），CDX2（少部分+），S100P（+），DPC4（+），p40（-），p63（-），MUC1（+），MUC2（少部+），MUC5AC（+），MUC6（少+），MUC4（-），PP（胰岛+），SMA（间质+），p16（-），p21（个别+），CD34（血管+），D2-40（淋巴管+），CD44（-），β-catenin（膜+），p53（野生型），Vimentin（间质+），Desmin（-），Ki-67（10%+），MLH1（+），MSH2（+），MSH6（+），PMS2（+）。

4. **病理诊断与鉴别诊断**

（1）诊断：①（胰头部）导管内乳头状黏液性肿瘤（肠型，混合胰管型）伴浸润性癌［浸润性癌成分为中分化导管腺癌，部分（约40%）为胶样癌］；②环状胰腺。

（2）鉴别诊断：①黏液性囊性肿瘤恶变好发于女性，胰体尾部多见，囊腔与胰管不相通，可发生恶变，镜下囊内壁衬覆黏液上皮，但上皮下可见卵巢样间质，间质成分ER、PR、α-inhibin阳性。②胰腺癌合并胰腺导管上皮内瘤变（PanIN）：PanIN被认为是胰腺癌的前驱病变，与IPMN的组织学区别主要在于大小，一般PanIN＜0.5 cm，IPMN＞1.0 cm。③胰腺癌合并潴留囊肿：肿物压迫胰管可以引起潴留囊肿的形成，囊腔与胰管相通，内含浆液而非黏液，囊内壁衬覆单层立方上皮而非黏液上皮。

讨 论

环状胰腺概述同病例2。

胰腺导管内乳头状黏液性肿瘤（intraductal papillary mucinous neoplasm，IPMN）是起源于主胰管或分支胰管导管上皮的一种产黏液的、以乳头状生长为特征的肿瘤，约占所有胰腺囊性肿瘤的20%～50%。IPMN恶变有两种方向，即导管腺癌和胶样癌。研究表明IPMN胶样癌恶变预后明显好于导管腺癌恶变，术后5年生存期分别为57%和12%。

本例为环状胰腺合并IPMN恶变，其中环状胰腺的影像学表现典型，但是胰头部IPMN恶变的影像学表现与常规单纯的胰腺导管腺癌相似，呈实性软组织肿块，伴上游胰管扩张，缺乏IPMN囊性病变的典型表现，因此该病例影像学诊断环状胰腺合并IPMN恶变具有难度。

参考文献

[1] Xiang H, Han J, Ridley WE, et al. Crocodile jaw sign: Annular pancreas [J]. Journal of Medical Imaging and Radiation Oncology, 2018, 62 Suppl 1:69.

[2] Huddleston VS, Lippuner V, Dyer AW. Annular pancreas in an adult presenting with acute pancreatitis [J]. Journal of Radiology Case Reports, 2018, 12(10):11-16.

[3] Jovani M, Lee LS. Annular pancreas [J]. Clinical Gastroenterology and Hepatology, 2020, 18(7):A26.

[4] Jadvar H, Mindelzun RE. Annular pancreas in adults: Imaging features in seven patients [J]. Abdominal Imaging, 1999, 24(2):174-177.

[5] Sandrasegaran K, Patel A, Fogel EL, et al. Annular pancreas in adults [J]. AJR, 2009, 193(2):455-460.

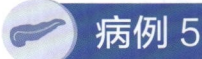

病例5　环状胰腺合并自身免疫性胰腺炎

患者信息

男性患者，73岁，15天前无明显诱因出现尿量减少伴尿痛。

影像学表现

1. **影像学描述** 见图1-5-1。
2. **影像学诊断** 环状胰腺合并胰头部胰腺炎。

病理学表现

1. **大体** 全胰大小15.0 cm×5.0 cm×2.0 cm，紧邻胰头部可见胰腺包绕相邻十二指肠，呈闭环状，切面距胰尾部4.5 cm胰体部见分叶状结构部分消失区，大小3.5 cm×3.5 cm×2.0 cm；距胰尾10 cm，胰头钩突部也见分叶状结构部分消失区，大小4.0 cm×2.5 cm×3.5 cm（图1-5-2）。

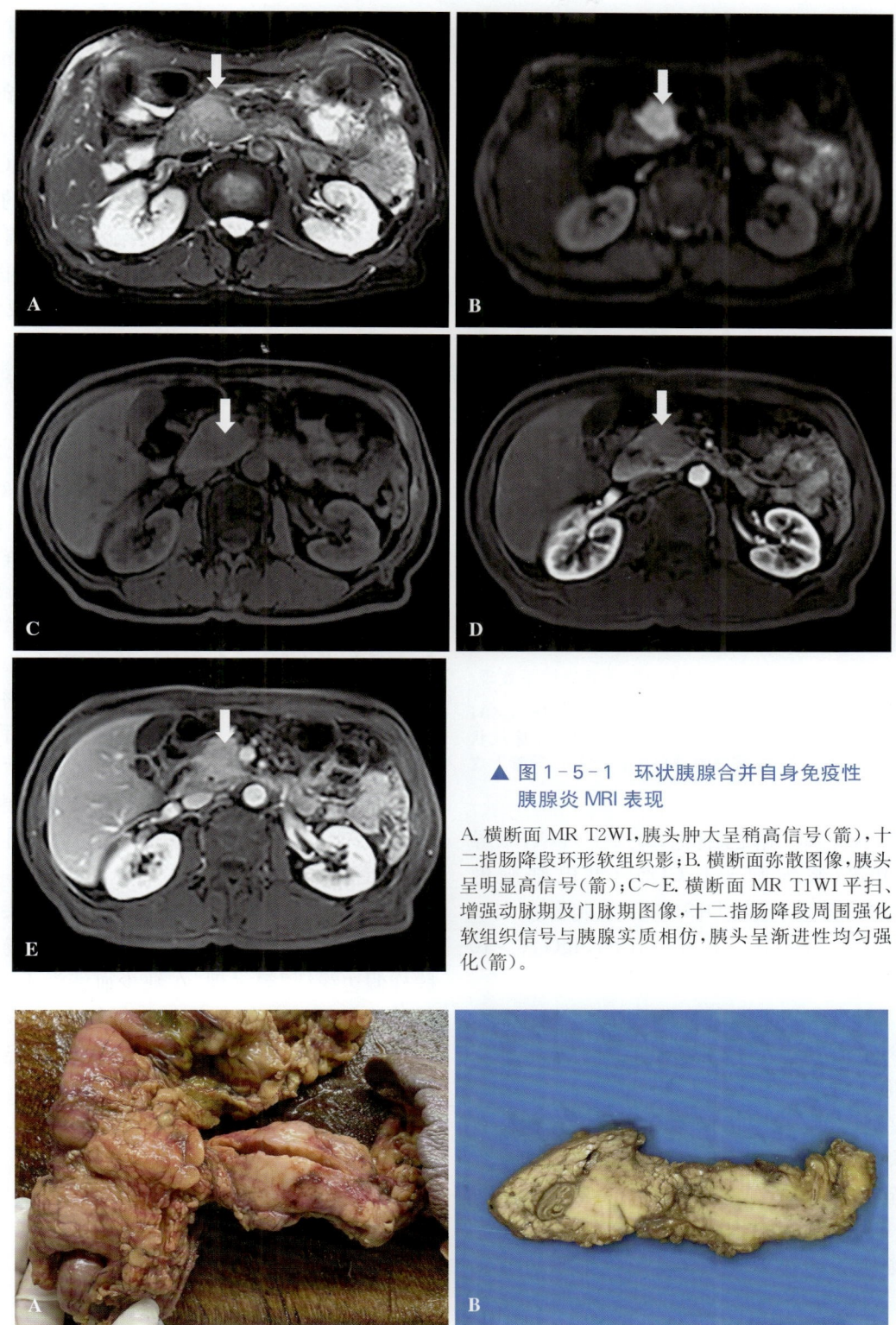

▲ 图1-5-1 环状胰腺合并自身免疫性胰腺炎MRI表现

A. 横断面MR T2WI,胰头肿大呈稍高信号(箭),十二指肠降段环形软组织影;B. 横断面弥散图像,胰头呈明显高信号(箭);C～E. 横断面MR T1WI平扫、增强动脉期及门脉期图像,十二指肠降段周围强化软组织信号与胰腺实质相仿,胰头呈渐进性均匀强化(箭)。

▲ 图1-5-2 环状胰腺合并自身免疫性胰腺炎大体表现

A. 胰腺包绕十二指肠;B. 胰头及胰体尾见分叶状结构消失区。

2. 镜下 胰腺分叶状结构消失区镜下可见胰腺小叶结构破坏,腺泡萎缩,间质纤维组织增生,呈席纹状排列,间质内见大量淋巴细胞、浆细胞浸润并围绕导管,导管上皮未见破坏,局部可见闭塞性脉管炎(图1-5-3)。

3. 免疫组化 CAM5.2(腺泡导管+),CD5(淋

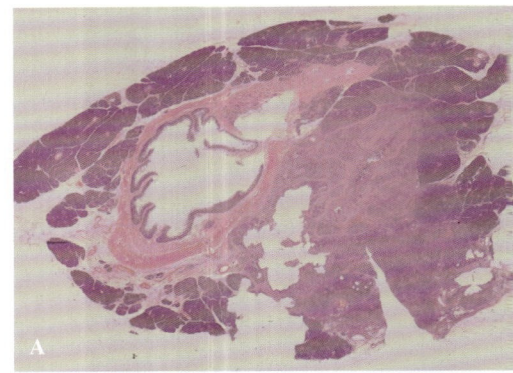
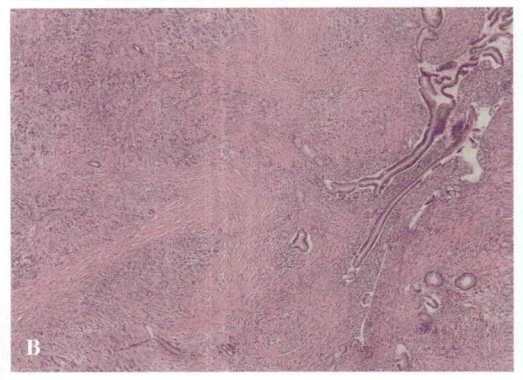

▲ 图1-5-3 环状胰腺合并自身免疫性胰腺炎镜下表现

A. 胰腺包绕十二指肠，胰头部见分叶状结构消失区（HE，4×）；B. 胰腺小叶结构破坏，腺泡萎缩，间质纤维组织增生，呈席纹状排列，间质内见大量淋巴细胞、浆细胞浸润并围绕导管，导管上皮未见破坏（HE，40×）。

巴细胞＋），Ki-67（淋巴细胞10％＋），CK7（导管＋），CD138（浆细胞＋），CD20（淋巴细胞散在＋），MUM1（散在＋），CD19（淋巴细胞散在＋），CD3（淋巴细胞＋），IgG（＞50个/HPF），IgG4（＞10个/HPF）。

4. 病理诊断与鉴别诊断

（1）诊断：（全胰）IgG4相关性自身免疫性胰腺炎；环状胰腺。

（2）鉴别诊断：慢性胰腺炎大部分患者往往有急性胰腺炎的病史，镜下可见胰腺组织萎缩，腺泡成分减少甚至消失，间质纤维组织增生，无席纹状改变，间质内可见较多淋巴细胞及少量浆细胞浸润，导管周围炎细胞无明显聚集，IgG4阳性细胞数＜10个/HPF。

讨 论

环状胰腺概述见病例2。

自身免疫性胰腺炎（autoimmune pancreatitis，AIP）是一种自身免疫介导的特殊类型的慢性胰腺炎，发病机制尚不完全明确，目前普遍认为与自身免疫有关。AIP的国际共识诊断标准把它分为两种类型：淋巴浆细胞性硬化性胰腺炎（lymphoplasmacytic sclerosing pancreatitis，LPSP）和特发性导管中心性胰腺炎（idiopathic duct-centric pancreatitis，LDCP）。LPSP即IgG4相关自身免疫性胰腺炎（IgG4-AIP）是亚洲国家AIP的主要临床类型。AIP的总体患病率和发病率尚不清楚，但日本流行病学调查研究显示，AIP总体患病率约10.1/10万，年发病率约3.1/10万，其主要临床表现为上腹部不适、疲劳或梗阻性黄疸，可引起胰腺肿大和胰胆管狭窄。AIP在临床和影像学表现上常与胰腺癌、淋巴瘤等恶性肿瘤相混淆，极易被误诊。

血清学检查对IgG4-AIP的诊断及治疗后随访的复查具有重要临床意义。IgG4是IgG4-AIP的重要诊断依据之一，研究表明84.21％患者血清IgG4水平大于2倍正常上限。影像学检查在IgG4-AIP的诊断中同样起着重要作用。40％～60％IgG4-AIP患者可表现为特征性"腊肠样"改变，胰腺实质弥漫性增大，且病灶边缘出现"包膜样假边缘征"。部分患者也可表现为局灶性肿块，增强后延迟强化，常被误诊为胰腺癌而行不必要的手术。AIP在MRCP中可表现为胰管跳跃性狭窄和"胰管穿通征"，而胰腺癌多表现为受累胰管突然截断。此外，IgG4-AIP累及胆总管时可表现为局限性或弥漫性狭窄，管壁环形增厚。

本例环状胰腺的影像学表现典型，胰头部IgG4-AIP表现为局灶性肿块，缺少特征性"腊肠样"和"包膜样假边缘征"等表现，在缺少血清学IgG4指标的辅助情况下可能会误诊为胰腺癌，但是该例肿块增强后呈延迟强化，是与胰腺癌增强后呈轻度强化的重要鉴别点。

参考文献

[1] Omiyale A O. Autoimmune pancreatitis [J]. Gland Surgery, 2016, 5(3): 318-326.

[2] Nista EC, De Lucia SS, Manilla V, et al. Autoimmune pancreatitis: From pathogenesis to treatment [J]. International Journal of Molecular Sciences, 2022, 23(20): 12667.

[3] Masamune A, Kikuta K, Hamada S, et al. Nationwide epidemiological survey of autoimmune pancreatitis in Japan in 2016 [J]. J Gastroenterol, 2020, 55(4): 462-470.

[4] Qureshi A, Ghobrial Y, De castro J, et al. Autoimmune pancreatitis-What we know and what do we have to know? [J]. Autoimmun Rev, 2021, 20(10): 102912.

[5] Ha J, Choi SH, Byun JH, et al. Meta-analysis of CT and MRI for differentiation of autoimmune pancreatitis from pancreatic

adenocarcinoma [J]. Eur Radiol, 2021, 31(5):3427 - 3438.
[6] Dai C, Cao Q, Jiang M, et al. Serum immunoglobulin G4 in discriminating autoimmune pancreatitis from pancreatic cancer: A diagnostic meta-analysis [J]. Pancreas, 2018, 47(3):280 - 284.
[7] Yoon SB, Jeon TY, Moon SH, et al. Differentiation of autoimmune pancreatitis from pancreatic adenocarcinoma using CT characteristics: A systematic review and meta-analysis [J]. European Radiology, 2023, 33(12):9010 - 9021.
[8] Schima W, Böhm G, Rösch CS, et al. Mass-forming pancreatitis versus pancreatic ductal adenocarcinoma: CT and MR imaging for differentiation [J]. Cancer Imaging: the Official Publication of the International Cancer Imaging Society, 2020, 20(1):52.
[9] 王苗苗,王亚丹,李莉,等.自身免疫性胰腺炎19例临床特征分析并文献回顾[J].世界华人消化杂志,2021,29(21):1230 - 1236.
[10] 钟舒婷,黄小华,秦石泽,等.自身免疫性胰腺炎与胰腺癌影像鉴别诊断研究进展[J].磁共振成像,2023,14(8):165 - 170.

病例6　环状胰腺合并导管腺癌

患者信息

女性患者,56岁。因"间断右上腹痛伴皮肤巩膜黄染2周余"入院。CA19-9为467.35 U/mL(正常参考范围<37 U/mL)。

影像学表现

1. 影像学描述　见图1-6-1,图1-6-2。

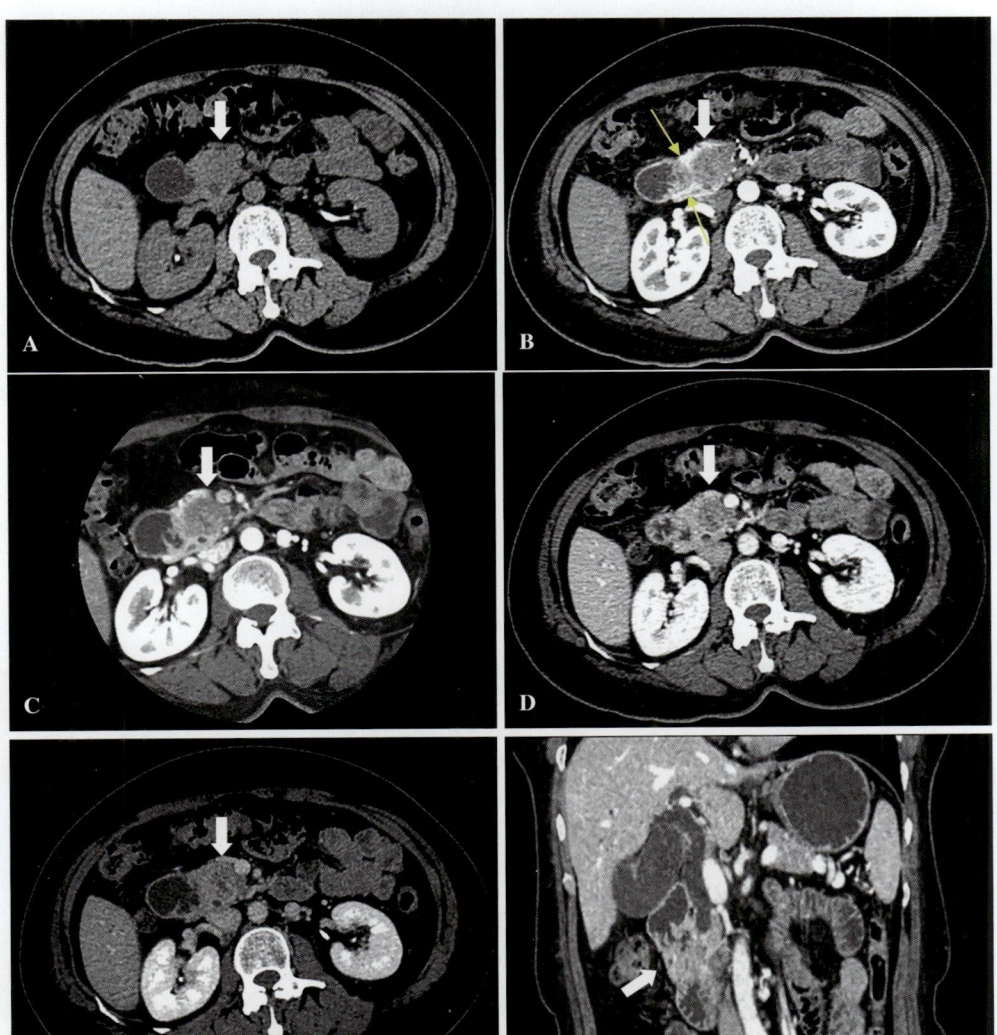

▲ 图1-6-1　环状胰腺合并导管腺癌CT表现

A. 横断面平扫图像,胰头钩突部一枚类圆形稍低密度肿块(白箭);B～E. 分别为横断面增强动脉期、实质期、门脉期和延迟期图像,病灶各期较周围胰腺实质均呈稍低密度(白箭),可见胆总管截断伴扩张(黄细箭),主胰管无明显扩张;F. 动脉期冠状面图像示十二指肠降部局部狭窄,周围可见均匀强化的软组织密度影包绕,强化程度与正常胰腺组织相同(白箭)。

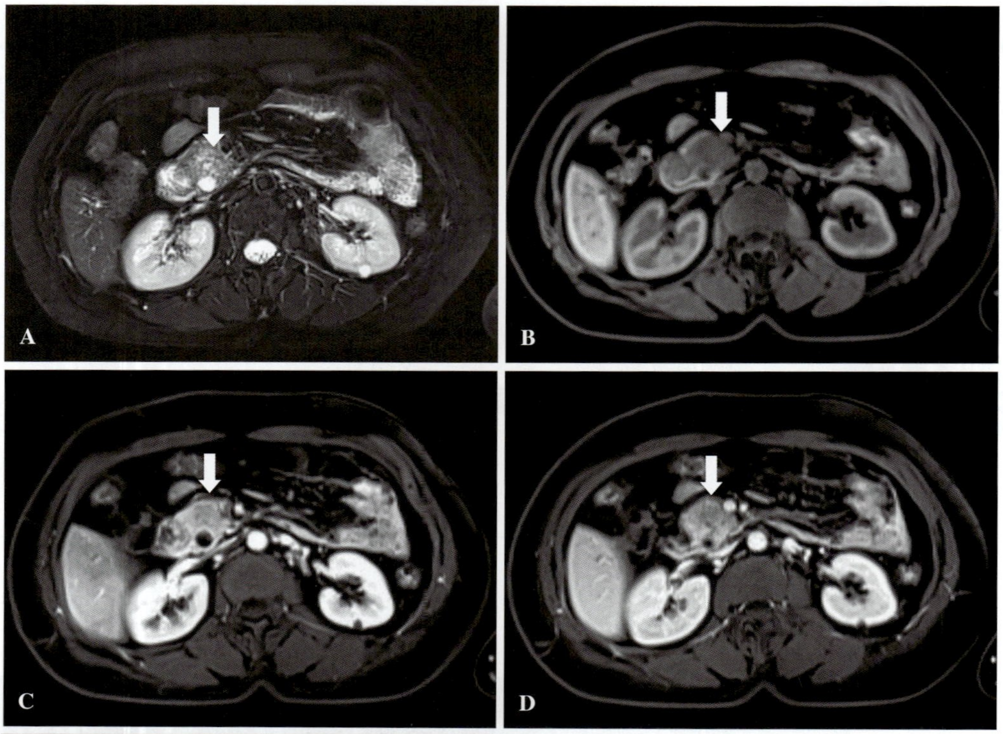

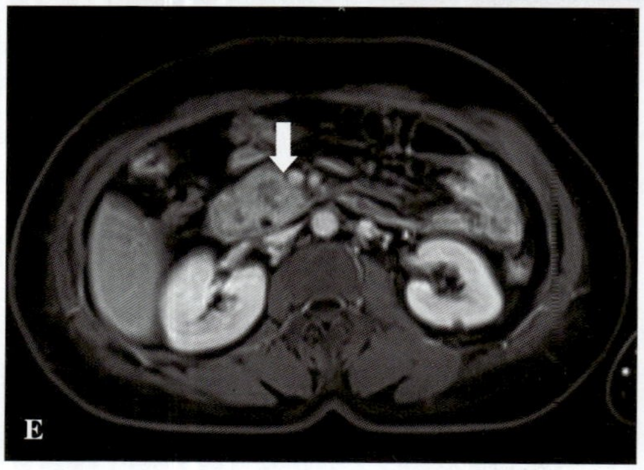

▲ 图1-6-2 环状胰腺合并导管腺癌 MRI 表现

A、B. 横断面 MR T2WI 和 T1WI 平扫,十二指肠降段周围可见胰腺实质信号,胰头钩突部可见 T1WI 低信号、T2WI 稍高信号的肿块(白箭);C～E. 横断面 MRI 增强动脉期、门脉期及延迟期图像,可见肿块呈轻度强化(白箭)。

2. **影像学诊断** 环状胰腺,胰头癌。

病理学表现

1. **大体** 胰头大小 7.0 cm×5.5 cm×4.0 cm,十二指肠周围可见胰腺环绕,距胰腺切缘 5 cm,紧邻十二指肠乳头见一质硬区,范围 3.0 cm×2.2 cm×2.2 cm,切面灰白色,实性,质硬,与周围组织界限不清(图1-6-3)。

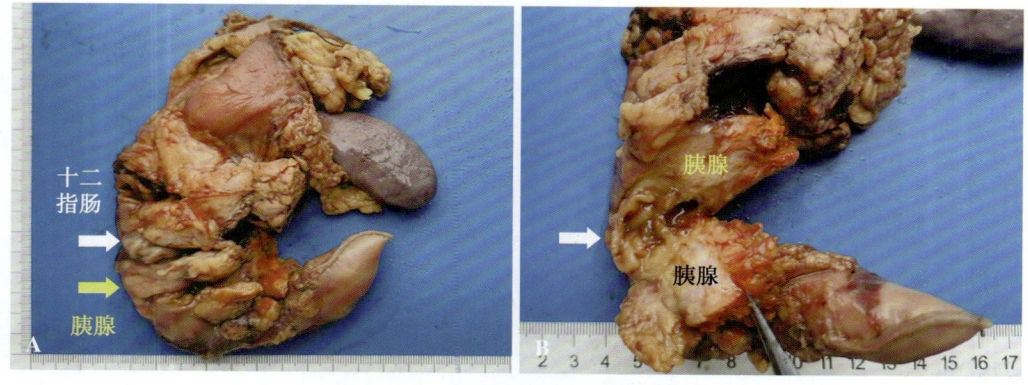

▲ 图1-6-3 环状胰腺合并导管腺癌大体表现

A. 胰腺组织(黄箭)包绕十二指肠(白箭);B. 胰头处见一质硬区,灰白色,质硬。

2. 镜下 胰头质硬区镜下可见肿瘤细胞呈柱状，核深染，大小不一，显著异型，排列成不规则腺样，胰内及胰周神经可见浸润，未见明确肿瘤性坏死及脉管癌栓。

3. 免疫组化 CAM5.2（+），CK7（+），CK19（+），MUC2（-），MUC5（+），MUC6（少量+），CA19-9（+），CK20（个别+），S100P（+），HER2（0），p53（-），Ki-67（50%+）。

4. 病理诊断与鉴别诊断

（1）诊断：（胰头）中分化导管腺癌；环状胰腺。

（2）鉴别诊断：壶腹部腺癌发生于壶腹部，分为肠型或胰胆管型，肿瘤多局限于壶腹部，侵犯胰腺者需要与胰腺导管腺癌相鉴别，与胰腺导管腺癌相比，壶腹部腺癌在壶腹部或胆总管上皮常见轻至重度异型增生，而胰腺导管腺癌无此表现，因此需要对肿物周边胆总管及壶腹部充分取材进行判读。

讨 论

环状胰腺概述见病例2。

环状胰腺可以发生所有胰腺原发性肿瘤，如导管腺癌、神经内分泌肿瘤等，其与原发肿瘤的组织病理学、免疫组织化学及分子病理学特征无异。

环状胰腺的存在带来了解剖关系上的特殊改变，对以胰头癌、十二指肠壶腹癌和反复发作的慢性胰腺炎等为适应证的胰十二指肠切除术具有显著影响。研究表明，环状胰腺患者行胰十二指肠切除术时，术中分割胰腺环会增加胰瘘、胰腺炎和十二指肠狭窄等术后并发症的发生率。因此，术前对患者进行准确的影像评估以确定是否伴有这种先天发育异常，并进一步明确胰管系统与被包绕静脉之间的位置关系对手术方案的制订和选择尤为重要。

参考文献

Rondelli F, Bugiantella W, Stella P, et al. Symptomatic annular pancreas in adult: Report of two different presentations and treatments and review of the literature [J]. Int J Surg Case Rep, 2016, 20S(Suppl): 21-24.

病例 7　多脾综合征

患者信息

女性患者，71岁，间断心慌、胸闷，持续约数分钟，活动后加重，休息后可缓解，以"病态窦房结综合征"收入院。

影像学表现

1. 影像学描述 见图1-7-1。

2. 影像学诊断 多脾综合征。

讨 论

多脾综合征是一种由先天发育异常导致的多脾合并内脏及心血管畸形的综合征，临床上十分罕见。多脾综合征的发病机制与胚胎发育密切相关，胚胎发育的第5～7周，是房间隔、圆锥动脉干及房室瓣发育、分隔及旋转阶段，同时也是脾发育、胃肠道自脐

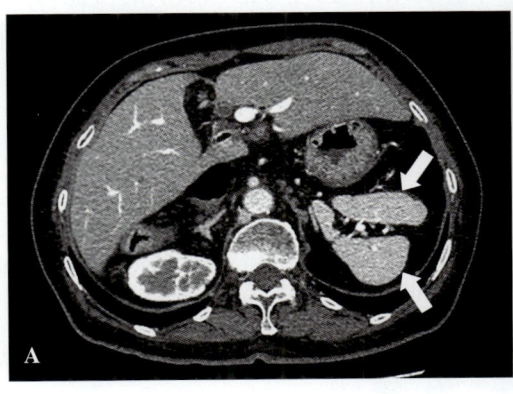
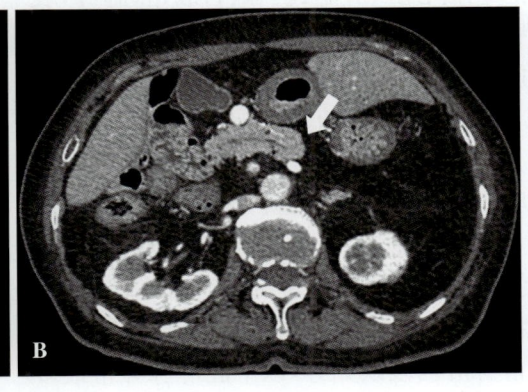

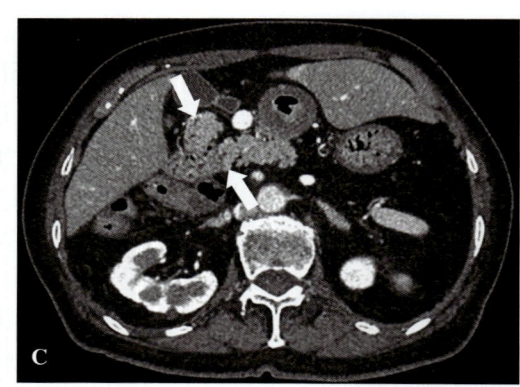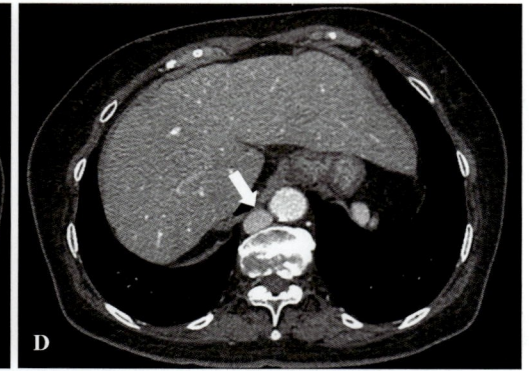

▲ 图 1-7-1 多脾综合征 CT 表现

A. 横断面 CT 动脉期图像,脾区可见 2 个强化方式与脾脏一致的软组织密度灶(箭);B~D. 横断面 CT 增强、门脉期图像,可见胰尾缺如短胰(B),十二指肠右前缘见部分胰腺组织即环状胰腺(C),肝段下腔静脉缺如,奇静脉扩张(D)。

管回纳到腹腔进行旋转的过程,此阶段发生障碍即出现这三大组器官异常,因此多脾综合征患者常合并有心脏、肝胆、胰腺、胃肠道、肺等内脏器官的发育异常,少数患者可伴肿瘤。本例为多脾综合征合并病态窦房结综合征患者,并发肝段下腔静脉缺如、奇静脉扩张及环状胰腺、胰尾缺如。

多脾综合征患者的临床表现多样,某些患者可无症状,于体检或因其他病因检查时偶然发现;部分患者表现出不同内脏器官发育异常导致的不同症状,如心脏发育异常导致的胸闷、心慌等;伴有严重心脏畸形或其他内脏器官发育异常的患者多在婴幼儿时期死亡。

多脾综合征的诊断主要依赖于影像学检查,结合文献报道,其影像学特征主要包括:①大小不一的多个脾脏(2~16 个)且没有主脾,呈结节状或球状,其密度或信号和强化模式与正常脾脏一致,相互之间可以有窄蒂相连,可以位于沿胃大弯走行的任何位置,常见于右上腹,偶尔可位于双侧,也可发生于左上腹;部分小脾可以发生梗死或肿瘤。②内脏器官发育异常,包括心脏、肝胆、胰腺、胃肠道、肺等,表现为腹腔内脏的部分或完全反位,器官的部分缺如和器官的位置异常。a. 心脏异常:房间隔或室间隔缺损、心脏位置异常、心脏流出道梗阻、单心房、右室双出口;b. 肝胆异常:水平肝、左位肝、胆囊缺如、中位或左位胆囊;c. 胰腺异常:短胰、环状胰腺、胰腺反位,其中以短胰最为常见;d. 胃肠道异常:右位胃、肠系膜上动静脉位置互换反位;e. 肺发育异常:主要表现为对称性左肺。③血管异常,主要表现为双上腔静脉、下腔静脉肝内段缺如等,以下腔静脉异常最多见。④并发恶性肿瘤,可合并胰腺癌、胆管细胞癌、胃癌等,但目前尚无大宗病例及流行病学研究证明多脾综合征患者的肿瘤发病率高于一般人群。

在临床实践中,多脾综合征应主要与下列几种疾病进行鉴别。①单纯性内脏转位:腹腔部分或全部器官的左右换位,易合并右位心,但一般不伴有内脏器官发育异常,也不存在多个脾脏结节。②副脾综合征:先天性胚胎发育异常造成的除正常脾脏外异位的脾组织,其结构和功能与正常脾脏相似,多位于正常脾脏周围。③无脾综合征:表现为先天性脾脏缺如或仅有少量脾脏残迹,合并心血管畸形者更为严重和多见,常伴中位肝,伴肺发育异常者两侧肺叶均为 3 叶,动态增强扫描可见下腔静脉与腹主动脉同侧。④肿大淋巴结:多发生在腹腔或腹膜后,常伴有邻近脏器的炎症、感染、恶性肿瘤,增强扫描呈均匀强化。

多脾综合征的预后主要与是否并发心脏或其他内脏畸形及其严重程度有关。由于多脾综合征发病率低,对其认识不足的现象普遍存在。因此,影像科医生必须对该疾病有清晰的认识,当发现患者有多个脾脏结节时,应考虑该疾病的可能,并建议患者完善胸部、腹部增强 CT 检查,观察是否合并有内脏器官和血管发育异常及是否合并肿瘤。

参考文献

[1] Mimatsu K, Oida T, Kano H, et al. Preduodenal portal vein, intestinal malrotation, polysplenia, and interruption of the inferior vena cava: A review of anatomical anomalies associated with gastric cancer [J]. Surg Radiol Anat, 2012, 34(2): 179-186.

[2] 武轶非. 成人多脾综合征 2 例[J]. 医学影像学杂志, 2015, 25(4): 624, 632.

[3] 陈虎, 杨德琪. 多脾综合征 1 例[J]. 中华放射学杂志, 1996, 30

[4] 杨玲,胡少平,史河水.多层螺旋CT诊断多脾综合征1例[J].中国医学影像学杂志,2020,28(6):450,460.
[5] 吕冬亮,俞冠民,邵华,等.多脾综合征的CT诊断及鉴别诊断:附3例报告[J].现代实用医学,2018,30(5):589-590,610,702.
[6] 王丽娟,谢海柱,胡建滨.多脾综合征的CT、MRI表现:附5例报道及文献复习[J].医学影像学杂志,2019,29(2):257-260.
[7] 石峰,李彦.CT诊断多脾综合征1例[J].中国中西医结合影像学杂志,2010,(6):511.
[8] 巫丹萍,卞琳杰,袁芸芸,等.CT诊断成人多脾综合征合并胰腺肿瘤及肝段下腔静脉缺如1例[J].中国医学影像技术杂志,2020,39(9):1417.

病例 8　　异位胰腺继发胰腺炎

患者信息

女性患者,59岁,无明显诱因出现中下腹隐痛,左侧卧位时疼痛减轻。急诊就诊行CT检查提示近段空肠肠壁水肿伴肠周大量渗出。

影像学表现

1. 影像学描述　见图1-8-1。

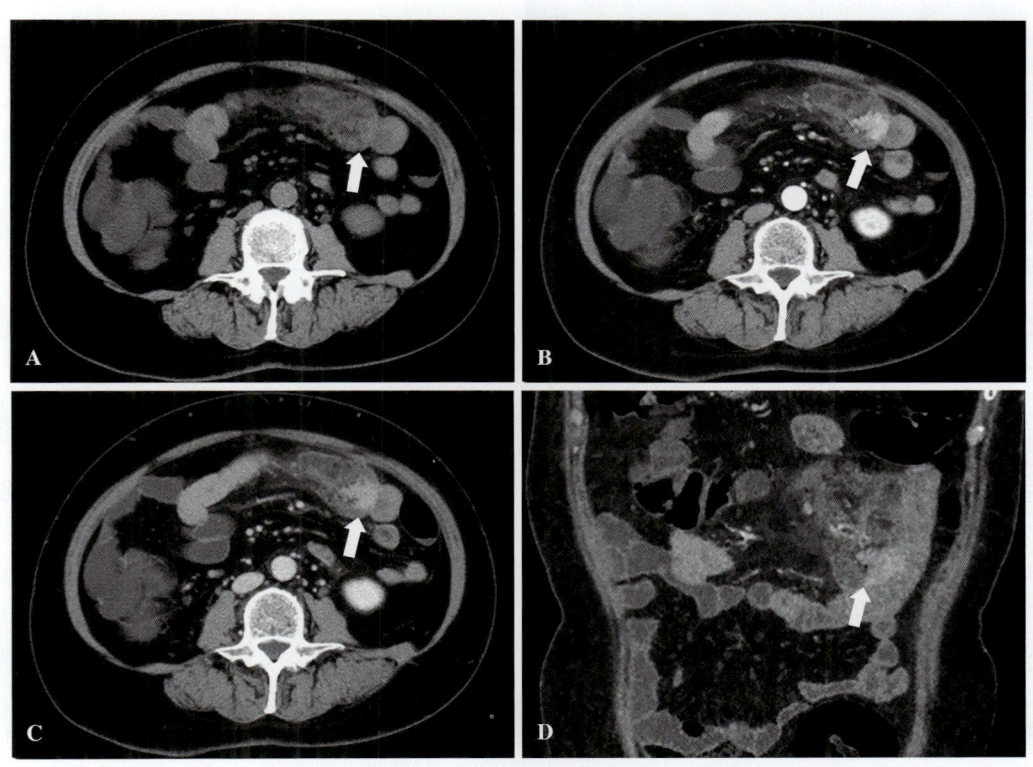

▲ 图1-8-1　异位胰腺继发胰腺炎CT表现

A. 横断面CT平扫图像,示空肠周围脂肪间隙模糊,絮状渗出影(箭);B. 横断面CT增强动脉期图像,显示空肠病灶明显强化,呈分叶状(箭);C、D. 横断面和冠状面增强门脉期图像,显示空肠病灶(箭)持续强化,周围脂肪间隙模糊,絮状渗出影。

2. 影像学诊断　空肠异位胰腺,继发胰腺炎。

病理学表现

1. 大体　小肠肠管一段,长20 cm,周径6.0~7.0 cm,于小肠浆膜面及系膜脂肪内可见结节共3枚,最大径2.0~6.5 cm,切面均为灰黄色,实性,质软,局部呈分叶状,并可见大量坏死(图1-8-2A)。

2. 镜下　镜下见结节为成熟的胰腺组织,由腺泡、导管及胰岛构成,异位胰腺组织从浆膜层延伸至黏膜下层,类似胰管的结构延伸至小肠黏膜层,异位胰腺组织周围肌层及系膜内见脂肪坏死、泡沫样细胞聚集及淋巴细胞、浆细胞浸润(图1-8-2B~D)。

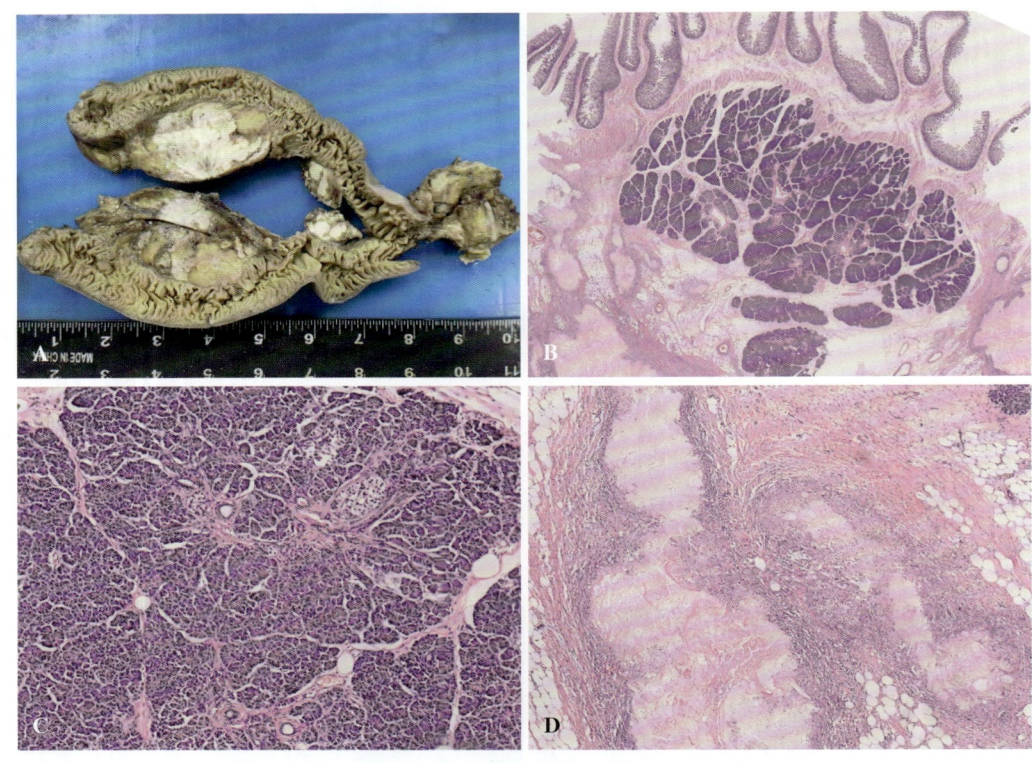

▲ 图 1-8-2 异位胰腺继发胰腺炎病理学表现

A. 空肠肌层至系膜内见结节 3 枚, 灰黄色、质软, 局部分叶状; B. 空肠肌层及肠系膜可见异位胰腺组织(HE, 5×); C. 胰腺组织内见成熟的腺泡、导管及胰岛, 构成胰腺小叶(HE, 100×); D. 肌层肠系膜内见片状脂肪坏死(HE, 40×)。

3. 病理诊断
(小肠)异位胰腺伴慢性胰腺炎。

讨 论

异位胰腺指胰腺组织出现在胰腺以外的位置,与正常胰腺缺乏解剖联系,最常见于胃,其次十二指肠、空肠等。异位胰腺具有和正常胰腺相同的功能,可以发生和原位胰腺相同的病理过程,比如并发急慢性胰腺炎、囊肿、肿瘤等。在异位胰腺的多种伴发症中,胰腺炎属于相对常见的一类,几乎见于每一例病例,但大多数因病变轻微而无临床症状。

近年来关于异位胰腺的起源取得了一些进展。研究表明,$Ptf1a$ 基因和 Pdx 的共同表达是决定胰腺正确发育的必要条件。负责负向调控 $Ptf1a$ 的 $Hes1$ 基因缺失使得发育阶段的胃肠异位表达 $Ptf1a$,导致异位胰腺的形成。

异位胰腺炎的病因鲜有报道,多篇病例报道中患者均有饮酒史。另外,侵入性操作会引起胰腺组织结构破坏,从而导致异位胰腺炎的发生。

组织学方面,异位胰腺分为四型:Ⅰ型,异位组织内可见腺泡、导管及胰岛;Ⅱ型,异位组织内见多少不等的腺泡和导管,无胰岛成分;Ⅲ型,仅见导管,无腺泡及胰岛成分;Ⅳ型,仅见胰岛。大部分异位胰腺属于Ⅱ型,Ⅳ型最为罕见。Ⅲ型因缺乏特异性的胰腺成分,仅凭导管判断是否为异位胰腺比较困难。

影像学方面,约20%异位胰腺在消化道造影检查表现典型"脐凹征",即异位胰腺的胰管开口,对比剂可进入。异位胰腺在 CT 和 MRI 呈类圆形或浅分叶状肿块,体积较小,大多数直径<3 cm。约54%胃肠道异位胰腺发生于黏膜下层,影像学可表现向腔内生长,亦可表现向腔外生长。T2WI 和 MRCP 显示异位胰管具有优势,即病灶内条状高信号。若异位胰腺成分以腺泡为主,增强后呈明显强化,与原位胰腺基本一致;若以导管为主,缺少腺泡成分,增强后呈轻度强化,强化程度低于原位胰腺。异位胰腺继发胰腺炎表现与原位胰腺炎也基本一致,均表现为周围渗出或积液,少数可出现假性囊肿。胃肠道异位胰腺需与胃肠道黏膜下肿瘤鉴别,尤其是间质瘤。研究发现异位胰腺在 MRI 各期相信号均与原位一致,而胃肠道黏膜下肿瘤 T1WI 上信号低于原位胰腺、T2WI 上信号高于原位胰腺。另有研究认为异位胰腺长短径比值>1.4 对鉴别间质瘤的特异性 82.5%、敏感性 64.3%。

目前对于异位胰腺的处理尚存在争议。部分学者认为无症状可不处理,出现症状首选手术切除。其他学者则认为一经诊断应尽早手术切除,以防止其自身囊性变、恶变及引起周围器官组织病变。

由于对异位胰腺炎的认识不足,难免会误诊或漏诊。当临床遇到以腹痛为主要(或唯一)症状且影像学表现为胃肠道黏膜下肿块时,若血清淀粉酶升高,应考虑异位胰腺炎可能。

参考文献

[1] Dolan RV, ReMine WH, Dockerty MB. The fate of heterotopic pancreatic tissue. A study of 212 cases [J]. Arch Surg, 1974, 109(6):762-765.

[2] Wilde G, Gakhal M, Sartip K, et al. Pancreatitis in initially occult gastric heterotopic pancreas [J]. Clinical Imaging, 2007, 31(5):356-359.

[3] Kawaguchi Y, Cooper B, Gannon M, et al. The role of the transcriptional regulator Ptf1a in converting intestinal to pancreatic progenitors [J]. Nature Genetics, 2002, 32(1):128-134.

[4] Chung JP, Lee SI, Kim KW, et al. Duodenal ectopic pancreas complicated by chronic pancreatitis and pseudocyst formation — A case report [J]. J Korean Med Sci, 1994, 9(4):351-356.

[5] Thangasamy SJ, Zheng L, McIntosh L, et al. Dynamic contrast-enhanced MRI findings of acute pancreatitis in ectopic pancreatic tissue: Case report and review of the literature [J]. Jop, 2014, 15(4):407-410.

[6] Urade M, Fujimoto S. Ectopic pancreatitis in the antral stomach causing gastric outlet obstruction: A case of successful resection [J]. Clin J Gastroenterol, 2020, 13(3):465-471.

[7] Elwir S, Glessing B, Amin K, et al. Pancreatitis of ectopic pancreatic tissue: A rare cause of gastric outlet obstruction [J]. Gastroenterol Rep (Oxf), 2017, 5(3):237-240.

[8] Attwell A, Sams S, Fukami N. Induction of acute ectopic pancreatitis by endoscopic ultrasound with fine-needle aspiration [J]. Clinical Gastroenterology and Hepatology, 2014, 12(7):1196-1198.

[9] Lee SJ, Kim GH, Park DY, et al. Acute ectopic pancreatitis occurring after endoscopic biopsy in a gastric ectopic pancreas [J]. Clin Endosc, 2014, 47(5):455-459.

[10] Rezvani M, Menias C, Sandrasegaran K, et al. Heterotopic pancreas: Histopathologic features, imaging findings, and complications [J]. Radiographics, 2017, 37(2):484-499.

[11] Kim DU, Lubner MG, Mellnick VM, et al. Heterotopic pancreatic rests: Imaging features, complications, and unifying concepts [J]. Abdom Radiol (NY), 2017, 42(1):216-225.

[12] Jang KM, Kim SH, Park HJ, et al. Ectopic pancreas in upper gastrointestinal tract: MRI findings with emphasis on differentiation from submucosal tumor [J]. Acta Radiol, 2013, 54(10):1107-1116.

[13] Kim JY, Lee JM, Kim KW, et al. Ectopic pancreas: CT findings with emphasis on differentiation from small gastrointestinal stromal tumor and leiomyoma [J]. Radiology, 2009, 252(1):92-100.

[14] Wong J, Robinson C, Jones E, et al. Recurrent ectopic pancreatitis of the jejunum and mesentery over a 30-year period [J]. Hepatobiliary & Pancreatic Diseases International: HBPD INT, 2011, 10(2):218-220.

[15] 赵苏苏,余泽前,王剑蓉,等. 异位胰腺的临床特点及病理特征:附36例报告[J]. 中国普通外科杂志,2013,22(3):337-339.

[16] 李新. 异位胰腺的临床认识现状(文献综述)[J]. 国外医学外科学分册,1997(2):91-93.

[17] 邱立,柳玉红,龚静青,等. 胃异位胰腺伴发导管癌临床病理分析[J]. 诊断病理学杂志,2019,26(4):239-242.

[18] 沈镭,戈之铮,薛寒冰,等. 62例异位胰腺的诊治分析[J]. 中华消化内镜杂志,2009,26(2):69-72.

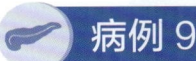

病例9　异位胰腺继发导管腺癌

患者信息

女性患者,75岁,无明显诱因下出现上腹部隐痛。当地医院行胃镜检查提示十二指肠球部增生灶。给予2个月中药治疗,症状未改善。

影像学表现

1. **影像学描述**　见图1-9-1,图1-9-2。
2. **影像学诊断**　CT、MRI均诊断为胃窦癌。

病理学表现

1. **大体**　于胃幽门-十二指肠之间见一黏膜下隆起,大小4.0 cm×2.5 cm×2.3 cm,胃壁黏膜表面光滑,隆起切面呈灰白色,实性,质硬(图1-9-3A)。

2. **镜下**　低倍镜下见胃壁黏膜层完整,腺体无异型,黏膜下层及肌层可见成熟的胰腺腺泡和导管。胃窦黏膜下层及肌层内见肿瘤,肿瘤细胞呈柱状,异型显著,排列成不规则腺样,间质纤维组织增生明显(图1-9-3B~D)。

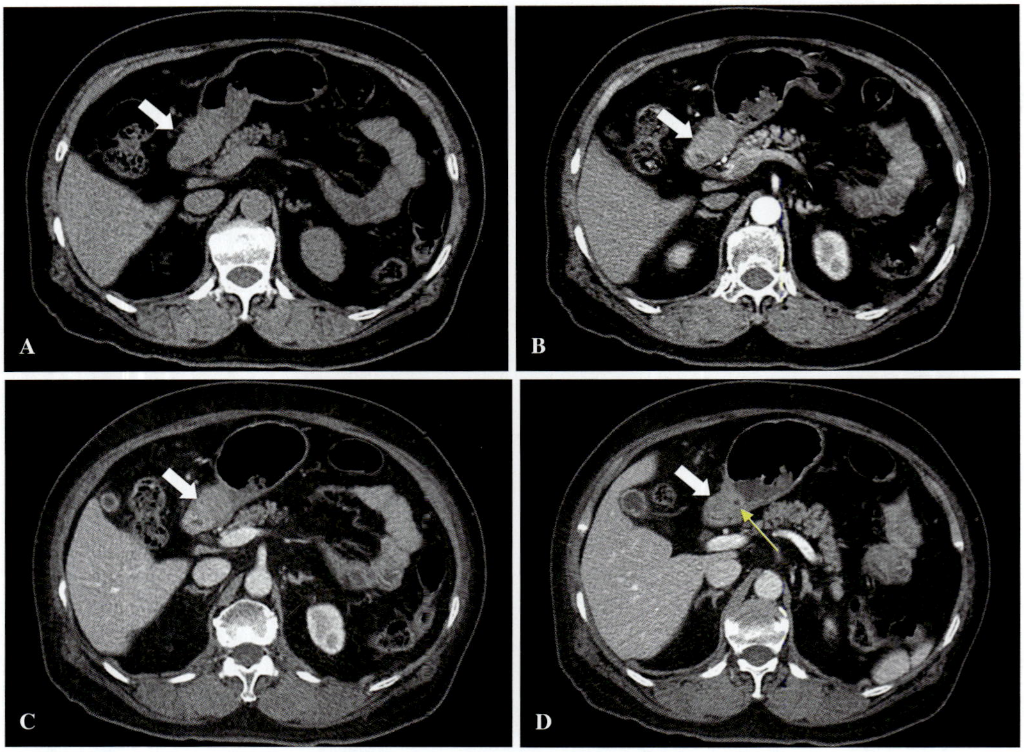

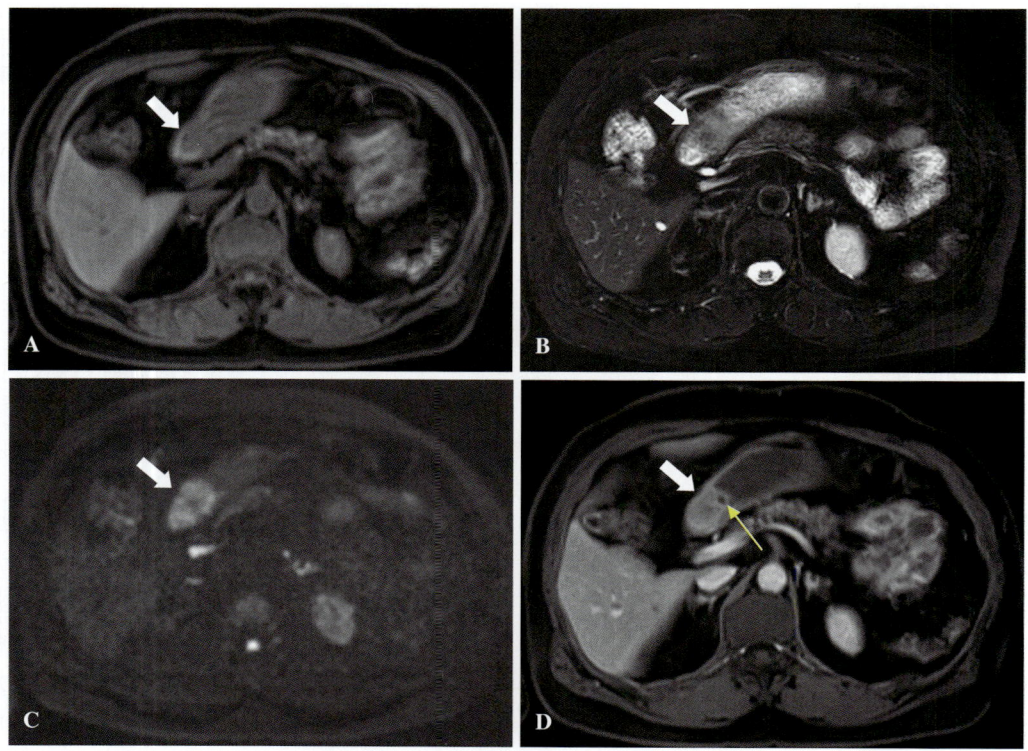

▲ 图1-9-1 异位胰腺继发导管腺癌 CT 表现

A. 横断面 CT 平扫图像，显示胃窦部肿块呈等密度（白箭）；B. 横断面 CT 增强动脉期图像，显示胃窦部肿块呈轻度强化，边界模糊（白箭）；C、D. 均为横断面 CT 增强门脉期图像，显示胃窦部肿块呈轻度强化（白箭），内部见管状低密度影（即胰管，黄箭）。

▲ 图1-9-2 异位胰腺继发导管腺癌 MRI 表现

A. 横断面 MR T1WI，显示胃窦部肿块呈低信号（白箭）；B. 横断面 MR T2WI，显示胃窦部肿块呈稍高信号（白箭）；C. 横断面 DWI 图像，显示胃窦部肿块呈高信号（白箭）；D. 横断面 MRI 增强门脉期图像，显示胃窦部肿块轻度强化，内部见管状低信号影（即胰管，黄箭）。

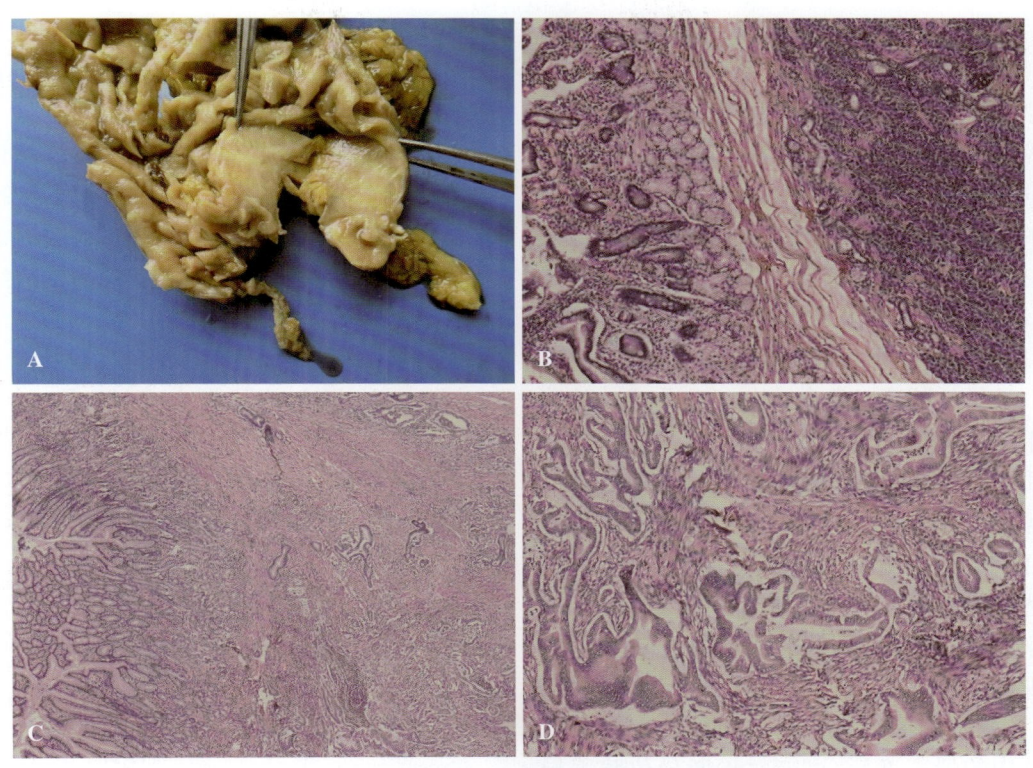

▲ 图 1-9-3　异位胰腺继发导管腺癌病理学表现

A. 胃窦黏膜下及肌层见结节状肿物,灰白色,质硬;B. 部分黏膜下层见异位胰腺组织(HE,100×);C. 黏膜下见肿瘤组织(HE,40×);D. 肿瘤细胞呈柱状,异型明显,排列成不规则腺样,间质纤维组织增生明显(HE,100×)。

3. 免疫组化　CAM5.2(＋),CK7(＋),CK19(＋),CK20(－),S100P(＋),Claudin18.2(10%＋),CDX2(－),SATB2(－),PTRK(－),DPC4(－),MUC4(－),MUC5(＋),p53(野生型),Ki-67(30%＋),MLH1(＋),MSH2(＋),MSH6(＋),PMS2(＋)(图 1-9-4)。

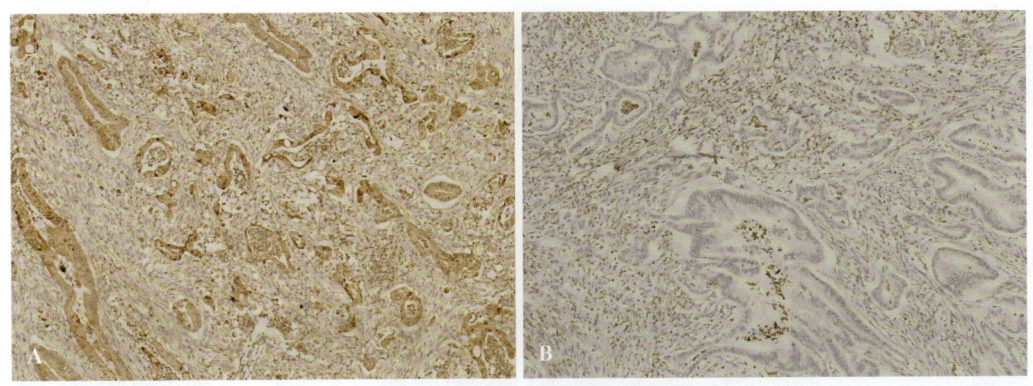

▲ 图 1-9-4　异位胰腺继发导管腺癌免疫组织化学表现

A. S100P 阳性(IHC,100×);B. DPC4 阴性(IHC,100×)。

4. 病理诊断与鉴别诊断

(1) 诊断:(胃窦-十二指肠)异位胰腺基础上伴发的导管腺癌。

(2) 鉴别诊断:①胃肠腺癌。胃肠腺癌周边缺乏异位胰腺组织,肿瘤周边胃肠黏膜上皮可见轻至重度异型增生并过渡为癌,间质成分相对较少,CK19 及 S100P 一般阴性。②腺肌瘤:腺肌瘤内腺上皮缺乏异型性,无浸润性生长方式,无间质反应,腺体周边见增生的平滑肌成分。

讨　论

异位胰腺恶变罕见,发生率约 0.7%～1.8%,

好发于胃(35.2%),其次十二指肠(22.2%)、空肠(14.8%),恶变类型以导管腺癌为主(74%)。

病理学方面,Ⅰ型和Ⅱ型异位胰腺基础上发生的导管腺癌诊断并不困难,但Ⅲ型(仅含导管成分)异位胰腺的导管腺癌诊断具有一定挑战。异位胰腺导管腺癌的诊断主要依靠形态学,Jaervi 和 Lauren 在 1964 年提出诊断异位胰腺癌变必须满足三个条件:①癌组织必须位于异位胰腺之内或者接近异位胰腺;②可以观察到癌组织和异位胰腺之间有"直接过渡"现象;③异位胰腺必须至少包括分化成熟的腺泡及导管组织。另外,与胃肠腺癌相比,异位胰腺导管腺癌间质成分丰富,肿物表面被覆的胃肠黏膜上皮无异型增生。免疫组化 CK7、CK19 及 S100P 阳性具有诊断价值,KRAS 基因突变和 SMAD4/DPC4 表达缺失可以提示异位胰腺导管腺癌。

影像学方面,异位胰腺导管腺癌与原位胰腺导管腺癌表现类似,即边界不清的软组织肿块,增强后轻度强化,易侵犯周围组织。本例在肿块内部可见类似胰管结构的低密度影,可能对诊断异位胰腺导管腺癌具有一定提示价值。异位胰腺基础上继发肿瘤,若肿瘤本身侵犯或覆盖正常的异位胰腺组织,影像学无法显示异位胰腺组织,这种情况下与胃肠道异位器官原发性腺癌相比,异位胰腺导管腺癌就缺乏特异性影像学表现。

异位胰腺伴发的导管腺癌预后优于胰腺原发导管腺癌,可能原因在于早期发现和早期干预治疗,个别报道的患者在术后 11 年仍无复发。

异位胰腺伴发导管腺癌由于发病率低,相对较罕见,术前诊断较为困难,术后需要对病变进行充分的取材、细致的镜下观察及合理的免疫标志物选择,以便做出精确诊断,从而有益于患者的后续治疗。

参考文献

[1] Dolan RV, ReMine WH, Dockerty MB. The fate of heterotopic pancreatic tissue. A study of 212 cases [J]. Arch Surg, 1974, 109(6):762-765.

[2] Cazacu IM, Luzuriaga Chavez AA, et al. Malignant transformation of ectopic pancreas [J]. Digestive Diseases and Sciences, 2019, 64(3):655-668.

[3] Jun SY, Son D, Kim MJ, et al. Heterotopic pancreas of the gastrointestinal tract and associated precursor and cancerous lesions: systematic pathologic studies of 165 cases [J]. Am J Surg Pathol, 2017,41(6):833-848.

[4] Rezvani M, Menias C, Sandrasegaran K, et al. Heterotopic pancreas: histopathologic features, imaging findings, and complications [J]. Radiographics, 2017,37(2):484-499.

[5] Okamoto H, Kawaoi A, Ogawara T, et al. Invasive ductal carcinoma arising from an ectopic pancreas in the gastric wall: a long-term survival case [J]. Case Rep Oncol, 2012,5(1):69-73.

[6] 邱立,柳玉红,龚静青,等. 胃异位胰腺伴发导管腺癌临床病理分析[J]. 诊断病理学杂志,2019,26(4):239-242.

病例 10　胰腺内副脾合并肝脏局灶性结节性增生

患者信息

女性患者,56 岁,腹痛 3 个月余。

影像学表现

1. 影像学描述　见图 1-10-1,图 1-10-2。

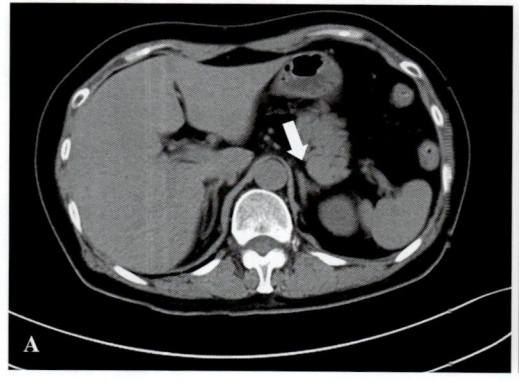

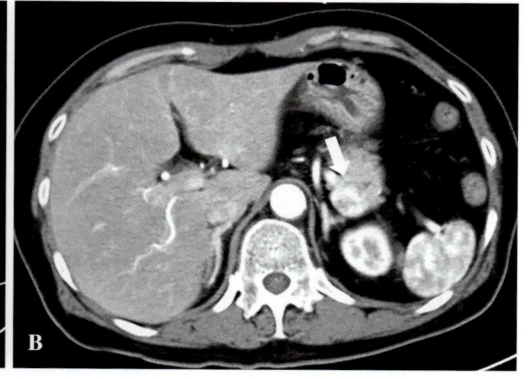

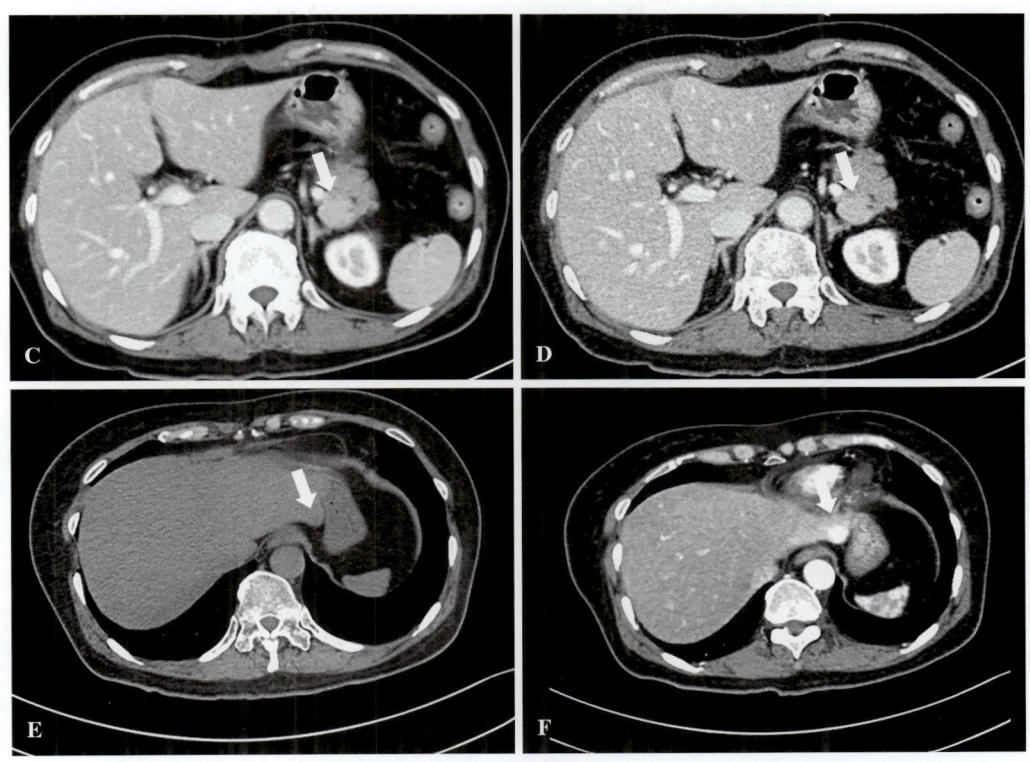

▲ 图 1-10-1　胰腺内副脾合并肝脏局灶性结节性增生 CT 表现

A. 横断面 CT 平扫图像,显示胰尾部一枚等密度结节,界清(箭);B. 横断面 CT 增强动脉期图像,病灶呈"花斑样"强化,与脾脏相仿(箭);C、D. 横断面 CT 门脉期及延迟期图像,呈均匀稍高密度,亦与脾脏相仿(箭);E、F. 横断面 CT 平扫及动脉期图像,肝左外叶上段见等密度结节,增强动脉期明显均匀强化(箭)。

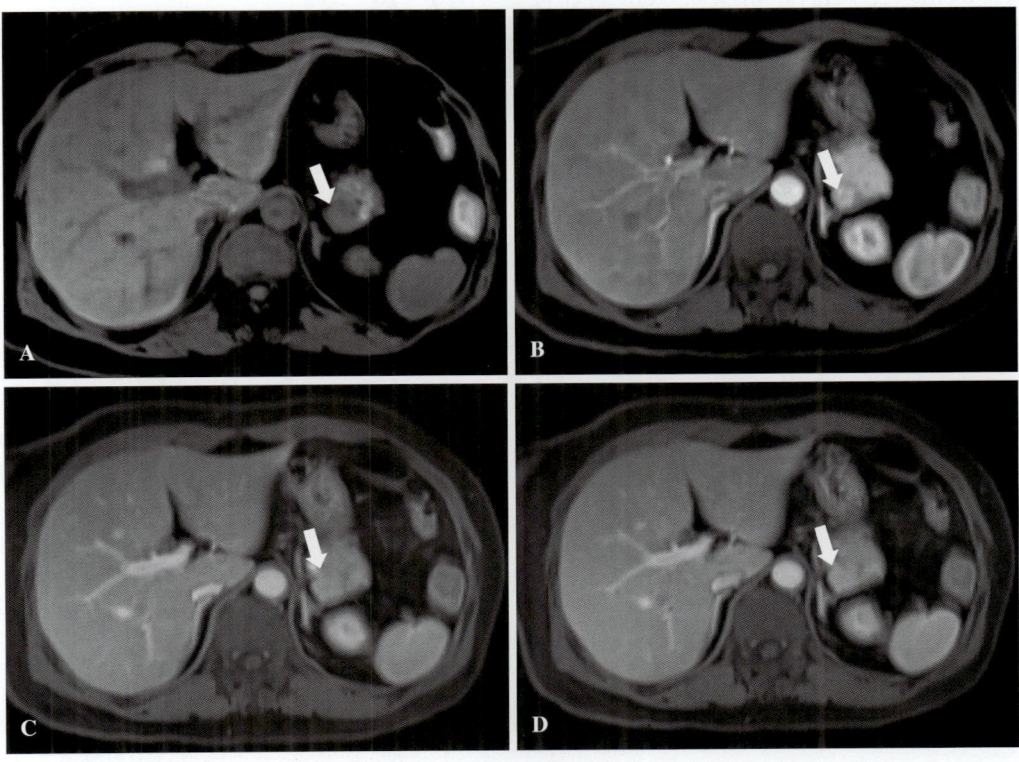

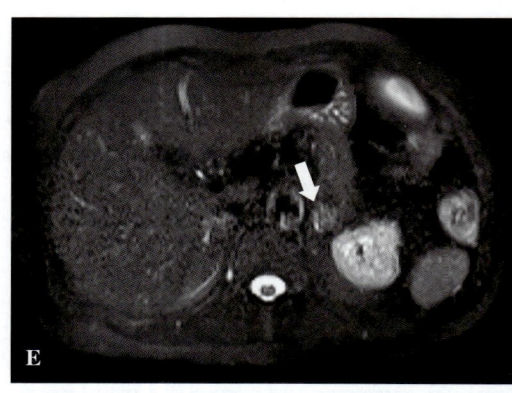
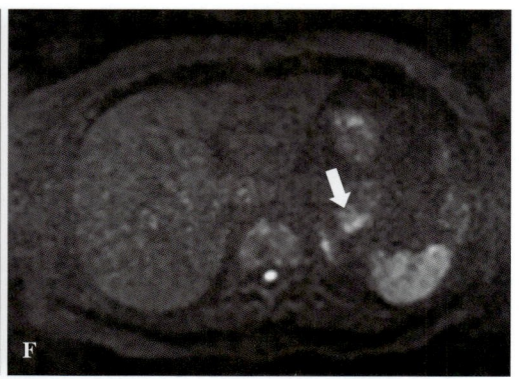

▲ 图 1-10-2 胰腺内副脾合并肝脏局灶性结节增生的 MRI 表现

A. 横断面 MR T1WI 平扫图像,显示胰尾部一枚稍低信号结节,边缘光整(箭);B~D. 横断面增强 MR T1WI 动脉期、门脉期及延迟期图像,病灶动脉期呈"花斑样"强化,门脉期及延迟期均为均匀强化,各期图像强化与脾脏相仿(箭);E. 横断面 MR T2WI 图像,显示胰尾部病灶呈稍高信号(箭);F. DWI 图像,病灶弥散受限,呈高信号(箭)。

2. 影像学诊断 胰尾部神经内分泌肿瘤伴肝左外叶上段转移瘤(误诊)。

病理学表现

1. 大体 胰体尾大小 6.5 cm×4.0 cm×2.0 cm,距胰腺切缘 3 cm 见一肿物,大小 3.3 cm×2.0 cm×1.5 cm,切面灰褐色、实性、质中,与周围组织界限尚清。脾脏一个,大小 10.0 cm×3.0 cm×8.5 cm,切面暗红色,未见明确结节。另送部分肝组织一块,大小 5.0 cm×2.5 cm×1.3 cm,距切缘 0.5 cm 紧邻被膜见一肿物,大小 1.5 cm×1.0 cm×1.0 cm,切面灰白灰黄色,实性,质硬,中央可见放射状纤维瘢痕。

2. 镜下 胰体尾肿物镜下所见类似于正常脾脏组织,可见脾索与脾窦组成的红髓组织,以及动脉周围淋巴鞘、淋巴小结与边缘区构成的白髓组织,病变周边可见纤维包膜包绕;肝脏内肿块镜下呈小叶状分布,纤维间隔内可见厚壁动脉血管,无静脉及胆管,小叶内肝细胞无异型,排列规则,与正常肝组织相似,肝细胞与纤维间隔间可见增生的小胆管(图 1-10-3)。

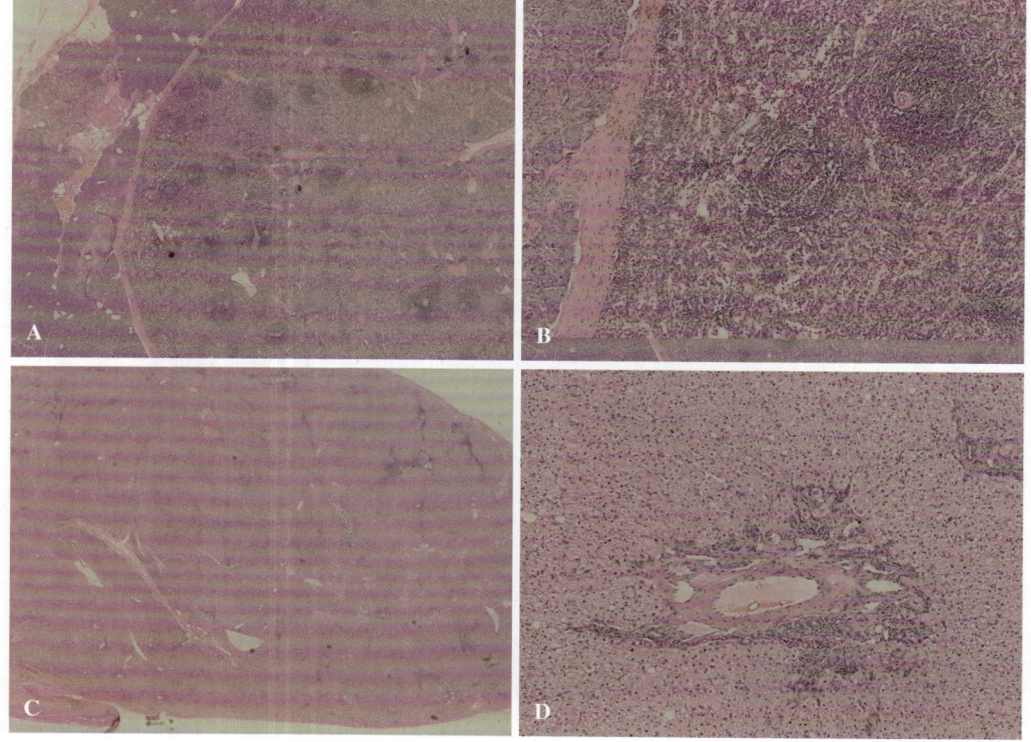

▲ 图 1-10-3 胰腺内副脾合并肝脏局灶性结节性增生镜下表现

A. 胰内肿块呈结节状,与胰腺组织界限清楚,包膜完整(HE,20×);B. 胰内肿块可见白髓及红髓(HE,100×);C. 肝内肿块呈结节状,小叶状分布(HE,10×);D. 纤维结缔组织内见厚壁动脉血管,纤维组织与肝细胞间见增生的小胆管(HE,100×)。

3. 病理诊断 （胰体尾）副脾；（肝）局灶性结节性增生。

讨 论

副脾是由于胚胎发育过程中细胞融合失败而形成的异位脾组织，多出现在脾门（约 80%）以及胰尾部（约 20%）。副脾出现在胰腺内即为胰腺内副脾（intrapancreatic accessory spleen, IPAS），是由于胚胎期背侧胃系膜内脾芽部分融合或少量脾组织脱离主脾发育而成，是一种罕见的胰腺良性疾病，一般为单发，发生率约为 2%。IPAS 一般无明显症状，多于影像学检查时发现。IPAS 易被误诊为胰腺肿瘤，尤其是胰腺无功能性神经内分泌肿瘤，从而进行了不必要的手术。肝脏局灶性结节性增生是一种较少见的良性肿瘤样病变，一般认为是因肝动脉畸形造成局部肝组织血流过度灌注，继发引起局部肝细胞的反应性增生所致，无症状时无需治疗，但易被误诊为肝癌或肝腺瘤等，从而进行了不必要的手术。

胰腺内副脾大体表现为境界清楚且有完整包膜包被的结节状肿物，切面呈暗红色，富血供，与神经内分泌肿瘤或实性假乳头状肿瘤相似，但镜下表现同正常脾脏，可见白髓及红髓，诊断并不困难。肝脏局灶性结节性增生多为单发，大体上呈分叶状，质地硬，中间常见放射状瘢痕；镜下纤维间隔将肝组织分隔成小叶状，纤维间隔内见厚壁动脉血管而无静脉及胆管是其特征性表现，在纤维间隔和肝细胞间可见小胆管增生，小叶内肝细胞同正常肝细胞无区别。

IPAS 大小通常在 3 cm 以下，边界清楚，CT 平扫密度等或稍低于胰腺，T1WI 上信号等或稍低于胰腺，T2WI 上信号高于胰腺，DWI 上呈高信号，增强动脉期可出现"花斑样"明显强化，门脉期及延迟期持续强化，且强化程度与脾脏相仿。对于胰尾部<3 cm 且富血供结节，要意识到在各期与脾脏的密度或信号进行一一对比，高度怀疑 IPSA 时，考虑核素标记热变性红细胞显像，一旦确诊 IPAS 可避免不必要的手术。肝脏局灶性结节性增生大小不等，CT 平扫密度、T1WI 上信号等或稍低于正常肝实质，呈富血供，增强动脉期呈明显强化，门脉期及延迟期持续强化，病灶中央有星形瘢痕伴放射状纤维分隔是其特征性表现。另外，肝脏局灶性结节性增生在肝胆特异性对比剂 MRI 增强检查中肝胆特异期呈高信号也是其特征性表现。

本例术前影像学将胰尾部副脾误诊为胰腺神经内分泌肿瘤，肝左外叶上段局灶性结节性增生误诊为转移瘤。主要原因是两者增强后均呈富血供表现，源于一元论考虑，若术前完善检查，如核素标记热变性红细胞显像和肝胆特异性对比剂 MRI 增强检查，即可明确胰尾部副脾和肝脏局灶性结节性增生的诊断，避免不必要的手术。

参考文献

[1] Kawamoto S JP, Hall H. Intrapancreatic accessory spleen: CT appearance and differential diagnosis [J]. Abdom Imaging, 2012,37(35):812 – 827.
[2] Lancellotti F SL, Cerasari S. Intrapancreatic accessory spleen false positive to ^{68}Ga-dotatoc: case report and literature review [J]. World J Surg Oncol, 2019:17(11):117.
[3] 陈娇,张治邦. 胰腺内副脾的影像学诊断[J],医学影像学杂志,2021,31(39):1539 – 1542.
[4] 武文杰,李晓斌,吴文铭,等. 胰腺内异位副脾的诊断[J]. 中华胰腺病杂志,2017,17(14):285 – 288.

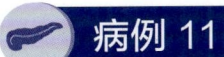

病例 11　胰腺内副脾伴表皮样囊肿

患者信息

女性患者,37 岁,体检发现 CA19 – 9 升高,行 CT 检查提示胰尾部占位。

影像学表现

1. 影像学描述　见图 1 – 11 – 1,图 1 – 11 – 2。
2. 影像学诊断　胰尾部副脾。

病理学表现

1. 大体　肉眼可见胰尾部囊性肿块,大小直径 2 cm,肿块边界清楚,内容物均为灰红胶冻状,囊内壁光滑(图 1 – 11 – 3A)。

2. 镜下　HE 染色显示囊肿内衬分化良好的复层鳞状上皮,上皮细胞无异型,无汗腺、皮脂腺、毛囊等皮肤附属器结构。囊壁周围纤维化伴淋巴细胞浸

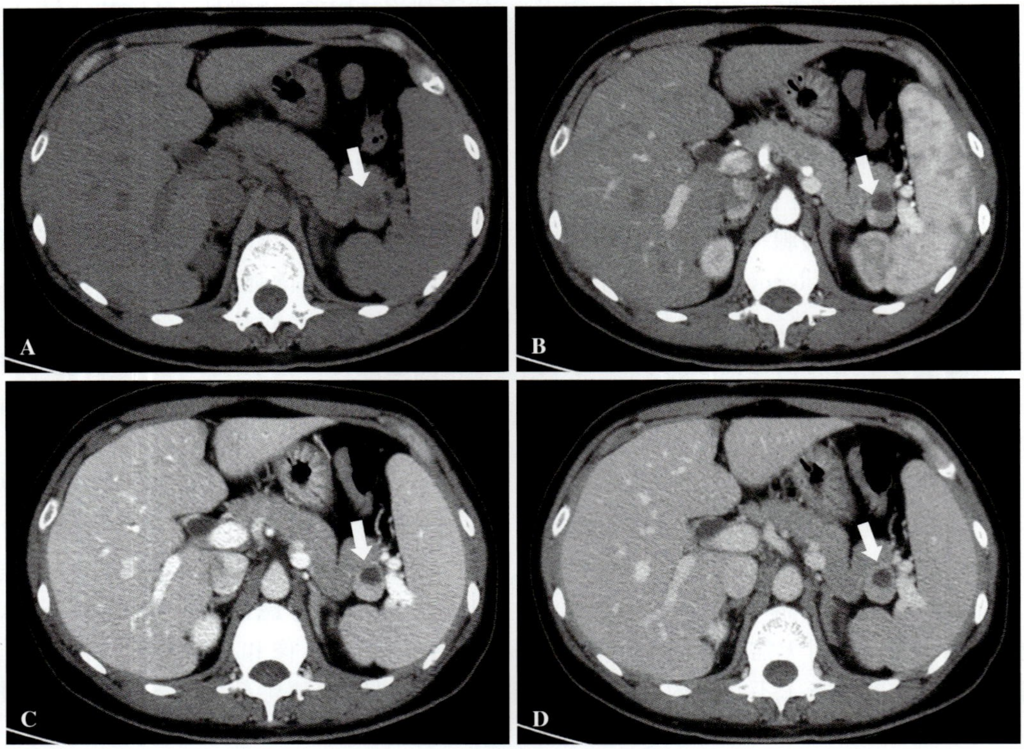

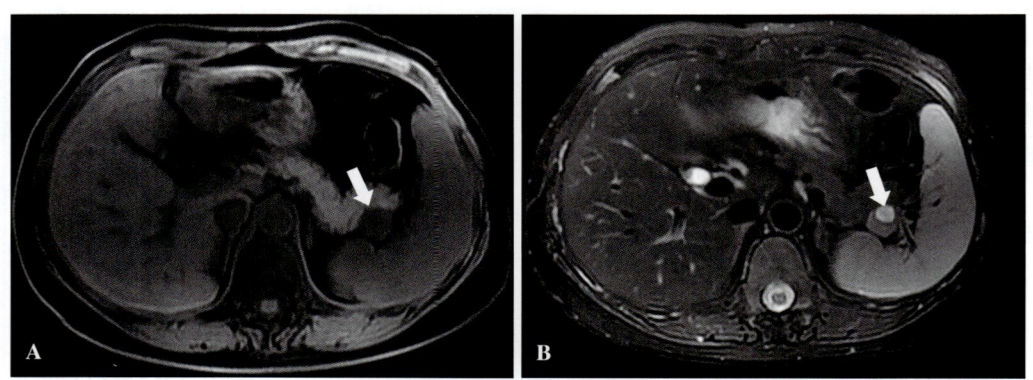

▲ 图1-11-1　胰腺内副脾伴表皮样囊肿CT表现

A.横断面CT平扫图像,显示胰尾部类圆形囊实性肿块(箭),实性部分呈等密度,囊性部分呈低密度;B～D.分别为横断面CT增强动脉期、门脉期和延迟期图像,显示胰尾部肿块实性部分明显强化,且强化程度与脾脏保持一致,囊性部分未见强化。

▲ 图1-11-2　胰腺内副脾伴表皮样囊肿MRI表现

A.横断面MR T1WI,显示胰尾部肿块(箭)实性部分呈稍低信号,且与脾脏信号一致,囊性部分呈低信号;B.横断面MR T2WI,显示胰尾部肿块(箭)实性部分呈稍高信号,且与脾脏信号一致,囊性部分呈高信号。

润,囊外可见副脾的红髓和白髓结构,再外层则是受挤压的胰腺组织(图1-11-3B～D)。

3. 免疫组化　囊肿内衬上皮表达CK、CK5/6,不表达ER、Syn、CgA,Ki-67指数约1%。

4. 病理诊断与鉴别诊断

(1)诊断:(胰体尾)胰腺内副脾伴表皮样囊肿。

(2)鉴别诊断

1)皮样囊肿:胰腺内的皮样囊肿十分少见,虽然同是良性肿瘤,但其本质为畸胎瘤的一种。镜下表现为鳞状上皮内衬的囊肿,囊壁可见毛囊、皮脂腺等皮肤附属器结构,且周围无副脾组织。

2)淋巴上皮囊肿:淋巴上皮囊肿常见于腮腺、颌下腺等部位,胰腺内罕见。镜下同样表现为内衬复层鳞状上皮,囊壁周围大量淋巴细胞浸润,淋巴滤

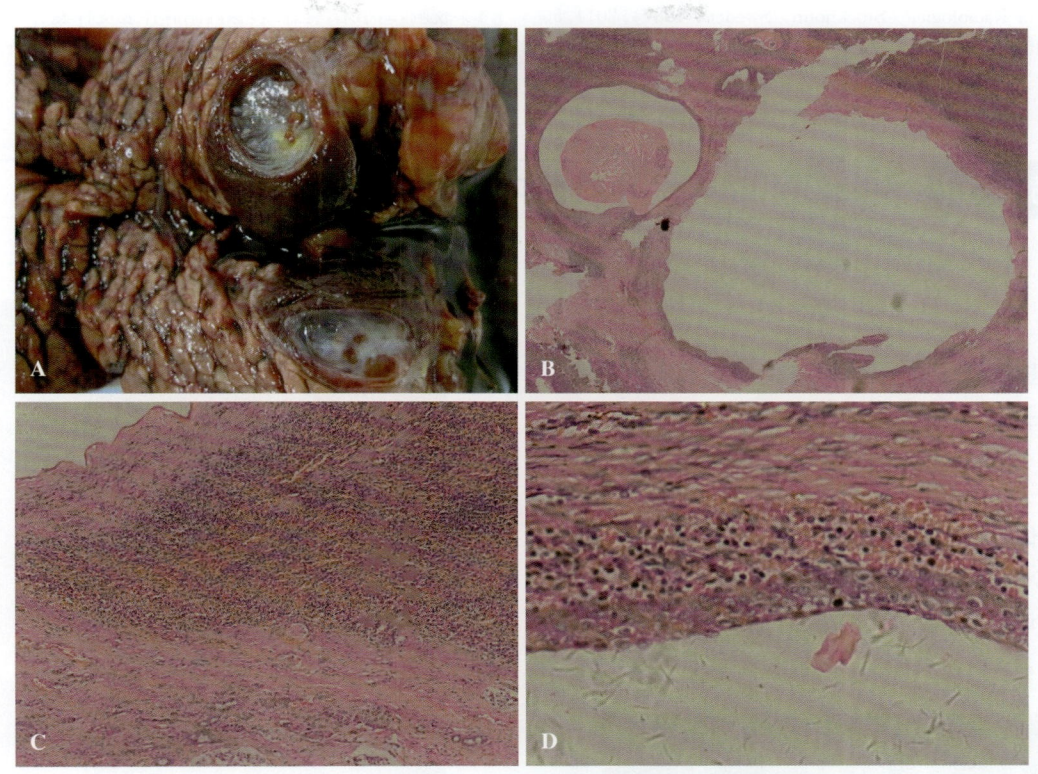

▲ 图 1-11-3　胰腺内副脾伴表皮样囊肿病理学表现

A. 胰腺内见结节状囊实性肿块，囊内壁光滑，囊内含灰红胶冻样物，实性部分暗红色，质中；B. 肿块内见囊肿（HE，20×）；C. 实性部分可见脾脏白髓及红髓（HE，10×）；D. 囊内壁衬覆复层鳞状上皮（HE，40×）。

泡形成，但无副脾组织。

3) 黏液性囊性肿瘤、浆液性囊腺瘤、导管内乳头状黏液性肿瘤：上述为胰腺常见的囊性肿瘤，虽然临床与胰腺内副脾伴表皮样囊肿（ECIPAS）难以区分，但病理上不难做出鉴别诊断，上述三种肿瘤的囊内衬上皮形态与 ECIPAS 内衬上皮形态有很大差异。

讨 论

胰腺内副脾伴表皮样囊肿（epidermoid cyst in intrapancreatic accessory spleen，ECIPAS）是一种非肿瘤性良性囊肿，发生率十分罕见，好发于中年人，女性较为多见，病变几乎均位于胰尾部。患者常无明显症状，多为体检时偶然发现，部分患者 CA19-9 升高，可能由囊壁内衬鳞状上皮产生并释放入体循环有关。目前术前诊断 ECIPAS 难度高，绝大多数患者因术前误诊为胰腺肿瘤而进行了手术切除。

ECIPAS 直径约 2~4 cm，极个别病例囊肿直径可＞10 cm 甚至达到 15 cm。镜下特点为内衬复层鳞状上皮的囊肿，囊外可见副脾组织。影像学方面，ECIPAS 通常表现为囊实性肿块，实性部分即为副脾组织，所以在 CT 和 MRI 各期相的密度或信号均与原位脾脏基本一致，尤其是增强后明显强化，强化程度与原位脾脏一致且高于正常胰腺实质。明显强化的特点是导致误诊胰腺神经内分泌肿瘤的主要原因，但胰腺神经内分泌肿瘤的密度或信号与原位脾脏并不一致，需在多期相观察病灶密度或信号特点后综合分析和鉴别。

由于 ECIPAS 极为罕见，目前诊断术语没有统一，我们在回顾性研究中发现不同病理医生诊断用词各不相同，或是"异位脾脏内上皮样囊肿"，或是"副脾内表皮囊肿"。为了便于临床理解和资料的整理收集，在此我们建议统一为"胰腺内副脾伴表皮样囊肿"。

参考文献

[1] Halpert B, Gyorkey F. Lesions observed in accessory spleens of 311 patients [J]. American Journal of Clinical Pathology, 1959,32(2):165-168.

[2] Li BQ, Lu J, Seery S, et al. Epidermoid cyst in intrapancreatic accessory spleen: A systematic review [J]. Pancreatology, 2019,19(1):10-16.

[3] Kang BK, Kim JH, Byun JH, et al. Diffusion-weighted MRI: Usefulness for differentiating intrapancreatic accessory spleen and small hypervascular neuroendocrine tumor of the pancreas

[J]. Acta Radiologica (Stockholm, Sweden: 1987), 2014, 55 (10): 1157-1165.

[4] 倪响,胡小木,蒋慧. 胰腺内副脾伴表皮样囊肿 12 例临床病理特征分析[J]. 中华胰腺病杂志, 2022, 22(3): 201-204.

病例 12　胰腺内副脾伴淋巴管瘤

患者信息

女性患者,44 岁,上腹部进食后饱胀感,近半年逐渐加重,查体示左上腹深压痛。

病理学表现

1. 大体　胰体尾切面见一灰红色结节性肿物,大小 3 cm×3 cm×2 cm,切面灰红色,蜂窝状,脾脏大小 19 cm×12 cm×7 cm,切面灰红色,蜂窝状(图1-12-1)。

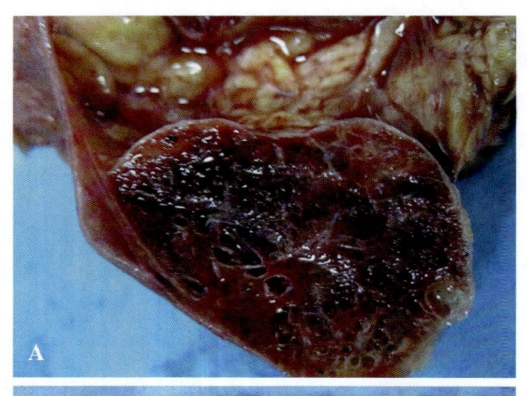
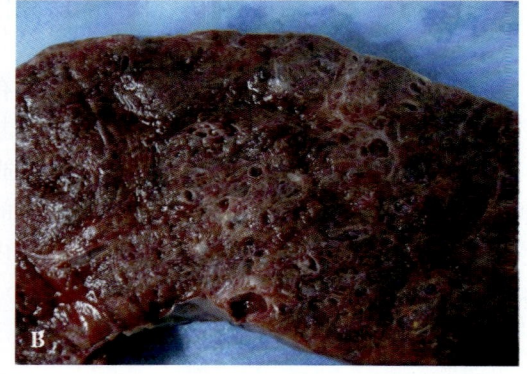

▲ 图 1-12-1　胰腺内副脾及脾脏淋巴管瘤大体表现

A. 胰腺内可见副脾,切面呈蜂窝状;B. 脾脏切面暗红色,呈蜂窝状。

2. 镜下　脾脏内肿瘤主要由大小不等的腔隙组成,腔内充满蛋白性液体,内含淋巴细胞或红细胞,腔隙内可见灶性淋巴细胞聚集,胰腺内所见肿物镜下与脾脏内所见肿物相似,周边见少量正常脾脏

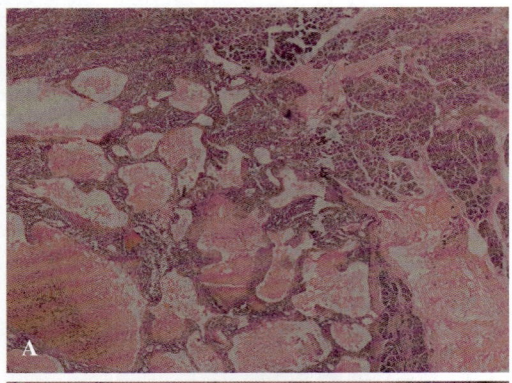
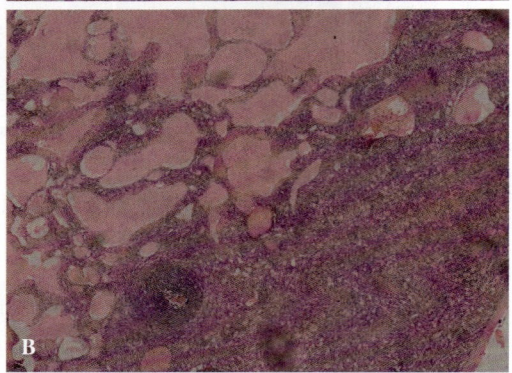

▲ 图 1-12-2　胰腺内副脾及脾脏淋巴管瘤镜下表现

A. 胰腺实质内副脾,副脾内见聚集的淋巴管(HE,40×);B. 脾脏内见聚集的淋巴管(HE,40×)。

组织(图1-12-2)。

3. 免疫组化　腔隙内衬细胞表达 D2-40。

4. 病理诊断与鉴别诊断

(1) 诊断:(胰体尾+脾脏)脾脏及胰腺内异位脾脏淋巴管瘤。

(2) 鉴别诊断

1) 血管瘤:脾脏血管瘤较淋巴管瘤常见,镜下表现为扩张的血管腔,内含大量红细胞,免疫组化表达 CD31、ERG 等血管内皮标志物。

2) 脾窦岸细胞血管瘤:脾脏特有的良性血管源性肿瘤,可单发或多发累及整个脾脏,镜下见充血、吻合的血管腔隙,内衬高内皮细胞,免疫组化表达血管内皮标志物如 CD31、ERG 以及组织细胞标志物 CD163、CD68。

3) 脾脏及异位脾脏伴表皮样囊肿:该病变比较少见,镜下囊肿内衬复层鳞状上皮,详情见病例11。

讨 论

淋巴管瘤是一种先天性淋巴管系统畸形,通常发生于颈部和纵隔,很少发生于脾脏,发生于异位脾脏尚无文献报道。脾脏的淋巴管瘤可为单发于脾脏的良性肿瘤,也可能为多器官受累综合征的一部分,并认为与预后不良有关。因此,临床和影像学需注意患者有无其他病变。胰腺同样为淋巴管瘤的罕见发病部位,约占胰腺所有肿瘤的0.2%,略多见于胰头,可见于所有年龄患者。

脾脏和胰腺部位的淋巴管瘤无特异性症状,多因肿瘤占位效应就诊,本例患者就是因病变较大而引起左上腹不适症状而就诊。CT特征为单房或多房囊性圆形或类圆形的肿块,囊壁菲薄,合并感染时囊壁增厚,MRI显示囊壁更清楚。

淋巴管瘤生长缓慢,出现症状者需完整手术切除,手术不完全切除者复发率高。另外值得注意的是:文献报道约10%的副脾患者,副脾具有与主脾相同的血液及免疫功能。所以,如果发现脾脏的淋巴管瘤,需寻找副脾,无论其位置如何,即便是大体看起来正常者也应手术切除,因为它们可能发生与主脾相同的病理变化。

总之,胰腺内淋巴管瘤罕见,发生于胰腺内异位脾脏的淋巴管瘤极为罕见,该肿瘤无特殊症状,治疗方式主要为手术切除。脾脏内发生淋巴管瘤时,需注意有无异位脾脏内相似病变的可能。

参考文献

[1] Coe AW, Evans J, Conway J. Pancreas cystic lymphangioma diagnosed with EUS-FNA [J]. JOP, 2012,13(3):282-284.
[2] Poroes F, Petermann D, Andrejevic-Blant S, et al. Pediatric cystic lymphangioma of the retroperitoneum: A case report and review of the literature [J]. Medicine, 2020,99(28):e20827.
[3] 陈婧,李红丽,袁媛. 胰腺少见非上皮源性囊性病变的影像表现及文献回顾[J]. 实用放射学杂志,2023,39(10):1630-1634.

病例 13　胰腺动静脉畸形合并急慢性胰腺炎

患者信息

男性患者,63岁,无明显诱因出现右上腹痛,呈持续性中等隐痛,腹痛于夜间加剧,之后可自行缓解。

影像学表现

1. **影像学描述**　见图1-13-1,图1-13-2。
2. **影像学诊断**　胰腺体部动静脉畸形伴急性胰腺炎,胰腺假性囊肿形成。

病理学表现

1. **大体**　胰体尾大小5.0 cm×6.0 cm×3.5 cm,距胰腺切缘3.5 cm见一质硬区,范围6.0 cm×4.0 cm,切面灰白色、灰黄色,囊实性,胰腺分叶状结构消失,与周围组织界限尚清。

2. **镜下**　胰腺实质内见血管密度增加,管腔大小不一,排列紊乱。胰腺小叶结构萎缩,间质纤维组织增生伴淋巴细胞、浆细胞浸润,局部可见囊腔形成,囊内壁无衬覆上皮细胞(图1-13-3)。

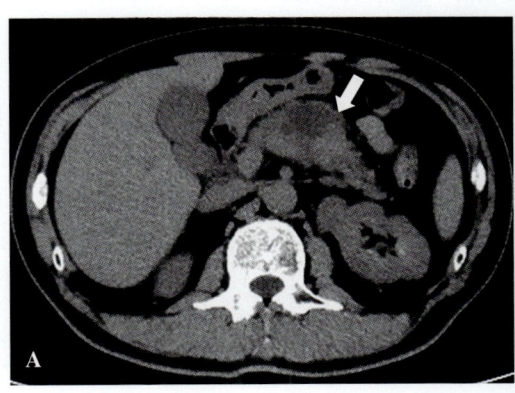

A

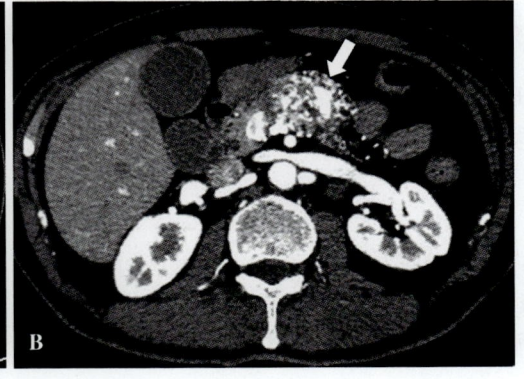

B

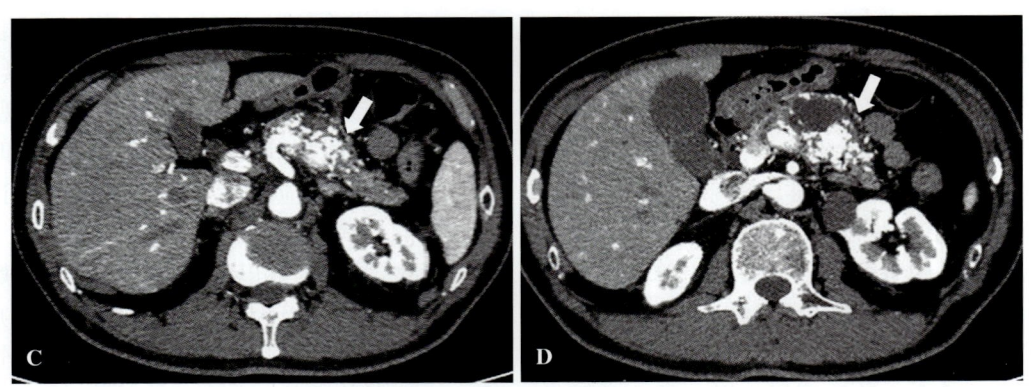

▲ 图1-13-1 胰腺动静脉畸形合并急性胰腺炎CT表现

A. 横断面CT平扫示胰体部肿胀,形态不规则,呈不均匀低密度,内见更低密度囊变(箭);B~D. 横断面CT动脉期图像,可见多发不规则畸形血管团,其中囊性区无强化,并可见静脉早显(箭);此外胰腺体尾部肿胀,周围见少许渗出。

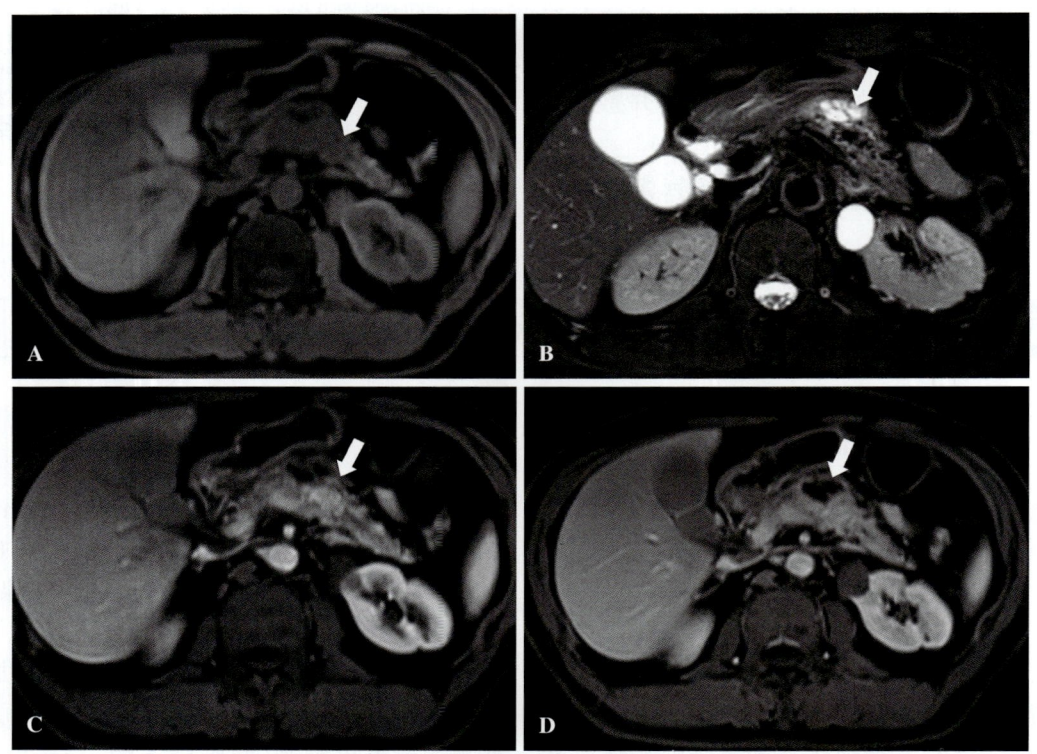

▲ 图1-13-2 胰腺动静脉畸形合并急性胰腺炎MRI表现

A. 横断面MR T1WI平扫图像示胰腺体部肿胀,呈低信号,内可见更低信号区(箭);B. 横断面MR T2WI示胰体部呈高信号,内可见分隔,可见流空血管影(箭);C、D. 横断面MR T1WI动脉期和门脉期图像,畸形血管可见明显持续强化,囊性区无强化,内部分隔可见强化(箭);此外胰腺体尾部肿胀,周围见少许渗出。

3. 病理诊断 （胰体尾）动静脉畸形合并慢性胰腺炎伴假性囊肿形成。

讨　论

胰腺动静脉畸形(arteriovenous malformation, AVM)是正常胰腺内静脉出现畸形以及毛细血管发生扩张性病变,导致动脉血液过量回流入门静脉系统,大多由先天因素所致。绝大部分患者伴有腹痛、消化道出血等症状,但是少部分患者没有任何临床症状。腹痛是最常见的症状,腹痛多由于胰腺AVM继发胰腺炎,有研究认为胰腺缺血是胰腺AVM继发胰腺炎的原因,周围组织由于血管栓塞引起进行性神经功能缺损。

胰腺AVM最常见发病部位为胰头,其次为胰

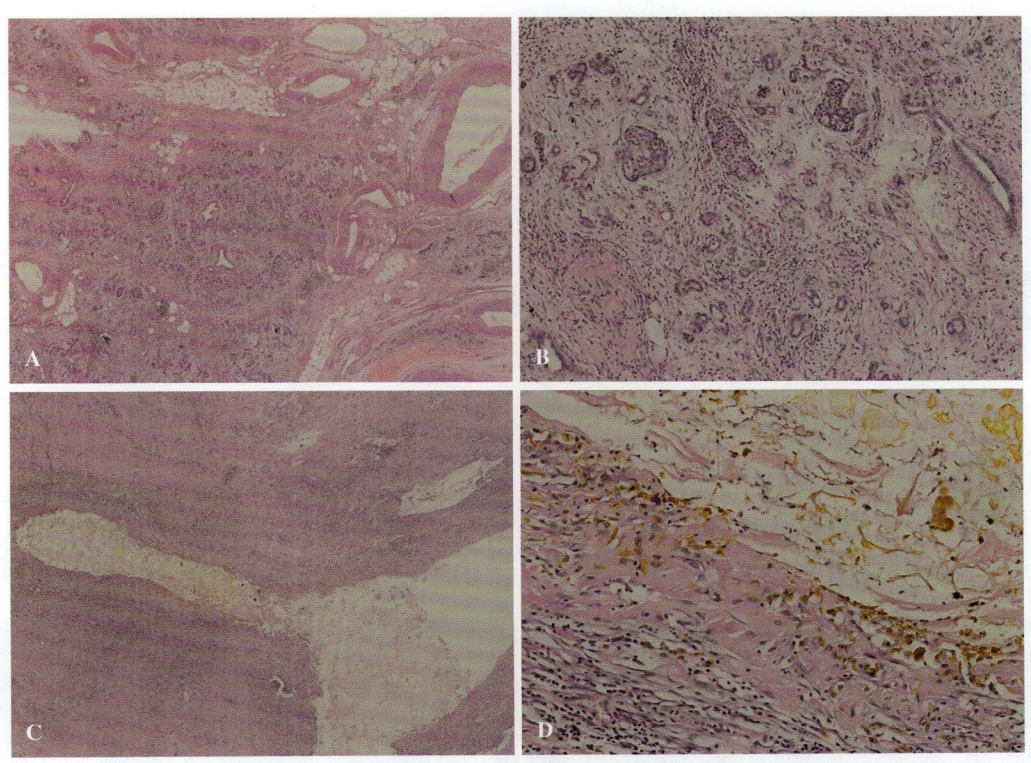

▲ 图1-13-3 胰腺动静脉畸形合并慢性胰腺炎镜下表现

A.血管管腔大小不一,排列紊乱(HE,20×);B.慢性胰腺炎,腺泡萎缩,纤维组织增生伴黏液样变,淋巴细胞浸润(HE,100×);C.假性囊肿形成(HE,20×);D.囊壁纤维组织增生伴炎细胞浸润,大量含铁血黄素沉积,无衬覆上皮(HE,200×)。

体和胰尾,仅有7%~12%的病例累及全胰。大体表现为胰腺内多发蜂窝状病变,镜下可见管腔不规则的动静脉血管交错分布于胰腺组织内,少量血管管腔闭塞,或可见血栓形成。病变压迫胰管时,可引起周围胰腺呈急性或慢性胰腺炎改变,胰腺腺泡萎缩,胰管扩张,甚至形成结石。

胰腺AVM在CT平扫上较难发现,MR T1WI和T2WI上可见血管流空信号,增强后可见胰腺内多个如"蚯蚓状""簇状"迂曲的高密度或高信号血管影。由于动静脉分流,在动脉期即有较早的肝门静脉甚至脾静脉显影。DSA能明确诊断胰腺AVM,可显示具体的畸形情况,是诊断金标准,并且可以对确诊患者进行介入性治疗。

参考文献

[1] Halpern M, Turner AF, Citron BP. Hereditary hemorrhagic telangiectasia. An angiographic study of abdominal visceral angiodysplasias associated with gastrointestinal hemorrhage [J]. Radiology, 1968, 90(6): 1143-1149.

[2] Song KB, Kim SC, Park JB, et al. Surgical outcomes of pancreatic arteriovenous malformation in a single center and review of literature [J]. Pancreas, 2012, 41(3): 388-396.

[3] Sharma M, Bedi MM, Mahesh S, et al. Arteriovenous malformation of the pancreatic head — difficulties in diagnosis and treatment [J]. Indian J Gastroenterol, 2011, 30(1): 46-48.

[4] Chou SC, Shyr YM, Wang SE. Pancreatic arteriovenous malformation [J]. J Gastrointest Surg, 2013, 17(7): 1240-1246.

[5] Wu W, An FD, Piao CL, et al. Management of pancreatic arteriovenous malformation: Case report and literature review [J]. Medicine (Baltimore), 2021, 100(51): e27983.

[6] Hansen W, Maximin S, Shriki JE, et al. Multimodality imaging of pancreatic arteriovenous malformation [J]. Curr Probl Diagn Radiol, 2015, 44(1): 105-109.

[7] Ogawa H, Itoh S, Mori Y, et al. Arteriovenous malformation of the pancreas: Assessment of clinical and multislice CT features [J]. Abdom Imaging, 2009, 34(6): 743-752.

[8] Nikolaidou O, Xinou E, Papakotoulas P, et al. Pancreatic arteriovenous malformation mimicking pancreatic neoplasm: A systematic multimodality diagnostic approach and treatment [J]. Radiol Case Rep, 2018, 13(2): 305-309.

[9] Nagata K, Tajiri K, Muraishi N, et al. A case of pancreatic arteriovenous malformation caused acute pancreatitis [J]. Clin J Gastroenterol, 2021, 14(1): 364-369.

[10] Seike T, Komura T, Shimizu Y, et al. A case of chronic pancreatitis exacerbation associated with pancreatic arteriovenous malformation: A case report and literature review [J]. Clin J Gastroenterol, 2019, 12(2): 135-141.

[11] Hakoda H, Kawaguchi Y, Miyata Y, et al. Surgical resection of arteriovenous malformation of the pancreatic head with acute pancreatitis: A case report [J]. J Surg Case Rep, 2022, 2022(9): RJAC427.

[12] Korai T, Kimura Y, Imamura M, et al. Arteriovenous malformation in the pancreatic head initially mimicking a hypervascular mass treated with duodenum-preserving pancreatic head resection: A case report [J]. Surg Case Rep, 2020, 6 (1):301.

[13] Ferreras D, Ruiz de Angulo D, Sanchez Bueno F. Gastrointestinal bleeding in a pancreatic arteriovenous malformation successfully treated by transarterial embolization [J]. Rev Esp Enferm Dig, 2020,112(6):505-506.

病例 14　　胰腺脂肪瘤样假性肥大

患者信息

男性患者,16 岁,5 年前无明显诱因感上腹部阵痛,疼痛性质呈绞痛,无明显规律,服用"达喜"后症状多数能缓解。20 天前至当地医院行超声检查提示胰头部占位。1 天前患者突然出现上腹部剧烈疼痛。

影像学表现

1. **影像学描述**　见图 1-14-1,图 1-14-2。
2. **影像学诊断**　胰头神经内分泌肿瘤(误诊)。

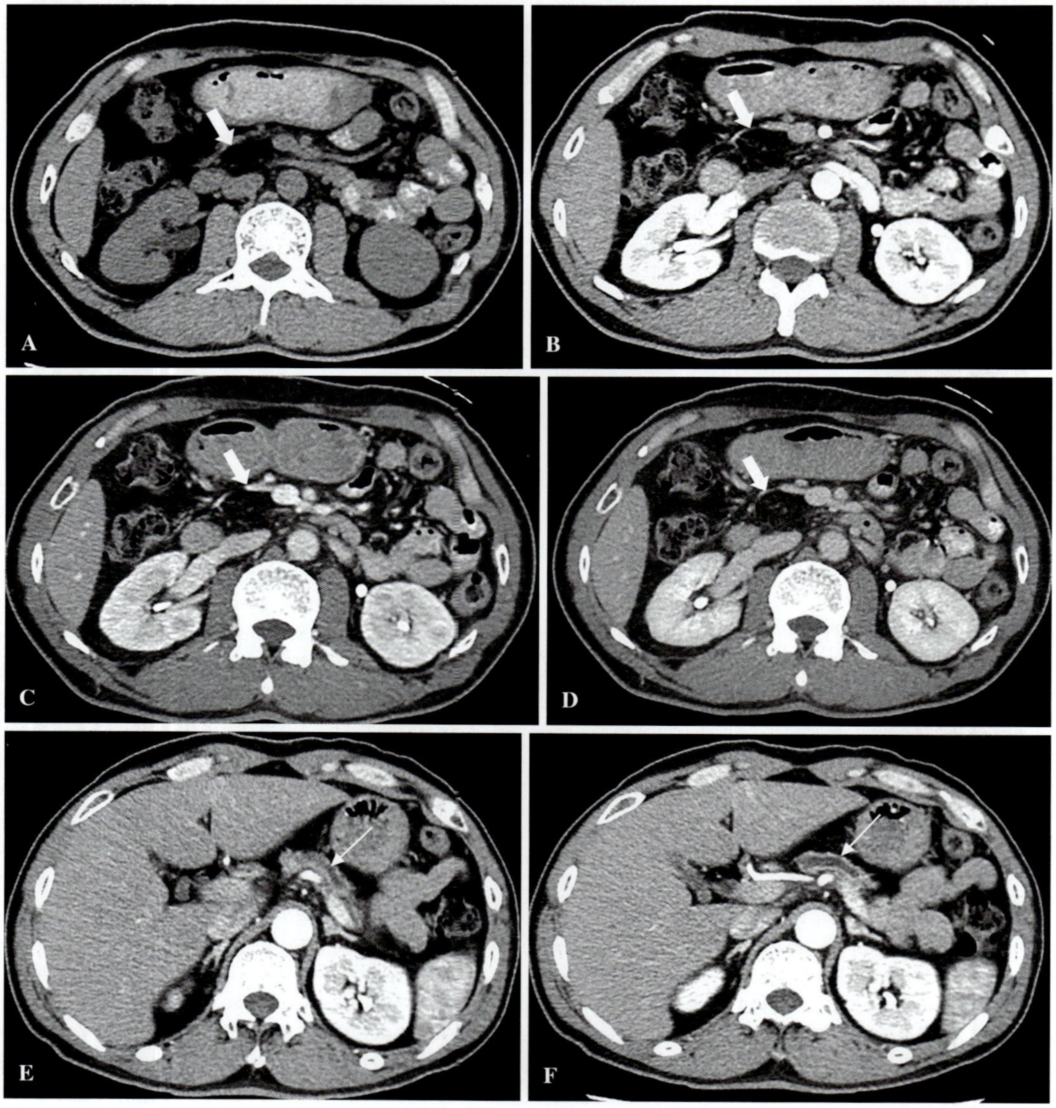

▲ 图 1-14-1　胰腺脂肪瘤样假性肥大 CT 表现

A. 横断面 CT 扫描示胰头部局限性、边界清楚的低密度肿块,CT 值为-30 HU(粗白箭);B～D. 分别为横断面 CT 增强动脉期、门脉期和延迟期图像,显示胰头部低密度肿块无明显强化(粗白箭),内部少许网络状影;E、F. 门脉期图像示胰体尾明显萎缩(细白箭)。

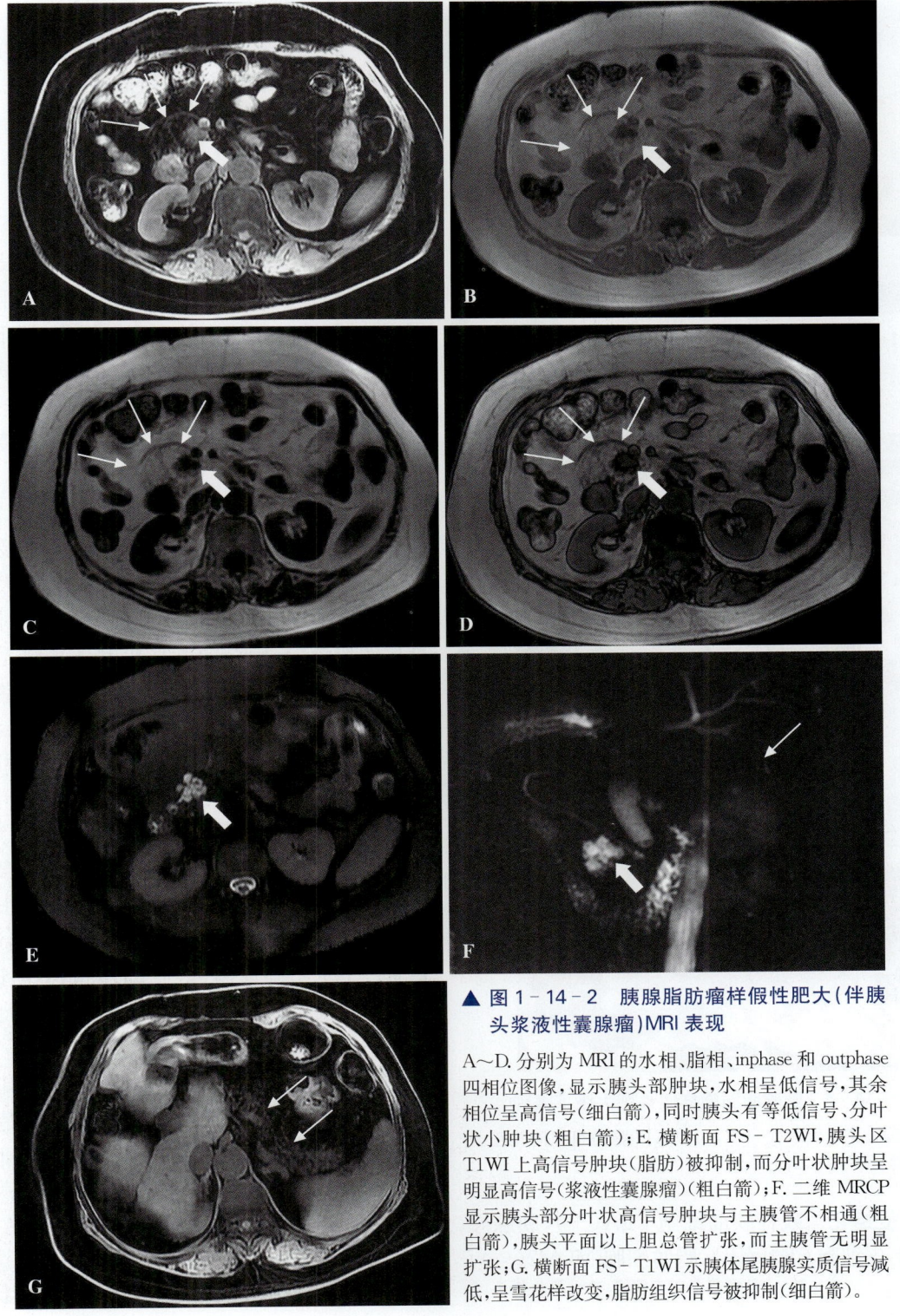

▲ 图1-14-2 胰腺脂肪瘤样假性肥大（伴胰头浆液性囊腺瘤）MRI表现

A～D. 分别为MRI的水相、脂相、inphase和outphase四相位图像，显示胰头部肿块，水相呈低信号，其余相位呈高信号（细白箭），同时胰头有等低信号、分叶状小肿块（粗白箭）；E. 横断面FS-T2WI，胰头区T1WI上高信号肿块（脂肪）被抑制，而分叶状肿块呈明显高信号（浆液性囊腺瘤）（粗白箭）；F. 二维MRCP显示胰头部分叶状高信号肿块与主胰管不相通（粗白箭），胰头平面以上胆总管扩张，而主胰管无明显扩张；G. 横断面FS-T1WI示胰体尾胰腺实质信号减低，呈雪花样改变，脂肪组织信号被抑制（细白箭）。

病理学表现

1. 大体 胰头部切除组织一块，大小6 cm×6 cm×4 cm，切面淡黄色，色如脂肪，分叶状，质软（图1-14-3）。

2. 镜下 胰腺实质被弥漫增生的脂肪组织所取代，其周围可见残留的胰腺腺泡。脂肪组织内可见相对保存完好的胰腺导管及胰岛。未见炎细胞浸润和导管上皮异型增生，亦未发现异型细胞（图1-14-4）。

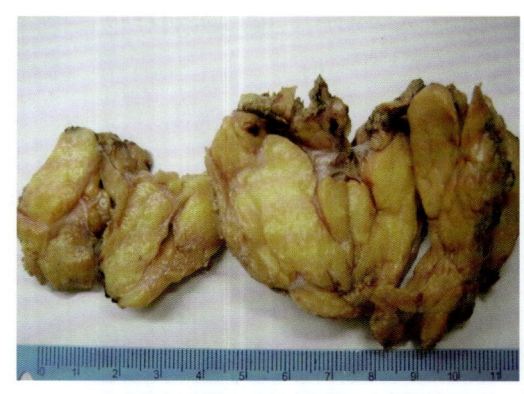

▲ 图 1-14-3 胰腺脂肪瘤样假性肥大大体表现

大体图示部分胰腺组织被脂肪组织取代,分叶状、质软。

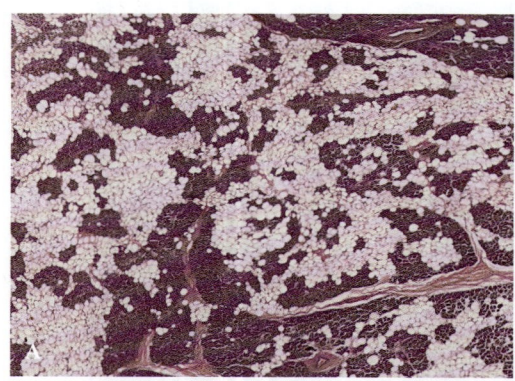

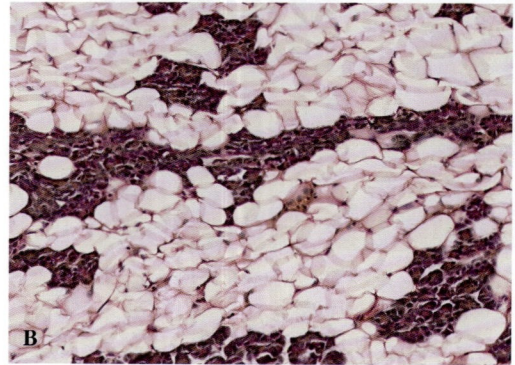

▲ 图 1-14-4 胰腺脂肪瘤样假性肥大镜下表现

A. 胰腺组织被脂肪组织取代(HE,40×);B. 脂肪组织间见正常的腺泡及导管(HE,20×)。

3. 免疫组化 残存胰岛细胞 CgA(+),胰腺导管及分支上皮细胞 CK19(+),脂肪细胞 MDM2(−),CDK4(−)。

4. 病理诊断与鉴别诊断

(1)诊断:(胰头部)脂肪瘤样假性肥大。

(2)鉴别诊断

1)脂肪浸润:患者常为老年人,有高脂血症、肥胖症或糖尿病史,影像学显示局部胰腺实质出现不均匀的脂肪组织,镜下胰腺腺泡部分被脂肪组织所取代,而非被弥漫性取代。

2)脂肪肉瘤:临床常有腹痛及厌食的症状,镜下主要由成熟的脂肪细胞组成,并见散在脂母细胞,免疫组化 S100、MDM2、CDK4 阳性,基因检测 *MDM2* 扩增。

讨 论

胰腺脂肪瘤样假性肥大指临床上没有高脂血症、糖尿病及胰腺炎的患者胰腺内脂肪组织显著增多,导致胰腺体积增大的病理性损伤,镜下表现为胰腺外分泌部被脂肪组织弥漫性取代。本病的发病年龄可从 9 个月至 80 岁不等,男性略多,全胰最多见,患者缺乏特异的临床表现,多数伴有葡萄糖耐受异常或脂肪肝。

胰腺脂肪瘤样假性肥大的病因尚无定论,先天性异常、胆道阻塞、病毒感染、代谢异常及肝损害等可能是其原因。近 30 年来报道的病例大多支持肝损害可导致胰腺脂肪瘤样假性肥大这一假说,但因总病例数较少,确切的发病机制还不清楚。本例除有腹痛外,无任何其他临床症状。实验室检查乙肝表面抗原、核心抗原、核心抗体均为阴性,也无胆道阻塞的证据,且患者年龄较小,致病因素可能是由于感染或中毒性因子对胰腺实质的损害。

胰腺脂肪瘤样假性肥大是一个良性病变,一般建议保守治疗并定期随访,临床出现胰腺外分泌功能缺失症状时应补充消化酶。多数病例很难在术前仅通过影像学、实验室检查及临床症状确诊,最终需要通过手术明确诊断,因此,如果能早期诊断,通过保守治疗及定期随访处理,那么将会大大降低患者的损伤。

由于本病较为少见,随访资料不多,其生长速度及脂肪取代过程的时间跨度还不是很清楚。胰腺脂肪瘤样假性肥大本身是一个良性病变,预后主要取决于病因及伴随症状。

参考文献

[1] Dupont C, Sellier N, Chochillon C, et al. Pancreatic lipomatosis and duodenal stenosis or atresia in children [J]. J Pediatr, 1989,115(4):603−605.

[2] Lozano M, Navarro S, Pérez-Ayuso R, et al. Lipomatosis of the pancreas: An unusual cause of massive steatorrhea [J]. Pancreas, 1988,3(5):580−582.

[3] So CB, Cooperberg PL, Gibney RG, et al. Sonographic findings in pancreatic lipomatosis [J]. AJR, 1987,149(1):67−68.

[4] Olsen TS. Lipomatosis of the pancreas in autopsy material and its relation to age and overweight [J]. Acta Pathol Microbiol Scand A, 1978,86a(5):367-373.

[5] Siegler DI. Lipomatous pseudohypertrophy of the pancreas associated with chronic pulmonary suppuration in an adult [J]. Postgrad Med J, 1974,50(579):53-55.

[6] Salm R. Carcinoma arising in a lipomatous pseudohypertrophic pancreas [J]. Br Med J, 1968,3(5613):293.

[7] Beresford OD, Owen TK. Lipomatous pseudohypertrophy of the pancreas [J]. J Clin Pathol, 1957,10(1):63-66.

[8] Tanaka K, Fukata S, Kawabata Y, et al. A case of lipomatous pseudohypertrophy of the pancreas (in Japanese with English abstract) [J]. Nihon Rinsyougeka Gakkaizasshi (Jpn Clin Surg), 2005,66:1452-1456.

[9] Sasaki M, Nakanuma Y, Ando H. Lipomatous pseudohypertrophy of the pancreas in a patient with cirrhosis due to chronic hepatitis B [J]. Pathol Int, 1998,48(7):566-568.

[10] Kuroda N, Okada M, Toi M, et al. Lipomatous pseudohypertrophy of the pancreas: Further evidence of advanced hepatic lesion as the pathogenesis [J]. Pathol Int, 2003,53(2):98-101.

[11] Flohr T, Bonatti H, Shumaker N, et al. Liver transplantation in a patient with primary sclerosing cholangitis suffering from lipomatous pseudohypertrophy of the pancreas [J]. Transpl Int, 2008,21(1):89-91.

[12] Hoyer A. Lipomatous pseudohypertrophy of the pancreas with complete absence of exocrine tissue [J]. J Pathol Bacteriol, 1949,61:93-100.

[13] Yoshimura N, Hayashi S, Fukushima Y. Diffuse mallory bodies in the liver, diffuse Lewy bodies in the brain and diffuse fat replacement (lipomatous pseudohypertrophy) of the pancreas in a patient with juvenile Parkinson's disease [J]. Acta Pathol Jpn, 1992,42(11):826-831.

[14] Ueki T, Mizuno M, Nakagawa M, et al. A case of diffuse fatty replacement of the pancreas which guessed lipomatous pseudohypertrophy of the pancreas (in Japanese) [J]. Tan to Sui, 2006,27:259-262.

[15] Yasuda M, Niina Y, Uchida M, et al. A case of lipomatous pseudohypertrophy of the pancreas diagnosed by typical imaging [J]. JOP, 2010,11(4):385-388.

[16] Shimada M, Shibahara K, Kitamura H, et al. Lipomatous pseudohypertrophy of the pancreas taking the form of huge massive lesion of the pancreatic head [J]. Case Rep Gastroenterol, 2010,4(3):457-464.

病例 15　胰腺胰岛增生

患者信息

男性患者,35 岁,40 天前无明显诱因出现腰背部疼痛,症状可自行缓解后,疼痛持续时间逐渐增加,当地医院就诊行 MRI 检查,提示胰头部神经内分泌肿瘤可能。空腹葡萄糖 8.9 mmol/L。

影像学表现

1. **影像学描述**　见图 1-15-1,图 1-15-2。
2. **影像学诊断**　胰头部神经内分泌肿瘤(误诊)。

病理学表现

1. **大体**　部分胰腺组织一块,大小 5.0 cm×3.0 cm×3.0 cm,切面灰黄色,实性,质中,分叶状结构存在。

2. **镜下**　送检组织镜下可见正常的胰腺腺泡及导管构成小叶结构,小叶内胰岛数量增多,体积增大,胰岛内细胞形态多样,与正常胰岛排列方式无异,小叶之间可见脂肪组织浸润(图 1-15-3)。

3. **免疫组化**　CAM5.2(+),NSE(胰岛+),

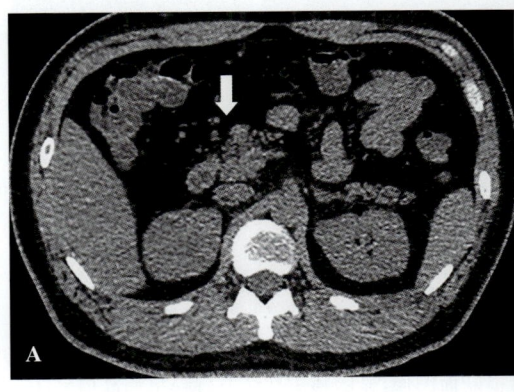

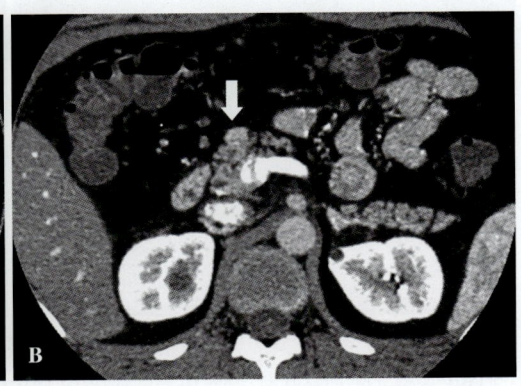

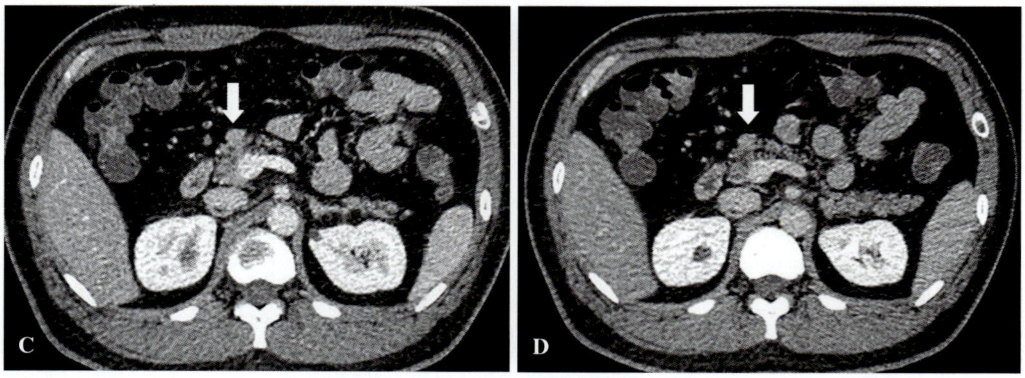

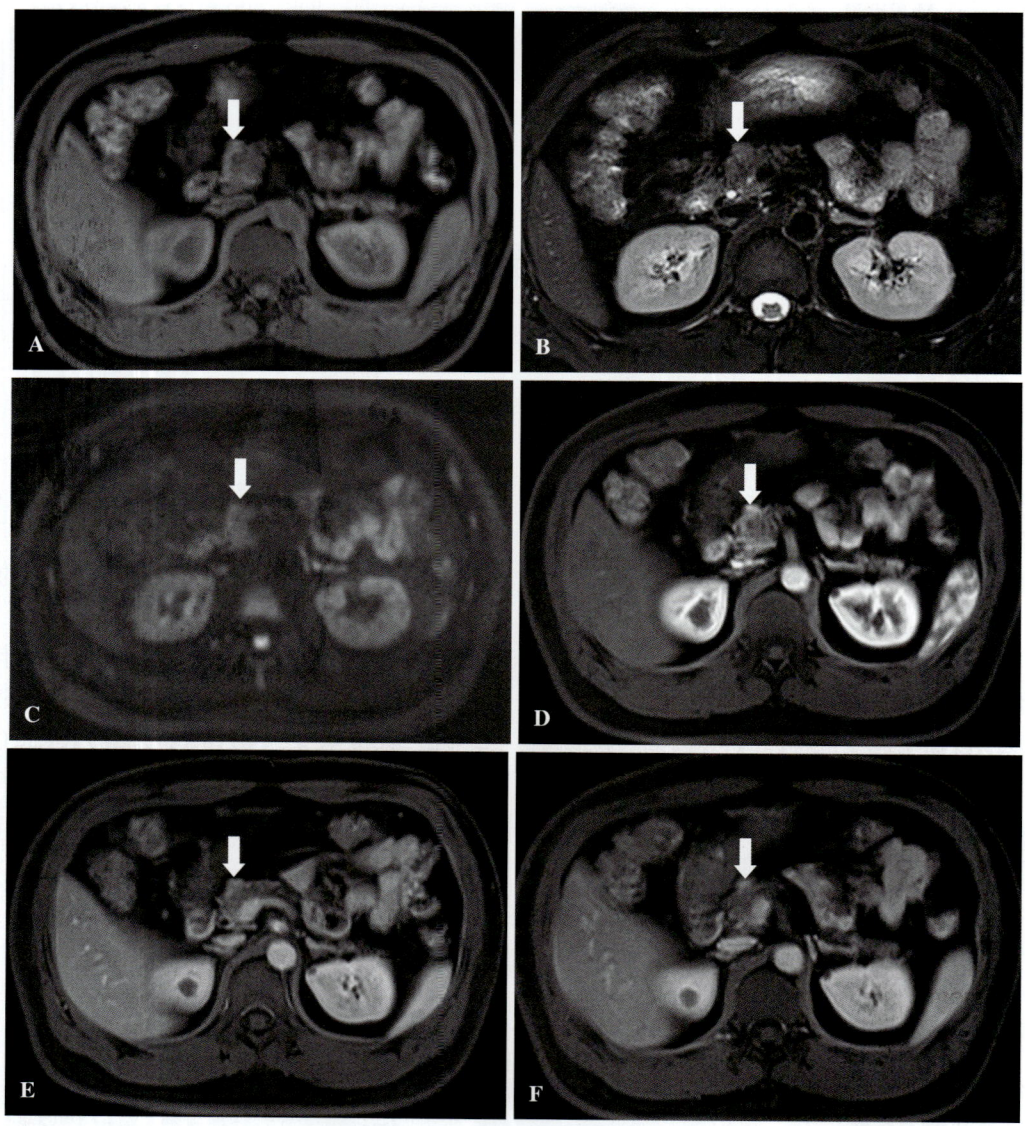

▲ 图 1-15-1 胰腺胰岛增生 CT 表现

A. 横断面 CT 平扫图像,示胰头等密度结节(箭);B～D. 横断面 CT 增强动脉期、门脉期和延迟期图像,可见该结节呈明显均匀强化,强化程度高于正常胰腺实质(箭)。

▲ 图 1-15-2 胰腺胰岛增生 MRI 表现

A. 横断面 MR T1WI,示胰头等信号结节(箭);B. 横断面 MR T2WI 横断面图像,显示胰头部结节(箭)呈稍高信号;C. DWI,该结节(箭)呈等信号;D～F. 分别为横断面 MRI 动脉期、门脉期和延迟期图像,该结节呈明显均匀强化,强化程度高于正常胰腺实质(箭)。

胰岛细胞增生分为弥漫性增生和局灶性增生。局灶性增生以胰腺局部胰岛增生为特征表现,或胰腺特定区域内出现β细胞肥大以及巨核β细胞;弥漫性增生是指整个胰腺受累。成人弥漫性胰岛细胞增生症病理学诊断标准包括四个主要标准:①通过肉眼、显微镜和免疫组化检查排除胰岛素瘤;②多个β细胞核增大、深染,胞质丰富、透明;③胰岛中各种细胞类型空间分布正常;④内分泌细胞无增殖活性;以及4个次要标准:①胰岛数量和大小增加;②胰岛结构呈分叶状;③胰岛形态不规则;④β细胞中有多核巨细胞。其中,主要标准为病理诊断胰岛细胞增生症的必备条件,而次要标准不一定出现在所有病例中。然而,成人局灶性胰岛细胞增生症无明确的诊断标准,但是Goosens等人指出,新生儿局灶性胰岛细胞增生症的特征为界限清晰的致密结节、肿瘤样组织学表现、较多的管岛复合体和一些增大的β细胞,且胞核较大。

胰岛细胞增生症典型影像学表现为平扫密度呈等或略低于周围正常胰腺组织,增强后可呈圆形或椭圆形显著强化,强化程度高于正常胰腺。

成人胰岛细胞增生症的治疗方案包括控制饮食、药物治疗和手术治疗,尽管大部分成人胰岛细胞增生症的患者需要手术治疗,但是手术切除范围尚无统一标准。

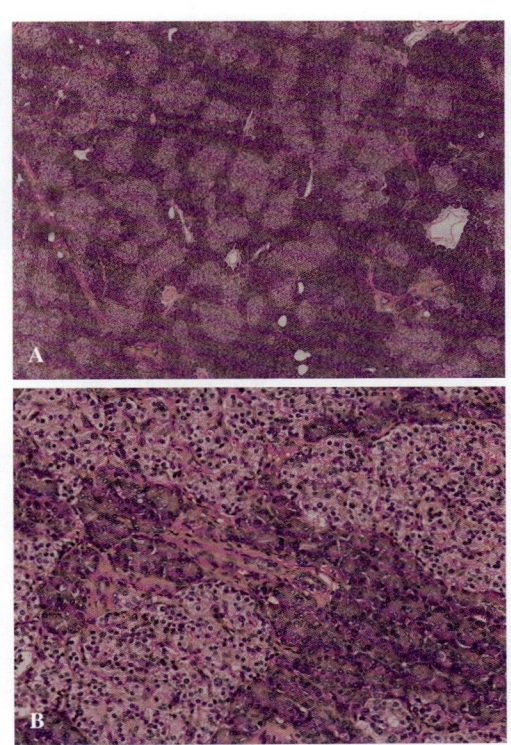

▲ 图1-15-3 胰腺胰岛增生镜下表现

A.胰腺实质内见胰岛体积增大,分布密集(HE,40×);B.增生的胰岛结构与正常胰岛类似(HE,200×)。

CgA(胰岛+)、Syn(胰岛+)、CD56(胰岛+)、Islet-1(胰岛+)、Insulin(+)、Glucagon(+)、Gastrin(-)、VIP(-)、Somatostatin(胰岛点灶+)、PP(胰岛点灶+)、p53(-)、Ki-67(<1%)。

4. 病理诊断与鉴别诊断

(1)诊断:胰腺局部胰腺小叶胰岛增生,周围胰腺小叶脂肪浸润。

(2)鉴别诊断:需要与神经内分泌肿瘤鉴别。神经内分泌肿瘤细胞构成单一,形态学一致,不表达激素或表达其中一种激素,直径<0.5cm时称为神经内分泌微瘤,而胰岛增生是由于胰岛内细胞数量的增多导致胰岛体积增大,但胰岛内细胞形态多样,α、β、PP等胰岛细胞按照正常胰岛的结构进行排列并分泌相应的激素。

讨 论

胰岛细胞增生症在1938年由Laidlaw首次报道,用于描述外分泌管出芽的小胰岛细胞簇,后来由Dahms等人报道其组织学表现,在婴儿和儿童时期,胰岛细胞增生症是高胰岛素性低血糖症的最常见原因。成人胰岛细胞增生症发病率低,占胰源性低血糖的5%~7%。其临床症状及生化检查与胰岛细胞瘤相似,术前往往容易误诊。

参考文献

[1] Laidlaw GF. Nesidioblastoma, the islet tumor of the pancreas [J]. Am J Pathol, 1938,14(2):125-134.

[2] Dahms BB, Landing BH, Blaskovics M, et al. Nesidioblastosis and other islet cell abnormalities in hyperinsulinemic hypoglycemia of childhood [J]. Hum Pathol, 1980,11(6):641-649.

[3] Goudswaard WB, Houthoff HJ, Koudstaal J, et al. Nesidioblastosis and endocrine hyperplasia of the pancreas: A secondary phenomenon [J]. Hum Pathol, 1986,17(1):46-54.

[4] Jabri AL, Bayard C. Nesidioblastosis associated with hyperinsulinemic hypoglycemia in adults: Review of the literature [J]. Eur J Intern Med, 2004,15(7):407-410.

[5] Goossens A, Gepts W, Saudubray JM, et al. Diffuse and focal nesidioblastosis. A clinicopathological study of 24 patients with persistent neonatal hyperinsulinemic hypoglycemia [J]. Am J Surg Pathol, 1989,13(9):766-775.

[6] Kloppel G, Anlauf M, Raffel A, et al. Adult diffuse nesidioblastosis: genetically or environmentally induced? [J]. Hum Pathol, 2008,39(1):3-8.

[7] Doi S, Yamada T, Kito Y, et al. Adult-onset focal nesidioblastosis with nodular formation mimicking insulinoma [J]. J Endocr Soc, 2022,6(1):bvab185.

[8] Maeda Y, Yokoyama K, Takeda K, et al. Adult-onset diffuse nesidioblastosis causing hypoglycemia [J]. Clin J Gastroenterol, 2013,6(1):50-54.

第二章　胰腺炎性病变

病例 16　急性胰腺炎合并假性动脉瘤

患者信息

男性患者，42岁，因"上腹部不适3年余，再发疼痛1个月"入院。患者3年前因"饱餐"出现上腹痛，呈绞痛，为持续性胀痛，当时查淀粉酶194 U/L，腹部CT提示急性胰腺炎伴胰体部假性囊肿，予抑酸、抑酶、预防感染、补液等治疗后好转。

影像学表现

1. **影像学描述**　见图2-16-1，图2-16-2。

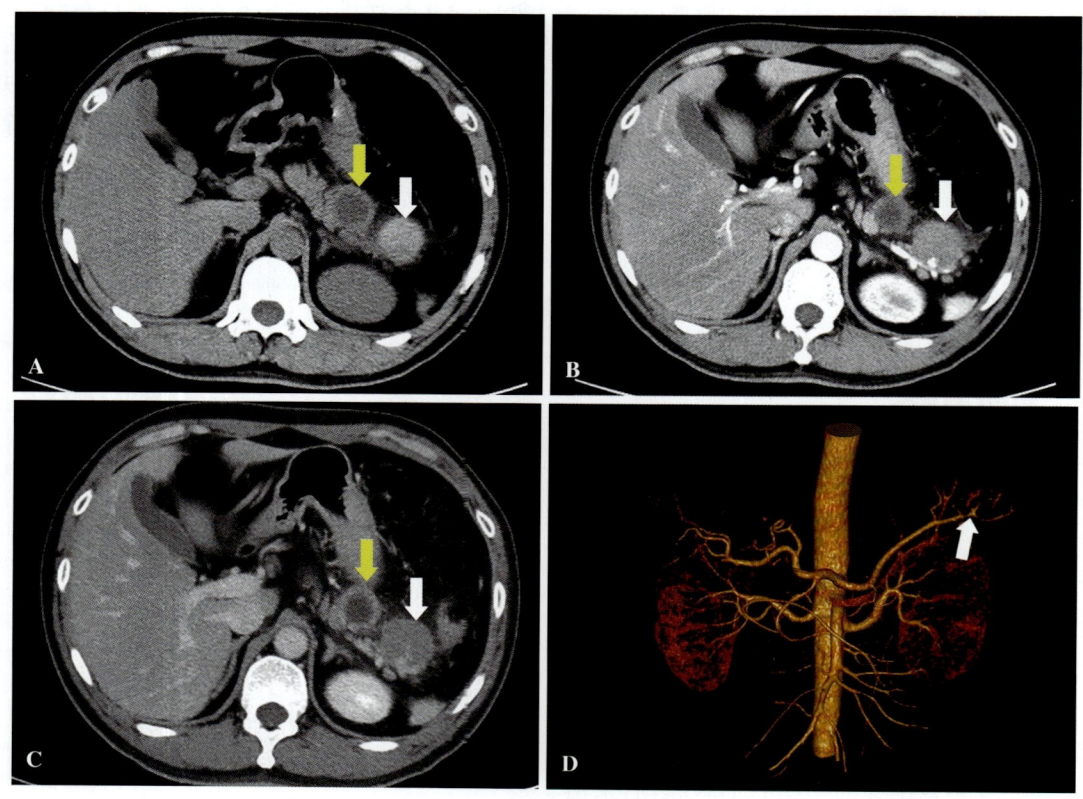

▲ 图2-16-1　脾动脉假性动脉瘤CT表现

A～C. 分别为横断面CT平扫、动脉期和门脉期图像，胰腺体尾肿胀，胰周脂肪间隙模糊，胰体部见1枚类圆形厚壁低密度影，内无分隔，增强壁轻度强化（黄箭，假性囊肿），胰尾部另见高密度肿块，增强动脉期可见肿块后缘毗邻脾动脉，脾动脉小动脉瘤样凸向肿块内（白箭，假性动脉瘤）；D. 三维重建CT增强动脉造影，可见脾动脉破口（白箭）。

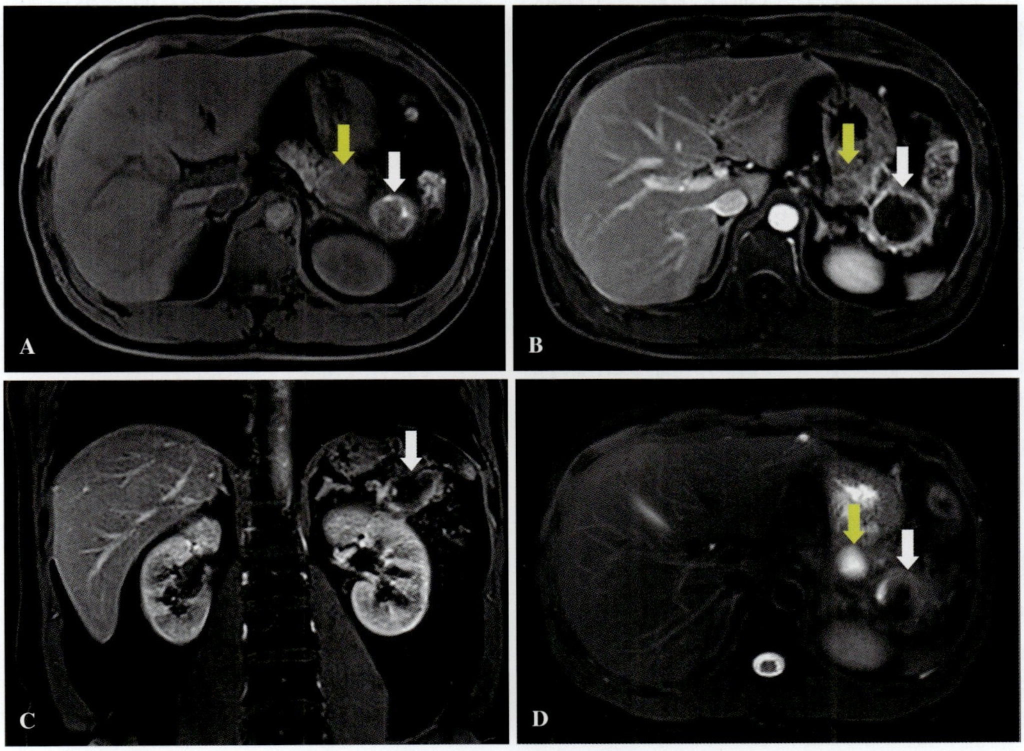

▲ 图 2-16-2 脾动脉假性动脉瘤 MRI 表现

A、B. 横断面 MR T1WI 平扫、动脉期图像，显示胰腺体尾肿胀，胰周脂肪间隙模糊，胰体部可见 1 枚稍低信号影，壁稍厚，内无分隔（黄箭，假性囊肿），胰尾见高低混杂信号影，边缘模糊，增强动脉期可见肿块后缘毗邻脾动脉，脾动脉小动脉瘤样凸向肿块内（白箭，脾假性动脉瘤）；C. 冠状面 MR T1WI 增强门脉期图像，显示胰尾部病灶内可见脾动脉小动脉瘤样凸向肿块内；D. 横断面 MR T2WI 图像显示胰体部肿块呈高信号（黄箭，假性囊肿），胰尾部肿块呈中心低边缘等高信号（白箭，假性动脉瘤）。

2. **影像学诊断** 急性胰腺炎合并假性动脉瘤。

病理学表现

1. **大体** 胰体尾大小 9.0 cm×3.5 cm×3.0 cm，距胰腺切缘 4.0 cm 胰腺肿胀，小叶结构模糊，红黄相间，脂肪内见一囊肿，大小 4.8 cm×3.0 cm×2.0 cm，囊内含血凝块。脾动脉可见动脉瘤样扩张。

2. **镜下** 胰腺小叶结构消失，胰腺实质和胰周脂肪组织中见大片状出血坏死和脂肪坏死，可见坏死脂肪细胞残影及皂化区域，局灶血管内血栓形成，坏死区周围有中性粒细胞及单核细胞浸润，局灶胰腺纤维组织增生并见淋巴细胞浸润，胰腺周围形成假性囊肿，囊肿壁由肉芽和增生的纤维组织构成，无内衬上皮。脾动脉血肿充满红细胞，被周围的纤维结缔组织紧密包裹，可见纤维结缔组织增生，内有炎细胞浸润，如淋巴细胞、浆细胞，缺乏正常动脉壁结构。

3. **病理诊断** （胰体尾）慢性纤维化性胰腺炎合并急性出血坏死性胰腺炎伴假性囊肿形成，脾动脉假性动脉瘤。

讨 论

重症急性胰腺炎（sever acute pancreatitis, SAP）并发假性动脉瘤的发生率仅为 1.3%～10.0%，如不及时处理，一旦破裂出血，患者总体病死率高达 90%～100%，因此及时准确的诊断至关重要。SAP 在早期出现急性液体渗出、积聚，胰酶、弹性蛋白酶等大量酶原激活释放损害胰腺及周围血管、组织，使动脉血管壁受损，并且动脉血管内压力高，血液持续冲击血管壁，最终导致假性动脉瘤的形成。假性动脉瘤血管破裂后，血液进入消化道、腹腔或腹膜后，临床表现为消化道或腹腔出血等严重并发症。脾动脉假性动脉瘤存在解剖学基础，国内学者连续断面解剖发现，89% 胰尾插入脾肾韧带，75.6% 与脾门相连。假性动脉瘤患者一般无特征性临床表现，常见症状为上腹痛、呕血、黑便、腹腔及腹膜后出血。治疗方式主要有外科手术、微创血管内栓塞或支架植入治疗或经皮凝血酶注射治疗，由于血管内治疗的风险较小,并可在局麻下进行,目前经导管选择性假性动脉瘤栓塞术已成为最常用的治疗方法。

目前,影像学检查为脾动脉假性动脉瘤的主要确诊手段,包括彩色多普勒超声、计算机断层扫描血管造影(CTA)、数字减影血管造影(digital subtraction angiography, DSA)等,其中CTA和DSA检查最重要,可用于指导手术方案的选择与实施。CTA显示出血部位对比剂外渗,可直观、准确地判断出血血管的位置和出血速度,同时可进一步行栓塞治疗,达到诊断及治疗的目的。脾动脉假性动脉瘤与动脉瘤鉴别诊断较为困难。脾动脉瘤具有完整动脉血管的外膜、中膜弹力纤维和内膜三层血管结构;而假性动脉瘤则是由于血管受到损伤而破裂引起,无完整的三层血管结构且多有慢性炎症、外伤或手术史。假性动脉瘤易与实性假乳头状肿瘤(solid pseudopopillary tumor, SPT)混淆,可通过动脉CT增强及三维重建观察血管形态进行区分。SPT好发于青年女性,增强CT图像表现多为囊实性肿块,边缘有完整光滑的包膜,增强后轻中度延迟强化,可伴有出血及钙化。

本例患者既往胰腺炎引起反复腹痛3年,其演变过程可能为炎症或胰液中的胰蛋白酶和胰弹性蛋白酶消化、侵蚀脾动脉致其破损,血液通过破损处进入周围组织形成血肿。血管三维重建后可见小凸起处为脾动脉假性动脉瘤破口,周围低密度机化血栓。病史及影像学均支持脾动脉假性动脉瘤诊断。

参考文献

[1] Verde F, Fishman EK, Johnson PT. Arterial pseudoaneurysms complicating pancreatitis: literature review [J]. J Comput Assist Tomogr, 2015, 39(1): 7-12.

[2] Sethi H, Peddu P, Prachalias A, et al. Selective embolization for bleeding visceral artery pseudoaneurysms in patients with pancreatitis [J]. Hepatobiliary Pancreat Dis Int, 2010, 9(6): 634-638.

[3] Hyare H, Desigan S, Brookes JA, et al. Endovascular management of major arterial hemorrhage as a complication of inflammatory pancreatic disease [J]. J Vasc Interv Radiol, 2007, 18(5): 591-596.

[4] Balachandra S, Siriwardena AK. Systematic appraisal of the management of the major vascular complications of pancreatitis [J]. Am J Surg, 2005, 190(3): 489-495.

[5] 刘树伟, 王永贵. 胰尾的断面解剖及其影像学应用[J]. 影像医学, 1991, 4(1): 60-64.

[6] 韩家伟, 欧阳柳, 田霞, 等. 慢性胰腺炎并发胰腺假性囊肿及脾动脉假性动脉瘤1例及文献复习[J]. 中华胰腺病杂志, 2022, 22(5): 380-384.

病例 17 慢性胰腺炎阴性结石误诊 IPMN

患者信息

男性患者,48岁,因"腹痛50天"入院。糖类抗原CA19-9 108.49 U/mL。

影像学表现

1. **影像学描述** 见图2-17-1,图2-17-2。
2. **影像学诊断** CT诊断为IPMN(误诊);MRI诊断为慢性胰腺炎。

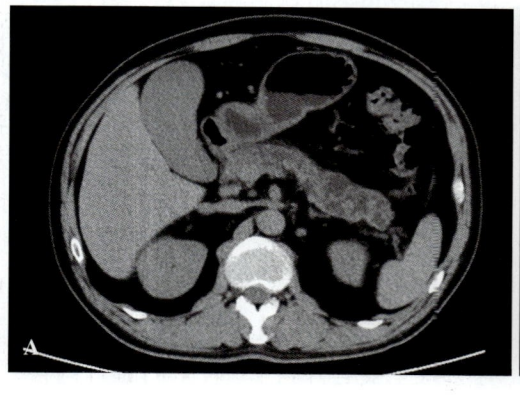
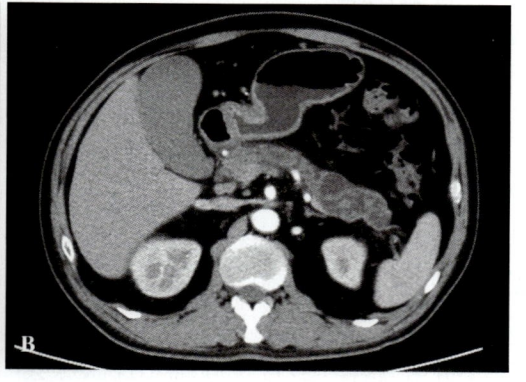

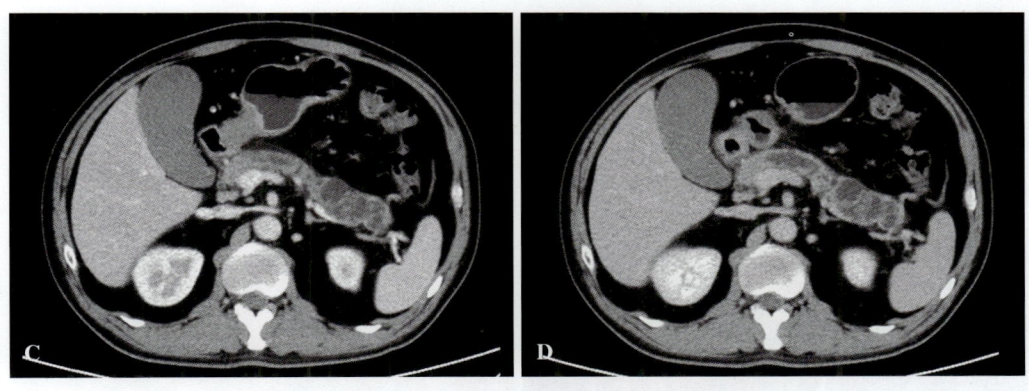

▲ 图2-17-1　慢性胰腺炎阴性结石 CT 表现

A. 横断面 CT 平扫图像，显示胰腺实质萎缩，胰管不均匀扩张、伴局部狭窄，内无明显高密度；B～D. 分别为横断面 CT 增强动脉期、门脉期和延迟期，显示胰腺体尾部见无强化低密度影，似与胰管相通，扩张胰管内无明确壁结节。

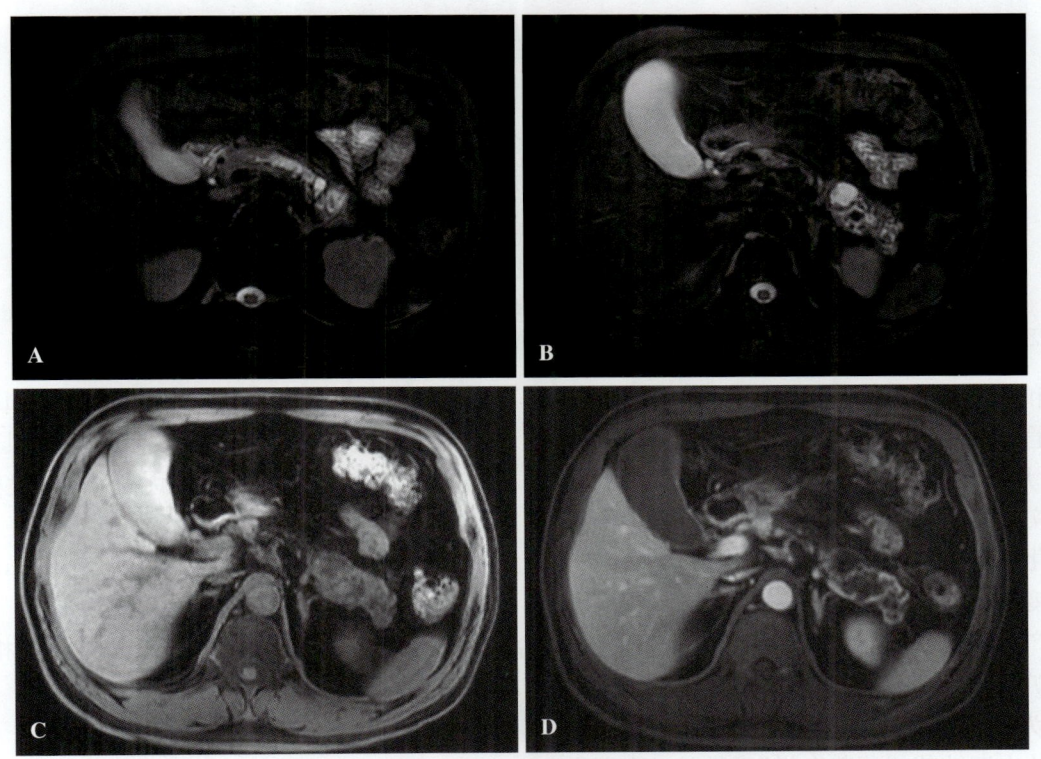

▲ 图2-17-2　慢性胰腺炎阴性结石 MRI 表现

A、B. 横断面 MR T2WI 连续层面图像，显示主胰管不均匀扩张、伴局部狭窄，胰尾部胰管内见多发结节状充盈缺损影；C、D. 分别为横断面 MR T1WI 平扫和动脉期图像，显示胰尾部扩张胰管内稍高信号结节，增强无明显强化。

病理学表现

1. 大体　全胰大小19.0cm×4.5cm×1.5cm，切面分叶状结构大部分消失。胰头部见胰管扩张，长约4.6cm，周径约0.3～1.4cm，管腔内可见灰白结节（图2-17-3A）。

2. 镜下　胰腺腺泡实质呈不同程度的萎缩，小叶间隔增宽，小叶间和小叶内纤维组织增生，淋巴细胞、浆细胞浸润，大小导管呈不同程度扩张，部分导管内见蛋白栓形成。导管上皮局部脱落或鳞状上皮化生，并见管周纤维化形成（图2-17-3B～D）。

3. 病理诊断　（全胰）慢性胰腺炎。

讨　论

由于慢性胰腺炎（chronic pancreatitis，CP）与胰腺导管内乳头状黏液性肿瘤（IPMN）具有相似的

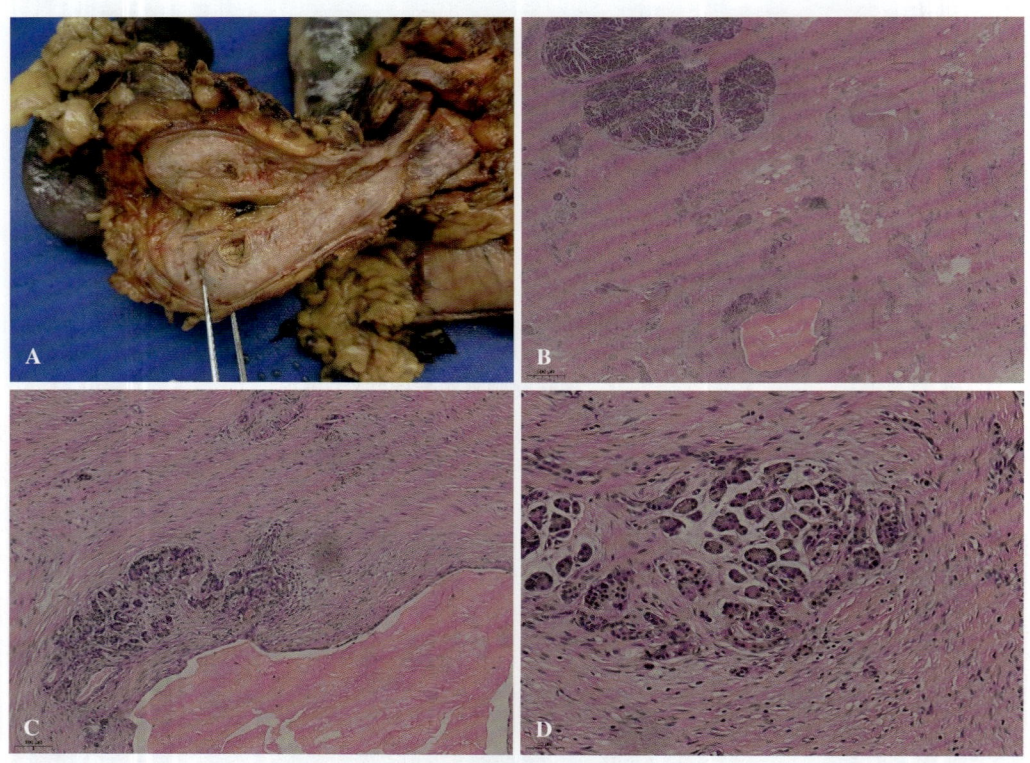

▲ 图 2-17-3 慢性胰腺炎阴性结石病理学表现

A. 慢性胰腺炎阴性结石大体表现；B. 胰腺腺泡实质萎缩，纤维组织增生（HE，20×）；C. 扩张的导管内见蛋白栓形成，注意周围胰腺腺泡萎缩和广泛的纤维化（HE，100×）；D. 胰腺实质萎缩伴纤维组织增生，淋巴、浆细胞浸润（HE，200×）。

临床表现和影像学表现，两者在影像学上有时难以鉴别。胰管扩张是 CP 和 IPMN 的常见影像学表现，但两者形成的病理学机制不同，CP 的病理学特征是胰腺实质不可逆破坏、炎症细胞浸润和组织进行性纤维化引起胰管损伤，因此其胰管扩张多伴有狭窄性改变；而 IPMN 起源于主胰管或分支胰管上皮的一种产黏液的、以乳头状生长为特征的肿瘤，因此其胰管扩张多不伴狭窄。有研究显示，IPMN 的 MRI 表现为无明显狭窄的胰管扩张、壶腹膨出、胰管及囊性灶内壁结节、"葡萄串样"囊性灶；而无明显狭窄的导管扩张和"葡萄串样"囊性灶与 IPMN 独立相关。与 IPMN 相比，CP 特异性的 MRI 表现为胰管扩张伴狭窄、胰管结石和单房囊肿；其中导管扩张伴狭窄与慢性胰腺炎独立相关。

胰腺结石是慢性胰腺炎中常见的病理改变，发生率超过 90%。CT 对钙化显示明显优于 MRI，细小的高密度影与周围组织对比清晰。如果结石不含过多钙等高密度成分，在 CT 和 X 线成像中可能呈较低密度，无法明确诊断，可以通过 MRI 充盈缺损表现识别。无钙化的慢性胰腺炎与 IPMN 较难区别，壁结节的存在可能对于两者的鉴别具有诊断意义，增强扫描时慢性胰腺炎无壁结节，囊壁无明显强化。

本例患者 MRI 呈主胰管扩张伴狭窄，且胰管内多发点状充盈缺损，可支持慢性胰腺炎。但难点在于胰尾部 1 枚类圆形囊性灶似乎与胰管相通，导致与 IPMN 鉴别困难。

参考文献

[1] Beyer G, Habtezion A, Werner J, et al. Chronic pancreatitis [J]. Lancet, 2020,396(10249):499-512.

[2] European Study Group on Cystic Tumours of the Pancreas. European evidence-based guidelines on pancreatic cystic neoplasms [J]. Gut, 2018,67(5):789-804.

[3] Kim JH, Hong SS, Kim YJ, et al. Intraductal papillary mucinous neoplasm of the pancreas: Differentiate from chronic pancreatits by MR imaging [J]. Eur J Radiol, 2012,81(4):671-676.

[4] Majumder S, Chari ST. Chronic pancreatitis [J]. Lancet, 2016,387(10031):1957-1966.

病例 18　慢性胰腺炎并侵蚀肠系膜上静脉

患者信息

男性患者,14 岁,因"腹痛 6 个月,反复呕血 3 个月,近 5 日黑便"入院。血红蛋白 78 g/L。

影像学表现

1. **影像学描述**　见图 2-18-1。

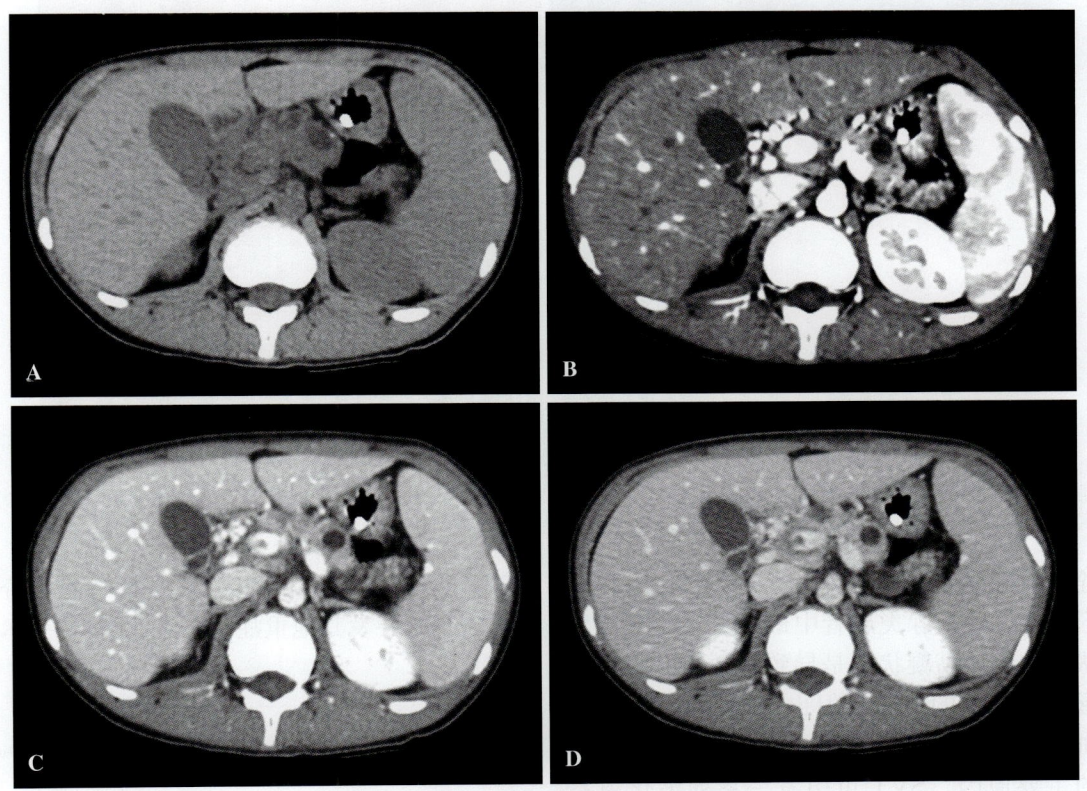

▲ 图 2-18-1　胰腺炎门静脉血栓 CT 表现

A. 横断面 CT 平扫;B～D. 分别为横断面 CT 动脉期、门脉期及延迟期图像。显示胰管扩张,内可见稍高密度影及钙化影,胰头部局部与门静脉分界欠清,门静脉内可见结节状充盈缺损影。

2. **影像学诊断**　慢性胰腺炎,门静脉及肠系膜上静脉血栓形成

病理学表现

1. **大体**　胰腺切面见主胰管与分支胰管扩张,胰腺实质萎缩,切面灰白色,局部累及肠系膜上静脉,主胰管似与肠系膜上静脉相通,似形成主胰管-肠系膜上静脉瘘。另见"门静脉栓子":灰白色碎组织一堆,大小 0.8 cm×0.6 cm×0.3 cm(图 2-18-2A)。

2. **镜下**　胰腺腺泡萎缩,大小导管均呈不同程度的扩张,导管上皮可见鳞状上皮化生,部分导管内充满嗜酸性分泌物(图 2-18-2B);间质纤维增生,以淋巴细胞为主的炎细胞斑片状分布。另于胰腺钩突部见胰腺纤维化并侵蚀肠系膜上静脉管壁(图 2-18-2C)。送检"门静脉栓子"镜下见血栓机化(图 2-18-2D)。

3. **病理诊断**　(胰头)慢性胰腺炎并侵蚀肠系膜上静脉。

讨　论

内脏静脉血栓形成(splanchnic vein thrombosis, SVT)被认为是急性胰腺炎的局部并发症之一,包含以下 3 种,可单独或联合出现:脾静脉血栓形成、门

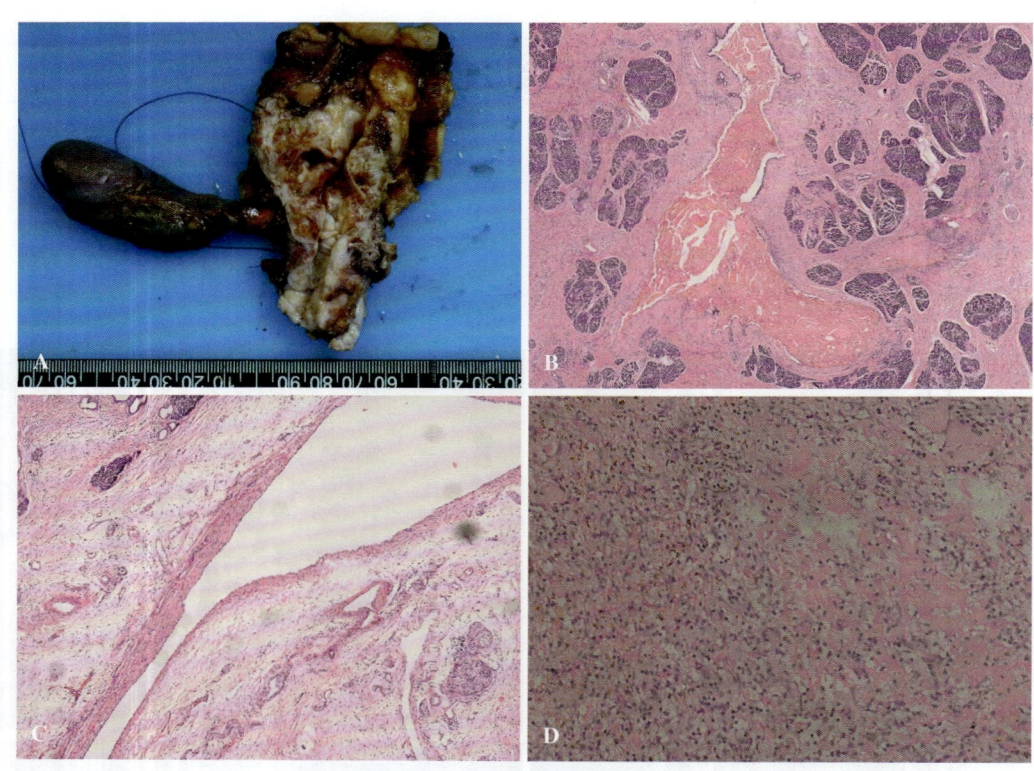

▲ 图2-18-2 慢性胰腺炎并侵蚀肠系膜上静脉病理学表现

A. 慢性胰腺炎并侵蚀肠系膜上静脉大体表现；B. 腺泡萎缩，小叶间隔增宽，扩张的导管内可见充满嗜酸性分泌物（HE，20×）；C. 胰腺纤维化并侵蚀肠系膜上静脉管壁（HE，50×）；D. 门静脉栓子呈血栓机化改变（HE，200×）。

静脉血栓形成和肠系膜上静脉血栓形成，其中脾静脉血栓形成在急性胰腺炎患者中最常见。既往认为血栓前状态与血液高凝状态是导致 AP 早期门静脉系血栓形成及加重的原因。但也有研究表明，局部压迫和血管周围直接炎症过程是导致 AP 并发门静脉血栓的主要原因。SVT 可引发一系列消化道系统并发症，如脾静脉和（或）门静脉血栓引起胃食管静脉曲张导致的上消化道出血、肠系膜静脉闭塞导致的小肠缺血或坏死。

SVT 发生时，常伴有凝血、抗凝及纤溶系统功能紊乱，如蛋白质 C、蛋白质 S、凝血酶等缺乏及血清 D-二聚体、纤维蛋白降解产物升高，这些实验室指标对判断血栓形成有重要意义，然而，AP 时常伴有凝血功能异常，因此，单纯凝血功能筛查对诊断 SVT 意义不大。增强 CT 门脉期可表现为血管腔内斑点状、结节状或条状充盈缺损，血管完全闭塞时可呈"双轨征"。CT 血管三维重建能发现较小的血栓，对 SVT 的诊断灵敏度和特异度达到 90% 以上。MR 三维血管成像除可以清晰显示门静脉系统外，并能对急性和慢性血栓进行区分。MRI 诊断 SVT 的灵敏度、特异度几乎为 100%。在明确诊断后，对于不伴有肠管坏死和肠穿孔者，可行经皮介入溶栓治疗，对于并发其他重症的患者，应尽快手术治疗。

参考文献

[1] Harris S, Nadkarni NA, Naina HV, et al. Splanchnic vein thrombosis in acute pancreatitis: A single-center experience [J]. Pancreas, 2013, 42(8): 1251-1254.

[2] Junare PR, Udgirkar S, Nair S, et al. Splanchnic venous thrombosis in acute pancreatitis: Does anticoagulation affect outcome? [J]. Gastroenterology Res, 2020, 13(1): 25-31.

[3] Liu C, Zhou X, Ling L, et al. Prediction of mortality and organ failure based on coagulation and fibrinolysis markers in patients with acute pancreatitis: A retrospective study [J]. Medicine (Baltimore), 2019, 98(21): e15648.

[4] Mortele KJ, Mergo PJ, Taylor HM, et al. Peripancreatic vascular abnormalities complicating acute pancreatitis: contrast-enhanced helical CT findings [J]. Eur J Radiol, 2004, 52(1): 67-72.

[5] Nadkarni NA, Khanna S, Vege SS. Splanchnic venous thrombosis and pancreatitis [J]. Pancreas, 2013, 42(6): 924-931.

[6] Russell CE, Wadhera RK, Piazza G. Mesenteric venous thrombosis [J]. Circulation, 2015, 131(18): 1599-1603.

[7] Cakmak O, Elmas N, Tamsel S, et al. Role of contrast-enhanced 3D magnetic resonance portography in evaluating portal venous system compared with color Doppler ultrasonography [J]. Abdom Imaging, 2008, 33(1): 65-71.

[8] 孙文静,陈东风.胰腺炎导致门静脉系统血栓形成发病机制及其防治方法的探讨[J].临床肝胆病杂志,2010,26(5):484-486.

[9] 刘梦园,孙明军.肠系膜上静脉血栓形成误诊为急性重症胰腺炎1例分析[J].中国误诊学杂志,2011,11(24):5969.

病例 19　　局灶性自身免疫性胰腺炎

患者信息

男性患者,69岁,因"体检发现胰体尾占位1个月余"入院。C反应蛋白56.40 mg/L,血清降钙素原0.059 ng/mL,淀粉酶177 U/L。

影像学表现

1. **影像学描述**　见图2-19-1,图2-19-2。
2. **影像学诊断**　CT与MRI均诊断为胰尾癌(误诊)。

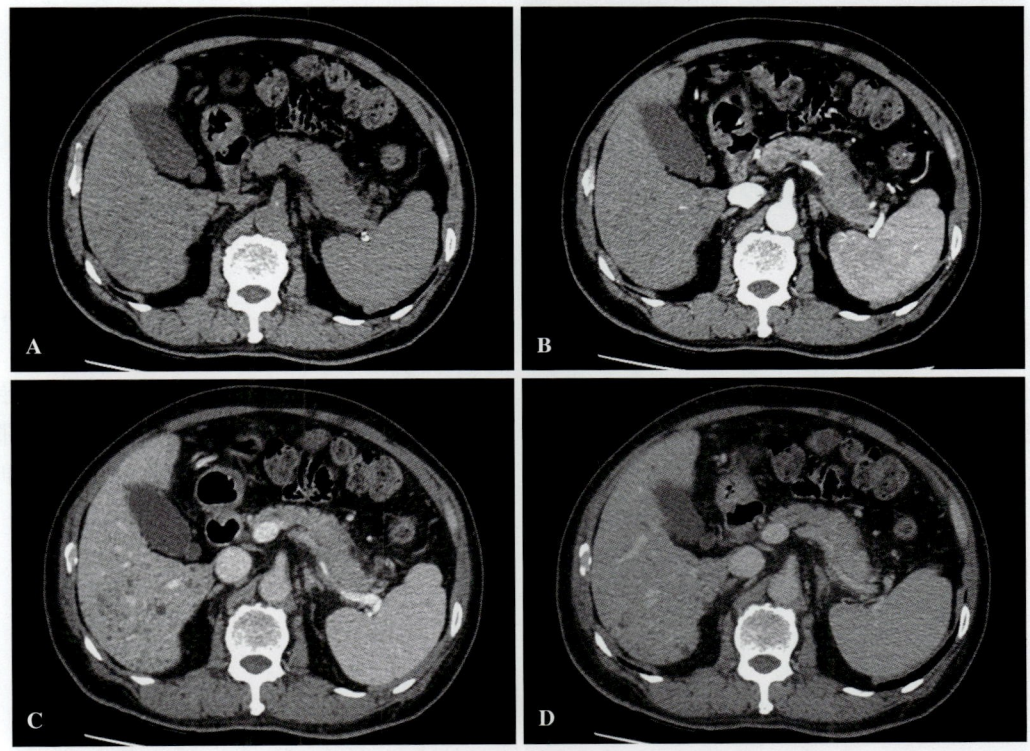

▲ 图2-19-1　局灶性自身免疫性胰腺炎的CT表现

A. 横断面CT平扫图像,显示胰尾部边缘包膜,周围脂肪间隙模糊;B~D. 分别为横断面CT增强动脉期、门脉期及延迟期图像,显示胰尾部肿块呈渐进性延迟强化,边缘可见包膜样强化,主胰管无明显狭窄及扩张。

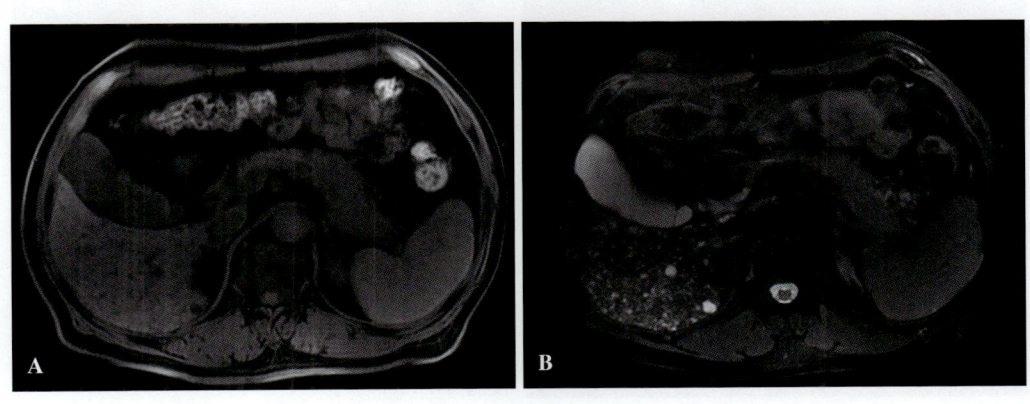

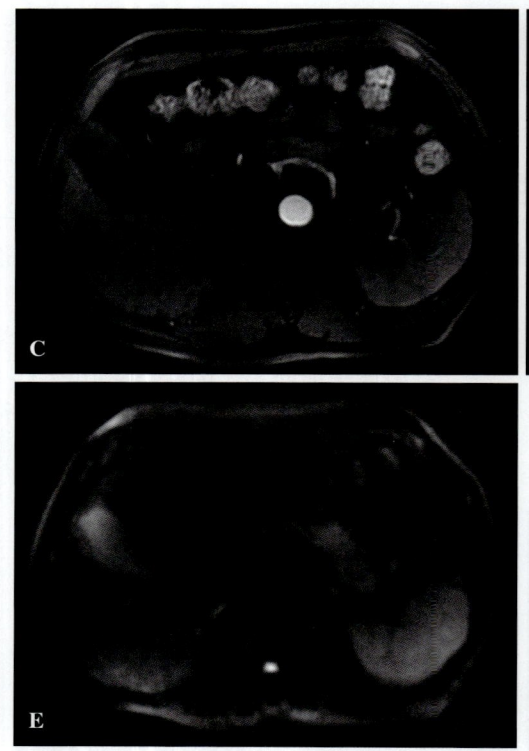

▲ 图 2-19-2 局灶性自身免疫性胰腺炎的 MRI 表现

A. 横断面 MR T1WI 图像,显示胰尾部可见低信号肿块;B. 横断面 MR T2WI 图像,显示肿块呈稍高信号;C. 增强 MR T1WI 动脉期图像,显示肿块呈低信号;D. 增强 MR T1WI 门脉期图像,显示肿块呈延迟强化;E. DWI 图像示肿块弥散轻度受限。

病理学表现

1. 大体　胰体尾大小 10.0 cm×5.0 cm×4.0 cm,距胰腺切缘 3.7 cm 见一肿物,大小 3.0 cm×2.0 cm×2.0 cm,切面灰白色,实性,质硬,正常小叶结构消失,主胰管形态不规则,局灶狭窄,导管周围呈灰白色增厚表现。

2. 镜下　胰腺小叶结构部分消失,导管周围均可见大量淋巴细胞、浆细胞浸润及坏死,部分导管管腔狭窄呈不规则星形,导管周围炎症延伸至周围萎

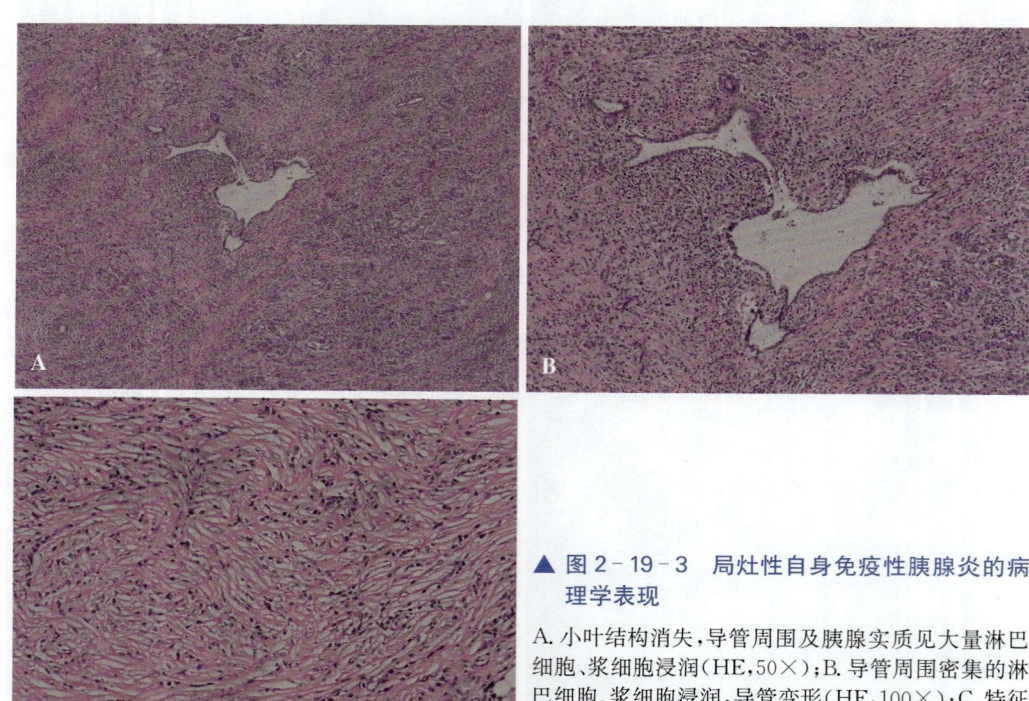

▲ 图 2-19-3 局灶性自身免疫性胰腺炎的病理学表现

A. 小叶结构消失,导管周围及胰腺实质见大量淋巴细胞、浆细胞浸润(HE,50×);B. 导管周围密集的淋巴细胞、浆细胞浸润,导管变形(HE,100×);C. 特征性席纹状纤维化,其中伴有较多的淋巴细胞、浆细胞浸润(HE,200×)。

缩的胰腺实质中,弥漫性斑片状浸润,间质纤维增生呈席纹状(图2-19-3)。

3. 免疫组化 IgG(浆细胞＋),IgG4(＞50个/HPF),IgG4/IgG＞0.4。

4. 病理诊断与鉴别诊断

(1) 诊断:(胰体尾)自身免疫性胰腺炎,AIP-1型(IgG4相关性疾病),请结合临床血清学检查。

(2) 鉴别诊断:胰腺导管腺癌切面颜色更显灰白,质地不如慢性胰腺炎均匀,且质地更为硬韧,光镜下可见肿瘤性上皮细胞浸润胰腺实质,形成腺样结构,并以强烈的促结缔组织增生性反应为特征,间质成分比例多少不等,IgG4免疫组化染色有助于诊断。

讨 论

自身免疫性胰腺炎(autoimmune pancreatitis, AIP)是一种自身免疫介导的特殊类型的慢性胰腺炎,发病机制尚不完全明确,目前普遍认为与自身免疫有关。AIP的国际共识诊断标准把它分为两种类型:淋巴浆细胞性硬化性胰腺炎(lymphoplasmacytic sclerosing pancreatitis, LPSP)和特发性导管中心性胰腺炎(idiopathic duct-centric pancreatitis, LDCP)。LPSP即IgG4相关自身免疫性胰腺炎(IgG4-AIP)是亚洲国家AIP的主要临床类型。AIP的总体患病率和发病率尚不清楚,但日本流行病学调查研究显示,AIP总体患病率约10.1/10万,年发病率约3.1/10万,其主要临床表现为上腹部不适、疲劳或梗阻性黄疸,可引起胰腺肿大和胰胆管狭窄。在IgG4相关性疾病中,胰腺仅仅是被累及的脏器之一。此外,病变还可累及胆道系统、肾脏和输尿管、泪腺和唾液腺、呼吸系统和腹膜后(主动脉周围)等其他胰腺外脏器。

血清学检查对IgG4-AIP的诊断及治疗后随访的复查具有重要临床意义。血清IgG4水平升高是IgG4-AIP的重要诊断依据之一,在中国的研究中84.21%患者血清IgG4水平＞2倍正常上限。影像学检查(CT、MRI、MRCP)在IgG4-AIP的诊断中同样起着重要作用。AIP影像学表现可分为弥漫型和局灶型,局灶型AIP在临床和影像学表现上常与胰腺癌相混淆,极易被误诊。AIP需要鉴别诊断的主要是胰腺癌,因为两者有截然不同的治疗方法和预后。目前已有日本和美国的两项研究提出AIP与胰腺癌的鉴别诊断策略,鉴别要点有:①初期体重下降＞2kg/月常见于胰腺癌,而波动性黄疸与唾液腺累及常见于AIP;②血清IgG4升高常见于AIP;③除了CA19-9在胰腺癌患者中显著升高外,其余肿瘤标志物与自身抗体升高水平在两者中无显著差异;④更常见于AIP的CT及MRI表现:胰腺肿大、延迟强化、低密度或信号的包膜样边缘,无胰体尾萎缩;⑤更常见于AIP的ERCP表现:长型或节段型主胰管狭窄,不伴上游胰管明显扩张;⑥AIP常伴有胰外损害,如肝内胆管狭窄、涎腺炎等;⑦AIP激素治疗有效。然而对于影像学不典型患者,需要结合组织学活检和实验性激素治疗才能做出判断。因为AIP的组织学表现并无疾病特异性,因此超声内镜下的组织检查主要是排除肿瘤,避免恶性肿瘤的漏诊和误诊。如除外肿瘤,该患者就可以接受为期2周的试验性激素治疗,这类患者对于激素治疗非常敏感,绝大多数患者通过2周激素治疗均能实现影像学改善并明确诊断。这类患者虽有炎症反复、器官纤维化、远期功能减退等风险,但药物治疗有效,预后良好。因此,影像科医生应该警惕这种疾病,影像报告予以提示相关征象,胰腺外科医生应高度警惕,当怀疑自身免疫性胰腺炎时,应该进行相应的检查和诊断性治疗,以提高诊断的准确性,避免不必要的治疗。

参考文献

[1] Omiyale AO. Autoimmune pancreatitis [J]. Gland Surg, 2016,5(3):318-326.

[2] Nista EC, De Lucia SS, Manilla V, et al. Autoimmune pancreatitis: from pathogenesis to treatment [J]. Int J Mol Sci, 2022,23(20):12667.

[3] Masamune A, Kikuta K, Hamada S, et al. Nationwide epidemiological survey of autoimmune pancreatitis in Japan in 2016 [J]. J Gastroenterol, 2020,55(4):462-470.

[4] Qureshi A, Ghobrial Y, De Castro J, et al. Autoimmune pancreatitis: What we know and what do we have to know? [J]. Autoimmun Rev, 2021,20(10):102912.

[5] Okazaki K, Uchida K. Current perspectives on autoimmune pancreatitis and IgG4-related disease [J]. Proc Jpn Acad Ser B Phys Biol Sci, 2018,94(10):412-427.

[6] Dai C, Cao Q, Jiang M, et al. Serum immunoglobulin G4 in discriminating autoimmune pancreatitis from pancreatic cancer: A diagnostic meta-analysis [J]. Pancreas, 2018,47(3):280-284.

[7] Ha J, Choi SH, Byun JH, et al. Meta-analysis of CT and MRI for differentiation of autoimmune pancreatitis from pancreatic adenocarcinoma [J]. Eur Radiol, 2021,31(5):3427-3438.

[8] Chari ST, Takahashi N, Levy MJ, et al. A diagnostic strategy to distinguish autoimmune pancreatitis from pancreatic cancer [J]. Clin Gastroenterol Hepatol, 2009,7(10):1097-1103.

[9] Kamisawa T, Takuma K, Anjiki H, et al. Differentiation of autoimmune pancreatitis from pancreatic cancer by diffusion-weighted MRI [J]. Am J Gastroenterol, 2010, 105(8): 1870 - 1875.

[10] Khandelwal A, Inoue D, Takahashi N. Autoimmune pancreatitis: An update [J]. Abdom Radiol (NY), 2020, 45(5): 1359 - 1370.

[11] Okazaki K, Chari ST, Frulloni L, et al. International consensus for the treatment of autoimmune pancreatitis [J]. Pancreatology, 2017, 17(1): 1 - 6.

[12] 王苗苗, 王亚丹, 李莉, 等. 自身免疫性胰腺炎 19 例临床特征分析并文献回顾[J]. 世界华人消化杂志, 2021, 29(21): 1230 - 1236.

病例 20　IgG4 相关性自身免疫性胰腺炎伴假性囊肿及浆液性囊腺瘤

患者信息

男性患者，56 岁，于 7 个月余前无明显诱因出现消瘦，约 10 kg，近来出现进食后腹胀、脂肪泻。CA50＞180 U/mL，CA19 - 9 157 U/mL，CA7 - 241.14 U/mL，CEA 4.56 ng/mL，脂肪酶 160.2 U/L，淀粉酶 80 U/L。

影像学表现

1. **影像学描述**　见图 2 - 20 - 1，图 2 - 20 - 2。
2. **影像学诊断**　CT 与 MRI 诊断为胰腺导管腺癌（PDAC）（误诊）。

病理学表现

1. **大体**　胰腺大小 13.0 cm×5.5 cm×2.5 cm，距胰头 4 cm、十二指肠乳头 3 cm 胰颈见囊性肿物 a，大小 2.5 cm×2.0 cm×2.0 cm，囊内见黏液样物及乳头状物；近十二指肠处见囊性肿物 b，直径 1.0 cm，囊壁尚光滑，内含清亮液体，肿物 b 距肿物 a 1.0 cm；距胰头 10.0 cm，胰腺体尾部见囊性肿物 c，大小 3.5 cm×2.0 cm×2.0 cm，囊内含清亮黏液及乳头状物。余胰腺组织切面灰黄灰白色，分叶状结构消失（图 2 - 20 - 3A）。
2. **镜下**　胰腺实质萎缩，胰岛及腺泡大部萎缩

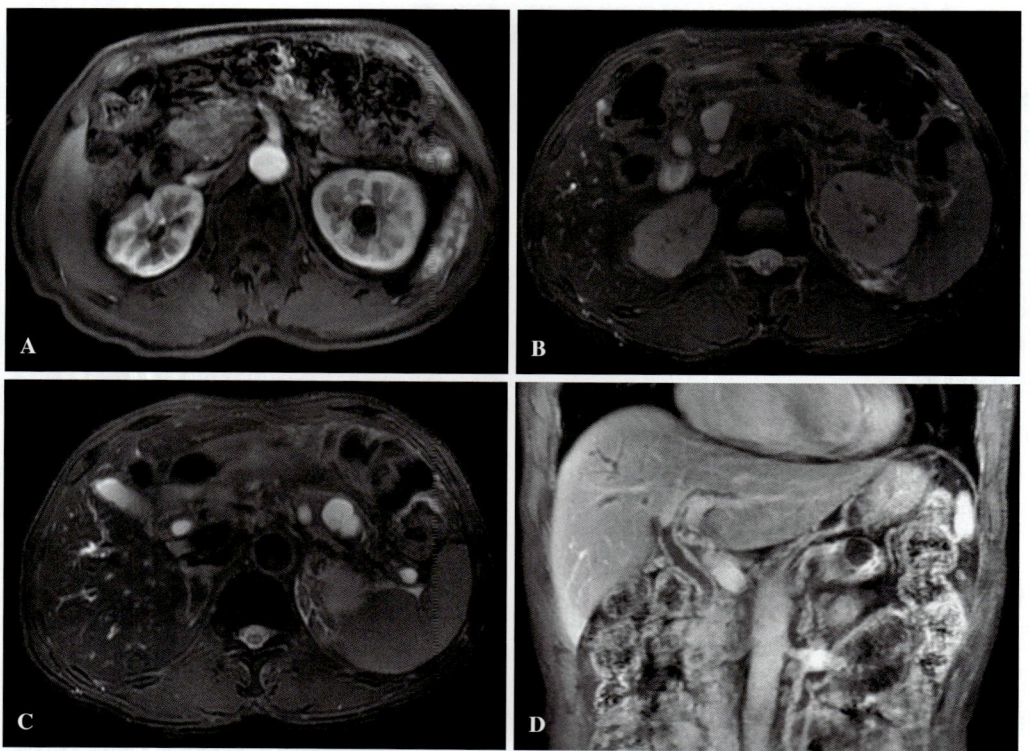

▲ 图 2 - 20 - 1　IgG4 相关性自身免疫性胰腺炎伴假性囊肿及浆液性囊腺瘤 MRI 表现

A. 横断面 MR T1WI 增强动脉期图像，胰头肿胀；B、C. 横断面 T2WI 平扫图像，胰管未见明显扩张，胰腺实质多发囊性信号影；D. 冠状面 MR T1WI 增强门脉期图像，肝门部左、右肝管汇合处及胆总管管壁增厚并环形强化，上游胆管扩张。

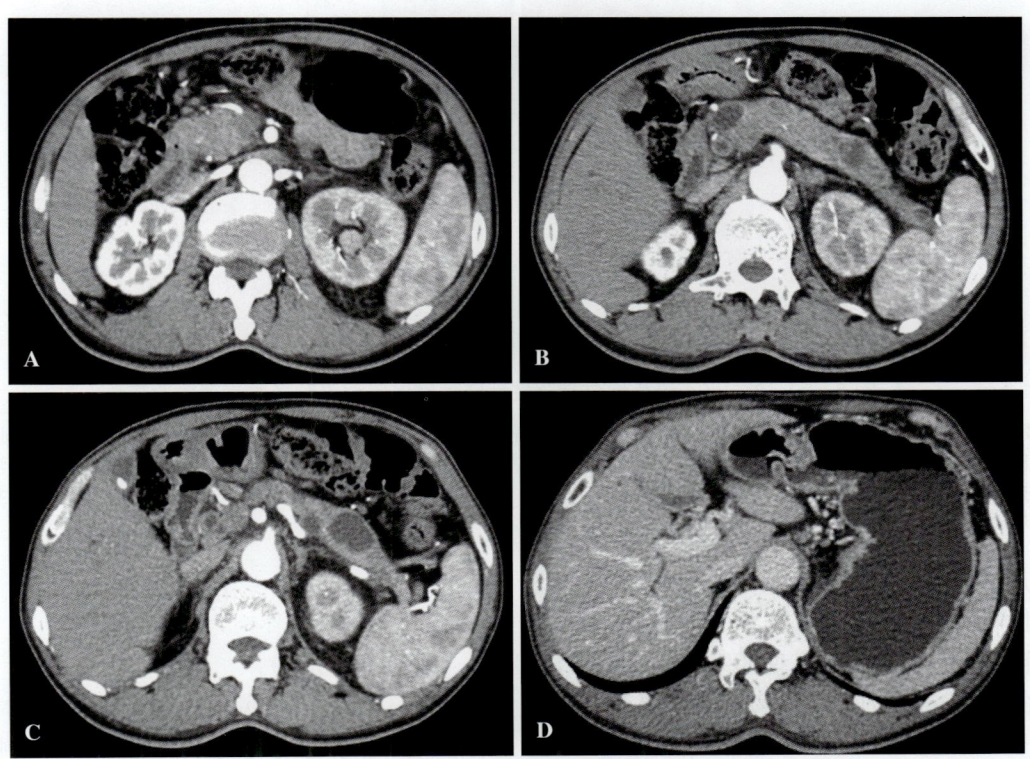

▲ 图 2-20-2 IgG4 相关性自身免疫性胰腺炎伴假性囊肿及浆液性囊腺瘤 CT 表现

A. 横断面 CT 增强动脉期图像，胰头肿胀；B. 横断面 CT 增强动脉期图像，体尾部"腊肠样"改变，增强后胰头无强化囊性灶，胰管未见明显扩张，胆总管下端壁环形增厚并强化；C. 横断面 CT 增强动脉期图像，胆总管胰上段管壁增厚，胰尾部无强化分叶状囊性灶；D. 横断面 CT 增强门脉期图像，左、右肝管汇合处可见管壁增厚并环形强化，上游胆管扩张。

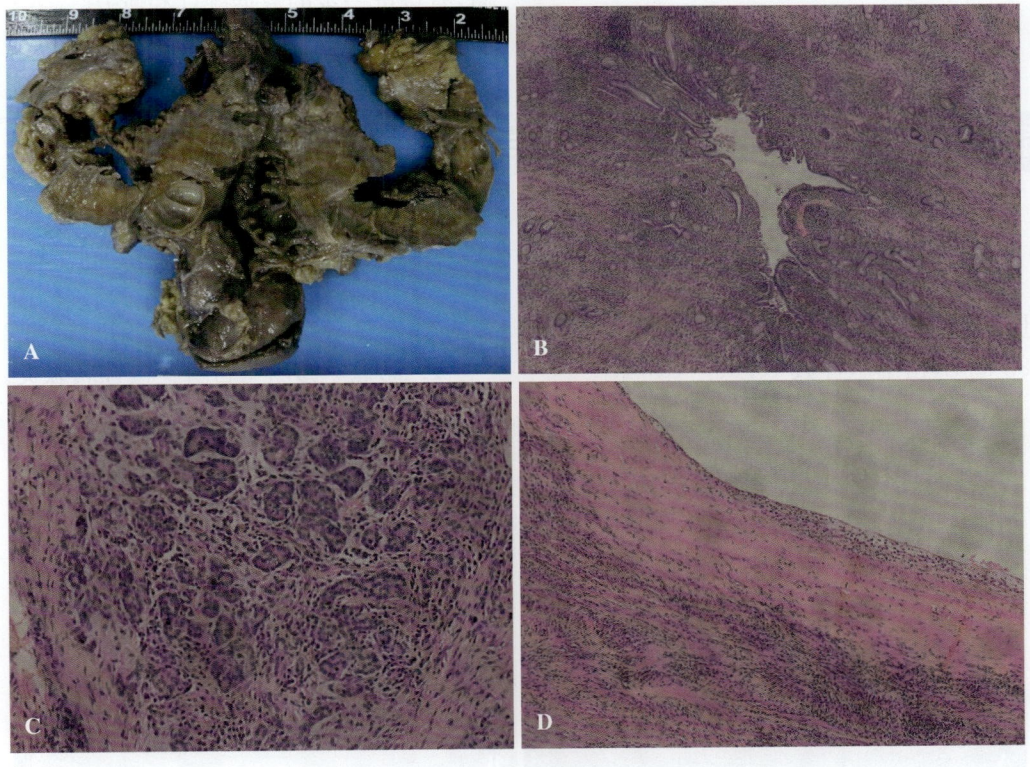

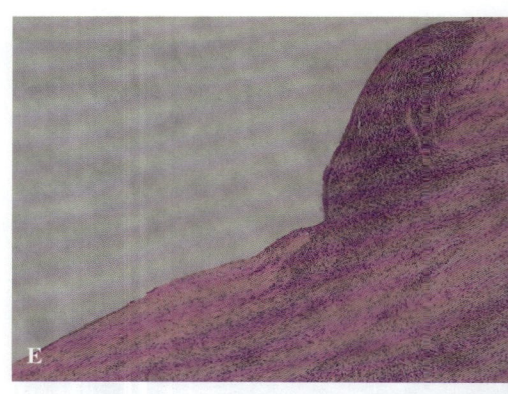
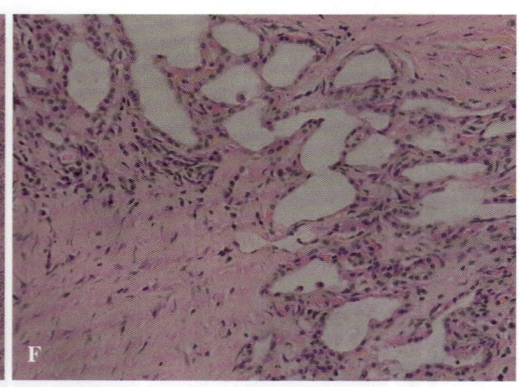

▲ 图 2-20-3　IgG4 相关性自身免疫性胰腺炎伴假性囊肿形成病理学改变

A. 胰腺组织切面灰黄灰白色,分叶状结构消失,胰头近十二指肠处见多个囊肿性病变;B. 导管周围大量淋巴、浆细胞浸润(HE,50×);C. 小叶内炎细胞浸润(HE,200×);D. 胰头部假性囊肿,囊壁呈纤维瘢痕样,无上皮衬覆(HE,100×);E. 胰头部潴留囊肿,囊壁可见上皮衬覆,部分区域上皮脱落或受压呈扁平状(HE,100×);F. 胰体尾部浆液性囊腺瘤,囊壁内衬胞质透亮的立方状细胞,核小而圆,居中排列(HE,200×)。

消失,导管周围大量淋巴细胞、浆细胞浸润,部分管腔狭窄呈不规则星形,小叶内炎症呈斑片状分布,间质纤维组织席纹状增生,可见闭塞性静脉炎,局灶可见浆液性囊腺瘤形成,直径约 1 cm(图 2-20-3B~D)。

3. 免疫组化　IgG(+);IgG4(>50 个/HPF);IgG4/IgG>0.4。

4. 病理诊断　(全胰)IgG4 相关性自身免疫性胰腺炎伴假性囊肿及潴留囊肿形成;(胰体尾)浆液性囊腺瘤。

讨　论

概述同病例 19。

IgG4 相关性疾病可累及多个脏器,本病例中胰腺、胆管、输尿管均有受累。此外,本病例同时伴发有假性囊肿和浆液性囊腺瘤,胰头的假性囊肿可能是由胰管压迫所引起,胰体尾部的浆液性囊腺瘤可能是非同源性的病变。现没有相关文献报道 IgG4 相关性疾病可引起胰腺的假性囊肿和浆液性囊腺瘤,有待进一步的数据统计和研究。

 病例 21　　　　2 型自身免疫性胰腺炎

患者信息

男性患者,34 岁,因"腹胀伴腹痛 2 周"入院。淀粉酶 1 088 U/L,白细胞计数 $16.96×10^9/L$。

影像学表现

1. **影像学描述**　见图 2-21-1,图 2-21-2。
2. **影像学诊断**　自身免疫性胰腺炎。

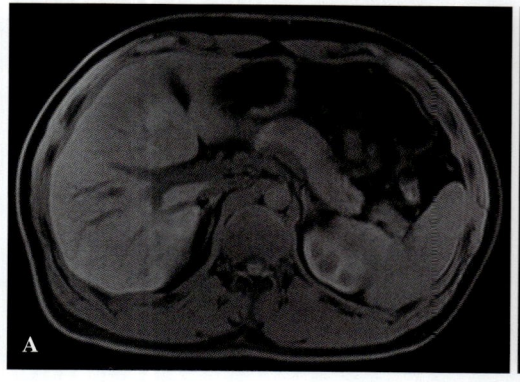
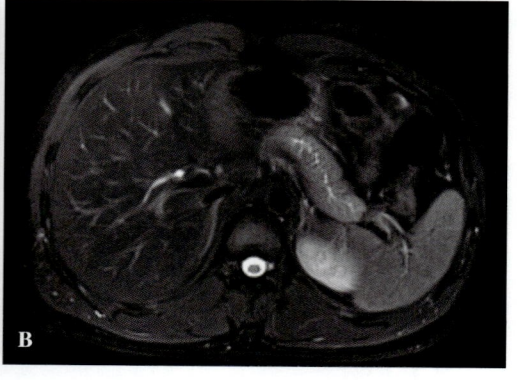

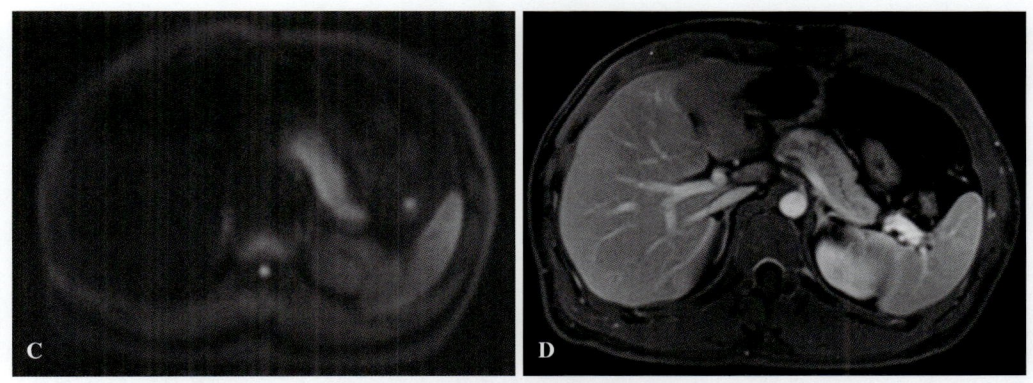

▲ 图 2-21-1 2 型自身免疫性胰腺炎 MRI 平扫+增强

A. 横断面 MR T1WI 图像,胰体尾部肿大呈"腊肠样"改变,T1WI 上信号减低;B. 横断面 MR T2WI 图像,胰体尾呈稍高信号,主胰管多处狭窄,无明显上游胰管扩张;C. DWI 图像,弥散受限,呈高信号;D. 横断面 MR T1WI 增强延迟期图像,增强后持续强化。

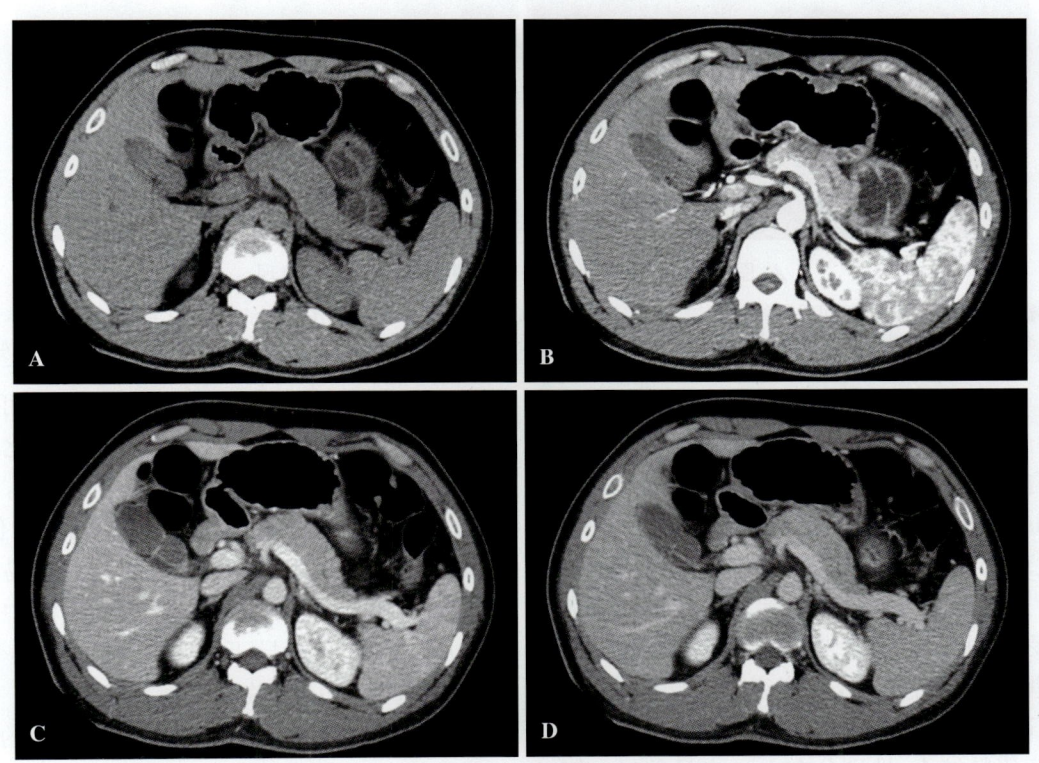

▲ 图 2-21-2 2 型自身免疫性胰腺炎 CT 表现

A. 横断面 CT 平扫图像,胰体尾部稍肿胀,呈"腊肠样"改变;B~D. 横断面 CT 增强动脉期、门脉期及延迟期图像,胰体尾延迟强化,主胰管多处狭窄,无明显上游胰管扩张,胰腺周围脂肪间隙清楚。

病理学表现

1. 大体　胰体尾大小 8.5 cm×3.5 cm×1.9 cm,距胰腺切缘 1.7 cm 胰体部见一肿物,大小 1.4 cm×1.3 cm×1.2 cm,切面灰白色、实性、质稍硬,与周围组织界限不清楚。

2. 镜下　胰腺腺泡萎缩,导管周围淋巴细胞、浆细胞及大量中性粒细胞浸润,可见中性粒细胞引起的上皮损伤,上皮部分脱落,部分反应性非典型性改变,导管内可见微脓肿形成,小叶内炎症斑片状浸润,可见中性粒细胞散在分布,小叶内纤维化形成(图 2-21-3A~C)。

3. 免疫组化　IgG4<10 个/HPF(图 2-21-3D)。

4. 病理诊断　(胰体尾)符合自身免疫性胰腺炎(AIP 2 型)。

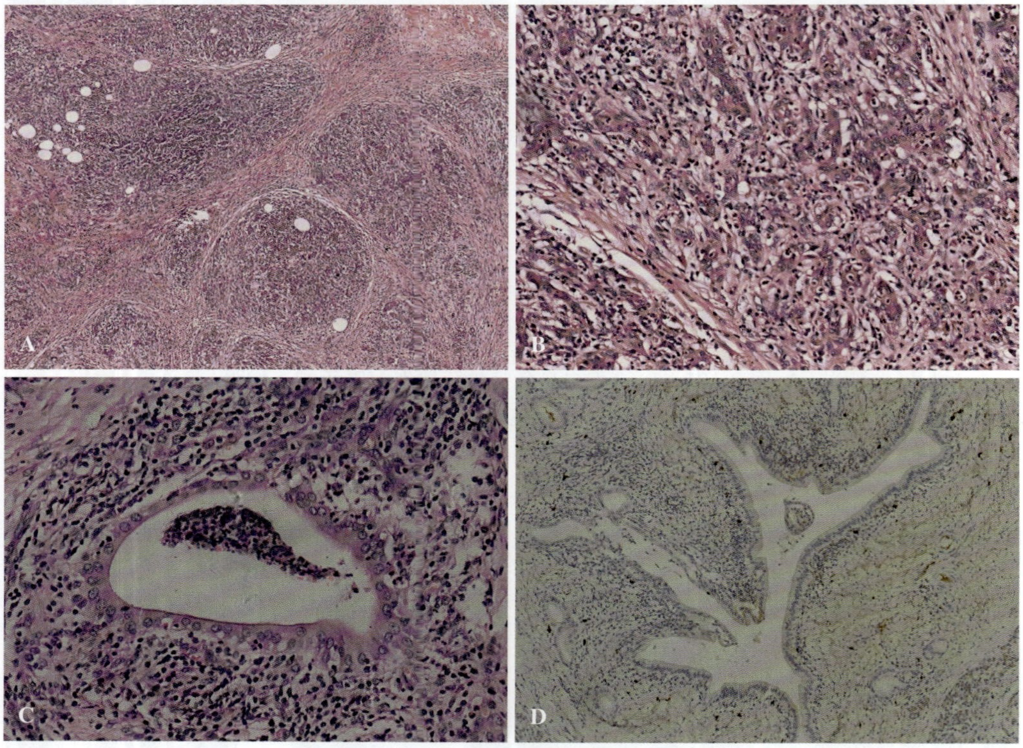

▲ 图 2-21-3 2 型自身免疫性胰腺炎病理学表现

A. 胰腺腺泡萎缩，小叶结构增宽，间质纤维组织增生(HE,50×)；B. 小叶内中性粒细胞散在分布，纤维化形成(HE,200×)；C. 导管周围淋巴细胞、浆细胞及大量中性粒细胞浸润，可见中性粒细胞引起的上皮损伤(HE,400×)；D. IgG4<10 个/HPF(HE,100×)。

讨 论

2 型自身免疫性胰腺炎(type 2 autoimmune pancreatitis, 2-AIP)又称特发性导管中心性胰腺炎，该型发现较晚且病例鲜有报道，目前其发病机制仍不明确，主要组织病理表现为胰管周围淋巴细胞、浆细胞广泛浸润并伴有纤维化，胰管管壁有中性粒细胞浸润偶伴微脓肿形成，免疫组织化学染色少见或没有 IgG4 阳性浆细胞浸润。研究表明 2-AIP 患者平均发病年龄较小，性别分布上尚未见差异，首诊的临床表现以胰腺炎相关症状为主，腹痛、消瘦为常见的临床症状，但是并无特异性。此外，研究显示 2-AIP 很少累及肾脏、唾液腺、腹膜等胰腺外组织器官，但临床上约 48% 的 2-AIP 合并炎症性肠病，部分患者也因炎症性肠病相关症状而就诊。

有研究证明 24% 的自身免疫性胰腺炎患者在就诊时患有急性胰腺炎，急性胰腺炎是 2-AIP 最常见的表现。2-AIP 与 1-AIP、胰腺癌的鉴别诊断方面仍存在挑战。2-AIP 并没有像 IgG4 这样明确的诊断性血清标志物，无论补体、CA19-9、免疫指标都无法帮助确诊。2-AIP 与 1-AIP 的影像学表现没有太多差异性，CT 平扫及增强检查可见胰腺实质弥漫性或局灶性增大并伴有延迟强化。相较于 CT，胰腺 MRI 显示病灶更加清晰、灵敏，主要表现为 T1 低信号、T2 高信号，DWI 稍受限，但 30%～40% 的 AIP 患者可见胰腺局部肿物，极易被误诊为胰腺癌。因此，超声内镜在 AIP 的诊断中有重要地位，尤其是超声引导下胰腺穿刺活检是目前诊断 AIP 的重要方法，对临床诊断意义重大。

本病例发病时具有急性胰腺炎典型的腹痛和胰酶增高的临床特征，影像学表现为典型的"腊肠样"改变及主胰管多处狭窄，无明显上游胰管扩张。

参考文献

[1] Zen Y. Type 2 Autoimmune pancreatitis: consensus and controversies [J]. Gut Liver, 2022,16(3):357-365.

[2] Oh D, Song TJ, Moon SH, et al. Type 2 autoimmune pancreatitis (idiopathic duct-centric pancreatitis) highlighting patients presenting as clinical acute pancreatitis: A single-center experience [J]. Gut Liver, 2019,13(4):461-470.

[3] Khan KJ. Prevalence, diagnosis, and profile of autoimmune pancreatitis presenting with features of acute or chronic pancreatitis [J]. Clin Gastroenterol Hepatol, 2010,8(7):639-640.

[4] Ketwaroo GA, Sheth S. Autoimmune pancreatitis [J].

Gastroenterol Rep (Oxf), 2013,1(1):27-32.
[5] Ishikawa T, Kawashima H, Ohno E, et al. Usefulness of endoscopic ultrasound-guided fine-needle biopsy for the diagnosis of autoimmune pancreatitis using a 22-gauge Franseen needle: a prospective multicenter study [J]. Endoscopy, 2020,52(11): 978-985.

病例 22　　腹型过敏性紫癜

患者信息

男性患者,56岁,因"反复发热3周"入院。2021-02接触猫毛后出现皮肤皮疹,消退后双下肢出现多发紫红色瘀斑、瘀点,双踝关节疼痛无肿胀,未予重视。患者 2021-05-12 开始无明显诱因下出现体温进行性升高,于外院抗感染治疗后效果不佳。患者 2021-05-26 出现排便困难,于诊所行中医理疗后好转。患者 2021-06-02 晚出现小便困难,睾丸肿大。C反应蛋白 216 mg/L,甲胎蛋白 1.14 ng/mL,BNP 345.4 pg/mL,白细胞计数 $30.56×10^9$/L,淀粉酶 27 U/L。

影像学表现

1. **影像学描述**　见图 2-22-1。
2. **影像学诊断**　胰腺炎。

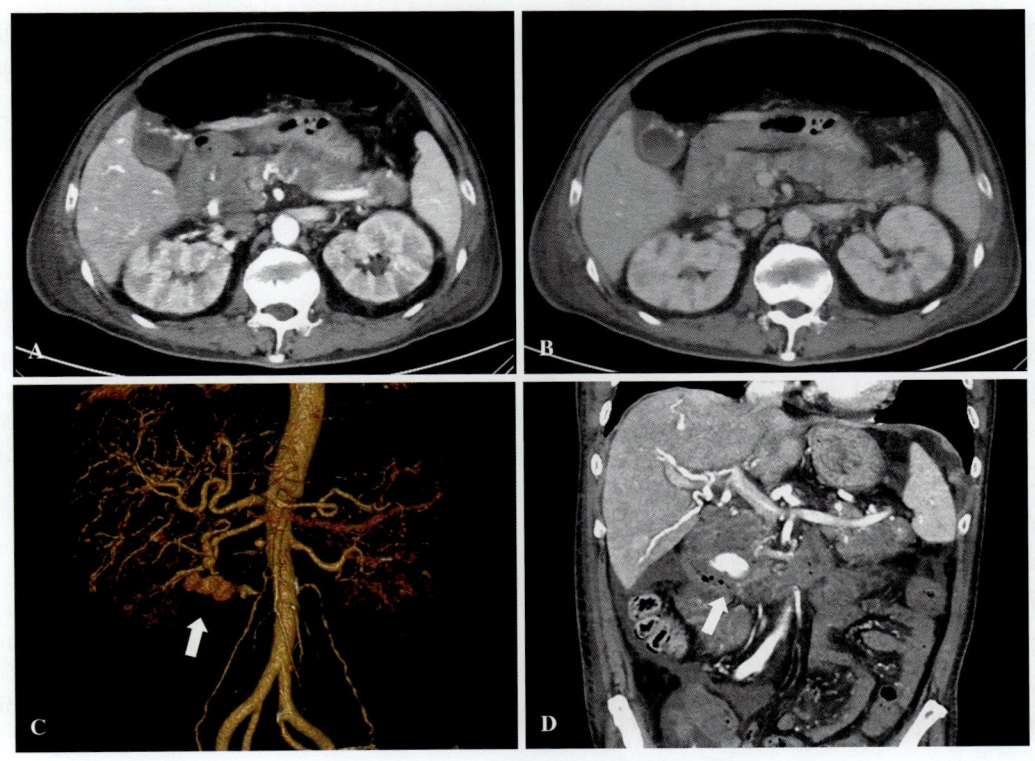

▲ 图 2-22-1　腹型过敏性紫癜 CT 表现

A、B. 分别为横断面 CT 增强动脉期和门脉期图像,胰腺肿大,周围渗出,双肾皮质见多发楔形弱强化影,腹盆腔及双侧胸腔积液;C. CT 三维容积重建图像,肠系膜上动脉远端分支明显瘤样扩张(箭);D. 冠状面 CT 增强门脉期图像,见肠系膜上动脉远端分支明显瘤样扩张(箭),胃肠道肠壁轻度水肿。

病理学表现

1. **大体**　患者接受了十二指肠降段的活检,取得灰绿色针尖至针头大组织6块。

2. **镜下**　十二指肠局部黏膜脱失,部分腺体反应性非典型改变,其下间质水肿,小血管扩张,血管内皮细胞肿胀,小血管壁或管周较多中性粒细胞浸润,并有核尘,红细胞外渗。部分小血管呈纤维素样坏死。

3. 病理诊断与鉴别诊断

（1）诊断：过敏性紫癜。

（2）鉴别诊断

1）冷球蛋白血症：临床也可出现紫癜与组织学可见的血管炎，但发病常与寒冷因素有关，并且多无内脏损害，血管炎病变轻或无。

2）特发性血小板减少性紫癜：血小板计数下降，通常无明显的小血管炎，组织学与过敏性紫癜较易鉴别。

随访和结局

患者既往过敏性紫癜诊断明确，此次发病为腹型过敏性紫癜，入院初期诊断为急性胰腺炎，并以急性胰腺炎进行治疗。后患者出现反复性的消化道出血、感染和肠漏等并发症，经过长达3个月的住院治疗后遗憾死亡。

讨 论

过敏性紫癜是一种常见的血管变态反应性疾病，是身体对某些致敏原产生的变态反应，侵犯皮肤及其他器官细小动脉和毛细血管，导致毛细血管脆性和通透性增加，血液外渗，导致紫癜、黏膜及器官出血。该病好发于儿童，成人腹型过敏性紫癜（AAP）的发病率仅为3.4/1 000 000～14.3/1 000 000。根据临床表现不同可分为皮肤型、腹型、关节型、肾型以及两种以上同时出现的复合型。皮肤型最多见，腹型、关节型、肾型少见。腹型紫癜因其不典型的表现，以胃肠道症状为典型症状时称为腹型过敏性紫癜。腹型过敏性紫癜症状不典型，与体征常不一致，误诊率较高。实验室检查中，主要为外周血白细胞增高，部分患者可有C反应蛋白增高、血白蛋白降低。

AAP在皮肤的表现中最常见的为腿部对称、成批出现大小形态不等的深红色紫癜性皮疹，压之不褪，可融合成片状，甚至可出现水疱。该患者在接触猫毛（有致敏原）后出现双侧大腿形成典型的紫癜性皮疹。临床上腹型过敏性紫癜合并胰腺炎非常少见，其病理基础可能是：胰腺组织毛细血管丰富，受累时毛细血管壁完整性破坏，血管活性物质释放，血管通透性增加，胰腺组织水肿；同时十二指肠乳头充血水肿明显，造成胰管内压力增高，导致胰酶排出障碍，胰腺组织自身消化。累及肾脏时，肾内弥漫性微血管炎可出现血尿、蛋白尿。对于腹部影像检查发现受累肠壁有典型的"水靶征"或"甜甜圈征"的腹痛患者，若无禁忌证，可早期行内镜检查，并于病变处活检，观察是否符合过敏性紫癜的小动脉及毛细血管变态反应。

本病例患者近期接触猫毛且有双下肢多发紫红色瘀斑、瘀点的体征，这在临床诊断中本应引起高度重视，前期按急性胰腺炎治疗效果不佳，同时影像学可见肾脏缺血性改变以及胃肠道肠壁水肿改变等多器官多脏器损伤，此时应想到本病的可能，同时密切观察病程中新出现的临床症状及体征。

参考文献

[1] McPartland K, Wright G. Acute abdominal pain: Henoch-Schonlein purpura case in a young adult, a rare but important diagnosis [J]. Clin Med (Lond), 2019,19(1):77-79.

[2] Keenswijk W, van Renterghem K, vande Walle J. A case report of a child with purpura, severe abdominal pain, and hematochezia [J]. Gastroenterology, 2017,153(3):e10-e11.

[3] Yang YH, Yu HH, Chiang BL. The diagnosis and classification of Henoch-Schonlein purpura: An updated review [J]. Autoimmun Rev, 2014,13(4-5):355-358.

[4] Hetland LE, Susrud KS, Lindahl KH, et al. Henoch-Schonlein purpura: A literature review [J]. Acta Derm Venereol, 2017,97(10):1160-1166.

[5] 孟灵梅, 周丽雅, 丁士刚, 等. 成人腹型过敏性紫癜的临床、内镜及病理学特点[J]. 中国微创外科杂志, 2015,15(2):111-114.

[6] 李荣. 成年人过敏性紫癜肾损害的临床相关因素分析[J]. 当代医学, 2011,17(8):21-22.

病例 23　沟槽区胰腺炎

患者信息

男性患者，53岁，10个月前无明显诱因出现阵发性上腹部不适，间歇性隐痛，伴反酸、嗳气。饮酒史20年，白酒量约250 mL/d。吸烟量约20支/天。实验室检查：脂肪酶257.3 U/L（正常范围0～60 U/L），淀粉酶187 U/L（正常范围35～135 U/L），谷丙转氨酶117 U/L（正常范围9～50 U/L），谷草转氨酶60 U/L

(正常范围 15～40 U/L),磷 1.52 μmol/L(正常范围 0.85～1.51 μmol/L),γ-谷氨酰转移酶 225 U/L(正常范围 10～60 U/L)。

影像学表现

1. 影像学描述 见图 2-23-1,图 2-23-2。

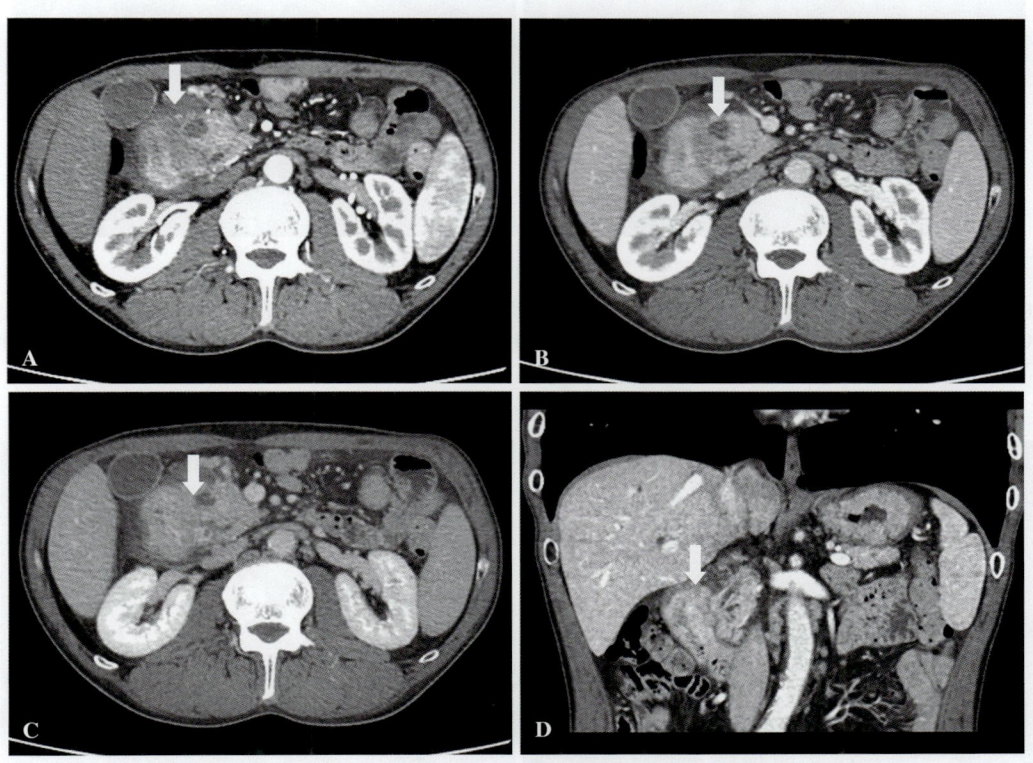

▲ 图 2-23-1 沟槽区胰腺炎 CT 表现

A～C. 分别为横断面 CT 增强动脉期、门脉期、延迟期图像,显示十二指肠降段和胰头部之间沟槽区片状稍低密度影(白箭),渐进性强化,周围见渗出积液,并见一枚类圆形囊性灶;D. 冠状面 CT 增强门脉期图像,显示十二指肠内侧壁增厚(白箭),胰胆管扩张。

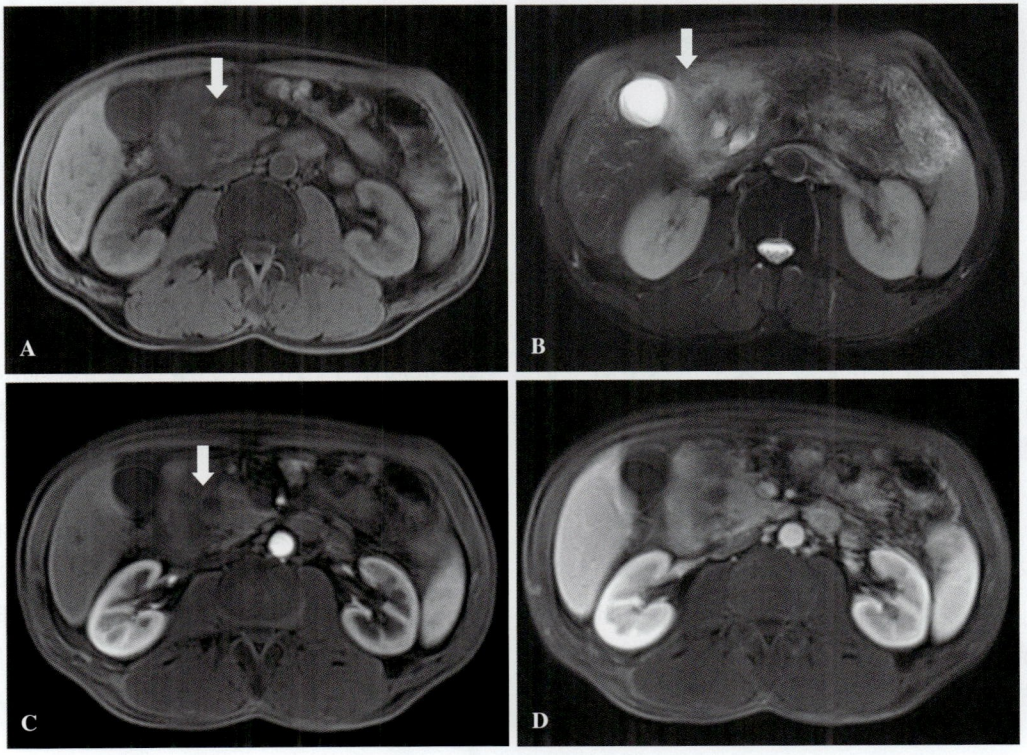

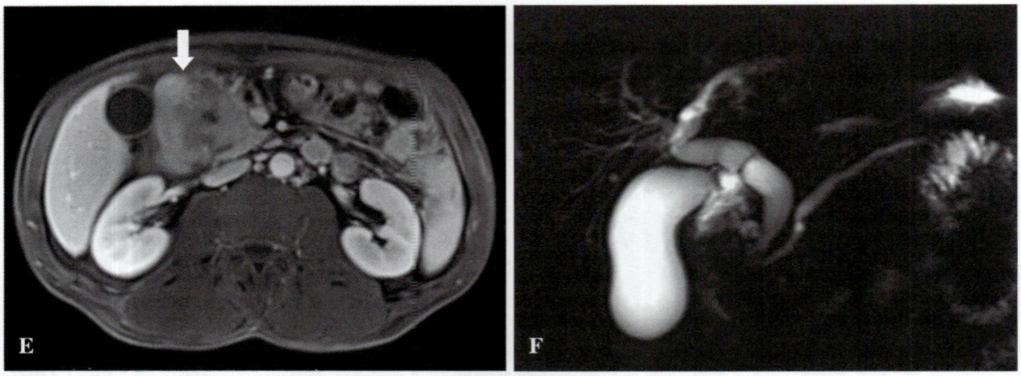

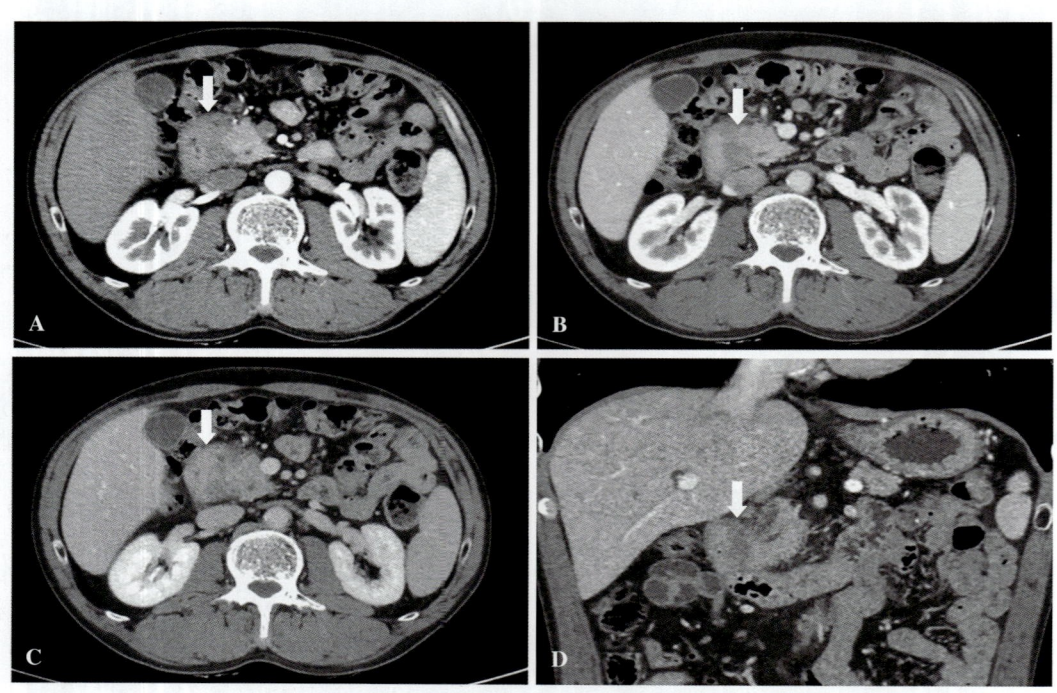

▲ 图 2-23-2 沟槽区胰腺炎 MRI 表现

A. 横断面 MR T1WI 图像，显示沟槽区片状稍低信号影（箭）；B. 横断面 T2WI 图像，显示沟槽区片状稍高信号影和 1 枚类圆形囊性高信号影（箭）；C～E. 分别为横断面 MRI 增强动脉期、门脉期、延迟期图像，显示十二指肠降段肠壁增厚水肿，沟槽区病灶渐进性强化（箭）；F. MRCP 图像，显示胆管和胰管扩张。

▲ 图 2-23-3 沟槽区胰腺炎 CT 表现

A～D. 分别为横断面 CT 增强动脉期、门脉期、延迟期、冠状面 CT 增强门脉期图像，显示沟槽区渗出（箭）和十二指肠降段肠壁水肿，均较前明显好转。

患者接受肠内营养和胆总管支架植入术后等治疗，11 个月后复查增强 CT（图 2-23-3）。

2. 影像学诊断 沟槽区胰腺炎。

讨 论

沟槽区胰腺炎是一种特殊的、少见的慢性节段性胰腺炎，因其发生在十二指肠、胰头部及胆总管之间的沟槽区而得名。1982 年首次命名"沟槽区胰腺炎"，并将其分为单纯型和节段型，单纯型指纤维瘢痕局限于沟槽区内，节段型指纤维瘢痕从沟槽区延伸至胰头后部，后者范围更广。沟槽区胰腺炎约占行胰十二指肠切除术的慢性胰腺炎患者的 19.5%～24.4%，好发于 40～50 岁男性。目前发病机制尚未明确，可能与下列因素相关：小乳头或副胰管功能性阻塞；吸烟或饮酒导致胰腺分泌物黏稠；Brunner 腺体增生导致胰腺背侧分泌受阻；十二指肠内异位胰腺；环状胰腺；胰腺分裂；消化道溃疡。临床表现主要为腹痛、体重减轻。少见症状为：十二指肠梗阻时可有餐后呕吐；胆总管梗阻时可有黄疸。

病理方面，大体检查应重点关注以十二指肠小乳头附近的十二指肠壁为中心的病理改变。通常，十二指肠壁会有一定程度的增厚和瘢痕形成，并伴有管腔狭窄、肠壁囊性改变。嵌入十二指肠壁的囊肿内含透明的液体、坏死和颗粒状物质或结石，通常体积较大。瘢痕形成及纤维化主要集中在胰腺沟槽区，也可累及周围胰腺组织，表现为胰头坚硬、胆管狭窄。在疾病的晚期，胰管亦可发生纤维化导致壶腹部和主胰管的扩张。诊断时关键的组织学诊断标准包括：①十二指肠壁导管扩张和假性囊肿改变；②十二指肠黏膜下纤维化延伸至沟槽区和胰腺邻近软组织；③可见十二指肠腺增生肠壁增厚，周围平滑肌和肌成纤维细胞增生。慢性炎症可能存在，常可见到异位胰腺组织。

影像学方面，单纯型沟槽区胰腺炎诊断较为容易，典型征象为沟槽区炎性渗出，脂肪间隙模糊，十二指肠内侧壁增厚，纤维化成分在增强后可表现渐进性强化；节段型沟槽区胰腺炎常表现胰头部肿块，T1 低信号，T2 等高信号，增强后肿块呈渐进性强化，类似胰头癌。两者的鉴别点在于：①十二指肠壁增厚，增强后渐进性强化，而胰腺癌一般无此征象，除非直接侵犯十二指肠形成肿块；②沟槽区囊肿，即假性囊肿，而胰腺癌的囊肿多位于肿块周围；③胆总管或主胰管渐进性变窄，而胰腺癌可见胆总管或主胰管截断征。

目前治疗包括内科保守治疗、内镜治疗、手术治疗。优先推荐保守治疗，若保守治疗无效后再考虑内镜治疗和手术治疗。有研究表明大约 50% 患者内科保守治疗后症状改善，内科保守联合内镜治疗可使 70% 患者获得临床缓解。若保守治疗和内镜治疗均无效，可选择手术治疗。

本例患者有长期饮酒史，符合沟槽区胰腺炎发病诱因，十二指肠降段水肿、沟槽区渗出和假性囊肿，增强后渐进性强化，符合沟槽区胰腺炎典型影像学表现，综合考虑即可准确诊断。

参考文献

[1] Patel BN, Brooke Jeffrey R, Olcott EW, et al. Groove pancreatitis: a clinical and imaging overview [J]. Abdominal radiology (New York), 2020, 45(5):1439-1446.

[2] Stolte M, Weiss W, Volkholz H, et al. A special form of segmental pancreatitis: "groove pancreatitis" [J]. Hepatogastroenterology, 1982, 29(5):198-208.

[3] Pallisera-Lloveras A, Ramia-Ángel JM, Vicens-Arbona C, et al. Groove pancreatitis [J]. Revista Espanola de Enfermedades Digestivas, 2015, 107(5):280-288.

[4] Triantopoulou C, Dervenis C, Giannakou N, et al. Groove pancreatitis: A diagnostic challenge [J]. European Radiology, 2009, 19(7):1736-1743.

[5] Tezuka K, Makino T, Hirai I, et al. Groove pancreatitis [J]. Digestive Surgery, 2010, 27(2):149-152.

[6] Brar HS, Shah NJ, Bukeirat F. Groove Pancreatitis. StatPearls. Treasure Island (FL) ineligible companies. Disclosure: Niraj Shah declares no relevant financial relationships with ineligible companies. Disclosure: Faisal Bukeirat declares no relevant financial relationships with ineligible companies.: StatPearls Publishing Copyright © 2023, StatPearls Publishing LLC., 2023.

[7] Raman SP, Salaria SN, Hruban RH, et al. Groove pancreatitis: spectrum of imaging findings and radiology-pathology correlation [J]. AJR, 2013, 201(1):W29-39.

[8] Gábos G, Nicolau C, Martin A, et al. Groove pancreatitis-tumor-like lesion of the pancreas [J]. Diagnostics (Basel, Switzerland), 2023, 13(5).

[9] Joshi SS, Dhok A, Mitra K, et al. Groove pancreatitis: A unique case of focal pancreatitis [J]. Journal of Clinical Imaging Science, 2022, 12:54.

[10] Bonatti M, De Pretis N, Zamboni GA, et al. Imaging of paraduodenal pancreatitis: A systematic review [J]. World Journal of Radiology, 2023, 15(2):42-55.

[11] Mittal PK, Harri P, Nandwana S, et al. Paraduodenal pancreatitis: Benign and malignant mimics at MRI [J]. Abdominal Radiology (New York), 2017, 42(11):2652-2674.

[12] Lekkerkerker SJ, Nio CY, Issa Y, et al. Clinical outcomes and prevalence of cancer in patients with possible groove pancreatitis [J]. Journal of Gastroenterology and Hepatology, 2016, 31(11):1895-1900.

[13] Arvanitakis M, Rigaux J, Toussaint E, et al. Endotherapy for paraduodenal pancreatitis: A large retrospective case series [J]. Endoscopy, 2014, 46(7):580-587.

病例 24　沟槽区胰腺炎

患者信息

男性患者，47 岁，因"反复发作上腹痛 2 年，发现皮肤、巩膜黄染 1 周"入院。患者于 2 年前进食后出现腹痛，伴有腹泻、腰背部疼痛、恶心、呕吐，于当地医院就诊，按"急性胰腺炎"收住急诊，予以药物抑酸、禁食、补液治疗，随后反复发作，1年前当地医院发现胰头肿块，予腹腔镜下胰腺活检术，未见恶性细胞。随后反复腹泻，体重下降。1周前发现皮肤、黏膜黄染，肿瘤指标升高，一直予以中药口服对症治疗，自诉黄染减退。为求进一步治疗来我院就诊，门诊以"胰头占位"收治入院。

影像学表现

1. **影像学描述** 见图2-24-1，图2-24-2。

2. **影像学诊断** 沟槽区胰腺炎。

病理学表现

1. **大体** 十二指肠壁增厚，沟槽区纤维化明显伴大小不一的囊肿形成，胰头见胰管扩张，长2.5cm，直径0.6～1.0cm，周围胰腺肿胀，切面见灰黄色颗粒状（图2-24-3A）。

2. **镜下** 十二指肠内见异位胰腺组织，伴十二指肠布氏腺增生，肠壁固有肌层增厚，周围肌成纤维

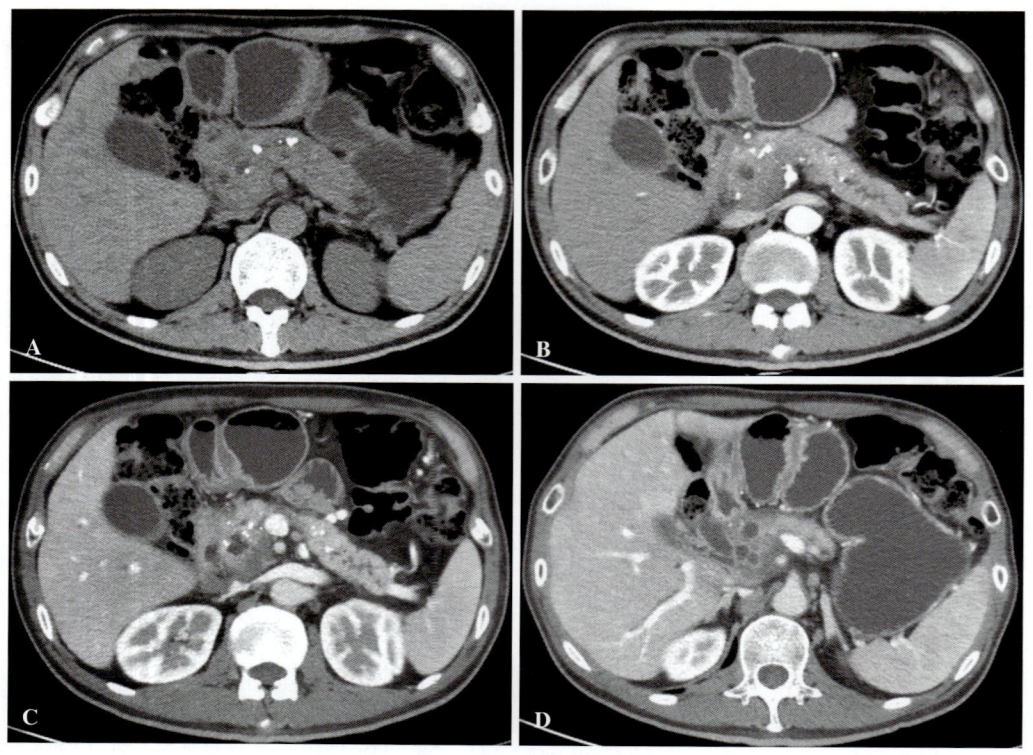

▲ 图2-24-1 沟槽区胰腺炎CT表现

A.横断面CT平扫图像，显示胰头部肿胀，胰管扩张，胰管内多发结节状高密度影；B.横断面CT增强动脉期图像，显示胰头部周围、胰头部与十二指肠降段之间沟槽区见条片状稍低密度影，增强后无明显强化；C.横断面CT增强门脉期图像，显示十二指肠降段内壁类圆形低密度影，增强后无明显强化；D.横断面CT增强门脉期图像，显示胰头部多发类圆形低密度影，增强后无明显强化，胆总管扩张。

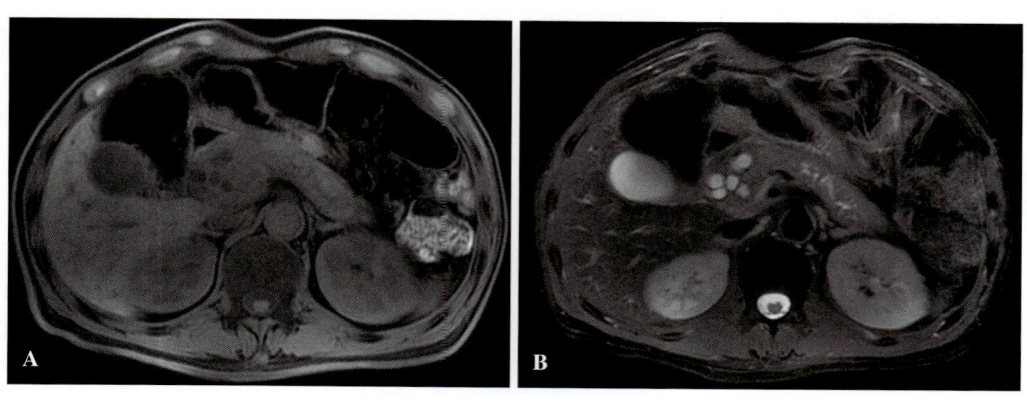

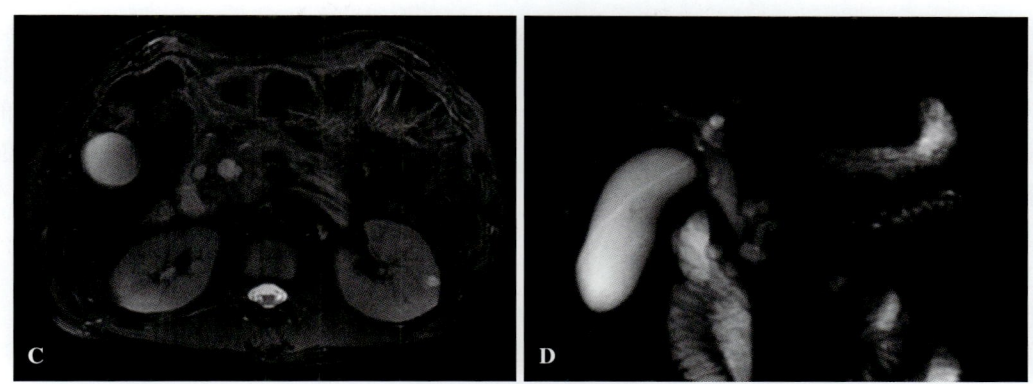

▲ 图2-24-2 沟槽区胰腺炎 MRI 表现

A. 横断面 MR T1WI 图像,显示胰头部肿胀,呈稍低信号,内见多发类圆形低信号影;B、C. 横断面 MR T2WI 图像,显示胰头部和十二指肠降段内壁见多发类圆形高信号影;D. MRCP 图像,显示胰管和胆管扩张,沟槽区多发类圆形高信号影。

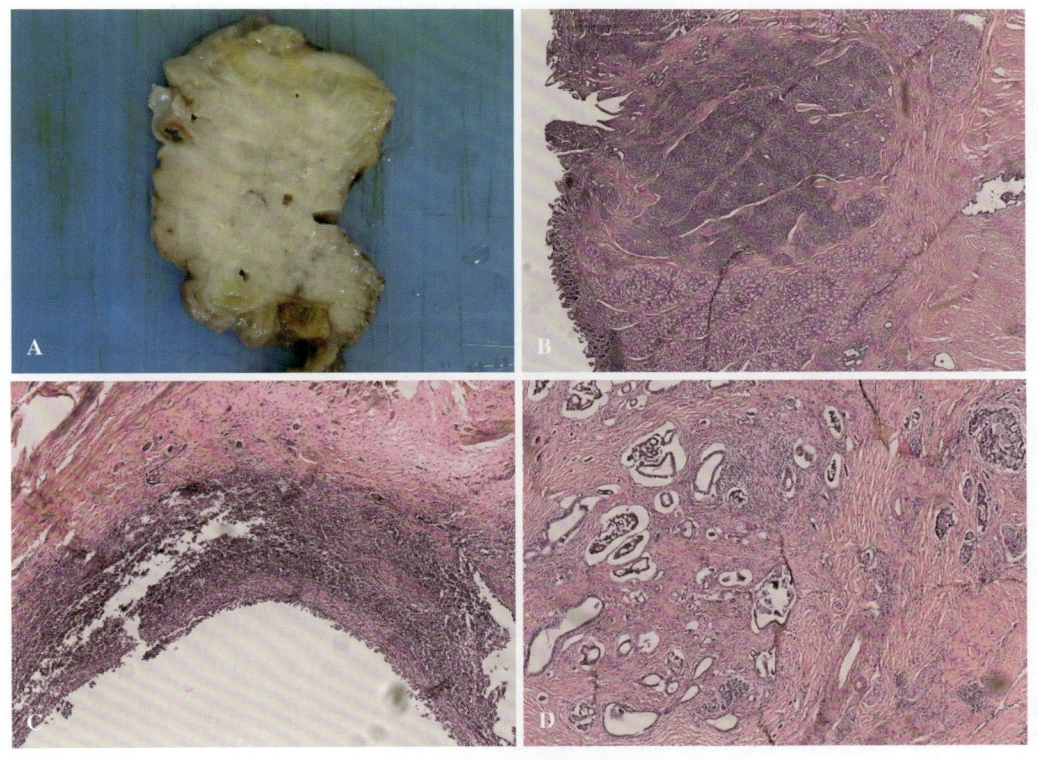

▲ 图2-24-3 沟槽区胰腺炎的病理学表现

A. 沟槽区胰腺炎大体见十二指肠壁增厚,沟槽区纤维化明显;B. 十二指肠内见异位胰腺组织,伴十二指肠布氏腺增生,肠壁固有肌层增厚(HE,2×);C. 局部假性囊肿形成(HE,5×);D. 胰腺腺泡萎缩间质纤维组织增生,淋巴细胞、浆细胞浸润(HE,5×)。

细胞增生,导管扩张,局部形成假性囊肿,间质纤维组织增生,延伸至沟槽区和胰腺邻近软组织,大量淋巴细胞、浆细胞浸润,局灶可见微脓肿形成。周围胰腺实质萎缩伴间质纤维组织增生(图2-24-3B~D)。

3. 免疫组化 增生的导管上皮呈:CAM5.2(+),CK7(+),CK19(+),p53(野生型),S100P(+),Ki-67(2%+);浆细胞:IgG(+),IgG4(-)。

4. 病理诊断与鉴别诊断

(1)诊断:(胰腺)慢性胰腺炎,符合沟槽区胰腺炎。

(2)鉴别诊断:沟槽区胰腺炎的鉴别诊断主要是与可能发生胰腺沟部浸润的疾病相鉴别。

1)其他类型慢性胰腺炎:沟槽区胰腺炎是一种局限性疾病,且限于胰头部及相邻的十二指肠,与其他类型的胰腺炎不同,特别是酒精性胰腺炎,整个胰腺弥漫受累。

2）胰腺导管腺癌：临床上如果沟槽区胰腺炎囊腔形成很小时会与胰腺癌鉴别困难。即使胰腺导管腺癌和局限性沟槽区胰腺炎在大体上很相似，但是胰腺导管腺癌在镜下可以看到不规则腺体浸润性分布于神经、血管、胰腺小叶及胰腺周围脂肪组织中，必要时还可辅助免疫组化染色。

3）前肠囊肿：如果囊腔很大时，临床还需与前肠囊肿鉴别。十二指肠壁及沟部的囊肿来源于异位胰腺扩张的导管，因此衬覆上皮为导管上皮，可以扁平、萎缩或消失；而前肠囊肿起源于胚胎前肠，具体包括支气管源性囊肿、肠源性囊肿，其衬覆的上皮与导管上皮不同，可以很好地区分开。

讨 论

同病例 23"讨论"。

病例 25　沟槽区胰腺炎合并壶腹部腺癌

患者信息

男性患者，51 岁，于 1 个月前无明显诱因出现全身皮肤黏膜黄染，并出现上腹部剑突下疼痛，疼痛呈胀痛。为求手术治疗，门诊以"胰头恶性肿瘤，梗阻性黄疸"收治入院。

影像学表现

1. **影像学描述**　见图 2-25-1，图 2-25-2。

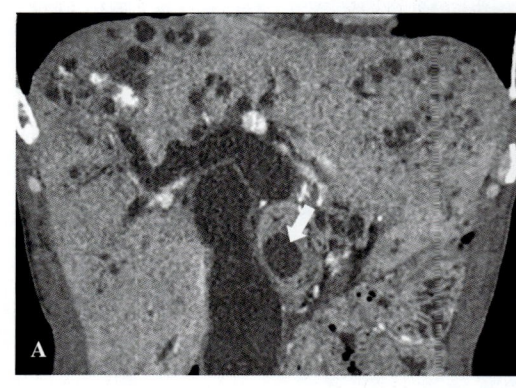
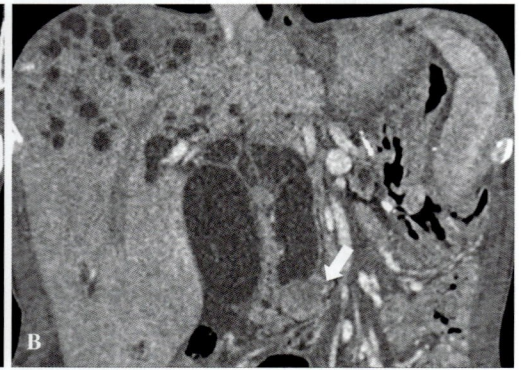

▲ 图 2-25-1　沟槽区胰腺炎合并壶腹部腺癌 CT 表现

A. 冠状面 CT 增强门脉期图像，显示十二指肠降段肠壁类圆形低密度影（箭），增强无强化，胆总管和肝内胆管明显扩张；B. 冠状面 CT 增强静脉期图像，显示壶腹部肿块呈轻度不均匀强化（箭）上游胆总管和肝内胆管明显扩张。

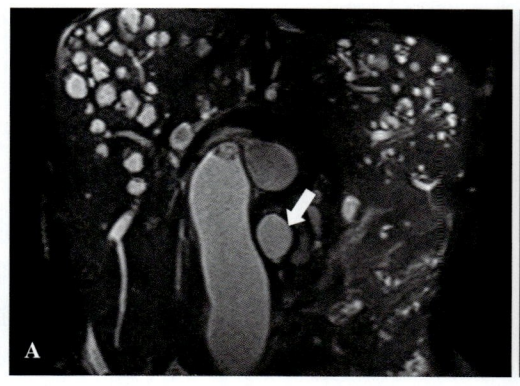
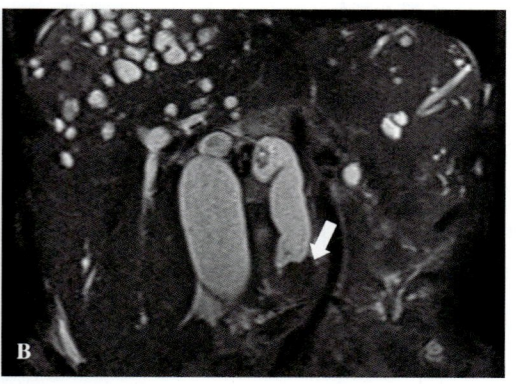

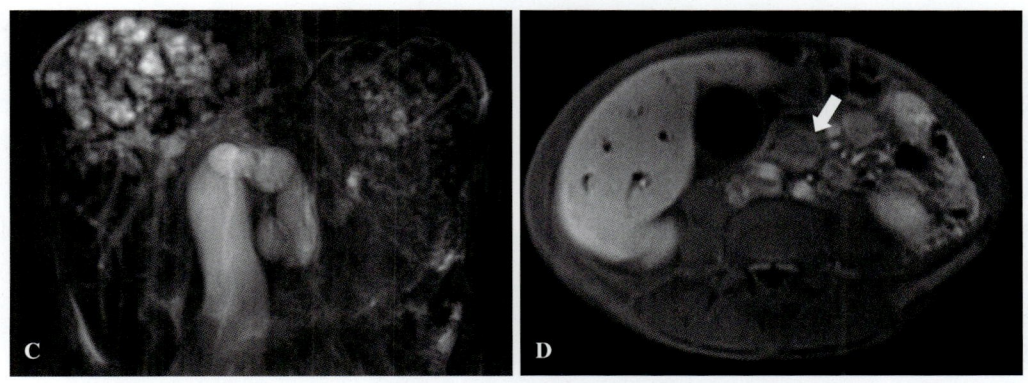

▲ 图 2-25-2 沟槽区胰腺炎合并壶腹部腺癌 MRI 表现

A. 冠状面 MR T2WI 图像，显示十二指肠降段肠壁类圆形高信号影（箭），肝内胆管明显扩张；B. 冠状面 MR T2WI 图像，显示壶腹部肿块呈低信号（箭），上游肝总管和肝内胆管明显扩张；C. MRCP 图像，显示胆总管下段突然截断，上游胰管、胆总管和肝内胆管明显扩张；D. 横断面 MRI 增强门脉期图像，显示壶腹部肿块呈轻度不均匀强化（箭）。

2. **影像学诊断** 胰腺癌伴急性胰腺炎。

病理学表现

1. **大体** 十二指肠长 10.5 cm，周径 4.5～5.0 cm，壶腹部及十二指肠乳头见一肿物，大小 2.3 cm×2.0 cm×1.3 cm，切面灰白色，实性，质硬。另距上切 2.0 cm，肠黏膜下见一囊肿，大小 3.5 cm×3.0 cm×2.5 cm，壁厚 0.3 cm，内含清亮液体（图 2-25-3A）。

2. **镜下** 十二指肠肠壁增厚，黏膜下层十二指肠腺增生，肠壁内见异位胰腺组织及假性囊肿形成。壶腹部见肿瘤细胞立方至柱状，核大深染，有异型，排列成不规则腺管状、筛孔状或单个散在排列，肿瘤侵犯十二指肠乳头，并累及十二指肠肠壁全层。周围胰腺呈慢性胰腺炎改变（图 2-25-3B～D）。

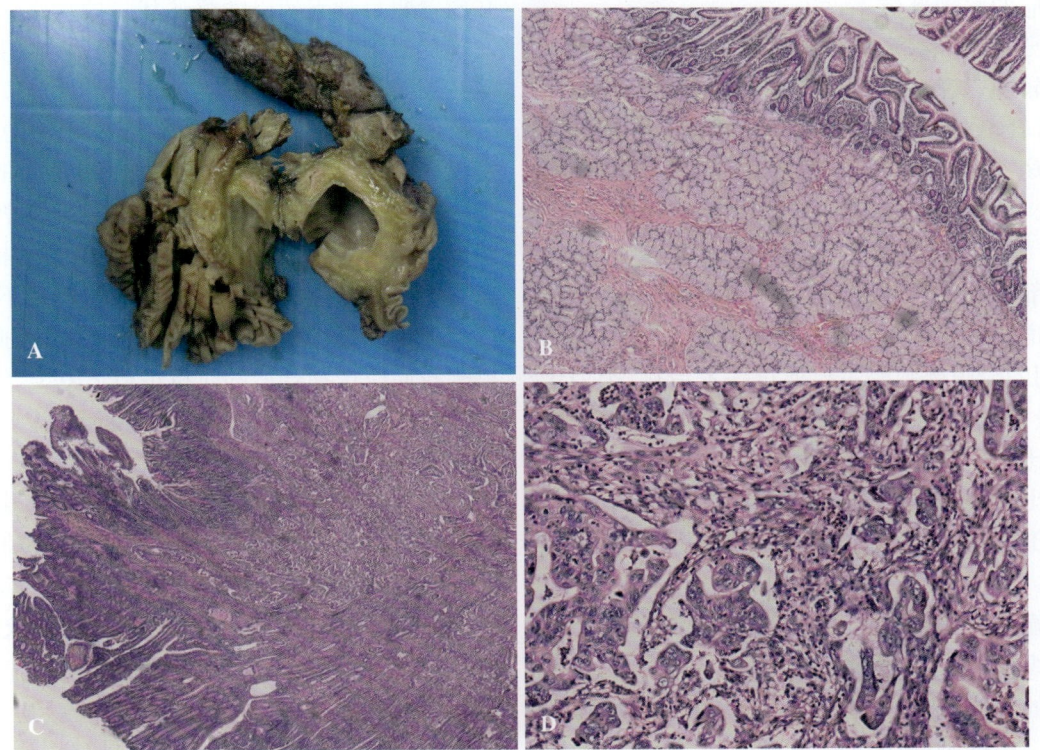

▲ 图 2-25-3 沟槽区胰腺炎伴壶腹部腺癌病理学表现

A. 大体见十二指肠壁增厚，沟槽区纤维化明显伴假性囊肿形成，壶腹部可见结节状肿物；B. 十二指肠布氏腺增生（HE，50×）；C. 壶腹部腺癌低倍观（HE，20×）；D. 壶腹部腺癌肿瘤细胞异型，呈腺样排列（HE，200×）。

3. 免疫组化 壶腹部肿瘤组织呈：CAM5.2、CK7、CK8/18、CK19、CK20、CDX2、MUC1、Villin 及 S100P 阳性，MUC5 部分阳性，MUC2 和 MUC6 阴性，p53（突变型，90%＋），Ki-67（60%＋）。

4. 病理诊断及鉴别诊断

（1）诊断：（壶腹部）中分化腺癌；（十二指肠壁）胰腺异位伴假性囊肿形成，符合沟槽区胰腺炎。

（2）鉴别诊断：壶腹部腺癌的鉴别诊断如下。

1）胰头癌：胰头癌可能导致的症状与壶腹部腺癌类似，无明显特异性，如黄疸和上腹疼痛。鉴别的关键是通过影像学检查来确定肿瘤的位置，壶腹部癌通常位于十二指肠壶腹部，而胰头癌则起源于胰头。两者很难通过组织学形态及免疫组化标志物进行区分，主要依靠取材时对大体标本的观察，关注肿瘤中心的所在位置以及周围黏膜是否有高级别上皮内瘤变至癌变的趋势。

2）胆囊癌及胆管癌：胆囊癌及胆管癌也可以引起类似的症状，如黄疸、上腹疼痛和消化不良，但黄疸呈进行性加重，可出现陶土色大便。鉴别的关键是通过影像学检查来确定肿瘤的起源位置，壶腹部癌通常位于十二指肠壶腹部，而胆囊癌及胆管癌则起源于相应的解剖部位。

3）十二指肠腺癌：来源于十二指肠黏膜上皮，黄疸出现较晚，黄疸不深，进展较慢。粪便潜血可阳性，患者常轻度贫血。十二指肠镜可见十二指肠降段黏膜溃疡、糜烂，组织活检可明确诊断。

讨 论

壶腹部腺癌是一种罕见的消化系统恶性肿瘤，仅占胃肠道肿瘤的 0.2%，约占所有壶腹周围癌的 7%。早期的壶腹部腺癌主要通过手术治疗，类似于胰腺癌，最常采用胰-十二指肠切除术。与其他壶腹周围癌相比，真正的壶腹部腺癌胆道梗阻的症状在其病程中出现得较早，因此患者的切除率远高于其他壶腹周围癌，预后也较其他壶腹周围和胰腺来源的肿瘤好。

由于壶腹部是由胆总管、胰管和十二指肠3种不同的组织及生理功能组成的复杂结构，因此发生于该部位的肿瘤起源不同，其病理特征和临床特点也不相同。根据肿瘤组织起源，目前常将壶腹部腺癌分为肠型、胰胆型和混合型三种组织学类型。其中肠型组织学起源于壶腹部的肠上皮，而胰胆管型组织学起源于胆总管远端和胰管远端的上皮。胰胆管型腺癌在组织学上与肝内外胆管腺癌及胰腺导管腺癌形态类似，肿瘤细胞立方至高柱状，胞质相对嗜酸，异型明显，排列成不规则腺管状，常伴有明显的间质反应。免疫组化常呈 MUC1、MUC5 以及 CK7 弥漫强阳，而 CK20、CDX2、MUC2 阴性或部分表达。肠型腺癌在组织学上与肠腺癌相类似，细胞高柱状，核拉长，假复层排列，形成单个腺管或筛孔状，可见杯状细胞或潘氏细胞。免疫组化 CK20、CDX2、MUC2 弥漫性强阳性，而 MUC1、MUC5 以及 CK7 阴性或部分表达。研究表明，不同组织学亚型其生物学行为有所不同，患者的预后也有所差异。肠型腺癌较另外两者预后较好。除此之外，影响壶腹部腺癌患者预后的因素还包括患者年龄、淋巴结转移情况、神经及血管侵犯情况、组织学类型、免疫表型、肿瘤分期等。

本病例除了有壶腹部腺癌之外，还伴有沟槽区胰腺炎。目前尚不清楚两者是否存在一定相关性。在我们进行文献复习过程中，关注到一例肝外胆管癌误诊为沟槽区胰腺炎的病例。该病例患者以上腹部疼痛、进行性黄疸及体重减轻为主要症状，内镜检查示十二指肠下段黏膜稍粗糙，活检提示慢性炎症，并放置胆总管支架以缓解症状。后续影像学检查未发现疑似胆管癌的指征，而高度提示沟槽区胰腺炎。但在支架移除之后，患者出现了症状及实验室检查结果的恶化，行第二次内镜检查发现胆总管下段病变，最终诊断为胆总管腺癌。作者推测，在进一步检查之前放置支架可能是导致该患者影像学误诊的主要原因。尽管胆道支架可以作为胆管的标志物，但其声学阴影和由此产生的胆管壁增厚及不对称改变可能会干扰影像及内镜检查的评估。因此，该病例提醒我们应选择合适的时机进行 ERCP 治疗梗阻性黄疸，且在患者全面检查明确诊断前，需要谨慎地放置支架。

沟槽区胰腺炎是一种罕见的慢性胰腺炎。大多数患者是男性，且有酗酒史。在大量酒精成瘾和胆总管狭窄的患者中可以观察到梗阻性黄疸。影像学评估通常显示十二指肠壁增厚、胰头增大和胆总管狭窄。鉴于上述表现，沟槽区胰腺炎与壶腹周围肿瘤的鉴别诊断具有挑战性。我们注意到，由于对该疾病的认识不足，沟槽区胰腺炎易被误诊为胰腺癌、十二指肠癌及壶腹部癌等，而这些恶性肿瘤误诊为沟槽区胰腺炎较少见。沟槽区胰腺炎通常表现为十二指肠壁明显增厚，沟槽区囊性病变，这些影像学特征可能有助于进行鉴别诊断。

参考文献

[1] Ahn DH, Bekaii-Saab T. Ampullary cancer: an overview [J]. Am Soc Clin Oncol Educ Book, 2014:112-115.

[2] Zheng-Pywell R, Reddy S. Ampullary cancer [J]. The Surgical clinics of North America, 2019,99(2):357-367.

[3] Nagtegaal ID, Odze RD, Klimstra D, et al. The 2019 WHO classification of tumours of the digestive system [J]. Histopathology, 2020,76(2):182-188.

[4] Han C, Ling X, Sheng L, et al. Distal extrahepatic cholangiocarcinoma mimicking groove pancreatitis: A case report and literature review [J]. Frontiers in Oncology, 2022,12:948799.

[5] Sánchez-Bueno F, Torres Salmerón G, de la Peña Moral J, et al. Groove pancreatitis vs. pancreatic adenocarcinoma: A review of 8 cases [J]. Cirugia Espanola, 2016,94(6):346-352.

[6] Jun JH, Lee SK, Kim SY, et al. Comparison between groove carcinoma and groove pancreatitis [J]. Pancreatology, 2018,18(7):805-811.

[7] Berral Santana AM, Cedrún Sitges I. Groove pancreatitis and how to differentiate it from pancreatic adenocarcinoma [J]. Radiologia, 2023,65(1):81-88.

病例 26　　嗜酸性胰腺炎

患者信息

男性患者,42岁,于1年前无明显诱因出现左上腹部痛,呈钝痛,向左肩部放射,坐起弯腰缓解,自述口服吗丁啉、止痛药可缓解,近2个月加重。

影像学表现

1. **影像学描述**　见图2-26-1。
2. **影像学诊断**　急性胰腺炎。

病理学表现

1. **大体**　胰腺肿大,分叶状结构消失,切面病变处灰白色、质硬,局部可见坏死伴假性囊肿形成(图2-26-2A)。
2. **镜下**　胰腺组织大部分腺泡破坏、萎缩、消失,被纤维及脂肪组织取代,并见大量以嗜酸性粒细胞为主的炎细胞弥漫浸润,同时伴有间质纤维化。可见弥漫性胰管、腺泡和间质嗜酸粒细胞浸润伴发

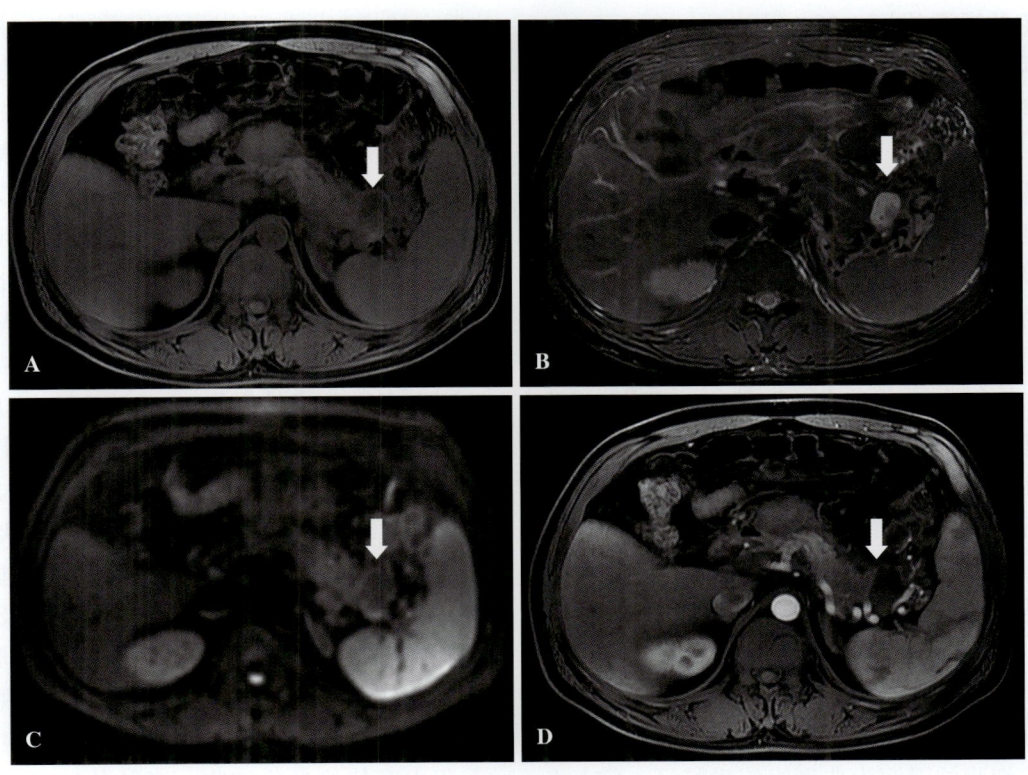

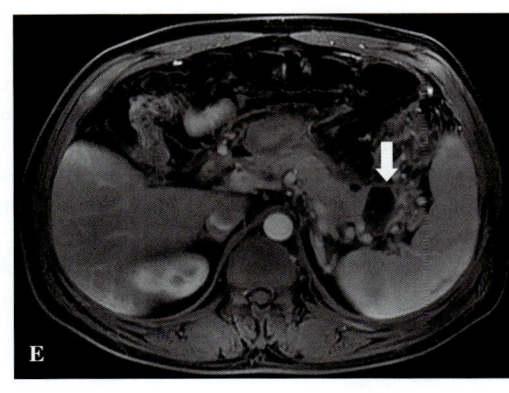

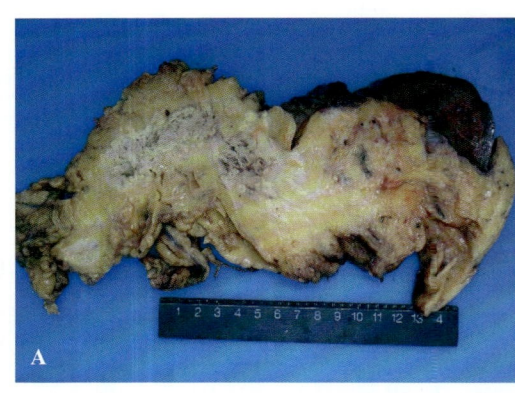 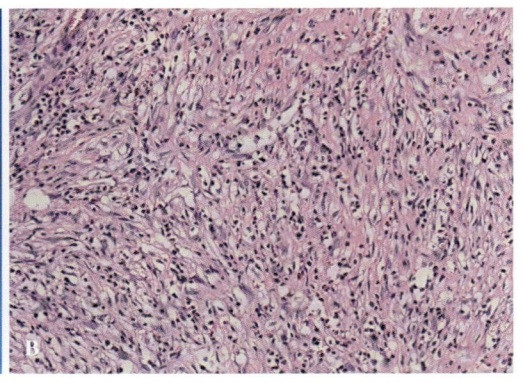

▲ 图 2-26-1 嗜酸性胰腺炎 MRI 表现

A. 横断面 MR T1WI 图像，显示胰尾部实质肿胀，假性囊肿呈低信号（箭），内部见高信号，胰周多发渗出；B. 横断面 MR T2WI 图像，显示胰尾部见假性囊肿呈高信号（箭），胰周多发渗出；C. 横断面 DWI 图像，显示胰尾部实质呈稍高信号，假性囊肿成稍低信号（箭）；D、E. 分别为横断面 MRI 增强动脉期、门脉期图像，显示胰尾部实质延迟强化，假性囊肿未见强化（箭）。

▲ 图 2-26-2 嗜酸性胰腺炎病理学表现

A. 大体见胰腺分叶状结构消失，切面病变处灰白色、质硬，可见大片坏死；B. 胰腺组织大部分实质萎缩消失，被纤维及脂肪组织取代，并见大量以嗜酸性粒细胞为主的炎细胞弥漫浸润（HE，200×）。

嗜酸性动脉炎和静脉炎；胰腺假性囊肿内见高密度嗜酸粒细胞的浸润（图 2-26-2B）。

3. 病理诊断及鉴别诊断

（1）诊断：胰尾部嗜酸细胞性胰腺炎伴急慢性胰腺炎。

（2）鉴别诊断

1）胰腺导管腺癌：可见异型腺体，神经浸润等组织学改变，两者不难鉴别。

2）酒精性胰腺炎：有大量饮酒史，血液中嗜酸性粒细胞升高幅度较小、组织内局部浸润密度不高。

3）自身免疫性胰腺炎：两者临床症状、CT、ERCP 检查表现都非常相似，但自身免疫性胰腺炎末梢血液中的免疫球蛋白以 IgG4 升高为主，而非 IgE；病变部位局部浸润以淋巴细胞为主，而非嗜酸性粒细胞；部分出现自身免疫性抗体和抗核抗体；常为胰腺较均匀增大，而非胰头或胰尾增大。

讨 论

嗜酸性胰腺炎（eosinophilic pancreatitis，EP）以嗜酸性粒细胞的浸润为典型组织学特征。它与免疫球蛋白 E（IgE）水平升高、嗜酸性粒细胞增多和其他器官的嗜酸性粒细胞浸润有关，是一种罕见的疾病。1978 年 G. Barresi 首次将 EP 描述为急性嗜酸性胰腺炎。EP 患者的临床表现无特异性，将 EP 的症状包括胰腺内和胰腺外表现。胰腺内表现包括急性胰腺炎和胰腺肿大导致的梗阻性黄疸，类似于胰腺癌。胰腺外表现通常包括外周血嗜酸性粒细胞增多及嗜酸性粒细胞浸润累及其他器官。此外，肠胃炎、胆管狭窄或其他自身免疫反应在这些患者中也很常见。病理学上，EP 的病理改变可总结为以下三个方面：①胰腺炎性变化，如假性囊肿、实质坏死、萎缩或纤维化；②无肿瘤细胞；③镜下检查中可见嗜酸性粒细胞为主的特发性炎症。大体上，大多数表现为胰腺尾部或胰头部弥漫性增大，并见胰腺囊肿及其导致的胰管和胆总管梗阻。胆总管内通常没有结石或其他物质，囊肿周围可出现纤维化及坏死。与自身免疫性胰腺炎（AIP）胰腺均匀的"香肠状"增大不同，EP 常表现为胰头或胰尾增大且呈现质地坚硬的改变。镜下，EP 通常显示大量嗜酸性粒细胞浸润，很少有其他炎症细胞。囊肿的区域可能以弥漫性导管周和间质嗜酸性粒细胞浸润为标志，伴有小叶内和小叶间纤维化、多发动脉静脉炎以及胰腺实质萎缩。

影像学方面，取决于嗜酸性粒细胞浸润的部位，可表现为局部胰腺肿胀或全胰腺肿胀、胰周渗出、假性囊肿等类似急性胰腺炎特征。当炎症浸润胰腺局部形成肿块时，与胰腺导管腺癌较难鉴别。但胰腺导管腺癌多数呈轻度强化，肿块强化程度低于正常胰腺实质，而 EP 呈延迟强化，肿块强化程度在增强门脉期或延迟期等于或稍高于正常胰腺实质。另外，胰腺导管腺癌 CA19-9 升高也有助于鉴别。

血清学上，血嗜酸性粒细胞水平升高被认为是 EP 的特征之一。血浆 IgE 升高对该疾病也有一定的提示作用。除此之外，患者还可以出现肝功能、血脂和 C 反应蛋白等炎性指标的异常。

EP 的诊断是基于组织样本中嗜酸性粒细胞浸润的存在，并符合嗜酸性粒细胞增多综合征或嗜酸性胃炎的标准。

目前，激素是成功治疗 EP 的关键，但由于该疾病很难在术前诊断，与胰腺癌较难鉴别诊断，部分学者认为 EP 患者应考虑手术治疗。但总体而言，EP 患者的预后总体较好。除此之外，临床学家还提出排除饮食法可以显著减少机体嗜酸性粒细胞反应，是 EP 潜在有效的治疗方法。

参考文献

[1] Manohar M, Verma AK, Singh G, et al. Eosinophilic pancreatitis: a rare or unexplored disease entity? [J]. Przeglad Gastroenterologiczny, 2020, 15(1): 34-38.

[2] Barresi G, Inferrera C, De Luca F. Eosinophilic pancreatitis in the newborn infant of a diabetic mother [J]. Virchows Archiv A, Pathological Anatomy and Histology, 1978, 380(4): 341-348.

[3] Sun Y, Pan D, Kang K, et al. Eosinophilic pancreatitis: a review of the pathophysiology, diagnosis, and treatment [J]. Gastroenterology Report, 2021, 9(2): 115-124.

[4] Abraham SC, Leach S, Yeo CJ, et al. Eosinophilic pancreatitis and increased eosinophils in the pancreas [J]. The American Journal of Surgical Pathology, 2003, 27(3): 334-342.

[5] Reppucci J, Chang M, Hughes S, et al. Eosinophilic pancreatitis: A rare cause of recurrent acute pancreatitis [J]. Case Reports in Gastroenterology, 2017, 11(1): 120-126.

[6] Bastid C, Sahel J, Choux R, et al. Eosinophilic pancreatitis: report of a case [J]. Pancreas, 1990, 5(1): 104-107.

[7] Cay A, Imamoglu M, Cobanoglu U. Eosinophilic pancreatitis mimicking pancreatic neoplasia [J]. Canadian Journal of Gastroenterology, 20(5): 361-364.

[8] Euscher E, Vaswani K, Frankel W. Eosinophilic pancreatitis: a rare entity that can mimic a pancreatic neoplasm [J]. Annals of Diagnostic Pathology, 2000, 4(6): 379-385.

[9] Tian L, Fu P, Dong X, et al. Eosinophilic pancreatitis: Three case reports and literature review [J]. Mol Clin Oncol, 2016, 4(4): 559-562.

[10] John R, Yanchak T, Ramirez J. Eosinophilic pancreatitis presenting as possible malignancy [J]. Proceedings (Baylor University Medical Center), 2021, 34(4): 510-511.

[11] Barthet M, Hastier P, Buckley MJ, et al. Eosinophilic pancreatitis mimicking pancreatic neoplasia: EUS and ERCP findings — is nonsurgical diagnosis possible? [J]. Pancreas, 1998, 17(4): 419-422.

[12] Yoon SB, Moon SH, Song TJ, et al. Endoscopic ultrasound-guided fine needle aspiration versus biopsy for diagnosis of autoimmune pancreatitis: Systematic review and comparative meta-analysis [J]. Digestive Endoscopy, 2021, 33(7): 1024-1033.

[13] Chari ST, Takahashi N, Levy MJ, et al. A diagnostic strategy to distinguish autoimmune pancreatitis from pancreatic cancer [J]. Clinical Gastroenterology and Hepatology, 2009, 7(10): 1097-1103.

[14] Kuftinec G, Barkin JA, Nemeth Z, et al. Eosinophilic pancreatitis is a benign mimicker of pancreatic neoplasm: A systematic review [J]. Pancreas, 2020, 49(10): e99-e101.

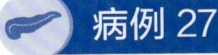

病例 27　滤泡性胰腺炎-假肿瘤征

患者信息

女性患者，49 岁，1 周前无明显诱因出现发热，于 2022-07-23 在当地医院就诊，住院期间 CT 提示胰腺占位。IgG 40.29 g/L，脂肪酶 37.0 U/L，淀粉酶 84 U/L。

影像学表现

1. 影像学描述　胰腺 CT 增强（图 2-27-1）示胰体尾部见大小约 2.8 cm×2.7 cm 稍低密度影，边界欠清，增强后动脉期强化程度明显低于正常胰腺实质，病灶包绕脾动脉，胰周多发迂曲、增粗血管影。

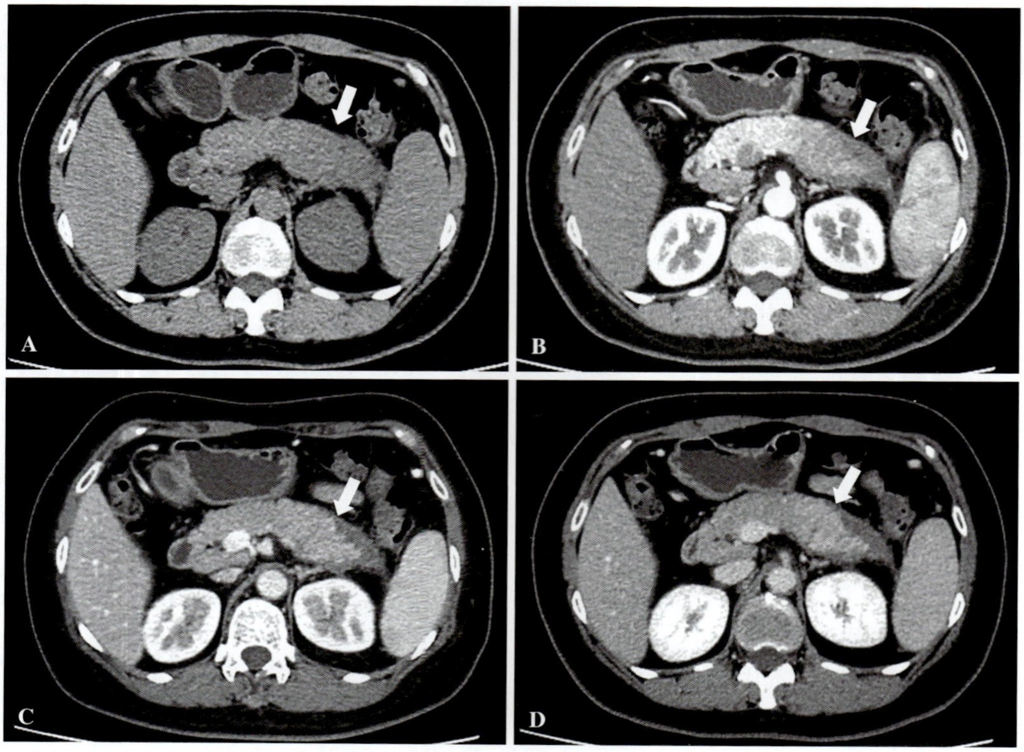

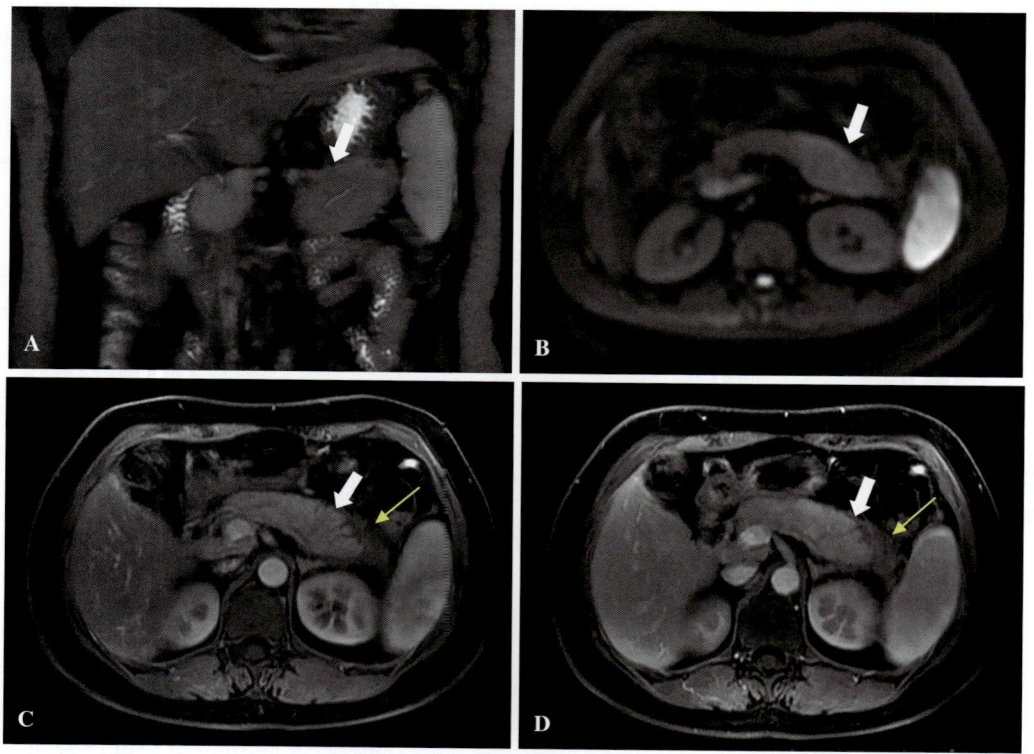

▲ 图 2-27-1　滤泡性胰腺炎-假肿瘤征 CT 表现

A. 横断面 CT 平扫示胰体尾部肿胀,密度稍减低(箭),周围脂肪间隙模糊;B. 横断面 CT 动脉早期示胰体尾部轻度强化(箭);C、D. 横断面 CT 实质期及延迟期示胰体尾部强化程度超过胰头部实质(箭),胰周少量积液。

▲ 图 2-27-2　滤泡性胰腺炎-假肿瘤征 MRI 表现

A. 冠状面 MR T2WI 示胰体尾部信号略增高(箭),胰管显影,胰管无狭窄或扩张;B. DWI 示胰体尾信号增高(箭);C、D. MRI 胰腺动脉期早期及实质期示胰体尾强化均匀(白箭),周围少量渗出(细黄箭)。

胰腺 MRI 增强(图 2-27-2)示:胰体尾部肿胀,弥散稍受限,增强后强化均匀,主胰管未见狭窄或扩张,胰周见条片状 T1WI、T2WI 上均稍低信号渗出影。

2. 影像学诊断

(1) CT 增强:胰尾部占位侵及脾脏可能;胰源性门静脉高压(误诊)。

(2) MRI 增强:胰体尾部自身免疫性胰腺炎可能性大;胰源性门静脉高压。

病理学表现

1. 大体 胰体尾大小 10.0 cm×6.0 cm×4.0 cm,距胰腺切缘 5.0 cm 见一质硬区,范围 5.5 cm×5.0 cm,切面灰白灰黄色,实性,质硬(图 2-27-3A)。

2. 镜下 胰腺分叶状结构部分消失,内外分泌部萎缩,以外分泌部为主,间质纤维增生,胰腺内及间质、胰周脂肪内见大量散在分布的淋巴滤泡,淋巴滤泡体积较大,可见生发中心,淋巴滤泡之间及导管周围可见大量的淋巴细胞、浆细胞,有时见散在的嗜酸性粒细胞。导管上皮完好,导管周围可见套状围绕的纤维组织(图 2-27-3B~D)。

3. 免疫组化 BCL2(生发中心−),BCL6(生发中心+),CD21(滤泡树突+),CD10(生发中心+),CD34(间质+),STAT6(−),cyclinD1(−),Ki-67(生发中心+为主),CD20(B 细胞+),κ(−),λ(−)。

4. 病理诊断与鉴别诊断

(1) 诊断:胰体尾滤泡性胰腺炎。

(2) 鉴别诊断:自身免疫性胰腺炎常见特征性的导管周围显著炎症反应、席纹状排列的纤维组织及闭塞性脉管炎等改变,免疫组化 IgG4$^+$ 浆细胞及血清学检查有助诊断。

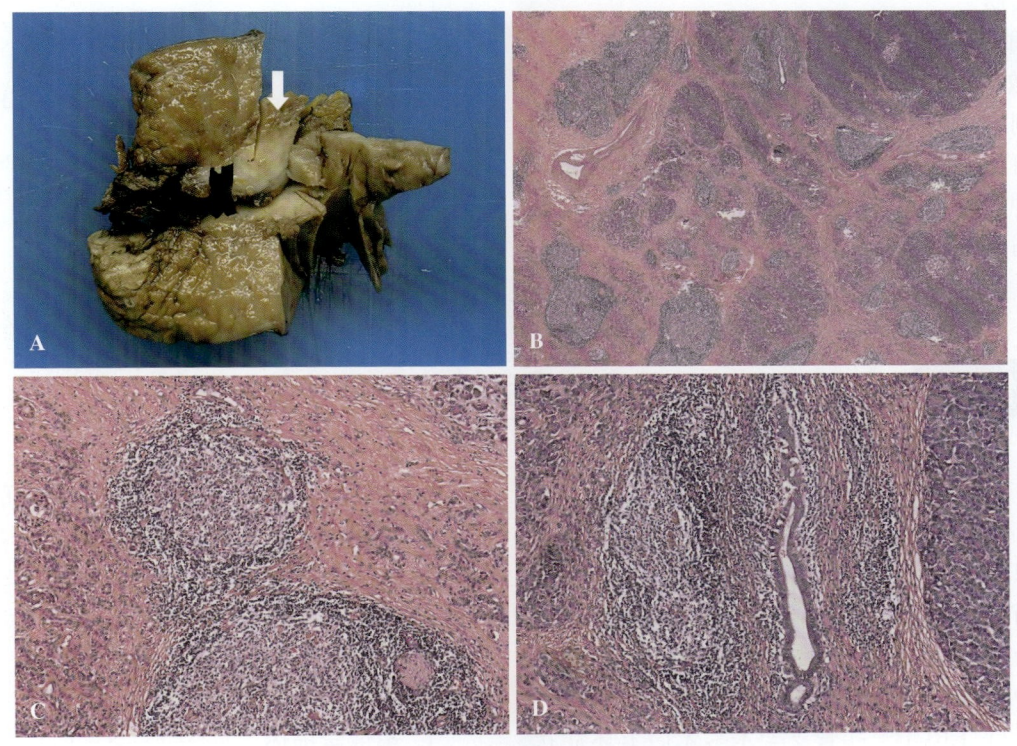

▲ 图 2-27-3 滤泡性胰腺炎的病理学表现

A. 滤泡性胰腺炎大体呈灰白色结节状,似肿瘤性改变(箭);B. 胰腺内见大量散在分布的淋巴滤泡,可见生发中心(HE,20×);C. 淋巴滤泡生发中心形成(HE,100×);D. 导管周围可见大量的淋巴细胞、浆细胞(HE,100×)。

讨 论

滤泡性胰腺炎(follicular pancreatitis, FP)是一种罕见的慢性非特异性胰腺炎,其特征是胰腺实质内出现多个大小不等的滤泡状病变,呈囊性或囊实性改变,并伴有胰管的扩张和胰腺周围炎症反应。"滤泡性胰腺炎"一词在 2012 年首次被提出,文献报道极少。发病年龄通常>50 岁,男性略占优势(60%)。约一半的 FP 患者无临床症状;少数患者表现为腹痛、黄疸或肝酶升高。

FP 的典型病理学特点是胰腺实质内广泛的淋巴滤泡形成,特别是胰管周围。这些病变可以是囊性或囊实性的,边界清晰,内部可能含有液体。此外,胰管扩张和胰腺周围的炎症反应也是 FP 的病理特点之一。滤泡型炎症在不同程度上也累及胰腺实质。尽管有严重的胰管周围炎症,FP 缺乏胰管损伤的证据。浸润细胞以淋巴细胞为主;浆细胞虽然存在,但比自身免疫性胰腺炎少。值得注意的是,FP 没有席纹状纤维化和闭塞性静脉炎。IgG4 阳性浆细胞稀疏,IgG4/IgG 阳性浆细胞比例<0.4。

FP 可发生于胰腺任何部位,影像学表现包括胰腺增大、胰腺实质内的滤泡状病变、胰腺周围炎症反应,有时可见胆总管及主胰管扩张。CT 平扫呈等密度;MR T1WI 上呈低信号,T2WI 上呈等或轻度高信号,提示 FP 有轻微水肿。增强扫描 CT 与 MRI 表现相似,为渐进性强化,即动脉早期呈轻度强化,实质期与正常胰腺实质强化程度相近,延迟期高于正常胰腺实质。

FP 可能被误诊为胰腺肿瘤,主要是因为影像学特征相似,如胰腺增大、胰腺实质内的病变、胰管扩张等。本例患者增强后胰体尾部病变渐进性延迟强化,且强化程度高于胰腺正常实质,而胰腺肿瘤除神经内分泌肿瘤外,很少会出现此强化特点。此外,胰腺体尾部病变周围脂肪间隙模糊,见液性渗出影,而胰腺肿瘤的渗出大多是由于胰管梗阻导致上游继发性胰腺炎。

参考文献

[1] Tom WJ, Xu X, Vahdat N, et al. Follicular pancreatitis: A rare pancreatic inflammatory pseudotumor [J]. Clin Imaging, 2020,59(1):39 - 44.

[2] Zen Y, Ishikawa A, Ogiso S, et al. Follicular cholangitis and pancreatitis-clinicopathological features and differential diagnosis of an under-recognized entity [J]. Histopathology, 2012,60(2):261 - 269.

[3] Gupta RK, Xie BH, Patton KT, et al. Follicular pancreatitis: a distinct form of chronic pancreatitis-an additional mimic of pancreatic neoplasms [J]. Hum Pathol, 2016,48:154 - 162.

[4] Zen Y, Deshpande V. Tumefactive inflammatory diseases of the pancreas [J]. Am J Pathol, 2019,189(1):82 - 93.

[5] Mizuuchi Y, Aishima S, Hattori M, et al. Follicular pancreatitis, report of a case clinically mimicking pancreatic cancer and literature review [J]. Pathol Res Pract, 2014,210(2):118 - 122.

[6] Nakata B, Amano R, Matsuoka J, et al. Spontaneously complete regression of pseudolymphoma of the remnant pancreas after pancreaticoduodenectomy [J]. Pancreatology, 2012,12(3):215 - 218.

[7] Kaneko R, Mitomi H, Nakazaki N, et al. Primary hepatic lymphoma complicated by a hepatic inflammatory pseudotumor and tumor-forming pancreatitis [J]. J Gastrointestin Liver Dis, 2017,26(3):299 - 304.

病例 28 滤泡性胰腺炎合并胰管扩张

患者信息

男性患者,29 岁,于 2 年前饱餐后出现上腹部持续性绞痛,伴恶心,就诊于当地医院,诊断为"急性胰腺炎",予"抑酸、抑酶"等治疗后,好转出院,有胰腺假性囊肿形成,行"经皮胰腺假性囊肿引流术"。9 个月前患者行"ERCP+胰管支架术",术后上述症状无明显缓解,其间发作 4 次腹痛,性质同前。白细胞计数 $10.44×10^9$/L(↑)。凝血功能:血浆 D-二聚体 0.95 mg/L(↑)。淀粉酶 126 U/L(2023 - 06 - 04),163 U/L(↑)(2023 - 06 - 05)。

影像学表现

1. 影像学描述 见图 2 - 28 - 1 和图 2 - 28 - 2。

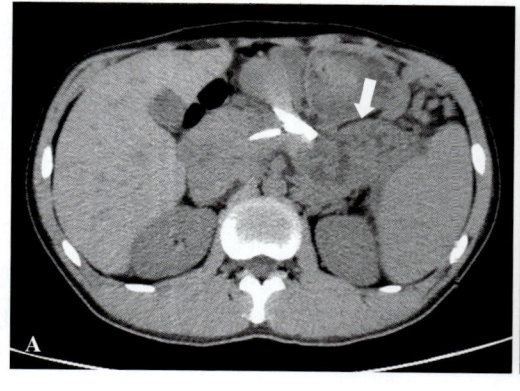
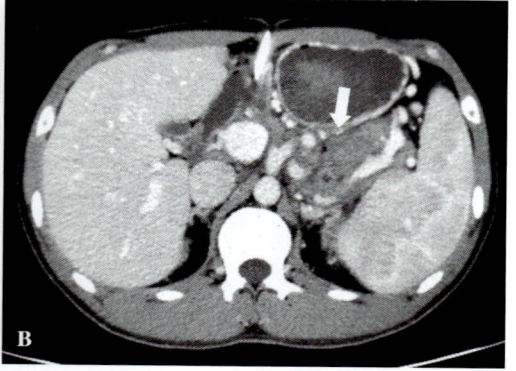

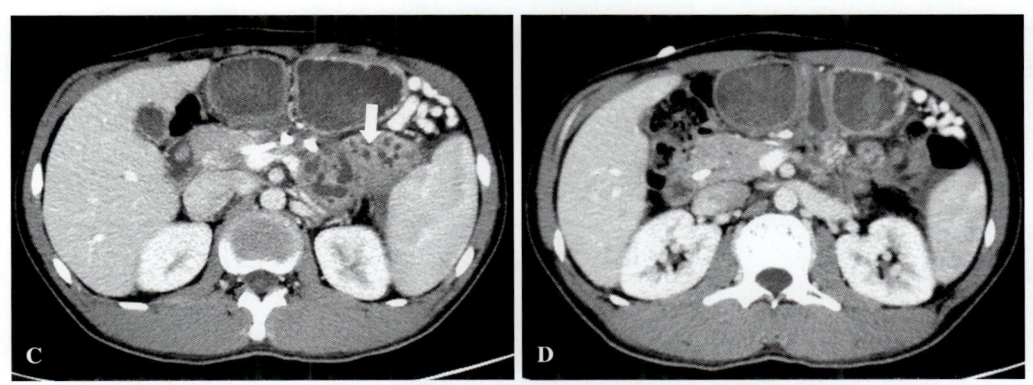

▲ 图 2-28-1　滤泡性胰腺炎伴胰管扩张 CT 表现

A. 横断面 CT 平扫示高密度胰管支架及胰周引流管影,胰体尾部多发小囊状低密度影(箭);B～D. CT 增强实质期图像,显示脾静脉狭窄,脾周静脉迂曲增粗,胰体尾部蜂房状低密度影(箭),脾周少量积液。

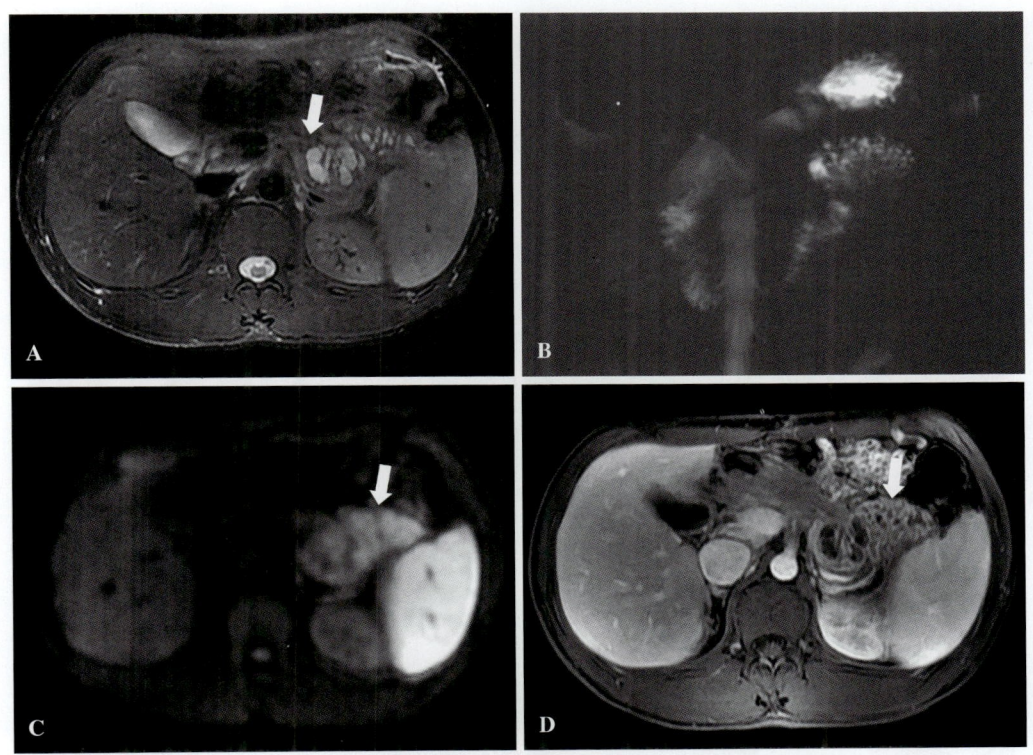

▲ 图 2-28-2　滤泡性胰腺炎伴胰管扩张 MRI 表现

A. 横断面 MR T2WI 示胰体尾多发蜂房状高信号影(箭);B. MRCP 示胰头主胰管形态正常,体尾部弥漫性蜂房状高信号影;C. DWI 示体尾部病灶呈高信号(箭);D. 横断面 MRI 增强实质期图像,显示囊性灶未见强化,实性部分明显强化(箭)。

2. 影像学诊断　慢性胰腺炎伴体尾部假性囊肿;胰源性门静脉高压。

病理学表现

1. 大体　胰体尾大小 9.0 cm×7.0 cm×5.0 cm,紧邻胰腺切缘见一胰管扩张区,胰管直径 0.2～1.7 cm,胰管扩张区范围 7.5 cm×4.3 cm×6.8 cm。其余胰腺切面灰白灰黄色,呈囊实性。

2. 镜下　胰腺腺泡结构大部分消失,腺泡萎缩,残存少量胰岛组织,间质见淋巴滤泡增生明显,主胰管及分支胰管广泛扩张,局部导管上皮呈鳞状上皮化生,周围见大量淋巴细胞、浆细胞浸润,增生的纤维组织呈套状围绕。间质大量淋巴细胞、浆细胞及少量嗜酸性粒细胞浸润,纤维组织增生明显,另可见多灶性微脓肿形成。

3. 免疫组化　CD38(浆细胞+),CD138(浆细

胞+),IgG(浆细胞+),IgG4/IgG<0.4。

4. 病理诊断 胰体尾滤泡性胰腺炎伴广泛导管扩张、鳞状上皮化生,另见多灶性微脓肿形成。

讨 论

同本章节病例27。

病例 29　胰腺结核误诊为黏液性囊性肿瘤

患者信息

女性患者,45岁,1个月前外院体检提示胰腺占位。白细胞计数 $3.02\times10^9/L(\downarrow)$,中性粒细胞计数 $1.64\times10^9/L(\downarrow)$,血红蛋白 113 g/L($\downarrow$)。CA19-9 119.38 U/mL($\uparrow$)。

影像学表现

1. 影像学描述 见图 2-29-1。
2. 影像学诊断 胰尾黏液性囊性肿瘤恶变可能(误诊)。

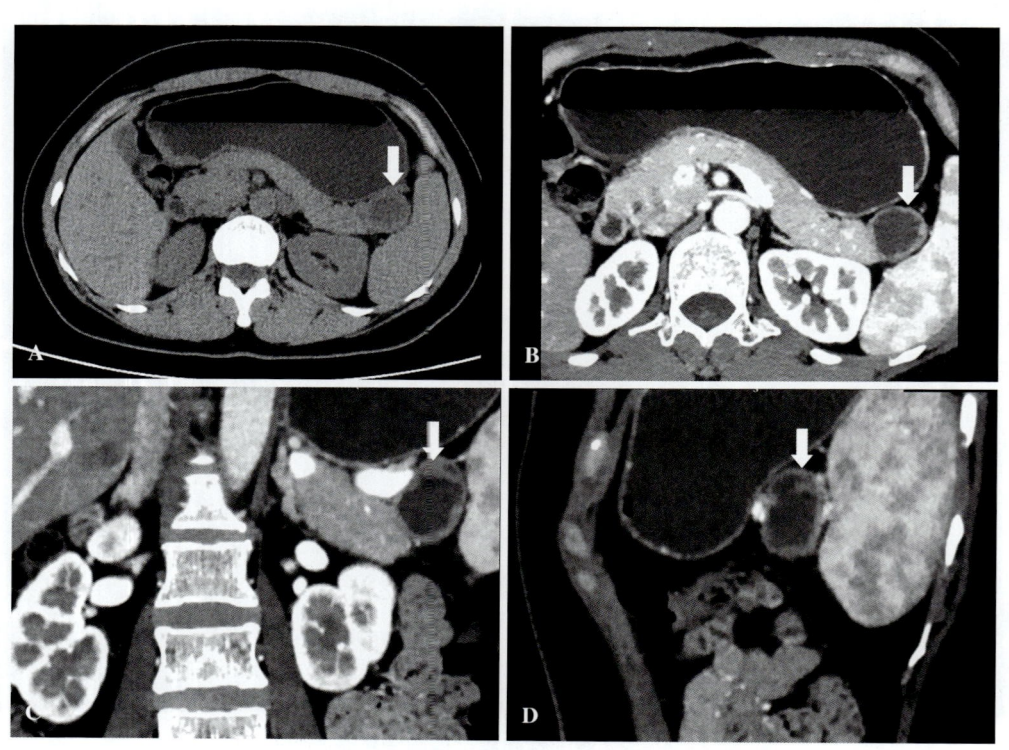

▲ 图 2-29-1　胰腺结核误诊为黏液性囊性肿瘤 CT 表现
A. 横断面 CT 平扫胰尾部见一类圆形低密度灶(箭);B~D. 分别为横断面、冠状面、矢状面 CT 增强,显示病灶与胰腺分界不清,囊壁较厚,增强后强化(箭)。

病理学表现

1. 大体 距胰腺切缘 9 cm、距脾门 0.7 cm 见一灰白色肿物,大小 2.2 cm×2.0 cm×1.7 cm,切面灰白色,实性,质中,与周围组织界限清晰。
2. 镜下 胰尾组织中见结核结节,结节中央为大片干酪样坏死,坏死灶周围见淋巴细胞和梭形、多角形的上皮样细胞围绕,上皮样细胞胞质淡伊红色,胞界不清,并可见朗汉斯巨细胞散在分布。胰尾周围淋巴结内可见上皮样肉芽肿性病变伴大量干酪样坏死(图 2-29-2)。
3. 病理诊断 (胰尾)结核。

讨 论

胰腺结核或胰周结核是一种罕见的疾病,其影像学表现可能与胰腺肿瘤相似,经常导致胰腺结核

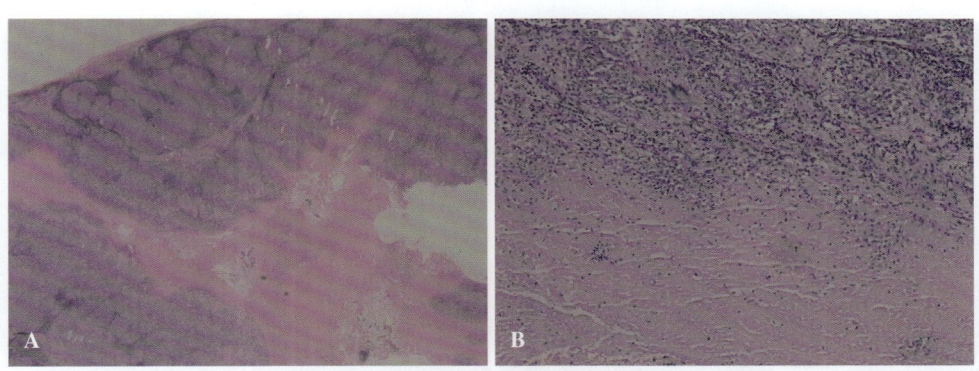

▲ 图 2-29-2 胰腺结核的病理学表现

A. 结核结节中央为大片干酪样坏死(HE,10×);B. 坏死灶周围见大量淋巴细胞、上皮样细胞和散在分布的多核巨细胞(HE,100×)。

被误诊为胰腺恶性肿瘤。胰腺结核或胰周结核可表现为一系列特异性或非特异性症状,如腹部疼痛、黄疸、急性/慢性胰腺炎、胰腺脓肿、大量胃肠道出血等。本例患者 CT 及 MRI 增强误诊为胰腺黏液性囊性肿瘤(mucinous cystic neoplasm, MCN)。

胰腺结核可以是弥漫性的,也可以是局灶性。CT 或 MRI 扫描显示胰腺或胰周的低密度或囊性病灶,有时可见主胰管扩张,增强扫描病灶呈不均匀强化或环形强化。胰腺囊性肿瘤和胰腺结核的影像学表现相似,两者有时很难鉴别。如果同时发现胰外的典型结核病变,如肺结核病变、肝门部或腹膜后环形强化淋巴结等,则有利于胰腺结核的诊断。但本例患者只有胰尾孤立性病灶,囊壁环形强化,其内分隔强化,且患者炎症指标正常,而 CA19-9 升高,因而误诊为 MCN 恶变可能。但若术前在超声内镜下行囊壁细针穿刺活检可能对诊断有指导意义。

参考文献

[1] Rao RN, Pandey R, Rana MK, et al. Pancreatic and peripancreatic tuberculosis presenting as hypoechoic mass and malignancy diagnosed by ultrasound-guided fine-needle aspiration cytology [J]. J Cytol, 2013, 30(2): 130-135.

[2] Lakmal K, Jayarajah U, Chandraguptha MR, et al. Misdiagnosis of pancreatic tuberculosis as a pancreatic cystic neoplasm — A case report [J]. SAGE Open Med Case Rep, 2023, 11: 2050313X231200289.

[3] Woodfield JC, Windsor JA, Godfrey CC, et al. Diagnosis and management of isolated pancreatic tuberculosis: recent experience and literature review [J]. ANZ J Surg, 2004, 74(5): 368-371.

[4] Xia F, Poon RT, Wang SG, et al. Tuberculosis of pancreas and peripancreatic lymph nodes in immunocompetent patients: experience from China [J]. World J Gastroenterol, 2003, 9(6): 1361-1364.

[5] van Huijgevoort NCM, Del Chiaro M, Wolfgang CL, et al. Diagnosis and management of pancreatic cystic neoplasms: current evidence and guidelines [J]. Nat Rev Gastroenterol Hepatol, 2019, 16(11): 676-689.

[6] Chatterjee S, Schmid ML, Anderson K, et al. Tuberculosis and the pancreas: a diagnostic challenge solved by endoscopic ultrasound. A case series [J]. J Gastrointestin Liver Dis, 2012, 21(1): 105-107.

[7] Evans JD, Hamanaka Y, Olliff SP, et al. Tuberculosis of the pancreas presenting as metastatic pancreatic carcinoma. A case report and review of the literature [J]. Dig Surg, 2000, 17(2): 183-187.

[8] Saluja SS, Ray S, Pal S, et al. Hepatobiliary and pancreatic tuberculosis: a two-decade experience [J]. BMC Surg, 2007, 7:10.

[9] Chaudhary P, Bhadana U, Arora MP. Pancreatic tuberculosis [J]. Indian J Surg, 2015, 77(6): 517-524.

病例 30　胰腺脓肿

患者信息

男性患者,54 岁,于 15 天前无明显诱因感腹胀、食欲减退。当地医院就诊,行 CT 检查提示胰头占位,胰腺癌可能。CA50 27.25 U/mL(↑),C 反应蛋白 36.80 mg/L(↑)。

影像学表现

1. **影像学描述**　见图 2-30-1,图 2-30-2。
2. **影像学诊断**

(1) CT 增强:胰头部占位,腺鳞癌? 假性囊肿?(误诊)

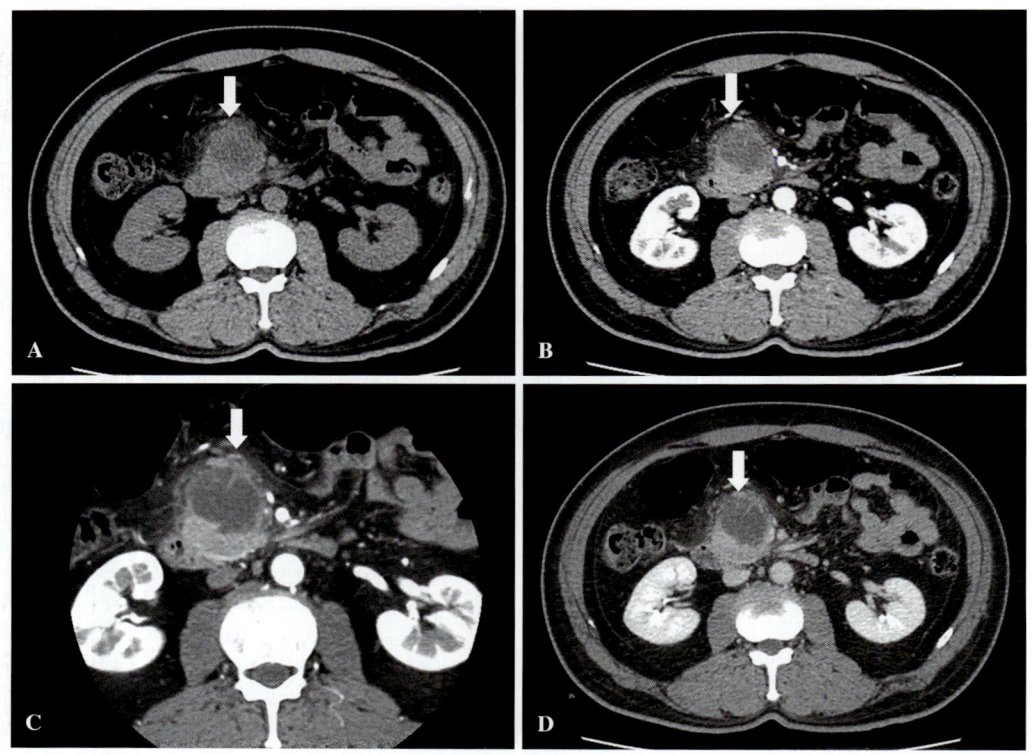

▲ 图 2-30-1 胰腺脓肿 CT 表现

A. 横断面 CT 平扫示胰头部类圆形低密度影，边缘模糊（箭）；B~D. 分别为横断面增强 CT 动脉早期、胰腺实质期及延迟期图像，显示病灶边缘强化，中央见线状分隔强化，中央囊变区无强化（箭）。

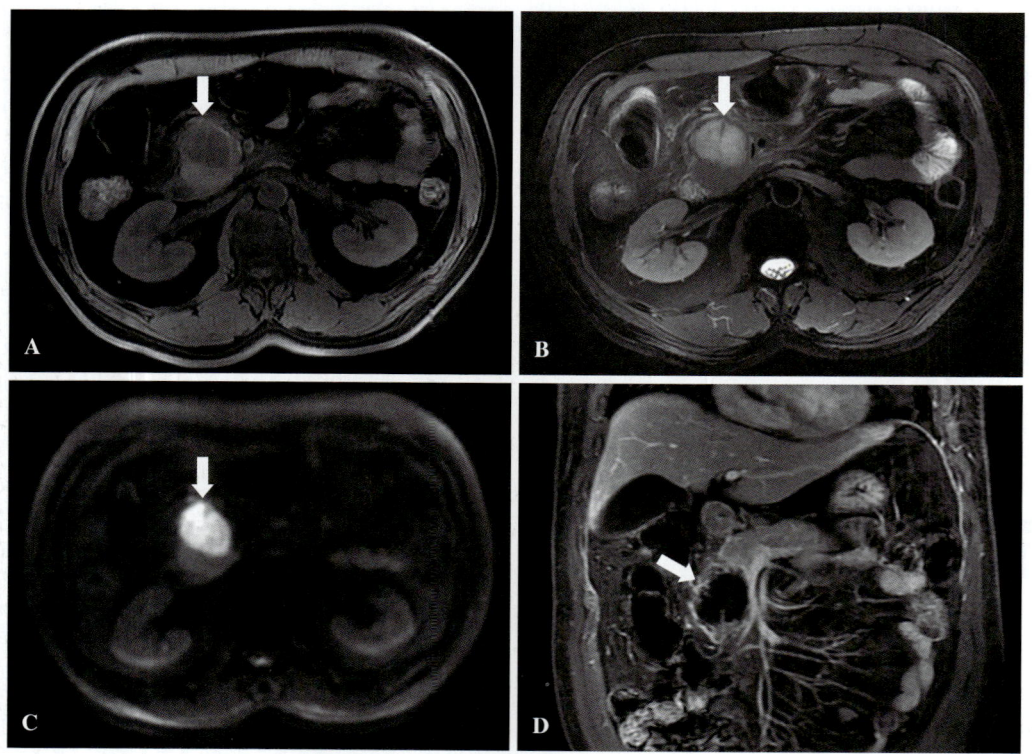

▲ 图 2-30-2 胰腺脓肿 MRI 表现

A. 横断面 MR T1WI 示胰头部类圆形低信号灶，中央见线状分隔（箭）；B. MR T2WI 示病灶呈高信号，边缘及中央分隔呈低信号（箭）；C. DWI 示病灶呈明显高信号（箭）；D. 冠状面 MRI 增强延迟期示病灶内壁不光整，囊壁及分隔明显强化（箭）。

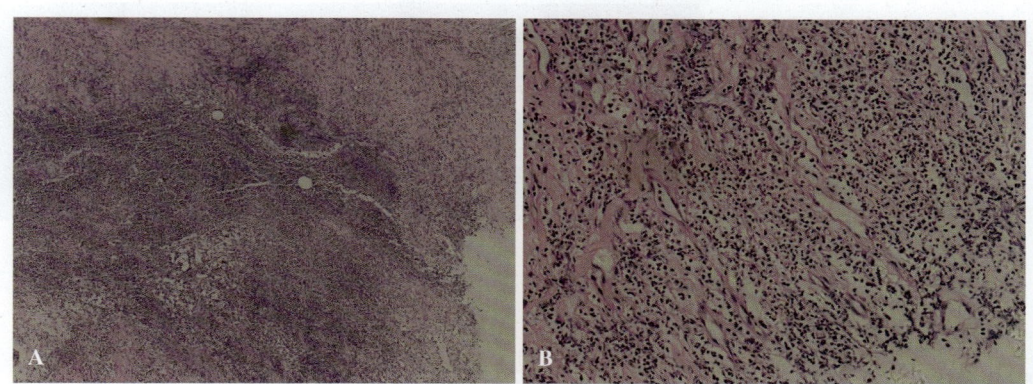

▲ 图 2-30-3 胰腺脓肿的病理学表现

A. 囊壁组织内附大量炎细胞形成脓肿(深紫色区域)(HE,5×);B. 囊壁无内衬上皮,表面见炎性坏死渗出物,其下小血管扩张,大量淋巴细胞、浆细胞及大量中性粒细胞浸润(HE,20×)。

(2) MRI 增强:胰头部囊性占位,考虑感染性病变,包裹性坏死可能。

病理学表现

1. 大体 囊壁样组织一块,大小 2.3 cm×1.1 cm×0.4 cm,壁厚 0.2～0.4 cm。

2. 镜下 镜下见囊壁组织主要由纤维组织构成,囊壁无内衬上皮,表面见炎性坏死渗出物,其下小血管扩张,大量淋巴细胞、浆细胞及大量中性粒细胞浸润(图 2-30-3)。

3. 病理诊断 胰腺脓肿。

讨 论

胰腺脓肿是一种严重的胰腺感染,由急性胰腺炎、外伤或其他疾病导致。该病可导致严重的全身感染症状,严重者发生多器官功能衰竭,需要及时诊断和治疗。上腹部触及压痛性肿块是胰腺脓肿的典型体征,但在急性胰腺炎患者中,若病程中出现高热、寒战及腹胀,即使无上述典型体征也应该考虑存在胰腺脓肿的可能性,需要及时行影像学检查明确诊断。而本例患者以腹胀为首发临床症状,无明显发热等感染症状,查体无腹部压痛,腹部未扪及包块,患者既往无胰腺炎或外伤病史,因此此例患者的临床症状及体征与继发于急性胰腺炎或外伤的胰腺脓肿不符。

本病例 CT 检查时被误诊为胰腺腺鳞癌可能。胰腺腺鳞癌是罕见的外分泌肿瘤,好发于胰体尾部,形态多不规则,约 86.7% 发生囊变,这是由于恶性鳞状细胞呈巢状簇样排列,生长速度快,常因供血不足而出现坏死囊变。囊变可能是本例误诊为腺鳞癌的主要原因。

该患者 MR T1WI 上呈低信号,说明病灶内无出血或含蛋白物质;T2WI 上呈高信号,尤其是 DWI 明显高信号,说明囊液水分子弥散明显受限,这与脓肿信号相符。囊壁不光滑,内有分隔,囊壁及分隔明显强化,这与炎性细胞浸润有关。CT 检查对囊性病变的显示不如 MRI,尤其是当 DWI 显示囊性部分明显高信号时,结合病变周围炎性渗出,需考虑胰腺脓肿的可能。

参考文献

[1] Imaoka H, Shimizu Y, Mizuno N, et al. Ring-enhancement pattern on contrast-enhanced CT predicts adenosquamous carcinoma of the pancreas: A matched case-control study [J]. Pancreatology, 2014,14(3):221-226.

[2] 朱爱军,石景森. 重症急性胰腺炎继发胰腺脓肿的治疗[J]. 中国普通外科杂志,2003,12(12):935-936.

[3] 仲艳,路鸣,史红媛,等. 胰腺腺鳞癌的 CT 影像特征[J]. 医学影像学杂志,2017,33(3):450-454.

第三章　胰腺囊性病变

病例 31　　胰腺浆液性囊腺瘤误诊为神经内分泌肿瘤

患者信息

女性患者,70岁,2个月前无明显诱因出现腹痛,伴有腹胀、腰背部疼痛、便黄、消瘦。

影像学表现

1. **影像学描述**　见图 3-31-1,图 3-31-2。
2. **影像学诊断**　CT 诊断为胰头神经内分泌肿瘤(误诊),MRI 诊断为胰头浆液性囊腺瘤。

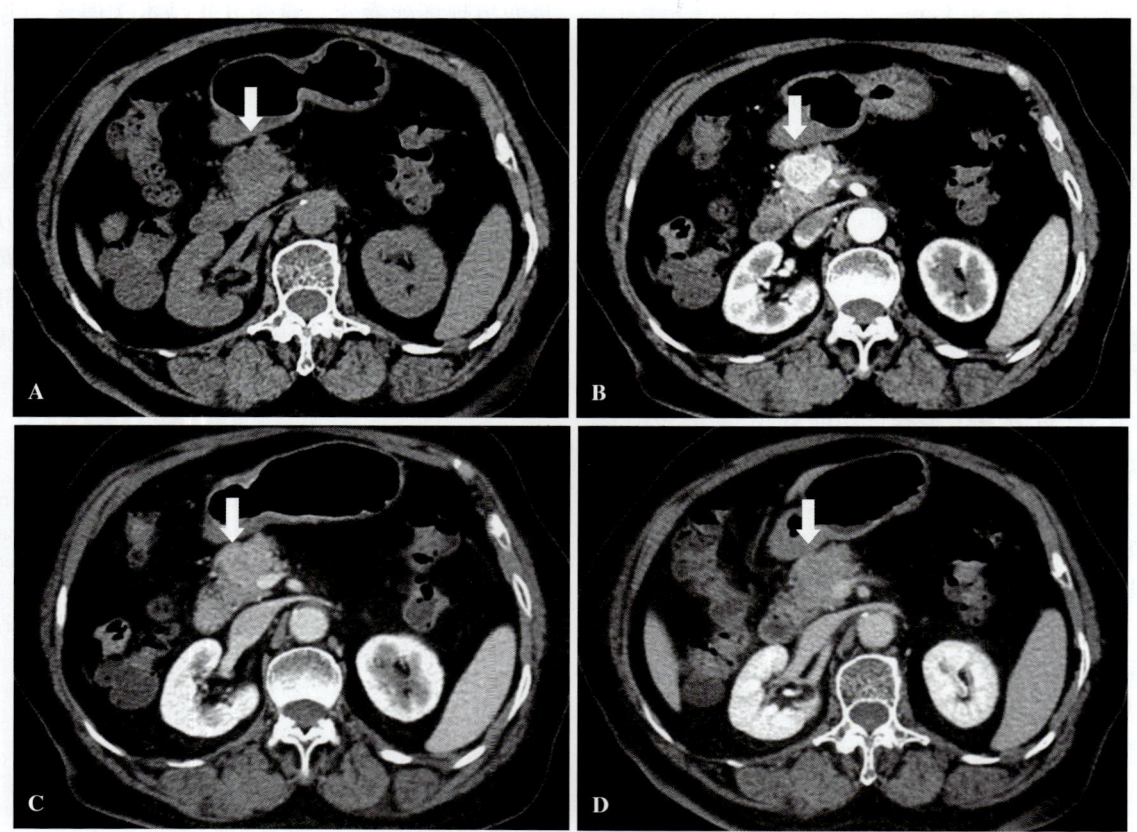

▲ 图 3-31-1　胰腺浆液性囊腺瘤误诊为神经内分泌肿瘤

A~D. 分别为横断面 CT 平扫、动脉期、门脉期和延迟期图像,可见病灶位于胰头,平扫呈低密度(A,箭),增强后动脉期(B)明显强化,强化程度明显高于胰腺实质,门脉期(C)及延迟期(D)示病灶与周围正常胰腺实质强化程度相仿。

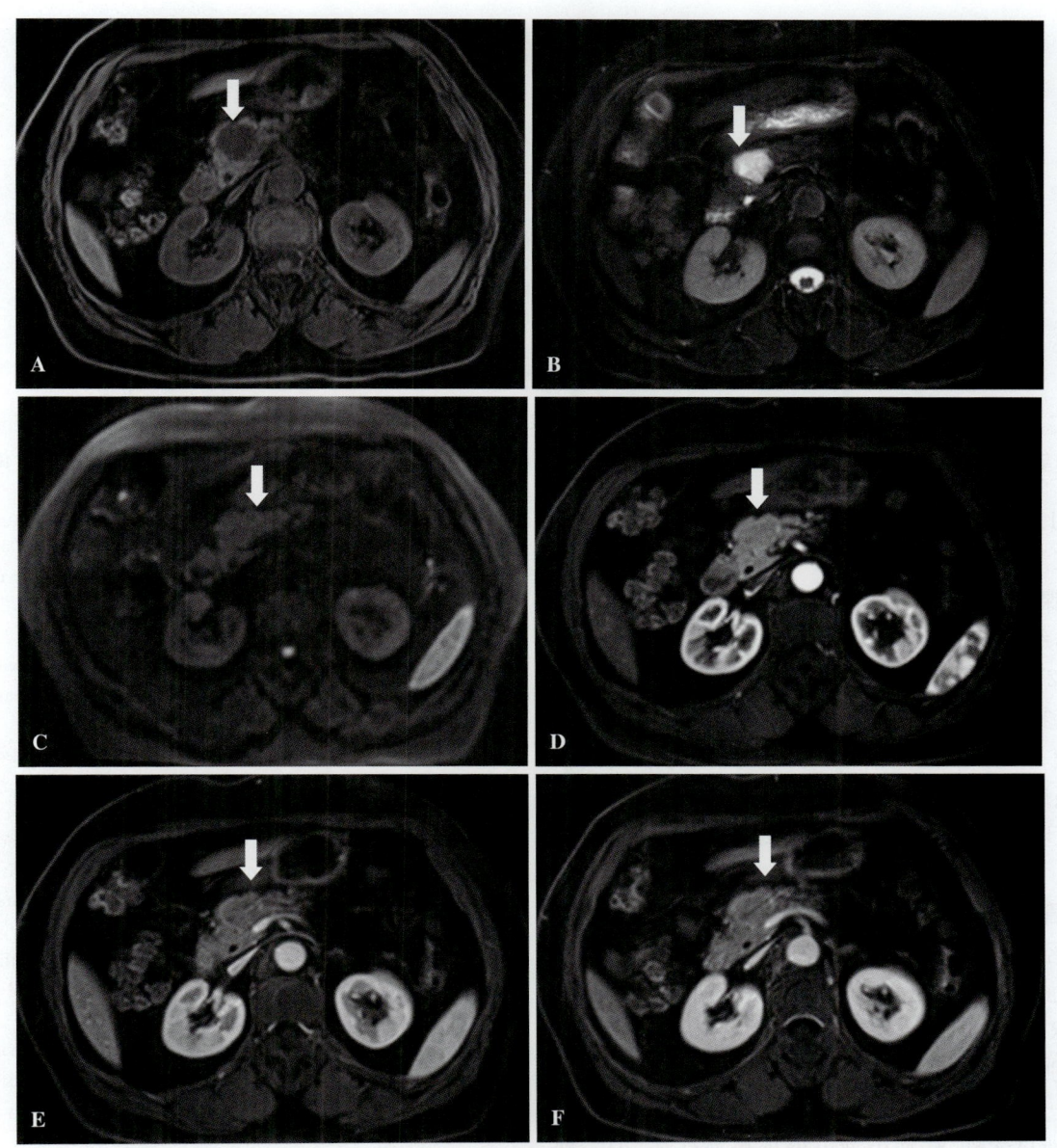

▲ 图 3-31-2　胰腺浆液性囊腺瘤误诊为神经内分泌肿瘤 MRI 表现

A～C. 分别为横断面 MR T1WI 平扫、T2WI、DWI。胰腺 MRI 增强检查，肿块位于胰头，边界清楚，T1WI 上呈低信号（A，箭），T2WI 上呈高信号（B，箭），DWI 上低信号（C，箭）；D～F. DWI 横断面增强 MR T1WI 动脉期、门脉期和延迟期图像可见病灶较明显强化。

病理学表现

1. 大体　胰颈肿瘤：灰白灰黄色组织一块，大小 5.0 cm×4.5 cm×2.0 cm，切面见一肿物，直径 2 cm，蜂窝状，局部可见星状瘢痕，囊内含透明清亮液体，与周围组织界限清。

2. 镜下　肿瘤组织界限清楚，多房囊状，囊壁内衬单层立方上皮，细胞胞质透明，富含糖原，核居中，核小，核仁不清楚，中央瘢痕由透明变的胶原构成（图 3-31-3）。

3. 病理诊断　胰颈部浆液性囊腺瘤（微囊型）。

讨　论

胰腺浆液性囊腺瘤（serous cystadenoma, SCA）是一种发生于胰腺外分泌部的少见良性肿瘤，仅占胰腺外分泌肿瘤的 1%～2%，占胰腺所有囊性肿瘤的 20%～40%，大多数是良性病变，常见于 50～70 岁中老年女性患者，平均年龄约 62 岁，常发生于胰腺体尾部。按照 WHO 组织学标准分型，SCA 组织学上可分为微囊型、巨囊型、实性、von

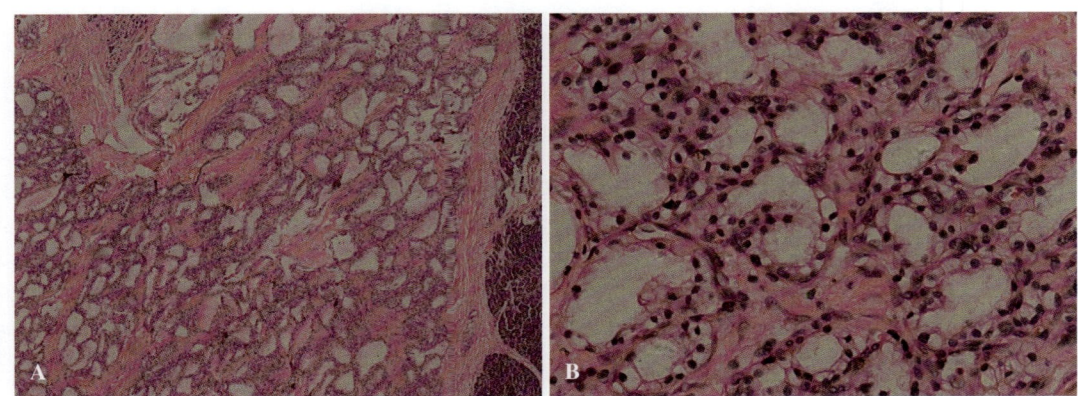

▲ 图3-31-3 微囊型浆液性囊腺瘤的病理学表现

A. 肿瘤呈微囊状,与周围组织界限清楚(HE,50×);B. 囊壁内衬单层立方上皮,细胞胞质透明,富含糖原,核小居中(HE,400×)。

Hippel-Lindau病相关型、混合型浆液-神经内分泌肿瘤、浆液性囊腺癌。

胰腺SCA影像上表现为单个、独立、边界清楚的肿块,纤维包膜在CT上呈低密度,T1WI上呈低信号,T2WI上呈稍高信号,增强后有强化。典型的SCA有多个微囊,囊壁薄而细,CT平扫时难以显示,囊壁T2WI上呈低信号,T1WI上呈等或稍高信号,增强后可明显强化。囊中间为中央纤维瘢痕及分隔,有时可见条状不规则钙化或特征性日光放射状钙化。以微囊组成的病灶可表现为实性外观,且间质血管丰富,增强后呈明显强化,在诊断中易被误诊为神经内分泌肿瘤等。本例患者行CT检查时,因其增强后明显强化,被误诊为胰腺神经内分泌肿瘤。MRI对胰腺囊性病变显示较好。因此,当遇到难以鉴别的病变时,可行MRI检查,微囊型SCA在T2WI上呈囊性,水样信号。而胰腺神经内分泌肿瘤大多数呈实性,病变内部可发生囊变坏死,但一般不可见分隔,肿瘤增强后大部分表现为动脉期或门脉期显著强化,延迟期强化部分退出。

SCA生长缓慢,治疗上以随访观察为主,而微囊型SCA容易误诊为胰腺神经内分泌肿瘤,后者一般需要手术切除治疗,因此加强对该病的认识,可以避免不必要的手术。

参考文献

[1] Jais B, Rebours V, Malleo G, et al. Serous cystic neoplasm of the pancreas: A multinational study of 2622 patients under the auspices of the International Association of Pancreatology and European Pancreatic Club (European Study Group on Cystic Tumors of the Pancreas) [J]. Gut, 2016, 65(2): 305-312.

[2] Brugge WR, Lauwers GY, Sahani D, et al. Cystic neoplasms of the pancreas [J]. N Engl J Med, 2004, 351(12): 1218-1226.

[3] Del Chiaro M, Verbeke C, Salvia R, et al. European experts consensus statement on cystic tumours of the pancreas [J]. Dig Liver Dis, 2013, 45(9): 703-711.

[4] Yoon WJ, Lee JK, Lee KH, et al. Cystic neoplasms of the exocrine pancreas: An update of a nationwide survey in Korea [J]. Pancreas, 2008, 37(3): 254-258.

[5] Galanis C, Zamani A, Cameron JL, et al. Resected serous cystic neoplasms of the pancreas: A review of 158 patients with recommendations for treatment [J]. J Gastrointest Surg, 2007, 11(7): 820-826.

[6] Kloppel G, Solcia E, Capella C, et al. Classification of neuroendocrine tumours [J]. Ital J Gastroenterol Hepatol, 1999, 31 Suppl 2: S111-116.

[7] Kim SY, Lee JM, Kim SH, et al. Macrocystic neoplasms of the pancreas: CT differentiation of serous oligocystic adenoma from mucinous cystadenoma and intraductal papillary mucinous tumor [J]. AJR, 2006, 187(5): 1192-1198.

[8] Khurana B, Mortele KJ, Glickman J, et al. Macrocystic serous adenoma of the pancreas: Radiologic-pathologic correlation [J]. AJR, 2003, 181(1): 119-123.

[9] Cohen-Scali F, Vilgrain V, Brancatelli G, et al. Discrimination of unilocular macrocystic serous cystadenoma from pancreatic pseudocyst and mucinous cystadenoma with CT: Initial observations [J]. Radiology, 2003, 228(3): 727-733.

[10] Procacci C, Graziani R, Bicego E, et al. Serous cystadenoma of the pancreas: Report of 30 cases with emphasis on the imaging findings [J]. J Comput Assist Tomogr, 1997, 21(3): 373-382.

[11] Metz DC, Jensen RT. Gastrointestinal neuroendocrine tumors: Pancreatic endocrine tumors [J]. Gastroenterology, 2008, 135(5): 1469-1492.

病例 32　　胰腺浆液性囊腺瘤(实体型)

患者信息

男性患者,72岁,因"体检发现胰颈占位1个月余"入院。患者于1个月前单位体检发现胰颈占位,为求进一步诊治入院。

影像学表现

1. 影像学描述　见图 3-32-1。

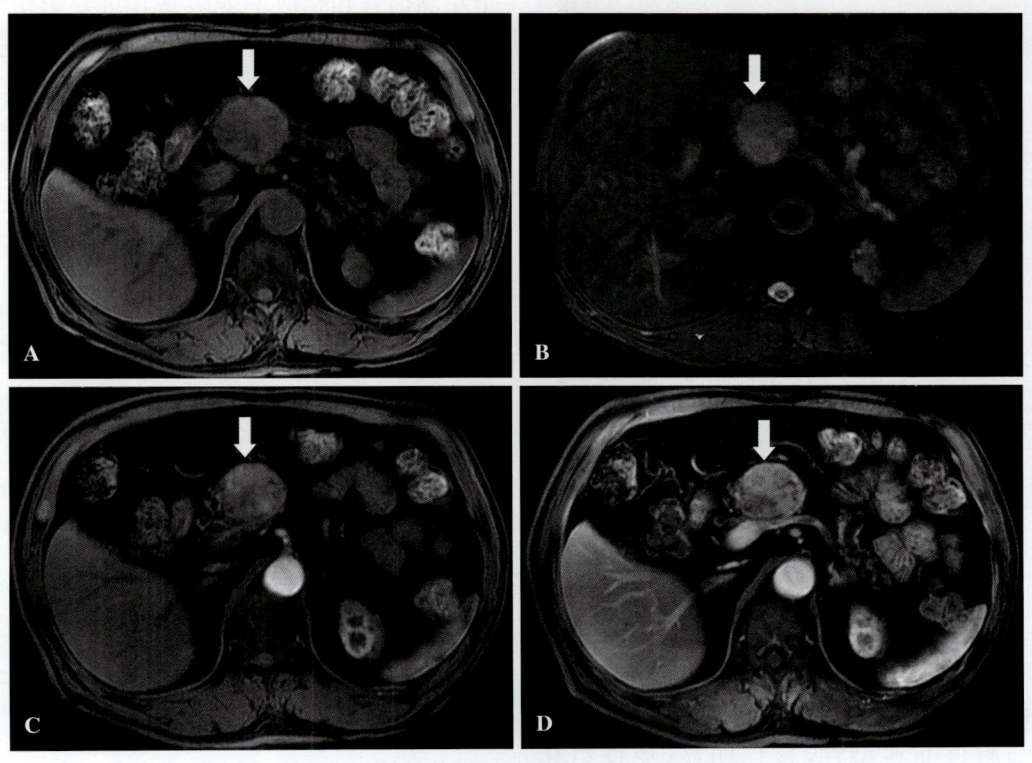

▲ 图 3-32-1　胰腺浆液性囊腺瘤(实体型)MRI 表现

A. 横断面 MR T1WI 图像,显示胰体部肿块呈等信号,边界清晰(箭);B. 横断面 MR T2WI 图像,显示胰体部肿块呈高信号(箭);C. 横断面 MRI 增强动脉期图像,显示胰体部肿块明显强化(箭);D. 横断面 MRI 增强门脉期图像,显示胰体部肿块持续明显强化(箭)。

2. 影像学诊断　(胰腺)浆液性囊性肿瘤(实体型)。

病理学表现

1. 大体　胰体尾大小 14.0 cm×4.0 cm×4.0 cm,距胰腺切缘 0.4 cm 见一结节性肿物,大小 4.0 cm×4.0 cm×3.5 cm,切面灰白色,胶冻样,部分区域呈多囊性,于胰腺切面可见一扩张胰管,长 8.5 cm,周径 1.5～2.5 cm(图 3-32-2A)。

2. 镜下　肿瘤由大小不等的囊腔构成,囊腔被覆单层立方上皮,胞质透亮,核圆形、卵圆形,无明显异型,部分囊腔内可见浆液样物,部分囊壁组织可见纤维胶原化(图 3-32-2B)。

3. 免疫组化　CAM5.2(＋),D2-40(－),CK7(＋),CK20(－),CgA(－),WT1(±),p53(－),Ki-67(个别＋)。

4. 病理诊断与鉴别诊断

(1) 诊断:(胰体尾)浆液性囊腺瘤。

(2) 鉴别诊断:主要与黏液性囊性肿瘤、导管内乳头状黏液性肿瘤、转移性透明细胞性肾细胞癌及血管周上皮样细胞肿瘤相鉴别。

1) 黏液性囊性肿瘤:囊肿壁厚,含有黏稠黏液,囊壁内衬高柱状细胞,含有大量黏液,并可见特征性的卵巢样间质。

2) 导管内乳头状黏液性肿瘤:囊内含有黏稠的黏液,囊壁内衬胃型、肠型或胰胆管型上皮,并可见

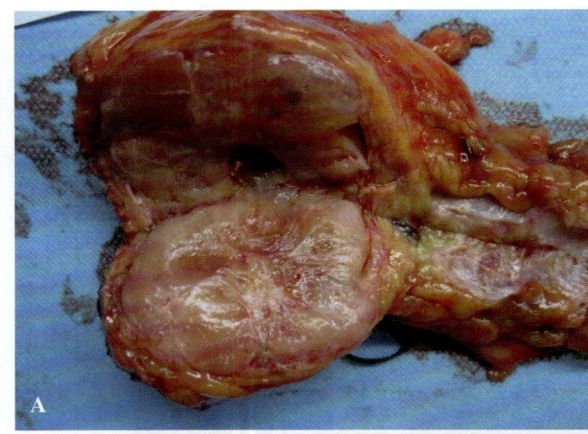

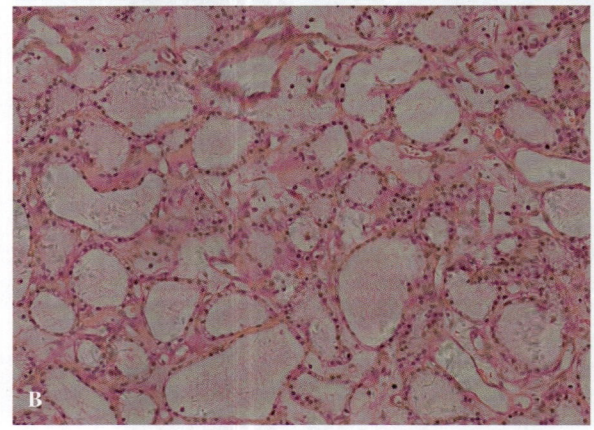

▲ 图 3-32-2　实体型浆液性囊腺瘤的病理学表现

A. 肿瘤呈结节状,与周围组织界限清楚;B. 细胞胞质透明,富含糖原,核小居中(HE,20×)。

囊肿与胰管相通。

3) 转移性透明细胞性肾细胞癌：转移性肾透明细胞癌的细胞核非典型性,核仁明显；免疫组化 Vimentin、RCC 和 CD10 呈阳性,CK7 阴性。

4) 血管周上皮样细胞肿瘤(perivascular epithelioid cell tumor, PEComa)：免疫组化 PEComa 细胞角蛋白阴性,而 HMB45、MelanA 及 SMA 阳性。

讨论

SCA 概述同病例 31。

影像学方面,实体型 SCA 内部致密的纤维分隔内含丰富毛细血管网,所以增强后呈明显强化,表现为富血供实体肿瘤,与胰腺神经内分泌肿瘤(pancreatic neuroendocrine neoplasm, pNEN)相似。但是实体型 SCA 看似实体却富含液体,T2WI 上呈高信号和弥散不受限是其重要影像学特征,而 pNEN 实性部分多呈 T2WI 等或稍高信号和弥散受限。另有研究认为实体型 SCA 在增强 CT 中呈"快进快出"强化模式是与 pNEN 鉴别的重要征象。

参考文献

[1] Brugge WR, Lauwers GY, Sahani D, et al. Cystic neoplasms of the pancreas [J]. N Engl J Med, 2004, 351(12): 1218-1226.

[2] Yoon WJ, Lee JK, Lee KH, et al. Cystic neoplasms of the exocrine pancreas: an update of a nationwide survey in Korea [J]. Pancreas, 2008, 37(3): 254-258.

[3] Del Chiaro M, Verbeke C, Salvia R, et al. European experts consensus statement on cystic tumours of the pancreas [J]. Dig Liver Dis, 2013, 45(9): 703-711.

[4] Hayashi K, Fujimitsu R, Ida M, et al. CT differentiation of solid serous cystadenoma vs endocrine tumor of the pancreas [J]. Eur J Radiol, 2012, 81(3): e203-208.

[5] Fang X, Jiang H, Cao K, et al. Distinguishing pancreatic solid serous cystadenomas from nonfunctional pancreatic neuroendocrine tumors by computed tomography: A propensity score analysis [J]. Medicine (Baltimore), 2022, 101(37): e30523.

[6] Yasuda A, Sawai H, Ochi N, et al. Solid variant of serous cystadenoma of the pancreas [J]. AMS, 2011, 7(2): 353-355.

[7] Reid MD, Choi H, Balci S, et al. Serous cystic neoplasms of the pancreas: clinicopathologic and molecular characteristics [J]. Seminars in Diagnostic Pathology, 2014, 31(6): 475-483.

[8] Jais B, Rebours V, Malleo G, et al. Serous cystic neoplasm of the pancreas: a multinational study of 2622 patients under the auspices of the International Association of Pancreatology and European Pancreatic Club (European Study Group on Cystic Tumors of the Pancreas) [J]. Gut, 2016, 65(2): 305-312.

病例 33　胰腺多发性浆液性囊腺瘤

患者信息

女性患者,72 岁,1 个月前超声检查发现胰腺占位。

影像学表现

1. **影像学描述**　见图 3-33-1。
2. **影像学诊断**　(胰腺)多发性分支胰管型 IPMN(误诊)。

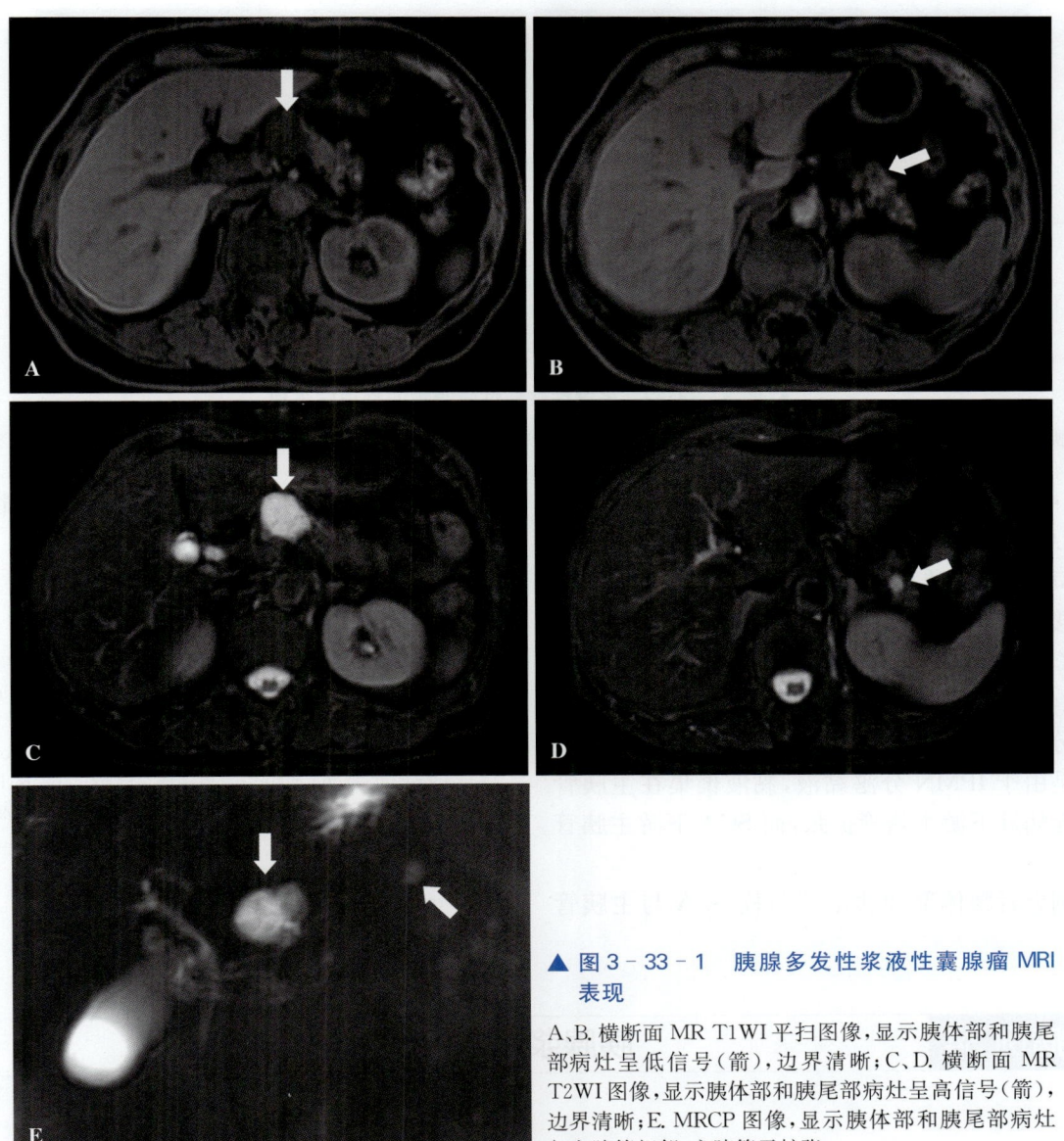

▲ 图3-33-1 胰腺多发性浆液性囊腺瘤MRI表现

A、B. 横断面MR T1WI平扫图像，显示胰体部和胰尾部病灶呈低信号（箭），边界清晰；C、D. 横断面MR T2WI图像，显示胰体部和胰尾部病灶呈高信号（箭），边界清晰；E. MRCP图像，显示胰体部和胰尾部病灶与主胰管相邻，主胰管无扩张。

病理学表现

1. 大体 胰体尾大小11.0 cm×3.0 cm×2.0 cm，距胰腺切缘0.9 cm见一肿物，大小2.2 cm×2.1 cm×0.8 cm；另距胰腺切缘3 cm见另一肿物，直径0.7 cm，切面均灰白色，多房囊状，囊内含清亮液体，与周围组织分界清楚（图3-33-2A）。

2. 镜下 两个肿瘤组织均界限清楚，多房囊状，囊壁内衬单层立方上皮，细胞胞质透明，富含糖原，核居中，核小，核仁不清楚，囊之间纤维分隔由透明变的胶原构成（图3-33-2B）。

3. 病理诊断 胰体尾浆液性囊腺瘤。

讨 论

胰腺浆液性囊腺瘤（SCA）是一种常见的胰腺囊性肿瘤，通常为单发性，多发性SCA极其罕见。2020年一篇系统性综述回顾性分析1946—2019年期间的262篇文献共23例多发性SCA，其中21例女性、2例男性，平均年龄53岁。

影像学方面，多发性SCA可分为多灶性和弥漫性两种，多灶性是指多个SCA局限于部分胰腺，弥漫性是指多个SCA弥漫分布于全胰腺，文献报道约65.2%（15/23）为弥漫性，约34.7%（8/23）为多灶性。多发性SCA的影像学表现与常规单发性SCA一致，最常见的典型表现为由多个小囊组成的蜂窝

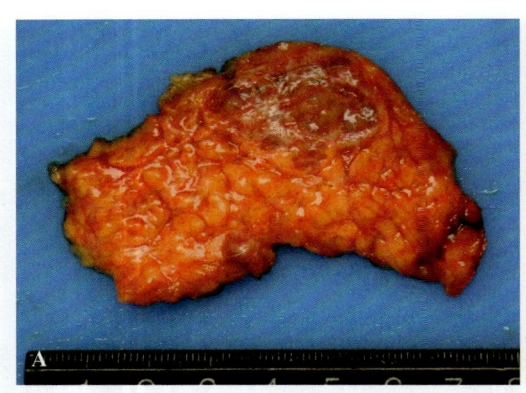
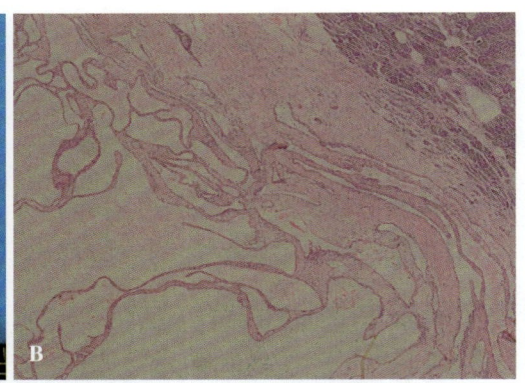

▲ 图 3-33-2　多发性浆液性囊腺瘤的病理学表现

A. 胰体尾部两个境界清楚的结节状肿物，二者之间无关联；B. 肿物与周围胰腺境界清楚，多囊状，囊壁菲薄（HE，200×）。

样结构，中央纤维瘢痕处钙化。约 21.7%（5/23）多发性 SCA 与 von Hippel Lindau（VHL）病相关，其中 4 例同时合并胰腺神经内分泌肿瘤。多发性 SCA 需要与多发性分支胰管型导管内乳头状黏液性肿瘤（IPMN）鉴别，若 SCA 发生位置紧邻主胰管，影像学难以判断 SCA 与主胰管是否相通，加之多发性分支胰管型 IPMN 更为常见，故而易导致误诊。但是由于 IPMN 分泌黏液，黏液聚集在主胰管内可引起病灶下游主胰管扩张，而 SCA 下游主胰管不扩张。

本例患者胰体部和胰尾部两枚 SCA 与主胰管相邻，尚无法明确判断两者是否相通，所以影像学误诊为胰腺多发性分支胰管型 IPMN。

参考文献

[1] European Study Group on Cystic Tumours of the P. European evidence-based guidelines on pancreatic cystic neoplasms [J]. Gut, 2018, 67(5): 789-804.
[2] Wu YHA, Samuels JM, Harnke B, et al. Multifocal/diffuse pancreatic serous cystic neoplasms: Systematic review with a new case [J]. Pancreatology, 2020, 20(5): 902-909.
[3] Chu LC, Singhi AD, Haroun RR, et al. The many faces of pancreatic serous cystadenoma: Radiologic and pathologic correlation [J]. Diagn Interv Imaging, 2017, 98(3): 191-202.

病例 34　胰腺浆液性囊腺瘤伴出血

患者信息

女性患者，33 岁，两周前体检发现胰腺占位。

影像学表现

1. **影像学描述**　见图 3-34-1，图 3-34-2。

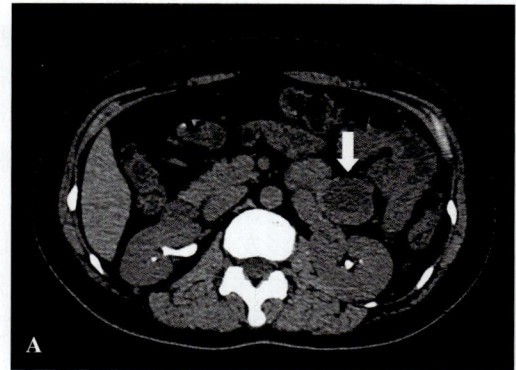
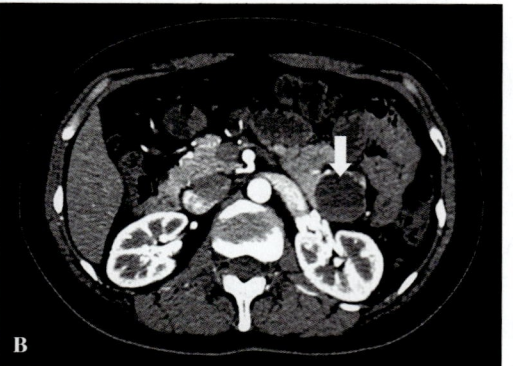

▲ 图 3-34-1　胰腺浆液性囊腺瘤伴出血 CT 表现

A. 横断面 CT 平扫图像，显示胰尾部病灶呈低密度，类圆形，边界清晰，内部见片状稍低密度影；B. 横断面 CT 增强动脉期图像，显示胰尾部病灶未见强化，内部见液-液平面。

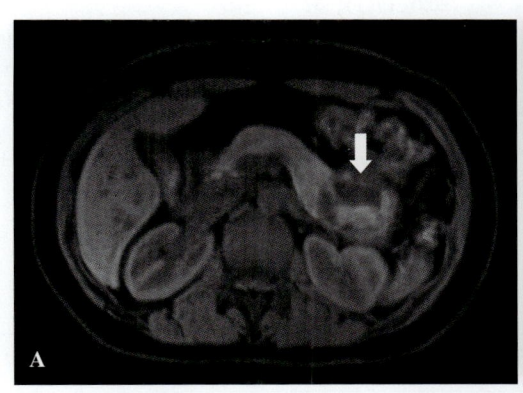 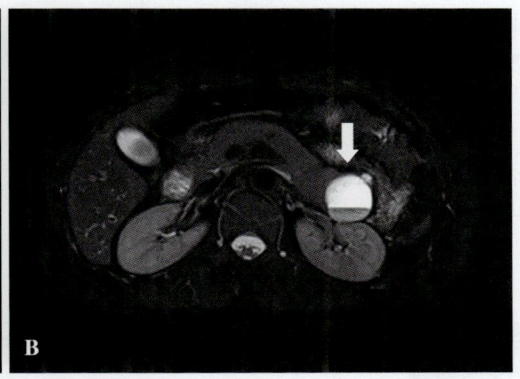

▲ 图3-34-2 胰腺浆液性囊腺瘤伴出血MRI表现

A. 横断面 MR T1WI 平扫图像，显示胰尾部病灶呈高低混杂信号影；B. 横断面 MR T2WI 图像，显示胰尾部病灶呈高信号，内部见液-液平面。

2. **影像学诊断** 胰尾实性假乳头状肿瘤（误诊）。

病理学表现

1. **大体** 胰体尾大小 7.5 cm×5.5 cm×3.5 cm，距胰腺切缘 2 cm 见一肿物，大小 5.0 cm×5.5 cm×3.5 cm，切面灰白色，囊实性，质中，与周围组织界限清楚。

2. **镜下** 肿瘤组织界限清楚，多房囊状，囊壁内衬单层立方上皮，细胞胞质透明，富含糖原，核居中，核小，核仁不清楚，囊壁之间纤维间隔由透明变的胶原构成。间质富含血管，局部可见出血，囊腔内见血性液体（图3-34-3）。

3. **病理诊断** （胰体尾）浆液性囊腺瘤。

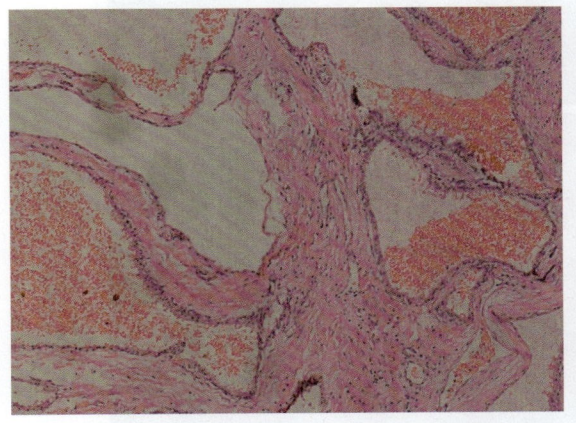

▲ 图3-34-3 浆液性囊腺瘤伴出血的病理学表现

肿物多囊状，囊腔内见血性液体（HE，10×）。

讨 论

胰腺浆液性囊腺瘤（SCA）是一种常见的胰腺囊性肿瘤。SCA 内含糖原丰富的导管型上皮，产生清亮的水样液体，但是出血在 SCA 中非常少见。既往报道 1 例胰腺 SCA 出血发生于肾移植术后，推测可能是由于使用免疫抑制药物导致瘤内出血。有学者认为 SCA 出血有发生危及生命并发症的可能性，即使患者无症状也建议手术切除。

出血在 MRI 显示要明显优于 CT，尤其在 T1WI 上呈明显高信号，在 T2WI 上浆液成分呈高信号，出血呈等或低信号，两者之间可形成液-液平面。出血量较多时可在 CT 平扫中呈等或稍高密度，含出血成分的囊液 CT 值约为 40～50 HU，但是少量出血不易显示。在胰腺肿瘤病变中，出血最常见于实性假乳头状肿瘤，其机制是肿瘤内部退变，支撑血管的细胞脱落，薄壁的血管发生破裂。胰腺实性假乳头状肿瘤患者约 90% 为女性，年龄多为 20～40 岁。另外，部分胰腺黏液性囊性肿瘤的囊液内含丰富的黏液蛋白成分，亦可在 T1WI 上呈高信号，与出血成分不易鉴别，需通过其他征象进行鉴别。

本例患者性别和年龄均符合胰腺实性假乳头状肿瘤的好发人群，结合内部出血这一影像学表现，加之胰腺 SCA 出血罕见，按照常规分析思路易误诊为胰腺实性假乳头状肿瘤。

参考文献

[1] European Study Group on Cystic Tumours of the P. European evidence-based guidelines on pancreatic cystic neoplasms [J]. Gut, 2018, 67(5): 789-804.

[2] Choi JY, Kim MJ, Lee JY, et al. Typical and atypical manifestations of serous cystadenoma of the pancreas: imaging findings with pathologic correlation [J]. AJR, 2009, 193(1):

136-142.

[3] Sakaguchi T, Nakamura S, Suzuki S, et al. Intracystic hemorrhage of pancreatic serous cystadenoma after renal transplantation: report of a case [J]. Surg Today, 2000, 30(7):667-669.

[4] Cha DE, Horn C, Passeri M. Triple threat: pancreatic cystic lesion presenting with spontaneous hemorrhage is found to harbor three distinct neoplasms [J]. World J Surg Oncol, 2021,19(1):15.

[5] Chu LC, Singhi AD, Haroun RR, et al. The many faces of pancreatic serous cystadenoma: Radiologic and pathologic correlation. Diagn Interv Imaging [J]. 2017,98(3):191-202.

[6] Miller FH, Lopes Vendrami C, Recht HS, et al. Pancreatic cystic lesions and malignancy: Assessment, guidelines, and the field defect [J]. Radiographics, 2022,42(1):87-105.

病例 35　胰腺浆液性囊腺瘤伴胰管扩张

患者信息

男性患者,73岁,10天前本地医院查腹部B超发现胰腺占位,伴有体重下降。

影像学表现

1. **影像学描述**　见图3-35-1。
2. **影像学诊断**　胰腺浆液性囊腺瘤伴胰管扩张。

病理学表现

1. **大体**　胰体尾大小13.5 cm×4.0 cm×3.5 cm,距胰腺切缘0.6 cm见一肿物,大小3.0 cm×2.5 cm×2.5 cm,切面灰白,囊实性,质中,与周围组织分界清晰,紧邻肿物旁见扩张胰管,直径0.8 cm(图3-35-2)。

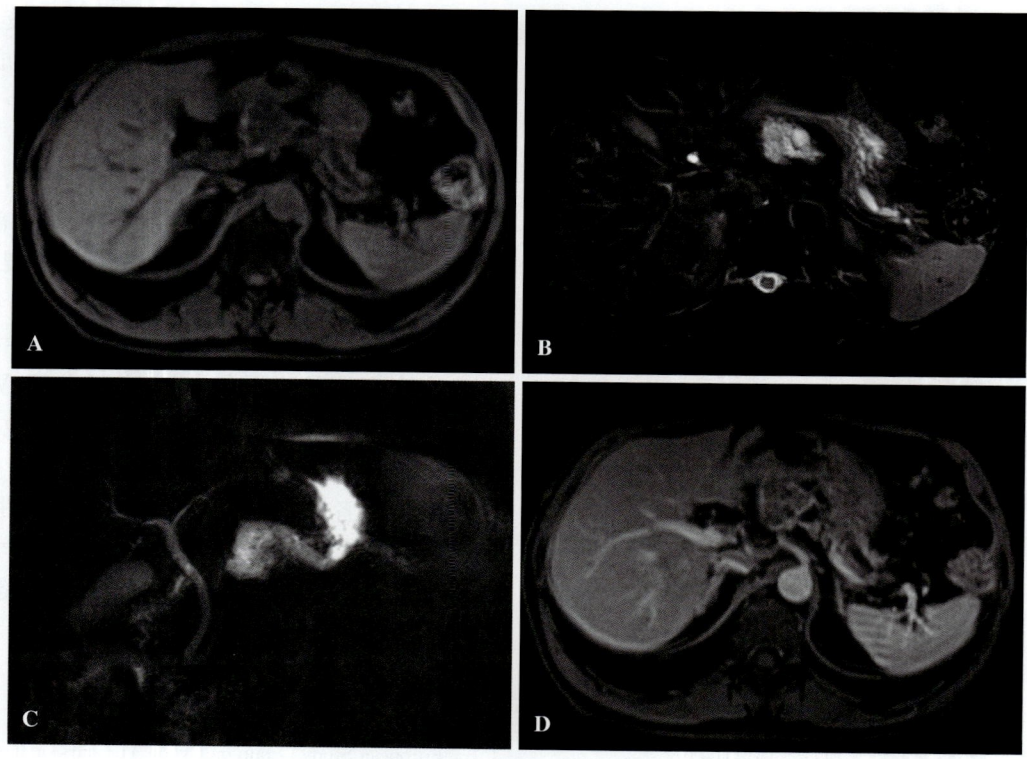

▲ 图3-35-1　胰腺浆液性囊腺瘤伴胰管扩张MRI表现

A. 横断面MR T1WI图像,显示胰体部肿块呈低信号,上游胰尾部胰管扩张;B. 横断面MR T2WI图像,显示胰体部肿块呈高信号,上游胰尾部胰管扩张;C. MRCP图像,显示胰体部肿块与胰尾部胰管扩张均呈高信号,分界不清;D. 横断面MRI增强门脉期图像,显示胰体部肿块轻度强化,上游胰尾部胰管扩张。

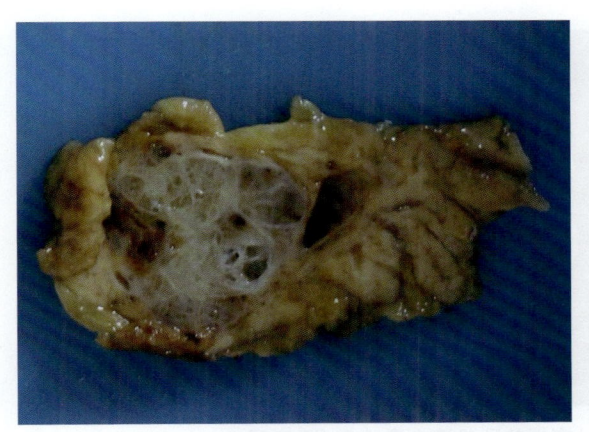

▲ 图3-35-2 胰腺浆液性囊腺瘤伴胰管扩张大体表现

肿物多房囊状，与周围组织界限清晰，注意右侧明显扩张的胰管。

2. **镜下** 肿瘤由大小不等的囊腔构成，囊壁被覆单层立方上皮，上皮细胞胞质透明，核小圆形、卵圆形，无明显异型。

3. **免疫组化** CAM5.2(＋)，CK7(＋)，CK8/18(＋)，CK19(部分＋)，MUC1(－)，MUC6(－)，CA19-9(＋)，Ki-67(1%)。

4. **病理诊断** 胰体尾浆液性囊腺瘤。

讨 论

胰腺浆液性囊腺瘤(SCA)是一种常见的胰腺囊性肿瘤。一项多中心回顾性研究发现伴胰管扩张的SCA约占11%。

影像学方面，伴胰管扩张的SCA影像学特征与常规SCA保持一致，但上游扩张的胰管和SCA本身的密度或信号相似，尤其在T2WI和MRCP上均呈高信号，难以判断两者仅仅是受压关系还是相通关系，容易误诊为胰腺IPMN，尤其是混合胰管型IPMN。但是由于IPMN分泌黏液的特点，黏液可聚集在胰管，位于胰体尾部主胰管型或混合胰管型IPMN的下游胰头部胰管均可扩张，而SCA伴胰管扩张仅为上游胰管，下游胰管不扩张。

参考文献

[1] European Study Group on Cystic Tumours of the P. European evidence-based guidelines on pancreatic cystic neoplasms [J]. Gut, 2018, 67(5): 789-804.

[2] Jais B, Rebours V, Malleo G, et al. Serous cystic neoplasm of the pancreas: A multinational study of 2622 patients under the auspices of the International Association of Pancreatology and European Pancreatic Club (European Study Group on Cystic Tumors of the Pancreas) [J]. Gut, 2016, 65(2): 305-312.

[3] Karasaki H, Ishizaki A, Yanagawa N, et al. Two cases of pancreatic tumor with von Hippel-Lindau disease [J]. Nihon Shokakibyo Gakkai Zasshi, 2008, 105(5): 725-731.

[4] Warshaw AL, Compton CC, Lewandrowski K, et al. Cystic tumors of the pancreas. New clinical, radiologic, and pathologic observations in 67 patients [J]. Annals of Surgery, 1990, 212(4): 432-443; discussion 435-444.

[5] Yasuda A, Sawai H, Ochi N, et al. Solid variant of serous cystadenoma of the pancreas [J]. AMS, 2011, 7(2): 353-355.

[6] Reid MD, Choi H, Balci S, et al. Serous cystic neoplasms of the pancreas: Clinicopathologic and molecular characteristics [J]. Seminars in Diagnostic Pathology, 2014, 31(6): 475-483.

[7] 王鑫, 方旭, 边云, 等. 胰腺浆液性囊性肿瘤伴胰管扩张患者的影像学误诊情况分析[J]. 中华肝胆外科杂志, 2022, 28(7): 510-514.

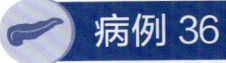 **病例36** **von Hippel-Lindau病相关型浆液性囊腺瘤**

患者信息

男性患者，67岁，1个月前体检B超发现胰腺多发占位。

影像学表现

1. **影像学描述** 见图3-36-1，图3-36-2。

2. **影像学诊断** von Hippel-Lindau病相关型浆液性囊腺瘤。

病理学表现

1. **大体** 胰头部见一结节状肿物，大小7.0 cm×5.0 cm×4.0 cm，切面灰白灰黄色，实性，质韧；主胰管内可见一隆起，大小1.0 cm×1.0 cm；胰体部见另一结节状肿物，大小3.5 cm×2.0 cm×2.0 cm，切面灰白色，囊实性，质软，与周围胰腺组织界限尚清；胰尾部见结节状肿物，大小3.5 cm×2.0 cm×2.0 cm，切面灰白色，实性，质韧，坏死明显，

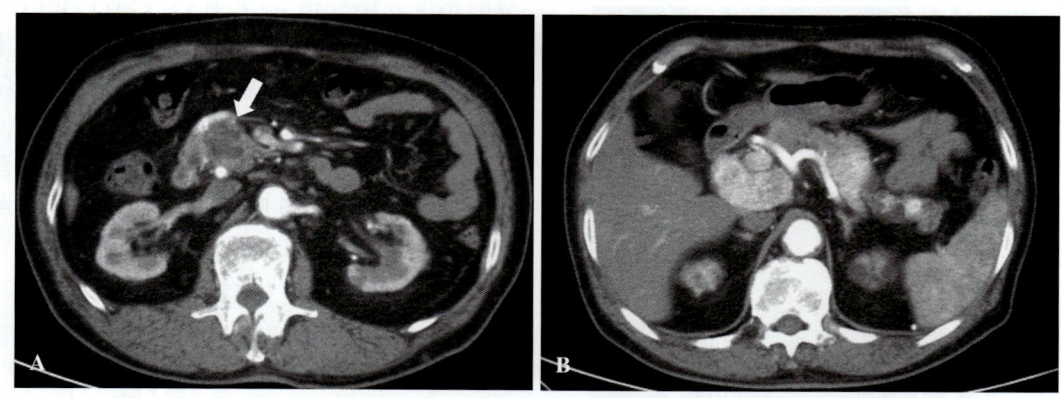

▲ 图 3-36-1　von Hippel-Lindau(VHL)病相关型浆液性囊腺瘤 CT 表现

A. 横断面 CT 增强动脉期图像,显示胰头部浆液性囊腺瘤未见强化,呈分叶状(箭);B. 横断面 CT 增强动脉期图像,显示胰头部和体尾部多发性神经内分泌肿瘤明显强化。

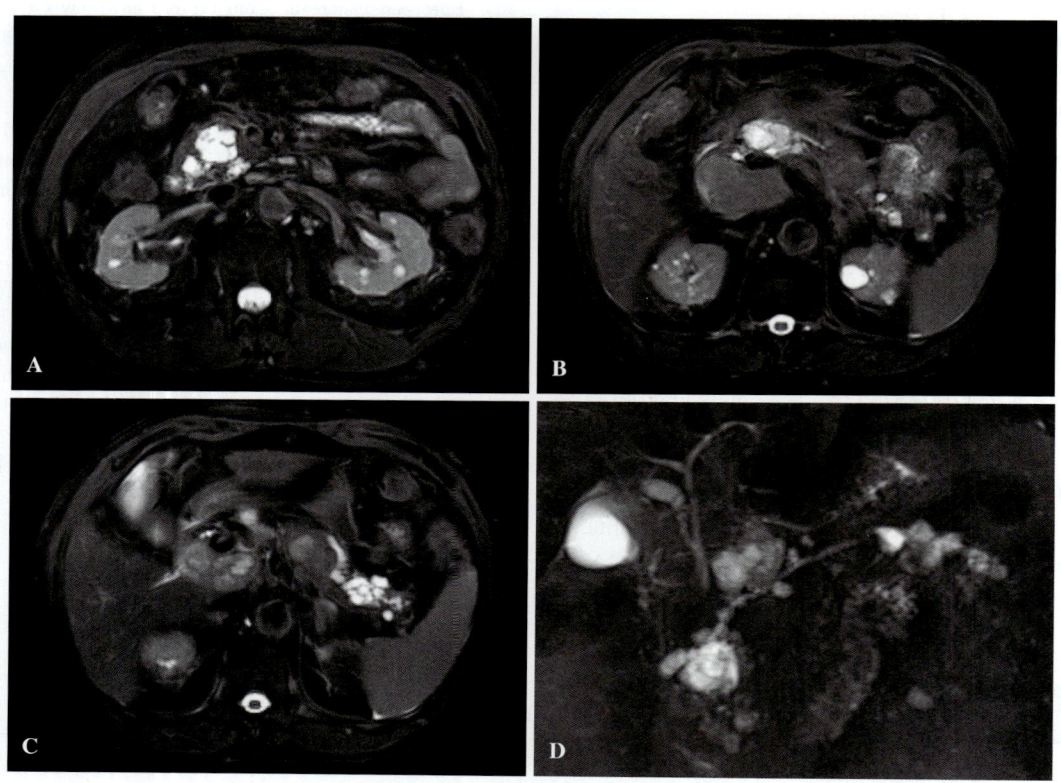

▲ 图 3-36-2　von Hippel-Lindau 病相关型浆液性囊腺瘤 MRI 表现

A~C. 横断面 MR T2WI 图像,显示胰头部和胰尾部多发性浆液性囊腺瘤呈高信号,多发性神经内分泌肿瘤呈稍高信号;D. MRCP 显示胰头部和胰尾部多发性浆液性囊腺瘤呈高信号,胰胆管未见扩张。

与周围胰腺组织界限不清。胰头及主胰管周围可见多房囊性区域,直径 2.0 cm,边界清楚,切面呈蜂窝状,囊内含稀薄的水状液体,病变区域与主胰管不相通(图 3-36-3A、B)。

2. 镜下　胰腺组织内可见多发性结节,部分结节呈多房性囊性改变,囊壁菲薄,被覆单层立方上皮,胞质透亮,细胞核小,圆形至椭圆形,核仁不明显;胰头及胰体部实性结节呈巢状分布,胞质透明,间质可见透明变性,呈浸润性生长;胰尾部实性结节可见肿瘤组织呈巢状分布,胞质淡染,细胞大小较一致,核圆形、卵圆形,排列成腺样、条索状、花边状,间质可见丰富血管(图 3-36-3C、D)。

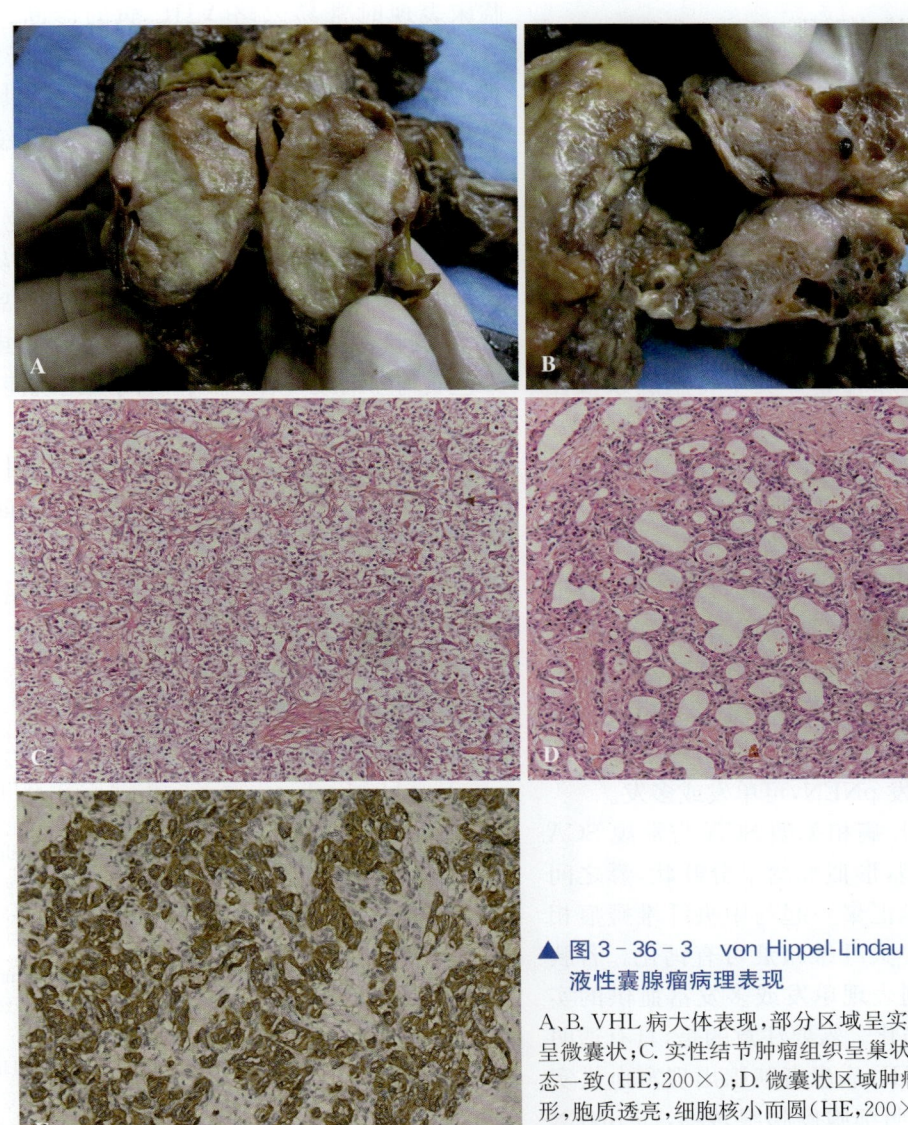

▲ 图3-36-3 von Hippel-Lindau病相关型浆液性囊腺瘤病理表现

A、B. VHL病大体表现,部分区域呈实性,部分区域呈微囊状;C. 实性结节肿瘤组织呈巢状分布,细胞形态一致(HE,200×);D. 微囊状区域肿瘤细胞呈立方形,胞质透亮,细胞核小而圆(HE,200×);E. 实性区肿瘤细胞Syn阳性(IHC,200×)。

3. 免疫组化 实性结节肿瘤细胞呈CAM5.2(+),Vimentin(-),Syn(+)(图3-36-3E),NSE(+),Chromogranin A(+),CD56(+),VIP(-),PP(-),5-HT(-),Insulin(-),Soma(+),p53(野生型),Ki-67(2%)(图3-36-3E)。

4. 病理诊断与鉴别诊断

(1) 诊断:胰腺多发性神经内分泌肿瘤(NENG1)合并胰腺多发性浆液性囊腺瘤,结合临床,诊断von Hippel-Lindau病。

(2) 鉴别诊断

1) 胰腺转移性肾细胞癌:这种肿瘤可能以胰腺作为唯一转移部位,也可能显示囊性变化。实性和腺泡区域的存在以及明显的核异型性,有利于肾细胞癌的诊断。

2) 多发内分泌肿瘤1型(multiple endocrine neoplasia type 1, MEN1):17%的VHL病患者会同时患有单发或多发的胰腺内分泌肿瘤,这时需要与MEN1鉴别,MEN1常以原发性甲状旁腺功能亢进为首要和主要临床表现,伴全身多发相关肿瘤,其中以十二指肠、胰腺、肾上腺、垂体前叶(腺垂体)为常见受累器官,十二指肠及胰腺受累多为多发神经内分泌肿瘤;而VHL病患者多为弥漫性的胰腺囊肿,同时还有肾囊肿或肾癌,神经系统和视网膜还可能出现血管母细胞瘤,甲状腺和甲状旁腺不会受累。

3) 血管周围上皮样细胞肿瘤:这种肿瘤与具有透明细胞特征的pNEN需要鉴别,前者很少出现在胰腺区域。

治疗干预

患者入院完善常规检查后,在全麻下行保留脾脏的全胰切除术,术中于胰头及钩突部触及 2 个肿块,大小约 5 cm×4 cm 及 4 cm×3 cm,质硬,边界不清,胰体及胰尾部可触及数枚质硬肿块,直径 2～5 cm,肿块与周围脏器无明显浸润。

讨 论

2019 版 WHO 胰腺肿瘤分类中将胰腺浆液性囊腺瘤(SCA)分为五型,即微囊型、巨囊型、实体型、von Hippel-Lindau 病相关型、浆液-神经内分泌肿瘤混合型。von Hippel-Lindau 病(VHL 病)是一种常染色体显性、多系统、多发肿瘤综合征。VHL 病多好发视网膜及中枢神经系统血管母细胞瘤、肾透明细胞癌、肾上腺嗜铬细胞瘤、胰腺 SCA 和胰腺神经内分泌肿瘤(pNEN)。VHL 病中胰腺病变最常见为单纯性囊肿和浆液性囊腺瘤,约 12% 患者伴发 SCA,常为多发性,偶尔伴有弥漫性胰腺受累。约 5%～17% VHL 病伴发 pNEN,可单发或多发。

影像学方面,VHL 病相关型 SCA 与常规 SCA 表现相同,多为微囊型,形似蜂窝呈分叶状,囊之间有纤维分隔,纤维分隔汇聚一起与中央纤维瘢痕相连形成放射状特征,中央纤维瘢痕可有钙化。若胰腺同时伴发 pNEN,则表现单发或多发富血供的实性肿块,增强后明显强化。需要注意的是,具有透明细胞性肾细胞癌的 VHL 病患者胰腺出现富血供实性肿块亦可能是肾透明细胞癌胰腺转移,与 pNEN 表现类似,影像学难以鉴别。

VHL 病患者胰腺囊性病变的组织病理学表现与散发的 SCA 类似,大体呈现多发的薄壁多囊,部分患者可以形成单纯性囊肿,两者的主要鉴别点为是否伴发其他系统的疾病。当胰腺病变为其主要的临床表现时常易忽略 VHL 病的诊断。大体上,SCA 中无数囊肿的存在使其具有类似于海绵的外观,并且通常有中央纤维瘢痕。在某些区域,囊肿可能很小,以至于肿瘤看起来很实。显微镜下,SCA 的囊肿内衬单层扁平至立方体形细胞,富含糖原的细胞胞质透亮,胞界清晰,核小而圆,染色质致密均匀。pNEN 病变大体多结节状,切面灰红灰黄色,质地细腻,镜下示形态较一致的细胞排列成岛状、腺泡状、小梁状、带状、片状,胞质浅染,核圆形或卵圆形,染色质均匀细致,核仁不明显,间质出现淀粉样物质沉着时常为胰岛素瘤。

本例患者虽然没有家族史,但是基因检查证实 VHL 病,是一例典型的 von Hippel-Lindau 病相关型 SCA。

参考文献

[1] Neumann HP, Wiestler OD. Clustering of features of von Hippel-Lindau syndrome: evidence for a complex genetic locus [J]. Lancet, 1991, 337(8749): 1052 - 1054.
[2] Latif F, Tory K, Gnarra J, et al. Identification of the von Hippel-Lindau disease tumor suppressor gene [J]. Science, 1993, 260(5112): 1317 - 1320.
[3] Gaffey MJ, Mills SE, Boyd JC. Aggressive papillary tumor of middle ear/temporal bone and adnexal papillary cystadenoma. Manifestations of von Hippel-Lindau disease [J]. Am J Surg Pathol, 1994, 18(12): 1254 - 1260.
[4] Leung RS, Biswas SV, Duncan M, et al. Imaging features of von Hippel-Lindau disease [J]. Radiographics, 2008, 28(1): 65 - 79; quiz 323.
[5] Lonser RR, Glenn GM, Walther M, et al. von Hippel-Lindau disease [J]. Lancet, 2003, 361(9374): 2059 - 2067.
[6] Arva NC, Pappas JG, Bhatla T, et al. Well-differentiated pancreatic neuroendocrine carcinoma in tuberous sclerosis — case report and review of the literature [J]. Am J Surg Pathol, 2012, 36(1): 149 - 153.
[7] Kim JY, Kim M-S, Kim K-S, et al. Clinicopathologic and prognostic significance of multiple hormone expression in pancreatic neuroendocrine tumors [J]. Am J Surg Pathol, 2015, 39(5): 592 - 601.

病例 37　胰腺混合性浆液-神经内分泌肿瘤

患者信息

女性患者,47 岁,上腹部增强 CT 平扫检查提示:胰尾占位,IPMN 可能。

影像学表现

本例患者无术前影像学图像。

病理学表现

1. 大体 胰体尾大小 4.0 cm×4.0 cm×2.8 cm,距胰腺切缘 1.0 cm 见囊性肿物,大小 2.3 cm×2.0 cm×0.8 cm,壁厚 0.1~0.2 cm,内壁光滑,内容物已流失(图 3-37-1A)。

2. 镜下 肿瘤呈囊性,囊内壁衬覆单层或复层立方上皮,肿瘤细胞胞质透亮,富含糖原,无异型,囊壁纤维组织增生,玻璃样变,囊壁周围另见肿瘤组织呈条索状排列,肿瘤细胞弥漫一致,圆形,核分裂象<2/10 HPF(图 3-37-1B)。

3. 免疫组化 CAM5.2(+),α_1ACT(+),CA19-9(−),CgA(+),CD56(+),Syn(+),p53(−),Ki-67(1%+)。

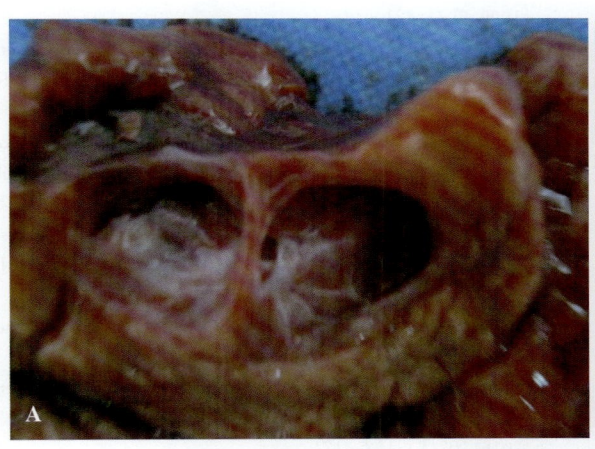 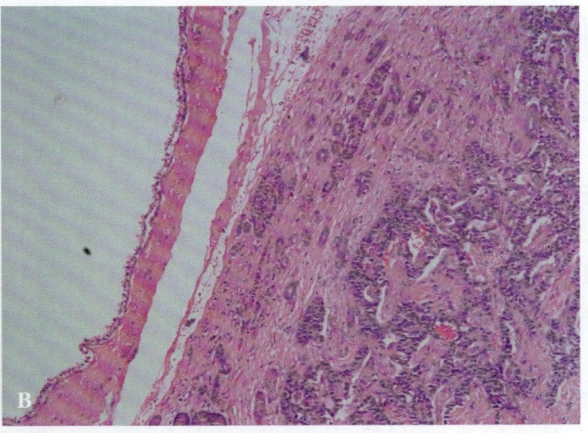

▲ 图 3-37-1 胰腺混合性浆液-神经内分泌肿瘤病理表现

A. 胰腺混合性浆液-神经内分泌肿瘤大体表现,主体呈囊状,囊内壁光滑,局部囊壁稍厚;B. 囊内壁内衬单层立方上皮,胞质透亮,囊壁周围见形态一致的肿瘤细胞条索状排列(HE,100×)。

4. 病理诊断与鉴别诊断

(1)诊断:胰腺浆液性囊腺瘤,合并神经内分泌瘤(G1)。

(2)鉴别诊断:主要与黏液性囊性肿瘤、IPMN、胰腺导管腺癌、神经内分泌癌及其他囊性肿瘤相鉴别。

1)黏液性囊性肿瘤:囊壁厚,内衬高柱状细胞;囊壁含特征性的卵巢样间质,表达 Vimentin、SMA、PR、ER。

2)IPMN:囊壁内衬含黏液的高柱状细胞;囊肿与胰腺导管相通。

3)胰腺导管腺癌:肿瘤细胞稀少,间质纤维组织增生;腺样结构伴黏液形成;细胞核多形性;免疫组化 CK7 阳性,CgA、Syn、CD56 阴性。

4)神经内分泌癌:肿瘤细胞分化差,可见明显的核异型、核分裂象和坏死;TP53/RB1 突变;SSTR2 阳性率低。

讨 论

罕见情况下,胰腺浆液性囊腺瘤(SCA)可同时并发胰腺神经内分泌瘤(pNEN)。这种混合大部分发生在 VHL 病患者中,这部分患者中 PanNEN 表现为透明细胞型。临床症状主要包括腹痛、恶心、呕吐、梗阻性黄疸。

病理表现上,胰腺 SCN 大体为囊性;组织学上囊内壁衬覆单层立方上皮,细胞胞质富含糖原而透亮,PAS 染色阳性。免疫表型,肿瘤细胞上皮标志物阳性,神经内分泌标志物阴性。而 pNEN 组织学上肿瘤组织呈条索状排列,肿瘤细胞弥漫一致,圆形,核分裂少见,神经内分泌标志物阳性;胰腺混合性浆液-神经内分泌肿瘤(mixed serous neuroendocrine neoplasm, MSNN)在组织病理学上由两种不同的病变组成,需要进行彻底地评估,以便及时发现和管理。

影像学上,胰腺 MSNN 的表现即为 SCA 与 NEN 不同表现的排列组合,通常情况下,SCA 多为单发,分为单囊型、多囊性、蜂巢型、实性;典型 NEN CT 平扫呈低密度,增强扫描动脉期明显强化,门脉期、延迟期持续强化,部分病灶略减退,可以发生囊变坏死。Li 等还将 pNEN 与 SCA 的关系分为弥漫型、混合型、孤立型、碰撞型 4 种。

关于 MSNN 的形成有两种假说:①共同祖细

胞；②不同的祖细胞。对于第一种假说，SCA 和 PanNEN 可能来源于一个共同的多能干细胞，这一假说得到了胰腺病变双相分化的观察结果的支持，如胰岛细胞增生症（一种上皮和内分泌同时分化的非肿瘤性疾病）。此外，Kakkar 等通过超微结构检查在同一肿瘤细胞中发现了神经分泌颗粒、糖原和中间纤维，这可以解释两种肿瘤紧密混合的病例。支持来源于不同祖细胞假设的是 SCN 与 pNEN 的基因突变不同，这表明两种肿瘤的发病机制不同。

由于与 VHL 病相关的 MSNN 出现年龄较轻，pNEN 大小较大，并伴有其他相关肿瘤，如肾透明细胞癌、小脑/视网膜血管母细胞瘤、肝血管瘤、肾上腺嗜铬细胞瘤、椎旁副神经节瘤，因此需要进一步考虑与 VHL 病相关的 MSNN。此外，与 pNEN 相关的 VHL 病具有更高的恶性潜能。因此，应仔细评估 MSNN 患者是否存在其他病变和 VHL 病。

参考文献

[1] Kakkar A, Sharma MC, Yadav R, et al. Pancreatic mixed serous neuroendocrine neoplasm with clear cells leading to diagnosis of von Hippel Lindau disease [J]. Pathol Res Pract, 2016, 212(8): 747–750.

[2] Li Y, Dai M, Chang X, et al. Mixed serous neuroendocrine neoplasm of the pancreas: Case report and literature review [J]. Medicine (Baltimore), 2016, 95(34): e4205.

[3] Keel SB, Zukerberg L, Graeme-Cook F, et al. A pancreatic endocrine tumor arising within a serous cystadenoma of the pancreas [J]. Am J Surg Pathol, 1996, 20(4): 471–475.

[4] Zumkeller W. Nesidioblastosis [J]. Endocr Relat Cancer, 1999, 6(3): 421–428.

[5] Katabathina VS, Rikhtehgar OY, Dasyam AK, et al. Genetics of pancreatic neoplasms and role of screening [J]. Magn Reson Imaging Clin N Am, 2018, 26(3): 375–389.

[6] Xu YM, Li ZW, Wu HY, et al. Mixed serous-neuroendocrine neoplasm of the pancreas: A case report and review of the literature [J]. World J Clin Cases, 2019, 7(23): 4119–4129.

[7] Blandamura S, Parenti A, Famengo B, et al. Three cases of pancreatic serous cystadenoma and endocrine tumour [J]. J Clin Pathol, 2007, 60(3): 278–282.

[8] Falconi M, Eriksson B, Kaltsas G, et al. ENETS consensus guidelines update for the management of patients with functional pancreatic neuroendocrine tumors and non-functional pancreatic neuroendocrine tumors [J]. Neuroendocrinology, 2016, 103(2): 153–171.

病例 38　胰腺巨大浆液性囊腺瘤

患者信息

女性患者，76 岁，体检发现腹部包块 1 个月余。

影像学表现

1. 影像学描述　见图 3-38-1，图 3-38-2。

2. 影像学诊断　胰腺浆液性囊腺瘤。

病理学表现

1. 大体　胰体尾切除标本，紧邻胰腺切缘见一肿物，大小 22 cm×20 cm×11 cm，切面呈多房囊性，内含灰褐色液体，内壁尚光滑（图 3-38-3A）。

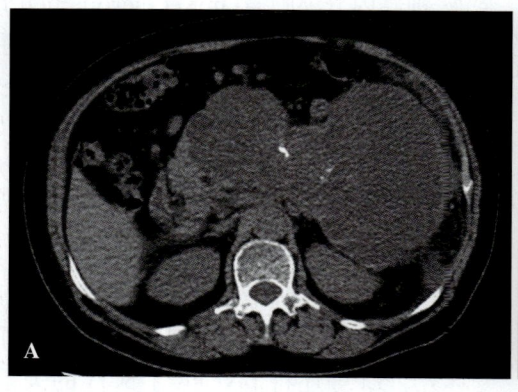

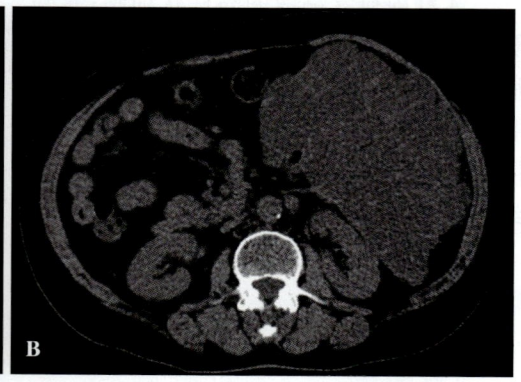

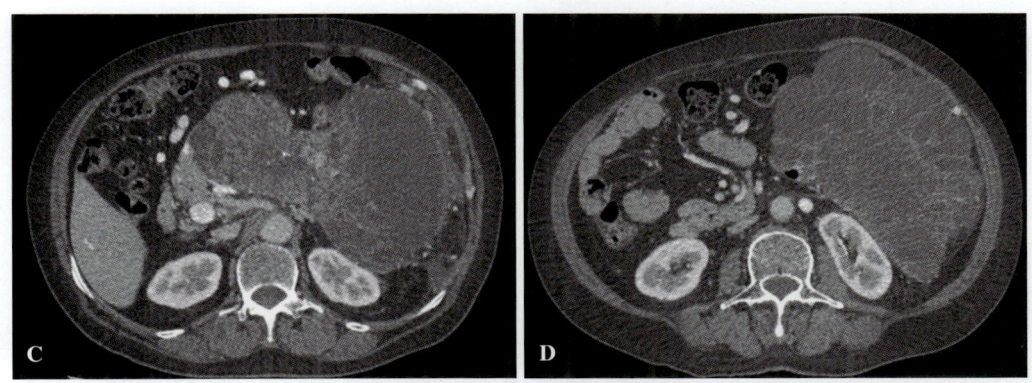

▲ 图 3-38-1 胰腺巨大浆液性囊腺瘤 CT 表现

A、B. 横断面 CT 平扫图像,显示胰体尾部巨大肿块呈低密度,内部见多发分隔,分隔处见结节状高密度;C、D. 横断面 CT 增强门脉期图像,显示胰体尾部巨大肿块内部分隔呈轻度强化。

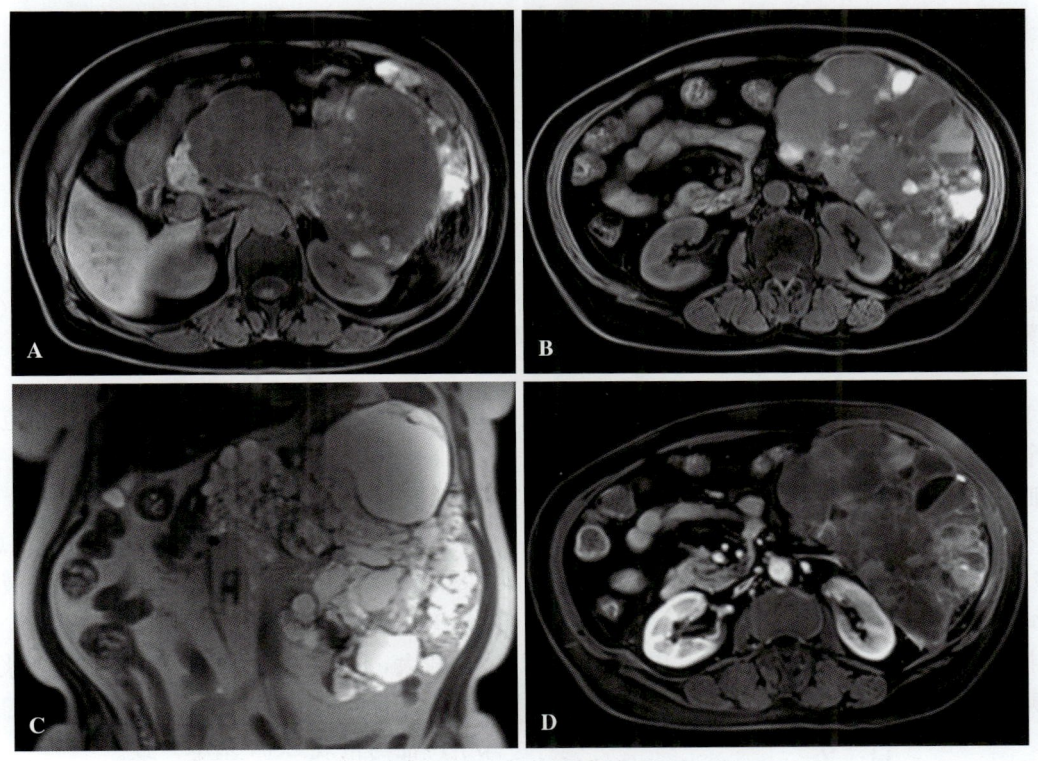

▲ 图 3-38-2 胰腺巨大浆液性囊腺瘤 MRI 表现

A、B. 横断面 MR T1WI 平扫图像,显示胰体尾部巨大肿块呈低信号,内部见多发片状高信号;C. 冠状面 MR T2WI 图像,显示胰体尾部巨大肿块呈高信号,由多个大小不等囊组成,内部见多发分隔;D. 横断面 MRI 增强门脉期图像,显示胰体尾部巨大肿块内部分隔呈轻度强化。

2. **镜下** 肿瘤主要位于胰体尾,呈多房囊性,囊内壁衬覆单层立方上皮,胞质透亮,核小而圆、居中(图 3-38-3B~D)。

3. **免疫组化** CAM5.2(+),CK5/6(+),CK7(+),CK8/18(+),CK19(+),MUC1(+),MUC6(部分+);CgA(−),Syn(−),p53(野生型,30%),Ki-67(2%+)。

4. **病理诊断与鉴别诊断**

(1) 诊断:胰腺浆液性囊腺瘤。

(2) 鉴别诊断:胰腺巨大浆液性囊腺瘤主要与黏液性囊性肿瘤、导管内乳头状黏液性肿瘤、转移性透明细胞性肾细胞癌及假性囊肿相鉴别。

1) 黏液性囊性肿瘤:囊肿壁厚,内衬高柱状细胞;囊壁含特征性的卵巢样间质,表达 Vimentin、

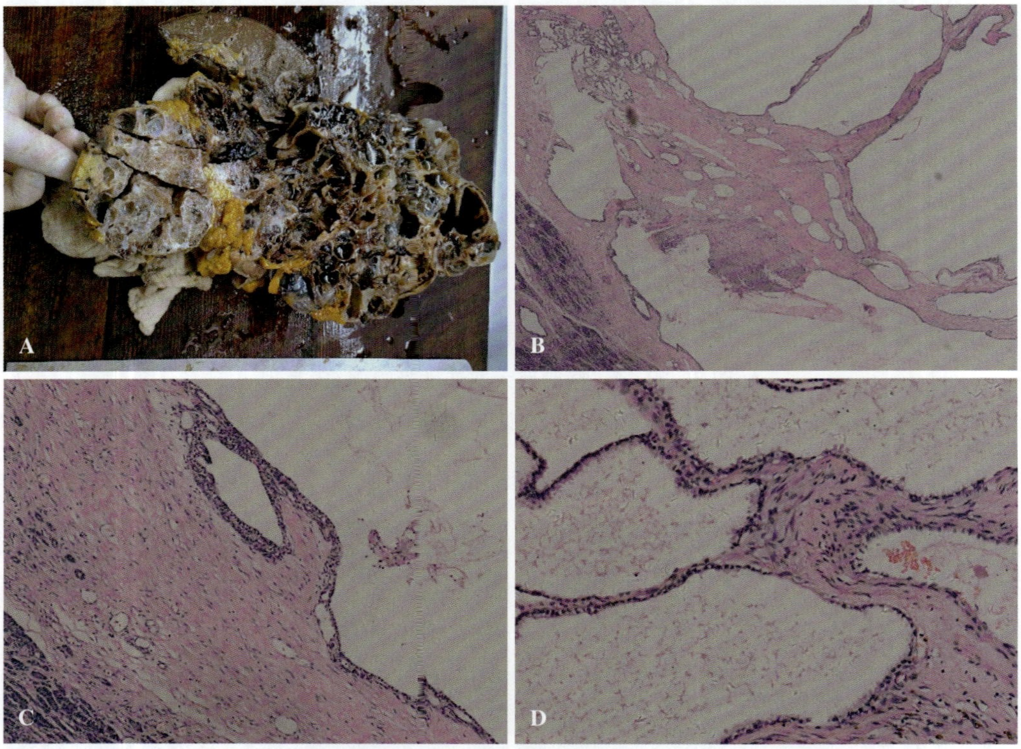

▲ 图 3-38-3 胰腺巨大浆液性囊腺瘤病理学表现

A. 胰体尾部见巨大多房囊性肿物,正常胰腺结构显示不清;B. 肿瘤呈大小不等的囊状,与正常胰腺组织之间界限清楚(HE,20×);C. 囊内壁衬覆单层立方上皮,胞质透亮(HE,100×);D. 囊内壁衬覆单层立方上皮,囊腔间为纤维胶原间隔(HE,200×)。

SMA、PR、ER。

2) 导管内乳头状黏液性肿瘤:囊壁内衬含黏液的高柱状细胞;囊肿与胰腺导管相通。

3) 转移性透明细胞性肾细胞癌:结合肾癌病史、影像学检查及大体表现,免疫组化表达 CK、CD10、Vimentin、PAX-8,不表达 MUC1、MUC6。

4) 假性囊肿:囊壁厚且缺乏衬覆上皮,结合临床有急性胰腺炎或外伤病史。

讨 论

胰腺浆液性囊腺瘤(SCA)由单个或数个较大的囊腔组成。胰腺巨大 SCA 主要发生于 18～91 岁的女性,也有文献报道在 18 个月以下婴儿在卵巢检出巨囊型腺瘤。临床首发症状主要为腹痛,少数无明显症状。当肿瘤体积大、临床症状明显者,予以手术切除。

影像学方面,SCA 大小不等,直径范围 0.1～23.8 cm,平均直径约 3.1 cm,有研究发现直径＞4 cm 的 SCA 生长速率(2.7 mm/年)明显高于直径＜4 cm 的 SCA(1.25 mm/年)。需要注意的是,巨大 SCA 应警惕浆液性囊腺癌可能性,浆液性囊腺癌发病率占所有浆液性囊性肿瘤的 0.2%,其特点是体积较大,平均直径约 11.75 cm,但诊断浆液性囊腺癌的唯一标准即出现远处转移。巨大 SCA 其余影像学特征与常规 SCA 基本一致。

参考文献

[1] Chen F, Jiang K. Giant primary retroperitoneal serous cystadenoma: A rare entity mimicking multiple neoplastic and nonneoplastic processes [J]. Arch Pathol Lab Med, 2020, 144(4): 523-528.

[2] Moore PS, Zamboni G, Brighenti A, et al. Molecular characterization of pancreatic serous microcystic adenomas: Evidence for a tumor suppressor gene on chromosome 10q [J]. Am J Pathol, 2001, 158(1): 317-321.

病例 39　胰腺浆液性囊腺瘤包绕胆总管

患者信息

女性患者,72岁,因"间断性上腹部胀痛10天"入院。谷丙转氨酶 272.9 U/L,谷草转氨酶 180.7 U/L,碱性磷酸酶 1 087.3 U/L,乳酸脱氢酶 274 U/L,总胆红素 68 U/L,直接胆红素 38.7 U/L。

影像学表现

1. **影像学描述**　见图 3-39-1。
2. **影像学诊断**　胰头部浆液性囊腺瘤。

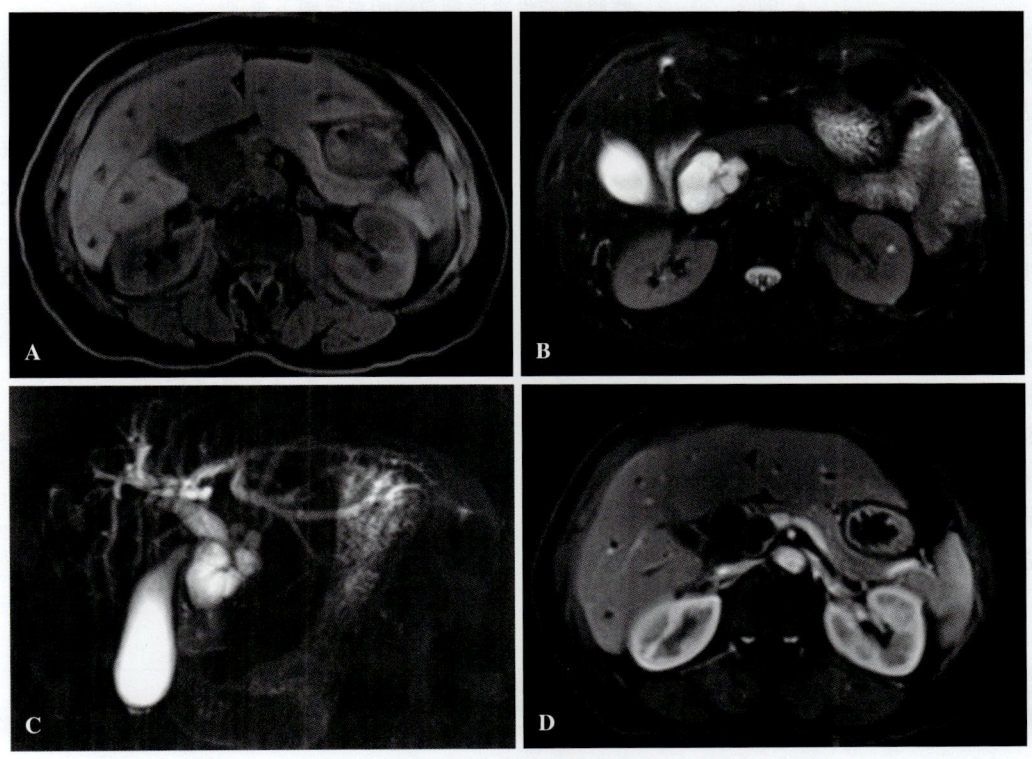

▲ 图 3-39-1　胰腺浆液性囊腺瘤包绕胆总管 MRI 表现

A. 横断面 MR T1WI 图像,显示胰头部肿块呈低信号,边界清晰;B. 横断面 MR T2WI 图像,显示胰头部肿块呈高信号,边界清晰,呈分叶状;C. MRCP 图像,显示胰头部肿块包绕并压迫胆总管下段,胆总管上段和肝内胆管扩张;D. 横断面 MRI 增强门脉期图像,显示胰头部肿块内部分隔轻度强化。

病理学表现

1. **大体**　胰头大小 4.5 cm×4.0 cm×2.0 cm,距胰腺切缘 2.2 cm 见一囊性肿物,大小 3.0 cm×2.5 cm×0.6 cm,呈多囊性,肿物紧靠胆总管壁,胆总管断端长 4.5 cm,直径 1.2~1.5 cm(图 3-39-2)。

2. **镜下表现**　囊壁被覆单层立方上皮,细胞胞质透亮,无明显异型,囊腔内可见浆液样物,囊壁纤维结缔组织增生并可见胶原化(图 3-39-3)。

3. **病理诊断与鉴别诊断**

(1) 诊断:(胰腺)浆液性囊腺瘤包绕胆总管。

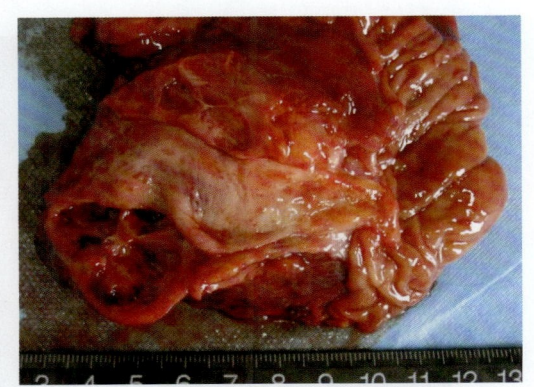

▲ 图 3-39-2　胰腺浆液性囊腺瘤包绕胆总管大体表现

大体图示沿胆总管剖开,见胆总管自肿物中央穿行,肿物切面呈多房囊状。

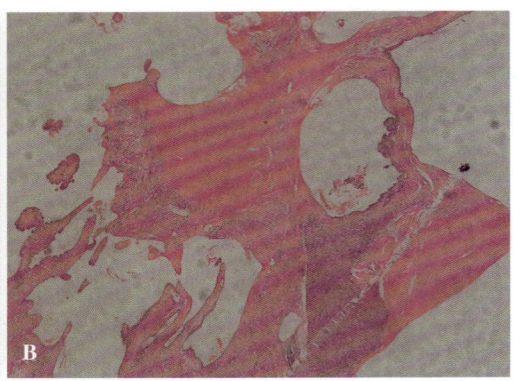

▲ 图 3-39-3 胰腺浆液性囊腺瘤包绕胆总管镜下表现

（2）鉴别诊断：导管内乳头状黏液性肿瘤囊壁内衬含有黏液的高柱状细胞；囊肿与胰腺导管相通。

讨 论

胰腺浆液性囊腺瘤（SCA）是一种发生于胰腺外分泌部的少见良性肿瘤，仅占胰腺外分泌肿瘤的1%~2%，占胰腺所有囊性肿瘤的20%~40%。SCA多数无明显症状，少数患者因SCA压迫周围器官后出现腹部不适等症状，位于胰头部的SCA逐渐增大后可压迫胆总管下段，严重者可出现黄疸症状，但是SCA整体包绕胆总管生长非常罕见。

影像学方面，SCA包绕且压迫胆总管下段直接征象是胆总管下段狭窄，继发上游胆管扩张，MRCP显示最佳。若SCA本身呈单囊且囊内缺少分隔等典型影像学特征时，上游扩张的胆总管和SCA本身的密度或信号相似，尤其在T2WI和MRCP上均呈高信号，难以判断两者仅仅是受压关系还是相通关系，容易误诊为胆总管囊肿。这种情况下，内镜下逆行胰胆管造影术注射对比剂时可判断两者是受压还是相通。

参考文献

Jais B, Rebours V, Malleo G, et al. Serous cystic neoplasm of the pancreas: A multinational study of 2622 patients under the auspices of the International Association of Pancreatology and European Pancreatic Club (European Study Group on Cystic Tumors of the Pancreas)[J]. Gut, 2016, 65(2): 305-312.

病例 40　　胰腺浆液性囊腺癌

患者信息

女性患者，47岁，体检发现胰腺占位半月余。

影像学表现

1. 影像学描述　见图 3-40-1，图 3-40-2。

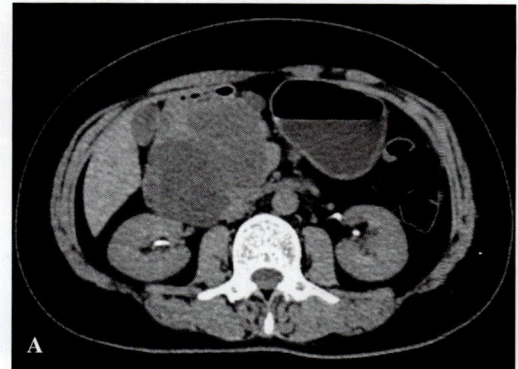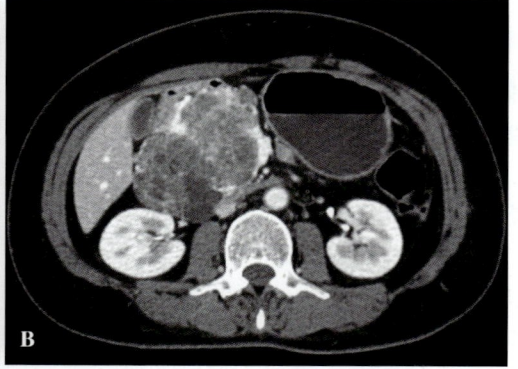

▲ 图 3-40-1　胰腺浆液性囊腺癌 CT 表现

A. 横断面 CT 平扫图像，显示胰头部肿块呈低密度；B. 横断面 CT 增强门脉期图像，显示胰头部肿块不均匀强化，内部见多发分隔，呈蜂窝状。

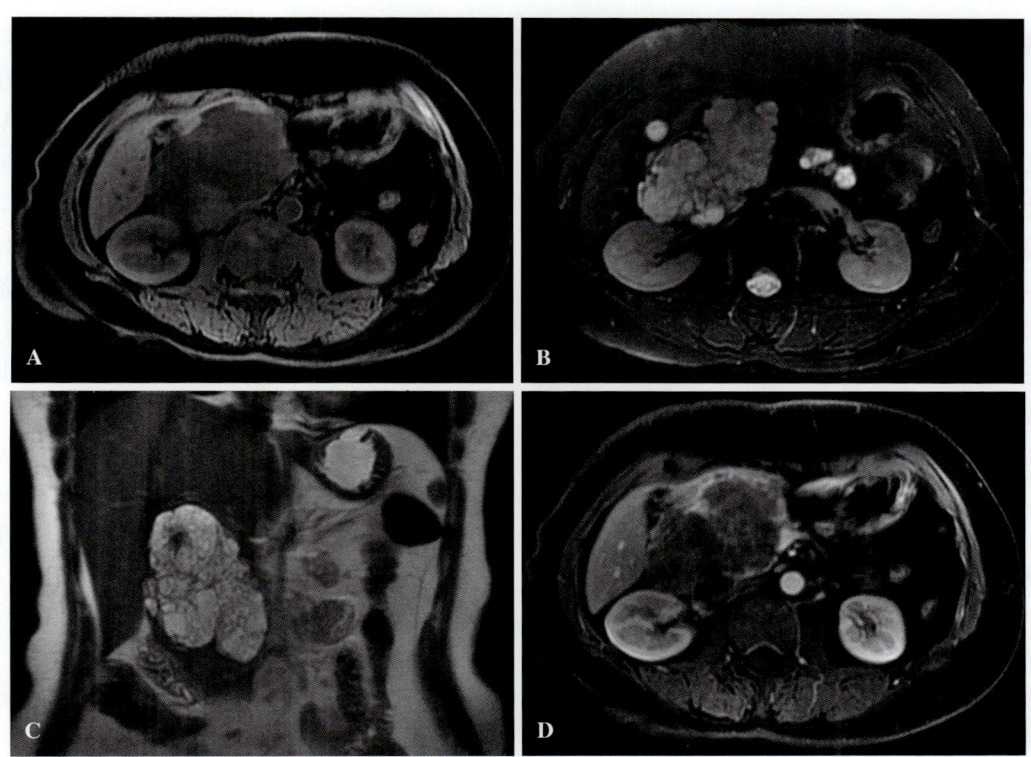

▲ 图3-40-2 胰腺浆液性囊腺癌 MRI 表现

A. 横断面 MR T1WI 图像,显示胰头部肿块呈低信号,内部见片状等信号;B. 横断面 MR T2WI 图像,显示胰头部和胰体部肿块呈高信号,内部见多发分隔,呈蜂窝状;C. 冠状面 MR T2WI 图像,显示胰头部肿块呈高信号,内部见多发分隔,呈蜂窝状;D. 横断面 MRI 增强门脉期图像,显示胰头部肿块内部分隔强化。

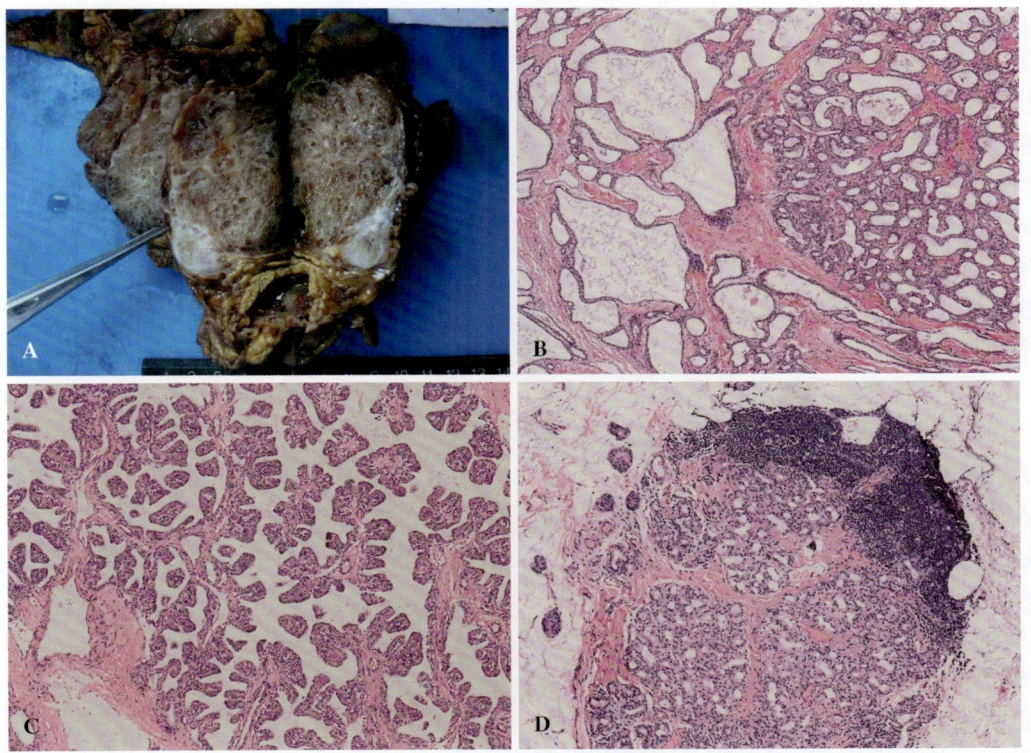

▲ 图3-40-3 胰腺浆液性囊腺癌病理表现

A. 胰腺浆液性囊腺癌的大体表现;B. 肿瘤形成大小不等的囊腔(HE,5×);C. 肿瘤形成乳头状结构(HE,10×);D. 淋巴结中见肿瘤转移(HE,10×)。

2. 影像学诊断 胰腺浆液性囊腺癌。

病理学表现

1. 大体 全胰大小 14.0 cm×9.0 cm×6.0 cm，胰头见一肿物，大小 9.0 cm×8.0 cm×6.0 cm，切面呈多房囊性，囊内含清亮液体，另于胰头肿物边缘胰腺实质内见一灰白色结节，直径 1.2 cm（图 3-40-3A）。

2. 镜下 肿物呈多房囊性，囊腔衬覆立方形细胞，胞质透亮淡染，核小而居中排列，部分区域肿瘤呈乳头状排列，乳头中央见纤维血管轴心，肿物局限于胰腺内生长，未见坏死，1 枚淋巴结见肿瘤转移（注意，淋巴结转移是诊断胰腺浆液性囊腺癌依据）（图 3-40-3B～D）。

3. 免疫组化 CAM5.2（＋），MUC5（－），p53（－），Ki-67（1%＋）。

4. 病理诊断与鉴别诊断

（1）诊断：（胰腺）浆液性囊腺癌。

（2）鉴别诊断：与胰腺浆液性囊腺瘤鉴别。

讨 论

胰腺浆液性囊性肿瘤分为良性浆液性囊腺瘤和恶性浆液性囊腺癌。浆液性囊腺癌极其罕见，仅有少数文献报道，其发病机制尚不明确，临床症状包括上腹部不适、恶心、呕吐、黄疸。根据目前 WHO 的分类，出现转移是诊断浆液性囊腺癌的唯一指标。显微镜检查显示囊肿内衬单层立方状的透明细胞，无异型性或黏蛋白产生。

影像学方面，胰腺浆液性囊腺癌体积较大，目前所报道的直径均为 4 cm 以上，平均直径约 11.75 cm。胰腺浆液性囊腺癌向周围组织侵犯是相对于浆液性囊腺瘤的不同点，多表现为肿瘤与周围组织分界不清。另外，囊壁和囊内分隔不均匀增厚，增强后呈不均匀强化。当出现远处转移时，转移灶与胰腺原发灶的影像学表现基本一致。

病理表现上，胰腺浆液性囊腺癌大体呈海绵状外观，大部分界限清楚，可见实性区域。组织学上与浆液性囊腺瘤非常相似，局灶可有轻度的核多形性，出现乳头状排列，细胞拥挤，复层排列，可见神经浸润、血管及管周浸润或累及淋巴结和脂肪组织，只能提示而不能明确诊断，但也有直接脾侵犯的病例。PAS 染色阳性。免疫表型，肿瘤细胞上皮标志物阳性，如 EMA、CK7、CK8/18、CK19、CEA、Syn、CgA 及 p53 均阴性。

近年来浆液性囊腺癌在分子遗传学方面取得了一些进展：①一个潜在的分子标志物是 *VHL* 基因突变；一项系统综述指出，从诊断为浆液性囊腺癌到发生异时性转移的中位时间间隔为 3 年，发生转移的中位原发肿瘤大小为 10.5 cm。因此，对大的浆液性囊腺癌进行术后监测是合理的。②在浆液性囊腺癌中发现了 *IDH1* 的体细胞突变。*IDH1*（R132H）的错义突变在 OncoKB 中被记录为癌基因状态，可能作为浆液性囊腺癌的基因组标志物。

大多数浆液性囊腺癌的临床病程进展缓慢，对于没有影像学恶性特征（包括囊肿＞3 cm；增厚、强化壁；壁结节；胰管直径 5～9 mm）的小的无症状病变可以保守治疗，密切观察。Tseng 建议，当浆液性囊腺瘤的病变直径为 4 cm 或有症状时，应考虑切除。

浆液性囊腺癌是一种生长缓慢的肿瘤，即使存在转移，预后也相对较好。

参考文献

[1] Van Dyke TJ, Johlin FC, Bellizzi AM, et al. Serous cystadenocarcinoma of the pancreas: Clinical features and management of a rare tumor [J]. Dig Surg, 2016,33(3):240-248.

[2] Shintaku M, Arimoto A, Sakita N. Serous cystadenocarcinoma of the pancreas [J]. Pathol Int, 2005,55(7):436-439.

[3] Huh J, Byun JH, Hong SM, et al. Malignant pancreatic serous cystic neoplasms: Systematic review with a new case [J]. BMC Gastroenterol, 2016,16(1):97.

[4] Zhang Y, Hammonds A, Tran-Harding K, et al. Targetable IDH1 mutation identified in a rare case of pancreatic serous cystadenocarcinoma but not a series of serous cystadenomas [J]. J Surg Case Rep, 2022,2022(3):rjac096.

[5] Chakravarty D, Gao J, Phillips SM, et al. OncoKB: A precision oncology knowledge base [J]. JCO Precis Oncol, 2017,2017:PO.17.00011.

[6] Tanaka M, Fernández-del Castillo C, Adsay V, et al. International consensus guidelines 2012 for the management of IPMN and MCN of the pancreas [J]. Pancreatology, 2012,12(3):183-197.

[7] Tseng JF. Management of serous cystadenoma of the pancreas [J]. J Gastrointest Surg, 2008,12(3):408-410.

[8] Wasel BA, Keough V, Huang WY, et al. Histological percutaneous diagnosis of stage IV microcystic serous cystadenocarcinoma of the pancreas [J]. BMJ Case Rep, 2013,30,2013:bcr2012007924.

[9] Massaras D, Pantiora EV, Koutalas J, et al. Serous microcystic cystadenocarcinoma of the pancreas with synchronous liver metastases: Clinical characteristics and management [J]. Cureus, 2020,12(4):e7707.

病例 41　胰腺黏液性囊性肿瘤伴出血

患者信息

女性患者,29 岁,3 周前运动后出现腹痛,进食后加重,每次持续 1～2 天,呈绞痛样,共发作 2 次。

影像学表现

1. **影像学描述**　见图 3-41-1,图 3-41-2。

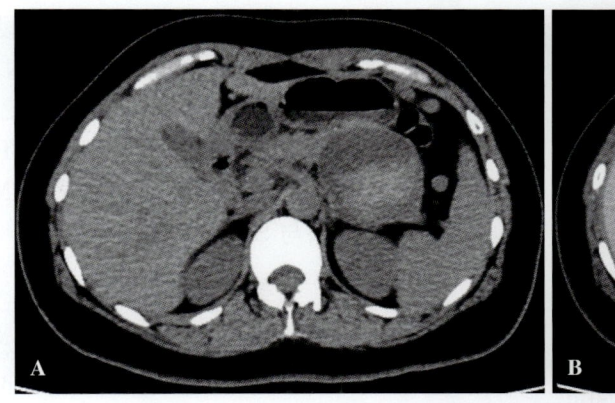
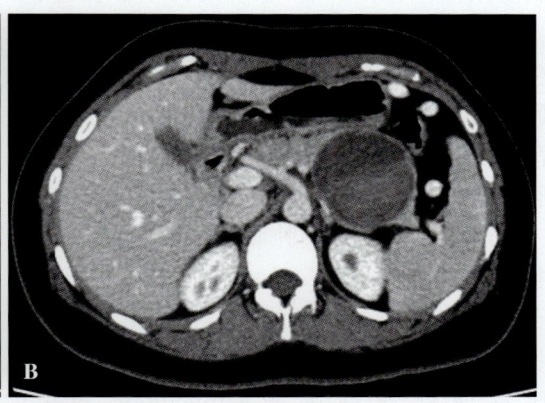

▲ 图 3-41-1　胰腺黏液性囊性肿瘤伴出血 CT 表现

A. 横断面 CT 平扫图像,显示胰尾部肿块内部呈低密度和稍高密度;B. 横断面 CT 增强门脉期图像,显示胰尾部肿块未见强化。

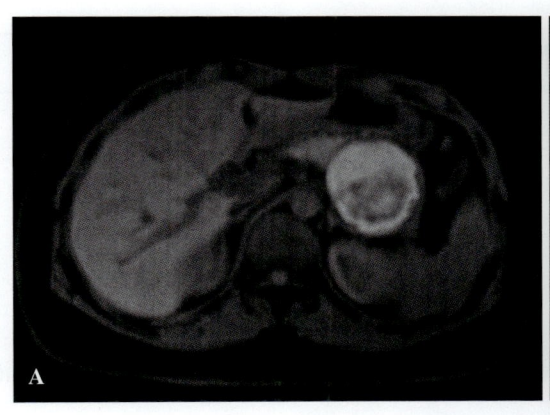
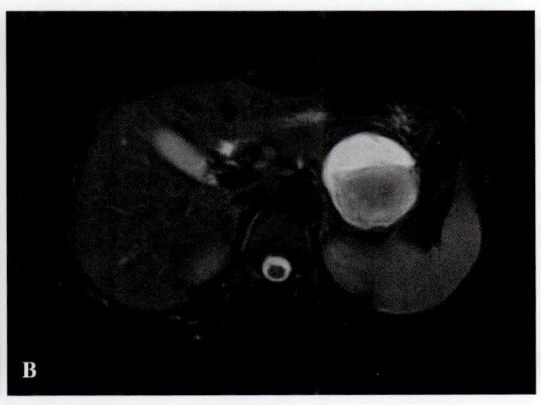

▲ 图 3-41-2　胰腺黏液性囊性肿瘤伴出血 MRI 表现

A. 横断面 MR T1WI 图像,显示胰尾部肿块呈高信号,内部见片状等信号;B. 横断面 MR T2WI 图像,显示胰尾部肿块信号混杂,内部见液-液平面。

2. **影像学诊断**　胰腺实性假乳头状肿瘤(误诊)。

病理学表现

1. **大体**　胰体尾大小 11.0 cm × 7.0 cm × 3.0 cm,距胰腺切缘 2.9 cm 见一肿物,大小 6.5 cm × 5.9 cm × 3.0 cm,切面单房囊性,内含灰绿色液体,壁厚 0.2～0.5 cm,壁内局灶可见乳头状结构,直径 0.2～1.0 cm。

2. **镜下**　肿瘤呈单房囊性,囊壁内衬高柱状黏液上皮,核位于基底,异型较轻,其下见卵巢样间质,间质细胞梭形,核狭长,胞质较少。

3. **免疫组化**　上皮细胞示 CAM5.2(+),CK8/18(+),CEA(+),CA19-9(+),MUC5(+),p53(20%),Ki-67(10%+),间质细胞示 ER(+),

PR(+),Vimentin(+),CD10(−),α-inhibin(−)。

4. 病理诊断与鉴别诊断

（1）诊断：（胰腺）黏液性囊性肿瘤，腺上皮呈低级别上皮内瘤变。

（2）鉴别诊断

1）胰腺导管内乳头状黏液性肿瘤：该肿瘤发病年龄大，好发于50～60岁男性，与胰管相通，镜下柱状黏液上皮形成乳头状或假乳头状结构，无卵巢样间质，间质ER、PR阴性表达有助于鉴别。

2）胰腺浆液性囊性肿瘤：腺上皮为立方状而非柱状，腺上皮内含糖原而非黏液，PAS染色呈阳性，黏液染色阴性。

3）胰腺黏液腺癌：非囊性肿物，可有黏液湖，其内有异型上皮细胞，没有内衬的上皮细胞。

4）胰腺假性囊肿：无内衬黏液柱状上皮及卵巢样间质。部分胰腺黏液囊性肿瘤上皮脱落，在取材不充分的情况下可能误诊。

讨 论

胰腺黏液性囊性肿瘤（mucinous cystic neoplasm，MCN）约占胰腺囊性肿瘤的8%，几乎仅发生于年轻至中年女性，主要位于胰腺体部或尾部，基本不与胰管相通。MCN被认为是胰腺癌的癌前病变，恶性率为4%～17%。由于MCN存在潜在恶性病变可能，国际胰腺学协会的共识指南建议对所有手术适合的患者进行MCN切除。相比之下，欧洲循证指南允许对囊性直径<4 cm、无壁结节、无相关症状的MCN患者进行积极的监测而不进行手术。

影像学方面，MRI对出血成分显示要明显优于CT，尤其在T1WI上呈高信号或T2WI上呈液-液平面。胰腺肿瘤中出血最多见于胰腺实性假乳头状肿瘤（solid pseudopapillary neoplasm，SPN），MCN出血罕见。SPN和MCN均是90%以上发生于女性，但是约95%MCN发生在胰体尾部，而SPN可发生在胰腺任何部位，所以当位于胰体尾部MCN伴出血时影像学难以与SPN鉴别。

参考文献

Miller FH, Lopes Vendrami C, Recht HS, et al. Pancreatic cystic lesions and malignancy: Assessment, guidelines, and the field defect [J]. Radiographics, 2022, 42(1): 87-105.

病例42　胰腺黏液性囊性肿瘤伴胰管扩张

患者信息

女性患者，57岁，餐后腹胀1个月。

影像学表现

1. 影像学描述　见图3-42-1。

2. 影像学诊断　胰腺尾部囊腺瘤。

病理学表现

1. 大体　胰体尾大小6.0 cm×4.0 cm×3.0 cm，距胰腺切缘3.0 cm见一囊性肿物，大小6.0 cm×4.0 cm×3.0 cm，切面多房囊性，内含清亮液体，壁

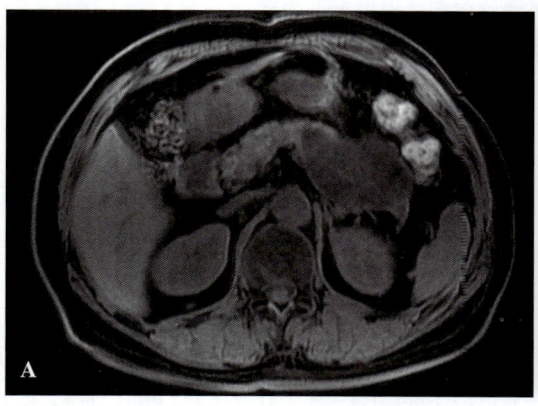

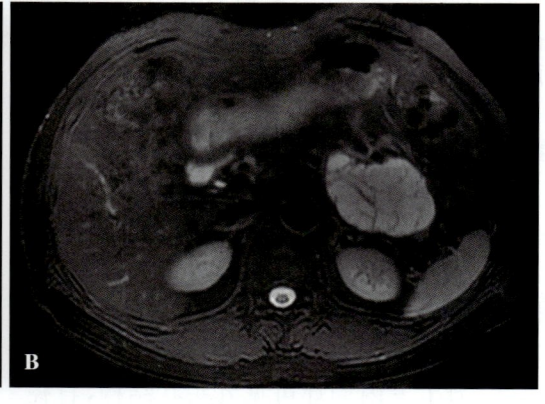

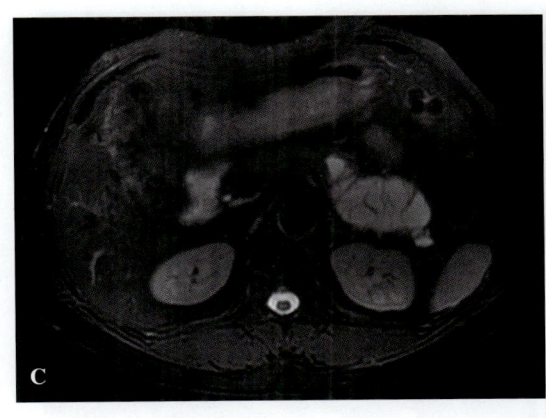

▲ 图 3-42-1 胰腺黏液性囊性肿瘤伴胰管扩张 MRI 表现

A. 横断面 MR T1WI 图像，显示胰体尾部肿块呈低信号，边界清晰；B. 横断面 MR T2WI 图像，显示胰体尾部肿块呈高信号，内部见多个纤维分隔；C. 横断面 MR T2WI 图像，显示胰尾部胰管扩张。

厚 0.1～0.2 cm，与周围组织界限清楚。

2. **镜下** 肿瘤呈囊性，囊壁内衬高柱状黏液上皮，核位于基底，异型较轻，其下见卵巢样间质，间质细胞呈梭形，核狭长，胞质较少。

3. **病理诊断与鉴别诊断**

（1）诊断：(胰体尾)黏液性囊性肿瘤。

（2）鉴别诊断

1）胰腺 IPMN：该肿瘤发病年龄大，好发于 50～60 岁男性，与胰管相通；而黏液性囊性肿瘤与胰腺导管系统无关；镜下柱状黏液上皮形成乳头状或假乳头状结构，无卵巢样间质，间质 ER、PR 阴性表达有助于鉴别。

2）胰腺浆液性囊性肿瘤：腺上皮为立方状而非柱状；腺上皮内含糖原而非黏液，PAS 染色呈阳性，黏液染色阴性。

讨 论

胰腺黏液性囊性肿瘤（MCN）占所有手术切除的胰腺囊性肿瘤的 10%～45%。

影像学方面，MCN 多表现为类圆形或浅分叶状肿块，囊内有分隔或呈囊内囊，囊壁出现壁结节则提示恶变可能性。当 MCN 体积较大时，可压迫胰管，继发上游胰管扩张，约 15.6% MCN 有胰管扩张。MCN 上游扩张的胰管和 MCN 本身的密度或信号相似，尤其在 T2WI 和 MRCP 上均呈高信号，难以判断两者仅仅是受压关系还是相通关系，容易误诊为胰腺 IPMN。但是 IPMN 与胰管相通，黏液可在下游胰管聚集继发下游胰管扩张，但 MCN 与胰管不通，下游胰管并不扩张。

参考文献

[1] Miller FH, Lopes Vendrami C, Recht HS, et al. Pancreatic cystic lesions and malignancy: Assessment, guidelines, and the field defect [J]. Radiographics, 2022, 42(1): 87-105.

[2] Vullierme MP, Gregory J, Rebours V, et al. MRI is useful to suggest and exclude malignancy in mucinous cystic neoplasms of the pancreas [J]. Eur Radiol, 2022, 32(2): 1297-1307.

[3] Zhou W, Saam T, Zhou Y, et al. Pancreatic mucinous cystic neoplasm communicating with main pancreatic duct: An unrecognized presentation of pancreatic mucinous neoplasm? [J]. Anticancer Res, 2017, 37(12): 7017-7021.

[4] 张茜茹, 方旭, 边云, 等. 基于《欧洲胰腺囊性肿瘤循证指南》胰腺黏液性囊性肿瘤的影像学检查特征及影像肿瘤性质的因素分析[J]. 中华消化外科杂志, 2022, 21(12): 1593-1599.

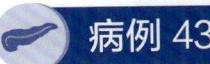

病例 43　胰腺黏液性囊性肿瘤伴浸润性癌

患者信息

女性患者，47 岁，1 个月前进食后出现恶心、呕吐，进食油腻食物后显著，伴有腹胀、腹泻、消瘦。2 型糖尿病病史 15 年余，控制良好，25 年前因患浆液性囊腺瘤行胰腺肿瘤局部切除术。

影像学表现

1. **影像学描述** 见图 3-43-1，图 3-43-2。
2. **影像学诊断** 胰腺黏液性囊性肿瘤。

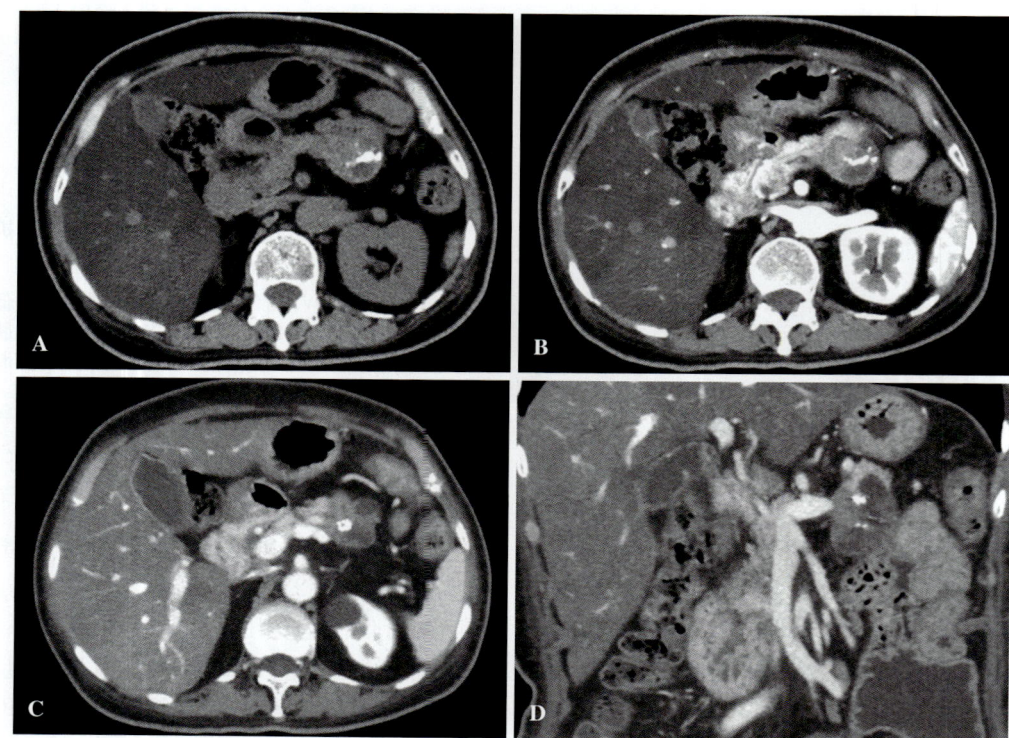

▲ 图 3-43-1　胰腺黏液性囊性肿瘤伴浸润性癌 CT 表现

A. 横断面 CT 平扫图像，显示胰尾部肿块呈稍低密度，边界模糊，内部见高密度钙化；B. 横断面 CT 增强动脉期图像，显示胰尾部肿块呈囊实性，实性部分轻度强化，囊性部分无强化；C、D. 分别为横断面、冠状面 CT 增强门脉期图像，显示胰尾部肿块呈囊实性，实性部分轻度强化，囊性部分无强化。

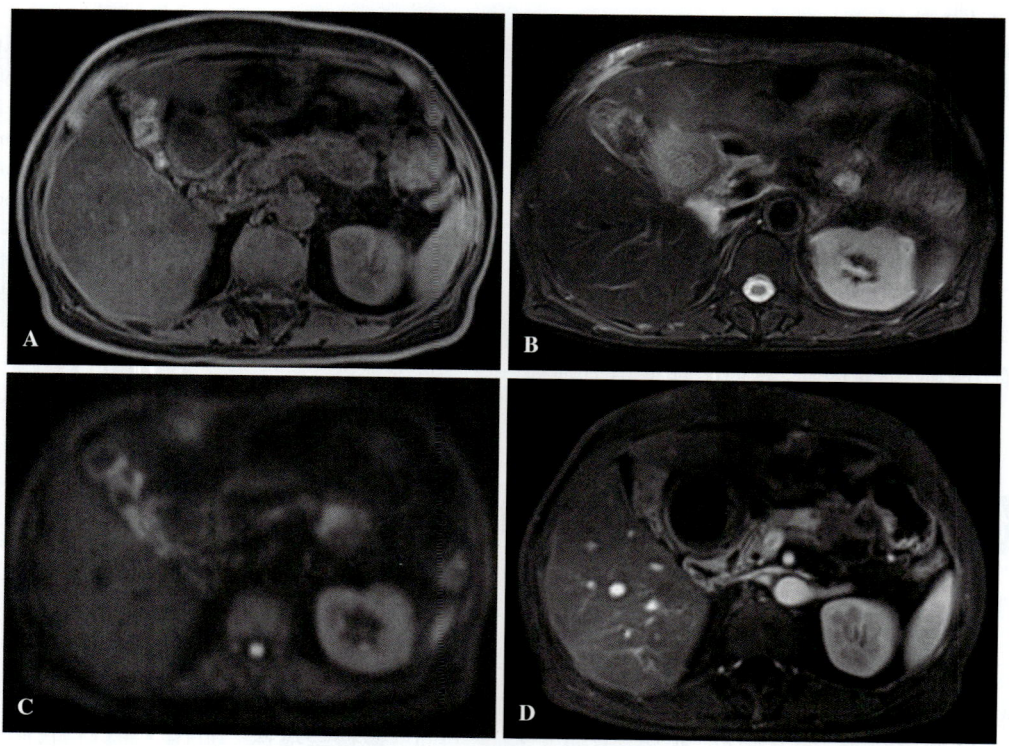

▲ 图 3-43-2　胰腺黏液性囊性肿瘤伴浸润性癌 MRI 表现

A. 横断面 MR T1WI 图像，显示胰尾部肿块呈囊实性，实性部分呈稍低信号，囊性部分呈低信号；B. 横断面 MR T2WI 图像，显示胰尾部肿块呈囊实性，实性部分呈稍高信号，囊性部分呈高信号；C. 横断面 DWI 图像，显示胰尾部肿块实性部分呈高信号；D. 横断面 MRI 增强门脉期图像，显示胰尾部肿块实性部分轻度强化，囊性部分无强化。

病理学表现

1. 大体 胰体尾大小 11.0 cm×6.5 cm×4.5 cm,距胰腺切缘 1.3 cm 见一灰白色肿物,大小 4.2 cm×4.0 cm×3.4 cm,切面多房囊实性,局部囊壁增厚,囊性部分局部充满乳头样物,大小 1.5 cm×1.0 cm×1.0 cm,实性部分范围 1.8 cm×1.5 cm×1.3 cm,切面灰白色,实性,质稍硬,局部可见钙化(图 3-43-3)。

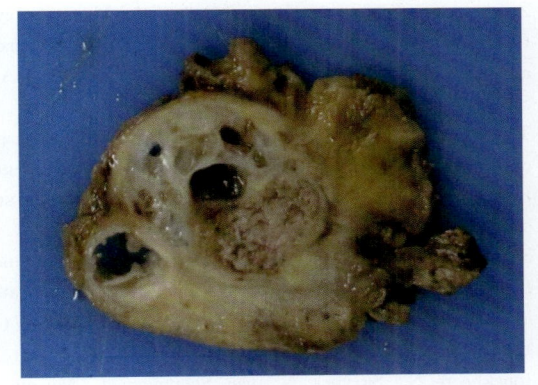

▲ 图 3-43-3 胰腺黏液性囊性肿瘤伴浸润性癌大体表现
大体图示肿物切面多房囊性,部分囊腔充满乳头样物,局部囊壁增厚呈实性结节状突出。

2. 镜下 肿瘤呈多囊性,囊壁内衬单层黏液柱状上皮,上皮下可见卵巢样间质,部分囊内可见上皮乳头状增生,局部伴间质浸润,浸润深度约 0.3 cm。

3. 免疫组化 上皮细胞示 CAM5.2(+),CK7(+),CK8/18(+),CK19(+),CK20(少量+),MUC1(+),MUC2(散在少数+),MUC4(部分+),MUC5(小灶+),MUC6(部分+),S-100P(-),DPC4(+),CEA(部分+),CA19-9(大部+);间质细胞示 Vimentin(+),PR(-),CD10(少量+),α-inhibin(-),Calretinin(少部+)。

4. 病理诊断与鉴别诊断

(1) 诊断:(胰体尾)黏液性囊性肿瘤伴浸润性癌(浸润性癌成分为高分化导管腺癌)。

(2) 鉴别诊断

1) 胰腺 IPMN:该肿瘤发病年龄大,好发于 50~60 岁男性,与胰管相通;而黏液性囊性肿瘤与胰腺导管系统无关;镜下柱状黏液上皮形成乳头状或假乳头状结构,上皮表达 MUC1 和(或)MUC2,无卵巢样间质,间质 ER、PR 阴性表达有助于鉴别。

2) 胰腺浆液性囊性肿瘤:腺上皮为立方状而非柱状;腺上皮内含糖原而非黏液,PAS 染色呈阳性,黏液染色阴性。

3) 导管黏液腺癌:非囊性肿物,可有黏液湖,其内有异型上皮细胞,无内衬的上皮细胞,可以与黏液性囊腺癌鉴别。

4) 胰腺假性囊肿:无黏液柱状上皮及卵巢样间质。部分胰腺黏液囊性肿瘤上皮脱落,在取材不充分的情况下可能误诊。

讨 论

胰腺黏液性囊性肿瘤(MCN)为囊性上皮性肿瘤,属于胰腺癌前病变,癌变率约 10%~39%。

影像学方面,主要通过囊内是否有壁结节或实性成分、囊壁是否增厚等评估 MCN 良恶性,有研究认为 T2WI 上信号不均匀、囊壁厚度≥5 mm、壁结节≥9 mm、囊壁或囊内分隔强化是恶性 MCN 的影像学特征。壁结节或实性成分是 MCN 绝对手术指征,同时也是恶性 MCN 独立危险因素。浸润性癌成分为导管腺癌,所以影像学表现与常规胰腺导管腺癌基本一致,即边界模糊的实性软组织肿块,增强后轻度强化,易侵犯周围组织。

病理表现上,经典的镜下表现是囊肿衬覆高柱状产黏液上皮细胞,但是缺乏黏液的立方状上皮细胞或类似于非肿瘤性的导管上皮细胞也可见到,其间可见少数杯状细胞,上皮可局灶剥脱,上皮下存在特征性的卵巢样间质是诊断 MCN 的必要条件,间质常有不同程度的黄素化。由于胰腺黏液性囊性肿瘤伴浸润与否预后差异大,准确的病理诊断非常重要,故病理取材时注意广泛取材,尤其是实性区域或乳头状区域应多取材,确保无漏诊。研究表明,与 MCN 相关的 T1a 和 T1b 癌具有 MCN 伴有低级别或者高级别异型增生相似的良好预后。如果肉眼未发现浸润性癌,对整个肿瘤进行仔细的组织学检查对于确定微小浸润十分必要。个别良性病变病例上皮可以广泛脱落,这种情况下也应多取材,避免因局灶的上皮脱落而将肿瘤误诊为假性囊肿。MCN 伴浸润性癌的主要诊断依据是囊壁或者壁外可见具有明显异型性腺体浸润,多房性肿瘤的房间隔浸润也值得注意。浸润性腺体异型性差异很大,分化程度可不一致。在很多 MCN 伴有浸润性癌的病例中,卵巢样间质的丧失被认为是恶性病变的特征之一。

在 MCN 的病理诊断中,免疫组化具有一定意义。CEA 在上皮细胞中均阳性表达,而在卵巢黏液性囊腺癌中表达的 CK7,在 MCN 的上皮也同样表达。*Her2* 在 MCN 中不表达。ER 和 PR 在间质中的阳性率为 22%~23.1% 和 48%~70.8%。PR 的阳性率在 MCN 伴浸润性癌的病例中会有所降低,提示预后不良。p53 在 MCN 伴浸润性癌的病例中会突变表达,所以 p53 对于判断 MCN 是否伴有浸润是一个有用的指标。

有研究表明,MUC 家族蛋白能够在肿瘤细胞周围形成保护层,从而在胰腺肿瘤发病机制中起关键作用,并且与肿瘤细胞毒性药物的抗性、增殖、侵袭和转移有关。近年来,已有研究把胰腺肿瘤中 MUC 家族蛋白异常作为潜在的药物靶点或预后生物标志物。在考虑 MCN 伴浸润性癌的时候,肿瘤标志物检查配合 *KRAS* 基因 12 位点检测有助于提高诊断准确率。

参考文献

[1] van Huijgevoort NCM, Del Chiaro M, Wolfgang CL, et al. Diagnosis and management of pancreatic cystic neoplasms: Current evidence and guidelines [J]. Nat Rev Gastroenterol Hepatol, 2019, 16(11): 676-689.

[2] Miller FH, Lopes Vendrami C, Recht HS, et al. Pancreatic cystic lesions and malignancy: Assessment, guidelines, and the field defect [J]. Radiographics, 2022, 42(1): 87-105.

[3] Vullierme MP, Gregory J, Rebours V, et al. MRI is useful to suggest and exclude malignancy in mucinous cystic neoplasms of the pancreas [J]. Eur Radiol, 2022, 32(2): 1297-1307.

[4] Keane MG, Shamali A, Nilsson LN, et al. Risk of malignancy in resected pancreatic mucinous cystic neoplasms [J]. Br J Surg, 2018, 105(4): 439-446.

[5] Wilentz RE, Albores-Saavedra J, Zahurak M, et al. Pathologic examination accurately predicts prognosis in mucinous cystic neoplasms of the pancreas [J]. Am J Surg Pathol, 1999, 23(11): 1320-1327.

[6] Hui L, Rashid A, Foo WC, et al. Significance of T1a and T1b carcinoma arising in mucinous cystic neoplasm of pancreas [J]. Am J Surg Pathol, 2018, 42(5): 578-586.

[7] Zamboni G, Scarpa A, Bogina G, et al. Mucinous cystic tumors of the pancreas: Clinicopathological features, prognosis, and relationship to other mucinous cystic tumors [J]. Am J Surg Pathol, 1999, 23(4): 410-422.

[8] Thompson LD, Becker RC, Przygodzki RM, et al. Mucinous cystic neoplasm (mucinous cystadenocarcinoma of low-grade malignant potential) of the pancreas: A clinicopathologic study of 130 cases [J]. Am J Surg Pathol, 1999, 23(1): 1-16.

[9] Suh H, Pillai K, Morris DL. Mucins in pancreatic cancer: Biological role, implications in carcinogenesis and applications in diagnosis and therapy [J]. Am J Cancer Res, 2017, 7(6): 1372-1383.

[10] Jonckheere N, Skrypek N, van Seuningen I. Mucins and pancreatic cancer [J]. Cancers (Basel), 2010, 2(4): 1794-1812.

[11] 郭承涛, 彭小波, 湛先保. 胰腺黏液性囊腺癌基因突变的检测及其临床意义[J]. 中国肿瘤生物治疗杂志, 2019, 26(4): 440-444.

[12] 张茜茹, 方旭, 边云, 等. 基于《欧洲胰腺囊性肿瘤循证指南》胰腺黏液性囊性肿瘤的影像学检查特征及影像肿瘤性质的因素分析[J]. 中华消化外科杂志, 2022, 21(12): 1593-1599.

病例 44 胰腺分支胰管型导管内乳头状黏液性肿瘤伴浸润性癌

患者信息

女性患者,71 岁,1 个月前无明显诱因出现恶心、呕吐,呕吐物为胃内容物,伴有发热、寒战,最高体温为 39.5℃。CA19-9 84.63 U/mL(正常范围<37 U/mL)。

影像学表现

1. 影像学描述 见图 3-44-1,图 3-44-2。

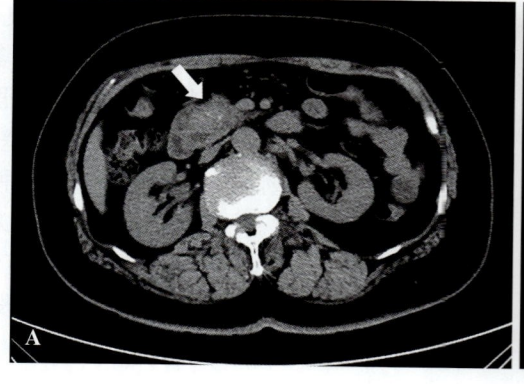

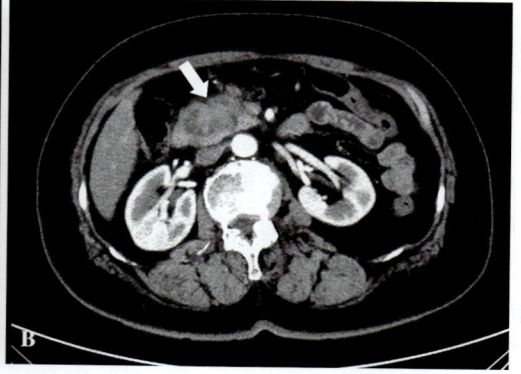

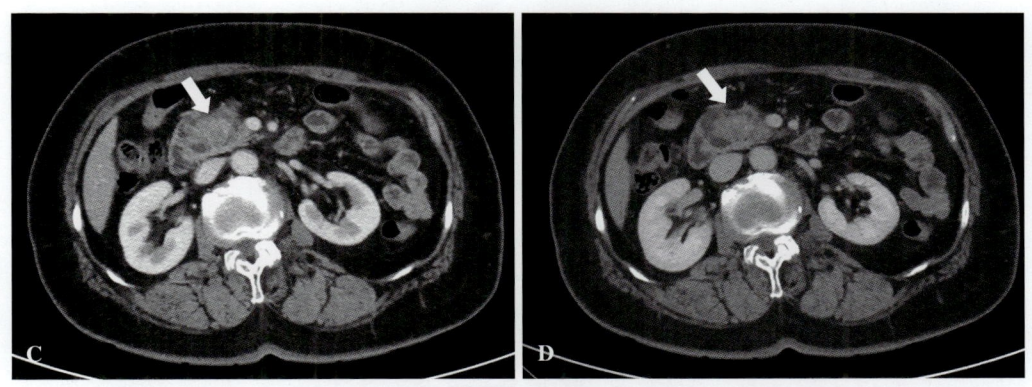

▲ 图 3-44-1　胰腺分支胰管型导管内乳头状黏液性肿瘤伴浸润性癌 CT 表现

A. 横断面 CT 平扫图像,显示胰头部囊实性肿块(箭),内部实性部分呈等密度,边缘囊性部分呈低密度,实性部分内见小点状高密度钙化灶;B～D. 分别为横断面 CT 增强动脉期、门脉期和延迟期图像,显示胰头部肿块实性部分轻度强化,囊性部分无强化(箭)。

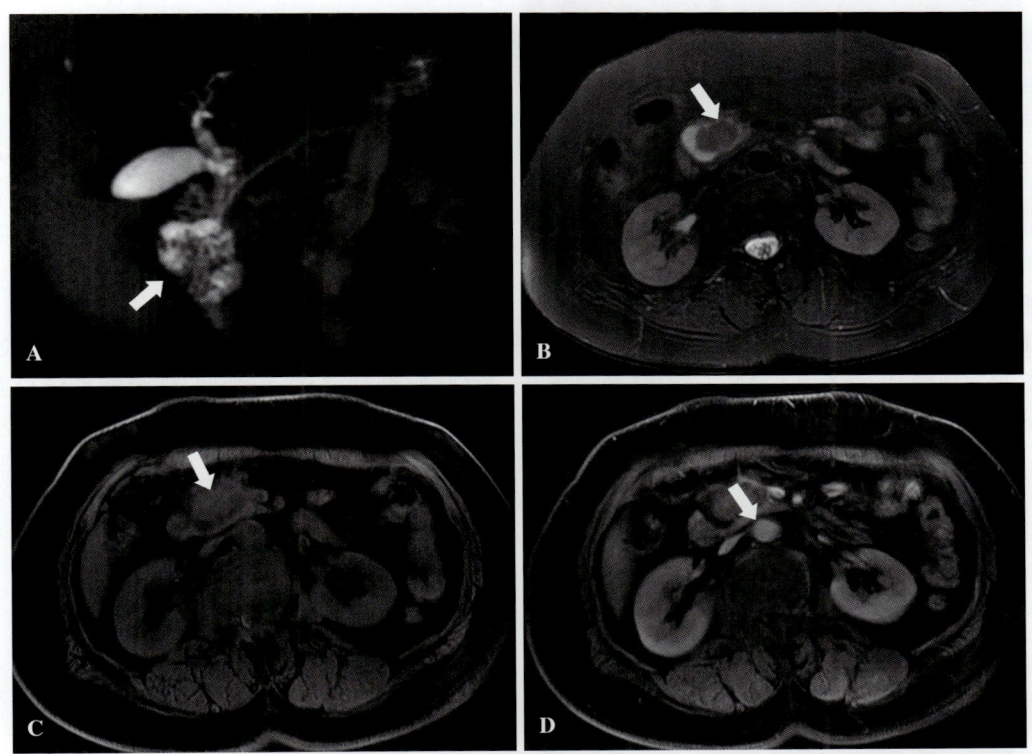

▲ 图 3-44-2　胰腺分支胰管型导管内乳头状黏液性肿瘤伴浸润性癌 MRI 表现

A. MRCP 图像,显示胰头部囊实性肿块,内部囊性部分呈高信号,实性部分呈充盈缺损,主胰管似与肿块相通(箭);B. 横断面 MR T2WI 图像,显示胰头部肿块边缘囊性部分呈高信号,内部实性部分呈等低信号(箭);C. 横断面 MR T1WI 图像,显示胰头部肿块边缘囊性部分呈低信号,内部实性部分呈等信号(箭);D. 横断面 MRI 增强门脉期图像,显示胰头部肿块实性部分轻度强化,囊性部分无强化(箭)。

2. 影像学诊断　胰头部分支型 IPMN 伴恶变(正确)。

病理学表现

1. 大体　胰头大小 6.0 cm×4.5 cm×3.2 cm,距胰腺切缘 0.7 cm、距十二指肠乳头 0.6 cm 见胰管扩张呈囊状,囊内可见乳头状物及黏液,大小 3.5 cm×2.2 cm×4.2 cm,切面灰白色,囊实性,质硬,界限不清。

2. 镜下　肿瘤位于管腔内,内衬高柱状上皮,囊内形成分支乳头状结构,肿瘤上皮内富含黏液,细胞核圆形,多为单层,部分区域极向紊乱,核仁明显。局灶可见细胞异型明显,排列成不规则腺管状结构,呈浸润性生长(图 3-44-3)。

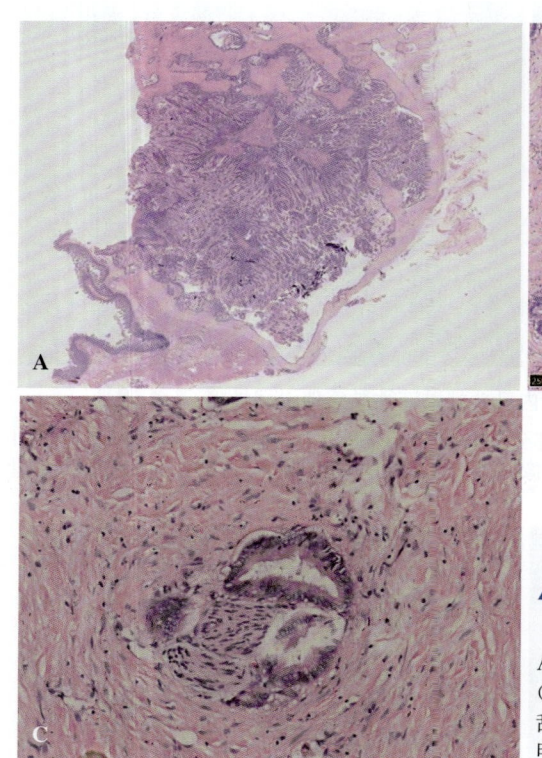

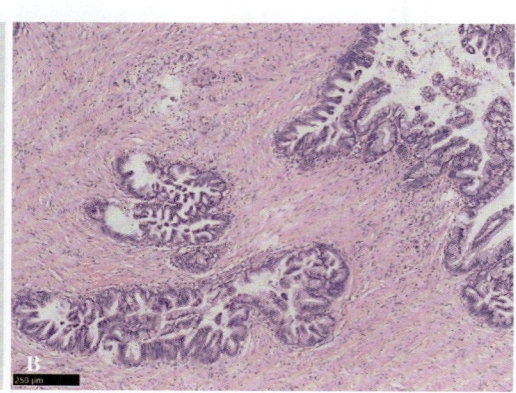

▲ 图3-44-3 分支型胰腺导管内乳头状黏液性肿瘤伴浸润性癌镜下病理

A. 肿瘤位于管腔内,高柱状上皮衬覆形成乳头结构(HE,50×);B. 肿瘤上皮内富含黏液,细胞极向紊乱(HE,100×);C. 局灶见肿瘤侵犯神经,细胞异型明显,可见核仁(HE,200×)。

3. **免疫组化** CAM5.2(+),CK7(+),CK8/18(+),CK19(部分+),CK20(少量+),MUC1(+),MUC2(-),MUC5(+),MUC6(少量+),S100P(+),DPC4(-),p53(-),Ki-67(20%+)(图3-44-4)。

4. **病理诊断** (胰头)导管内乳头状黏液性肿瘤(胰胆管型,分支胰管型)伴浸润性癌(浸润性癌成分为中分化导管腺癌)。

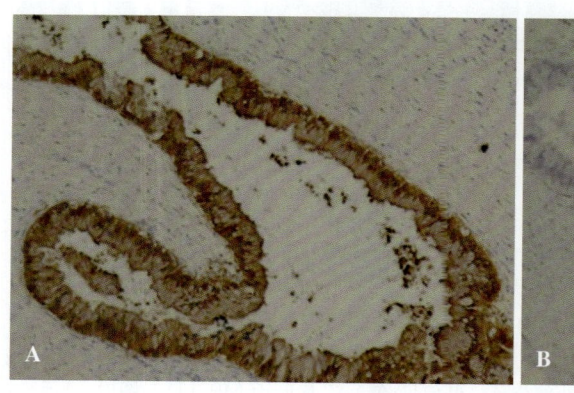

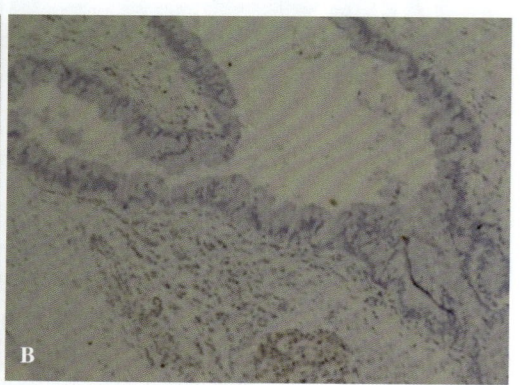

▲ 图3-44-4 分支型胰腺导管内乳头状黏液性肿瘤伴浸润性癌免疫组化

A. S100P(+)(IHC,100×);B. DPC4(-)(IHC,100×)。

讨 论

胰腺导管内乳头状黏液性肿瘤(IPMN)是最常见的胰腺囊性肿瘤,属于胰腺癌前病变,根据肿瘤累及不同胰管分为主胰管型、分支胰管型和混合胰管型。每种分型具有不同的恶变率,主胰管和混合胰管型恶变率约36%~100%,分支胰管型恶变率约11%~30%。

2017年《胰腺导管内乳头状黏液性肿瘤福冈国际共识》将黄疸、主胰管≥10 mm、强化壁结节≥5 mm定义为IPMN恶变的高危征象。主胰管和壁结节的高危征象均需依据影像学评估,但是分支胰管型IPMN的主胰管并不扩张,且尤其是壁结节较小或囊性部分与主胰管相通显示不佳,无法明确病灶是否为IPMN的前提之下,对评估恶变具有一定难度。一项汇总了24项研究关于预测分支胰管型IPMN恶变的荟萃分析中,提示单纯依靠壁结节诊断分支胰管型IPMN恶变的AUC为0.77(95% CI 0.73～0.80),敏感性53%,特异性81%。当分支胰管型IPMN中的壁结节逐渐增大形成实性肿块时,影像学多表现为局限性囊实性肿块,若加之与主胰管相通显示不佳时,影像学表现会与胰腺实性假乳头状肿瘤或胰腺浆液性囊性肿瘤(微囊型)相似,尤其是女性患者,易误诊。建议在多个期相和不同平面重点观察病灶与主胰管的关系。有研究表明联合T2WI和MRCP评估囊性肿瘤与主胰管相通的敏感性为100%,准确性为90.5%。

IPMN组织学与实性假乳头状肿瘤和胰腺浆液性囊性肿瘤容易鉴别,但诊断时需注意将样本全部取材,以对其细胞亚型及上皮异型程度进行评估,关注是否伴发浸润性癌,对浸润性癌需要进行详细描述,标注其类型及分级。

本例患者主胰管不扩张和实性成分较多,影像学诊断分支胰管型IPMN具有一定难度,但是结合患者CA19-9升高、MRCP显示主胰管与病灶相通、明显壁结节,综合考虑更加符合分支胰管型IPMN恶变。

参考文献

[1] European Study Group on Cystic Tumours of the Pancreas. European evidence-based guidelines on pancreatic cystic neoplasms [J]. Gut, 2018, 67(5):789-804.

[2] Nagtegaal ID, Odze RD, Klimstra D, et al. The 2019 WHO classification of tumours of the digestive system [J]. Histopathology, 2020, 76(2):182-188.

[3] van Huijgevoort NCM, Del Chiaro M, Wolfgang CL, et al. Diagnosis and management of pancreatic cystic neoplasms: Current evidence and guidelines [J]. Nat Rev Gastroenterol Hepatol, 2019, 16(11):676-689.

[4] Tanaka M, Fernandez-Del Castillo C, Kamisawa T, et al. Revisions of international consensus Fukuoka guidelines for the management of IPMN of the pancreas [J]. Pancreatology, 2017, 17(5):738-753.

[5] Zhao W, Liu S, Cong L, et al. Imaging features for predicting high-grade dysplasia or malignancy in branch duct type intraductal papillary mucinous neoplasm of the pancreas: A systematic review and meta-analysis [J]. Ann Surg Oncol, 2022, 29(2):1297-1312.

[6] Kim YC, Choi JY, Chung YE, et al. Comparison of MRI and endoscopic ultrasound in the characterization of pancreatic cystic lesions [J]. AJR, 2010, 195(4):947-952.

病例 45 胰腺导管内乳头状黏液性肿瘤伴腺鳞癌

患者信息

男性患者,54岁,1年前无明显诱因出现消瘦,伴有腹胀、纳差,腹胀以餐后为主。2周前无明显诱因下出现皮肤及巩膜黄染,伴小便黄,伴皮肤瘙痒。CA19-9 86.4 U/mL(正常范围<37 U/mL),CEA 8.7 ng/mL(正常范围<5 ng/mL),总胆红素41.2 μmol/L(正常范围2～18 μmol/L),直接胆红素22 μmol/L(正常范围<7 μmol/L)。1年内体重减轻10 kg。20年前有急性胰腺炎病史。

影像学表现

1. **影像学描述** 见图3-45-1,图3-45-2。
2. **影像学诊断** 胰腺IPMN恶变。

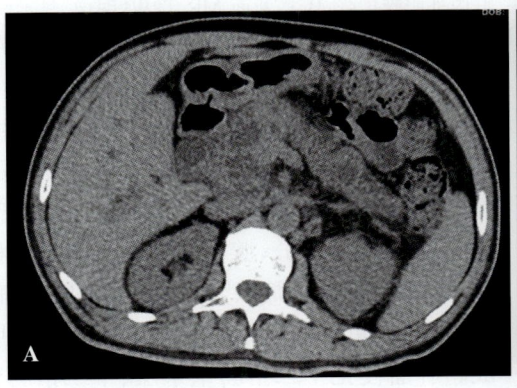
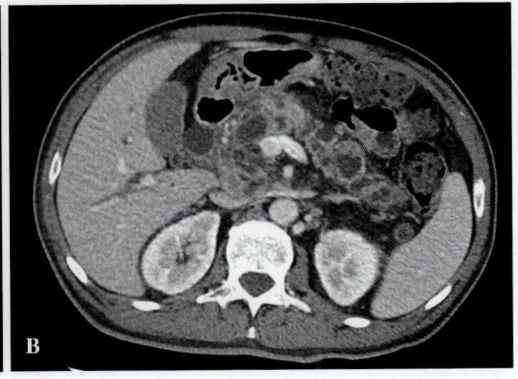

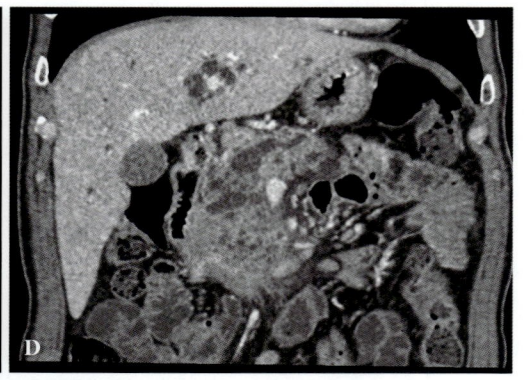

▲ 图 3-45-1 胰腺导管内乳头状黏液性肿瘤伴腺鳞癌 CT 表现

A. 横断面 CT 平扫图像,显示全胰腺多发分支胰管扩张和主胰管扩张,呈低密度;B. 横断面 CT 增强门脉期图像,显示全胰腺多发分支胰管扩张和主胰管扩张,正常胰腺实质萎缩;C. 横断面 CT 增强门脉期图像,显示胰尾部扩张的主胰管内见壁结节(箭);D. 冠状面 CT 增强门脉期图像,显示胰头部软组织肿块,呈轻度不均匀强化,肝内外胆管和胰管扩张。

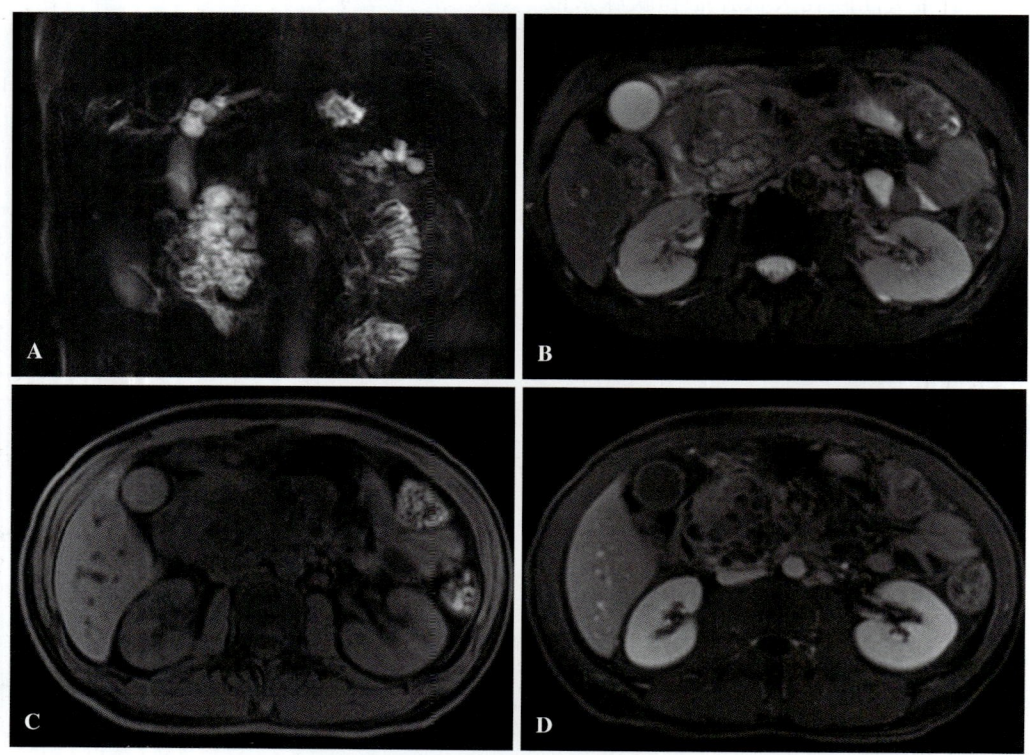

▲ 图 3-45-2 胰腺导管内乳头状黏液性肿瘤伴腺鳞癌 MRI 表现

A. MRCP 图像,显示胰腺走行区域弥漫多发分支胰管和主胰管扩张,肝内外胆管扩张;B. 横断面 MR T2WI 图像,显示胰头部分支胰管和主胰管扩张呈高信号,胰头部实性肿块呈稍高信号;C. 横断面 MR T1WI 图像,显示胰头部实性肿块呈低信号;D. 横断面 MRI 增强门脉期图像,显示胰头部实性肿块轻度不均匀强化。

病理学表现

1. 大体 全胰大小 18.5 cm×4.5 cm×3.5 cm,切面灰黄色、分叶状结构消失,主胰管与分支胰管扩张,大部胰管内充满乳头样隆起,局部区域见一肿物,切面灰白色,实性,质硬,与周围组织分界不清(图 3-45-3)。

2. 镜下 全胰可见腺管扩张,肿瘤主要位于管腔内,呈分支乳头状及不规则腺管状结构,可见多灶性坏死;部分区域可见数量不等的异型产黏液腺体和鳞状细胞癌成分,腺癌细胞呈立方形、柱形,排列成不规则腺管状、筛状,鳞状细胞癌肿瘤细胞呈多角形,排列成巢团状、条索状,巢团中央可见角化珠形成。肿瘤侵犯十二指肠壁全层、十二指肠乳头、胆总

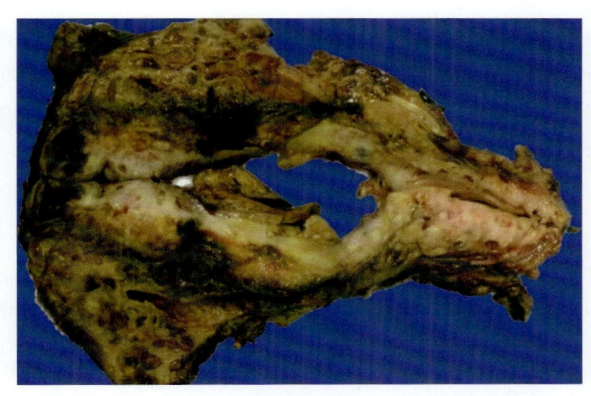

▲ 图3-45-3 胰腺 IPMN 伴腺鳞癌大体病理

全胰切除标本:胰腺切面灰黄色、分叶状结构消失,主胰管与分支胰管扩张,大部胰管内充满乳头样隆起。

管及胰周脂肪(图3-45-4)。

3. **免疫组化** CAM5.2(+),CK7(+),CK8/18(+),CK19(+),CK20(-),MUC1(+),MUC2(-),MUC5(+),MUC6(+),CDX2(-),S100P(+),DPC4(-),CK5/6(部分+),p40(部分+),p53(-),Ki-67(60%+)(图3-45-5)。

4. **病理诊断** 全胰导管内乳头状黏液性肿瘤(胰胆管型,混合胰管型)伴浸润性癌(浸润性癌成分为腺鳞癌)。

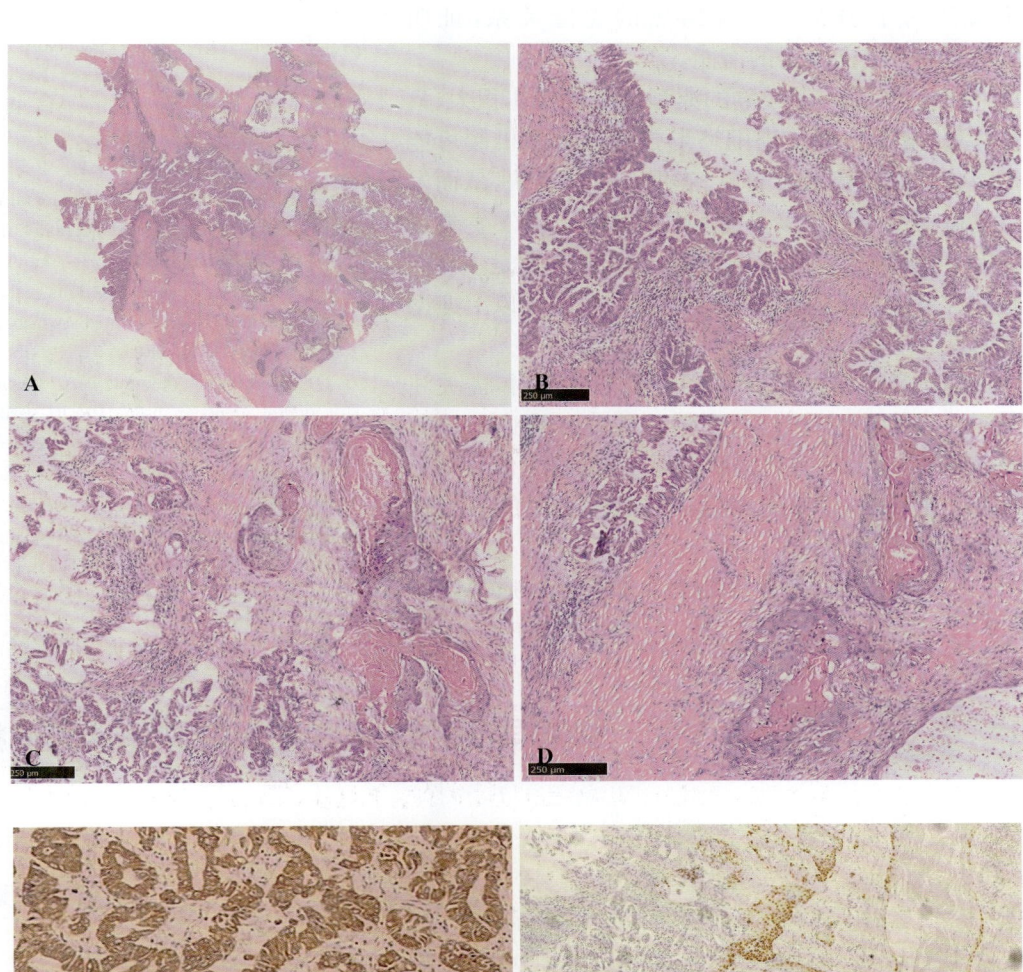

▲ 图3-45-4 胰腺导管内乳头状黏液性肿瘤伴腺鳞癌镜下病理

A. 肿瘤主要位于管腔内,呈乳头状向管腔内生长(HE,20×);B. 肿瘤呈复杂的分支乳头状及不规则腺管状结构(HE,100×);C. 胰胆管型肿瘤上皮向腺鳞癌过渡(HE,100×);D. 肿瘤局部见腺鳞癌成分,可见角化珠形成(HE,100×)。

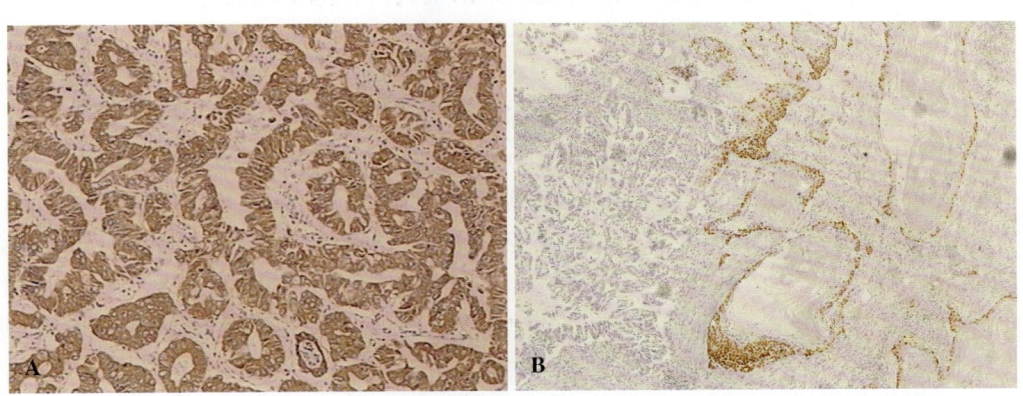

▲ 图3-45-5 胰腺导管内乳头状黏液性肿瘤伴腺鳞癌免疫组化

A. CAM 5.2(+)(IHC,100×);B. P40(+)(IHC,100×)。

讨 论

胰腺导管内乳头状黏液性肿瘤（IPMN）是最常见的胰腺囊性肿瘤，属于癌前病变。IPMN 分为三种上皮亚型，即胃型、肠型、胰胆管型。不同上皮亚型发生癌变的成分不同，胃型和胰胆管型癌变成分以导管腺癌为主，肠型以胶样癌为主。腺鳞癌属于导管腺癌的一种罕见变异类型，仅占所有胰腺肿瘤1%~4%。然而，IPMN 癌变成分为腺鳞癌更为罕见。既往有学者报道一例 IPMN 伴腺鳞癌的患者，在组织学中并未发现导管腺癌成分，说明 IPMN 可直接癌变为腺鳞癌可能性。另有学者通过检测突变基因证明了 IPMN 与腺鳞癌的克隆关系，证明IPMN 有多方向发展的潜能。

影像学方面，腺鳞癌的典型特征包括体积大、囊变坏死、增强后肿块周围环形强化。病理机制可能是鳞状细胞癌倍增时间短，体积增长速度快，从而发生供血不足导致囊变坏死，坏死组织边缘发生炎症反应，可表现为环形强化。但是本例患者是 IPMN 基础上发生癌变，癌变成分为腺鳞癌，缺少以上典型征象。

病理学方面，IPMN 在伴发浸润性癌时，需关注浸润性癌的类型及分化，光镜下腺癌和鳞癌的成分较易鉴别，在肿瘤分化程度较低时，免疫组化 p40 阳性有助于诊断，诊断腺鳞癌需鳞状细胞癌的占比达到30%以上。

2017 年《胰腺导管内乳头状黏液性肿瘤福冈国际共识》将黄疸、主胰管≥10 mm、强化壁结节≥5 mm 定义为 IPMN 癌变的高危征象，本例患者均符合以上三个高危征象，所以影像学预测 IPMN 癌变的依据充足，癌变成分腺鳞癌需依靠病理学检查。

参考文献

[1] European Study Group on Cystic Tumours of the Pancreas. European evidence-based guidelines on pancreatic cystic neoplasms [J]. Gut, 2018,67(5):789-804.

[2] Nagtegaal ID, Odze RD, Klimstra D, et al. The 2019 WHO classification of tumours of the digestive system [J]. Histopathology, 2020,76(2):182-188.

[3] Assarzadegan N, Thompson E, Salimian K, et al. Pathology of intraductal papillary mucinous neoplasms [J]. Langenbecks Arch Surg, 2021,406(8):2643-2655.

[4] Borazanci E, Millis SZ, Korn R, et al. Adenosquamous carcinoma of the pancreas: Molecular characterization of 23 patients along with a literature review [J]. World Journal of Gastrointestinal Oncology, 2015,7(9):132.

[5] Okamura Y, Sugimoto H, Fujii T, et al. Adenosquamous carcinoma arising in an intraductal papillary mucinous neoplasm of the pancreas [J]. Pancreas, 2010,39(6):945-947.

[6] Matsuzaka S, Karasaki H, Ono Y, et al. Tracking the clonal evolution of adenosquamous carcinoma, a rare variant of intraductal papillary mucinous neoplasm of the pancreas [J]. Pancreas, 2016,45(6):915-918.

[7] Schawkat K, Manning MA, Glickman JN, et al. Pancreatic ductal adenocarcinoma and its variants: Pearls and perils [J]. Radiographics, 2020,40(5):1219-1239.

[8] Tanaka M, Fernandez-Del Castillo C, Kamisawa T, et al. Revisions of international consensus Fukuoka guidelines for the management of IPMN of the pancreas [J]. Pancreatology, 2017,17(5):738-753.

病例 46　胰腺导管内乳头状黏液性肿瘤伴胶样癌

患者信息

男性患者，77 岁，20 天前体检发现胰腺肿大，消瘦，3 个月减轻 15 kg。CA19-9 147.04 U/mL（正常范围＜37 U/mL），CEA 7.54 ng/mL（正常范围＜5 ng/mL），CA24-2 102.22 U/mL（正常范围＜17 U/mL）。

影像学表现

1. 影像学描述　见图 3-46-1，图 3-46-2。

2. 影像学诊断　胰腺 IPMN。

病理学表现

1. 大体　全胰大小 13.0 cm×15.0 cm×8.0 cm，距十二指肠乳头 1.0 cm 主胰管可见扩张，长 4.0 cm，直径 0.9~1.5 cm，周围分支胰管扩张，管内直径 0.4~0.5 cm，主胰管及分支胰管内充满乳头样物，胰管周围可见灰白色质硬区，范围 8.0 cm×7.0 cm×6.0 cm，切面灰白色，实性，质稍硬，局部呈胶冻样，其中可见散在灰白色钙化灶（图 3-46-3）。

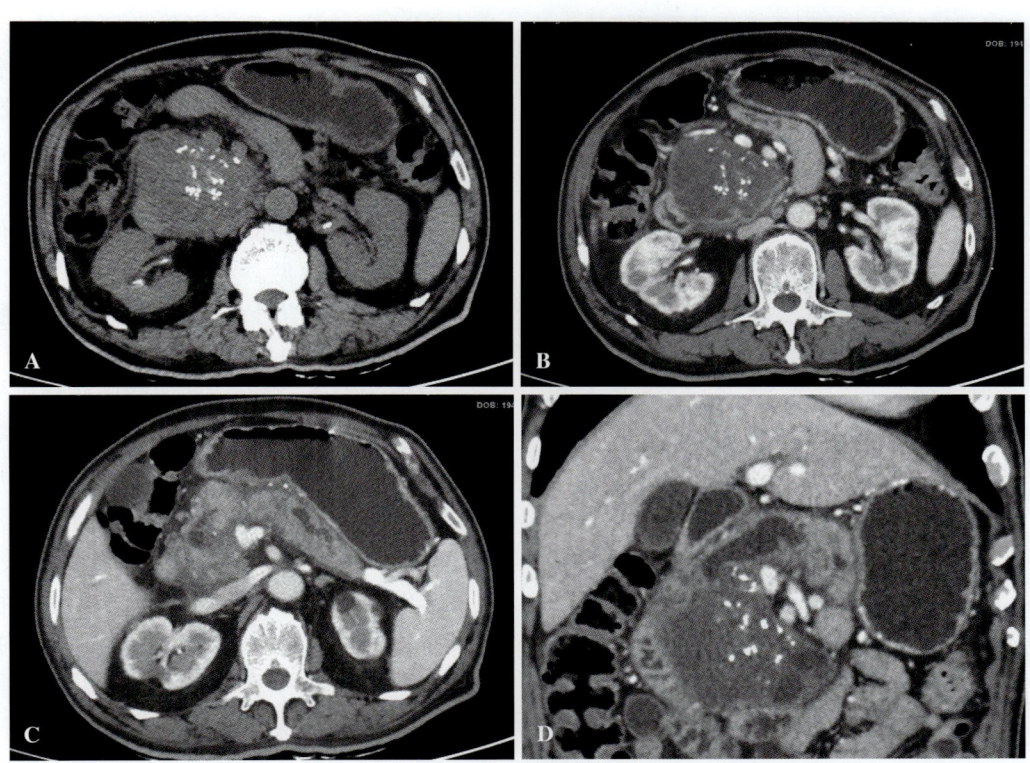

▲ 图 3-46-1　胰腺导管内乳头状黏液性肿瘤伴胶样癌 CT 表现

A. 横断面 CT 平扫图像，显示胰头部肿块呈稍低密度，内部见多发砂砾样高密度钙化；B. 横断面 CT 增强延迟期图像，显示胰头部肿块未见强化；C. 横断面 CT 增强门脉期图像，显示胰体尾部主胰管扩张；D. 冠状面 CT 增强门脉期图像，显示胰头部肿块与上游主胰管相通。

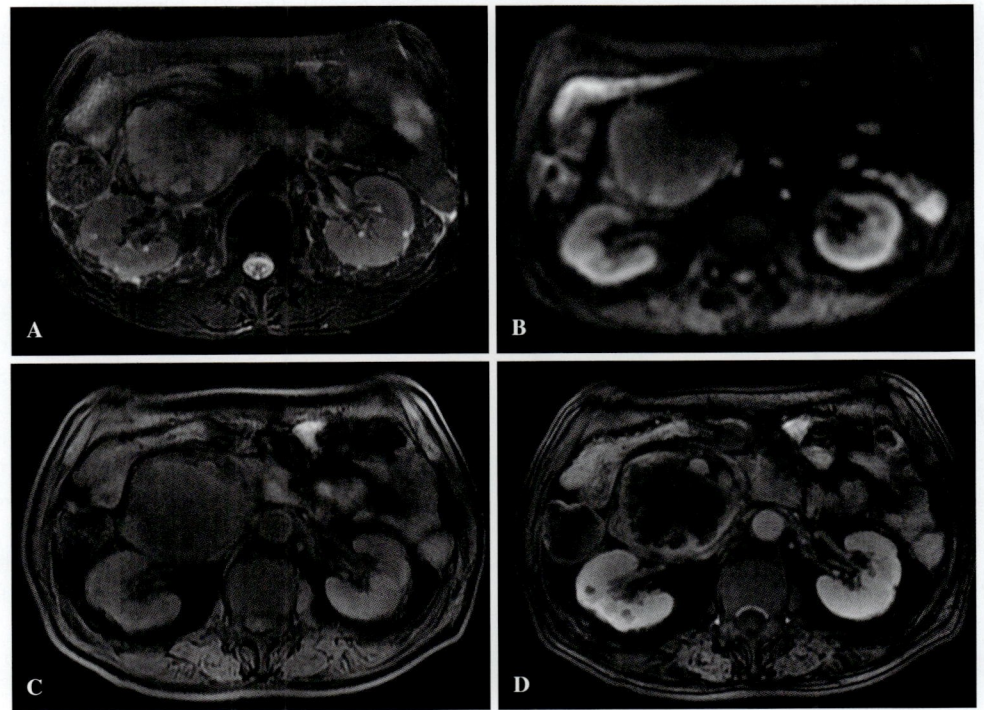

▲ 图 3-46-2　胰腺导管内乳头状黏液性肿瘤伴胶样癌 MRI 表现

A. 横断面 MR T2WI 图像，显示胰头部肿块呈稍高信号，内部有分隔；B. 横断面 DWI 图像，显示胰头部肿块呈高信号；C. 横断面 MR T1WI 图像，显示胰头部肿块呈低信号；D. 横断面 MRI 增强门脉期图像，显示胰头部肿块内部分隔强化。

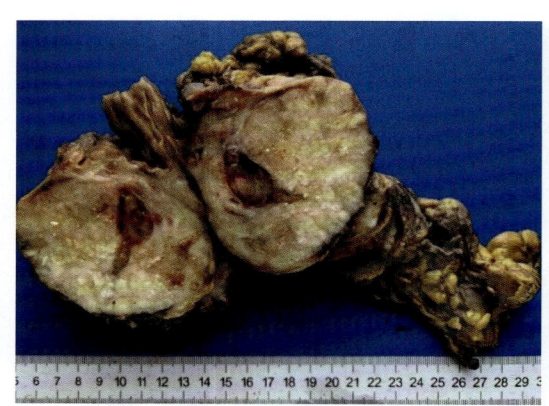

▲ 图 3-46-3　胰腺 IPMN 伴胶样癌大体病理

主胰管及分支胰管周围可见扩张，管内充满乳头样物，周围可见灰白色质硬区。

2. 镜下　镜下见界限较清楚的黏液湖呈结节样分布，结节周围有纤维间隔包绕，其内漂浮着呈条索状、腺样或簇状排列的立方状或印戒样细胞，周围主胰管及分支胰管扩张，衬覆肠型上皮，胞质富含黏液，核长型雪茄样，呈假复层状，并形成分支乳头状结构。

3. 免疫组化　CAM5.2（+），CK7（-），CK8/18（+），CK19（+），CK20（+），CDX2（+），S100P（+），DPC4（+），MUC1（-），MUC2（+），MUC5AC（部分+），MUC6（-）。

4. 病理诊断　（胰头部）导管内乳头状黏液性肿瘤（肠型，混合胰管型）伴浸润性癌（浸润性癌成分为胶样癌）。

讨　论

IPMN 的概述见病例 45 讨论部分。

胶样癌诊断标准是黏液癌成分占肿瘤整体 80% 以上。IPMN 癌变为胶样癌的预后好于癌变为导管腺癌，术后 5 年生存率分别为 57% 和 12%。

影像学方面，IPMN 伴胶样癌具有 IPMN 影像学基础特征，如分支胰管或主胰管扩张、囊状扩张的分支胰管与主胰管相通。相对比 IPMN 癌变为导管腺癌，IPMN 胶样癌多表现为以囊性为主的囊实性肿块，囊性部分为黏液癌成分，黏液成分在 T2WI 上呈稍高信号，信号强度低于脊髓内的脑脊液信号，内部有纤维组织，表现为厚度不均的分隔。钙化可作为 IPMN 胶样癌的重要影像学征象，由于内部含有大量稠厚的胶冻状黏液，易形成砂砾样钙化，散在分布在肿块内部。Fouladi 等报道 IPMN 胶样癌胰管内径和肿块体积均大于 IPMN 导管腺癌，可能与胶样癌稠厚的黏液聚集促使胰管扩张有关。与周围器官形成瘘管也是 IPMN 胶样癌的重要影像学征象，以十二指肠最常见。方旭等报道 IPMN 伴胶样癌T1WI 上点状高信号多于 IPMN 伴导管腺癌，推测是黏液蛋白成分。

病理学方面，独立存在的胰腺胶样癌罕见，通常都伴有肠型 IPMN 的并存。大体形态显示独特的胶冻样外观，显微镜下可见片状的黏液湖中散在异型上皮细胞或腺体，较易诊断。免疫组化显示 CDX2、MUC2、CK20、CEA 和 CA19-9 的阳性表达。

本例患者 IPMN 伴胶样癌的影像学特征典型，尤其是体积大、囊性肿块与主胰管相通、内部多发钙化。与 IPMN 导管腺癌进行鉴别有助于预测预后和临床管理。

参考文献

[1] European Study Group on Cystic Tumours of the P. European evidence-based guidelines on pancreatic cystic neoplasms [J]. Gut, 2018, 67(5): 789-804.

[2] Nagtegaal ID, Odze RD, Klimstra D, et al. The 2019 WHO classification of tumours of the digestive system [J]. Histopathology, 2020, 76(2): 182-188.

[3] Assarzadegan N, Thompson E, Salimian K, et al. Pathology of intraductal papillary mucinous neoplasms [J]. Langenbecks Arch Surg, 2021, 406(8): 2643-2655.

[4] Felsenstein M, Noe M, Masica DL, et al. IPMNs with co-occurring invasive cancers: Neighbours but not always relatives [J]. Gut, 2018, 67(9): 1652-1662.

[5] Yopp AC, Katabi N, Janakos M, et al. Invasive carcinoma arising in intraductal papillary mucinous neoplasms of the pancreas: A matched control study with conventional pancreatic ductal adenocarcinoma [J]. Ann Surg, 2011, 253(5): 968-974.

[6] Fouladi DF, Raman SP, Hruban RH, et al. Invasive intraductal papillary mucinous neoplasms: CT features of colloid carcinoma versus tubular adenocarcinoma of the pancreas. AJR, 2020, 214(5): 1092-1100.

[7] 方旭,边云,蒋慧,等.胰腺导管内乳头状黏液性肿瘤胶样癌恶变的影像学特征及其与导管腺癌恶变鉴别[J].中华放射学杂志,2021,55(7):758-763.

病例 47　全胰腺主胰管型导管内乳头状黏液性肿瘤伴浸润性癌

患者信息

男性患者,56岁,19天前无明显诱因出现乏力及巩膜发黄。CA19-9＞1 200 U/mL(正常范围＜37 U/mL),CEA 18.18 ng/mL(正常范围＜5 ng/mL),CA72-4 300 ng/mL(正常范围＜6.7 U/mL)。

影像学表现

1. 影像学描述　见图 3-47-1,图 3-47-2。
2. 影像学诊断　胰腺癌。

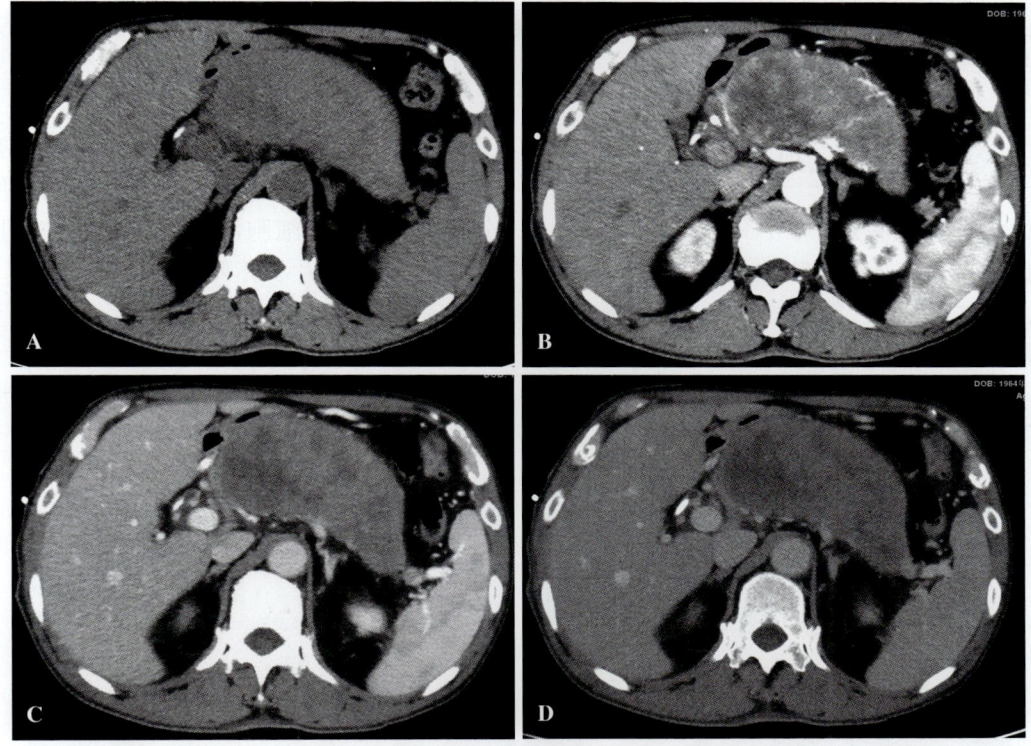

▲ 图 3-47-1　全胰腺主胰管型导管内乳头状黏液性肿瘤伴浸润性癌 CT 表现

A. 横断面 CT 平扫图像,显示胰腺走行区域软组织肿块,呈等密度,边缘光整;B~D. 分别为横断面 CT 增强动脉期、门脉期和延迟期图像,显示肿块内部多发实性成分呈结节状强化,边缘光整,正常胰腺实质显示不清。

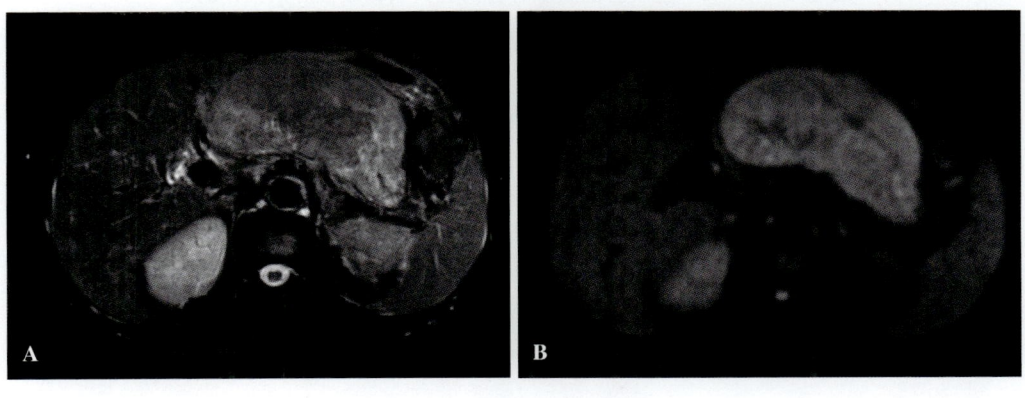

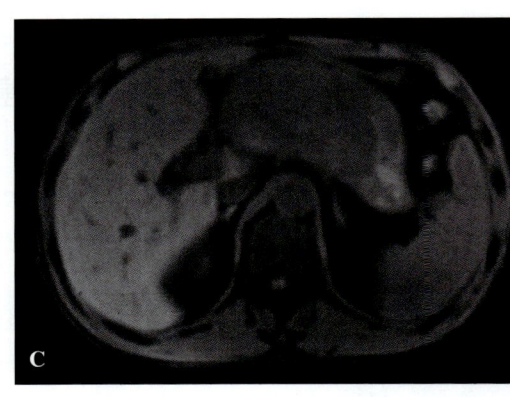
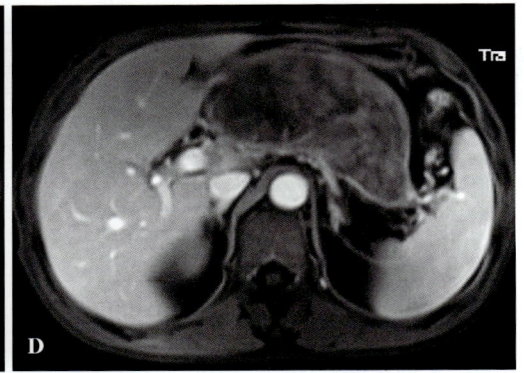

▲ 图 3-47-2　全胰腺主胰管型导管内乳头状黏液性肿瘤伴浸润性癌 MRI 表现

A. 横断面 MR T2WI 图像,显示胰腺走行区域软组织肿块,呈等或稍高信号,信号不均匀,边缘光整;B. 横断面 DWI 图像,显示肿块呈高信号;C. 横断面 MR T1WI 图像,显示肿块信号不均匀,大部分呈低信号,少部分呈稍高信号,边缘光整;D. 横断面 MRI 增强门脉期图像,显示肿块内部多发实性成分呈结节状强化,边缘光整,正常胰腺实质显示不清。

病理学表现

1. 大体　胰腺大小 18.0 cm×8.0 cm×5.0 cm,距十二指肠乳头 0.5 cm 见胰腺全胰管扩张呈囊状,囊内充满灰白灰红色易碎的乳头状物,部分区域可见黏液分泌,切面灰白色,囊实性,质硬(图 3-47-3)。

2. 镜下　镜下见主胰管扩张,肿瘤组织主要位于胰管内,细胞呈立方形,核圆形,核仁凸出,形成复杂的乳头状结构,黏液分泌较少,细胞重度异型,部分区域大量肿瘤细胞浸润间质,促结缔组织增生反应明显,可见灶片状坏死(图 3-47-4)。

3. 免疫组化　CAM5.2(+),CK7(+),CK8/18(+),CK19(+),CK20(-),CDX2(少+),S100P(-),MUC1(+),MUC2(-),MUC5(+),MUC6(少+),p53(2%),Ki-67(>80%)(图 3-47-5)。

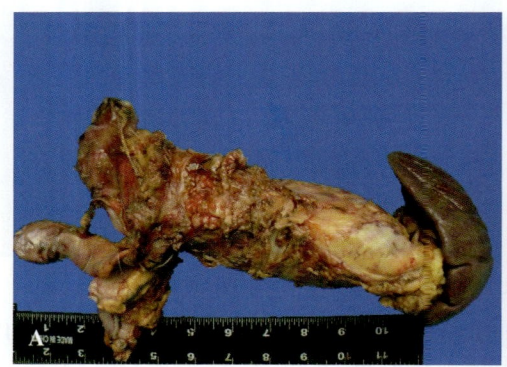
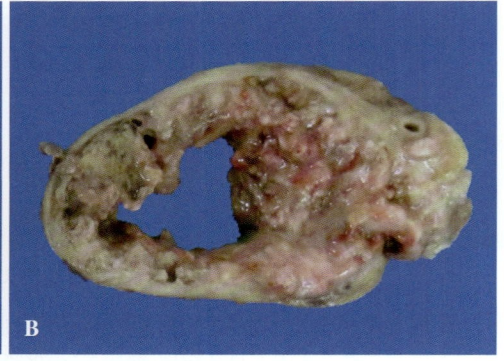

▲ 图 3-47-3　主胰管型胰腺导管内乳头状黏液性肿瘤大体病理

A. 全胰腺扩张呈腊肠状;B. 切面主胰管扩张呈囊状,囊内充满灰白灰红色易碎的乳头状物。

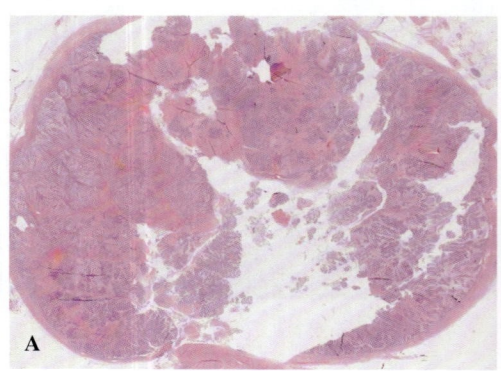
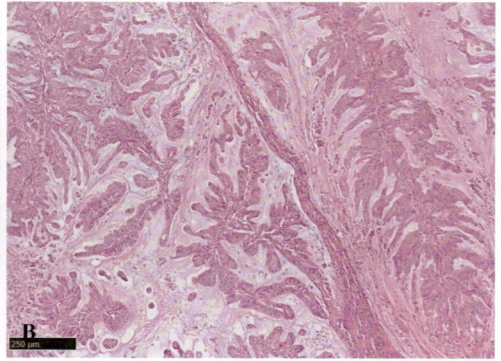

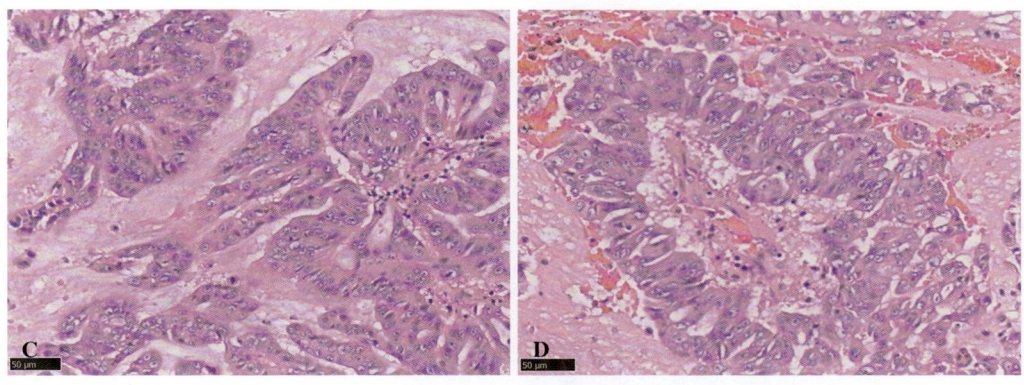

▲ 图3-47-4　主胰管型胰腺导管内乳头状黏液性肿瘤镜下病理

A. 镜下整体观可见肿瘤主要位于管腔内,呈乳头状向管腔内生长(HE,10×);B. 肿瘤细胞形成管状、乳头状结构(HE,100×);C、D. 肿瘤细胞重度异型增生,局部伴出血坏死,肿瘤上皮为胰胆管型(HE,400×)。

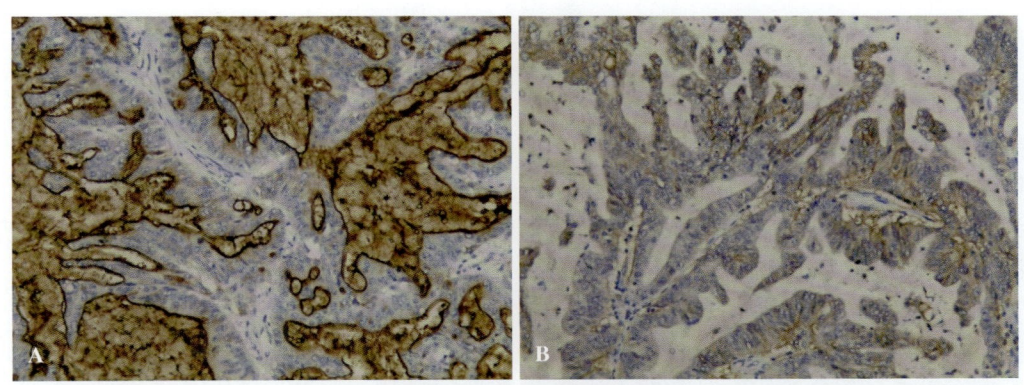

▲ 图3-47-5　主胰管型胰腺导管内乳头状黏液性肿瘤免疫组化

A. MUC1(＋)(IHC,100×);B. S100P(－)(IHC,100×)。

4. 病理诊断　(全胰)导管内乳头状黏液性肿瘤(胰胆管型,高级别)伴浸润性癌。

讨　论

IPMN的概述见病例44讨论部分。

影像学方面,主胰管型IPMN早期可仅表现为主胰管轻度扩张,随着黏液不断分泌,主胰管逐渐扩张,当进展为重度异型增生或浸润性癌时,管腔内出现壁结节或实性成分,壁结节或实性成分逐渐增大可充满整个主胰管管腔或突破主胰管向外侵犯。主胰管型IPMN伴浸润性癌多发生于胰腺局部,累及全胰腺罕见,仅约5%。类似本例的全胰腺弥漫性肿块,影像学需要与胰腺腺泡细胞癌和胰腺淋巴瘤鉴别。胰腺腺泡细胞癌体积较大,囊变坏死多见,可形成纤维假包膜,与周围组织分界清晰,尤其是胰管内生长的腺泡细胞癌,与主胰管型IPMN伴浸润性癌类似,可表现为累及全胰腺胰管内的弥漫性肿块和胰腺实质萎缩,部分腺泡细胞癌AFP升高可辅助鉴别。胰腺淋巴瘤体积较大,密度或信号均匀,增强后轻中度强化,"血管漂浮征"是胰腺淋巴瘤的影像学特征,即肿块侵犯并包裹血管但血管形态无明显改变。

病理学方面,主胰管型IPMN大体主胰管扩张并充满黏液,可累及整个主胰管甚至延伸至壶腹部,邻近的胰腺实质通常萎缩。虽然主胰管型IPMN上皮类型以肠型多见,但胰胆管型IPMN也通常发生于主胰管内。两者鉴别通常比较容易,且伴发的浸润癌类型亦不相同。免疫组化有助于确认上皮亚型,肠型IPMN表达MUC2、MUC5AC和CDX2,胰胆管型IPMN表达MUC1、MUC5AC和MUC6。

本例患者的影像学难点在于主胰管管腔几乎被弥漫性的壁结节和实性成分填充满,正常胰管形态和胰腺实质均消失,但是肿块边缘光整这一征象对提示胰腺导管内肿瘤具有价值,光整的边缘即被主胰管内肿瘤撑开的胰管管壁,肿瘤局限于主胰管内并向外突破。

参考文献

[1] European Study Group on Cystic Tumours of the Pancreas. European evidence-based guidelines on pancreatic cystic neoplasms [J]. Gut, 2018, 67(5): 789-804.

[2] Nagtegaal ID, Odze RD, Klimstra D, et al. The 2019 WHO classification of tumours of the digestive system [J]. Histopathology, 2020, 76(2): 182-188.

[3] van Huijgevoort NCM, Del Chiaro M, Wolfgang C, et al. Diagnosis and management of pancreatic cystic neoplasms: Current evidence and guidelines [J]. Nat Rev Gastroenterol Hepatol, 2019, 16(11): 676-689.

[4] Farrell JJ, Fernandez-del Castillo C. Pancreatic cystic neoplasms: Management and unanswered questions [J]. Gastroenterology, 2013, 144(6): 1303-1315.

[5] 李琪, 赵海燕, 李娜, 等. 基于多排螺旋CT影像特征的胰腺腺泡细胞癌与胰腺导管腺癌的鉴别诊断[J]. 中华胰腺病杂志, 2021, 21(6): 461-466.

[6] 陈潜妙, 方旭, 李琪, 等. 胰管内生长的胰腺腺泡细胞癌3例影像学特征[J]. 中华胰腺病杂志, 2023, 23(4): 296-298.

[7] 方旭, 边云, 王莉, 等. 胰腺影像学检查在临床决策中的意义及鉴别诊断[J]. 中华消化外科杂志, 2022, 19(4): 449-454.

病例 48　全胰腺多发分支胰管型导管内乳头状黏液性肿瘤

患者信息

女性患者, 69岁, 14年前体检发现胰腺囊肿, 未予重视, 9年前无明显诱因出现腹痛伴血清淀粉酶升高, 诊断为急性胰腺炎, 治疗后好转, 随后急性胰腺炎反复发作, 对症处理后好转。母亲因"胰腺癌"去世。

影像学表现

1. **影像学描述**　见图3-48-1。
2. **影像学诊断**　全胰腺多发分支胰管型导管内乳头状黏液性肿瘤。

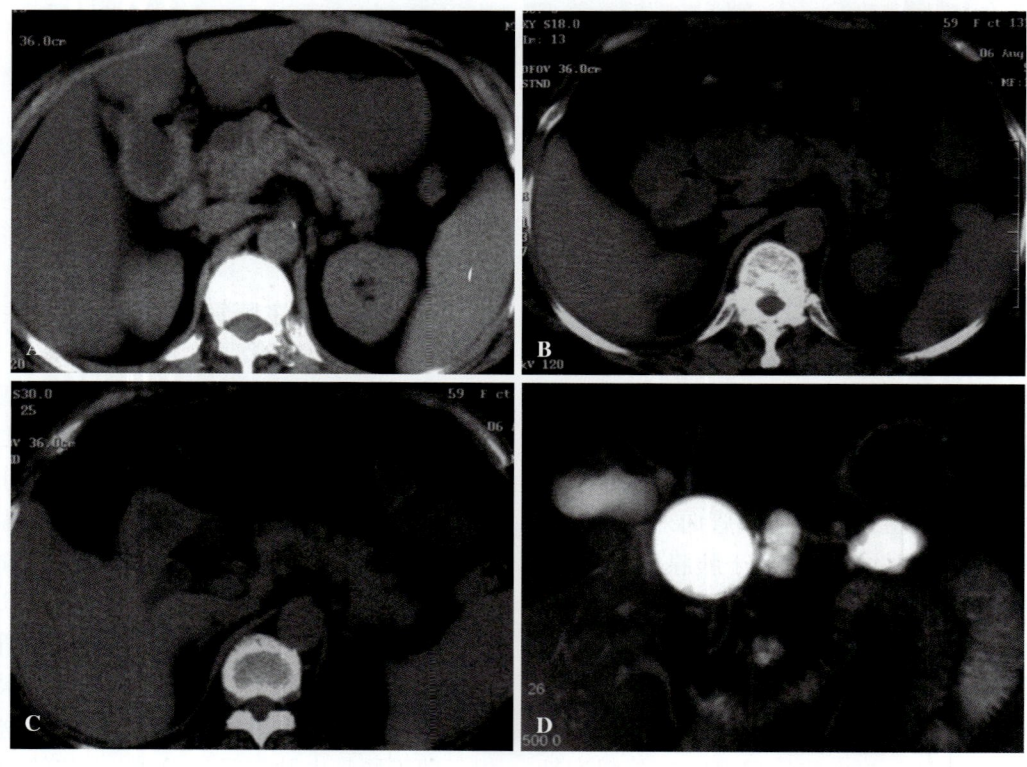

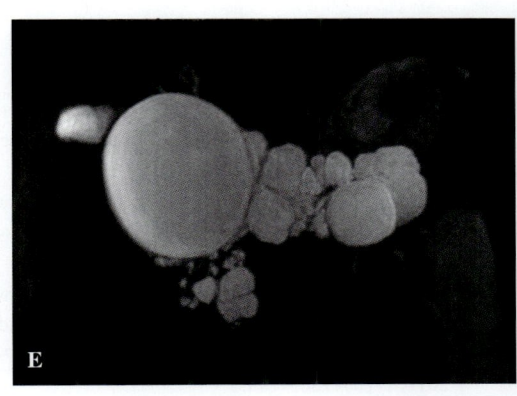
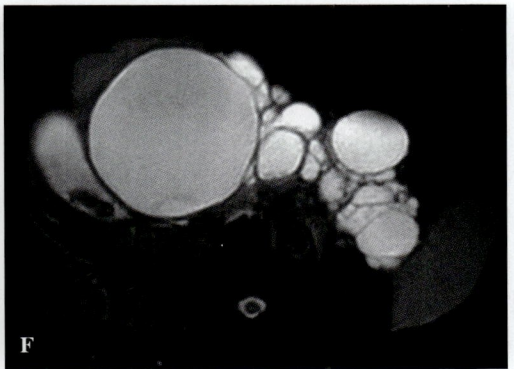

▲ 图 3-48-1 全胰腺多发分支型导管内乳头状黏液性肿瘤影像表现

A. 横断面 CT 平扫图像,显示胰头部单个囊性低密度影,边缘清晰,直径 1.5 cm;B、C. 横断面 CT 平扫图像,显示胰腺多发囊性低密度影,较大者位于胰头部,直径 2.8 cm;D. MRCP 图像,显示胰腺多发囊性高信号影,较大者位于胰头部,直径 5.0 cm;E、F. 分别为 MRCP 和横断面 MR T2WI 图像,显示胰腺多发囊性高信号影,较大者位于胰头部,直径 9.1 cm,胰腺实质显示不清。

病理学表现

1. 大体 全胰腺大小 18.5 cm×8.0 cm×3.0 cm,距十二指肠 3.5 cm 胰腺正常分叶状结构消失,切面呈多房囊性,大小 15.0 cm×8.0 cm×3.0 cm。囊壁较光滑,局灶见乳头状隆起,囊内含黏液样物(图 3-48-2)。

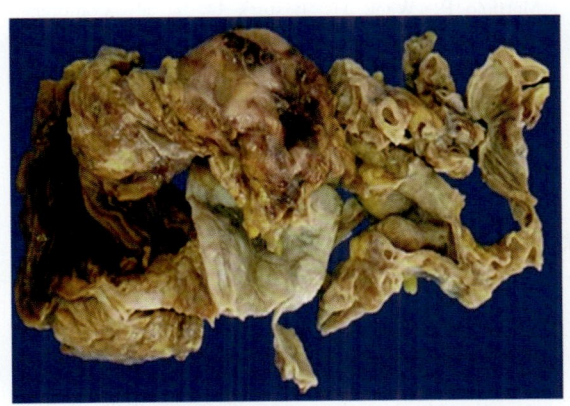

▲ 图 3-48-2 全胰腺多发分支胰管型 IPMN 大体表现

大体图示胰腺多房囊状改变,胰头部囊腔,主胰管不规则扩张。

2. 镜下 分支胰管广泛扩张成多房囊状,内衬以高柱状胃型黏液性上皮,细胞核小,位于基底部,胞质内含淡粉色黏液,上皮细胞之间可见散在分布的杯状细胞。细胞局灶排列成乳头状结构,乳头较短,复杂分支少见。乳头的基底部局灶可见幽门腺样结构。周边胰腺实质明显萎缩(图 3-48-3)。

3. 病理诊断 (胰腺)导管内乳头状黏液性肿瘤伴低级别上皮内瘤变(胃型,分支胰管型)。

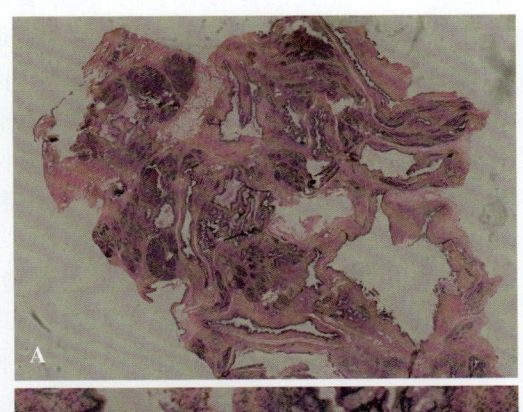
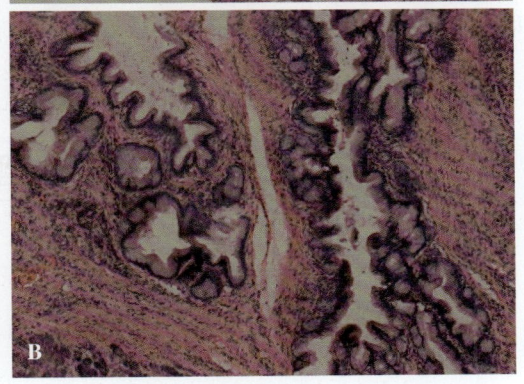

▲ 图 3-48-3 全胰腺多发分支胰管型 IPMN 镜下表现

A. 分支胰管广泛扩张成多房囊状(HE,10×);B. 内衬以高柱状胃型黏液性上皮,细胞核小,位于基底部,排列成短的乳头状结构(HE,100×)。

讨 论

IPMN 的概述见病例 44 讨论部分。

影像学方面,分支胰管型 IPMN 早期阶段可表现为单发性囊肿,并与主胰管相通,是由于 IPMN 分泌黏液并潴留在分支胰管内导致其囊状扩张,随着黏液不断分泌，囊肿会不断增大增多。囊肿大小与良恶性和手术指征评估密切相关。2017年《胰腺导管内乳头状黏液性肿瘤福冈国际共识》定义囊肿≥3 cm为IPMN恶变的可疑征象，一项关于预测分支胰管型IPMN恶变的荟萃分析中，提示囊肿≥3 cm诊断恶变的AUC为0.63，敏感性57%，特异性62%。2018年《欧洲胰腺囊性肿瘤循证指南》将囊肿≥4 cm作为IPMN的相对手术指征。另外，囊肿增长速率同样与良恶性密切相关，但目前国际指南对增长速率的标准仍存在争议。2017年《胰腺导管内乳头状黏液性肿瘤福冈国际共识》认为增长速率≥5 mm/2年是恶变可疑征象，2018年《欧洲胰腺囊性肿瘤循证指南》认为增长速率≥5 mm/1年是恶变可疑征象，2018年美国胃肠病学院《胰腺囊肿的诊断和治疗指南》认为增长速率≥3 mm/1年是恶变高危特征。胰腺多发性囊肿需与von Hippel-Lindau病鉴别，并发中枢神经系统血管母细胞瘤时高度提示该病。另外，约61.2%胰腺腺泡囊性转化亦可表现为胰腺多发性囊肿，但并不与主胰管相通。

本例患者共随访14年，囊肿不断增大且增多，但始终未发现壁结节等其他恶变征象，最终病理结果为低级别异型增生，可间接反映单纯依据囊肿大小和增长速率评估良恶性存在的不足。

参考文献

[1] European Study Group on Cystic Tumours of the Pancreas. European evidence-based guidelines on pancreatic cystic neoplasms [J]. Gut, 2018, 67(5): 789-804.

[2] Nagtegaal ID, Odze RD, Klimstra D, et al. The 2019 WHO classification of tumours of the digestive system [J]. Histopathology, 2020, 76(2): 182-188.

[3] Tanaka M, Fernandez-Del Castillo C, Kamisawa T, et al. Revisions of international consensus Fukuoka guidelines for the management of IPMN of the pancreas [J]. Pancreatology, 2017, 17(5): 738-753.

[4] Castellano-Megias VM, Andres CI, Lopez-Alonso G, et al. Pathological features and diagnosis of intraductal papillary mucinous neoplasm of the pancreas [J]. World J Gastrointest Oncol, 2014, 6(9): 311-324.

[5] Assarzadegan N, Babaniamansour S, Shi J. Updates in the diagnosis of intraductal neoplasms of the pancreas [J]. Front Physiol, 2022, 13: 856803.

[6] Zhao W, Liu S, Cong L, et al. Imaging features for predicting high-grade dysplasia or malignancy in branch duct type intraductal papillary mucinous neoplasm of the pancreas: A systematic review and meta-analysis [J]. Ann Surg Oncol, 2022, 29(2): 1297-1312.

[7] Elta GH, Enestvedt BK, Sauer BG, et al. ACG clinical guideline: Diagnosis and management of pancreatic cysts [J]. Am J Gastroenterol, 2018, 113(4): 464-479.

[8] Mattiolo P, Wang H, Basturk O, et al. Comprehensive characterisation of acinar cystic transformation of the pancreas: A systematic review [J]. J Clin Pathol, 2023, 76(11): 740-746.

病例49　胰腺分支胰管型导管内管状乳头状肿瘤伴浸润性癌

患者信息

男性患者，69岁，体检发现胰头部占位。

影像学表现

1. 影像学描述　见图3-49-1，图3-49-2。

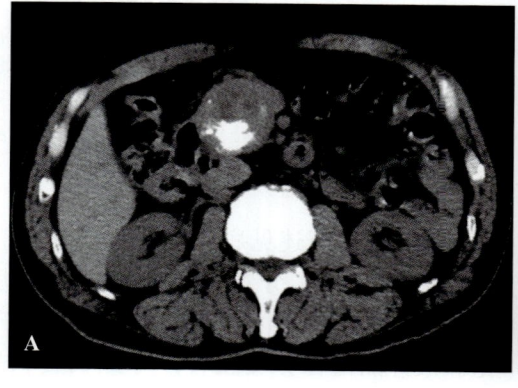

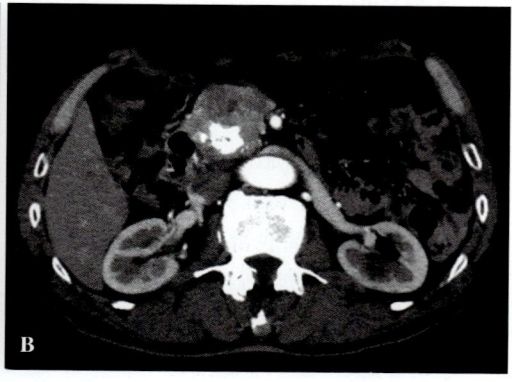

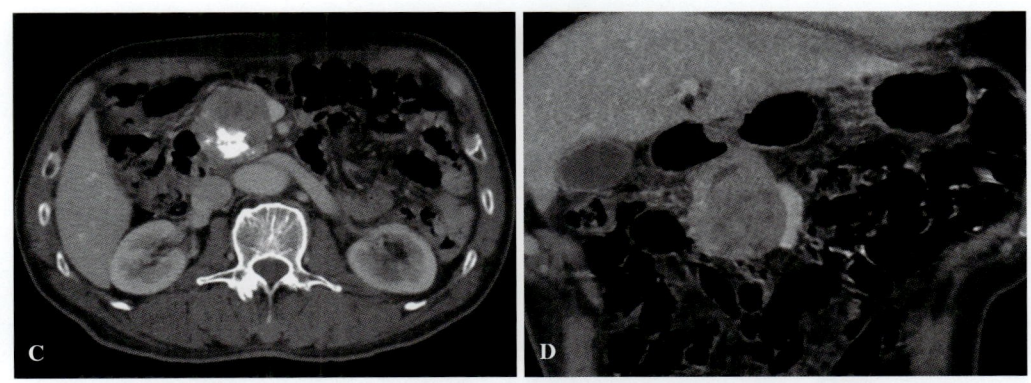

▲ 图3-49-1 胰腺分支胰管型导管内管状乳头状肿瘤伴浸润性癌CT表现

A. 横断面CT平扫图像,显示胰头部类圆形实性肿块,呈等密度,内部见片状高密度钙化;B、C. 分别为横断面CT增强动脉期和门脉期图像,显示胰头部肿块轻度不均匀强化;D. 冠状面CT增强门脉期图像,显示胰头部肿块上游胰管扩张。

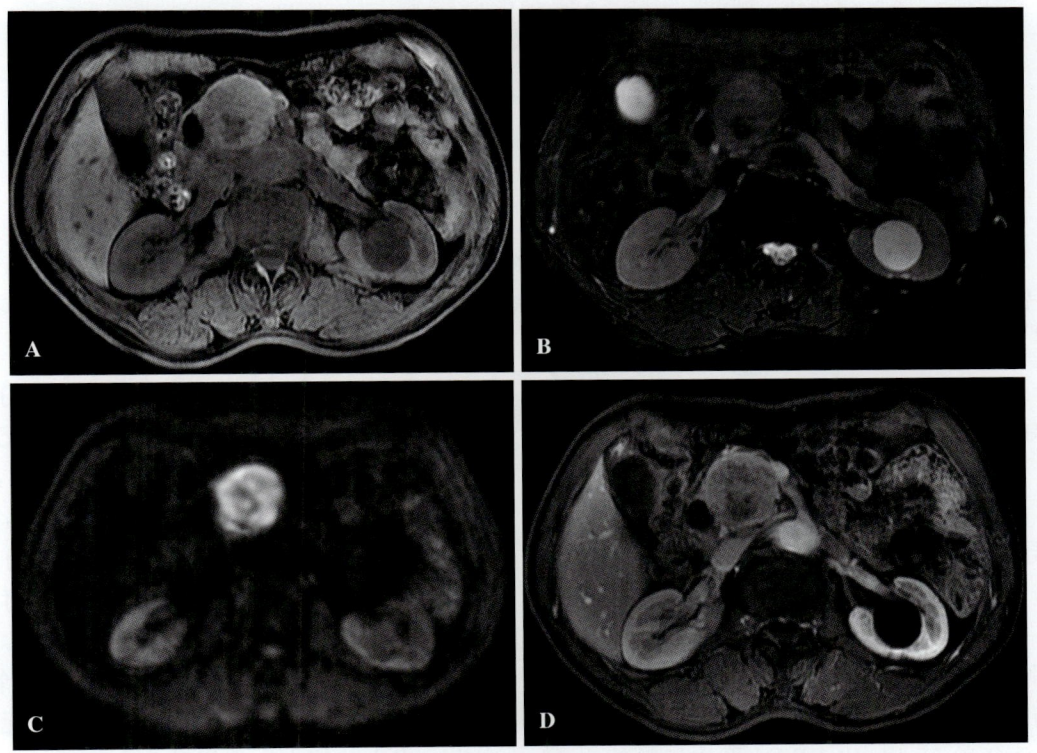

▲ 图3-49-2 胰腺分支胰管型导管内管状乳头状肿瘤伴浸润性癌MRI表现

A. 横断面MR T1WI图像,显示胰头部肿块呈稍低信号,内部见片状低信号;B. 横断面MR T2WI图像,显示胰头部肿块呈稍高信号,内部见片状低信号;C. DWI图像,显示胰头部呈高信号;D. 横断面MRI增强门脉期图像,显示胰头部肿块轻度不均匀强化。

2. 影像学诊断 胰头神经内分泌肿瘤(误诊)。

病理学表现

1. 大体 胰头大小9.0 cm×5.0 cm×4.0 cm,距胰腺切缘1.5 cm、十二指肠乳头2.5 cm胰头见一结节状肿物,大小5.0 cm×4.5 cm×4.0 cm,切面灰白色,囊实性,质脆到质硬,与周围组织界限欠清(图3-49-3A)。

2. 镜下 肿瘤主要位于主胰管内,密集生长堵塞管腔,细胞呈类圆形,核呈圆形,可见核仁,排列成微囊状、筛孔状及实性片状,腺腔内见粉染分泌物,伴钙化及骨化(图3-49-3B～D)。

3. 免疫组化 CAM5.2(+),CK19(+),CK8/18(+),CK5/6(-),p40(-),p63(-),MUC1(+),MUC2(-),MUC5(-),MUC6(+)。

4. 病理诊断 (胰头)导管内管状乳头状肿瘤

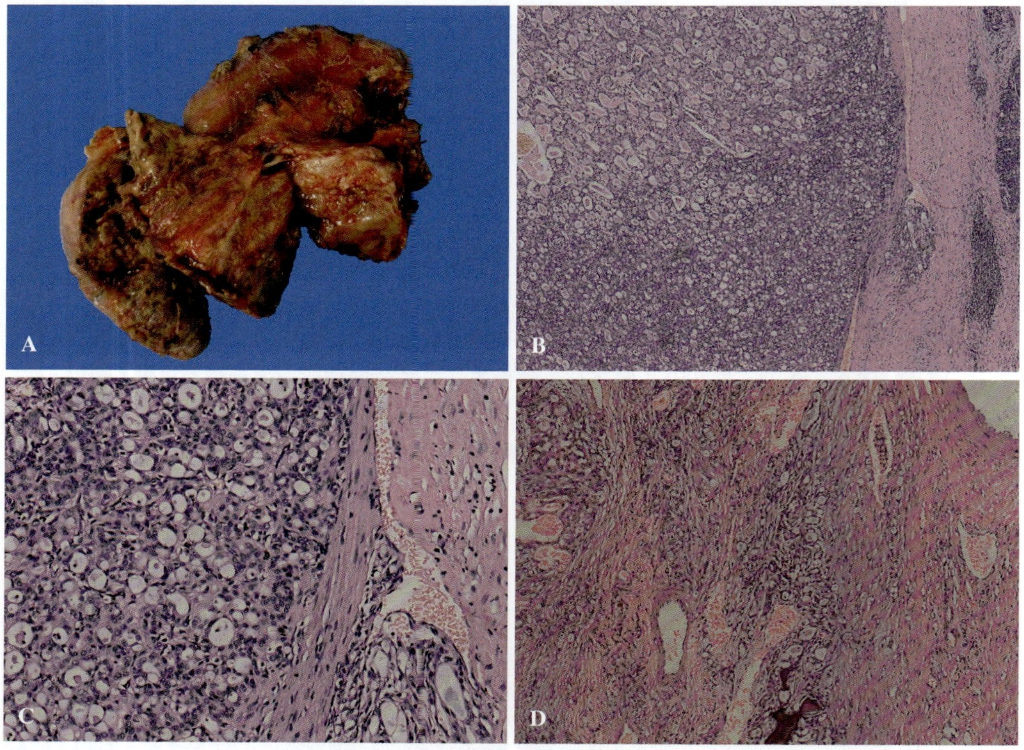

▲ 图 3-49-3 胰腺分支胰管型导管内管状乳头状肿瘤伴浸润性癌病理表现

A. 肿瘤呈结节状,与周围组织分界欠清;B、C. 肿瘤主要位于主胰管内,排列成微囊状、筛孔状及实性片状(B:HE,50×;C:HE,200×);D. 肿瘤浸润周围组织,局灶可见骨化(HE,100×)。

(ITPN,分支胰管型)伴多处浸润性癌(浸润性成分为中分化导管腺癌)

讨 论

胰腺导管内管状乳头状肿瘤(intraductal tubulopapillary neoplasm,ITPN)是一种罕见的胰腺导管内肿瘤,属于胰腺癌的癌前病变。2019 版 WHO 消化系统肿瘤分类将胰腺 ITPN 作为一个独立肿瘤,不再与胰腺 IPMN 并行。胰腺 ITPN 无性别差异,平均发病年龄 55 岁,比 IPMN 平均年龄约小 10 岁。临床表现和实验室检查无特异性,与 IPMN 相似。ITPN 病理级别以重度异型增生和浸润性癌为主,浸润性癌约占 50%,成分为导管腺癌。ITPN 伴浸润性癌 5 年生存率约 71%,优于 IPMN 伴浸润性癌。

影像学方面,由于 ITPN 很少分泌黏液,多表现为实性肿块,缺少囊性成分。参照 IPMN 分型方法,根据肿瘤累及不同胰管分为主胰管型、分支胰管型和混合胰管型。既往报道均为主胰管型和混合胰管型,分支胰管型非常罕见。Motosugi 等首次提出主胰管"双色征"和"酒瓶塞征"是 ITPN 影像学特征,"双色征"指扩张主胰管内的肿瘤和胰液分别呈两种不同密度或信号,"酒瓶塞征"指肿瘤填充在主胰管内,肿瘤即瓶塞。但是分支胰管结构较小,肿瘤在管腔内膨胀生长,正常分支胰管显示不清,所以缺少"双色征"和"酒瓶塞征"影像学特征。有研究发现 ITPN 间质可出现骨或软骨组织转化,对应影像学表现为钙化。

病理学上,ITPN 大体通常表现为导管扩张,导管内见实性结节性和(或)乳头状肿块,无明显黏液产生。当主胰管内病变累及分支胰管或更小的导管中时,可产生多结节状外观。显微镜下导管内生长的肿瘤细胞形态较一致,呈小管状腺体背靠背密集排列,偶尔形成乳头状结构。细胞立方状,胞质嗜酸性,多数病例呈重度异型增生,不见黏液分泌。局部可见坏死和促纤维增生反应不代表浸润性癌的存在,伴发浸润性癌时通常为导管腺癌,呈单个细胞或者小簇状肿瘤细胞浸润周围间质。ITPN 与 IPMN 一样,显示导管分化,且 CK7、CK19、CA19-9 和单克隆 CEA 免疫组化阳性。ITPN 表达 MUC1 和 MUC6,但不表达 MUC2。与 IPMN 不同,它们通常不表达 MUC5AC。

本例患者影像学表现为局限性实性肿块,难以判断起源于分支胰管,肿块内有钙化,与胰腺神经内分泌肿瘤和实性假乳头状肿瘤相似,最终确诊需依靠病理。

参考文献

[1] Nagtegaal ID, Odze RD, Klimstra D, et al. The 2019 WHO classification of tumours of the digestive system [J]. Histopathology, 2020, 76(2): 182-188.

[2] Basturk O, Adsay V, Askan G, et al. Intraductal tubulopapillary neoplasm of the pancreas: A clinicopathologic and immunohistochemical analysis of 33 cases [J]. Am J Surg Pathol, 2017, 41(3): 313-325.

[3] Kim HJ, Park MS, Chung T, et al. Multimodality imaging studies of intraductal tubulopapillary neoplasms of the pancreas [J]. Diagn Interv Radiol, 2019, 25(4): 251-256.

[4] Motosugi U, Yamaguchi H, Furukawa T, et al. Imaging studies of intraductal tubulopapillary neoplasms of the pancreas: 2-tone duct sign and cork-of-wine-bottle sign as indicators of intraductal tumor growth [J]. J Comput Assist Tomogr, 2012, 36(6): 710-717.

[5] Rooney SL, Shi J. Intraductal tubulopapillary neoplasm of the pancreas: An update from a pathologist's perspective [J]. Arch Pathol Lab Med, 2016, 140(10): 1068-1073.

[6] 方旭, 边云, 蒋慧, 等. 胰腺导管内管状乳头状肿瘤的影像学表现与病理对照分析[J]. 中华放射学杂志, 2021, 55(5): 551-554.

病例 50　胰腺主胰管型导管内管状乳头状肿瘤伴浸润性癌

患者信息

女性患者,51岁,腹痛。

影像学表现

1. **影像学描述**　见图 3-50-1,图 3-50-2。
2. **影像学诊断**　胰腺导管内乳头状黏液性肿瘤。

病理学表现

1. **大体**　胰体尾切除标本,大小 12.0 cm×3.5 cm×3.5 cm,距胰切缘 0.8 cm 见主胰管明显扩张,导管内见乳头状及息肉状肿块,大小 5.4 cm×2.3 cm×2.0 cm,切面灰白色、实性、质稍硬(图 3-50-3A)。

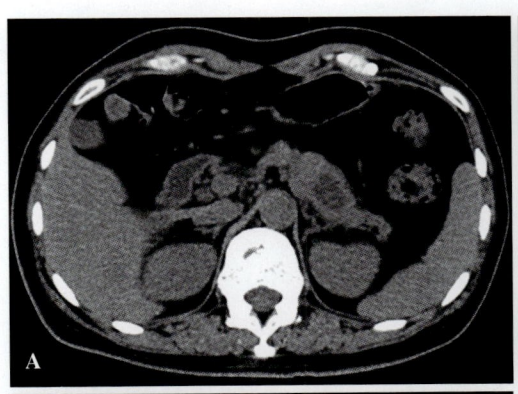
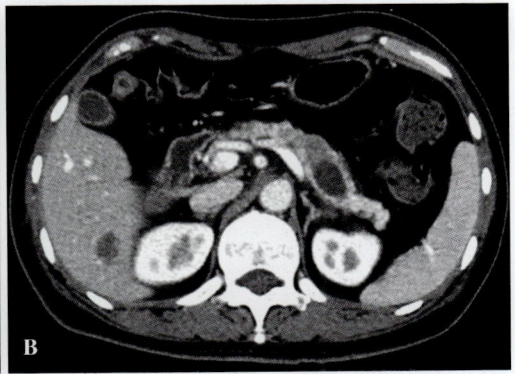
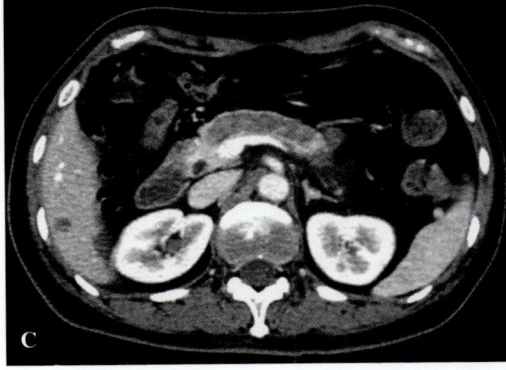

▲ 图 3-50-1　胰腺主胰管型导管内管状乳头状肿瘤伴浸润性癌 CT 表现

A. 横断面 CT 平扫图像,显示胰体尾交界部实性肿块呈等密度,上游主胰管扩张呈低密度;B. 横断面 CT 门脉期图像,显示胰体尾交界部实性肿块轻度强化,位于主胰管腔内,上游主胰管扩张;C. 横断面 CT 增强门脉期图像,显示胰颈体部实性肿块轻度强化,填充在主胰管腔内。

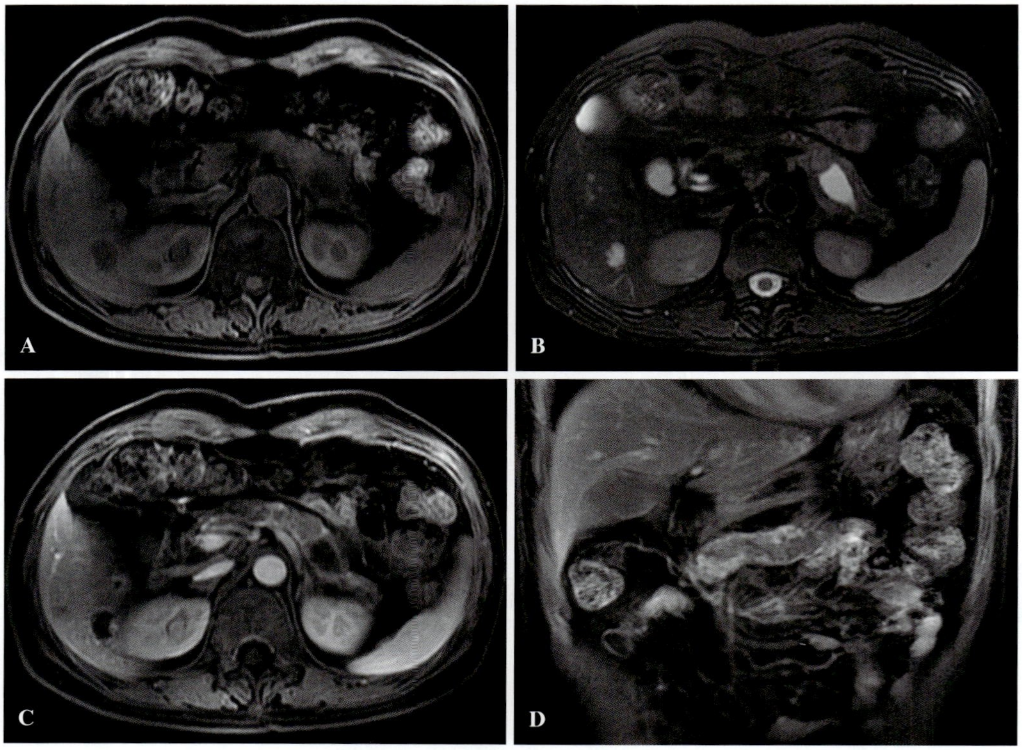

▲ 图 3-50-2　胰腺主胰管型导管内管状乳头状肿瘤伴浸润性癌 MRI 表现

A. 横断面 MR T1WI 图像，显示胰体尾交界部实性肿块呈等信号，上游主胰管扩张呈低信号；B. 横断面 MR T2WI 图像，显示胰体尾交界部实性肿块呈等信号，上游主胰管扩张，呈高信号；C. 横断面 MRI 增强门脉期图像，显示胰颈体部实性肿块轻度强化，填充在主胰管腔内。D. 冠状面 MRI 增强静脉期图像，显示胰颈体部实性肿块轻度强化，填充在主胰管腔内。

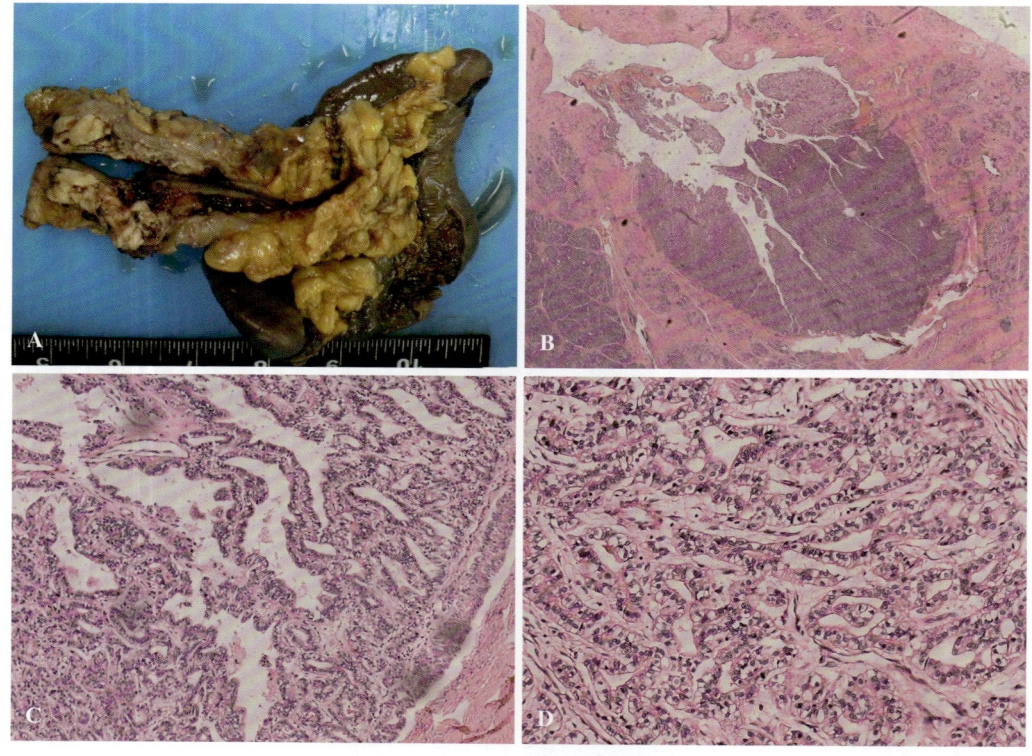

▲ 图 3-50-3　胰腺主胰管型导管内管状乳头状肿瘤伴浸润性癌病理表现

A. 胰腺主胰管型导管内管状乳头状肿瘤大体表现，主胰管明显扩张，导管内见息肉状肿块；B. 肿瘤主要位于主胰管内，排列成管状、筛孔状及片状（HE，10×）；C、D. 细胞呈立方形，密集排列成管状、乳头状（C：HE，100×；D：HE，200×）。

2. 镜下 肿瘤位于主胰管内,细胞呈立方形,细胞密集排列,呈乳头样、管状、片状,细胞核呈圆形至卵圆形,可见小核仁(图 3-50-3B~D)。

3. 免疫组化 CAM5.2(+),CK8/18(+),CK7(+),CK19(少量+),MUC1(+),MUC5(+),MUC6(部分+),MUC2(-),CK20(-),DPC4(-)。

4. 病理诊断 (胰体尾)导管内管状乳头状肿瘤伴浸润性癌(浸润成分为中分化导管腺癌)

讨 论

ITPN 概述见病例 49。

影像学方面,由于 ITPN 很少分泌黏液,多表现为实性肿块,缺少囊性成分。参照 IPMN 分型方法,根据肿瘤累及不同胰管分为主胰管型、分支胰管型和混合胰管型。既往报道均为主胰管型和混合胰管型。Motosugi 等首次提出主胰管"双色征"和"酒瓶塞征"是 ITPN 影像学特征,"双色征"指扩张主胰管内的肿瘤和胰液分别呈两种不同密度或信号,"酒瓶塞征"指肿瘤填充在主胰管内,肿瘤即瓶塞。主胰管型 ITPN 可沿着主胰管逐渐蔓延生长,研究发现约 23% ITPN 累及全胰腺。方旭等研究认为肿瘤局限或填充于主胰管内是 ITPN 重要影像学特征。IPMN 伴浸润性癌同样有实性肿块,但不同点在于IPMN 分泌大量黏液,囊性成分较多,肿瘤整体多呈囊实性,浸润性癌实性肿块多侵犯至胰管外。

大体上,主胰管型 ITPN 表现为扩张的主胰管内生长的实性结节性肿块,与主胰管型 IPMN 相比,其结节常充满管腔,囊腔较小,且没有明显的黏液分泌。显微镜下,ITPN 通常形态相对均匀一致,呈背靠背生长的管状、筛状结构,偶尔有乳头状结构形成。肿瘤细胞呈立方形,多为重度不典型增生,核分裂象易见。结节内可见坏死,通常为粉刺状。约 70% ITPN 的病例伴发浸润性癌,因此充分的取材及显微镜下仔细检查非常重要,单个细胞或成角的不规则腺体伴周围显著的促纤维增生反应有助于浸润性癌的诊断。ITPN 与 IPMN 一样,显示导管分化,且 CK7、CK19、CA19-9 和单克隆 CEA 免疫组化阳性。ITPN 表达 MUC1 和 MUC6,不表达 MUC2。与 IPMN 不同的是,ITPN 通常不表达 MUC5AC。

本例患者影像学呈"双色征"和"酒瓶塞征",特征明确且表现典型。

参考文献

[1] Nagtegaal ID, Odze RD, Klimstra D, et al. The 2019 WHO classification of tumours of the digestive system [J]. Histopathology, 2020, 76(2): 182-188.
[2] Basturk O, Adsay V, Askan G, et al. Intraductal tubulopapillary neoplasm of the pancreas: A clinicopathologic and immunohistochemical analysis of 33 cases [J]. Am J Surg Pathol, 2017, 41(3): 313-325.
[3] Kim HJ, Park MS, Chung T, et al. Multimodality imaging studies of intraductal tubulopapillary neoplasms of the pancreas [J]. Diagn Interv Radiol, 2019, 25(4): 251-256.
[4] Motosugi U, Yamaguchi H, Furukawa T, et al. Imaging studies of intraductal tubulopapillary neoplasms of the pancreas: 2-tone duct sign and cork-of-wine-bottle sign as indicators of intraductal tumor growth [J]. J Comput Assist Tomogr, 2012, 36(6): 710-717.
[5] Kim H, Ro JY. Intraductal tubulopapillary neoplasm of the pancreas: An overview [J]. Arch Pathol Lab Med, 2018, 142(3): 420-423.
[6] 方旭, 边云, 蒋慧, 等. 胰腺导管内管状乳头状肿瘤的影像学表现与病理对照分析[J]. 中华放射学杂志, 2021, 55(5): 551-554.

病例 51　胰腺混合胰管型导管内管状乳头状肿瘤伴浸润性癌

患者信息

男性患者,65 岁。腹泻。

影像学表现

1. 影像学描述 见图 3-51-1,图 3-51-2。

2. 影像学诊断 胰腺 IPMN。

病理学表现

1. 大体 全胰大小 15.0 cm×6.0 cm×4.5 cm,主胰管扩张,长 11.0 cm,直径 1.5~2.5 cm,腔内充满乳头样物,未见明显黏液分泌,病变累及胰体胰头及十二指肠乳头(图 3-51-3)。

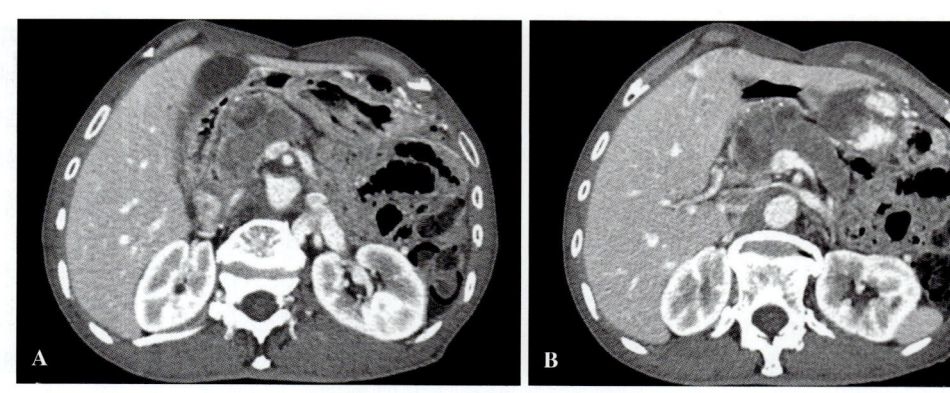

▲ 图 3-51-1 胰腺混合胰管型导管内管状乳头状肿瘤伴浸润性癌 CT 表现

A. 横断面 CT 门脉期图像,显示胰头颈部实性肿块轻度强化,填充在主胰管和胰颈部分支胰管腔内,沿主胰管走行生长,主胰管和胰颈部分支胰管扩张,胰腺实质萎缩;B. 横断面 CT 门脉期图像,显示胰头部至胰尾部实性肿块轻度强化,填充在主胰管腔内,沿主胰管走行生长,胰腺实质萎缩。

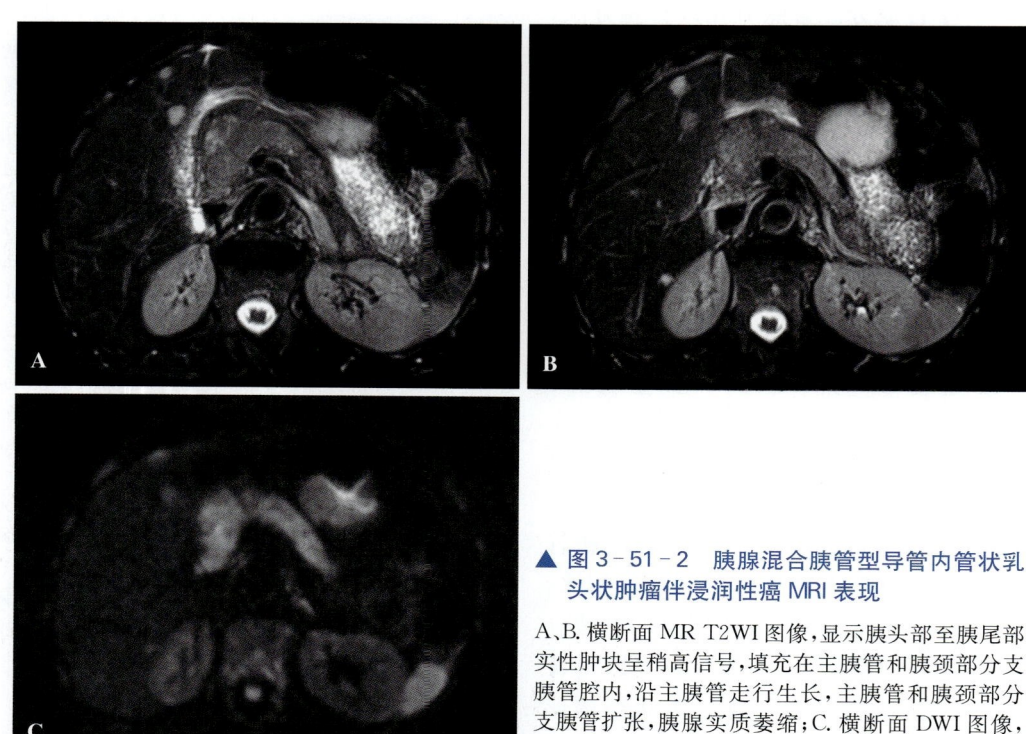

▲ 图 3-51-2 胰腺混合胰管型导管内管状乳头状肿瘤伴浸润性癌 MRI 表现

A、B. 横断面 MR T2WI 图像,显示胰头部至胰尾部实性肿块呈稍高信号,填充在主胰管和胰颈部分支胰管腔内,沿主胰管走行生长,主胰管和胰颈部分支胰管扩张,胰腺实质萎缩;C. 横断面 DWI 图像,显示胰头部至胰尾部实性肿块呈高信号。

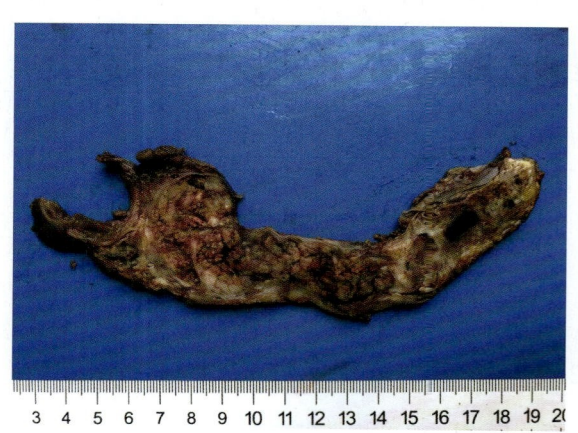

▲ 图 3-51-3 胰腺导管内管状乳头状肿瘤伴浸润性癌大体表现

全胰腺主胰管扩张,腔内充满乳头状物,未见明显黏液分泌。

2. 镜下 扩张的主胰管及周边分支胰管内见小管状腺体背靠背密集排列，形成微囊状、筛状或乳头状结构，病变形态一致，堵塞管腔形成边界清楚的细胞巢。腺上皮立方状，胞质嗜酸性，核圆形、卵圆形，重度异型。局灶见异型管状腺体浸润管壁，周边间质反应明显。

3. 免疫组化 CAM5.2(＋)，CK7(＋)，CK19(＋)，CK20(－)，MUC1(＋)，MUC2(－)，MUC5(－)，MUC6(－)，Ki-67(10%＋)。

4. 病理诊断与鉴别诊断

（1）诊断：(全胰)导管内管状乳头状肿瘤(ITPN，混合胰管型)伴局灶浸润，浸润性癌为中分化导管腺癌，深度约 0.5 mm。

（2）鉴别诊断

1）胰胆管型 IPMN：高度不典型增生的肿瘤细胞在两者间存在形态学交叉，但 IPMN 通常存在较多的黏液分泌，囊腔较大，免疫组化 MUC5AC 的表达有助于胰胆管型 IPMN 的诊断。

2）腺泡细胞癌：有时腺泡细胞癌显示导管内生长的模式，但癌细胞通常胞质顶端可见嗜酸性颗粒，偶尔管腔可见结晶体形成。胰腺外分泌酶标志物（如 Trypsin）的免疫组化染色有助于诊断。

讨 论

ITPN 的概述及影像学表现见病例 49 讨论部分。

ITPN 的病理诊断主要需要与高级别 IPMN 进行鉴别，尤其是胰胆管型 IPMN。另外，因 ITPN 常伴随浸润性癌成分的存在，需对样本进行充分的取材及镜下仔细的检查。

本例患者影像学出现"酒瓶塞征"，因为实性肿块填充整个主胰管和胰颈部分支胰管腔，胰液成分显示不清，所以缺少"双色征"。

参考文献

同病例 50。

病例 52　胰腺导管内乳头状黏液性肿瘤合并导管内管状乳头状肿瘤

患者信息

女性患者，67 岁。腹痛，既往急性胰腺炎病史。

影像学表现

1. 影像学描述 见图 3-52-1，图 3-52-2。

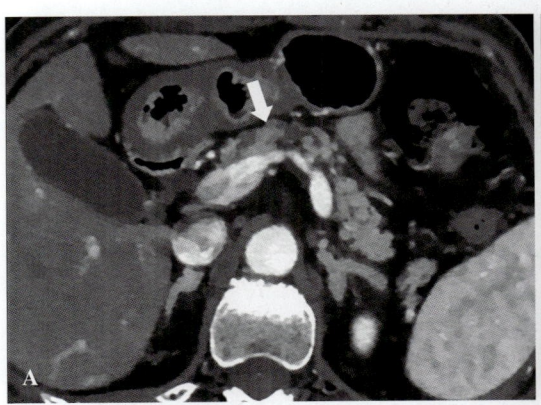
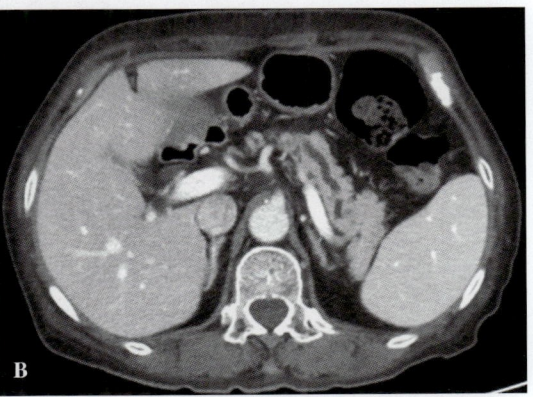

▲ 图 3-52-1　胰腺导管内乳头状黏液性肿瘤合并导管内管状乳头状肿瘤 CT 表现

A. 横断面 CT 动脉晚期图像，显示胰体部主胰管腔内实性结节(箭)，呈轻度强化，主胰管扩张，胰体部实质萎缩；B. 横断面 CT 门脉期图像，显示胰体尾部主胰管扩张。

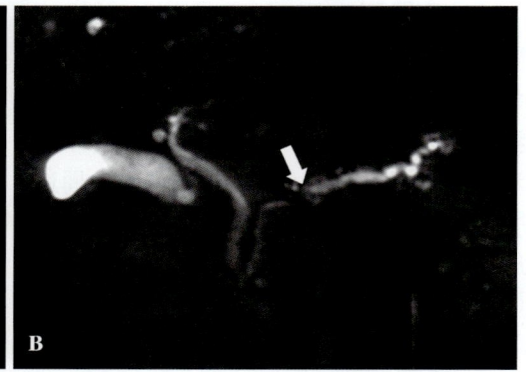

▲ 图 3-52-2　胰腺导管内乳头状黏液性肿瘤合并导管内管状乳头状肿瘤 MRI 表现

A. 横断面 MR T2WI 图像，显示胰体部主胰管管腔内实性结节（箭），呈充盈缺损，胰体尾部主胰管扩张；B. MRCP 图像，显示胰体部主胰管管腔内实性结节（箭），呈充盈缺损，胰体尾部主胰管和分支胰管扩张。

2. 影像学诊断　胰腺 IPMN。

病理学表现

1. 大体　胰体尾大小 9.5 cm×3.8 cm×2.5 cm，距胰腺切缘 1.3 cm，主胰管及分支胰管扩张，主胰管见一结节状隆起型肿物，大小 1.0 cm×0.5 cm×0.5 cm，切面灰白色、实性、质硬。

2. 镜下　主胰管及分支胰管扩张，主胰管内见小管状腺体背靠背密集排列，堵塞管腔形成边界清楚的细胞巢。腺上皮呈立方状或柱状，胞质嗜酸性，核圆形、卵圆形，可见小核仁，呈重度异型。周边胰管内可见由立方状或柱状上皮细胞组成的低乳头状结构，胞质淡粉色，部分细胞核小而圆，位于基底部，部分细胞核大且深染（图 3-52-3）。

3. 病理诊断　（胰体尾）导管内管状乳头状肿瘤伴导管内乳头状黏液性肿瘤（混合胰管型，胃型＋胰胆管型，其中胃型占比约 80% 伴低级别异型增生，胰胆管型占比约 20% 伴高级别异型增生）。

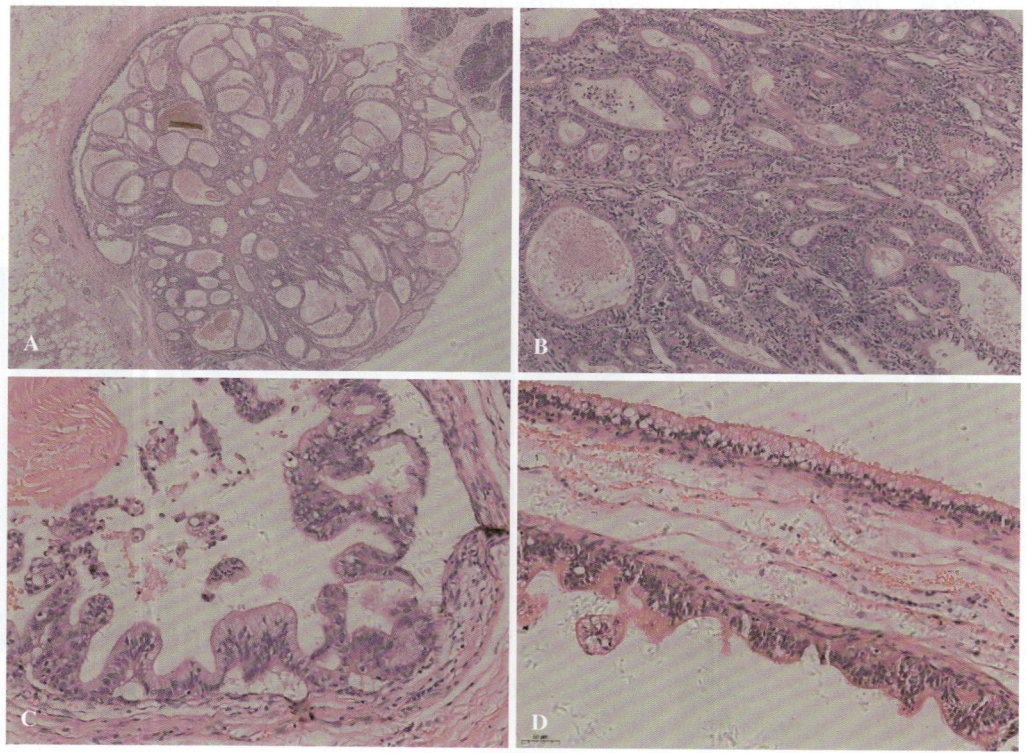

▲ 图 3-52-3　导管内管状乳头状肿瘤伴导管内乳头状黏液性肿瘤镜下表现

A. 胰腺主胰管扩张，内见肿物堵塞管腔形成边界清楚的细胞巢（HE，10×）；B. 肿瘤细胞呈立方状至柱状，排列成密集的管状结构（HE，100×）；C、D. 胰管内可见由立方状或柱状上皮细胞组成的低乳头状结构，胞质淡粉色，部分细胞核小而圆，位于基底部（HE，200×）。

讨 论

胰腺导管内乳头状黏液性肿瘤(IPMN)和胰腺导管内管状乳头状肿瘤(ITPN)均属于胰腺导管内肿瘤和胰腺癌的癌前病变。IPMN是最常见的胰腺囊性肿瘤，而ITPN非常罕见，仅占胰腺导管内肿瘤3%。两者同时合并发生，极其罕见，尚未见系统性报道。ITPN平均发病年龄比IPMN约小10岁。两者临床表现和实验室检查无特异性。ITPN伴浸润性癌5年生存率约71%，优于IPMN伴浸润性癌。

影像学方面，由于ITPN很少分泌黏液，多表现为实性肿块，缺少囊性成分。IPMN可大量分泌黏液，表现为囊性肿块，伴发浸润性癌时可表现为囊实性肿块。Motosugi等首次提出主胰管"双色征"和"酒瓶塞征"是ITPN影像学特征，"双色征"指扩张主胰管内的肿瘤和胰液分别呈两种不同密度或信号，"酒瓶塞征"指肿瘤填充在主胰管内，肿瘤即瓶塞。有研究认为肿瘤局限或填充于主胰管内是ITPN重要影像学特征，有助于与IPMN鉴别，IPMN伴浸润性癌实性肿块多侵犯至胰管外。

主胰管是胰腺ITPN最常见的部位，而分支胰管ITPN的报道非常有限，本例患者胰体部主胰管内呈少黏液分泌的实性结节，伴胰体尾部主胰管和分支胰管的扩张，易以"一元论"的观点主观地认为下游胰管扩张是由于上游胰管堵塞引起。但两处病理学形态并不一致，提示了双原发肿瘤的存在，该病例提示我们对导管内病变取材的充分性尤为重要。

本例患者影像学仅表现为主胰管内实性结节，可符合IPMN表现，但缺少ITPN典型征象。IPMN和ITPN同时合并发生需依靠病理确诊。

参考文献

[1] Nagtegaal ID, Odze RD, Klimstra D, et al. The 2019 WHO classification of tumours of the digestive system [J]. Histopathology, 2020, 76(2):182-188.

[2] Basturk O, Adsay V, Askan G, et al. Intraductal tubulopapillary neoplasm of the pancreas: A clinicopathologic and immunohistochemical analysis of 33 cases [J]. Am J Surg Pathol, 2017, 41(3):313-325.

[3] Motosugi U, Yamaguchi H, Furukawa T, et al. Imaging studies of intraductal tubulopapillary neoplasms of the pancreas: 2-tone duct sign and cork-of-wine-bottle sign as indicators of intraductal tumor growth [J]. J Comput Assist Tomogr, 2012, 36(6):710-717.

[4] Kim H, Ro JY. Intraductal tubulopapillary neoplasm of the pancreas: An overview [J]. Arch Pathol Lab Med, 2018, 142(3):420-423.

[5] 方旭,边云,蒋慧,等.胰腺导管内管状乳头状肿瘤的影像学表现与病理对照分析.中华放射学杂志,2021,55(5):551-554.

病例 53　胰腺导管内嗜酸细胞性乳头状肿瘤

患者信息

女性患者,57岁。5年前体检发现胰头部占位，未予重视,3年前出现腹痛，诊断急性胰腺炎，对症处理后好转。

影像学表现

1. 影像学描述　见图3-53-1，图3-53-2。

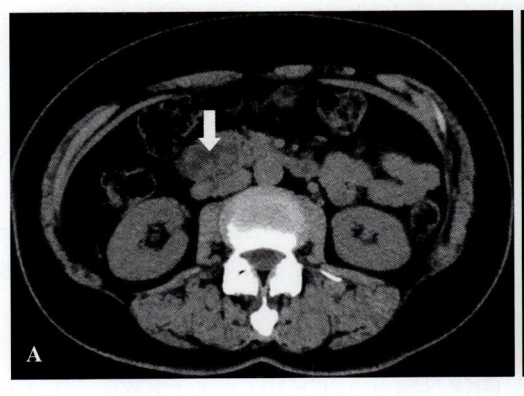
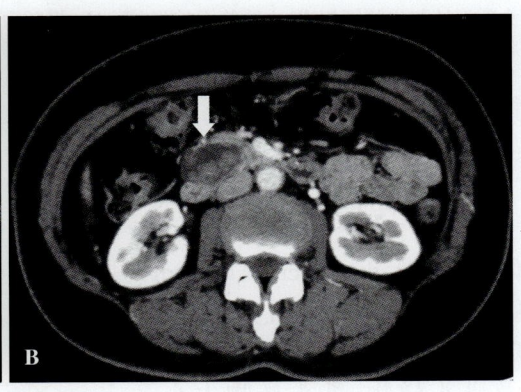

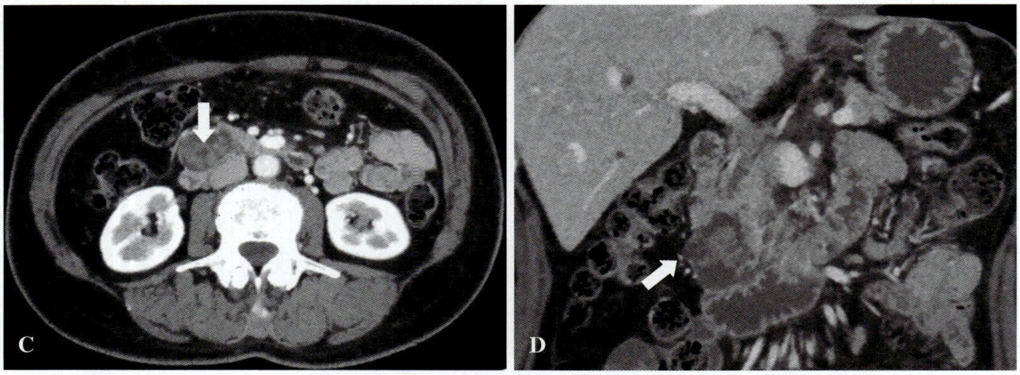

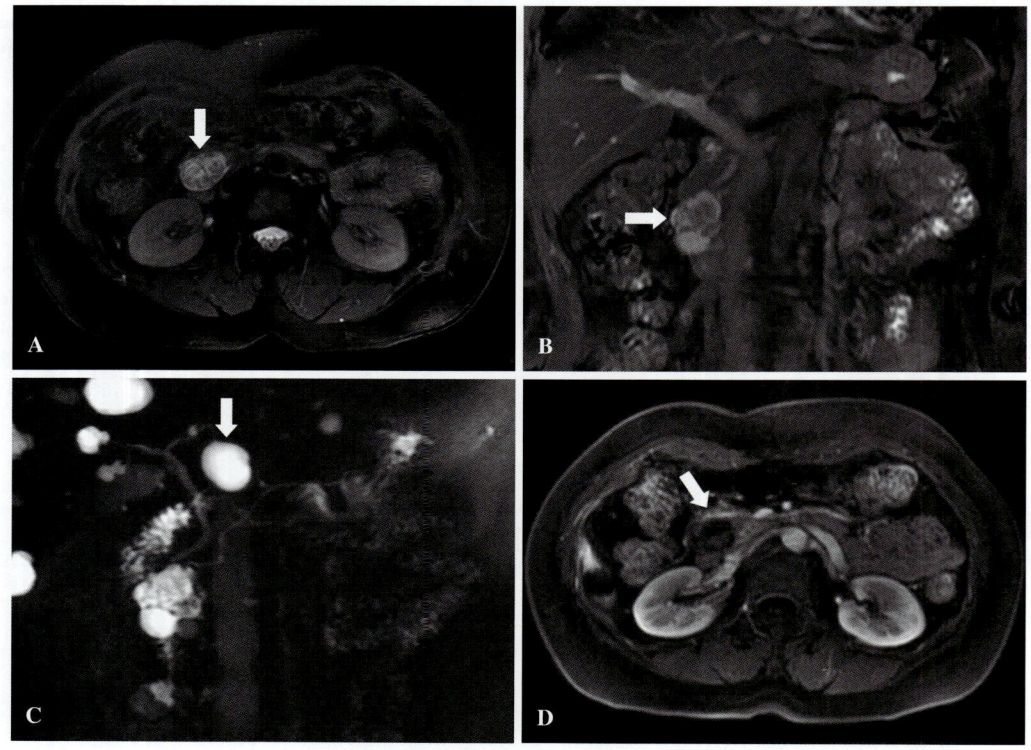

▲ 图3-53-1 胰腺导管内嗜酸细胞性乳头状肿瘤CT表现

A. 横断面CT平扫图像，显示胰头部一枚类圆形囊实性低密度影（箭）；B、C. 横断面CT增强门脉期图像，显示胰头部病灶内部实性成分（壁结节）轻度强化，囊性成分未见强化（箭）；D. 冠状面CT增强门脉期图像，显示胰头部病灶与周围组织分界清晰（箭）。

▲ 图3-53-2 胰腺导管内嗜酸细胞性乳头状肿瘤MRI表现

A、B. 分别为横断面、冠状面MR T2WI图像，显示胰头部一枚类圆形高信号影，边界清晰，内部见结节状充盈缺损影（箭）；C. MRCP图像，显示胰头部病灶与主胰管相通，主胰管无扩张（箭）；D. 横断面MRI增强门脉期图像，显示胰头部病灶内部实性成分（壁结节）轻度强化，囊性成分未见强化（箭）。

2. 影像学诊断 胰腺导管内乳头状黏液性肿瘤（误诊）。

病理学表现

1. 大体 胰头大小6.5 cm×6.5 cm×4.0 cm，距胰腺切缘4.0 cm、十二指肠乳头0.8 cm胰头处见分支胰管扩张，范围4.0 cm×3.1 cm×2.8 cm，内含透明黏液及乳头样物，乳头样物大小2.5 cm×1.8 cm×1.8 cm，切面灰白色、质脆（图3-53-3）。

2. 镜下 肿瘤导管内生长，形成复杂的分支乳头状结构，部分乳头相互融合呈实性巢状、筛状结构，乳头表面被覆单层或复层立方状至柱状上皮细胞，细胞胞质内含丰富的嗜酸性颗粒，核圆形，可见核仁（图3-53-4）。

3. 免疫组化 CAM5.2（＋），CK7（散在＋），CK8/18（＋），CK19（＋），CK20（－），S100P（＋），

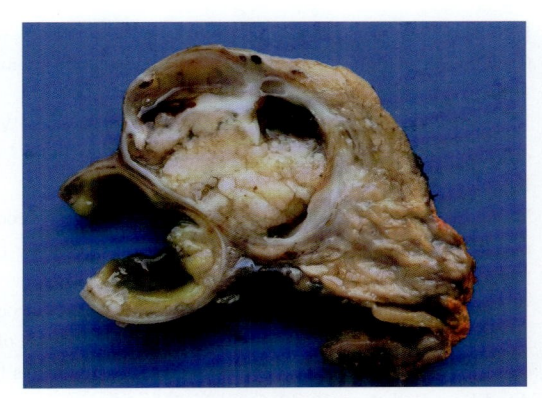

▲ 图 3-53-3　胰腺导管内嗜酸细胞性乳头状肿瘤大体表现

DPC4（＋），MUC1（＋），MUC2（部分＋），MUC5AC（＋），MUC6（＋），CDX2（个别＋），p53（野生型），Ki-67（5%～10%＋）。

4. 病理诊断与鉴别诊断

（1）诊断：（胰头）导管内嗜酸细胞性乳头状肿瘤。

（2）鉴别诊断

1）IPMN：其与胃型、肠型 IPMN 形态学差异大，较好区分，最难与胰胆管型鉴别，但显著的嗜酸性胞质和乳头融合形成筛孔状具有特征性，免疫组化 HepPar1 阳性也有助于诊断。

2）ITPN：ITPN 通常为密集的小管状结构背靠背排列，不形成复杂的分支乳头。

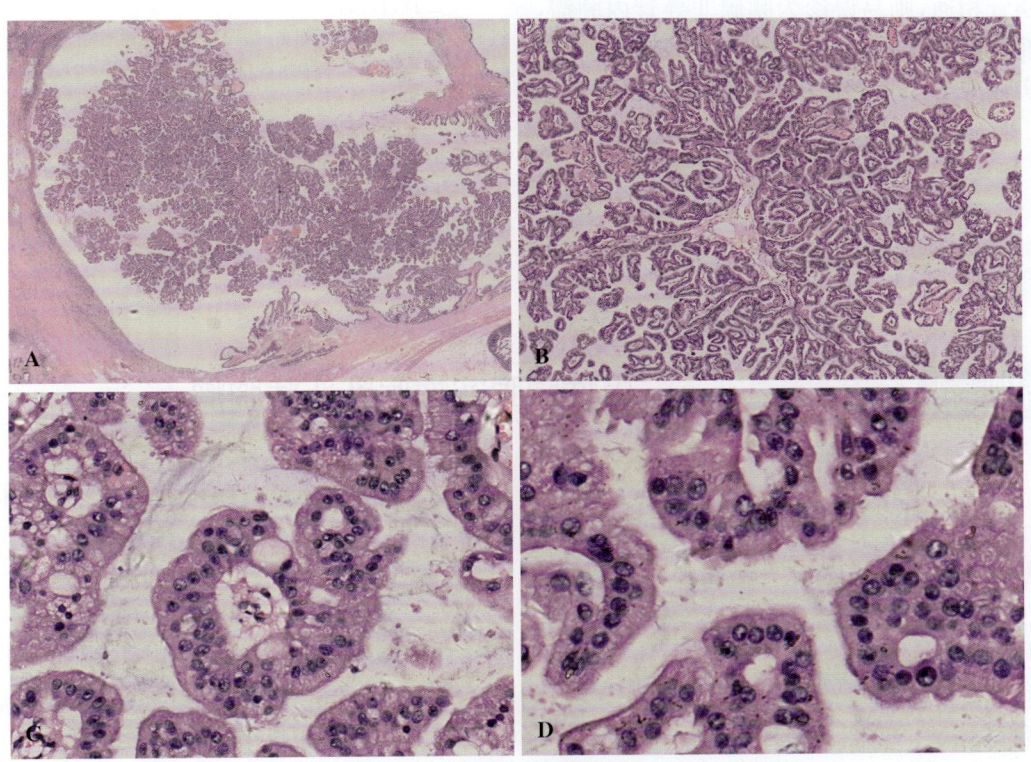

▲ 图 3-53-4　胰腺导管内嗜酸细胞性乳头状肿瘤镜下表现

A. 肿瘤位于导管内生长（HE,1×）；B. 肿瘤形成复杂的分支乳头状结构（HE,40×）；C、D. 肿瘤细胞胞质嗜酸性，核大，圆形，可见核仁（HE,400×）。

讨　论

胰腺导管内嗜酸细胞性乳头状肿瘤（intraductal oncocytic papillary neoplasm IOPN）是一种罕见的胰腺导管内肿瘤，属于胰腺癌的癌前病变。既往胰腺 IOPN 是胰腺 IPMN 的一种亚型，其发病率占胰腺 IPMN 的 1%～8%。2019 版 WHO 消化系统肿瘤分类将胰腺 IOPN 作为一个独立肿瘤，不再属于胰腺 IPMN 亚型。一项系统性回顾研究结果显示，胰腺 IOPN 无性别差异，平均发病年龄 61 岁，临床表现无特异性，可表现为腹痛、黄疸等，约 30% 患者由体检发现。实验室检查无特异性，少数患者可出现血清糖类抗原 19-9 和癌胚抗原升高。胰腺 IOPN 预后较好，术后 10 年生存率约 94%。

影像学方面，IOPN 可发生于胰腺任何部位，以胰头部多见，约 5% 患者可累及全胰腺。IOPN 的病理级别以重度异型增生和浸润性癌为主。2017 年 IPMN 福冈国际共识指南将胰头部病灶并发梗阻性黄疸、强化壁结节或实性肿块最大径≥5 mm、主胰管内径≥10 mm 定义为 IPMN 重度异型增生和浸润癌的高危征象。由于胰腺 IOPN 肿瘤细胞具有丰富的嗜酸性细胞质、极少或无黏液分泌的病理特征,复杂的乳头状结构在胰管腔内呈实性生长。方旭等研究认为强化壁结节或实性肿块也可认为是胰腺 IOPN 伴重度异型增生和浸润性癌的高危影像学征象,多表现为实性或囊实性肿块伴胰管扩张,实性肿块位于囊状扩张的胰管内且并未向外侵犯,增强后轻度强化,无侵犯周围组织。

本例影像学诊断难点是分支胰管型 IOPN 分支胰管呈囊状扩张,而主胰管并无扩张,若没有观察到病灶与主胰管相通,则易误诊为胰腺非导管内肿瘤,如胰腺实性假乳头状肿瘤。本例囊状扩张的分支胰管内可见实性成分(即壁结节),是 IOPN 影像学重要特征。

参考文献

[1] van Huijgevoort NCM, Del Chiaro M, Wolfgang CL, et al. Diagnosis and management of pancreatic cystic neoplasms: Current evidence and guidelines [J]. Nat Rev Gastroenterol Hepatol, 2019,16(11):676-689.

[2] Nagtegaal ID, Odze RD, Klimstra D, et al. The 2019 WHO classification of tumours of the digestive system [J]. Histopathology, 2020,76(2):182-188.

[3] Wang YZ, Lu J, Jiang BL, et al. Intraductal oncocytic papillary neoplasm of the pancreas: A systematic review [J]. Pancreatology, 2019,19(6):858-865.

[4] Wang T, Askan G, Adsay V, et al. Intraductal oncocytic papillary neoplasms: Clinical-pathologic characterization of 24 cases, with an emphasis on associated invasive carcinomas [J]. Am J Surg Pathol, 2019,43(5):656-661.

[5] Tanaka M, Fernandez-Del Castillo C, Kamisawa T, et al. Revisions of international consensus Fukuoka guidelines for the management of IPMN of the pancreas [J]. Pancreatology, 2017,17(5):738-753.

[6] 吴艳,常晓燕,陈杰.胰腺导管内嗜酸性乳头状肿瘤的临床和病理特征[J].中华病理学杂志,2019,48(10):829-832.

[7] 方旭,蒋慧,王莉,等.胰腺导管内嗜酸细胞性乳头状肿瘤12例的临床和影像学特征分析[J].中华消化杂志,2022,42(7),458-463.

病例 54　男性胰腺实性假乳头状肿瘤

患者信息

男性患者,31岁,以"体检发现胰腺占位1周"入院。

影像学表现

1. 影像学描述　见图 3-54-1,图 3-54-2。

2. 影像学诊断　胰尾部实性假乳头状肿瘤。

病理学表现

1. 大体　胰体尾大小 10.5 cm×5.0 cm×3.8 cm,距胰腺切缘 0.6 cm 见一结节,大小 4.5 cm×4.3 cm×3.0 cm,切面灰白色、实性、质软,局部呈胶冻样,与周围组织界限清楚(图 3-54-3)。

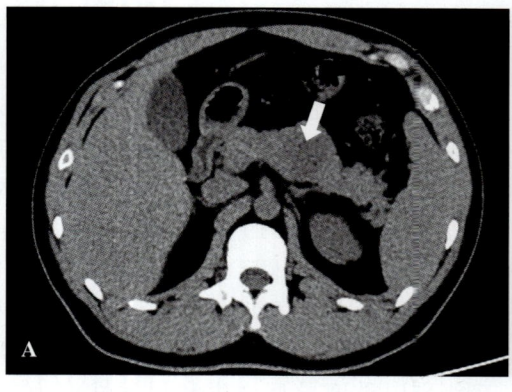
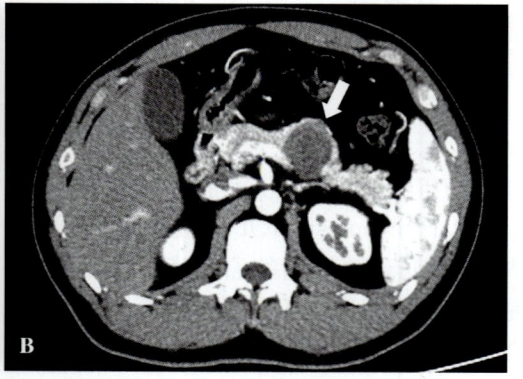

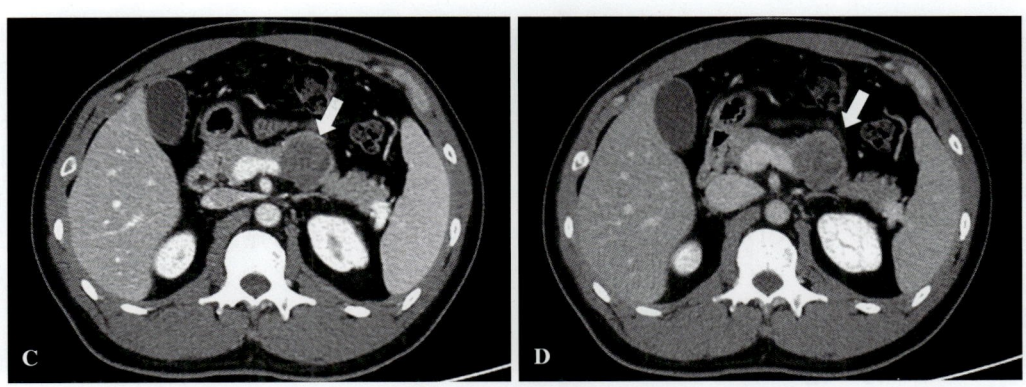

▲ 图 3-54-1 男性胰腺实性假乳头状肿瘤 CT 表现

A. 横断面 CT 平扫图像，显示胰体尾部肿块呈稍低密度（箭）；B、C. 分别为横断面 CT 动脉期、门脉期和延迟期图像，显示胰体尾部肿块呈轻度渐进性强化，边界清晰，内部未见囊变（箭）。

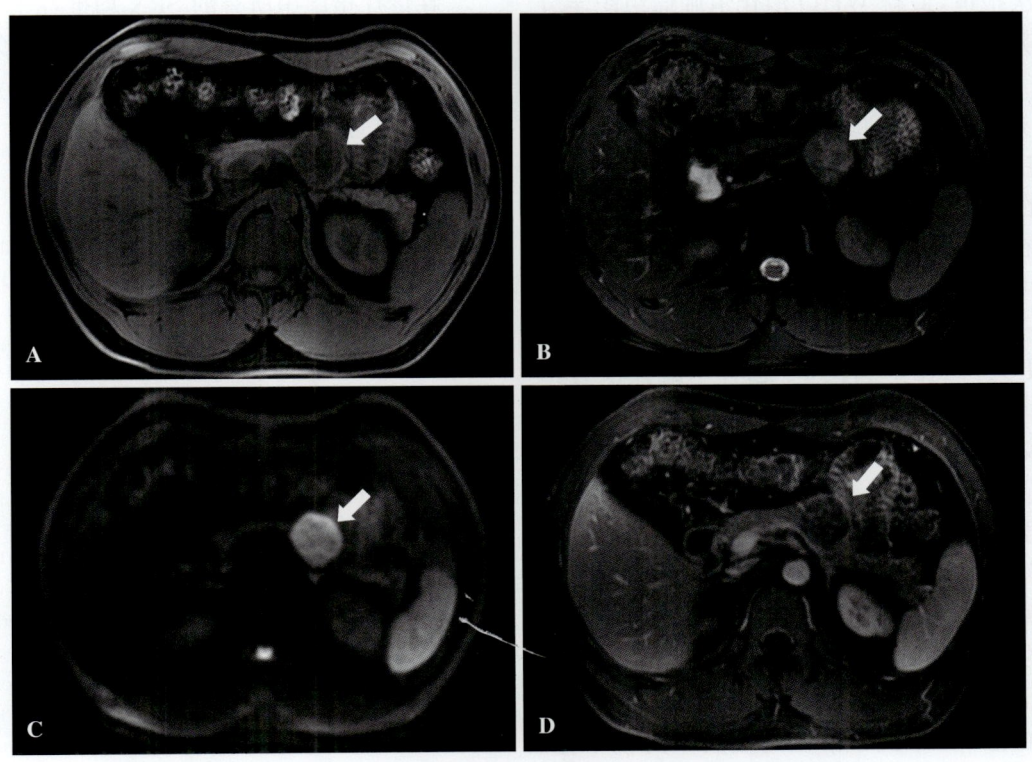

▲ 图 3-54-2 男性胰腺实性假乳头状肿瘤 MRI 表现

A. 横断面 MR T1WI 图像，显示胰体尾部肿块呈低信号（箭）；B. 横断面 MR T2WI 图像，显示胰体尾部肿块呈稍高信号；C. 横断面 DWI 图像，显示胰体尾部肿块呈高信号（箭）；D. 横断面 MRI 增强门脉期图像，显示胰体尾部肿块轻度强化（箭）。

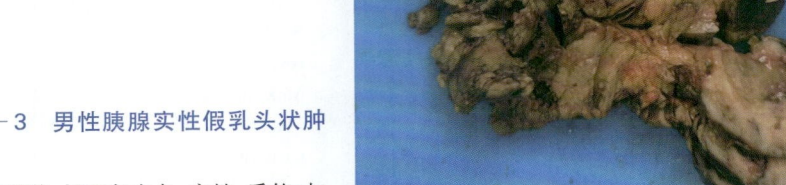

▲ 图 3-54-3 男性胰腺实性假乳头状肿瘤表现

肿瘤大体呈结节状，切面灰白色、实性、质软，与周围组织界限清楚。

2. 镜下 肿瘤细胞呈立方状,胞质嗜酸性,粉染,围绕血管排列成假乳头状结构,局部呈匚片状、条索状排列,间质透明样变性。

3. 免疫组化 Vimentin(＋),CAM5.2(＋),CK8/18(－),CgA(－),Syn(部分＋),CD56(＋),LEF1(＋),β-catenin(核＋),CD10(＋),PR(－),S100P(－),p53(野生型),Ki-67(2%)。

4. 病理诊断 胰体尾实性假乳头状肿瘤。

讨 论

胰腺实性假乳头状肿瘤是非常罕见的肿瘤,约占胰腺肿瘤的1%,该病的细胞起源目前仍有争议,1959年首次报道,最新WHO消化道肿瘤组织学分类命名为实性假乳头状肿瘤(solid pseudopapillary neoplasm,SPN)。众多的报道中均提到青年女性较为多发,这一观点得到统一的认可,而本例为一名青年男性患者,这相对罕见。

SPN在男女性别中的差异主要为以下几点。

(1) 有研究提示男性患者的平均年龄大于女性患者,在一些研究中也提到不同性别在年龄、病灶大小上会有一定差异,可能男性患者发病的年龄更高、肿物直径更大,但在本病例中,患者年龄并没有很高,从年龄和病灶大小上看,这个观点目前仍然存在较大的争议。因为有研究发现男女患者中肿瘤大小相似,甚至男性患者小于女性患者。

(2) 男性患者SPN与女性患者SPN相比具有明显的发病模式和侵袭性的差异,这并不是男性患者临床表现较晚或诊断延迟造成的,因为在研究中男性患者的肿瘤大小相同甚至更小。在发病模式方面,以往的证据表明,女性多在青年、老年发病,而男性多集中在老年。本例中男性的发病年龄较年轻,可能是现在影像诊断越来越成熟,CT、MRI得到很好的运用,该患者在临床表现不明显时因体检被发现。

(3) CT、MRI提示SPN多呈囊实性肿块,男性和女性囊实性成分占比明显不同,在病灶大小相似情况下,与女性相比男性患者经常表现为一个较大的实体性肿块,边缘可呈分叶状并且没有明显的退行性变化。在本例中,肿块的大体表现的确呈实性,然而对于这一现象还没有可靠的证据支持。

在病理学以及免疫组化中性别差异并不明确,表现较为一致。

对于上面提到的差异,有观点提出这可能是由于性激素参与了SPN的发病机制,但是在Kosmahl等人的回顾性分析中,SPN中孕酮受体(PR)的阳性率并不高,在男性患者的回顾性观察中又提出性激素在肿瘤的生长中发挥作用;有报道指出男性SPN和绝经后女性SPN临床病理特征更为相似,绝经前女性的肿瘤大小明显大于绝经后女性,也可以从侧面证明雌性激素影响SPN的生长而并不是参与发病机制。

从男女患者的差异可知,激素治疗可能是该病的一个新的探索方向。在针对不同性别以及年龄的患者,应该有不同的治疗方案与随访要求,这样可以更好地为患者提供诊疗方案,以提高患者的生存质量。

在诊疗指南中所有的SPN均推荐手术治疗,对于年轻男性密切随访是不可少的,借助影像学手段进行早期诊断,以便为患者选择特定的治疗方案,都有助于提高预后。

参考文献

[1] Sun G, Fang K, Fu X, et al. Solid pseudopapillary neoplasm of the pancreas: A multi-institution study of 118 cases [J]. Pancreas, 2023, 52(2): e121-e126.

[2] Papavramidis T, Papavramidis S. Solid pseudopapillary tumors of the pancreas: Review of 718 patients reported in English literature [J]. Journal of the American College of Surgeons, 2005, 200(6): 965-972.

[3] Liu Q, Dai M, Guo J, et al. Long-term survival, quality of life, and molecular features of the patients with solid pseudopapillary neoplasm of the pancreas: A retrospective study of 454 cases [J]. Annals of Surgery, 2023, 278(6): 1009-1017.

[4] Limaiem F, Hajri M. A rare pancreatic neoplasm in a 40-year-old male patient [J]. Clinical Case Reports, 2023, 11(5): e7387.

[5] Wang X G, Ni Q F, Fei J G, et al. Clinicopathologic features and surgical outcome of solid pseudopapillary tumor of the pancreas: Analysis of 17 cases [J]. World journal of Surgical Oncology, 2013, 11: 38.

[6] Ahmed TM, Fishman EK, Chu LC. Cinematic rendering of solid pseudopapillary tumors: Augmenting diagnostics of an increasingly encountered tumor [J]. Curr Probl Diagn Radiol, 2024, 53(2): 280-288.

[7] Allam M, Hidalgo Salinas C, Machairas N, et al. Solid pseudopapillary tumor of the pancreas: A single-center experience and review of the literature [J]. In Vivo (Athens, Greece), 2017, 31(4): 501-510.

[8] Baltazar-Ramos JI, Martínez-Reyes G, Pérez-Corro MÁ, et al. Solid pseudopapillary neoplasm. Report of three cases and review of the literature [J]. Revista Medica del Instituto Mexicano del Seguro Social, 2023, 61(2): 212-219.

[9] Machado MC, Machado MA, Bacchella T, et al. Solid pseudopapillary neoplasm of the pancreas: Distinct patterns of onset, diagnosis, and prognosis for male versus female patients

[J]. Surgery, 2008, 143(1):29-34.
[10] Park MJ, Lee JH, Kim JK, et al. Multidetector CT imaging features of solid pseudopapillary tumors of the pancreas in male patients: Distinctive imaging features with female patients [J]. The British Journal of Radiology, 2014, 87(1035):20130513.
[11] Wu J, Mao Y, Jiang Y, et al. Sex differences in solid pseudopapillary neoplasm of the pancreas: A population-based study [J]. Cancer Medicine, 2020, 9(16):6030-6041.
[12] Kosmahl M, Seada L S, Jänig U, et al. Solid-pseudopapillary tumor of the pancreas: Its origin revisited [J]. Virchows Archiv, 2000, 436(5):473-480.
[13] 钟燕,王海屹,令狐恩强,等. 男性患者胰腺实性假乳头状肿瘤的临床和磁共振成像特点[J]. 中国医学科学院学报,2017,39(4):471-476.
[14] 秦中强,慈红非,周万飞,等. 胰腺实性假乳头状肿瘤3例并文献复习[J]. 临床与实验病理学杂志,2018,34(7):796-798.
[15] 彭承宏,郝纯毅,戴梦华,等. 胰腺囊性疾病诊治指南(2015) [J]. 中国实用外科杂志,2015,35(9):955-959.

病例 55 胰腺实性假乳头状肿瘤不伴出血

患者信息

女性患者,33岁。因"体检发现胰头占位3周"入院。

影像学表现

1. 影像学描述 见图3-55-1,图3-55-2。

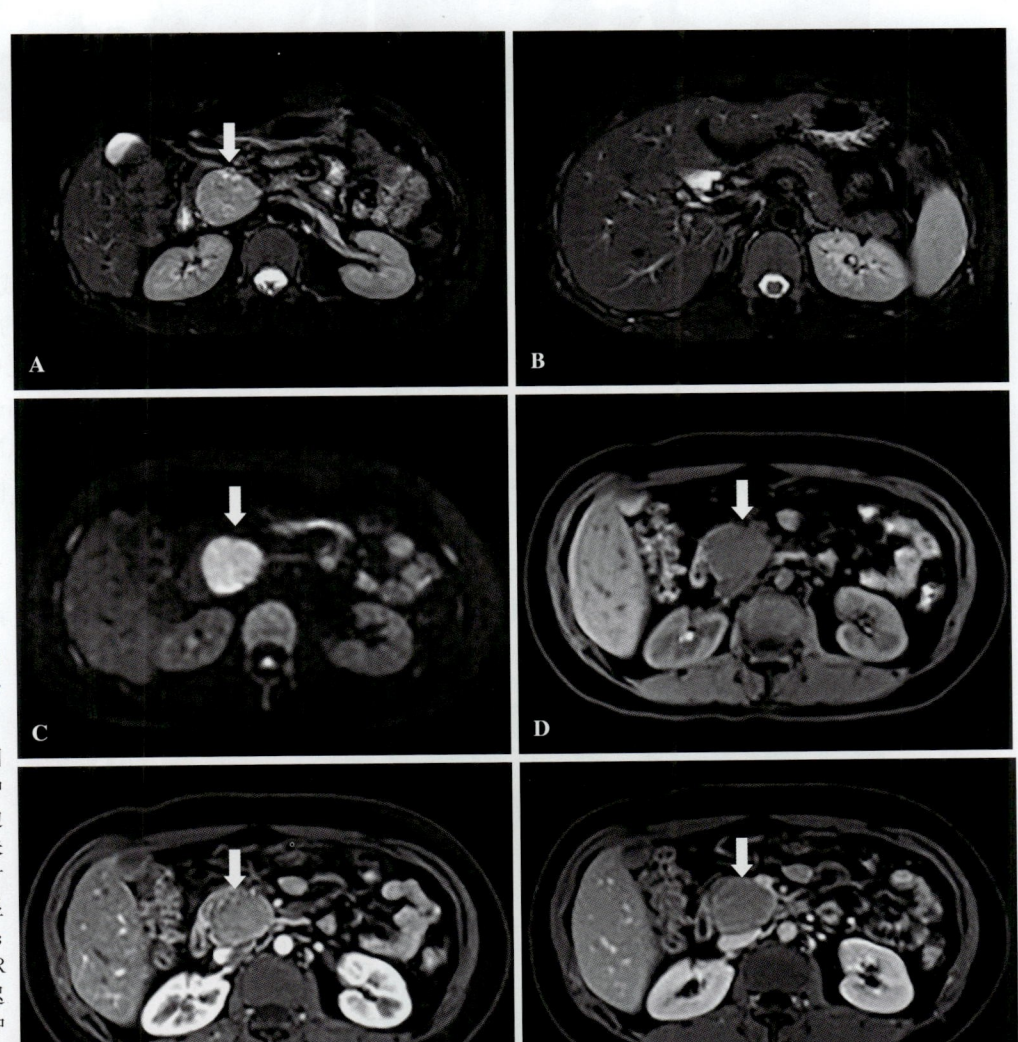

▲ 图3-55-1 不伴出血的胰腺实性假乳头状肿瘤的MRI表现

A、B. 横断面MR T2WI图像,显示胰头见稍高信号肿块,边缘少许高信号影,边缘清晰(箭),胰体尾实质未见明显萎缩,胰管明显扩张;C. 横断面DWI图像,显示胰头肿块呈均匀高信号;D~F. 分别为横断面MR T1WI平扫、动脉期及延迟期图像,显示胰头低信号肿块实性成分呈渐进性持续均匀强化,边缘少许无强化囊变区(箭)。

▲ 图 3-55-2 不伴出血的胰腺实性假乳头状肿瘤的CT表现

A～C. 分别为横断面CT平扫、动脉期及延迟期,显示胰头部一枚等低密度肿块,密度均匀,增强呈轻度持续强化(箭);D. 横断面CT增强延迟期,显示胰体尾实质未见明显萎缩,主胰管未见明显扩张。

2. **影像学诊断** 胰头实性假乳头状肿瘤。

病理学表现

1. **大体** 胰头大小9.5 cm×4.5 cm×3.5 cm,距胰腺切缘6.0 cm、距胆总管断端4.0 cm,紧邻十二指肠乳头,胰腺内见一肿物,大小4.2 cm×3.5 cm×3.5 cm,切面金黄色,实性,质软(图3-55-3A)。

2. **镜下** 肿瘤由低黏附性、形态较一致的长梭形或卵圆形细胞组成,形成巢状或假乳头状,乳头轴心见薄壁小血管,近中央区域部分肿瘤细胞退行性变,可见伴有异物型巨细胞的胆固醇裂隙和泡沫状巨噬细胞,未见明确出血坏死(图3-55-3B～D)。

3. **免疫组化** Vimentin(＋),CK8/18(－),Syn(局灶＋),CgA(－),CAM5.2(局灶＋),CD10(＋),LEF1(＋),β-catenin(核浆＋),p53(－),Ki-67(2%＋)。

4. **病理诊断与鉴别诊断**

(1) 诊断:(胰头)实性假乳头状肿瘤。

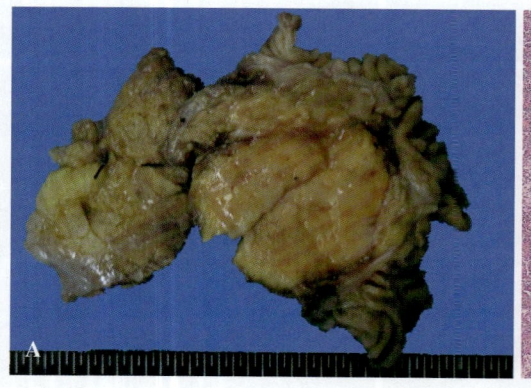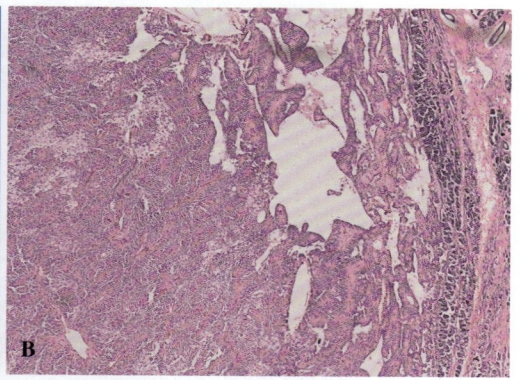

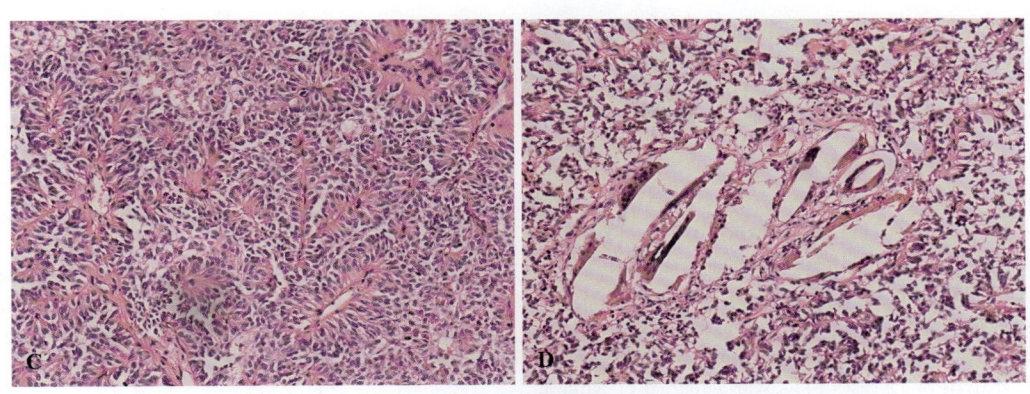

▲ 图 3-55-3　不伴出血的胰腺实性假乳头状肿瘤病理表现

A. 不伴出血的实性假乳头状肿瘤大体表现，切面金黄色，实性，质软；B. 低倍镜下肿物与周围组织界限清晰，实性排列，部分区域形成小的囊腔（HE，50×）；C. 肿瘤细胞间黏附性丧失，细胞之间形成狭小的裂隙（HE，200×）；D. 肿瘤细胞退行性变，可见伴有异物巨细胞的胆固醇裂隙（HE，200×）。

（2）鉴别诊断

1）胰腺神经内分泌肿瘤：胰腺 SPN 有时呈巢状或形成小梁状结构会与神经内分泌肿瘤形态难以区分，但神经内分泌肿瘤中没有退行性改变，比如 SPN 典型的假乳头状结构等，其次神经内分泌肿瘤的细胞核呈胡椒盐样，染色质较为细腻，免疫组化染色 SPN 的 E-cadherin、CgA 通常为阴性，β-catenin 核浆阳性，这些都能很好地做出区分。

2）胰腺腺泡细胞癌：腺泡细胞癌在年龄上更趋向中老年男性，镜下细胞核核仁清晰可见，免疫组化染色显示胰蛋白酶和糜蛋白酶阳性。

讨　论

实性假乳头状肿瘤（SPN）是胰腺肿瘤中发病率较低的疾病，发生率为 1‰～2‰，在过去几十年中，病例数量显著增加，临床表现无特异性。

SPN 肿瘤直径大小不一，最小可到 1 cm，最大可到几十厘米，切面多呈囊实性，质软或中等，出血坏死明显；镜下肿瘤界限相对清晰，主要有较为一致的圆形肿瘤细胞构成，细胞间黏附性较差，可有丰富的血运，这些肿瘤细胞围绕在血管周形成了假乳头状结构，部分病例也可见钙化、梗死。SPN 的免疫组化标志物 Vimentin、β-catenin、ATT、NSE、Cyclin D1、CD10、CD56、PR 等均阳性，EMA 阴性。有研究提出，CD99 在肿瘤细胞内的点状表达是 SPN 的一个特征。

SPN 可以发生在胰腺各个部位，但胰尾部相对多见。MRI 具有较高的软组织分辨率，是胰腺囊性肿瘤的首选检查方式。最典型的影像学表现为边界清晰、有包膜，体积较小多为均质实性肿瘤，体积较大多为异质性肿瘤，因其内有不同程度的病灶内出血和坏死，瘤内出血是其诊断的重要线索。30% 的 SPN 可出现钙化，且更多见于较大的肿瘤内。T1WI 上多为低信号，若有出血则呈高信号，T2WI 上信号多样，增强肿瘤实性成分动脉期强化弱于周围正常胰腺实质，门脉期及延迟期呈渐进性强化。因肿块质地较软，因此很少出现胰管扩张，即便位于胰头部的肿瘤，也少有黄疸出现。SPN 虽然是低度恶性肿瘤，但也可表现出侵袭性特征，如肿瘤呈分叶状、包膜不完整、血管浸润、周围组织或胰腺实质浸润、远处转移等均可能提示肿瘤恶变。影像学上需与无功能神经内分泌肿瘤鉴别，后者同样易出血坏死和囊性变，可出现钙化，但后者增强扫描后实性部分动脉期可有明显强化，且高于周围正常胰腺组织，SPN 实性部分动脉期强化程度往往弱于周围正常胰腺实质，而在延迟期渐进性强化。

根据国内的诊疗指南，该病的首选治疗方法为手术切除，但需要根据肿瘤发生的部位不同而实施不同的术式，对于一些术后具有复发高危因素的患者需要密切随访。

Kosmahl 等评价 57 例 SPN 相配的抗体和抗原相互作用下产生的物质，表明 SPN 主要发生在生育期的女性，在其研究中，所有 57 例孕酮受体阳性，推测月经周期黄体酮反复升高和下降可能解释女性患者 SPN 广泛的出血坏死，月经周期中黄体酮水平的持续上升和下降也帮助解释 SPN 除了实性区域外，出现大面积的广泛出血性坏死。有人认为在男性中出血坏死的占比相对较少，这也从另一个角度提出了性激素在 SPN 生长中起着一定的作用。

总而言之，本例年轻女性，虽未出现明显的出血区，可能是性激素的作用，但影像学表现典型，如边缘清晰、有包膜、肿瘤实性成分渐进性强化,均支持SPN 的诊断。无论是否有出血区,手术选择完整切除,都是保证一个良好预后的基础。

参考文献

[1] Cai H, Zhou M, Hu Y, et al. Solid-pseudopapillary neoplasms of the pancreas: Clinical and pathological features of 33 cases [J]. Surgery Today, 2013, 43(2): 148-154.

[2] Wang XG, Ni QF, Fei JG, et al. Clinicopathologic features and surgical outcome of solid pseudopapillary tumor of the pancreas: analysis of 17 cases [J]. World Journal of Surgical Oncology, 2013, 11: 38.

[3] Machado MC, Machado MA, Bacchella T, et al. Solid pseudopapillary neoplasm of the pancreas: distinct patterns of onset, diagnosis, and prognosis for male versus female patients [J]. Surgery, 2008, 143(1): 29-34.

[4] Guo Y, Yuan F, Deng H, et al. Paranuclear dot-like immunostaining for CD99: A unique staining pattern for diagnosing solid-pseudopapillary neoplasm of the pancreas [J]. The American Journal of Surgical Pathology, 2011, 35(6): 799-806.

[5] De Robertis R, Marchegiani G, Catania M, et al. Solid pseudopapillary neoplasms of the pancreas: Clinicopathologic and radiologic features according to size [J]. AJR, 2019, 213 (5): 1073-1080.

[6] Kovac JD, Djikic-Rom A, Bogdanovic A, et al. The Role of MRI in the diagnosis of solid pseudopapillary neoplasm of the pancreas and its mimickers: A case-based review with emphasis on differential diagnosis [J]. Diagnostics (Basel), 2023, 13 (6).

[7] Yao X, Ji Y, Zeng M, Rao S, et al. Solid pseudopapillary tumor of the pancreas: Cross-sectional imaging and pathologic correlation [J]. Pancreas, 2010, 39(4): 486-491.

[8] Cantisani V, Mortele KJ, Levy A, et al. MR imaging features of solid pseudopapillary tumor of the pancreas in adult and pediatric patients [J]. AJR, 2003, 181(2): 395-401.

[9] Lee L, Ito T, Jensen RT. Imaging of pancreatic neuroendocrine tumors: Recent advances, current status, and controversies [J]. Expert Rev Anticancer Ther, 2018, 18(9): 837-860.

[10] Kosmahl M, Seada LS, Jänig U, et al. Solid-pseudopapillary tumor of the pancreas: Its origin revisited [J]. Virchows Archiv, 2000, 436(5): 473-480.

[11] 彭承宏, 郝纯毅, 戴梦华, 等. 胰腺囊性疾病诊治指南(2015) [J]. 中国实用外科杂志, 2015, 35(9): 955-959.

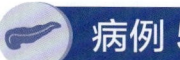 胰腺多发实性假乳头状肿瘤

患者信息

女性患者,30 岁,因"体检发现胰腺占位 2 周"就诊。肿瘤指标、生化指标无异常。

影像学表现

1. **影像学描述** 见图 3-56-1。
2. **影像学诊断** 胰腺多发实性假乳头状肿瘤(正确)。

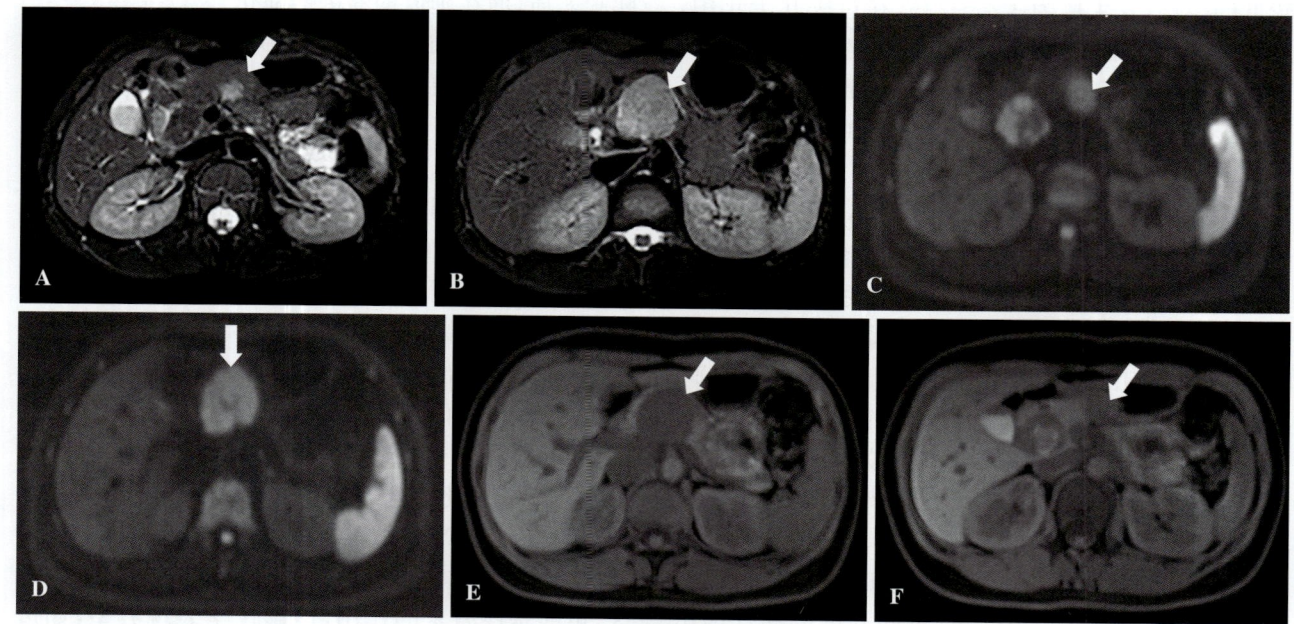

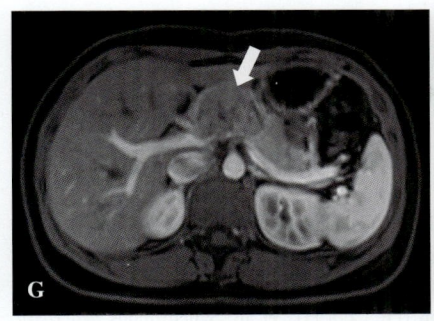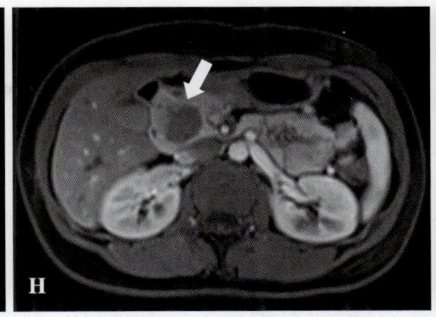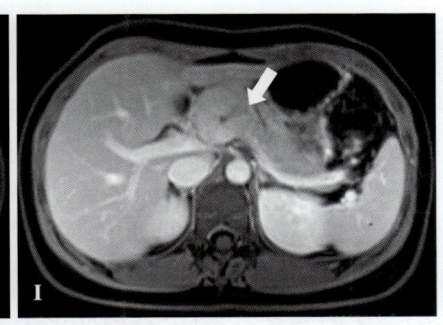

▲ 图 3-56-1　胰腺多发实性假乳头状肿瘤的 MRI 表现

A、B. 横断面 MR T2WI 图像,显示胰头一枚含低信号出血灶的混杂信号肿块,胰颈部一枚稍高信号肿块(箭);C、D. 横断面 DWI 图像,显示病灶实性成分弥散高信号(箭);E、F. 横断面 MR T1WI 平扫,胰头肿块内高信号出血,胰颈部肿块呈低信号(箭);G、H. 横断面 MR T1WI 动脉期,I. 延迟期图像,显示两枚实性成分肿块动脉期不均匀轻中度强化,延迟期渐进性强化(箭)。

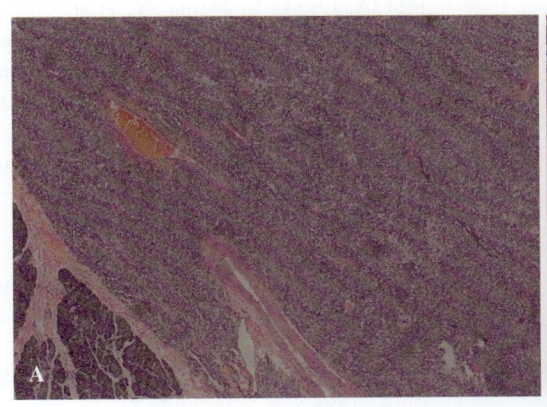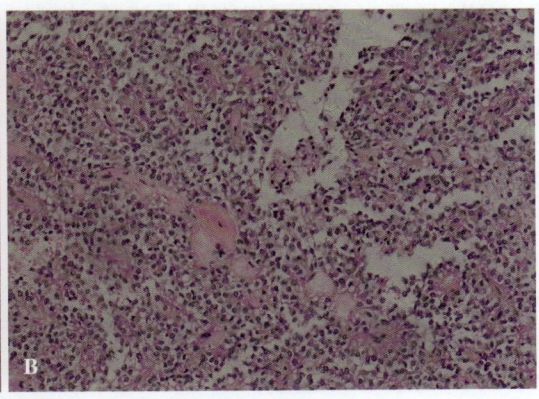

▲ 图 3-56-2　胰腺多发实性假乳头状肿瘤病理表现

A. 胰腺肿物低倍镜下形态均匀一致,与周围组织界限清楚(HE,50×);B. 中央区域细胞间黏附性降低,形成假乳头状结构(HE,200×)。

病理学表现

1. 大体　距胰腺切缘 0.6 cm 胰颈部见一灰白灰黄色肿物,大小约 4.5 cm×4.0 cm×2.6 cm,切面灰白色,实性,质硬。另距胰腺切缘 7.6 cm、胆总管断端 1.8 cm 胰头部见一肿物,大小约 3.0 cm×3.0 cm×2.5 cm,切面灰白灰褐色,实性,质软。

2. 镜下　胰头及胰颈部肿物形态一致,低倍镜下与周围组织界限清楚。肿瘤细胞呈圆形、卵圆形,排列成巢片状结构,局部形成假乳头,乳头轴心可见小的薄壁血管,间质胶原化,肿物中央可见片状出血坏死伴胆固醇结晶裂隙形成(图 3-56-2)。

3. 免疫组化　CAM5.2(+),CD10(+),Vimentin(+),β-catenin(核浆+),CgA(−),LEF1(+),Syn(−),p53(−),Ki-67(2%+)。

4. 病理诊断　(胰头、胰颈部)实性假乳头状肿瘤。

讨　论

胰腺实性病变是一组包含不同病理类型的疾病,多为单发,而只有 1.5% 的患者有胰腺多发实性病变。具有多灶性生长趋势的胰腺实性病变主要包括恶性肿瘤如胰腺导管腺癌(PDAC)和转移瘤、良性到低度恶性肿瘤如实性假乳头状肿瘤(SPN)、胰腺神经内分泌肿瘤(pNEN)及自身免疫性胰腺炎(AIP)。这些不同病理类型实性病变在临床特征及影像学表现有一定重叠,鉴别诊断具有一定难度。

多发性 SPN 与其他非恶性肿瘤及良性胰腺实性病变的影像学有以下共性特点:①无明显上游胰腺萎缩;②上游主胰管无扩张或仅轻度扩张。多发性 AIP 与 SPN 鉴别要点如下:①低密度假包膜样结构;②延迟均匀强化;③主胰管多发狭窄;④较低的 ADC 值;⑤IgG4 水平高于正常值 2 倍以上。多发性 pNEN 与 SPN 鉴别要点如下:①肿瘤体积较小时,动脉期一般为明显均匀强化,肿瘤较大时为明显不均匀强化；②可有囊变、坏死，少见钙化。胰腺多发转移瘤与 SPN 鉴别要点如下：①原发肿瘤病史，其他部位转移；②小细胞肺癌、肝癌及膀胱癌转移瘤为不均匀轻中度强化；胃肠道癌多数呈边缘轻度强化，最具典型性的肾癌胰腺转移瘤可见明显强化。多发 SPN 与 PDAC 鉴别要点如下：①SPN 好发于年轻女性，肿块生长缓慢；②肿块一般较大，大多数边界清楚；③小病灶多呈实性，大病灶多呈囊实性，可伴有钙化及出血，增强动脉期实性部分呈均匀或不均匀强化并缓慢持续强化，而 PDAC 以实性多见，增强动脉期多呈低密度或低信号；④瘤体上游胰腺实质多无明显萎缩；⑤很少出现上游胰管扩张。

由于 pNEN 通常也与周围组织界限清楚，与实性的 SPN 形态相似，另外 pNEN 也可发生中央囊性变可模仿 SPN 的经典大体特点，因此这两者最需进行鉴别。但 pNEN 通常具有均匀的"胡椒盐"样细胞核，而不显示 SPN 中发现的退行性变化，例如带有纤维血管轴心的假乳头、泡沫状巨噬细胞和胆固醇结晶裂隙。两种类型的肿瘤均可 Syn 和 CD56 阳性，但是 CgA 在 SPN 通常阴性。另外，Vimentin 的弥漫阳性、β-catenin 核阳性及 E-cadherin 膜阳性缺失均有助于 SPN 与 pNEN 鉴别。

本例患者为青年女性，胰头及胰颈部见两枚异常信号肿块，边缘清晰，其中胰头病灶伴出血，两枚实性成分肿块动脉期不均匀轻中度强化，延迟期渐进性强化，胰管无明显扩张，胰腺实质无明显萎缩，支持多发性 SPN 的诊断。

参考文献

[1] Zhu L, Dai MH, Wang ST, et al. Multiple solid pancreatic lesions: Prevalence and features of non-malignancies on dynamic enhanced CT [J]. Eur J Radiol, 2018, 105: 8 - 14.

[2] Goong HJ, Moon JH, Choi HJ, et al. Synchronous pancreatic ductal adenocarcinomas diagnosed by endoscopic ultrasound-guided fine needle biopsy [J]. Gut Liver, 2015, 9(5): 685 - 688.

[3] Choi T W, Kim S H, Shin C I, et al. MDCT findings of pancreatic metastases according to primary tumors [J]. Abdom Imaging, 2015, 40(6): 1595 - 1607.

[4] Blansfield JA, Choyke L, Morita SY, et al. Clinical, genetic and radiographic analysis of 108 patients with von Hippel-Lindau disease (VHL) manifested by pancreatic neuroendocrine neoplasms (PNETs) [J]. Surgery, 2007, 142(6): 814 - 818; discussion 8 e1 - 2.

[5] Huang XM, Shi ZS, Ma CL. Multifocal autoimmune pancreatitis: A retrospective study in a single tertiary center of 26 patients with a 20-year literature review [J]. World J Gastroenterol, 2021, 27(27): 4429 - 4440.

[6] Yao X, Ji Y, Zeng M, et al. Solid pseudopapillary tumor of the pancreas: cross-sectional imaging and pathologic correlation [J]. Pancreas, 2010, 39(4): 486 - 491.

[7] 李敏, 时高峰, 秦洪涛. 多排螺旋 CT 对胰腺转移瘤的诊断价值 [J]. 实用医学影像杂志, 2019, 20(1): 74 - 75.

[8] 戚向群, 杜尊国, 王虹, 等. 胰腺多发性实性-假乳头状肿瘤 2 例并文献复习 [J]. 复旦学报: 医学版, 2011, 38(4): 333 - 336.

病例 57　胰腺实性假乳头状肿瘤侵犯脾脏

患者信息

男性患者，67 岁，体检发现胰体尾占位入院。

影像学表现

1. **影像学描述**　见图 3 - 57 - 1。

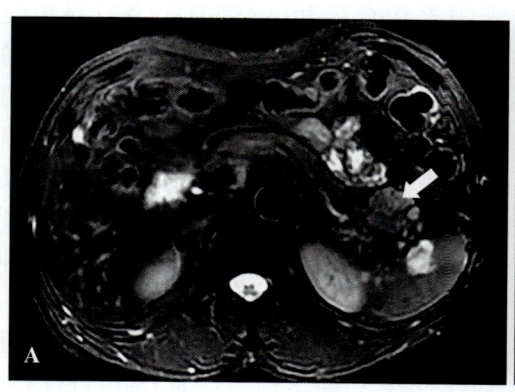
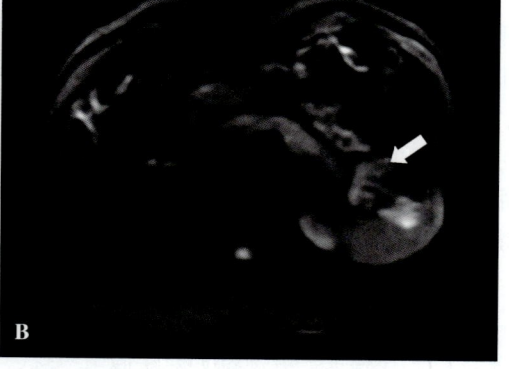

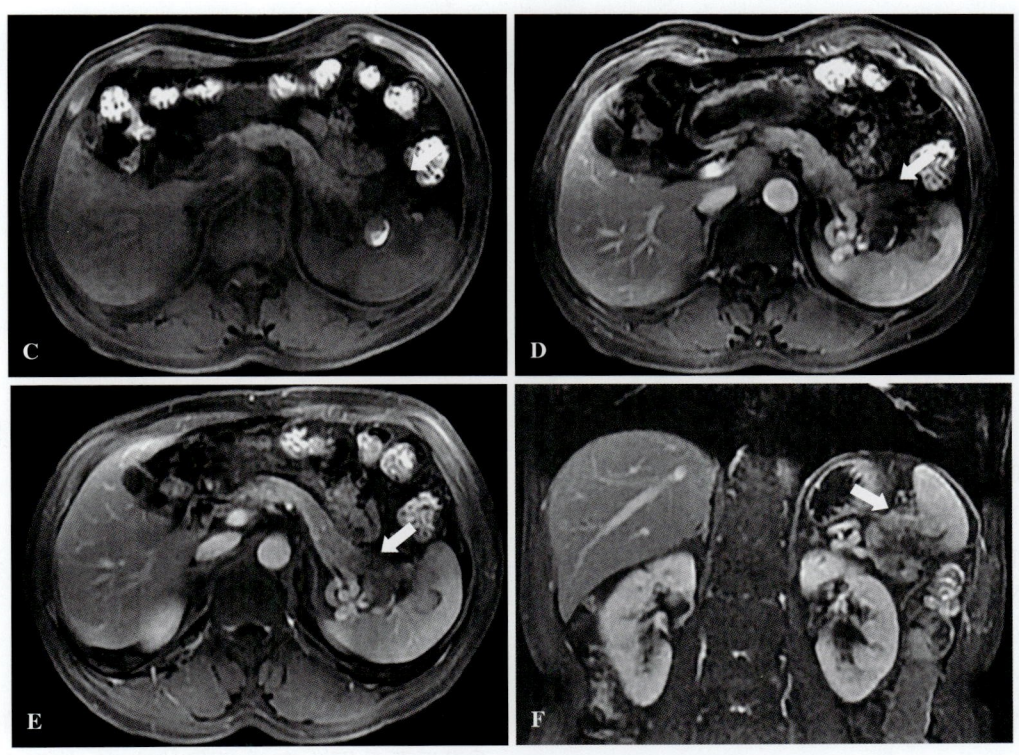

▲ 图3-57-1 胰腺实性假乳头状肿瘤侵犯脾脏 MRI 表现

A. 横断面 MR T2WI 图像,显示胰尾部混杂信号肿块累及脾脏(箭);B. DWI,显示胰尾部病灶侵犯脾脏呈高信号(箭);C~E. 分别为横断面 MR T1WI 平扫、增强动脉期及门脉期图像,平扫呈低信号为主,内可见高信号,增强后实性成分渐进性轻度强化(箭);F. 冠状面 MR T1WI 增强门脉期图像,胰尾部肿块侵犯脾脏(箭)。

2. **影像学诊断** 胰尾癌(误诊)。

病理学表现

1. **大体** 胰体尾大小 15.0 cm×7.0 cm×4.5 cm,切面胰体尾见灰白灰红色肿物,大小 7.0 cm×4.5 cm×4.0 cm。实性、质脆、易碎,肉眼观肿物累及脾脏,与其粘连(图3-57-2A)。

2. **镜下** 胰体尾肿瘤由细胞丰富的实性巢团构成,间质内血管丰富、纤细,远离血管的肿瘤细胞出现退变,黏附性差,围绕血管周围形成所谓的假乳头状排列;部分区囊变,囊性区常可见出血、坏死、泡沫细胞聚集及胆固醇结晶沉积。肿物呈浸润性生长,可见脉管瘤栓,并累及脾脏实质(图3-57-2B、C)。

3. **免疫组化** CAM5.2(−)、Vimentin(+)、CK8/18(−)、Syn(+)、CgA(−)、CD56(−)、S100(−)、PR(−)、CD10(+)、β-catanin(核阳性)。

4. **病理诊断与鉴别诊断**

(1)诊断:(胰体尾)实性假乳头状肿瘤侵犯脾脏。

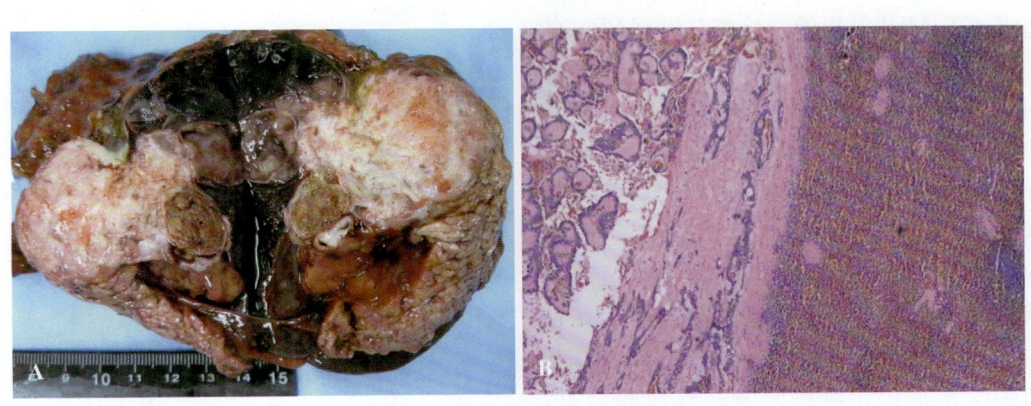

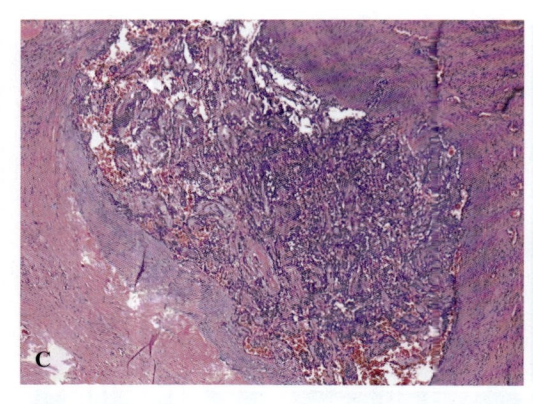

▲ 图 3-57-2 胰腺实性假乳头肿瘤侵犯脾脏病理表现

A. 胰尾部实性假乳头肿瘤肉眼观侵犯脾脏；B. 肿瘤呈假乳头状排列，并破坏脾脏包膜侵犯脾脏实质（HE，200×）；C. 可见脉管瘤栓（HE，200×）。

（2）鉴别诊断

1）肾细胞癌：高级别的肾细胞癌肿瘤细胞可出现胞质丰富，核偏位，肿瘤细胞可呈乳头状排列，伴坏死，但肾细胞癌同时表达 CK 等上皮标志物，且免疫组化 PAX8 阳性，有助于鉴别。

2）神经内分泌肿瘤：肿瘤细胞相对一致，细胞核含胡椒盐样染色质，较少见到胆固醇结晶等间质改变，免疫组化强表达 CgA、Syn、INSM1，同时表达 CAM5.2、E-cadherin 等。

3）腺泡细胞癌：多见于老年男性，肿瘤一般较大，肿瘤细胞形成腺泡状结构，细胞核位于基底，核仁明显，核分裂象易见，免疫组化特征性表达 BCL10、trypsin。

4）胃肠道间质瘤：腹腔内常见的软组织肿瘤，上皮样胃肠道间质瘤病理形态可与实性假乳头状肿瘤类似，肿瘤细胞免疫组化表达 CD117 和 DOG1，分子检测可检出 C-KIT 或 PDGFRA 等基因突变。

讨 论

胰腺实性假乳头状肿瘤（SPN）是一种较为罕见的低度恶性肿瘤，占所有胰腺肿瘤的 0.9%～2.7%。50% 以上的 SPN 患者并无症状，患者的实验室检查指标多在正常参考值范围，故多数患者在有症状前难以被发现。超声、CT、MRI 等影像学检查是发现 SPN 的主要方法，SPN 典型的影像学特征是肿瘤内出血，T1WI 上呈高信号，肿瘤内部或包膜可见钙化，呈实性或囊实性肿块，增强后实性成分呈渐进性轻度强化。

SPN 的确诊依赖于病理检查，典型的病例病理诊断并不困难，但不典型病例与神经内分泌肿瘤、腺泡细胞癌鉴别困难，免疫组化有助于鉴别。虽然实性假乳头状肿瘤预后较好，但病理医师应仔细评估有无脉管内瘤栓、周围组织侵犯、高 Ki-67 指数等，因为上述组织学特征提示肿瘤复发转移风险增高，

本例患者第一次手术标本证实存在脾脏累及，随访 8 年后发现肿瘤复发并侵犯胃壁、结肠及左侧肾脏，提示其复发风险大。

手术是该肿瘤最为有效的治疗方法，完整切除病灶可显著延长患者生存期，研究显示患者 5 年、10 年总体生存率达 98.9%、97.6%。2.6%～3.5% 的 SPN 患者术后会出现复发或转移，其中，肝脏是最常见的转移器官。即使出现转移，患者在经过再次手术后预后即生存质量仍然良好，甚至有病例在发生转移后未行手术切除治疗仍然有较好的预后。

腹腔多发转移的 SPN 罕见，转移至肾的病例未见文献报道。针对如本例这种多发转移的病例，尚无统一的诊疗指南，虽然有学者提出复发手术后辅以化疗，但临床实践中仍可以看到多处复发未行化疗患者获得了长期生存。

总之，SPN 是少见的胰腺低度恶性肿瘤，影像具有重要的术前发现和诊断价值，确诊依赖于病理。发生转移尤其是多发转移的 SPN 罕见，虽然患者仍然有较好的预后，但随访仍需要仔细评估周围脏器有无侵犯以防漏诊。

参考文献

[1] Anil G, Zhang J, Al Hamar NE, et al. Solid pseudopapillary neoplasm of the pancreas: CT imaging features and radiologic-pathologic correlation [J]. Diagnostic and Interventional Radiology (Ankara, Turkey), 2017, 23(2): 94-99.

[2] Yang F, Wu W, Wang X, et al. Grading solid pseudopapillary tumors of the pancreas: The fudan prognostic index [J]. Annals of Surgical Oncology, 2021, 28(1): 550-559.

[3] Yao J, Song H. A review of clinicopathological characteristics and treatment of solid pseudopapillary tumor of the pancreas with 2450 cases in Chinese population [J]. BioMed Research International, 2020, 2020: 2829647.

[4] Liu Q, Dai M, Guo J, et al. Long-term survival, quality of life, and molecular features of the patients with solid pseudopapillary neoplasm of the pancreas: A retrospective study of 454 cases [J]. Annals of Surgery, 2023, 278(6): 1009-1017.

[5] de Castro SM, Singhal D, Aronson DC, et al. Management of solid-pseudopapillary neoplasms of the pancreas: a comparison with standard pancreatic neoplasms [J]. World J Surg, 2007, 31(5):1130-1135.
[6] Park S, Park MG, Roh YH, et al. Solid pseudopapillary neoplasm of the pancreas with lymph node metastasis in a young male patient [J]. The Korean Journal of Gastroenterology, 2022,79(2):77-82.
[7] 方旭,边云,蒋慧,等.胰腺常见肿瘤不典型影像学表现[J].中华消化外科杂志,2021,20(9):1018-1024.
[8] 高汉青,庞霞,赵香田,等.胰腺实性假乳头状瘤临床病理学与术后复发/转移的相关性分析[J].临床与实验病理学杂志,2017,33(12):1316-1319.

病例 58　　胰腺实性假乳头状肿瘤伴肝脏多发转移

患者信息

女性患者,47 岁,因"体检查腹部超声提示胰尾部实性团块"入院。

影像学表现

1. **影像学描述**　见图 3-58-1,图 3-58-2。
2. **影像学诊断**　胰尾神经内分泌肿瘤伴肝转

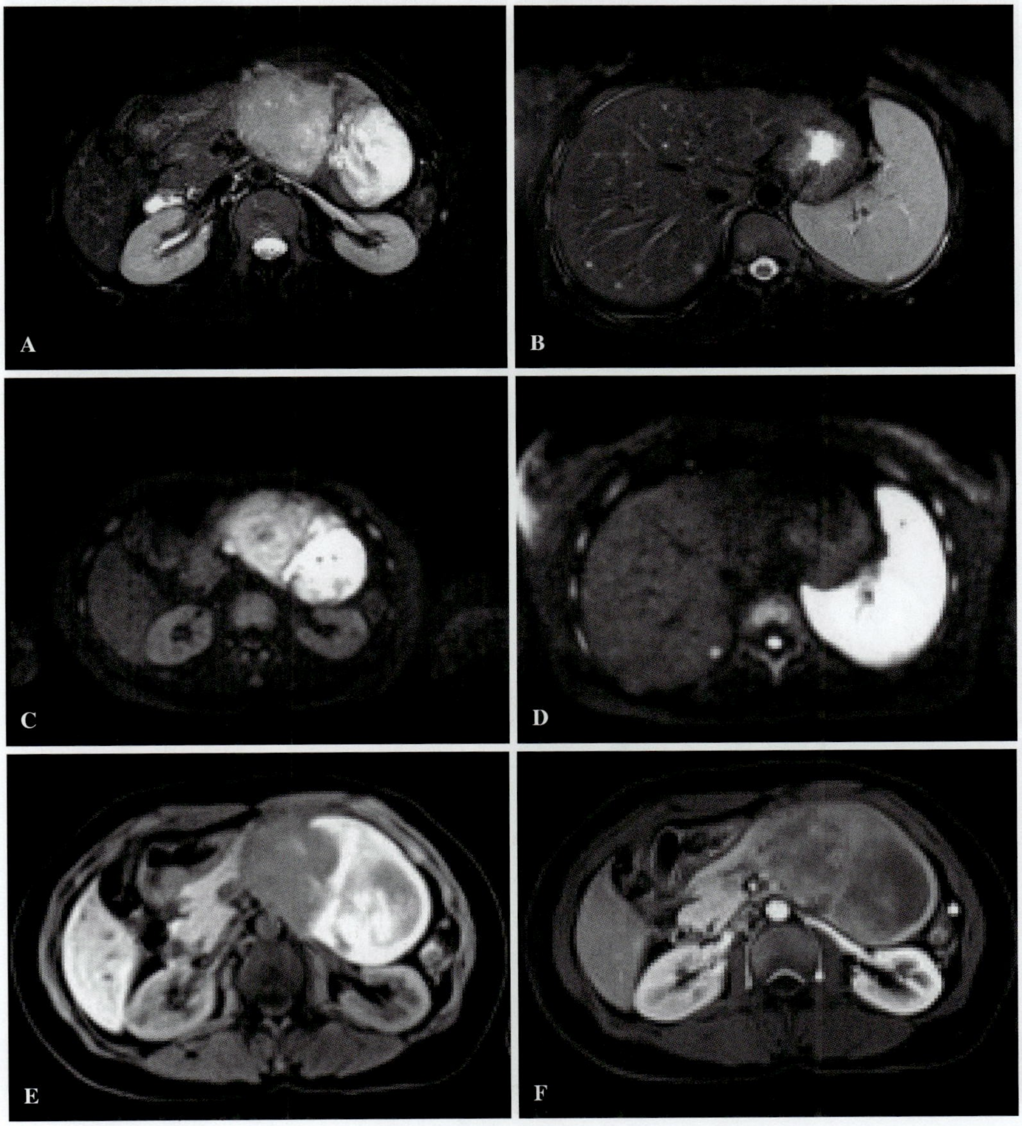

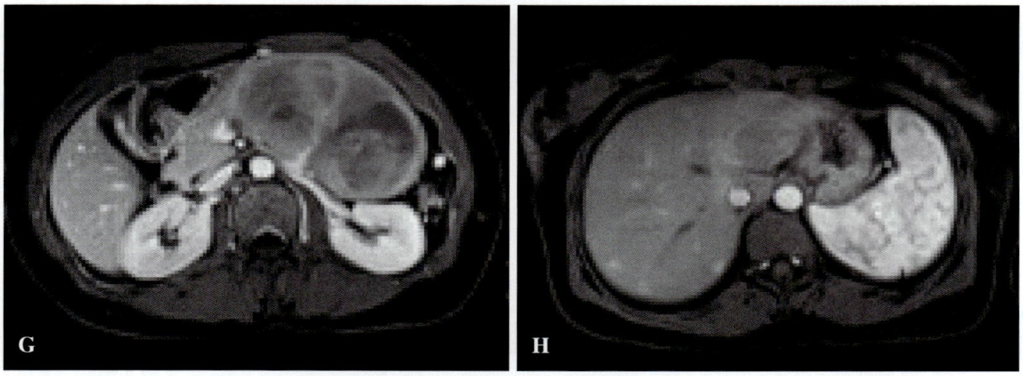

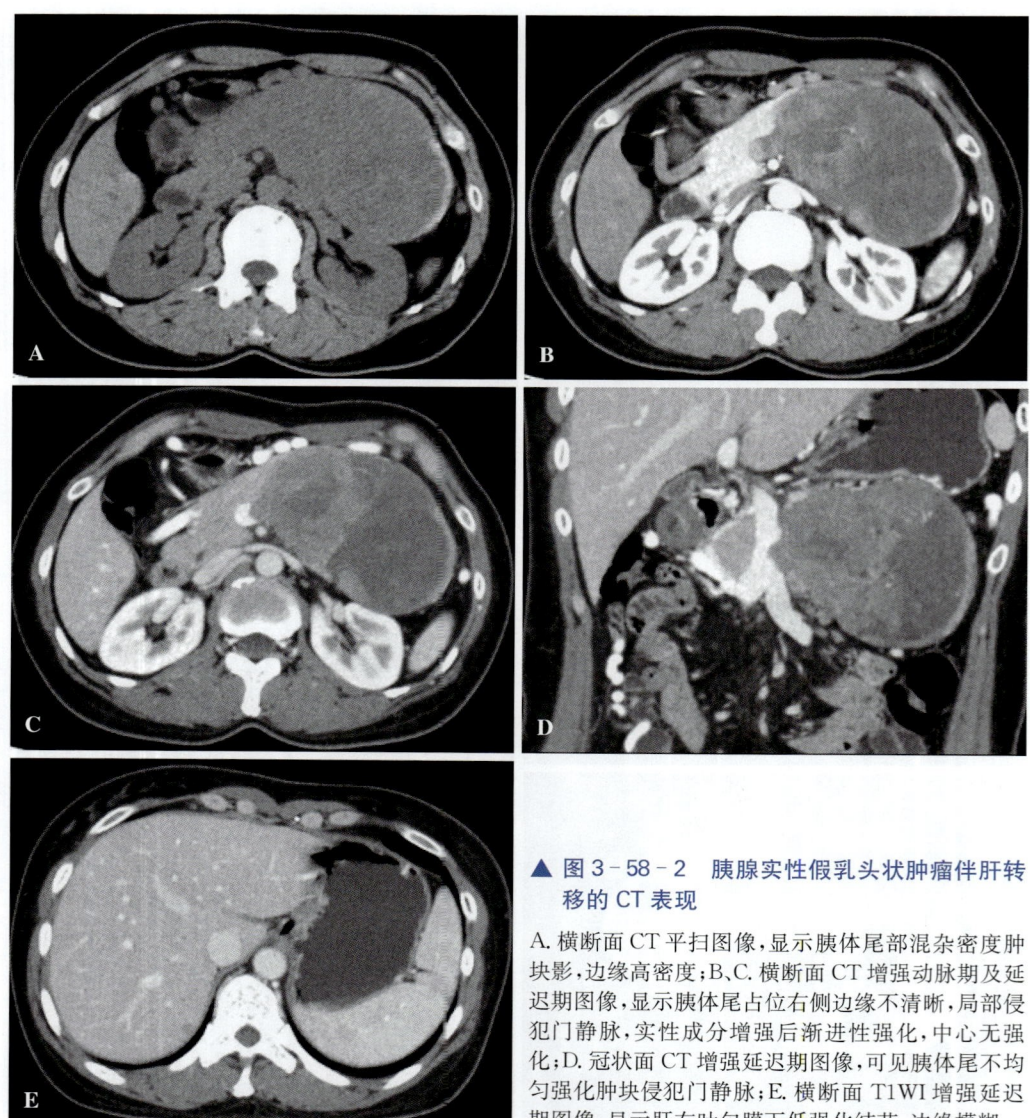

▲ 图 3-58-1　胰腺实性假乳头状肿瘤伴肝转移的 MRI 表现

A、B. 横断面 MR T2WI 图像,显示胰体尾部混杂信号肿块影,边缘局部欠光整,肝右后叶上段包膜下类圆形稍高信号影;C、D. DWI 图像,胰体尾占位及肝脏病灶呈高信号;E~G. 分别为横断面 MR T1WI 平扫、动脉期、延迟期图像,平扫示肿块内高信号为出血部分,实性成分呈低信号,增强后病灶右侧边缘不清晰,实性成分渐进性强化,出血部分无强化;H. 横断面 MR T1WI 增强动脉期图像,显示肝右叶病灶动脉期明显强化。

▲ 图 3-58-2　胰腺实性假乳头状肿瘤伴肝转移的 CT 表现

A. 横断面 CT 平扫图像,显示胰体尾部混杂密度肿块影,边缘高密度;B、C. 横断面 CT 增强动脉期及延迟期图像,显示胰体尾占位右侧边缘不清晰,局部侵犯门静脉,实性成分增强后渐进性强化,中心无强化;D. 冠状面 CT 增强延迟期图像,可见胰体尾不均匀强化肿块侵犯门静脉;E. 横断面 T1WI 增强延迟期图像,显示肝右叶包膜下低强化结节,边缘模糊。

移（误诊）。

病理学表现

1. 大体 胰体尾大小 14.0 cm×9.5 cm×8.0 cm，距胰腺切缘 1.0 cm 见一肿物，大小 11.5 cm×9.5 cm×8.0 cm，切面囊实性，囊性部分可见坏死，实性部分灰白色，质软。另送肝组织两块，大者大小 3.0 cm×1.9 cm×0.9 cm，切面见一结节，大小 0.7 cm×0.6 cm×0.6 cm；小者大小 1.5 cm×1.2 cm×0.9 cm，切面见一结节，直径 1.0 cm（图 3-58-3A）。

2. 镜下 肿瘤由细胞丰富的实性巢团构成，间质内血管丰富纤细，远离血管的肿瘤细胞出现退变、黏附性差，围绕血管周围形成所谓的假乳头状排列；部分区域囊性变，囊性区常可见出血、坏死、泡沫细胞聚集及胆固醇结晶沉积，肝脏内肿瘤细胞形态与胰腺内一致（图 3-58-3B～D）。

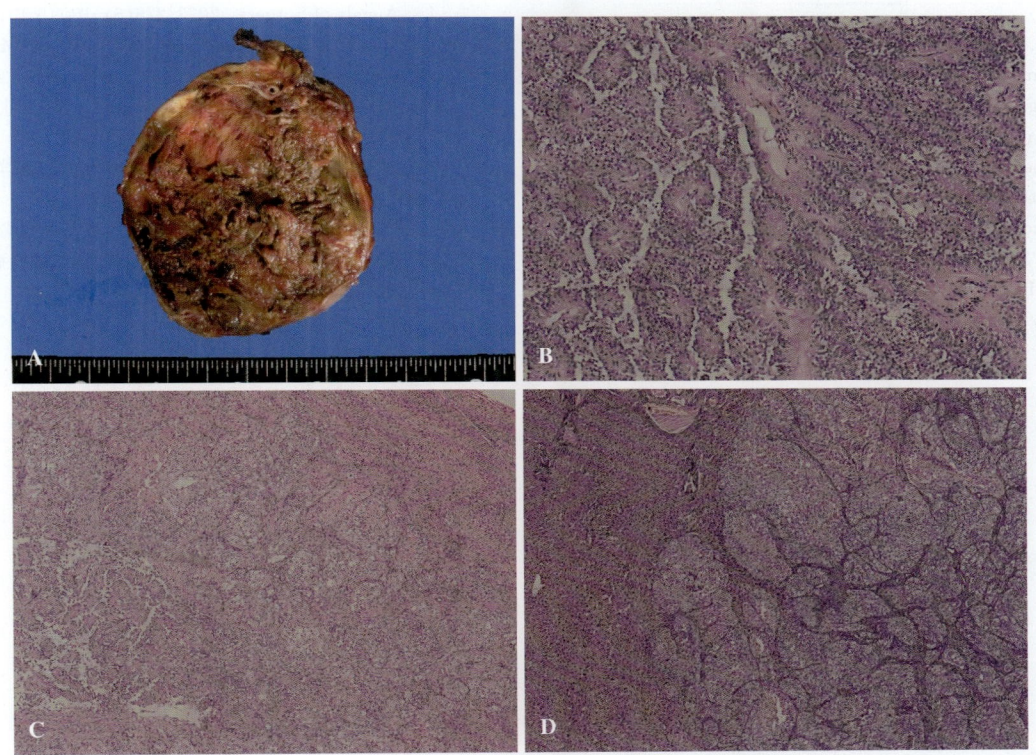

▲ 图 3-58-3 胰腺实性假乳头状肿瘤肝脏多发转移的病理表现

A. 胰腺实性假乳头状肿瘤大体表现，肿物中央出血坏死；B. 胰腺实性假乳头状肿瘤原发灶形态，肿瘤形成典型的假乳头状结构（HE，100×）；C. 肝转移灶肿瘤形态与原发灶相似，周边呈实性团巢状，中央呈假乳头状（HE，50×）；D. 肝脏另一枚转移灶形态，以团巢状为主伴出血坏死（HE，50×）。

3. 免疫组化 肿瘤细胞 Vimentin（＋）、CD10（＋）、β-catanin（核阳性）、LEF1（＋）、CAM5.2（－）、CK8/18（－）、CgA（－）、CD56（－）、S100（－）、PAX8（－）、α-inhibin（－）。

4. 病理诊断与鉴别诊断

（1）诊断：（胰体尾）实性假乳头状肿瘤，伴肝转移。

（2）鉴别诊断

1）导管腺癌：胰腺导管腺癌常见肝转移，细针穿刺组织内若无典型的组织学结构，可与实性假乳头状肿瘤相似，根治标本内较易区分，且导管腺癌强阳性表达 CAM5.2 等上皮标志物。

2）神经内分泌肿瘤：肿瘤细胞相对一致，染色质呈胡椒盐样，较少见到胆固醇结晶等间质改变，免疫组化强表达 CgA、Syn、INSM1，同时表达 CAM5.2 等上皮标志物。

3）腺泡细胞癌：多见于老年男性，肿瘤一般较大，瘤细胞形成腺泡状结构，细胞核位于基底，核仁明显，核分裂象易见，免疫组化特征性表达 BCL10、Trypsin。

4）肝细胞癌：肝脏最常见的恶性肿瘤，肿瘤细胞富含胞质，可伴肝内多发转移。肝细胞癌一般无假乳头状结构，且肿瘤表达 CK8/18、HepPar1、GPC3，结合免疫组化容易区分。

讨 论

同病例 57 讨论部分。

本例患者 SPN 的影像学特征典型,呈体积大、边缘欠清晰(包膜不完整)、囊实性肿块并伴出血以及肝内转移瘤,影像学具有重要的术前发现和诊断价值,确诊依赖于病理。

参考文献

[1] Anil G, Zhang J, Al Hamar NE, et al. Solid pseudopapillary neoplasm of the pancreas: CT imaging features and radiologic-pathologic correlation [J]. Diagnostic and Interventional Radiology (Ankara, Turkey), 2017, 23(2): 94-99.

[2] De Robertis R, Marchegiani G, Catania M, et al. Solid pseudopapillary neoplasms of the pancreas: Clinicopathologic and radiologic features according to size [J]. AJR, 2019, 213(5): 1073-1080.

[3] Lee L, Ito T, Jensen RT. Imaging of pancreatic neuroendocrine tumors: Recent advances, current status, and controversies [J]. Expert Rev Anticancer Ther, 2018, 18(9): 837-860.

[4] Yang F, Wu W, Wang X, et al. Grading solid pseudopapillary tumors of the pancreas: The fudan prognostic index [J]. Annals of Surgical Oncology, 2021, 28(1): 550-559.

[5] Yao J, Song H. A review of clinicopathological characteristics and treatment of solid pseudopapillary tumor of the pancreas with 2450 cases in Chinese Population [J]. BioMed Research International, 2020, 2020: 2829647.

[6] Liu Q, Dai M, Guo J, et al. Long-term survival, quality of life, and molecular features of the patients with solid pseudopapillary neoplasm of the pancreas: A retrospective study of 454 cases [J]. Annals of Surgery, 2023, 278(6): 1009-1017.

[7] de Castro SM, Singhal D, Aronson DC, et al. Management of solid-pseudopapillary neoplasms of the pancreas: A comparison with standard pancreatic neoplasms [J]. World J Surg, 2007, 31(5): 1130-1135.

[8] 方旭,边云,蒋慧,等.胰腺常见肿瘤不典型影像学表现[J].中华消化外科杂志,2021,20(9):1018-1024.

[9] 高汉青,庞霞,赵香田,等.胰腺实性假乳头状瘤临床病理学与术后复发/转移的相关性分析[J].临床与实验病理学杂志,2017,33(12):1316-1319.

第四章 胰腺癌和变异类型

病例 59　胰腺导管腺癌伴假性囊肿

患者信息

男性患者,56岁。因"腹痛1个月余"就诊。查体见巩膜黄染。α-淀粉酶268 U/L↑(参考值0～120 U/L),CA72-41.15 U/mL(参考值0～9.8 U/mL)。

影像学表现

1. 影像学描述　见图4-59-1。

2. 影像学诊断　胰颈部胰腺癌伴体尾部假性囊肿可能性大。

病理学表现

1. 大体　全胰腺大小11.0 cm×7.5 cm×4.5 cm,距十二指肠乳头2.0 cm胰头及胰颈部见一灰白色不规则肿物,大小3.0 cm×2.5 cm×2.0 cm,切面灰白色,实性,质硬,与周围组织界限不清。距胰

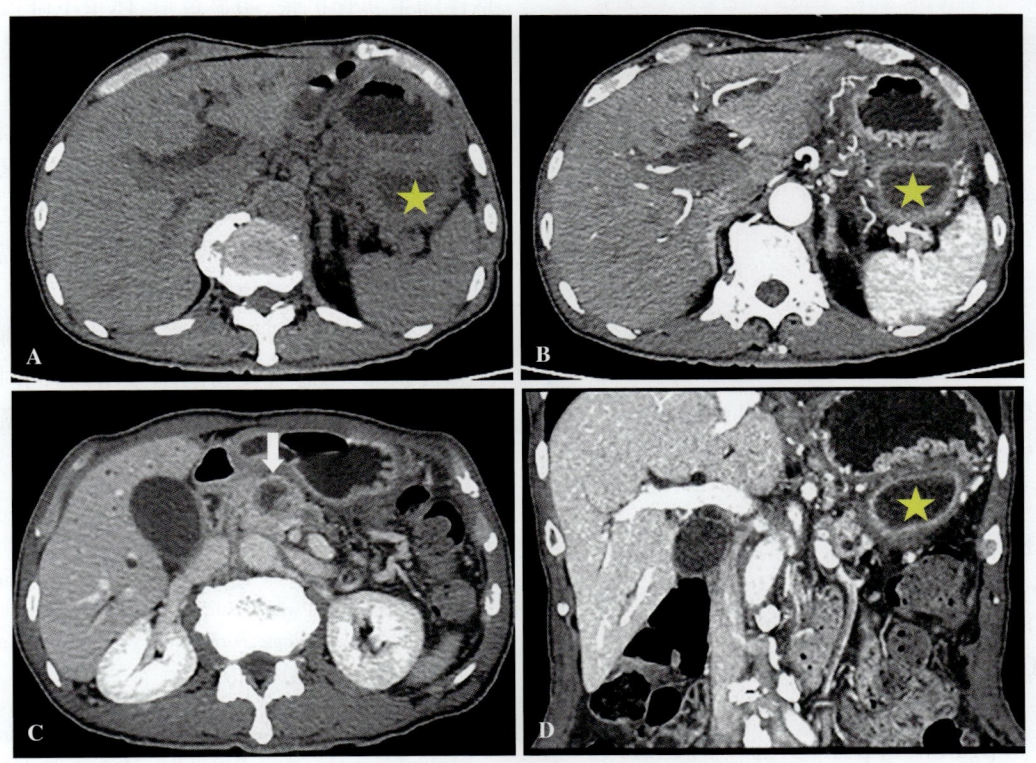

▲ 图4-59-1　胰腺导管腺癌伴假性囊肿CT表现

A、B.横断面CT平扫及增强动脉期图像,显示脾胃间隙见一类圆形厚壁囊腔(黄星),与胃壁分界清晰,增强可见囊壁强化;C.横断面CT增强门脉期图像,显示胰颈部见一不均匀弱强化实性占位(白箭);D.冠状面CT增强延迟期图像,显示脾胃间隙囊性病灶与胰管无明确沟通(黄星)。

头肿物 6.6 cm 胰体尾处见一囊性肿物,直径 1.5 cm,囊内壁粗糙,内容物已流失。

2. 镜下 胰头及胰颈部肿物镜下可见肿瘤细胞呈柱状,核增大,大小不一,排列拥挤,肿瘤细胞排列成不规则腺样、筛状、梁索状或巢状,浸润性生长,可见胰内、胰外神经侵犯及脉管癌栓。胰体尾囊性肿物囊壁厚薄不均,由增生的纤维组织组成,可见淋巴细胞、浆细胞浸润,囊内壁可见出血及肉芽组织形成,无衬覆上皮细胞,周围胰腺组织小叶破坏,腺泡萎缩,纤维组织增生伴淋巴细胞、浆细胞浸润(图 4-59-2)。

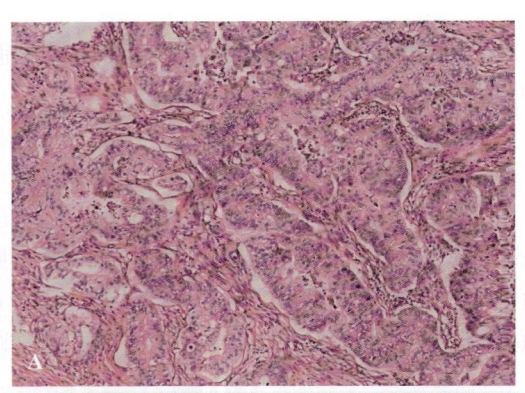
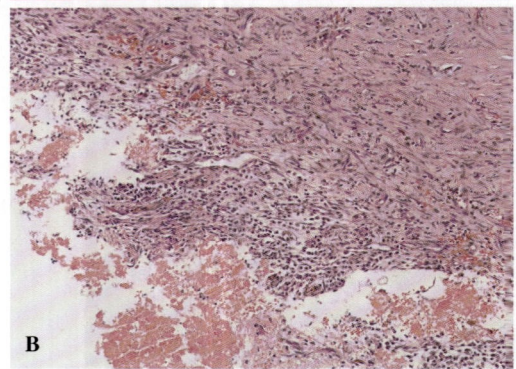

▲ 图 4-59-2 胰腺导管腺癌伴假性囊肿病理学表现

A. 中分化导管腺癌,肿瘤细胞排列成腺样、筛状(HE,100×);
B. 假性囊肿,囊内壁见肉芽组织形成伴出血(HE,100×)。

3. 免疫组化 CAM5.2(+),CK5/6(灶+),CK7(+),CK8/18(+),CK19(+),CK20(-),HER2(-),E-cadherin(+),CDX2(-),S100P(部分+),DPC4(-),p40(散在少+),p63(散在少+),MUC1(+),MUC2(-),MUC5AC(部分+),MUC6(-),p16(+),p21(少部+),CD44(-),β-catenin(膜+),p53(-),Ki-67(40%+),Claudin18.2(-),MLH1(+),MSH2(+),MSH6(+),PMS2(+)。

4. 病理诊断 (胰头颈部)中至低分化导管腺癌;(胰体尾)慢性炎伴假性囊肿形成。

讨 论

胰腺假性囊肿是指胰腺周围或胰腺内部的非上皮组织包裹的液体积聚,属于胰腺囊性病变中的一种,常继发于急性胰腺炎后期或慢性胰腺炎;胰腺良恶性肿瘤也可导致胰管梗阻继发急性胰腺炎形成假性囊肿。由于急慢性胰腺炎和胰腺外伤后可造成胰腺坏死或胰管破裂,由此并发的假性囊肿常与胰管相通。

CT 或 MRI 均为诊断胰腺假性囊肿的首选影像学检查方式。腹部 CT 及 MRI 显示胰内肿块远端分布的囊性病灶,呈密度或信号相对均一的单房囊肿,固体成分较少,囊壁厚薄不均,好发于体尾部,无明显的壁结节。增强检查有助于精确评估囊肿大小、直径、周围血管情况。MRI 可更加准确地判断囊肿的出血及坏死物含量的多少,T1WI 上呈高信号。MRCP 有助于初步判断囊肿和胰管的关系,假性囊肿亦可与主胰管相通。对于无明显急、慢性胰腺炎病史的中老年患者,若出现胰腺囊性病灶,尤其是伴随主胰管扩张、明显黄疸、体重下降或 CA19-9 增高时,应警惕附近的小胰癌或等密度胰腺癌的存在。

胰腺癌伴发的假性囊肿需要与潴留囊肿鉴别。胰腺癌可以阻塞胰腺导管引起上游导管胰液潴留聚积、囊状扩张,形成潴留囊肿,囊壁被覆上皮为导管上皮。胰腺潴留囊肿和假性囊肿的鉴别需要借助病理学,影像学上两者往往难以鉴别。

本例患者胰头部胰腺癌合并上游胰腺实质阻塞性急性胰腺炎,患者淀粉酶水平增高,同时在胰尾部并发单房囊性病灶,因此支持诊断胰腺癌伴胰尾部假性囊肿。

参考文献

[1] Youn S Y, Rha S E, Jung E S, et al. Pancreas ductal adenocarcinoma with cystic features on cross-sectional imaging: Radiologic-pathologic correlation [J]. Diagn Interv Radiol, 2018, 24(1): 5-11.

[2] Abdelkader A, Hunt B, Hartley C P, et al. Cystic lesions of the pancreas: Differential diagnosis and cytologic-histologic correlation [J]. Arch Pathol Lab Med, 2020, 144(1): 47-61.

[3] Kalb B, Sarmiento J M, Kooby D A, et al. MR imaging of cystic lesions of the pancreas [J]. Radiographics, 2009, 29(6): 1749-1765.

[4] Hoogenboom S A, Engels M M L, Chuprin A V, et al. Prevalence, features, and explanations of missed and misinterpreted

pancreatic cancer on imaging: A matched case-control study [J]. Abdom Radiol (Ny), 2022,47(12):4160 - 4172.
[5] Ren F, Zuo C, Chen G, et al. Pancreatic retention cyst: Multimodality imaging findings and review of the literature [J]. Abdominal Imaging, 2013,38(4):818 - 826.

[6] 国家消化病临床医学研究中心(上海),中华医学会消化内镜学分会超声内镜学组,中国医师协会胰腺病学专业委员会,等. 中国胰腺假性囊肿内镜诊治专家共识意见[J]. 中华消化内镜杂志,2022,39(10):765 - 777.

病例 60　　胰腺导管腺癌伴潴留囊肿

患者信息

男性患者,64 岁,因"上腹部胀满不适 2 个月"就诊。患者于 2 个月前进食后出现上腹部胀满不适,伴有恶心、呕吐,呕吐物为咖啡色胃内容物,中上腹压痛。CA24 - 2 84.45 U/mL↑(参考值 0～20 U/mL),CA19 - 9 7.17 U/mL(参考值 0～37 U/mL),CEA 1.94 ng/mL(参考值 0～10 ng/mL)。

影像学表现

1. 影像学描述　　见图 4 - 60 - 1。

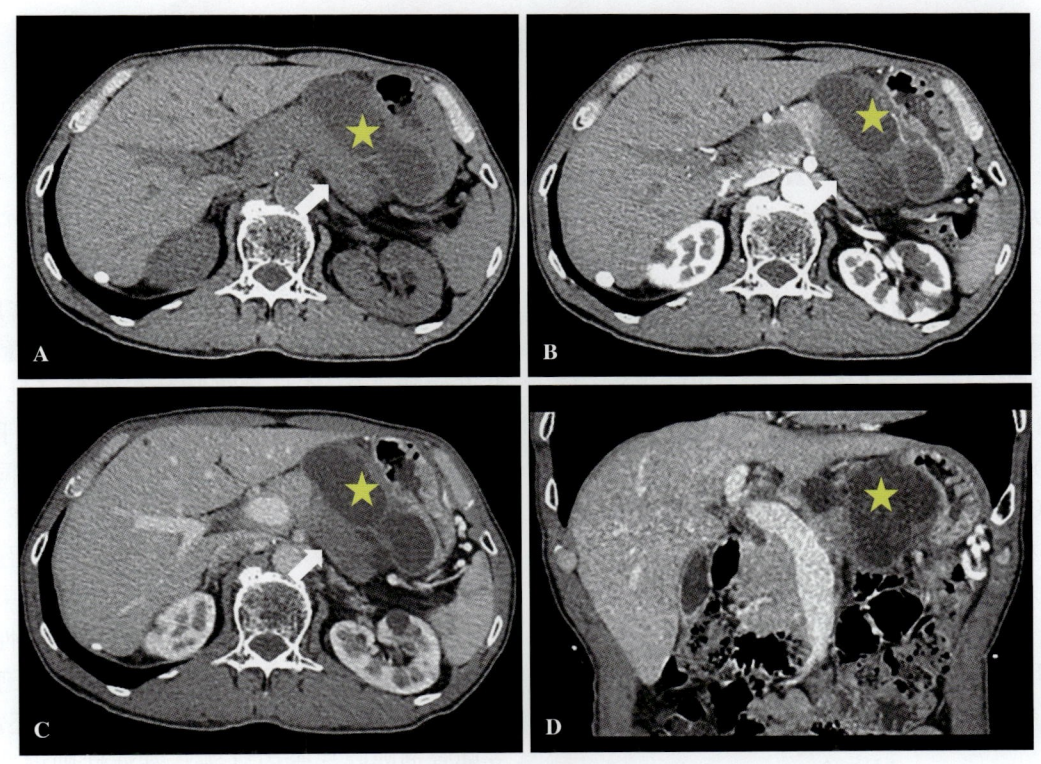

▲ 图 4 - 60 - 1　胰腺导管腺癌伴潴留囊肿 CT 表现

A～C. 分别为横断面 CT 平扫、动脉期及门脉期图像,显示胰体低强化肿块(白箭),周围不规则形无明显强化低密度影,壁较薄,与胰管无明显沟通(黄星);D. 冠状面 CT 增强延迟期图像,显示胰体尾周围不规则形无明显强化低密度灶(黄星)。

2. 影像学诊断　　胰体尾胰腺导管腺癌伴周围假性囊肿可能性大。

病理学表现

1. 大体　　胰体尾大小 8.0 cm×7.0 cm×5.0 cm,距胰腺切缘 1.2 cm 见一囊实性肿物,大小 8.0 cm× 4.0 cm×4.8 cm,实性区域切面灰白色,质硬,囊性区域壁厚 0.1～0.3 cm,内壁光滑,内含清亮液体(图 4 - 60 - 2A)。

2. 镜下　　胰体尾肿物实性区域可见肿瘤细胞呈柱状,异型显著,排列成腺管状、筛孔状,浸润性生长,间质纤维组织丰富;囊性区域见囊壁厚薄较均

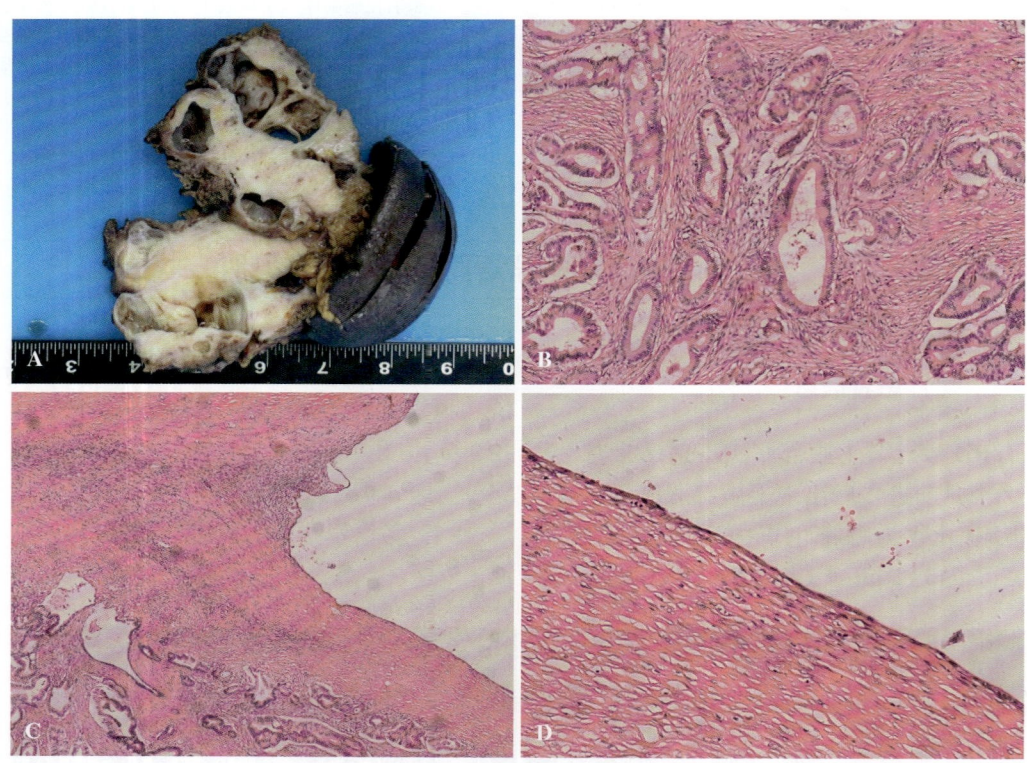

▲ 图 4-60-2 胰腺导管腺癌伴潴留囊肿病理学表现

A. 大体表现为囊实性,实性部分质硬,囊性部分囊内壁光滑;B. 中分化导管腺癌(HE,100×);C. 图右上可见潴留囊肿(40×);D. 囊肿壁内衬覆单层立方或扁平上皮(HE,200×)。

一,囊壁由纤维组织构成,囊内壁衬覆单层立方上皮,细胞无异型(图4-60-2B～D)。

3. 免疫组化 CAM5.2(+),PP(−),CK7(+),CK8/18(+),CK19(+),CK20(少量+),S100P(+),DPC4(±),CD34(间质+),D2-40(−),MUC1(+),MUC2(−),MUC5(部分+),MUC6(−),MLH1(+),MSH2(+),PSM2(+),MSH6(+),PD-1(10%淋巴细胞+),PDL-1(SP14)(−),p53(60%+),Ki-67(8%+)。

4. 病理诊断 (胰体尾)中分化导管腺癌;(胰体尾)慢性炎伴潴留囊肿形成。

讨 论

胰腺潴留囊肿通常指胰腺导管阻塞而致胰液潴留积聚,使胰腺远端导管扩张呈囊性改变,主要见于结石、蛋白栓、慢性胰腺炎以及胰腺肿瘤患者。显微镜下可见囊壁被覆上皮为导管上皮,极度扩张的潴留囊肿有时可使囊壁上皮不完整。囊内容物为含有各种胰酶的胰液,可合并炎症和出血。

影像学可见潴留囊肿位于被阻塞的胰导管远端,其特征为囊肿与胰管相连,但该征象在术前影像学中出现的概率仅约23.8%。囊肿内密度或信号多较为均匀,囊壁通常较真性囊肿稍厚,囊内无壁结节及实性成分,而且在囊肿的近端常可见到胰腺实性肿块。CT和MRI均为首选影像检查手段,可以清晰显示潴留囊肿及其近端实性肿块。同样,对于小胰癌和等密度胰腺癌,潴留囊肿的存在对肿瘤性病变的诊断有警示价值,因此需要对潴留囊肿患者定期随访。

鉴别诊断难点在于胰腺癌伴发的假性囊肿,两者单纯依靠影像学很难鉴别,仍需借助病理学诊断。鉴别点在于囊壁有无衬覆上皮。此外,还需要与分支胰管型胰腺导管内乳头状黏液性肿瘤鉴别,分支胰管型导管内乳头状黏液性肿瘤可见到与胰管相通的囊性病灶,但往往为簇状或葡萄串样改变。本例患者胰体尾部可见实性肿块,胰管梗阻点上游可见囊性病灶,但未观察到明确的与胰管相通征象,且该患者囊性病灶壁较厚且厚薄欠均匀,边缘稍模糊,因此导致影像误诊为胰腺癌伴发的假性囊肿。

参考文献

[1] Nardi G L, Lyon D C, Sheiner H J, et al. Solitary occult

retention cysts of the pancreas [J]. N Engl J Med, 1969, 280(1): 11-15.
[2] Goh B K, Tan Y M, Chung Y F, et al. Non-neoplastic cystic and cystic-like lesions of the pancreas: May mimic pancreatic cystic neoplasms [J]. ANZ J Surg, 2006, 76(5): 325-331.
[3] Ren F, Zuo C, Chen G, et al. Pancreatic retention cyst: Multi-modality imaging findings and review of the literature [J]. Abdominal Imaging, 2013, 38(4): 818-826.
[4] Hoogenboom S A, Engels M M L, Chuprin A V, et al. Prevalence, features, and explanations of missed and misinterpreted pancreatic cancer on imaging: A matched case-control study [J]. Abdom Radiol (NY), 2022, 47(12): 4160-4172.
[5] Kim J H, Hong S S, Kim Y J, Et Al. Intraductal papillary mucinous neoplasm of the pancreas: Differentiate from chronic pancreatits by MR imaging [J]. Eur J Radiol, 2012, 81(4): 671-676.

[6] Nardi G L, Lyon D C, Sheiner H J, et al. Solitary occult retention cysts of the pancreas [J]. N Engl J Med, 1969, 280(1): 11-15.
[7] Goh B K, Tan Y M, Chung Y F, et al. Non-neoplastic cystic and cystic-like lesions of the pancreas: May mimic pancreatic cystic neoplasms [J]. ANZ J Surg, 2006, 76(5): 325-331.
[8] Ren F, Zuo C, Chen G, et al. Pancreatic retention cyst: Multi-modality imaging findings and review of the literature [J]. Abdominal Imaging, 2013, 38(4): 818-826.
[9] Hoogenboom S A, Engels M M L, Chuprin A V, et al. Prevalence, features, and explanations of missed and misinterpreted pancreatic cancer on imaging: A matched case-control study [J]. Abdom Radiol (NY), 2022, 47(12): 4160-4172.
[10] Kim J H, Hong S S, Kim Y J, et al. Intraductal papillary mucinous neoplasm of the pancreas: Differentiate from chronic pancreatits by MR imaging [J]. Eur J Radiol, 2012, 81(4): 671-676.

病例61　外生性胰腺导管腺癌

患者信息

女性患者，61岁。因"腰背部疼痛5个月，加重1个月余"就诊。CA19-9 693.27 U/mL↑（参考值0～37 U/mL）。

影像学表现

1. 影像学描述　见图4-61-1，图4-61-2。

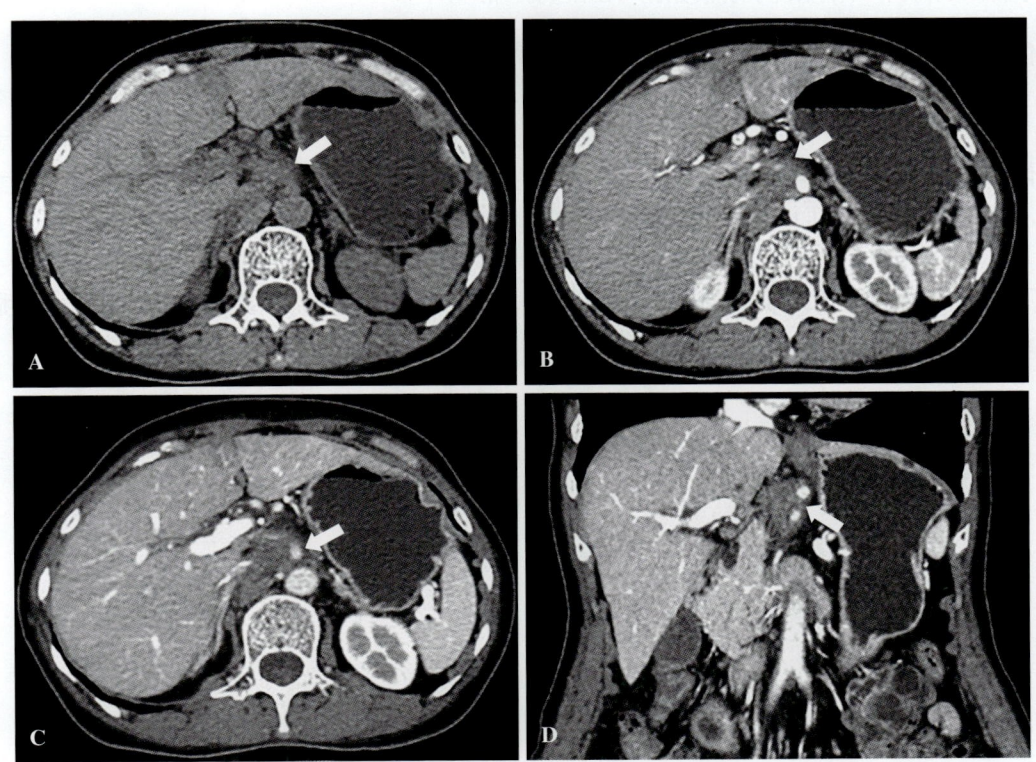

▲ 图4-61-1　外生性胰腺导管腺癌CT表现

A～D. 分别为横断面CT平扫、动脉期及门脉期，冠状面门脉期图像，于胰头后上方腹膜后见不规则形软组织密度肿块，包绕腹腔干及肠系膜上动脉，增强呈轻度强化（箭）。

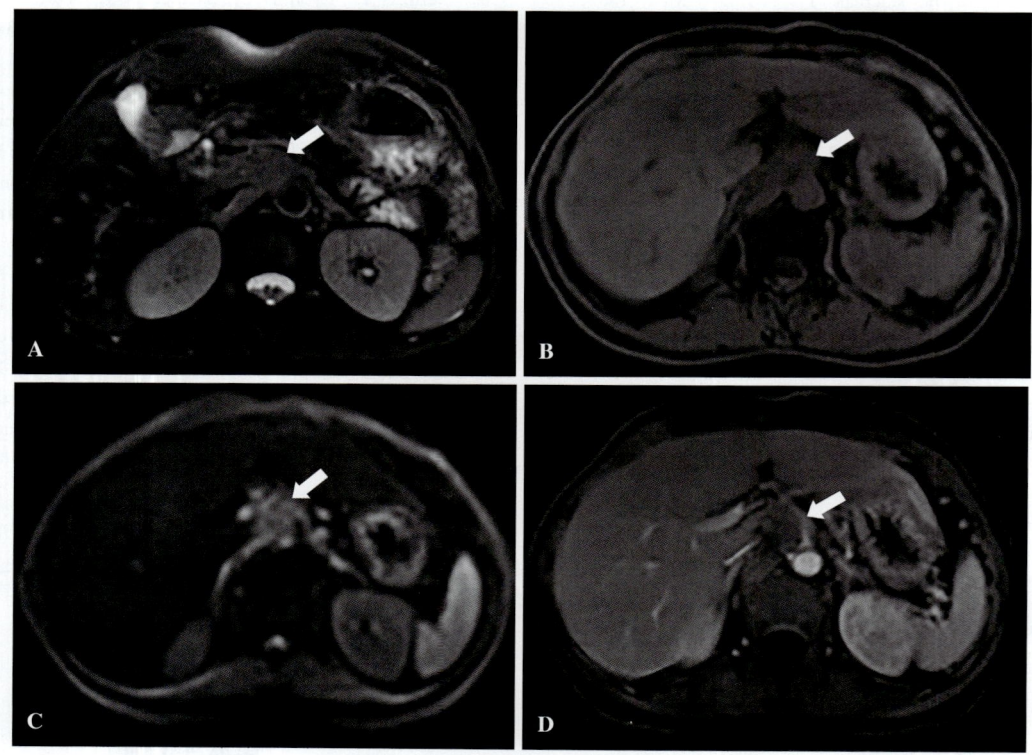

▲ 图 4-61-2 外生性胰腺导管腺癌 MRI 表现

A. 横断面 MR T2WI 图像，显示腹膜后不规则形 T2 稍高信号软组织肿块（箭）；B～D. 分别为横断面 MR T1WI、DWI 及 T1WI 增强门脉期图像，显示腹膜后肿块呈 T1 稍低信号，弥散受限，增强后呈弱强化（箭）。

2. 影像学诊断　外生性胰腺导管腺癌可能性大。

病理学表现

1. 大体　腹膜后肿物：灰黄色组织一块，大小 2.7 cm×2.0 cm×1.6 cm，切面灰白灰黄色，实性，质稍硬。

2. 镜下　腹膜后肿物镜下示肿瘤细胞呈柱状，异型明显，呈不规则腺样排列，可见广泛神经侵犯，局部见少量胰腺组织（图 4-61-3）。

3. 免疫组化　CAM5.2(＋)，CK7(＋)，CK8/18(＋)，CK19(＋)，MLH1(＋)，MSH2(＋)，PSM2(＋)，MSH6(＋)，MUC1(＋)，MUC2(－)，MUC5(＋)，MUC6(＋)，PD-1(－)，p53(－)，Ki-67(40%＋)。

4. 病理诊断　（腹膜后）浸润性或转移性腺癌，考虑胰腺导管腺癌。

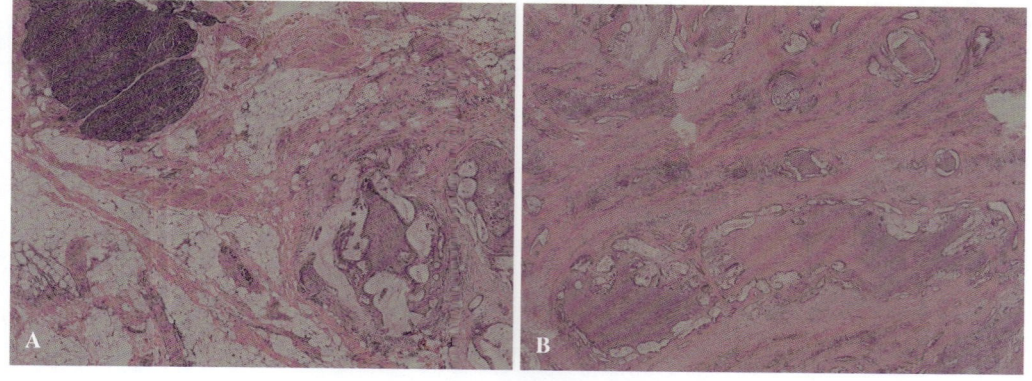

▲ 图 4-61-3 外生性胰腺导管腺癌病理学表现

A. 肿瘤主要位于胰周脂肪内（HE，40×）；B. 肿瘤内可见广泛的神经丛侵犯（HE，20×）。

讨 论

当胰腺导管腺癌(pancreatic ductal adenocarcinoma, PDAC)向胰腺外凸出生长为主时定义为外生性 PDAC,其影像学表现为肿块大部位于胰腺轮廓外,与胰腺实质关系不明显,可仅表现为腹膜后围绕血管周围的乏血供肿块,密度/信号及强化方式与 PDAC 表现一致,但因其特殊生长方式易被误诊为腹膜后来源的恶性肿瘤、胰胃间隙的胃肠道间质瘤或者其他胰腺外生性肿瘤(如胰腺腺泡细胞癌、实性假乳头状肿瘤等),需要通过多种影像重建技术评价肿瘤与胰腺关系、肿瘤供血动脉,并结合临床表现(腹痛、黄疸等)和实验室检查(CA19-9 升高)进行综合诊断。

胰腺腺泡细胞癌临床上腹痛及黄疸发生率远低于 PDAC,可伴有甲胎蛋白升高,其影像表现特点:①肿块较大,生长较缓慢,多凸出于胰腺轮廓外;②胰、胆管多不扩张;③肿瘤呈浸润性生长,边界不清,但增强扫描时肿瘤边缘可见完整或不完整线状强化包膜,与邻近器官组织分界清晰;④增强后多呈乏血供表现,少数可呈富血供表现;⑤以实性成分为主,常可见无强化坏死;⑥肿瘤虽然可出现包膜,但侵袭性较强,易侵犯周围器官。

腔外型胃肠道间质瘤需要与外生性 PDAC 鉴别,胃肠道间质瘤影像表现特点:①与胃壁关系密切的腔外较大软组织肿块,肿块较大;②形态不规则、边缘分叶状,并常压迫、侵犯邻近脏器,生长方式有"钻角"特点;③肿瘤密度/信号不均匀,常有不同程度坏死囊变,内部可有气-液平,增强实性成分明显不均匀强化。定位困难时结合 CT 三维重建图像多平面成像判断肿瘤生长位置、与周围组织脏器关系、主要血供来源以及临床病史综合判断。有研究发现明确肿瘤优势供血动脉征可辅助胰胃间隙胃及胰腺外生性肿瘤的定位诊断,胃肠道间质瘤多起源于胃动脉系统,胰腺肿瘤则多起源于脾动脉胰腺分支。

本例患者 CA19-9 显著升高,影像学表现腹膜后弱强化软组织密度肿块包绕腹腔干,其供血动脉来源于脾动脉胰腺分支,支持外生性 PDAC。

参考文献

[1] Baek K A, Kim S S, Lee H N. Typical CT and MRI features of pancreatic acinar cell carcinoma: Main teaching point: Typical imaging features of pancreatic acinar cell carcinoma are relatively large, with a well-defined margin, exophytic growth, and heterogeneous enhancement [J]. J Belg Soc Radiol, 2019, 103(1): 43.

[2] Sandrasegaran K, Rajesh A, Rushing D A, et al. Gastrointestinal stromal tumors: CT and MRI findings [J]. Eur Radiol, 2005, 15(7): 1407-1414.

[3] 陆建平. 胰腺病理影像学[M]. 上海:上海科学技术出版社,2019.

[4] 朱璐珑,肖泽彬,郑贤应,等. 胰腺腺泡细胞癌的 CT 和 MRI 特征[J]. 中国医学影像学杂志,2018,26(6):422-426.

[5] 顾雪梅,盛剑秋,孙曦. 腔外型胃肠道间质瘤的螺旋 CT 诊断价值[J]. 医学影像学杂志,2008,18(9):1029-1032.

[6] 李英,唐磊,付佳,等. 多层螺旋 CT 的肿瘤优势供血动脉征对胰胃间隙外生型肿瘤的定位诊断价值[J]. 中华放射学杂志,2019,53(7):564-568.

病例 62 胰腺导管腺癌伴出血

患者信息

女性患者,56 岁,因"体检发现胰头占位 2 周"就诊。患者于 2 周前体检发现胰头占位,伴有腰背部疼痛。IgG4 正常(0.43 g/L)。

影像学表现

1. **影像学描述** 见图 4-62-1,图 4-62-2。
2. **影像学诊断** 胰头占位伴出血,考虑为胰腺实性假乳头状肿瘤可能性大(误诊)。

病理学表现

1. **大体** 胰头大小 5.5 cm×3.0 cm×3.0 cm,距胰腺切缘 3.0 cm,十二指肠乳头 1 cm 胰头见灰白灰黄色肿物,大小约 2.0 cm×2.0 cm×1.5 cm,切面局部可见出血及囊性变(图 4-62-3A)。

2. **镜下** 肿瘤细胞呈圆形、卵圆形、柱状或不规则形,核大,异型显著,部分肿瘤细胞胞质内黏液丰富,呈印戒样,肿瘤细胞排列成巢片状,少数呈腺样,可见灶性坏死、神经侵犯及脉管癌栓,囊性区域可见出血及坏死(图 4-62-3B、C)。

3. **免疫组化** CAM5.2(＋),CK7(＋),CK8/18(＋),CK19(＋),EMA(部分＋),DPC4(－),S100P(＋),MUC1(＋),MUC2(－),MUC5(＋),MUC6(－),PD-1(－),CDX2(部分＋),MLH1(＋),MSH2(＋),PSM2(＋),MSH6(＋),p53(30％＋),Ki-67(30％＋)。

4. **病理诊断** （胰头部）低分化导管腺癌,部分为印戒细胞癌。

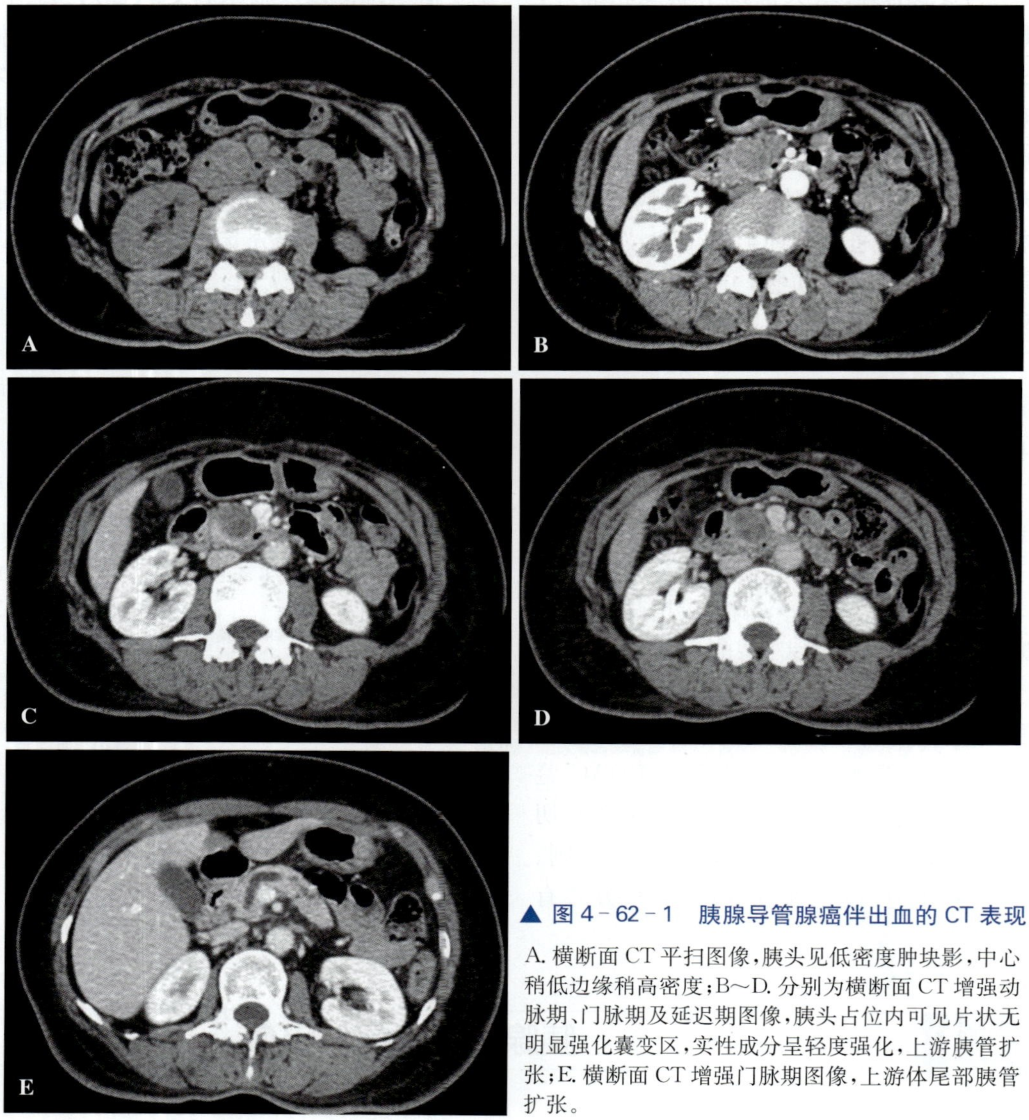

▲ 图4-62-1 胰腺导管腺癌伴出血的CT表现

A. 横断面CT平扫图像,胰头见低密度肿块影,中心稍低边缘稍高密度;B~D. 分别为横断面CT增强动脉期、门脉期及延迟期图像,胰头占位内可见片状无明显强化囊变区,实性成分呈轻度强化,上游胰管扩张;E. 横断面CT增强门脉期图像,上游体尾部胰管扩张。

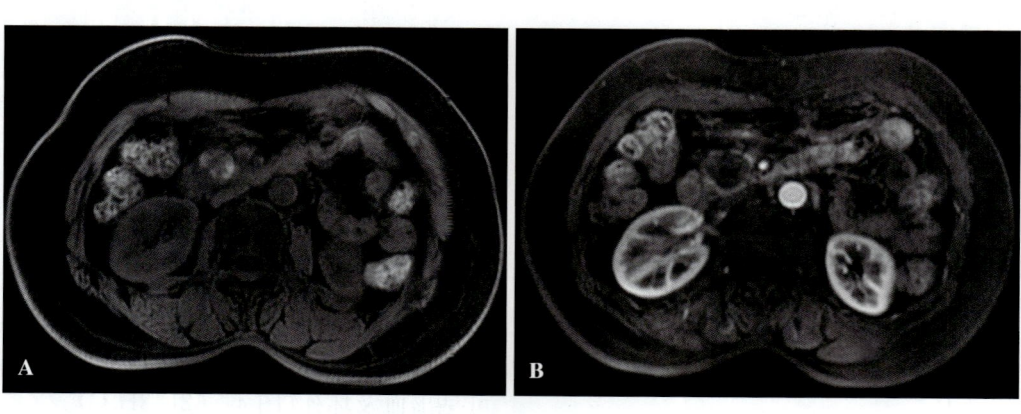

第四章　胰腺癌和变异类型　147

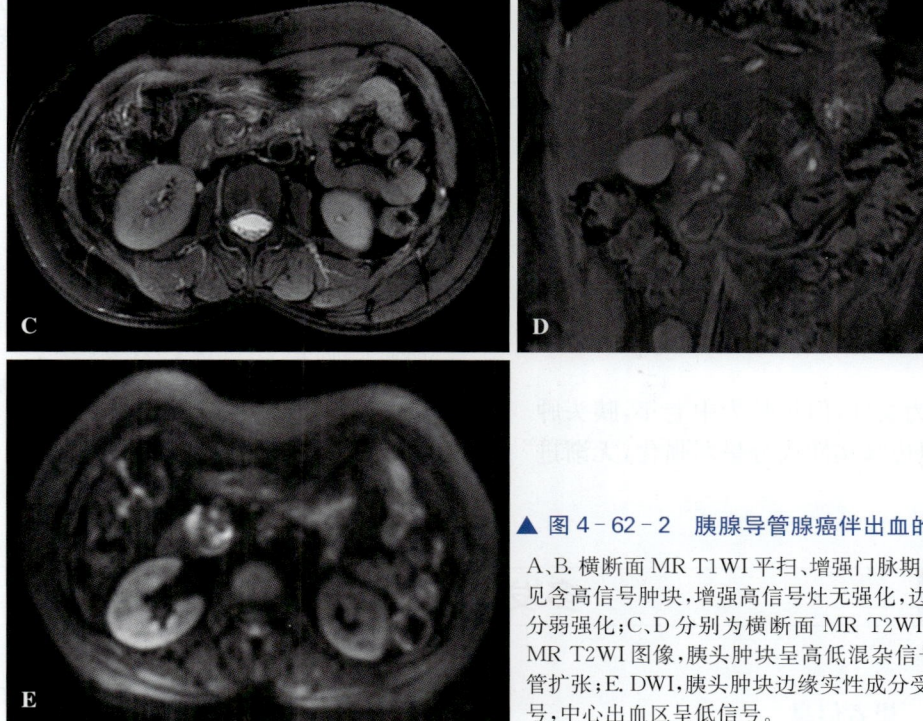

▲ 图 4-62-2　胰腺导管腺癌伴出血的 MRI 表现

A、B. 横断面 MR T1WI 平扫、增强门脉期图像，胰头见含高信号肿块，增强高信号灶无强化，边缘实性成分弱强化；C、D 分别为横断面 MR T2WI 及冠状面 MR T2WI 图像，胰头肿块呈高低混杂信号，上游胰管扩张；E. DWI，胰头肿块边缘实性成分受限呈高信号，中心出血区呈低信号。

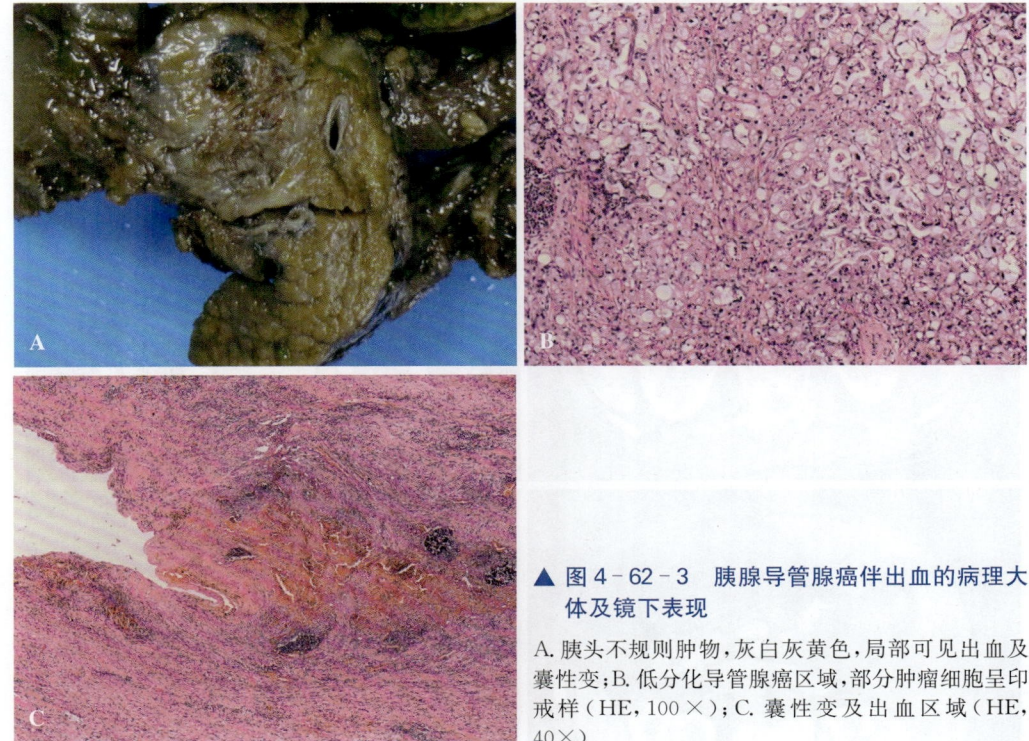

▲ 图 4-62-3　胰腺导管腺癌伴出血的病理大体及镜下表现

A. 胰头不规则肿物，灰白灰黄色，局部可见出血及囊性变；B. 低分化导管腺癌区域，部分肿瘤细胞呈印戒样（HE，100×）；C. 囊性变及出血区域（HE，40×）。

讨　论

胰腺导管腺癌（PDAC）是最常见的胰腺肿瘤，约占所有胰腺恶性肿瘤的 90%，多见于中老年人，男女比例为 2∶1。PDAC 典型的影像学表现为边缘不清的不规则实性软组织肿块、上游胰管截断并扩张、上游胰腺实质萎缩、有局部浸润生长倾向、可侵犯邻近血管、增强呈乏血供表现均有利于 PDAC 的诊断。尽管 PDAC 是一种异质性肿瘤,但很少出现坏死及出血,如若伴有出血及坏死,则需要与 SPN 鉴别。而 SPN 具有以下特点:①好发于年轻女性,肿块生长缓慢;②肿块一般较大,大多数边界清楚,而 PDAC 边界多不清晰;③小病灶多呈实性,大病灶多呈囊实性,可伴有钙化及出血,增强动脉期实性部分呈均匀或不均匀强化并缓慢持续强化,而 PDAC 以实性多见,增强动脉期多呈低密度或低信号;④瘤体上游胰腺实质多无明显萎缩;⑤很少出现上游胰管扩张。

本例患者虽然为女性,但年龄为中老年,胰头肿块内虽然有出血,但边缘实性成分呈弱强化,无渐进性强化趋势,且上游胰腺实质萎缩,胰管扩张,因此更倾向于诊断胰腺导管腺癌伴出血,但因为 PDAC 出血罕见,因此与 SPN 鉴别存在挑战。

参考文献

[1] Lee E S, Lee J M. Imaging diagnosis of pancreatic cancer: A state-of-the-art review [J]. World J Gastroenterol, 2014, 20 (24):7864 - 7877.
[2] Kulkarni N M, Hough D M, Tolat P P, et al. Pancreatic adenocarcinoma: Cross-sectional imaging techniques [J]. Abdom Radiol (NY), 2018, 43(2):253 - 263.
[3] 陆建平,边云. 胰腺导管腺癌典型及变异影像与病理对照[J]. 放射学实践,2017,32(9):897 - 905.

病例 63　多发性胰腺导管腺癌

患者信息

男性患者,70 岁。发现皮肤、巩膜黄染 10 余天,伴全身瘙痒。CA19 - 9 >1 200 U/mL↑(参考值 0~37 U/mL),CEA 11.21 ng/mL↑(参考值 0~5 ng/mL),CA12 - 5 51.7 U/mL↑(参考值 0~35 U/mL),CA50>180 U/mL↑(参考值 0~25 U/mL)。

影像学表现

1. 影像学描述　见图 4 - 63 - 1,图 4 - 63 - 2。

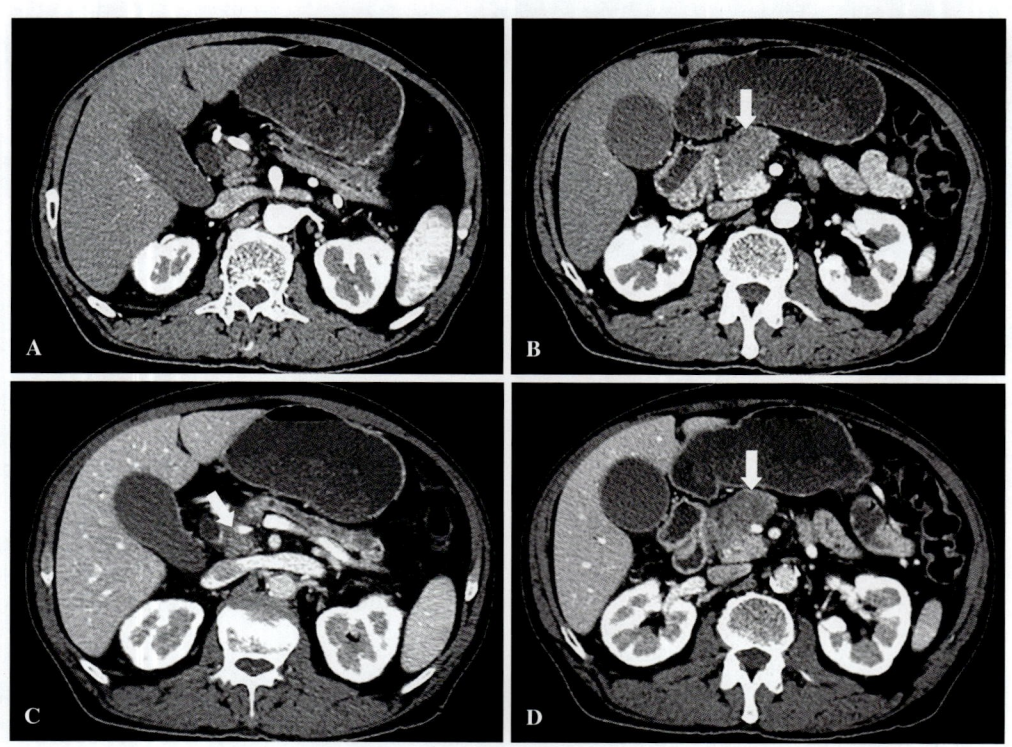

▲ 图 4 - 63 - 1　多发性胰腺导管腺癌 CT 表现

A、B. 横断面 CT 增强动脉期图像,于胰尾部(黑箭)及胰头部(白箭)各见一枚类圆形低密度肿块影(白箭);C、D. 横断面 CT 增强门脉期图像,胰尾部及胰头部(白箭)肿块呈弱强化,上游胰管扩张,上游胰腺实质萎缩。

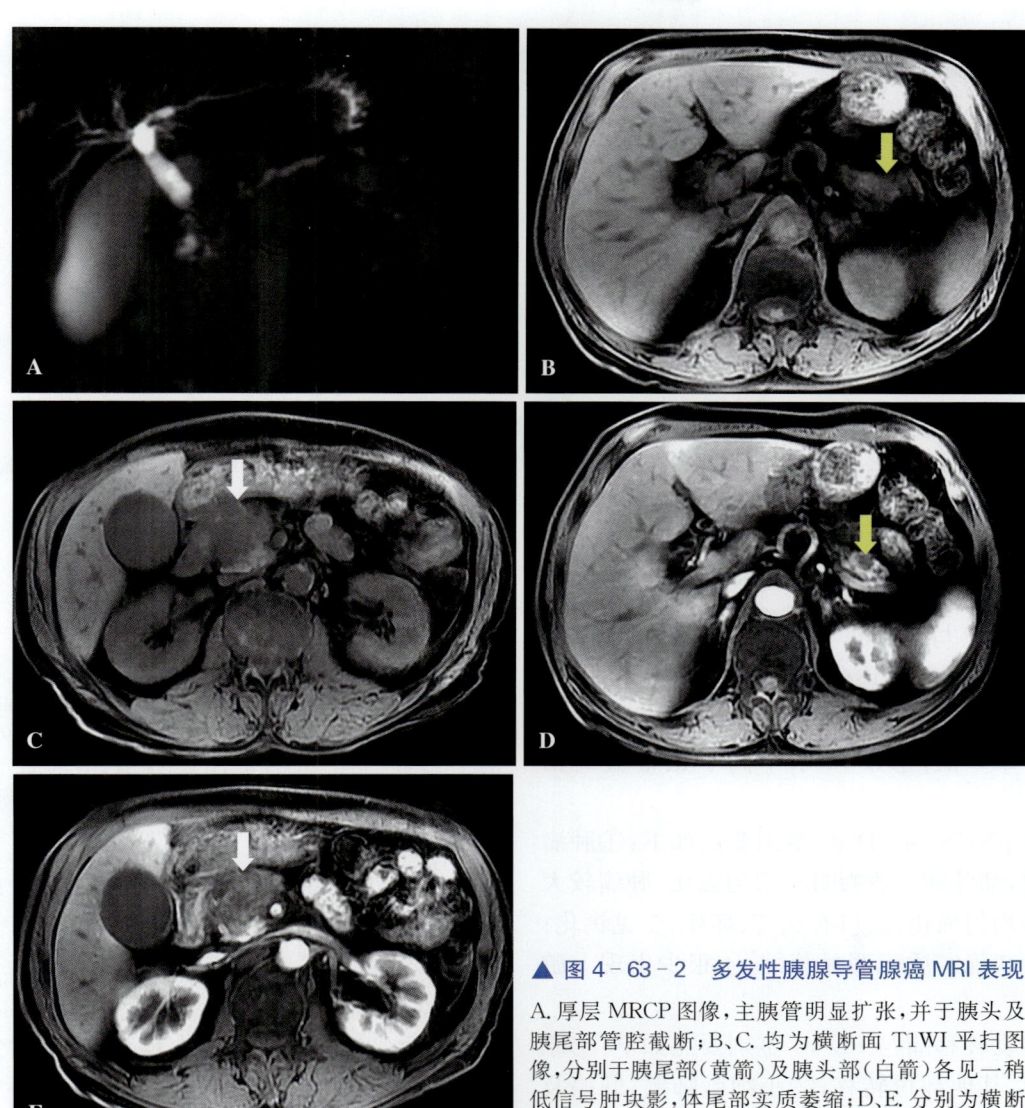

▲ 图 4-63-2 多发性胰腺导管腺癌 MRI 表现
A. 厚层 MRCP 图像，主胰管明显扩张，并于胰头及胰尾部管腔截断；B、C. 均为横断面 T1WI 平扫图像，分别于胰尾部（黄箭）及胰头部（白箭）各见一稍低信号肿块影，体尾部实质萎缩；D、E. 分别为横断面 T1WI 增强动脉期图像，肿块呈低信号改变。

2. **影像学诊断** 胰腺多发占位，考虑为多发性胰腺导管腺癌可能性大。

病理学表现

1. **大体** 全胰腺大小 12.0 cm×8.0 cm×4.0 cm，距胆总管断端 2.0 cm 胰头部见一灰白色不规则肿物，大小 7.0 cm×5.0 cm×2.2 cm，切面囊实性，囊性区域直径 1.0 cm，内含墨绿色胶冻样物，壁厚 0.1～0.2 cm，实性区域灰黄色，质中。距脾门 4.0 cm 胰体尾见一结节状肿物，大小 2.5 cm×2.0 cm×1.0 cm，切面灰白色，实性，质硬。

2. **镜下** 胰头及胰体尾均可见肿瘤，肿瘤细胞呈立方形或柱状，核大深染，排列拥挤，异型显著，肿瘤细胞排列成不规则腺管状或筛状，浸润性生长，可见神经侵犯（图 4-63-3）。

3. **免疫组化** CAM5.2（＋），CK5/6（－），CK19（＋），CK20（－），S100P（＋），MUC1（＋），MUC2（－），CDX2（少量＋），p40（－），MLH1（＋），MSH2（＋），PSM2（＋），MSH6（＋），HER2（1＋），p53（40%＋），Ki-67（30%＋）。

4. **病理诊断** （胰头、胰体）中分化导管腺癌。

讨 论

胰腺实性病变是一组包含不同病理类型的疾病，多为单发，而只有 1.5% 的患者有多发实性胰腺病变。具有多灶性生长趋势的胰腺实性病变主要包括恶性肿瘤如 PDAC 和转移瘤、良性到低度恶性肿瘤如 SPN、pNEN 及 AIP。这些不同病理类型实性

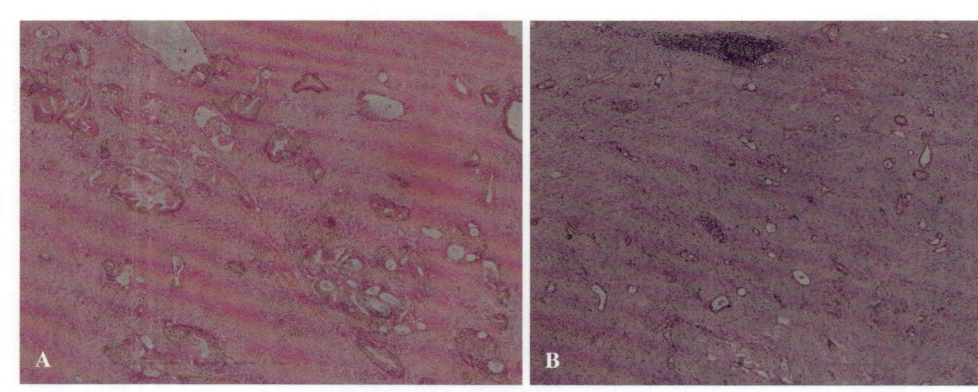

▲ 图 4-63-3 多发性胰腺导管腺癌病理学表现

A. 胰头肿物镜下见肿瘤细胞排列成不规则腺管状、筛状(HE,100×);B. 胰体尾肿瘤镜下见肿瘤细胞排列成腺样,间质黏液样变明显(HE,40×)。

病变在临床特征及影像学表现有一定重叠,鉴别诊断具有一定难度。

多灶性 AIP 与 PDAC 鉴别要点如下:①低密度假包膜样结构;②延迟均匀强化;③无上游胰腺萎缩;④上游主胰管轻度扩张;⑤主胰管多发狭窄;⑥较低的 ADC 值;⑦IgG4 水平高于正常值 2 倍以上。

多灶性 pNEN 与 PDAC 鉴别要点如下:①肿瘤体积较小时,动脉期一般为明显均匀强化,肿瘤较大时为明显不均匀强化;②可有囊变、坏死,少见钙化;③瘤体上游胰腺实质无明显萎缩;④很少出现上游胰管扩张。

胰腺多发转移瘤与 PDAC 鉴别要点如下:①原发肿瘤病史,其他部位转移;②小细胞肺癌、肝癌及膀胱癌转移瘤为不均匀轻中度强化;胃肠道癌多数呈边缘轻度强化,最具典型性的肾癌胰腺转移瘤可见明显强化。

多发 SPN 与 PDAC 鉴别要点如下:①SPN 好发于年轻女性,肿块生长缓慢;②肿块一般较大,大多数边界清楚;③小病灶多呈实性,大病灶多呈囊实性,可伴有钙化及出血,增强动脉期实性部分呈均匀或不均匀强化并缓慢持续强化,而 PDAC 以实性多见,增强动脉期多呈低密度或低信号;④瘤体上游胰腺实质多无明显萎缩;⑤很少出现上游胰管扩张。

PDAC 绝大多数情况下为单发,但也有可能表现为同步多灶性肿瘤。同步原发性胰腺导管腺癌是一种非常罕见的肿瘤,定义为同时存在两个或两个以上的恶性肿瘤,其发生机制可能为多中心癌变和胰腺内转移两种。影像表现特点同单发性 PDAC,请参考前文,在此不再赘述。

参考文献

[1] Zhu L, Dai M H, Wang S T, et al. multiple solid pancreatic lesions: Prevalence and features of non-malignancies on dynamic enhanced CT [J]. Eur J Radiol, 2018, 105:8-14.

[2] Goong H J, Moon J H, Choi H J, et al. Synchronous pancreatic ductal adenocarcinomas diagnosed by endoscopic ultrasound-guided fine needle biopsy [J]. Gut Liver, 2015, 9(5):685-688.

[3] Choi T W, Kim S H, Shin C I, et al. MDCT findings of pancreatic metastases according to primary tumors [J]. Abdom Imaging, 2015, 40(6):1595-1607.

[4] Blansfield J A, Choyke L, Morita S Y, et al. Clinical, genetic and radiographic analysis of 108 patients with von hippel-lindau disease (VHL) manifested by pancreatic neuroendocrine neoplasms (PNENs) [J]. Surgery, 2007, 142(6):814-818; discussion 8 e1-2.

[5] Huang X M, Shi Z S, Ma C L. Multifocal autoimmune pancreatitis: A retrospective study in a single tertiary center of 26 patients with a 20-year literature review [J]. World J Gastroenterol, 2021, 27(27):4429-4440.

[6] Yao X, Ji Y, Zeng M, et al. Solid pseudopapillary tumor of the pancreas: Cross-sectional imaging and pathologic correlation [J]. Pancreas, 2010, 39(4):486-491.

[7] Jiang W, Shen Y, Ding Y, et al. A naive bayes algorithm for tissue origin diagnosis (tod-bayes) of synchronous multifocal tumors in the hepatobiliary and pancreatic system [J]. Int J Cancer, 2018, 142(2):357-368.

[8] Ohike N, Norose T, Takano Y, et al. Resection of multiple invasive pancreatic ductal adenocarcinomas: A diagnostic dilemma distinguishing multicentric carcinogenesis from intrapancreatic metastasis [J]. Pathol Int, 2020, 70(8):588-590.

[9] 戚向群,杜尊国,王虹,等.胰腺多发性实性-假乳头状瘤2例并文献复习[J].复旦学报:医学版,2011,38(4):333-336.

[10] 李敏,时高峰,秦洪涛,等.多排螺旋CT对胰腺转移瘤的诊断价值[J].实用医学影像杂志,2019,20(1):74-75.

病例 64　　胰腺胶样癌

患者信息

女性患者,64岁,1个月前进食油腻食物后出现上腹部疼痛,10天后腹痛加重并出现全身皮肤及巩膜黄染,无恶心、呕吐、发热。CA50 >180 U/mL↑(参考值0~25 U/mL),CA24-2 156.31 U/mL↑(参考值0~20 U/mL),CA72-4 12.27 U/mL↑(参考值0~9.8 U/mL),甲胎蛋白(AFP)、CA12-5、CA15-3正常。

影像学表现

1. 影像学描述　见图4-64-1,图4-64-2。

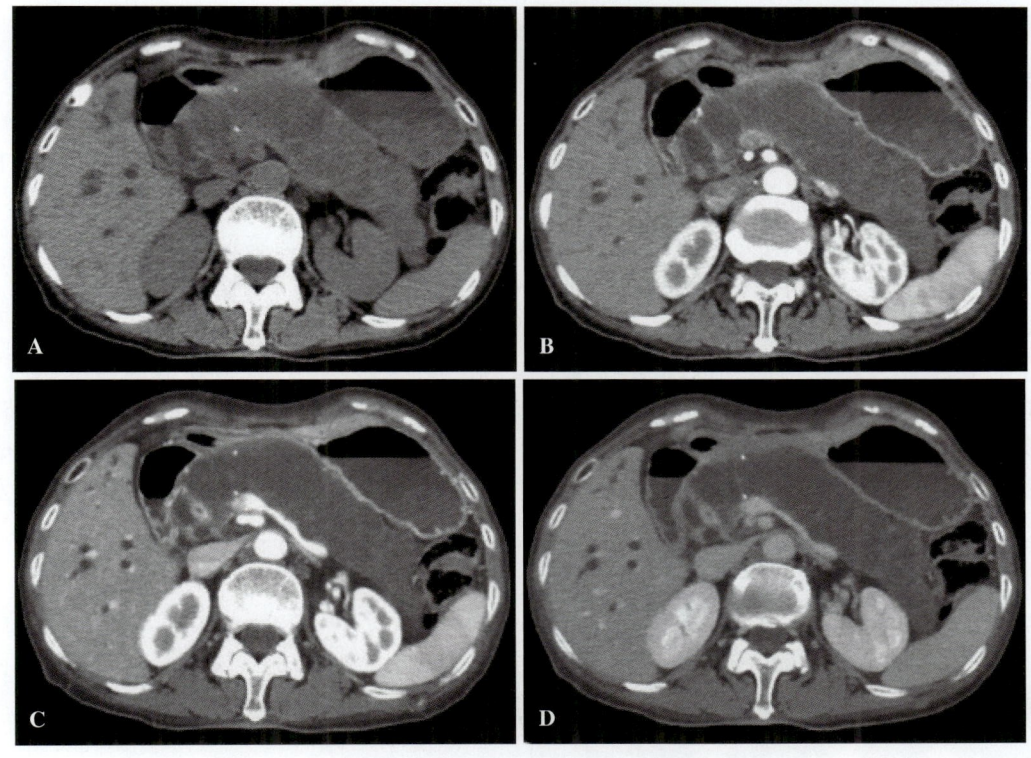

▲ 图4-64-1　胰腺胶样癌CT表现

A~D. 分别为横断面CT平扫、增强动脉期、门脉期及延迟期图像,胰腺全程呈囊样改变,内见分隔,分隔轻度强化,边缘点状钙化,胆总管远端受挤压,肝内胆管扩张。

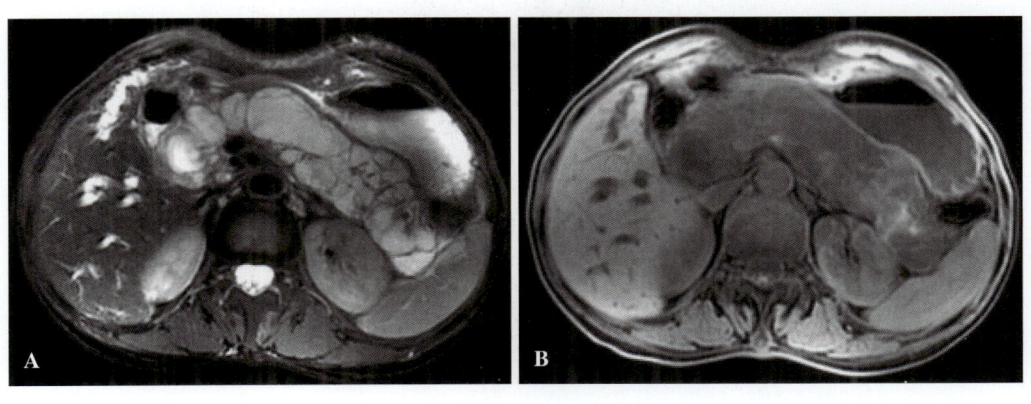

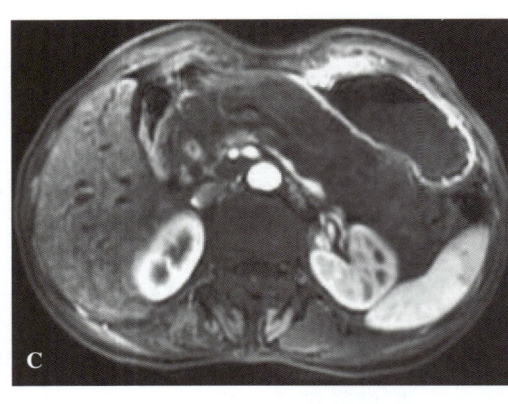
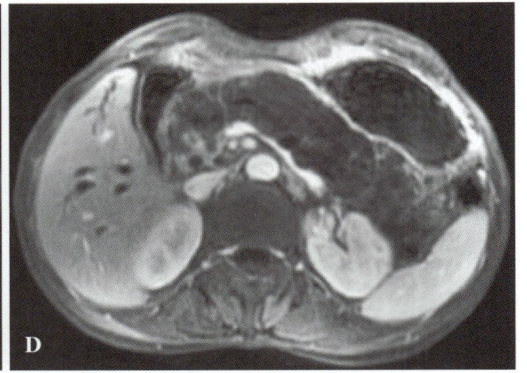

▲ 图 4-64-2　胰腺胶样癌 MRI 表现

A. 横断面 MR T2WI 图像，胰腺全程呈囊样改变，内见分隔；肝内外胆管扩张；B~D. 分别为横断面 MR T1WI 平扫、增强动脉期及门脉期图像，平扫以低信号为主，内条状高信号，增强扫描分隔可见强化，呈海绵网样，囊性成分未见明显强化。

2. 影像学诊断　胰腺 IPMN。

病理学表现

1. 大体　胰腺大小 16.0 cm×5.5 cm×4.5 cm，切面见胰腺正常小叶结构基本消失，主胰管及分支胰管弥漫扩张，内充满乳头样肿物及胶冻样物（图 4-64-3A）。

2. 镜下　镜下见界限较清的黏液湖呈结节样分布，结节内有纤维间质分隔，黏液湖内可见异型细胞呈立方形或印戒细胞样，排列成腺管状、筛孔状或散在分布（图 4-64-3B、C）。

3. 免疫组化　CAM5.2（+），CK7（+），CK8/18（+），CK19（+），S100P（+），CDX2（-），MUC1（+），MUC2（-），MUC5AC（部分+），CK20（-），p53（野生型），Ki-67（25%+）。

4. 病理诊断与鉴别诊断

（1）诊断：（胰腺）胶样癌。

（2）鉴别诊断

1）胰腺 IPMN 是源于主胰管或胰管主要分支的乳头状肿瘤，胰腺导管扩张并伴大量黏液产生和潴留，肿瘤在胰管内发展和播散，无浸润成分，胰腺胶样癌常由胰腺导管内乳头状黏液性肿瘤发展而来。

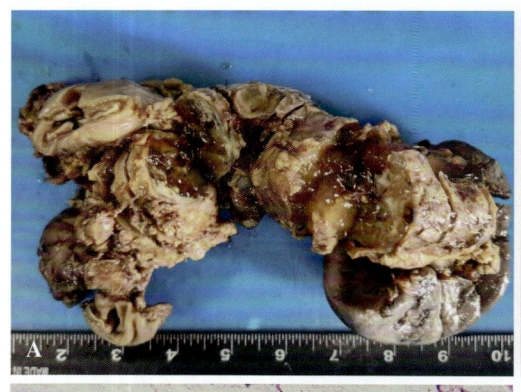
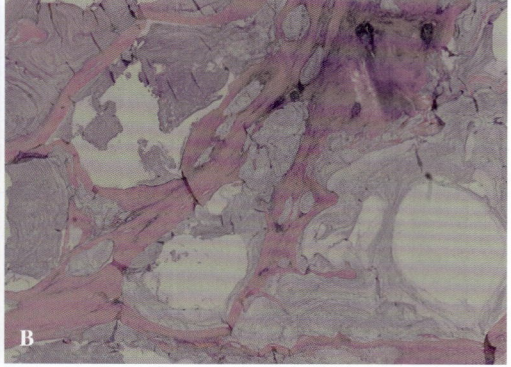
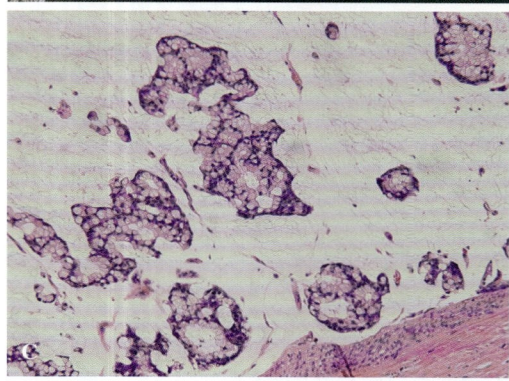

▲ 图 4-64-3　胰腺胶样癌病理学表现

A. 胰腺呈多房囊性，囊内含胶冻样物；B. 黏液湖呈结节状分布（HE，10×）；C. 黏液湖内漂浮有肿瘤细胞，细胞呈立方形或柱状，排列成腺样或筛状，部分肿瘤细胞呈印戒样，散在分布（HE，200×）。

2) 胰腺黏液性囊性肿瘤：多发于胰体尾部，40~60岁的女性常见。肿瘤常很大，直径2~30 cm，为单囊或多个大囊组成，囊内充满黏液，囊腔内有纤维分隔，囊壁内衬胃型、肠型或胰胆管型上皮，上皮下可见卵巢样间质。

3) 印戒细胞癌：印戒细胞癌的肿瘤细胞胞质丰富，充满黏液，核被挤压于胞质一侧呈"印戒"样，由印戒细胞形成团块状癌组织，呈浸润性生长。

讨 论

胰腺胶样癌（colloid carcinoma of the pancreas）是一组少见的胰腺浸润性导管上皮源性肿瘤，又称胰腺黏液性非囊性癌，发病率占胰腺癌的1%~3%。发病机制目前尚不明确，在绝大多数病例中，胰腺胶样癌由胰腺IPMN或黏液性囊性肿瘤发展而来。胰腺胶样癌多发于中老年男性，肿瘤标志物（包括癌胚抗原和CA19-9）通常不同程度升高，临床上约半数患者有慢性胰腺炎病史，常无特殊临床症状和体征，部分患者因腹部隐痛、黄疸就诊。

病理表现上，胰腺胶样癌多发生在胰头部，少数发生于胰体尾。发生于胰头的胶样癌多来源于胰腺IPMN，位于胰体尾的可能由黏液性囊性肿瘤发展而来。肿瘤多为囊实性肿块，内含胶冻状黏液。镜下黏液聚集形成黏液湖，黏液中漂浮着成簇状、条索状或管状排列的肿瘤细胞，肿瘤细胞呈立方形或柱状，部分呈印戒样。黏液湖和细胞内黏液可以与阿尔新蓝发生强烈的组织化学反应，高铁二胺染色显示唾液酸黏蛋白占主导地位，而硫黏蛋白不太常见。细胞质内可见弥漫的MUC2染色阳性。CK20、CDX2表达也通常呈阳性。

影像学方面，CT表现为圆形或类圆形稍低密度肿块，由于瘤内含大量黏液而呈囊性表现，边界欠清，囊腔内可见粗细不均的实性成分和纤维分隔，增厚的囊壁、分隔及实性成分增强后呈"海绵网状"渐进性强化，可有斑点状、长条形或棒状钙化。MRI表现为T2WI上呈大小不一、弥散的小结节状不均匀稍高信号，内见絮状等信号，此"胡椒盐征"反映了肿瘤组织病理学表现（即黏液湖中漂浮的间质及肿瘤细胞成分）。MRI与CT的强化方式一致，但对囊内成分的显示MRI优于CT，对钙化的显示则在CT上更具优势。

对有症状且手术风险较低的胰腺胶样癌患者首选手术切除，而对于发生远处转移、周围器官侵犯以及血管包裹不能实现手术切除的患者，常使用辅助化疗或放疗。胶样癌患者的5年生存率为13%~83%，预后好于普通的导管腺癌。胶样癌常由胰腺IPMN恶变而来，影像怀疑胰腺IPMN可能时，增加对实性区域的取材有助于提高胶样癌的诊断阳性率。

本例患者全胰囊性改变，囊腔内可见纤维分隔，增强后囊壁、分隔呈"海绵网状"渐进性强化，边缘见斑点状钙化，影像学表现较为典型。

参考文献

[1] Adsay N V, Pierson C, Sarkar F, et al. Colloid (mucinous noncystic) carcinoma of the pancreas [J]. Am J Surg Pathol, 2001, 25(1): 26-42.

[2] Liszka L, Zielinska-Pajak E, Pajak J, et al. Colloid carcinoma of the pancreas: Review of selected pathological and clinical aspects [J]. Pathology, 2008, 40(7): 655-663.

[3] Whang E E, Danial T, Dunn J C, et al. The spectrum of mucin-producing adenocarcinoma of the pancreas [J]. Pancreas, 2000, 21(2): 147-151.

[4] Fukushima N, Mukai K, Sakamoto M, et al. Invasive carcinoma derived from intraductal papillary-mucinous carcinoma of the pancreas: Clinicopathologic and immunohistochemical study of eight cases [J]. Virchows Arch, 2001, 439(1): 6-13.

[5] Iacobuzio-donahue C A, Wilentz R E, Argani P, et al. DPC4 protein in mucinous cystic neoplasms of the pancreas: Frequent loss of expression in invasive carcinomas suggests a role in genetic progression [J]. Am J Surg Pathol, 2000, 24(11): 1544-1548.

[6] Sessa F, Solcia E, Capella C, et al. Intraductal papillary-mucinous tumours represent a distinct group of pancreatic neoplasms: An investigation of tumour cell differentiation and k-ras, p53 and c-erbb-2 abnormalities in 26 patients [J]. Virchows Arch, 1994, 425(4): 357-367.

[7] Ren F Y, Shao C W, Zuo C J, et al. CT features of colloid carcinomas of the pancreas [J]. Chin Med J (Engl), 2010, 123(10): 1329-1332.

[8] Yoon M A, Lee J M, Kim S H, et al. MRI features of pancreatic colloid carcinoma [J]. AJR, 2009, 193(4): W308-313.

[9] Pitman M B, Deshpande V. Endoscopic ultrasound-guided fine needle aspiration cytology of the pancreas: A morphological and multimodal approach to the diagnosis of solid and cystic mass lesions [J]. Cytopathology, 2007, 18(6): 331-347.

病例 65 　　胰腺腺鳞癌

患者信息

男性患者,57岁,1个月前无明显诱因感上腹部疼痛,并向腰背部放射就诊。CA19-9 126.74 U/mL↑(参考值 0～37 U/mL),CA50 65.34 U/mL↑(参考值 0～25 U/mL),CEA、CA72-4 正常。

影像学表现

1. **影像学描述**　见图 4-65-1,图 4-65-2。
2. **影像学诊断**　胰腺导管腺癌伴肠系膜上静脉瘤栓形成(误诊)。

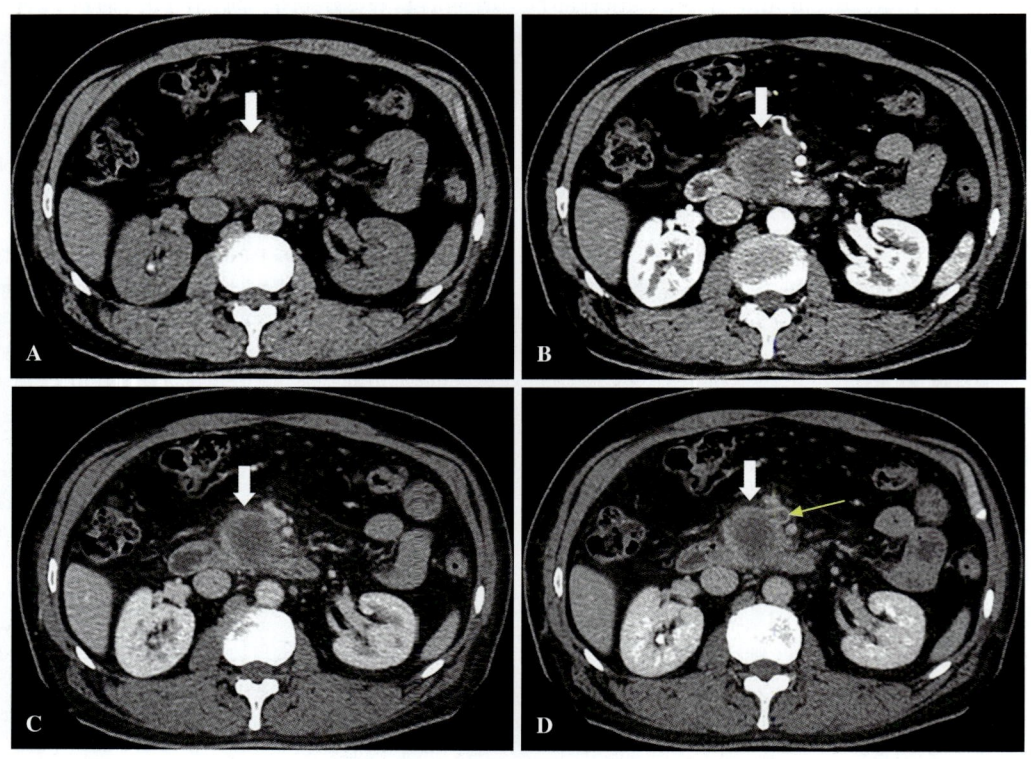

▲ 图 4-65-1　胰腺腺鳞癌 CT 表现

A. 横断面 CT 平扫图像,示胰头部类圆形、边界欠清的低密度肿块影,中央坏死区呈更低密度(白箭);B～D. 分别为 CT 增强动脉期、门脉期和延迟期图像,增强后肿块边缘实性成分强化,呈"印戒样"外观(白箭),门脉期和延迟期肠系膜上静脉内充盈缺损改变(细黄箭)。

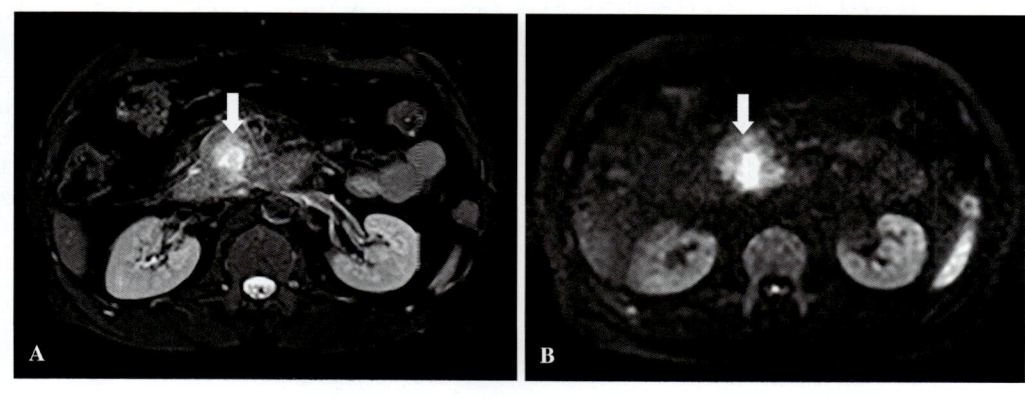

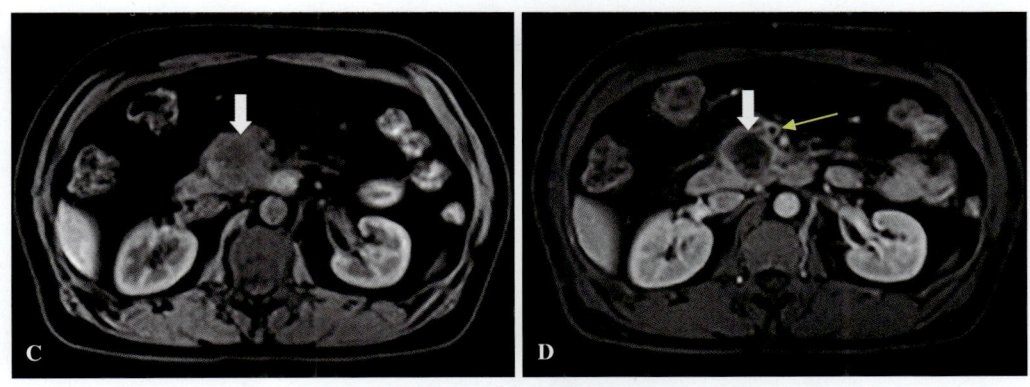

▲ 图 4-65-2 胰腺腺鳞癌 MRI 表现

A. 横断面 MR T2WI 图像,示胰头部类圆形、边界欠清的较高信号影,中央坏死区呈高信号;B. DWI,肿块呈高信号;C、D. 分别为横断面 MR T1WI 平扫和门脉期图像,肿块平扫呈低信号,中央坏死区呈更低信号,增强后边缘实性成分强化,呈"印戒样"外观,门脉期肠系膜上静脉内充盈缺损改变。

病理学表现

1. 大体 胰头大小 8.0 cm×6.0 cm×4.5 cm,距胰腺切缘 2.3 cm 见灰白色不规则肿物,大小 5.5 cm×3.5 cm×3.0 cm,切面灰白灰黄色,实性,质中,局部可见坏死,周围胰腺组织小叶结构不清(图 4-65-3A)。

2. 镜下 部分区域肿瘤细胞呈立方形或柱状,异型明显,排列成腺管状、筛状,部分区域肿瘤细胞呈多边形或不规则形,核大小不一,深染,异型显著,排列成巢团状、条索状,浸润性生长,可见多灶性凝固性坏死(图 4-65-3B~D)。

3. 免疫组化 鳞状细胞癌成分表达:CK5/6、p63、p40;腺癌成分表达:CK7、CK19,不表达 p40(图 4-65-4)。

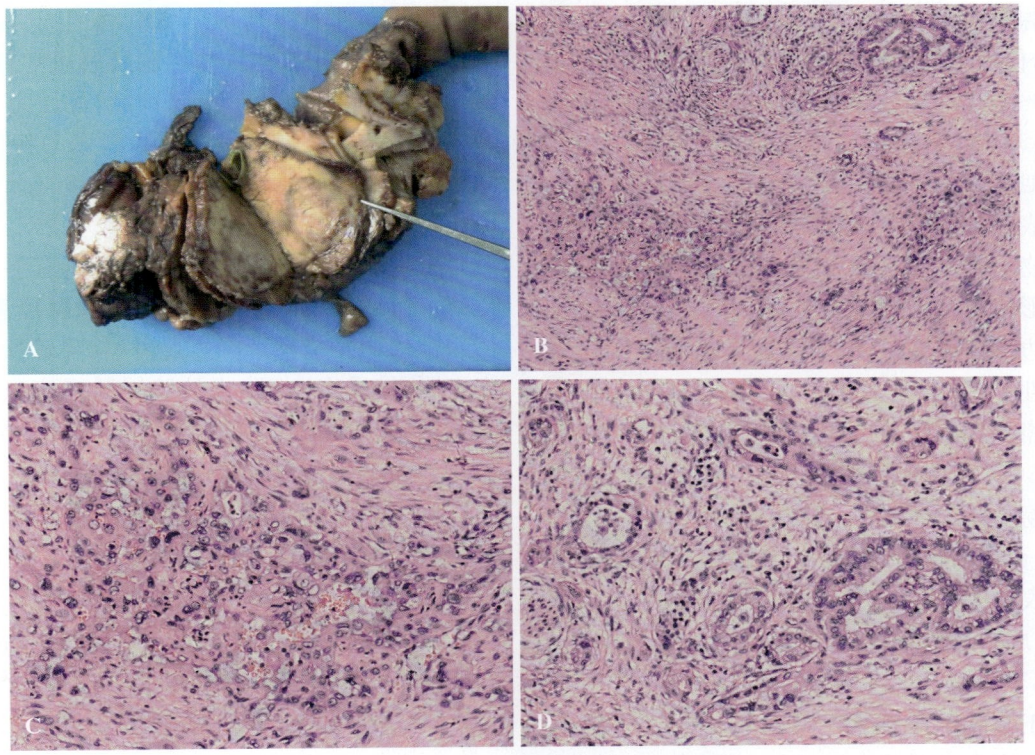

▲ 图 4-65-3 胰腺腺鳞癌病理学表现

A. 灰白色不规则肿物,可见灰黄色坏死灶,界限不清;B. 上方为中分化导管腺癌区域,下方为鳞状细胞癌区域(HE,100×);C. 鳞状细胞癌区域,肿瘤细胞多边形,异型显著,巢团状、条索状排列(HE,200×);D. 中分化导管腺癌区域,肿瘤细胞呈柱状,异型明显,排列成不规则腺样(HE,200×)。

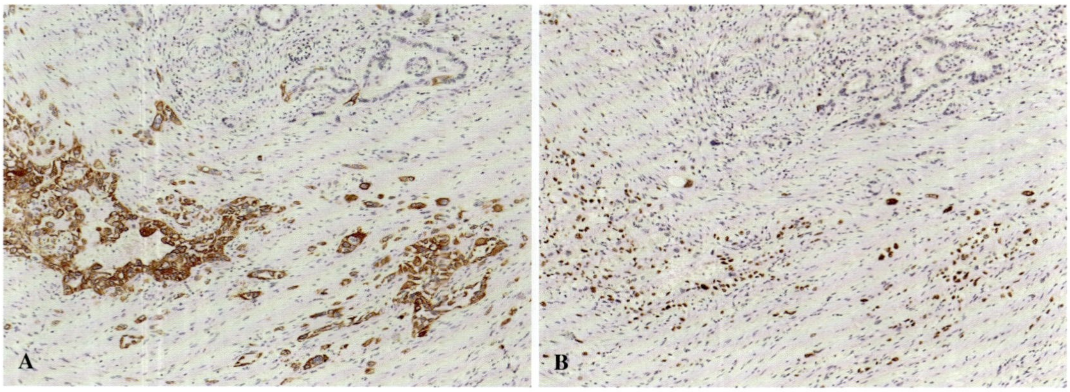

▲ 图 4-65-4 胰腺腺鳞癌免疫组织化学表现

A. CK5/6 鳞状细胞癌阳性，腺癌阴性；B. p40 鳞状细胞癌阳性，腺癌阴性（HE,100×）。

4. 病理诊断与鉴别诊断

（1）诊断：（胰头）腺鳞癌，累及肠系膜上静脉。

（2）鉴别诊断：胰腺导管腺癌为低分化导管癌，肿瘤细胞异型显著，无角化现象，成片状、条索状排列，局部可见腺管样结构，免疫组化表达角蛋白，几乎不表达 p40。

讨 论

胰腺腺鳞癌是一种恶性程度较高的胰腺肿瘤，发病率低，仅占全部胰腺癌的 1%~4%。发病年龄常见于 50~60 岁，男性稍多见。胰腺腺鳞癌无特异的临床表现，可有腹痛、体重减轻、黄疸等。与 PDAC 类似，CA19-9、CEA 可升高。

病理表现上，胰腺腺鳞癌常表现为灰白、实性、质硬的肿物。镜下常包含腺癌和鳞状细胞癌成分，腺癌成分形成腺体或类腺体结构，鳞状细胞癌成分表现为多边形细胞聚集成巢状、梁索状，细胞质致密且呈嗜酸性，细胞边界清晰，伴有不同程度的角化。胰腺腺鳞癌被严格定义为鳞状细胞癌与导管腺癌成分均占比 30% 或以上的恶性肿瘤。然而，尚不清楚胰腺腺鳞癌中鳞状细胞癌占比程度（例如，<30% 与 ≥30%）是否与临床预后相关。免疫组化上，鳞状细胞癌成分表达 CK5/6、p63 及 p40 等鳞状上皮标志物，而腺癌成分表达 CK7、CK19 等腺癌标志物，少数表达 CK5/6，但几乎不表达 p40。

由于正常胰腺组织中不存在鳞状上皮细胞，因此了解腺鳞癌中鳞状成分的来源很重要。目前，主要有三种假说：①碰撞理论，腺癌与鳞状细胞癌在胰腺中同时发生，并结合在一起，然而，随着研究的进展，支持这一假说的证据越来越少；②胰腺癌干细胞分化理论：腺癌和鳞状细胞癌都源于胰腺干细胞的异常分化，这一理论得到了胰腺腺鳞癌病变中胰腺癌干细胞存在的支持；③腺癌鳞状化生理论：该理论认为鳞状细胞癌来源于腺癌基础上的化生，支持这一论述的证据是，研究人员已经明确了腺癌向鳞状细胞癌过渡型细胞的存在，以及 TP63 在腺癌向鳞状细胞癌转化中的重要作用。

胰腺腺鳞癌与导管腺癌相似，好发于胰头部，但发生于体尾部概率高于 PADC，发生于胰头部时可导致胰胆管梗阻扩张。胰腺腺鳞癌通常表现为体积较大、边界不清的类圆形或分叶状囊性为主的肿块，增强扫描呈环形强化是胰腺腺鳞癌的特征性表现，其敏感性为 65.2%，特异性为 89.6%。相较于 PADC，腺鳞癌更易出现门脉瘤栓。

手术切除对胰腺腺鳞癌患者具有显著的生存益处。可以实现 R0 切除的胰腺腺鳞癌患者，手术切除被证明是最佳选择。此外，梅奥诊所的一项研究表明，接受 R1 切除术的胰腺腺鳞癌患者的生存率高于未接受手术的患者。除手术治疗外，辅助治疗显著延长了胰腺腺鳞癌患者的中位总生存期。与 PDAC 相比，腺鳞癌预后更差，转移潜力更大，两年生存率仅为 13%，平均生存期在 6 个月左右。

本例患者为中老年男性，CA19-9 升高，影像学表现可见腺鳞癌的典型征象，即肿块体积较大、边缘不清、囊性改变及环形强化，均可与 PADC 鉴别。

参考文献

[1] Kleeff J, Korc M, Apte M, et al. Pancreatic cancer [J]. Nature Reviews Disease Primers, 2016, 2:16022.
[2] Boyd C A, Benarroch-Gampel J, Sheffield K M, et al. 415

patients with adenosquamous carcinoma of the pancreas: A population-based analysis of prognosis and survival [J]. J Surg Res, 2012,174(1):12-19.

[3] Yin Q, Wang C, Wu Z, et al. Adenosquamous carcinoma of the pancreas: Multidetector-row computed tomographic manifestations and tumor characteristics [J]. J Comput Assist Tomogr, 2013,37(2):125-133.

[4] Feng Y F, Chen J Y, Chen H Y, et al. 110 patients with adenosquamous carcinomas of the pancreas (PASC): Imaging differentiation of small (≤3 cm) versus large (>3 cm) tumors [J]. Abdominal Radiology (New York), 2019,44(7):2466-2473.

[5] Imaoka H, Shimizu Y, Mizuno N, et al. Ring-enhancement pattern on contrast-enhanced CT predicts adenosquamous carcinoma of the pancreas: A matched case-control study [J]. Pancreatology, 2014,14(3):221-226.

[6] Toshima F, Inoue D, Yoshida K, et al. Adenosquamous carcinoma of pancreas: CT and MR imaging features in eight patients, with pathologic correlations and comparison with adenocarcinoma of pancreas [J]. Abdom Radiol (NY), 2016, 41(3):508-520.

[7] Moslim M A, Lefton M D, Ross E A, et al. Clinical and histological basis of adenosquamous carcinoma of the pancreas: a 30-year experience [J]. J Surg Res, 2021,259:350-356.

[8] Kardon D E, Thompson L D, Przygodzki R M, et al. Adenosquamous carcinoma of the pancreas: A clinicopathologic series of 25 cases [J]. Mod Pathol, 2001,14(5):443-451.

[9] Borazanci E, Millis S Z, Korn R, et al. Adenosquamous carcinoma of the pancreas: Molecular characterization of 23 patients along with a literature review [J]. World J Gastrointest Oncol, 2015,7(9):132-140.

[10] Cihak R W, Kawashima T, Steer A. Adenoacanthoma (adenosquamous carcinoma) of the pancreas [J]. Cancer, 1972,29(5):1133-1140.

[11] Fang Y, Su Z, Xie J, Et Al. Genomic signatures of pancreatic adenosquamous carcinoma (PASC) [J]. J Pathol, 2017, 243 (2):155-159.

[12] Chang Y F, Imam J S, Wilkinson M F. The nonsense-mediated decay RNA surveillance pathway [J]. Annu Rev Biochem, 2007,76:51-74.

[13] Liu C, Karam R, Zhou Y, et al. Theupf1rna surveillance gene is commonly mutated in pancreatic adenosquamous carcinoma [J]. Nature Medicine, 2014,20(6):596-598.

[14] Braun R, Klinkhammer-Schalke M, Zeissig S R, et al. Clinical outcome and prognostic factors of pancreatic adenosquamous carcinoma compared to ductal adenocarcinoma-results from the german cancer registry group [J]. Cancers, 2022,14(16):3946.

[15] Smoot R L, Zhang L, Sebo T J, et al. Adenosquamous carcinoma of the pancreas: A single-institution experience comparing resection and palliative care [J]. J Am Coll Surg, 2008,207(3):368-370.

[16] Lv S Y, Lin M J, Yang Z Q, et al. Survival analysis and prediction model of ASCP based on seer database [J]. Front Oncol, 2022,12:909257.

[17] Hester C A, Augustine M M, Choti M A, et al. Comparative outcomes of adenosquamous carcinoma of the pancreas: An analysis of the national cancer database [J]. J Surg Oncol, 2018,118(1):21-30.

病例66　胰腺纯鳞状细胞癌

患者信息

男性患者,63岁,5个月前无明显诱因出现腹部疼痛,伴有腹胀、腰背部疼痛,近3周患者出现全身皮肤及巩膜黄染。CA50 33.78 U/mL↑(参考值0～25 U/mL),CA19-9 49.48 U/mL↑(参考值0～37 U/mL),CEA 142.06 ng/mL↑(参考值0～10 ng/mL)。

影像学表现

1. **影像学描述**　见图4-66-1,图4-66-2。
2. **影像学诊断**　胰头浆液性囊腺瘤可能性大(误诊)。

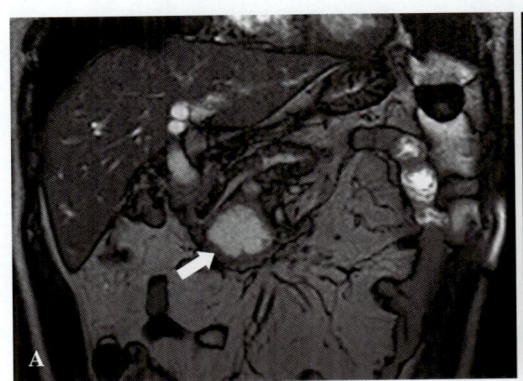
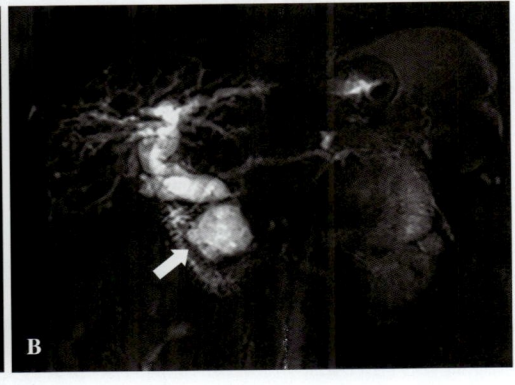

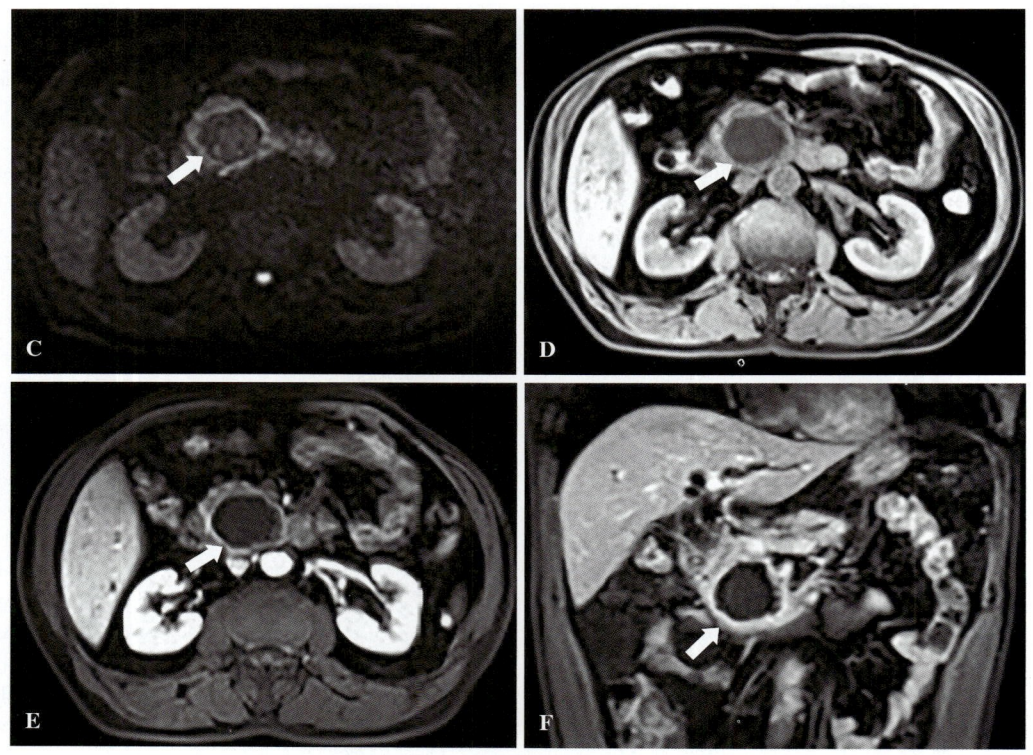

▲ 图 4-66-1　胰腺纯鳞状细胞癌 MRI 表现

A. 冠状面 MR T2WI 图像，胰头钩突见类圆形高信号影，边缘清，与胰管未见沟通，似有分隔（白箭）；B. 2D-MRCP，主胰管轻度扩张，胰头囊性灶与胰管无相通（箭）；C. DWI 图像，边缘信号稍高，中心低信号（箭）；D～F. 分别为横断面 MR T1WI 平扫及动脉期、冠状面门脉期图像，平扫呈低信号，增强边缘轻度强化（箭）。

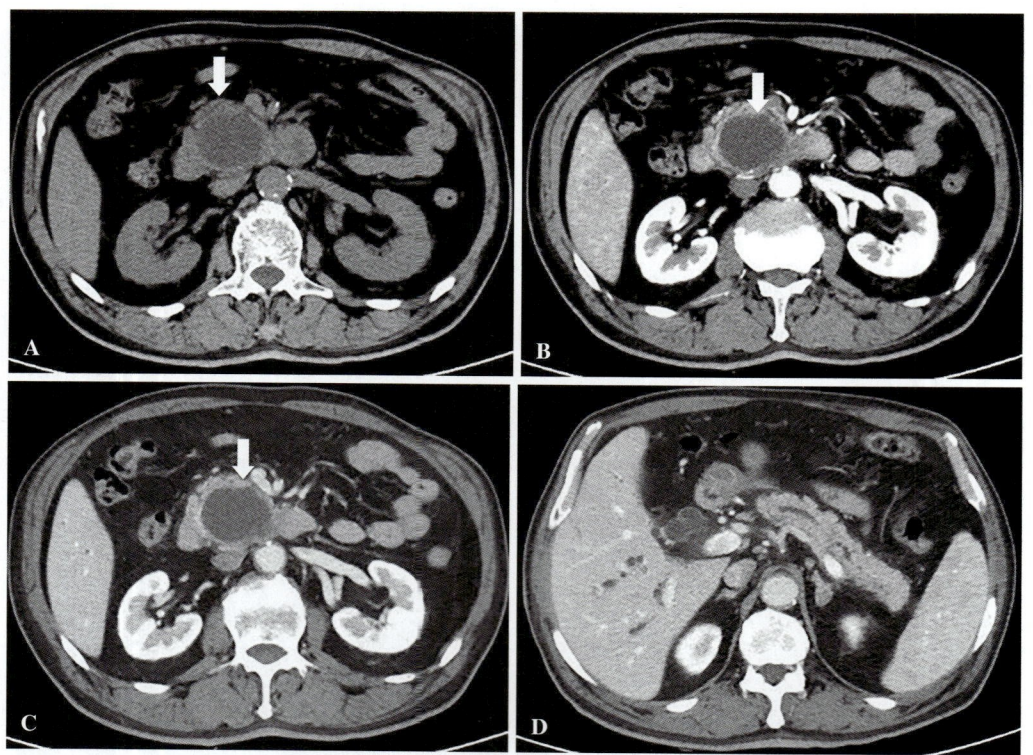

▲ 图 4-66-2　胰腺纯鳞状细胞癌 CT 表现

A～C. 分别为横断面 CT 平扫、增强动脉期及门脉期图像，胰头钩突部见类圆形低密度影，边缘清，增强边缘轻度强化，与胰管未见明确沟通（箭）；D. 横断面增强门脉期图像，胰胆管轻度扩张。

病理学表现

1. 大体 胰腺大小 7.0 cm×6.0 cm×5.0 cm，切面见灰白色不规则肿物 1 枚，大小 4.5 cm×3.5 cm×3.5 cm，切面灰白色，实性，质硬，肿物中间见囊腔，内含暗红色血凝块（图 4-66-3A）。

2. 镜下 肿瘤细胞为多角形或梭形，核增大，异型明显，呈片状、巢团状或条索状排列，可见灶性或片状坏死（图 4-66-3B）。

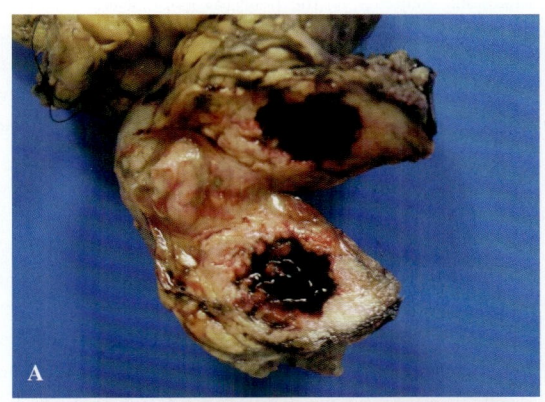
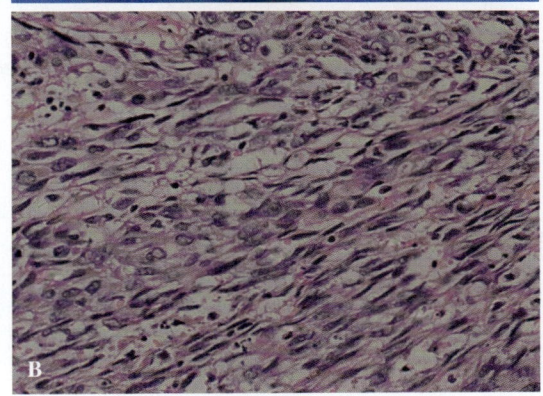

▲ 图 4-66-3 胰腺纯鳞状细胞癌病理学表现
A. 肿瘤灰白色，质硬，中央见一囊腔，内含血凝块；B. 肿瘤细胞呈梭形，异型明显，巢片状排列（HE,400×）。

3. 免疫组化 CK5/6(+)，p63(+)，p40(+)，CAM5.2(+)，CK7(-)，CK8/18(部分+)，CK19(+)，CK20(-)，HER2(1+)，E-cadherin(+)，CDX2(-)，S100P(-)，DPC4(+)，MUC1(-)，MUC2(-)，MUC5AC(-)，MUC6(-)，SMA(-)，p21(-)，CD44(+)，β-catenin(+)，p53(突变型,95%)，Vimentin(部分+)，Desmin(-)，Ki-67(+,40%)，MLH1(+)，MSH2(+)，MSH6(+)，PMS2(+)（图 4-66-4）。

4. 病理诊断与鉴别诊断

（1）诊断：（胰腺）鳞状细胞癌。

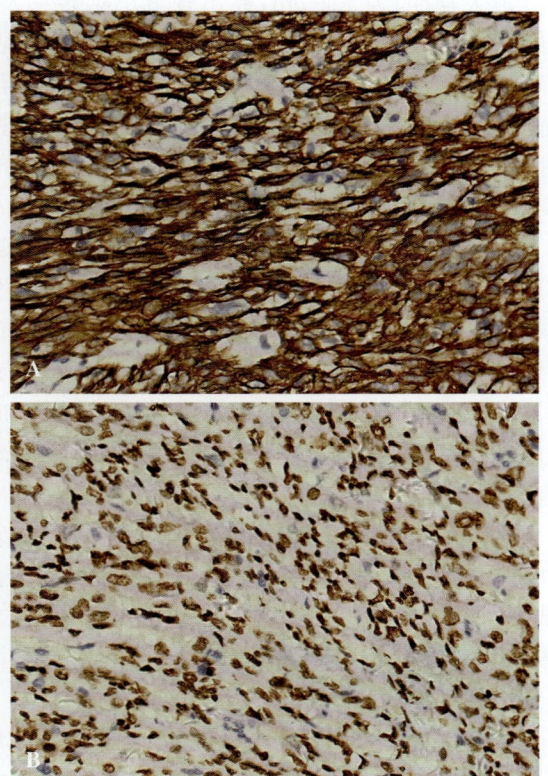

▲ 图 4-66-4 胰腺纯鳞状细胞癌免疫组织化表现
A. CK5/6 阳性(IHC,400×)；B. p40 阳性(IHC,400×)。

（2）鉴别诊断

1）胰腺导管腺癌：低分化导管腺癌缺乏腺样结构，无角化现象，免疫组化 p40 阴性。

2）胰腺腺鳞癌：该肿瘤包含腺癌和鳞状细胞癌成分，通过对肿瘤完全取材，可以找到腺癌成分。

讨 论

胰腺原发性鳞状细胞癌是一种原发于胰腺外分泌部的鳞状细胞来源肿瘤，发病率低，在临床工作中非常罕见，仅占胰腺恶性肿瘤的 0.5%～2.0%。胰腺原发性鳞状细胞癌多发生于 50 岁以上的中老年人，未见明显的性别差异。临床多数患者因腹痛、体重减轻、黄疸等非特异性症状就诊发现，可伴有血液中 CA19-9 升高。

正常胰腺组织中不含鳞状细胞成分，胰腺原发性鳞状细胞癌可能为胰管上皮鳞化而来。慢性胰腺炎、放置胆管或胰管支架的患者胰腺导管鳞状上皮化生，可能出现不典型增生。但在诊断胰腺原发性鳞状细胞癌之前应首先排除其他部位鳞状细胞癌转移的可能。

病理表现上，胰腺原发性鳞状细胞癌平均肿瘤大小(最大直径)为6.9 cm,易出现淋巴结转移及远处转移。组织学表现与其他部位鳞状细胞癌表现一致,肿瘤细胞呈多边形,胞质稍丰富,核大深染,异型明显,排列成条索状、巢片状,需要与低分化导管腺癌相鉴别。免疫组化可见鳞状细胞癌相关分子CK5/6、p63、p40呈阳性表达。

关于胰腺纯鳞状细胞癌的研究主要为个案报道,因此,其流行病学和影像学表现仍然知之甚少。纯鳞状细胞癌较腺癌更富血供,且肿瘤内部常有坏死,影像学上,胰腺原发性鳞状细胞癌主要表现为囊性肿块,单从影像学表现难以与其他胰腺囊性和囊实性疾病相鉴别,影像学检查主要用于评估肿瘤大小和侵犯范围。

胰腺原发性鳞状细胞癌传统的治疗方法包括手术切除、化疗和放疗,其中根治性切除术为首选治疗方式。肿物可切除和低/中的肿瘤分级是有利的预后因素,总体而言,胰腺原发性鳞状细胞癌预后不良,中位生存期为7个月。

本例患者为老年男性,CA50、CA19-9及CEA均升高,胰头部囊性肿块伴胰胆管梗阻扩张,倾向于恶性肿瘤。与巨囊型浆液性囊性肿瘤鉴别点在于后者多见于女性,多见于胰体尾部,多无肿瘤指标的升高及胰胆管扩张。

参考文献

[1] Ben Kridis W, Khanfir A, Toumi N, et al. Primary squamous cell carcinoma of the pancreas: A report of two cases and review of the literature [J]. Intern Med, 2015, 54(11): 1357-1359.

[2] Klair J S, Kaur H, Vaid A, et al. Surviving primary pancreatic squamous cell carcinoma: A rare entity [J]. J Gastrointest Cancer, 2015, 46(3): 301-303.

[3] Bixler H A, Castro M J, Stewart J 3rd. Cytologic differentiation of squamous elements in the pancreas [J]. Diagn Cytopathol, 2011, 39(7): 536-539.

[4] Ntanasis-Stathopoulos I, Tsilimigras D I, Georgiadou D, et al. Squamous cell carcinoma of the pancreas: A systematic review and pooled survival analysis [J]. European Journal of Cancer (Oxford, England: 1990), 2017, 79: 193-204.

[5] Nakashima H, Hayakawa T, Hoshino M, et al. Squamous cell carcinoma of the pancreas with massive invasion of the retroperitoneum [J]. Intern Med, 1995, 34(1): 61-64.

[6] Morgan J, Amazon K, Termin L. Squamous cell carcinoma infiltrating a pancreatic pseudocyst [J]. South Med J, 1989, 82(9): 1161-1164.

[7] Kodavatiganti R, Campbell F, Hashmi A, et al. Primary squamous cell carcinoma of the pancreas: A case report and review of the literature [J]. J Med Case Rep, 2012, 6: 295.

[8] 王晓洁,张红英.胰腺原发性腺鳞癌1例[J].临床与实验病理学杂志,2003,19(3):338-339.

病例67 胰腺肝样癌

患者信息

男性患者,33岁。体检发现胰腺占位。CA19-9、AFP、CA12-5、CA15-3、CEA、CA72-4均未见升高。

影像学表现

1. **影像学描述** 见图4-67-1。
2. **影像学诊断** 胰体部神经内分泌肿瘤可能性大(误诊)。

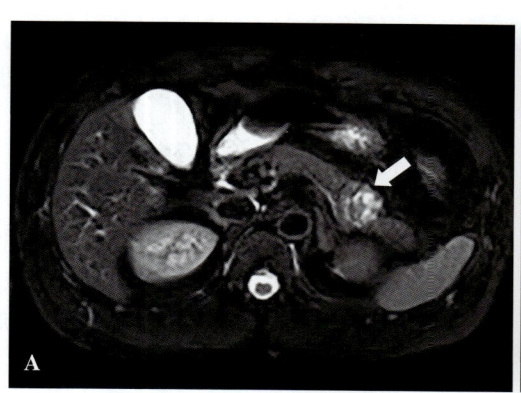
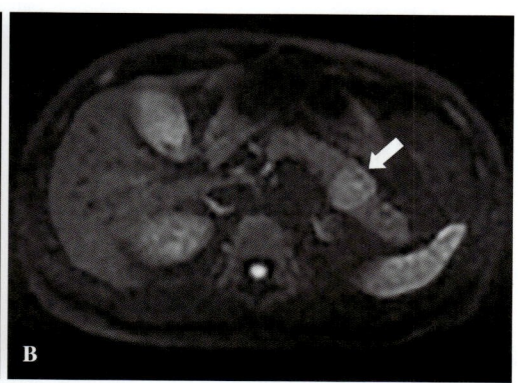

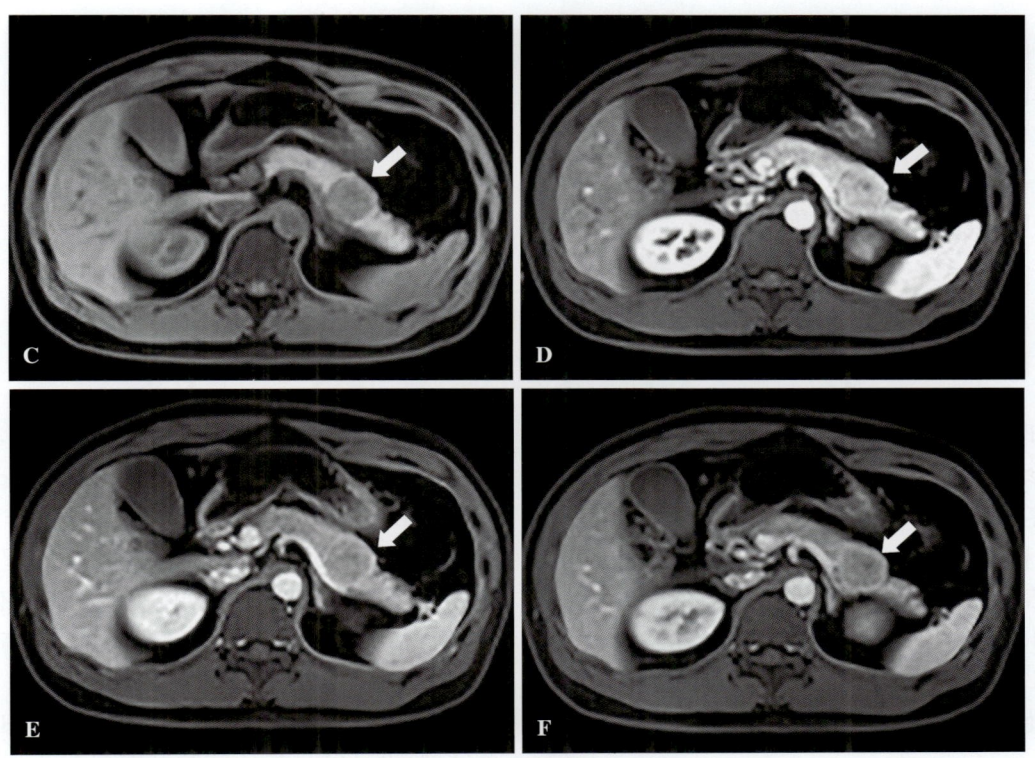

▲ 图 4-67-1 胰腺肝样癌 MRI 表现

A. 横断面 MR T2WI 图像,显示胰体部混杂稍高信号影,边缘较清晰(箭),上游胰管未见明显扩张;B. DWI 成像,肿块呈稍高信号(箭);C~F. 分别为横断面 MR T1WI 平扫、增强动脉期、门脉期及延迟期图像,肿块呈 T1 低信号,增强后动脉期强化较明显,延迟期强化略退出(箭)。

病理学表现

1. 大体 胰体尾大小 8.5 cm×4.0 cm×2.5 cm,距胰腺切缘 1.5 cm 见一肿物,大小 3.5 cm×3.0 cm×2.8 cm,切面灰白灰黄色,实性,质中,与周围组织界限清,表面包膜完整(图 4-67-2A)。

2. 镜下 肿瘤与周围胰腺组织界限清楚,可见纤维性假包膜,肿瘤细胞呈多角形,大小较一致,胞质淡染,核分裂象<2 个/mm²,肿瘤细胞呈不规则巢片状、腺样排列,间质血管丰富,局部扩张(图 4-67-2B、C)。

3. 免疫组化 CAM5.2(+),CK8/18(+),CK19(−),EMA(−),HepPar1(+),CPS1(+),AFP(−),GPC3(−),vimentin(−),β-catenin(膜+),LEF1(−),CD56(+),CgA(−),Syn(−),NSE(−),Islet1(−),SSTR2(−),SSTR5(−),α₁-AT(−),α₁-ACT(−),BCL10(−),CD10(+),CEA(−),HMB45(−),calponin(−),SMA(−),desmin(−),PGP9.5(灶+),p53(野生型),Ki-67(2%+)。

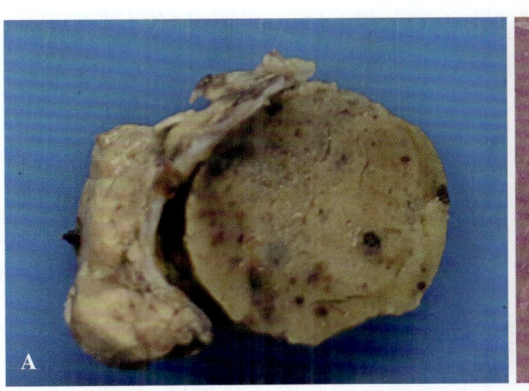
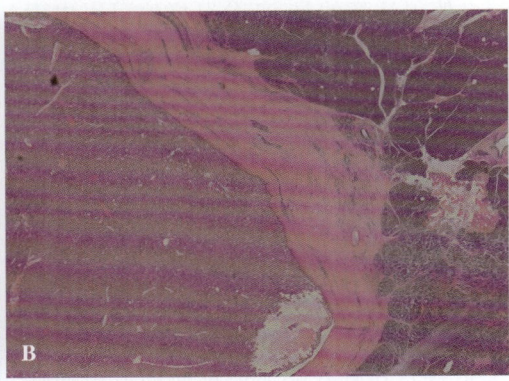

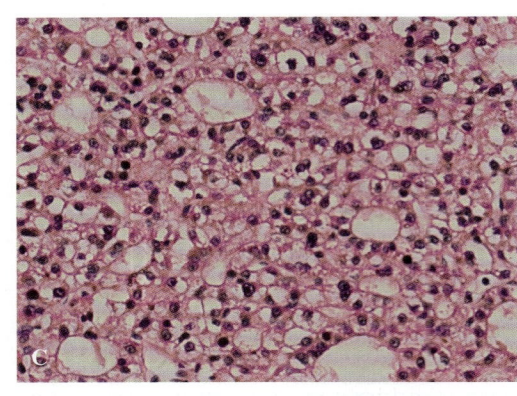

▲ 图4-67-2 胰腺肝样癌病理学表现

A. 灰黄色结节状肿瘤,与周围胰腺组织间可见纤维性假包膜;B. 肿瘤与周围胰腺组织界限清楚,可见假包膜(HE,20×);C. 肿瘤细胞呈多边形,胞质透亮,排列成腺样或片状(HE,400×)。

4. 病理诊断与鉴别诊断

(1) 诊断:(胰体尾)肝样癌。

(2) 鉴别诊断

1) 转移性肝细胞癌:在肝脏内可见原发病灶,免疫组化表达 CK8/18,但不表达 CK7 和 CK19,表达 AFP、HepPar1、Arg-1 等肝细胞癌标志物,但不表达 SALL4,CK7、CK19 及 SALL4 在鉴别胰腺转移性肝细胞癌和胰腺肝样癌肝转移方面具有重要价值。

2) 低分化导管腺癌:分化差,呈巢片状分布,缺乏腺样结构,无类似肝细胞癌样形态学特征,不表达肝细胞癌标志物,也不表达 SALL4。

3) 神经内分泌肿瘤:肿瘤细胞呈圆形或卵圆形,核染色质似胡椒盐样,排列成巢状、小梁状、岛状或花环状,表达 CgA、Syn、CD56、INSM1 等神经内分泌标志物。

4) 腺泡细胞癌:肿瘤细胞呈腺泡状、片状排列,表达 Trypsin、BCL-10、CD10、α_1-AT、α_1-ACT 等标志物。

5) 实性假乳头状肿瘤:常伴有出血、坏死、囊性变,镜下肿瘤细胞呈圆形或卵圆形,可见核沟,细胞黏附性差,并见假乳头结构形成,免疫组化表达 Vimentin、CD10、LEF1、β-catenin 核阳性,也可表达 PR 和 Syn。值得注意的是,部分肝样癌可以出现 β-catenin 和 LEF1 的核表达,此时需要重点鉴别两者。

6) 胚胎性癌:发生于胰腺的胚胎性癌罕见,肿瘤细胞异型性大,常伴坏死,免疫组化表达 CK、AFP、CD30、OCT4。

讨 论

肝样癌(hepatoid carcinoma,HC)是发生于肝外组织的具有肝样分化特征的原发性恶性上皮性肿瘤,可发生于胃、食管、肺、结直肠、卵巢等,但发生于胰腺非常罕见。胰腺肝样癌(pancreatic hepatoid carcinoma,PHC)好发于老年人,男性多于女性,多发生在胰体尾部,也有少部分体积较大,呈弥漫性生长并累及全胰。PHC 的组织学起源尚不明确,目前,世界卫生组织将其归为胰腺导管腺癌的变异类型之一。PHC 缺乏特异的临床表现,约 46.2% 的 PHC 患者伴有血清 AFP 水平升高。PHC 可以是单纯型,也可以与其他胰腺肿瘤组成为混合型肝样癌,其中混合神经内分泌肿瘤最多见。

PHC 的最终诊断需要通过病理明确,镜下肿瘤内可见肝样分化区域,肿瘤细胞呈多边形,核大而不规则,核仁明显,核分裂象易见,胞质丰富,嗜酸性,排列成实性巢状、小梁状、岛状或花环状,间质血供丰富,有时可见片状坏死。肿瘤内偶见导管腺癌成分,两种成分之间常相互移行、交错排列。肝样癌表达肝细胞癌相关标志物:AFP、HepPar1、GPC3、Arg-1,其中 HepPar1 敏感性最高;上皮标志物中,大部分表达 AE1/AE3、CK7、CK8、CK18、CK19,一般不表达 CK20;SALL4 是一种新的干细胞标志物,在胃肝样癌中呈弥漫性表达,但在 PHC 中表达率低于胃肝样癌。本病例光镜下见肿瘤细胞呈肝细胞癌样分化,免疫组化表达角蛋白及肝细胞癌标志物 HepPar1 和 CPS1,且影像学已排除肝脏占位,因此诊断为 PHC。

有关 PHC 的影像学表现报道较少,CT 和 MRI 缺乏特征性表现,有研究认为单纯型 PHC 影像学特征包括肿瘤有包膜、T2 加权成像呈等信号、"快进快出"强化方式,但另有部分 PHC 呈不均匀强化或延迟强化,可能与肿瘤分化程度和微血管密度不同有关。另外,部分 PHC 可发生囊变、出血,可能由于肿瘤体积较大、血供不足后发生坏死所致。PHC 需要与肝细胞癌向胰腺转移鉴别,后者的发生率较低,仅为 2.7%～5.6%，且多发生于原发性肝癌患者晚期，影像学主要依据有无肝脏原发肿瘤。此外，因 PHC 患者 AFP 水平升高，也需要与胰腺腺泡细胞癌鉴别，后者肿瘤同样可以有包膜、出血及囊变，但多以渐进性强化为主。

PHC 恶性程度高，侵袭性强，部分患者确诊时已发生肝脏或淋巴结转移，预后差，中位生存期 13 个月。另外，检测 AFP 水平对于评估疗效和预测复发具有重要意义。研究表明 AFP 低水平可能提示患者具有良好的预后。本例患者肿瘤不表达 AFP，且核分裂象少见，因此预后较好。

本例患者为体检时发现，AFP、CA19-9 等肿瘤标志物并无升高，但该例患者 MRI 检查增强后呈快进快出型强化可提示该疾病可能，术前诊断难度较高，需要依靠病理确诊。

参考文献

[1] Yang C, Sun L, Lai J Z, et al. Primary hepatoid carcinoma of the pancreas: A clinicopathological study of 3 cases with review of additional 31 cases in the literature [J]. Int J Surg Pathol, 2019, 27(1): 28-42.

[2] Wang W, Li G. Incidence and prognostic factors of hepatoid adenocarcinoma: A population-based analysis [J]. Transl Cancer Res, 2020, 9(9): 5401-5410.

[3] Zeng S X, Tan S W, Fong C T H, et al. Hepatoid carcinoma of the pancreas: A case report and review of the literature [J]. World J Clin Cases, 2020, 8(6): 1116-1128.

[4] Kuo P C, Chen S C, Shyr Y M, et al. Hepatoid carcinoma of the pancreas [J]. World J Surg Oncol, 2015, 13: 185.

[5] Trinh H S, Luong T H, Lai T T, et al. Mixed pancreatic hepatoid carcinoma: A surgical case report and literature review [J]. Int J Surg Case Rep, 2021, 83: 105951.

[6] Marchegiani G, Gareer H, Parisi A, et al. Pancreatic hepatoid carcinoma: A review of the literature [J]. Dig Surg, 2013, 30 (4-6): 425-433.

[7] Iwaya M, Riddell R, Asano K, et al. Alpha-fetoprotein-producing early gastric cancer with intramucosal hepatoid and fetal enteric differentiation [J]. Case Rep Gastroenterol, 2020, 14(2): 426-435.

[8] Akimoto Y, Kato H, Matsumoto K, et al. Pancreatic hepatoid carcinoma mimicking a solid pseudopapillary neoplasm: A challenging case on endoscopic ultrasound-guided fine-needle aspiration [J]. Intern Med, 2016, 55(17): 2405-2411.

[9] 陈琳光, 于爱军, 卜春红. 胰腺肝样腺癌的研究进展 [J]. 中华肝胆外科杂志, 2022, 28(7): 557-660.

[10] 王瀚, 丛文铭, 郑建明, 等. 胰腺肝样腺癌 3 例临床病理学分析 [J]. 诊断病理学杂志, 2021, 28(06): 452-455.

病例 68　胰腺导管内肝样癌

患者信息

女性患者，39 岁。30 天前无明显诱因出现腹痛，于当地医院诊断为胰腺炎，经保守治疗后症状消失。AFP>2 000 ng/mL↑（参考值 0～8.78 ng/mL），CA125 17.00 U/mL（参考值 0～35 U/mL），CA15-3 10.30 U/mL（参考值 0～31.3 U/mL），CEA 1.82 ng/mL（参考值 0～10 ng/mL），CA19-9 35.44 U/mL（参考值 0～37 U/mL），CA24-2 11.31 U/mL（参考值 0～20 U/mL），CA50 19.04 U/mL（参考值 0～25 U/mL）。

影像学表现

1. **影像学描述**　见图 4-68-1，图 4-68-2。

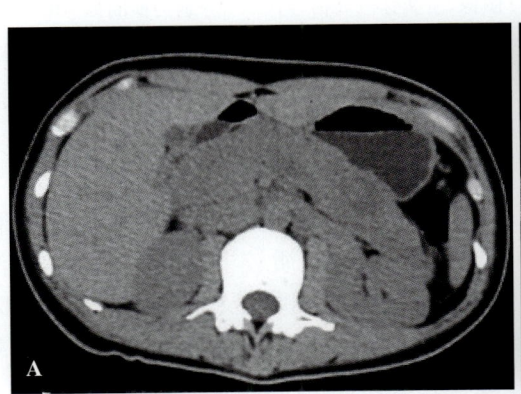
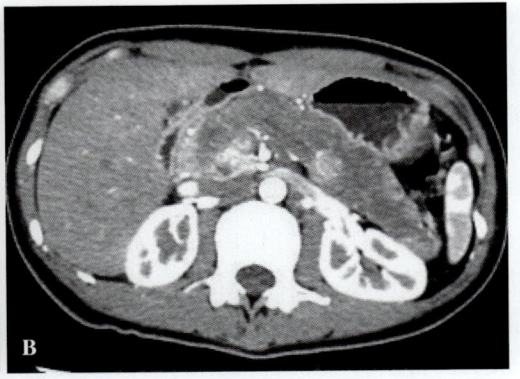

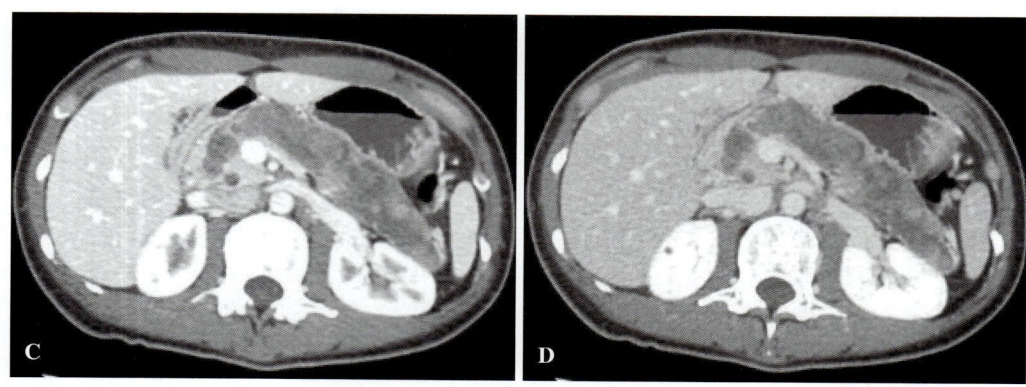

▲ 图 4-68-1 胰腺导管内肝样癌 CT 表现

A. 横断面 CT 平扫图像,胰腺肿大,密度不均匀;B～D. 分别为横断面 CT 增强动脉期、门脉期及延迟期图像,胰管明显不均匀扩张,其内见多发结节及软组织密度影,增强后轻度强化,胰周脂肪间隙清晰。

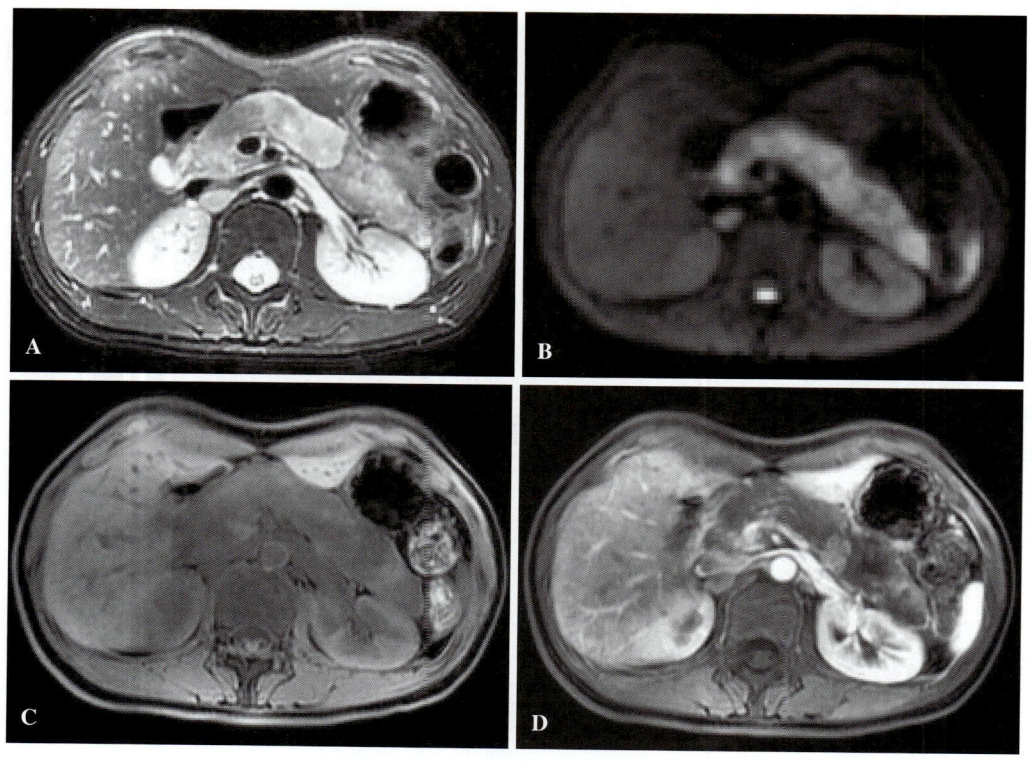

▲ 图 4-68-2 胰腺导管内肝样癌 MRI 表现

A. 横断面 MR T2WI 图像,胰腺明显肿胀,信号不均匀增高;B. DWI 图像,全胰弥散高信号;C、D. 分别为横断面 MR T1WI 平扫及增强动脉期图像,胰管不均匀扩张,其内见多发结节及软组织信号影,增强不均匀强化。

2. 影像学诊断 胰腺导管内乳头状黏液性肿瘤恶变可能性大(误诊)。

病理学表现

1. 大体 全胰腺大小 14.0 cm×4.0 cm×2.5 cm,主胰管全程扩张,距十二指肠乳头 2.0 cm 胰头主胰管周围见分支胰管扩张,范围 2.5 cm×1.7 cm,扩张主胰管及分支胰管内充满灰白灰黄色乳头样物,胰头主胰管周围见一质硬区,范围 1.5 cm×1.0 cm×0.6 cm,切面灰白色,实性,质软(图 4-68-3A)。

2. 镜下 肿瘤细胞呈圆形或卵圆形,核空泡状,可见核仁,胞质较丰富,呈巢片状、腺泡状排列,肿瘤大部分沿主胰管及分支胰管生长,部分胰腺实质内多灶性浸润性生长,肿瘤内见片状坏死,并见神经侵犯及脉管癌栓(图 4-68-3B～D)。

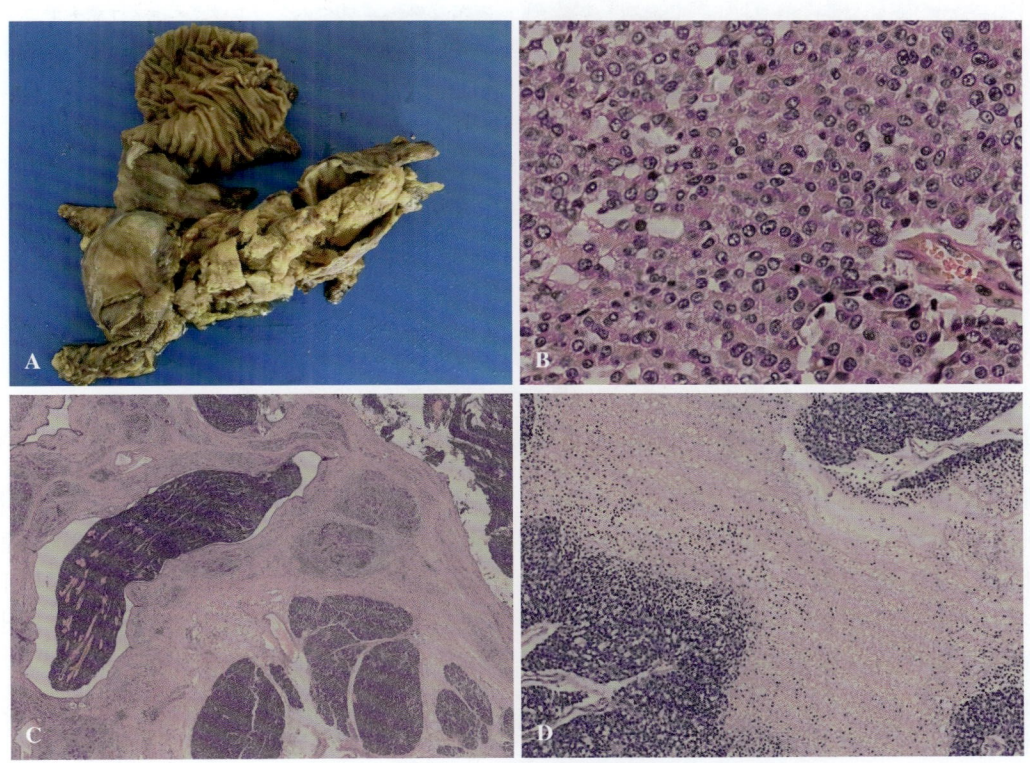

▲ 图 4-68-3 胰腺导管内肝样癌病理学表现

A. 灰白、灰黄色肿物主要沿胰管内生长；B. 肿瘤细胞呈圆形，核空泡状，可见核仁，胞质丰富，嗜酸性，排列成巢片状，少量呈腺泡状(HE,400×)；C. 镜下可见肿瘤沿胰管生长(HE,20×)；D. 局部见地图样凝固性坏死(HE,100×)。

3. 免疫组化 CAM5.2(+)，CK5/6(−)，CK7(+)，CK8/18(+)，CK19(部分+)，CK20(个别+)，CgA(部分+)，Syn(散在个别+)，CD56(−)，NSE(−)，INSM1(−)，SSTR2(+)，ATRX(+)，CD44(部分+)，β-catenin(膜+)，α₁-AT(−)，α₁-ACT(−)，BCL10(−)，LEF1(−)，CD10(−)，Trypsin(−)，p40(−)，p63(−)，HepPar1(−)，AFP(+)，GPC3(部分+)，SALL4(+)，S100P(少+)，DPC4(+)，INI1(+)，Vimentin(少部分+)，SMA(部分+)，Desmin(−)，ARG1(−)，CEA(+)，CD117(−)，PLAP(−)，OCT4(−)，α-inhibin(灶+)，HCG(−)，EMA(灶+)，CD30(−)，p53(野生型)，Ki-67(80%+)(图4-68-4)。

4. 病理诊断与鉴别诊断

(1) 诊断：(全胰腺)肝样癌(导管内生长为主)。

(2) 鉴别诊断

1) 胰腺IPMN恶变：表现为胰管扩张，胰管部分区域内衬上皮高级别异型增生，局部可见浸润，片状坏死少见，不表达肝细胞癌标记及SALL4，血清AFP水平不升高。

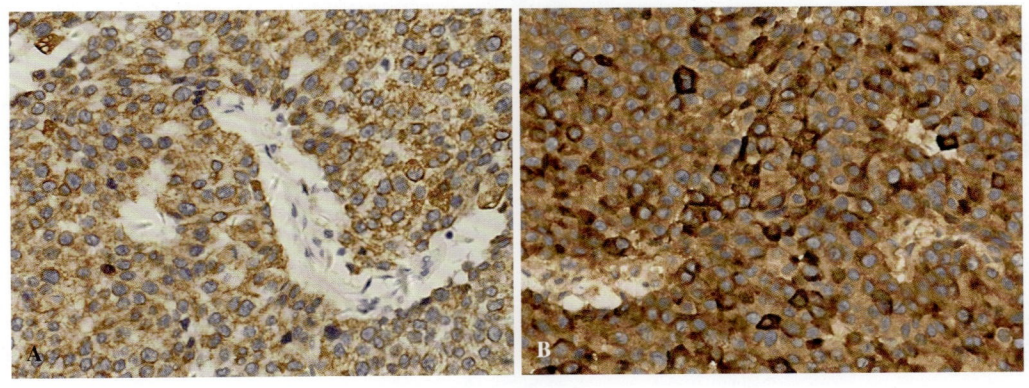

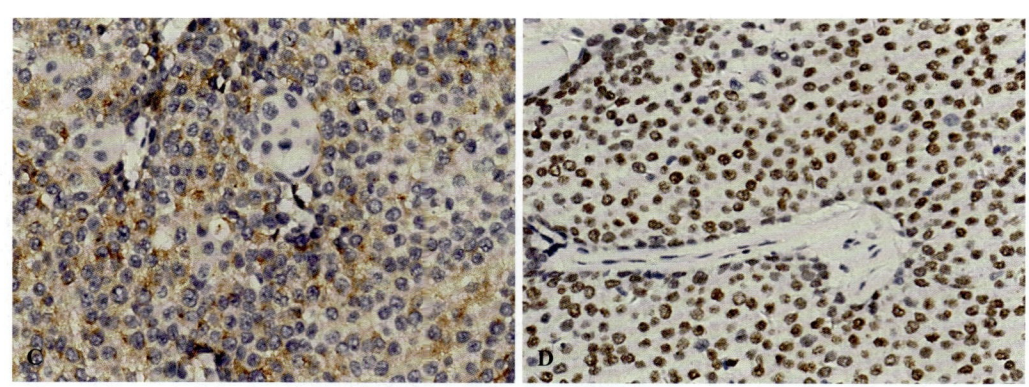

▲ 图 4-68-4 胰腺导管内肝样癌免疫组织化学表现

A. CAM5.2 阳性(IHC,400×);B. AFP 阳性(IHC,400×);C. GPC3 阳性(IHC,400×);D. SALL-4 阳性(IHC,400×)。

2) 胰腺 ITPN：肿瘤主要局限于导管内，肉眼可见灰白色乳头样物充满整个导管，镜下见肿瘤细胞呈圆形或卵圆形，核中至重度异型，呈管状乳头状排列，常伴片状坏死，局部浸润易见，并易发生肝转移，与本例所报道的导管内肝样癌表现类似，但不表达肝细胞癌标志物。

3) 胰腺 IOPN：镜下肿瘤细胞质显示出明显的嗜酸性，缺乏黏液成分，不易出现大片坏死。

导管内肝样癌与低分化腺癌、转移性肝细胞癌、胚胎性癌、腺泡细胞癌、神经内分泌肿瘤、实性假乳头状肿瘤等相鉴别，具体细节参照病例 67 鉴别诊断。

讨 论

背景知识见病例 67 讨论部分。

本文首次报道了一例导管内生长为主的胰腺肝样癌，之前尚无文献报道。本例患者因急性胰腺炎首次就诊，当时影像检查并未发现胰腺占位性病变，可能炎性改变影响了影像医生判断，在急性胰腺炎治疗后症状完全缓解的情况下，胰腺占位才被诊断。血清 AFP 水平显著升高，但无论是影像学表现还是标本肉眼观，都提示胰腺 IPMN 恶变的可能，而光镜下形态学特征也具有一定重叠。然而，免疫组织化学染色显示角蛋白 CK7、CK8/18、CK19 阳性，肝细胞癌标志物 AFP、GPC3 阳性，SALL4 阳性，最终本例可以明确诊断为胰腺肝样癌。

通过此病例，我们可以获得较多的启示，对于胰腺肝样癌的认识得到进一步加强。首先，胰腺肝样癌可以模拟其他肿瘤的生长方式，比如本例就像胰腺 IPMN 一样沿导管内生长，影像学表现缺乏特异性，只靠影像学检查很难做出正确的诊断，此时血清 AFP 水平就显得尤为重要。当血清 AFP 水平较高且肝内没有异常病灶时，应当考虑肝样癌的可能，如果肝内出现异常病灶，需要额外考虑肝细胞癌转移至胰腺的可能。本例患者血清 AFP 水平高达 2 000 ng/mL 以上，肝脏内未发现病灶，提示了胰腺肝样癌的可能。其次，肿瘤沿导管内生长时，无论是影像还是病理，均需要与胰腺 IPMN 恶变、胰腺 ITPN 及胰腺 IOPN 相鉴别，此时肝样癌的特征与上述疾病存在一定的重叠，结合病史、影像、病理形态学及免疫组化表现才能将其区分。

病例 69　　胰腺髓样癌

患者信息

男性患者，66 岁，1 个月前无明显诱因出现左肩背部疼痛不适伴乏力。CEA 及 CA19-9 未见升高。

影像学表现

1. **影像学描述**　见图 4-69-1。
2. **影像学诊断**　胰体尾癌，侵犯脾动脉和脾静脉。

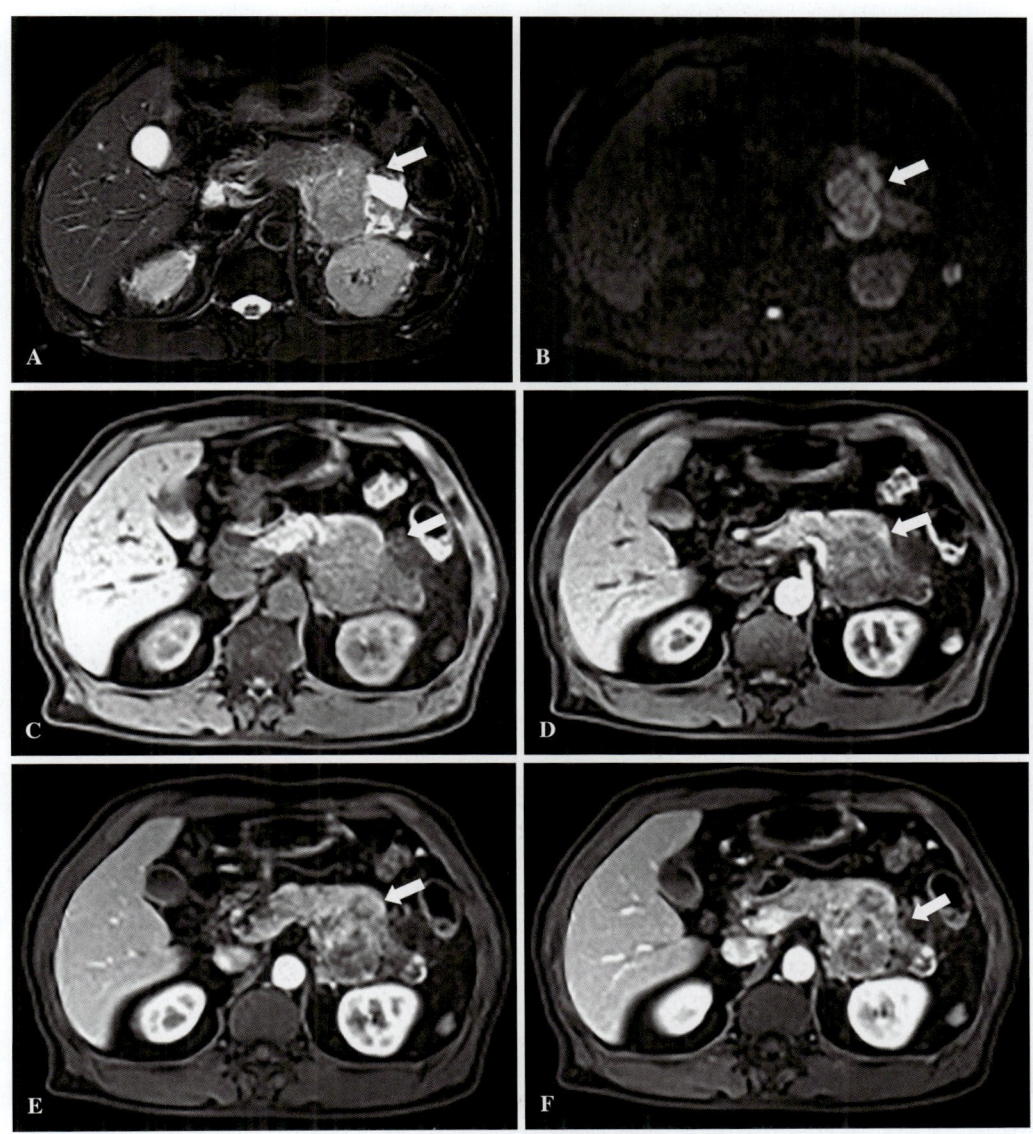

▲ 图4-69-1 胰腺髓样癌MRI表现

A. 横断面MR T2WI图像，胰体尾部见稍高信号肿块影，胰尾旁囊性信号影；B. DWI图像，肿块呈高信号；C~F. 分别为横断面MR T1WI平扫及动态增强三期图像，肿块实性成分不均匀强化，胰尾旁囊性灶无强化。

病理学表现

1. 大体 胰体尾大小11.0 cm×6.0 cm×6.0 cm，距胰腺切缘1.0 cm见一肿物，大小6.0 cm×4.5 cm×3.0 cm，切面灰白色，实性，质硬（图4-69-2A）。

2. 镜下 肿瘤呈膨胀性生长，肿瘤细胞呈圆形或卵圆形，核大，空泡状，胞质中等，可见大量核分裂象，肿瘤细胞主要排列成实性片状，细胞间边界不清，呈合体细胞样，部分区域可见片状坏死，间质纤维组织增生伴少量淋巴细胞及浆细胞浸润，少部分肿瘤细胞排列成不规则腺管状、筛孔状（图4-69-2B~D）。

3. 免疫组化 CAM5.2(+)，CK7(部分+)，CK20(-)，CDX2(少量+)，p40(-)，p16(-)，CD56(-)，Syn(-)，p53(野生型)，Ki-67(60%+)，MLH1(-)，MSH2(+)，MSH6(+)，PMS2(+)，α_1-ACT(-)，α_1-AT(-)，CD3(间质淋巴细胞+)。

4. 病理诊断与鉴别诊断

（1）诊断：（胰体尾）混合性腺癌（髓样癌占90%，导管腺癌占10%）。

（2）鉴别诊断

1）胰腺导管腺癌：肿瘤细胞缺乏合体细胞样生

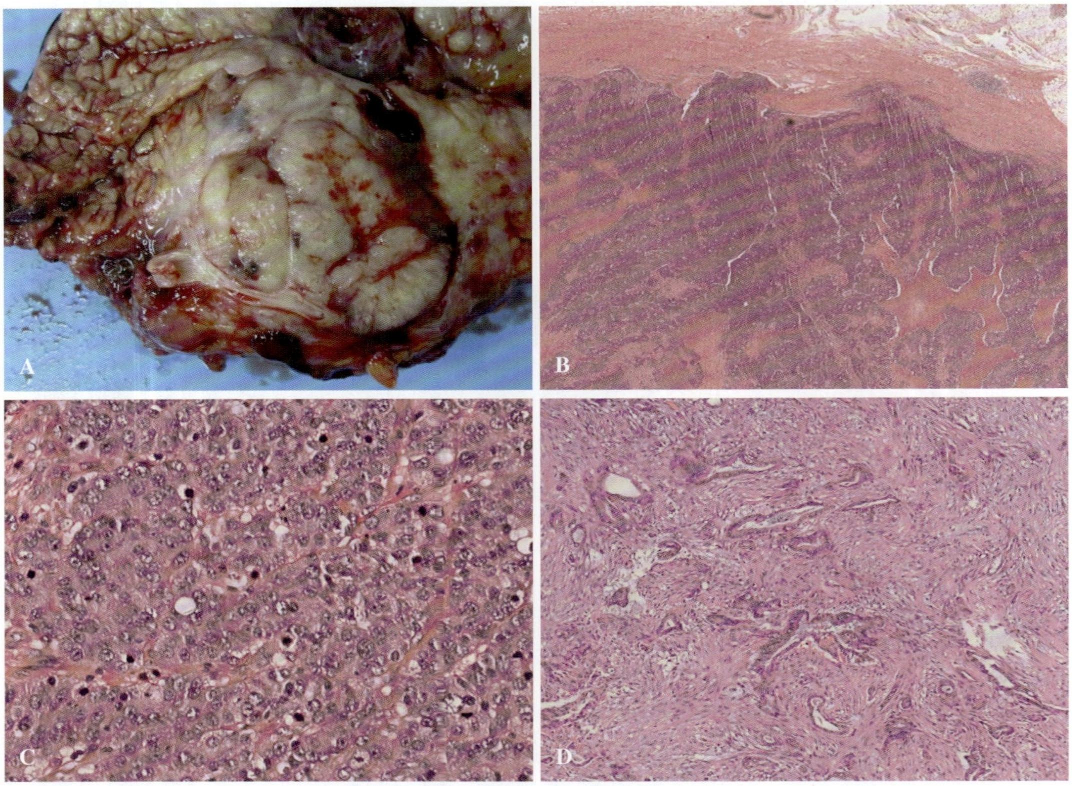

▲ 图 4-69-2 胰腺髓样癌病理学表现

A. 肿物灰白、灰红色,质硬,膨胀性生长;B. 肿瘤膨胀性生长,挤压周围组织(HE,20×);C. 髓样癌区域,肿瘤细胞核大、空泡状,核仁明显,细胞间边界不清,呈合体细胞样生长,间质内见散在淋巴细胞浸润(HE,400×);D. 部分区域见少量中分化导管腺癌成分(HE,100×)。

长模式,间质内炎细胞相对较少,肿瘤边缘界限不清,为浸润性边缘而非推挤性边缘。

2) EBV 相关性低分化癌:胰腺可以发生 EBV 相关性低分化癌,与髓样癌具有相似的形态学特征,组织学鉴别起来困难,可以通过 EBV 原位杂交进行鉴别。

3) 神经内分泌肿瘤:肿瘤细胞可以呈巢片状排列方式生长,缺乏间质内大量炎细胞浸润,免疫组化表达神经内分泌标志物(CgA、Syn、INSM1 等)。

4) 转移性髓样癌:重点检查其他部位是否有原发病灶,如果不能鉴别原发还是转移,借助某些转录因子抗体(CDX2、GATA3 等)可以帮助判别。

讨 论

胰腺髓样癌(pancreatic medullary carcinoma,PMC)是一种少见的胰腺低分化癌,虽然属于胰腺癌的组织学变异类型之一,但其预后好于胰腺导管腺癌,5 年生存率为 13%。PMC 患者多有癌症家族史,可以是偶发或发生于 Lynch 综合征患者。

PMC 具有特殊的组织学特征及分子特征。在组织学方面主要有以下特征:①肿瘤细胞分化较差,呈巢片状分布;②细胞间边界不清,呈合体细胞样生长模式,缺乏腺样结构;③纤维性间质较少,内见大量淋巴细胞、浆细胞及中性粒细胞浸润是其典型的特征;④肿瘤边缘界限清楚,对周围组织呈推进式生长而非浸润性生长;⑤免疫组化表达细胞角蛋白,且常存在一个或多个错配修复蛋白表达丢失,MLH1 失表达最常见。在分子方面,PMC 可作为 Lynch 综合征的一部分,与微卫星不稳定密切相关,最常影响错配修复蛋白 MLH1 的表达,部分也可以表现为基因 *MSH2* 无义突变,使得 MSH2 及 MSH6 蛋白失表达。除了与微卫星不稳定相关外,Kryklyv 等发现 PMC 中可以存在 *POLE* 基因体细胞突变,该突变将导致肿瘤具有较高的肿瘤突变负荷,使得患者具有更好的预后。另外,PMC 中 *KRAS* 基因常呈野生型,仅少部分病例可见 *KRAS* 基因 12 号密码子突变,说明其与胰腺导管腺癌的发病机制具有一定的差异。本病例髓样癌区域形态学表现与上述特征相似,免疫组化 MLH1 阴性,标本未做基因检测,也未做 EB 病毒原位杂交。患者在术后 9 个月发生了脑转移,未进行转移病灶活检,无法判断转移与髓样癌成分及传统导管腺癌成分的关系。

有关 PMC 影像学表现报道较少,PMC 在 CT 表现为一个边界不清的低密度肿块,在 MRI 上表现为 T1 低信号、T2 高信号,增强后动脉期强化不明显,可有延迟强化。影像上与 PDAC 表现极为相似,术前很难明确诊断。本例患者单靠影像学表现很难达到精准病理诊断,仍需借助术后病理确诊。

目前手术切除仍然是治疗 PMC 最有效的手段,由于髓样癌纤维性间质成分较少,且存在 *MSI-H* 及 *POLE* 突变导致的高肿瘤突变负荷,使得其对化疗更为敏感,预后相对 PDAC 更好。

参考文献

[1] Samdani R T, Hechtman J F, O'reilly E, et al. EBV-associated lymphoepithelioma-like carcinoma of the pancreas: case report with targeted sequencing analysis [J]. Pancreatology, 2015,15(3):302-304.

[2] Gill A J, Klimstra D S, Lam A K, et al. Tumours of the Pancreas [M]. WHO classification of tumours editorial board digestive system tumours. Lyon, France; IARC, 2019:295-371.

[3] LÜTtges J, Klöppel G. Update on the pathology and genetics of exocrine pancreatic tumors with ductal phenotype: Precursor lesions and new tumor entities [J]. Dig Dis, 2001,19(1):15-23.

[4] Klöppel G, Lüttges J. The pathology of ductal-type pancreatic carcinomas and pancreatic intraepithelial neoplasia: Insights for clinicians [J]. Curr Gastroenterol Rep, 2004,6(2):111-118.

[5] Wilentz R E, Goggins M, Redston M, et al. Genetic, immunohistochemical, and clinical features of medullary carcinoma of the pancreas: a newly described and characterized entity [J]. Am J Pathol, 2000,156(5):1641-1651.

[6] Banville N, Geraghty R, Fox E, et al. Medullary carcinoma of the pancreas in a man with hereditary nonpolyposis colorectal cancer due to a mutation of the msh2 mismatch repair gene [J]. Hum Pathol, 2006,37(11):1498-1502.

[7] Verocq C, Racu M L, Bafort D, et al. Pancreatic medullary carcinoma developed on a pancreatic intraductal papillary mucinous neoplasm with loss of msh2 and msh6 expression: A case report [J]. Diagn Pathol, 2021,16(1):117.

[8] Kryklyva V, Ter Linden E, Kroeze L I, et al. Medullary pancreatic carcinoma due to somatic pole mutation: A distinctive pancreatic carcinoma with marked long-term survival [J]. Pancreas, 2020,49(7):999-1003.

[9] Schawkat K, Manning M A, Glickman J N, et al. Pancreatic ductal adenocarcinoma and its variants: Pearls and perils [J]. RadioGraphics, 2020,40(5):1219-1239.

病例 70　胰腺印戒细胞癌

患者信息

男性患者,65 岁,3 个月前无明显诱因出现腹痛不适,伴腰背部疼痛、乏力、右肩部间断性疼痛。CA19-9 111.11 U/mL↑(参考值 0~37 U/mL),CA72-4、CEA 未见异常。

影像学表现

1. **影像学描述**　见图 4-70-1,图 4-70-2。
2. **影像学诊断**　胰尾部胰腺癌。

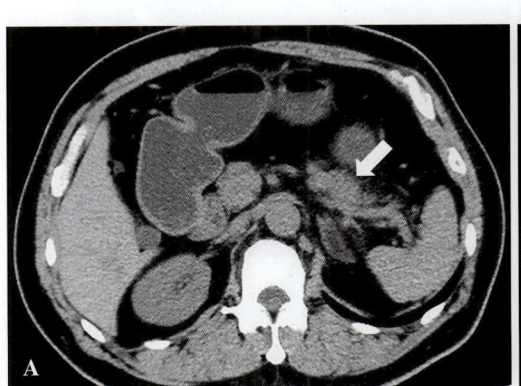
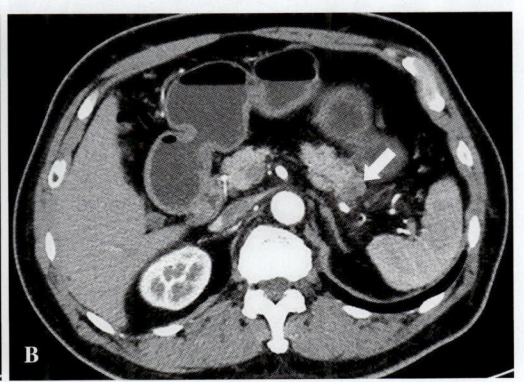

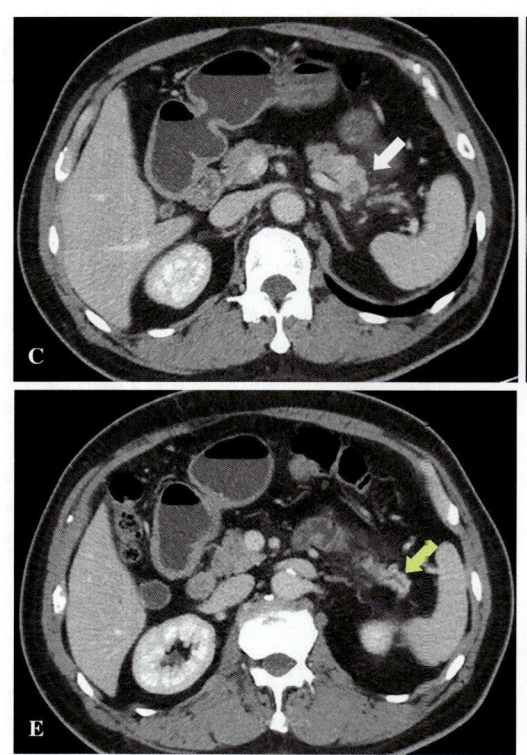

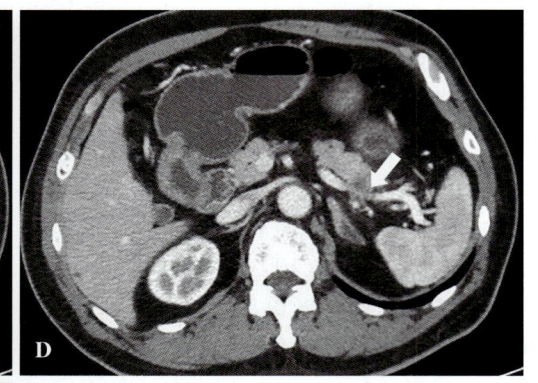

▲ 图4-70-1 胰腺印戒细胞癌CT表现

A. 横断面CT平扫图像，胰尾部可疑稍低密度结节（白箭）；B～E. 分别为横断面CT增强动脉期、门脉期及延迟期图像，胰尾部可见一枚大小约1.2 cm×1.4 cm稍低密度肿块影，增强门脉期呈稍低密度（白箭），上游胰管截断伴扩张（黄箭），胰周脂肪间隙模糊。

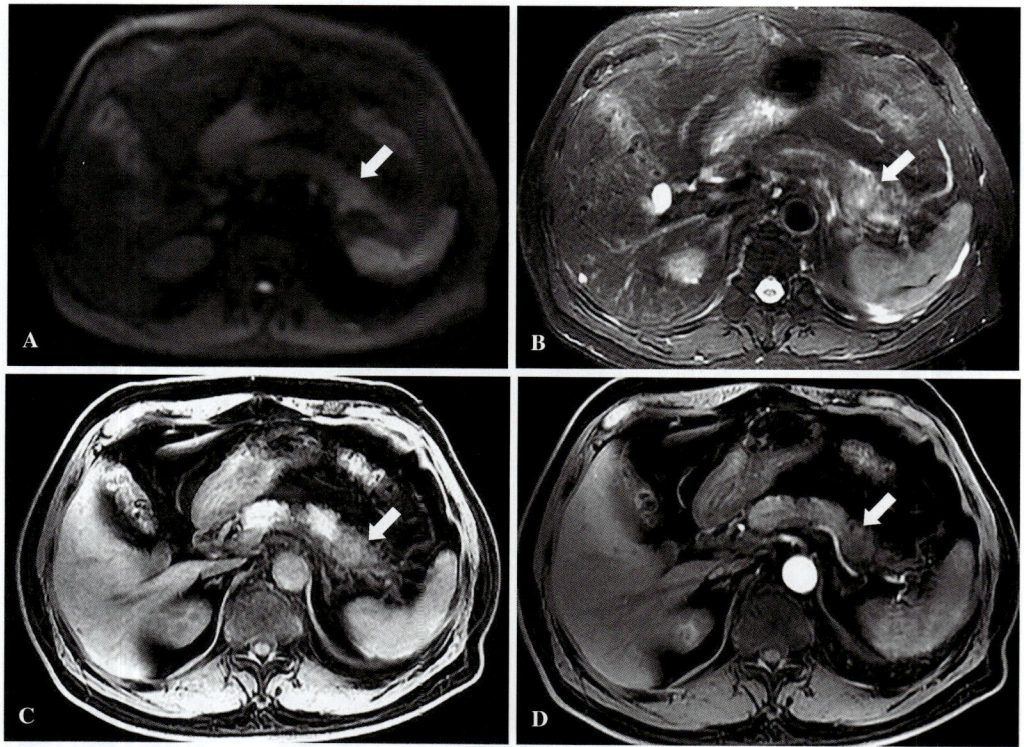

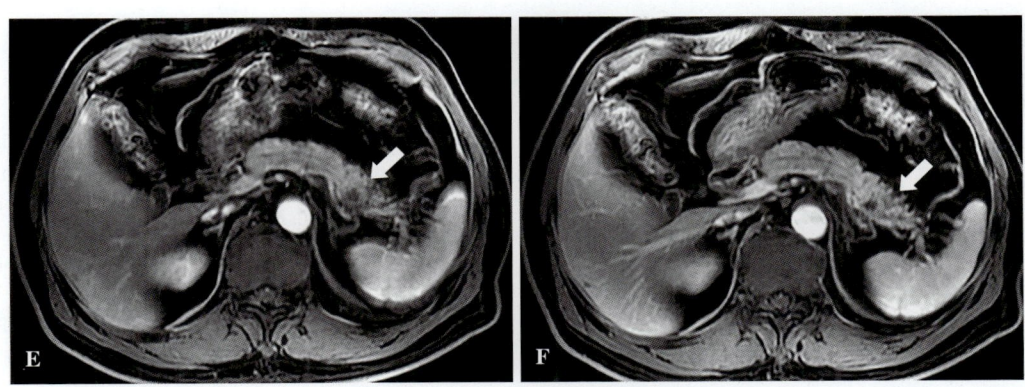

▲ 图 4-70-2 胰腺印戒细胞癌 MRI 表现

A. 横断面 DWI 图像,胰尾部弥散高信号结节(箭);B. 横断面 MR T2WI 图像,胰尾部病灶呈稍高信号(箭),上游胰腺实质肿胀并周围渗出影;C~F. 分别为横断面 MRI 平扫、增强动脉期、门脉期及延迟期图像,胰尾部可见一大小约 1.2 cm×1.4 cm 平扫稍低信号肿块影(箭),增强门脉期呈稍低信号。

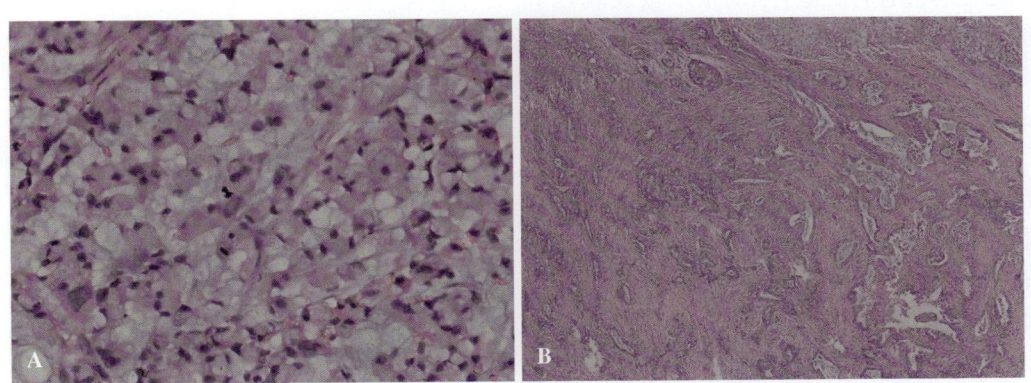

▲ 图 4-70-3 胰腺印戒细胞癌病理学表现

A. 印戒细胞癌区域(HE,400×);B. 中分化导管腺癌区域(HE,100×)。

病理学表现

1. 大体 胰体尾大小 7.0 cm×4.5 cm×2.0 cm,距胰腺切缘 3.5 cm 见一灰白色肿物,大小 2.5 cm×1.8 cm×1.2 cm,切面灰白色,实性,质硬,与周围组织分界不清。胰周找到淋巴结 20 枚,直径 0.5~1 cm。

2. 镜下 镜下见部分肿瘤细胞呈柱状,核大小不一,形态不规则,排列成腺样或筛状,部分肿瘤细胞呈圆形或卵圆形,胞质内充满黏液,细胞核被推挤至细胞一侧,呈"印戒样",弥漫片状分布(图 4-70-3)。

3. 免疫组化 CAM5.2(部分+)、CK7(−)、CK20(−)、CK19(−)、CK8/18(部分+)、CDX2(部分+)、CD34(血管+)、S100P(+)、DPC4(−)、MUC1(+)、MUC2(部分+)、MUC5(+)、MUC6(部分+)、MLH1(+)、MSH2(+)、MSH6(+)、PMS2(+)、p63(−)、p40(−)、Vimentin(间质+)、CD44(+)、HER2(0)、p53(突变型,70%+)、Ki-67(70%+)。

4. 病理诊断与鉴别诊断

(1) 诊断:(胰体尾)中至低分化导管腺癌(其中印戒细胞癌成分约占80%),胰周淋巴结(6/20)可见癌转移。

(2) 鉴别诊断:主要与胃肠、乳腺等其他部位原发的印戒细胞癌转移至胰腺相鉴别,消化内镜及相关影像学检查可以帮助排除诊断。

讨 论

印戒细胞癌是一种比较少见的低分化腺癌,因胞质内富含黏液,将细胞核挤至细胞一侧,形态上似"印戒"而得名。印戒细胞癌最常发生于胃,而发生于胰腺的非常少见。胰腺印戒细胞癌属于胰腺癌的特殊变异类型之一,占胰腺癌的比例不足1%。男性略多于女性,中位发病年龄为67岁,胰头最多见,最常见的症状为腹痛及无痛性进行性黄疸。

病理学方面,胰腺印戒细胞癌不难诊断,镜下表现为印戒样的肿瘤细胞呈弥漫性浸润性生长,黏附性差,侵袭性强,与其他部位的印戒细胞癌类似,因此,必须在排除原发于胃或者乳腺等部位的印戒细胞癌转移之后,才能诊断为胰腺原发的印戒细胞癌。本病例通过消化内镜及相关检查排除了胃或乳腺原发可能。

胰腺印戒细胞癌影像学表现目前只有个案报道,未发现可以与PDAC鉴别的特异性影像征象。多表现为边界不清的低密度或T1低信号、T2稍高信号肿块,增强后轻度强化;还可以表现为主胰管扩张伴多个壁结节。

胰腺印戒细胞癌起病隐匿,早期很难被发现,一旦确诊几乎都是晚期,且更易发生淋巴结转移和远处转移,早期影像学检查结果常阴性,缺乏敏感的肿瘤标记物,预后较差,其5年总生存率仅有3.40%,低于PDAC。

手术切除是胰腺印戒细胞癌唯一根治性治疗手段,对于晚期不可切除的患者,化疗是改善患者预后的有效手段,同时为进一步手术切除治疗提供了可能,目前其化疗方案参照PDAC。

参考文献

[1] Yepuri N, Naous R, Richards C, et al. Poorly differentiated signet ring cell carcinoma of pancreas masquerading as chronic pancreatitis [J]. J Surg Case Rep, 2018, 2018(8): rjy218.

[2] Nie D, Lan Q, Huang Y, et al. Epidemiology and prognostic analysis of patients with pancreatic signet ring cell carcinoma: A population-based study [J]. BMC Gastroenterol, 2022, 22(1): 458.

[3] Patel M, Hans H S, Pan K, et al. The impact of epidemiological factors and treatment interventions on survival in patients with signet ring cell carcinoma of the pancreas [J]. Am J Clin Oncol, 2018, 41(12): 1176-1184.

[4] Park W, Chawla A, O'reilly E M. Pancreatic cancer: A review [J]. Jama, 2021, 326(9): 851-862.

[5] Schawkat K, Manning M A, Glickman J N, et al. Pancreatic ductal adenocarcinoma and its variants: Pearls and perils [J]. Radiographics, 2020, 40(5): 1219-1239.

[6] Alexander D, Rashid L, Hollis M, et al. Primary signet ring cell carcinoma of the pancreatic head: A case report [J]. Clin Case Rep, 2019, 7(11): 2235-2238.

[7] Nie D, Yang J, Zheng H, et al. Survival analysis and individualized prediction of survival benefit for pancreatic signet ring cell carcinoma: A population study based on the seer database [J]. Bmc Gastroenterol, 2023, 23(1): 62.

[8] Radojkovic M, Ilic D, Ilic I. Primary signet ring cell carcinoma of the pancreas with a good response to chemotherapy: Case report and literature review [J]. Tumori, 2017, 103(Suppl. 1): E50-E2.

病例71 胰腺未分化癌

患者信息

女性患者,81岁。于2周前无明显诱因感上腹胀痛不适,触摸腹部时触到一直径5 cm×5 cm包块。CA19-9 >1 200 U/mL↑(参考值0～37 U/mL),CA24-2 82.13 U/mL↑(参考值0～20 U/mL),CA12-5 120.30 U/mL↑(参考值0～35 U/mL),CA50 97.94 U/mL↑(参考值0～25 U/mL),CEA 2.95 ng/mL(参考值0～10 U/mL),AFP 2.45 ng/mL(参考值0～8.78 ng/mL),CA15-3 17.6 U/mL(参考值0～31.3 U/mL)。

影像学表现

1. **影像学描述** 见图4-71-1,图4-71-2。

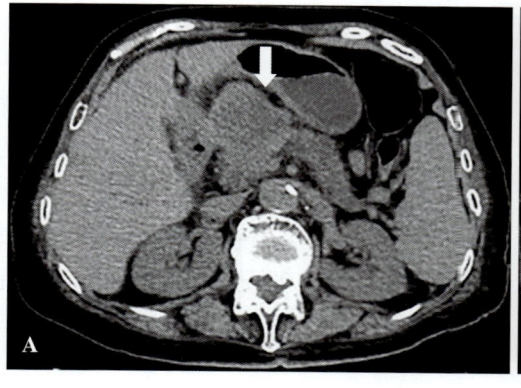
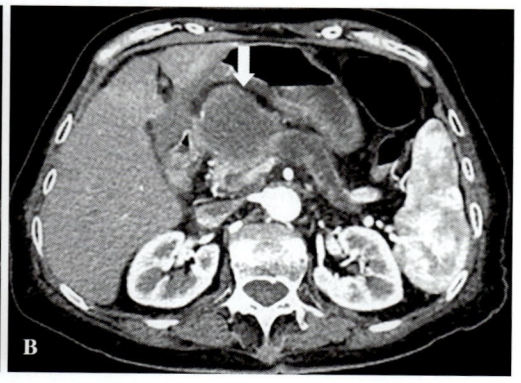

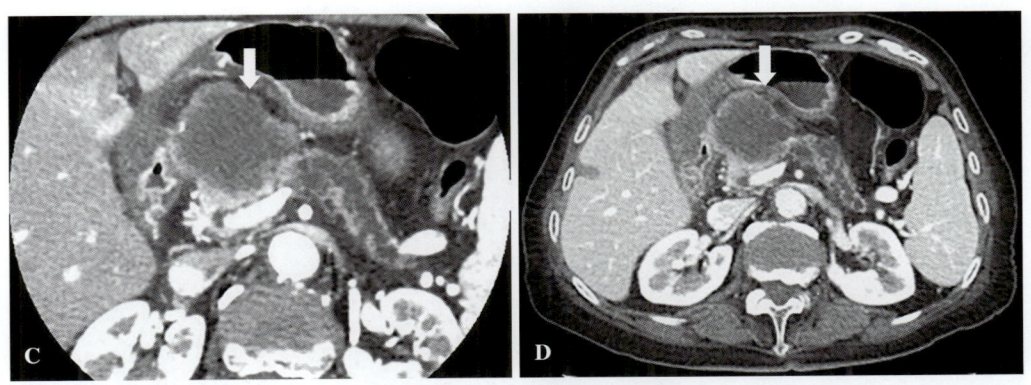

▲ 图 4-71-1　胰腺未分化癌 CT 表现

A. 横断面 CT 平扫,胰腺颈部见一低密度为主的肿块(箭),上游胰腺实质萎缩,主胰管扩张;B～D. 分别为 CT 增强动脉早期、动脉晚期和门脉期图像,肿块中心可见坏死无强化区,边缘轻度强化(箭),上游实质萎缩,胰管扩张。

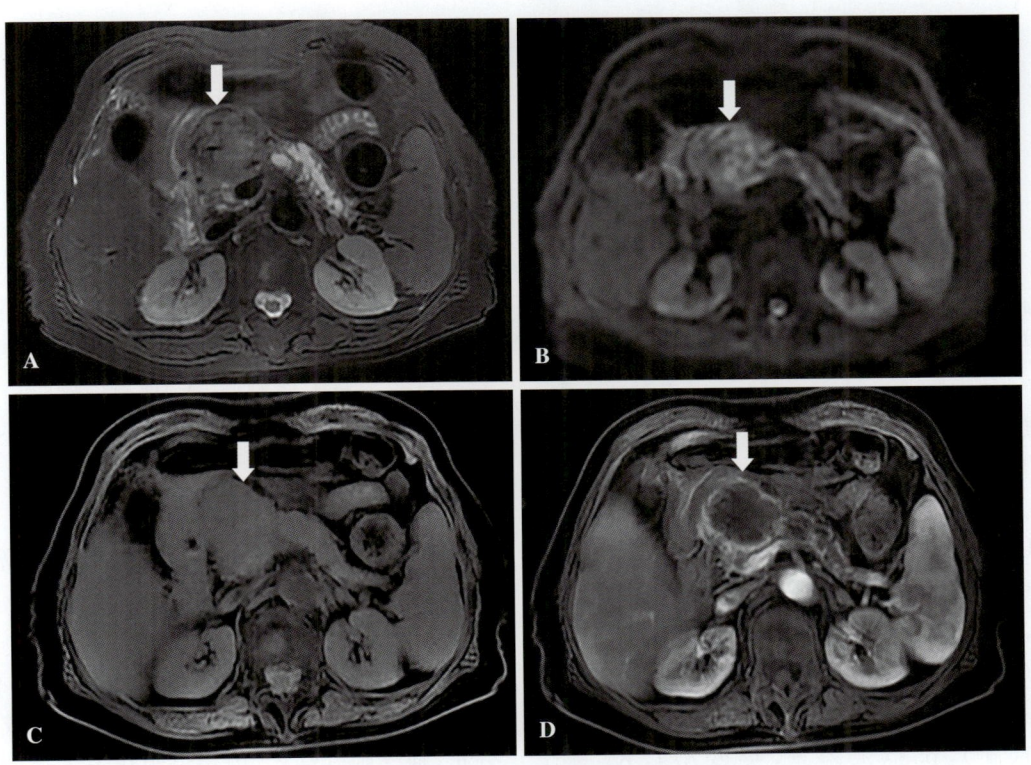

▲ 图 4-71-2　胰腺未分化癌 MRI 表现

A. 横断面 MR T2WI,胰腺颈部见一混杂信号肿块(箭),上游胰腺实质萎缩,主胰管扩张;B. DWI 图像,肿块呈高信号;C、D. 分别为横断面 MR T1WI 平扫和增强动脉期图像,肿块中心可见坏死无强化区,边缘轻度强化(箭),上游实质萎缩,胰管扩张。

2. 影像学诊断　胰头部胰腺癌。

病理学表现

1. 大体　胰头大小 9.0 cm×7.0 cm×5.0 cm,胰头结构不清。距十二指肠乳头 3.5 cm 胰头处见灰白色不规则囊壁样肿物,大小 9.0 cm×5.0 cm×5.0 cm,肉眼可见肿物侵犯胃壁组织(图 4-71-3A)。

2. 镜下　大片坏死中见片状或弥漫异型肿瘤细胞,细胞较大,核仁明显,肿瘤细胞间见大量中性粒细胞、淋巴细胞及少量浆细胞浸润;局部可见肿瘤细胞呈筛状、微乳头状排列。肿瘤侵犯胃壁至黏膜下层,大网膜内可见少量肿瘤细胞(图 4-71-3B～D)。

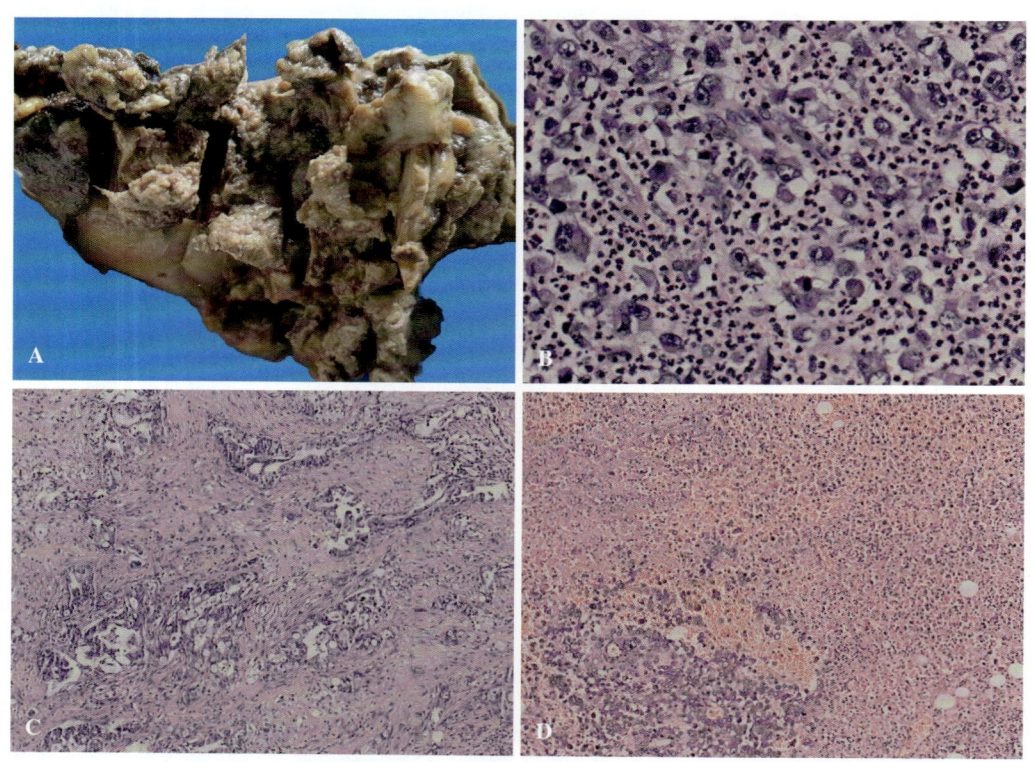

▲ 图 4-71-3 胰腺未分化癌病理学表现

A. 胰头不规则肿物呈囊壁样,灰白色,质软,较破碎;B. 大部分肿瘤细胞呈圆形或多边形,核大、空泡状,核仁大而明显,胞质中等,肿瘤细胞散在分布,其间见大量中性粒细胞及少量淋巴细胞、浆细胞浸润(HE,400×);C. 周边见少量中分化导管腺癌成分(HE,100×);D. 肿瘤局部见片状凝固性坏死(HE,100×)。

3. 免疫组化 CAM5.2(+),CK5/6(+),CK7(−),CK19(部分+),p63(+),Brachyury(−),S100P(+),DPC4(−),MUC5(中分化导管腺癌+),SALL4(−),GPC3(−),AFP(部分+),LCA(−),CD3(−),CD8(−),CD20(−),PAX5(−),CD21(−),CD35(−),CD30(−),CD68(−),CD1α(−),S100(−),Vimentin(+),Desmin(−),MyoD1(−),HMB45(−),BCOR(−),INI-1(−),SMARCA4(+),p53(95%+,突变型),Ki-67(95%+),EMA(+),NSE(−),D2-40(−)(图4-71-4)。

4. 病理诊断与鉴别诊断

(1)诊断:(胰头部)95%为未分化癌成分,5%为中分化导管腺癌成分。

(2)鉴别诊断

1)低分化导管腺癌:肿瘤细胞胞核不规则,胞质可丰富,异型显著,呈条索状、巢片状或单个散在分布,缺乏腺管结构,但免疫组化不表达Vimentin。

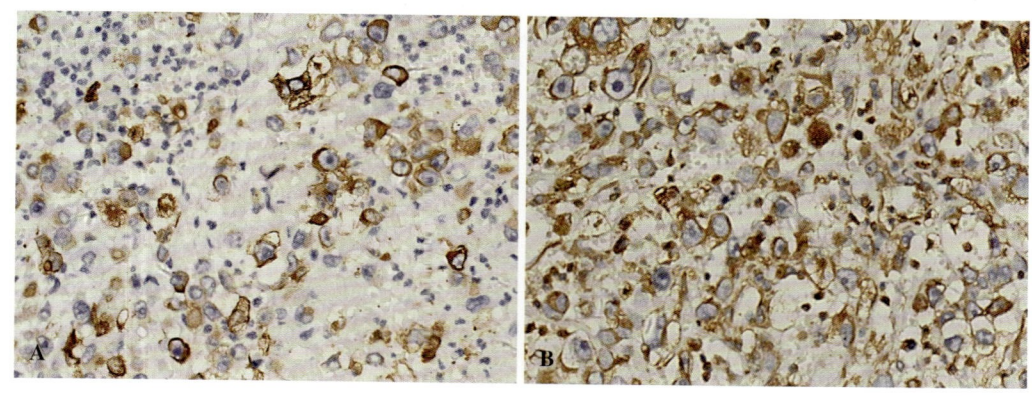

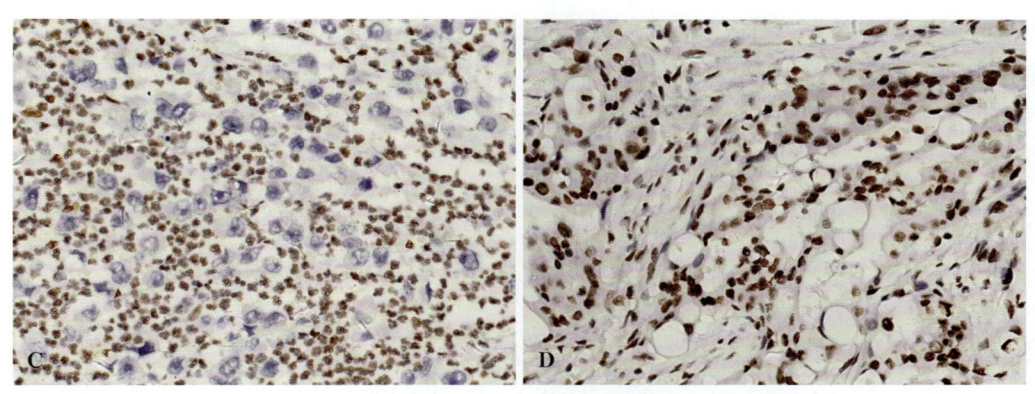

▲ 图 4-71-4 胰腺未分化癌免疫组织化学表现

A. CAM5.2 阳性(IHC,400×); B. Vimentin 阳性(IHC,400×); C. INI1 未分化癌成分缺失(IHC,400×); D. INI1 中分化导管腺癌成分未缺失(IHC,400×)。

2) 上皮样肉瘤：伴 SMARCB1(INI1)缺失的横纹肌样未分化癌需要与上皮样肉瘤相鉴别，两者均表现为上皮样肿瘤细胞，且免疫组化都表达 CK 和 Vimentin，INI1 缺失。但不同的是，胰腺未分化癌周边可出现经典的导管腺癌成分，间质内可见大量中性粒细胞浸润，基因检测结果与导管腺癌相似，而上皮样肉瘤无上述表现，且常伴有地图样的坏死。

3) 恶性间皮瘤：肿瘤细胞双向分化，可为梭形或上皮样，免疫组化表达 CK5/6、Calretinin、WT1、D2-40 等间皮细胞标志物。

4) 滑膜肉瘤：肿瘤细胞可双向表达，可表达 CK 及 Vimentin，不同程度表达 TLE1、BCL2、CD99 等标志物，基因检测示 t(X;18)(p11;q11)染色体异位致 SS18(SYT)-SSX 融合。

讨 论

胰腺未分化癌是胰腺癌的少见变异类型之一，该病也被称为巨细胞癌、多形性大细胞癌及肉瘤样癌。男性略多于女性，好发于老年人，多发生在胰体尾。未分化癌最常见的症状为腹痛和体重减轻，缺乏特异的症状和体征。与 PDAC 不同，未分化癌的 CEA、CA19-9 一般不升高，而本病例升高可能是由于混杂有中分化导管腺癌的成分，此外未分化癌患者可伴白细胞增多、C 反应蛋白升高。

病理学方面，未分化癌是一种缺乏明确分化方向的恶性上皮源性肿瘤，无腺管形成、黏液分泌及角化现象。典型表现为肿瘤细胞黏附性差、细胞较丰富以及间质成分较少。免疫组织化学染色显示肿瘤细胞大多 Vimentin 及角蛋白阳性，E-cadherin 阴性。目前，未分化癌分为三种类型：间变性未分化癌、肉瘤样未分化癌、癌肉瘤。另外，在 2019 年 WHO 消化系统肿瘤分类中提出了一种非常罕见的具有横纹肌样特征的大细胞癌的亚型，其肿瘤细胞呈圆形至多边形，胞质嗜酸性，偶见包涵体，胞核呈空泡状并可见明显核仁，这种横纹肌样的特征被认为是具有更强侵袭性和更差预后的特征。

随着测序技术的进步，有关未分化癌分子特征的研究取得了一些进展。未分化癌中可检测到 KRAS、TP53、CDKN2A/B 和 SMAD4 的基因改变，其中最常见的是 KRAS 突变，这进一步支持了未分化癌是胰腺癌变异类型的观点。横纹肌样未分化癌虽然是肉瘤样未分化癌的罕见亚型，但其 KRAS 基因突变频率较低，而扩增频率较高，KRAS 的改变与 SMARCB1(INI1) 完整表达具有强相关性，SMARCB1 表达缺失致使 SWI/SNF 复合体抑癌作用丧失。本病例表现为 INI1 蛋白表达缺失。

影像学方面，未分化癌多有出血和坏死，表现为实性或囊实性肿块，边界不清，若伴有出血，MR T1WI 上可见高信号，增强后肿块实性部分强化，囊性部分无强化。

手术切除是根治未分化癌的唯一有效手段，化疗是治疗胰腺未分化癌的辅助手段，与 FOLFIRINOX 方案相比，含有白蛋白紫杉醇的化疗方案似乎对于未分化癌患者更有益，而 PD-L1 高表达的患者可以从免疫检查点抑制剂治疗中获益。

由于具有较强的侵袭性，胰腺未分化癌的预后较差，有研究表明其中位生存期仅为 3 个月，明显低于导管腺癌(中位生存期 11 个月)，大多数患者总生存期不足 1 年，且 80% 的患者确诊时已经丧失了手术切除的机会，因此，如何做到早发现、早治疗仍然是急需解决的问题。

本例患者为老年女性,肿瘤指标升高,单纯影像学表现难以与导管腺癌、腺鳞癌、印戒细胞癌鉴别,诊断仍需借助病理检查。

参考文献

［1］Gill A J, Klimstra D S, Lam A K, et al. Tumours of the pancreas. Who classification of tumours editorial board digestive system tumours ［M］. Lyon, France: Iarc, 2019: 295 - 371.

［2］Clark C J, Graham R P, Arun J S, et al. Clinical outcomes or anaplastic pancreatic cancer: A population-based study ［J］. J Am Coll Surg, 2012, 215(5): 627 - 634.

［3］Paal E, Thompson L D, Frommelt R A, et al. A Clinicopathologic and immunohistochemical study of 35 anaplastic carcinomas of the pancreas with a review of the literature ［J］. Ann Diagn Pathol, 2001, 5(3): 129 - 140.

［4］Imaoka H, Ikeda M, Maehara K, et al. Risk stratification and prognostic factors in patients with unresectable undifferentiated carcinoma of the pancreas ［J］. Pancreatology, 2021, 21(4): 738 - 745.

［5］Ishigami K, Nishie A, Yamamoto T, et al. Imaging features of undifferentiated carcinoma of the pancreas ［J］. J Med Imaging Radiat Oncol, 2019, 63(5): 580 - 588.

［6］Sano M, Homma T, Hayashi E, et al. Clinicopathological characteristics of anaplastic carcinoma of the pancreas with rhabdoid features ［J］. Virchows Arch, 2014, 465(5): 531 - 538.

［7］Hoorens A, Prenzel K, Lemoine N R, et al. Undifferentiated carcinoma of the pancreas: Analysis of intermediate filament profile and Ki-ras mutations provides evidence of a ductal origin ［J］. J Pathol, 1998, 185(1): 53 - 60.

［8］Bazzichetto C, Luchini C, Conciatori F, et al. Morphologic and molecular landscape of pancreatic cancer variants as the basis of new therapeutic strategies for precision oncology ［J］. Int J Mol Sci, 2020, 21(22): 8841.

［9］Sakakida T, Ishikawa T, Doi T, et al. Genomic landscape and clinical features of rare subtypes of pancreatic cancer: Analysis with the national database of Japan ［J］. J Gastroenterol, 2023, 58(6): 575 - 585.

［10］Agaimy A, Haller F, Frohnauer J, et al. Pancreatic undifferentiated rhabdoid carcinoma: KRAS alterations and SMARCB1 expression status define two subtypes ［J］. Mod Pathol, 2015, 28(2): 248 - 260.

［11］Andrades A, Peinado P, Alvarez-Perez J C, et al. SWI/SNF complexes in hematological malignancies: Biological implications and therapeutic opportunities ［J］. Mol Cancer, 2023, 22(1): 39.

［12］Imaoka H, Ikeda M, Umemoto K, et al. Comprehensive review of undifferentiated carcinoma of the pancreas: From epidemiology to treatment ［J］. Jpn J Clin Oncol, 2023, 53(9): 764 - 773.

［13］Mittal P, Roberts C W M. The SWI/SNF complex in cancer-biology, biomarkers and therapy ［J］. Nat Rev Clin Oncol, 2020, 17(7): 435 - 448.

［14］Latenstein A E J, van der Geest L G M, Bonsing B A, et al. Nationwide trends in incidence, treatment and survival of pancreatic ductal adenocarcinoma ［J］. Eur J Cancer, 2020, 125: 83 - 93.

［15］Vincent A, Herman J, Schulick R, et al. Pancreatic cancer ［J］. Lancet, 2011, 378(9791): 607 - 620.

病例 72　胰腺伴破骨样巨细胞的未分化癌

患者信息

女性患者,56岁,1个月前饭后出现胀痛,自发病以来,患者体重明显减轻,1个月内减轻2 kg。CA19 - 9 63.91 U/mL↑(参考值0～37 U/mL),CA50 34.02 U/mL(参考值0～25 U/mL),CA24 - 2 21.01 U/mL↑(参考值0～20 U/mL)。

影像学表现

1. **影像学描述**　见图4 - 72 - 1,图4 - 72 - 2。

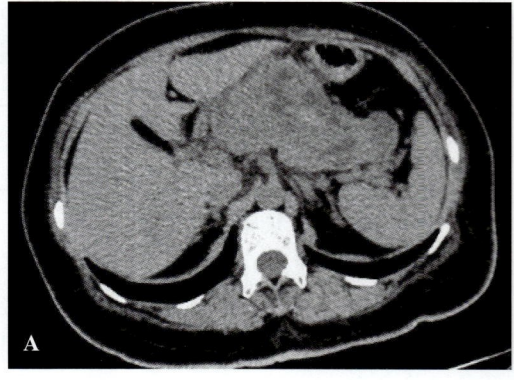

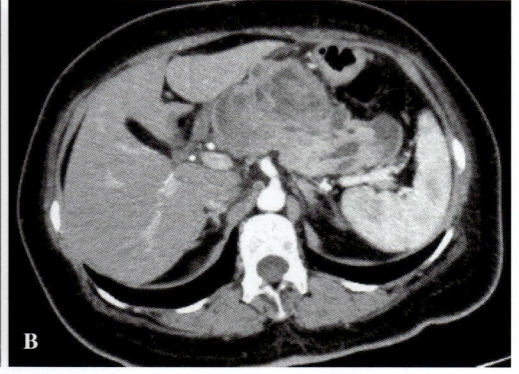

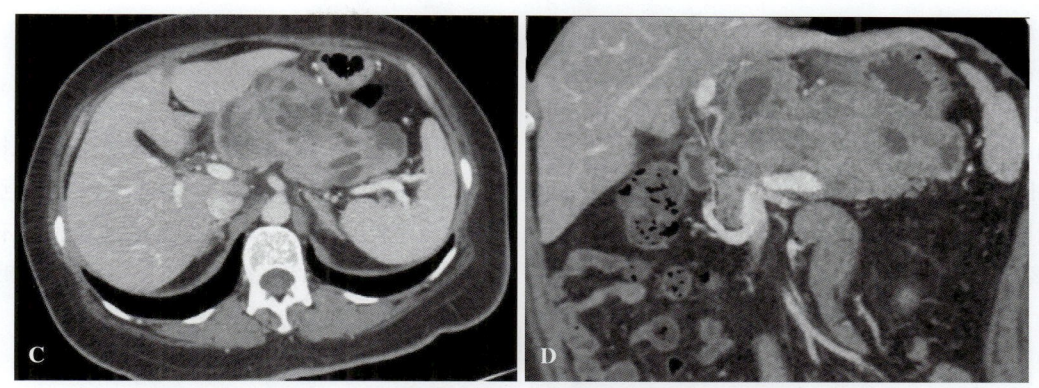

▲ 图 4-72-1 胰腺伴破骨样巨细胞的未分化癌 CT 表现

A. 横断面 CT 平扫图像，胰腺体尾部上方外生性囊实性病变，密度不均匀；B、C. 分别为 CT 增强动脉期及延迟期图像，增强扫描肿块实性部分呈轻中度强化，囊性部分无明显强化；D. 冠状面 CT 门脉期图像，胰腺病变与周围结构分界不清，胃体受累。

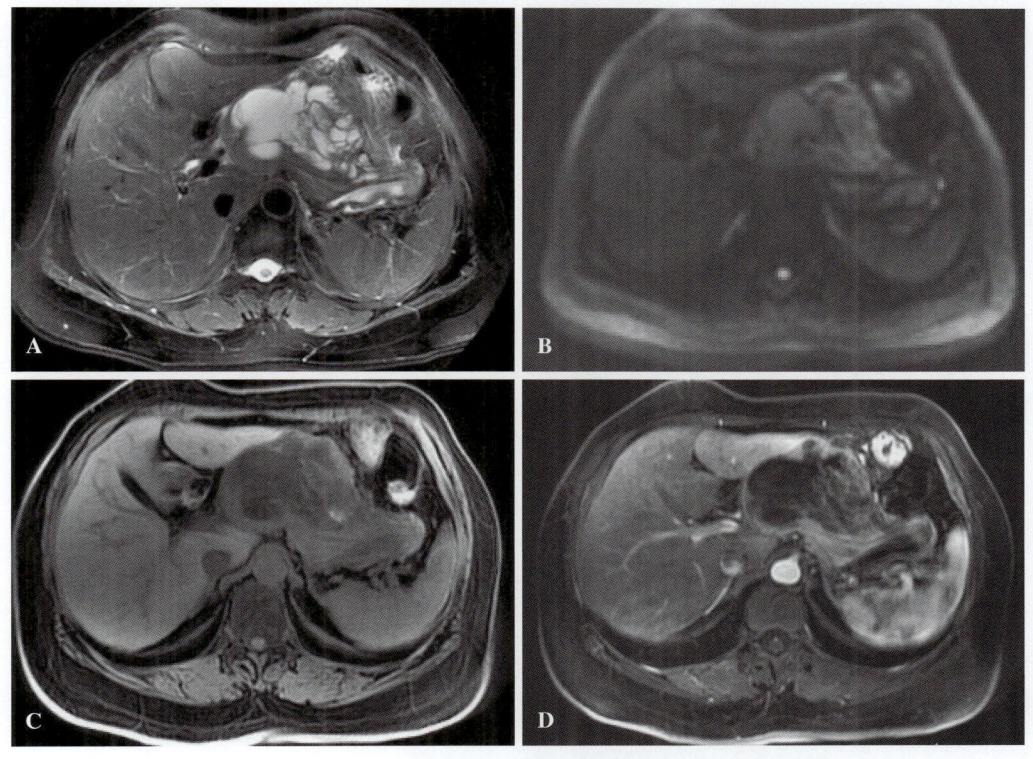

▲ 图 4-72-2 胰腺伴破骨样巨细胞的未分化癌 MRI 表现

A. 横断面 MR T2WI，胰腺体尾部上方外生性囊实性病变，信号不均匀；B. DWI 图像，实性成分信号略增高，C、D. 分别为横断面 MR T1WI 平扫和增强动脉期图像，T1WI 上呈不均匀低信号，内见点片状高信号影，增强扫描肿块实性部分呈轻中度强化，囊性部分无明显强化。

2. **影像学诊断** 胃底部胃肠道间质瘤（误诊）。

病理学表现

1. **大体** 胰体尾大小 11.0 cm×7.0 cm×5.0 cm，距胰腺切缘 3.0 cm 见一肿物，大小 10.0 cm×6.0 cm×5.0 cm，切面灰白色，实性，质软，与周围组织界限清楚。

2. **镜下** 肿瘤细胞主要由多形性、卵圆形和梭形细胞构成，肿瘤细胞黏附性差，纤维间质少，伴片状坏死，肿瘤细胞核高级别，异型显著，核分裂象易见，可见破骨细胞样巨细胞，呈弥漫片状分布，部分区域可见不规则腺管状排列的普通型导管腺癌成分。未见神经侵犯及脉管癌栓，侵犯胰腺周围脂肪组织（图 4-72-3）。

3. 免疫组化 CAM5.2(部分+), Vimentin(+), p63(部分+), CK8/18(+), CK5/6(少量+), CD34(血管+), D2-40(−), DPC4(+), SMA(间质+), Desmin(−), MLH1(+), PMS2(+), MSH2(+), MSH6(+), CD4(大部分淋巴细胞+), CD8(少部分淋巴细胞+), CD20(极少数淋巴细胞+), CD68(多核巨细胞+), S100P(部分+), PD-1(淋巴细胞2%+), PD-L1(−), p53(50%+), Ki-67(局灶20%+)(图4-72-4)。

4. 病理诊断及鉴别诊断

(1) 诊断:(胰体尾)伴破骨样巨细胞的未分化癌。

(2) 鉴别诊断:需要与其他具有瘤样巨细胞的未分化癌鉴别,前者的破骨细胞样巨细胞没有异型,为非肿瘤性,而后者的瘤样巨细胞具有显著的异型性。

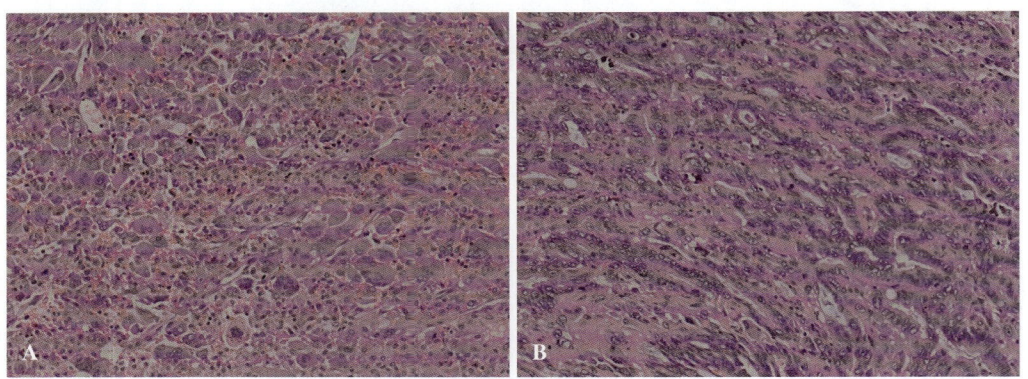

▲ 图4-72-3 胰腺伴破骨样巨细胞的未分化癌病理学表现

A.肿瘤细胞呈多形性,异型显著,细胞黏附性差,其间见大量破骨样多核巨细胞分布(IHC, 200×); B.周边见少量导管腺癌成分(HE, 200×)。

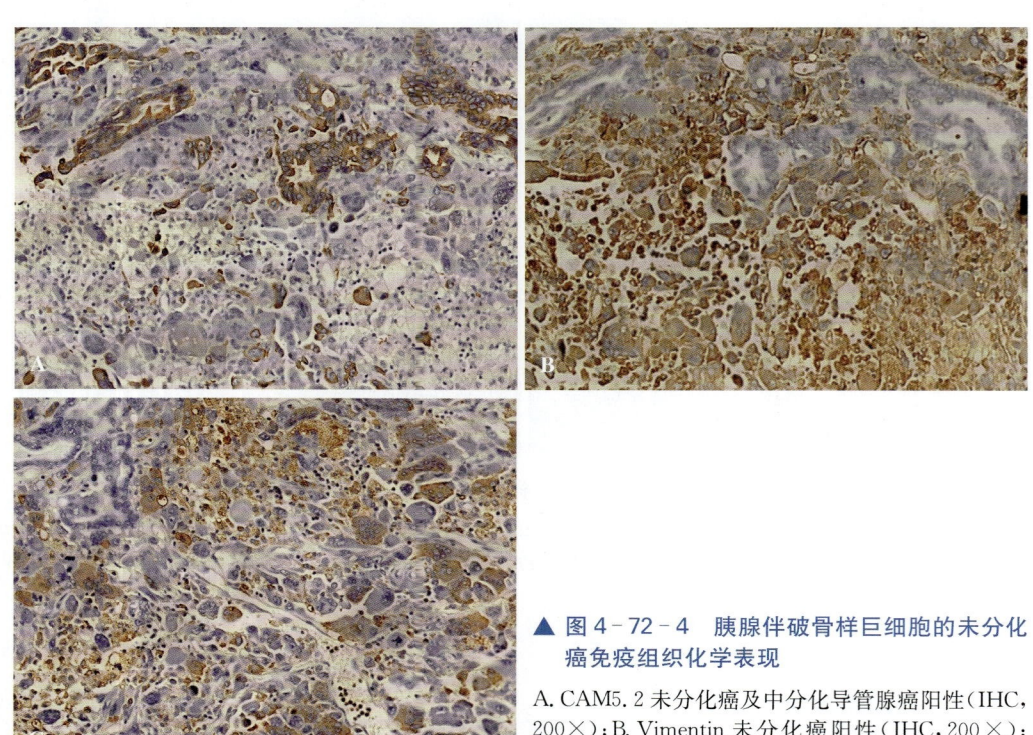

▲ 图4-72-4 胰腺伴破骨样巨细胞的未分化癌免疫组织化学表现

A. CAM5.2未分化癌及中分化导管腺癌阳性(IHC, 200×); B. Vimentin未分化癌阳性(IHC, 200×); C. CD68破骨样多核巨细胞阳性(IHC, 200×)。

讨 论

胰腺未分化癌(UCO)是一种少见的胰腺恶性肿瘤,占胰腺所有恶性肿瘤的2%~7%。而胰腺伴破骨细胞样巨细胞的未分化癌(undifferentiated carcinoma with osteoclast-like giant cells, UCOGC)更为罕见,占胰腺恶性肿瘤中的比例不足1%,患者平均发病年龄为62岁。此外,UCOGC可与导管腺癌、黏液性囊性肿瘤以及间变性癌并发。UCOGC的预后存在争议,与其他PDAC相比,大多数UCOGC的预后较差,中位或平均生存期不到一年,但与其他未分化癌相比,UCOGC的预后相对较好。

病理学上,肿瘤体积通常较大,呈实性或囊实性,术前诊断较困难,通常被误诊为胰腺囊性癌、囊腺瘤或其他肿瘤,镜下主要有3种细胞类型:非肿瘤性的破骨细胞样巨细胞、单核性组织细胞及卵圆形或梭形的单核肿瘤细胞,破骨细胞样巨细胞多见于出血或坏死区域,肿瘤组织内还可见骨样、软骨样结构,可见片状出血、坏死及囊性变。免疫组化无特异性标志物,其中破骨细胞样巨细胞表达组织细胞标志物(如CD68),不表达上皮标志物,肿瘤性单核细胞表达Vimentin、EMA、CEA。

文献对其影像学表现报道较少。根据既往文献报道,UCOGC在CT上表现为体积较大、边界欠清的低密度肿块,MR T1WI上呈低信号、T2WI上呈混杂高信号。骨样及软骨样结构在CT上为高密度,而肿瘤的出血在MR T1WI上为高信号,囊变在MR T1WI上呈低信号、T2WI上呈高信号改变。DWI显示肿块大部分为稍低信号,可能与出血或含铁血黄素沉着有关。增强囊壁及分隔有强化。

此外,Luchini等人发现,PD-L1在UCOGC中的表达低于胰腺导管腺癌,PD-L1阳性UCOGC的病死率是PD-L1阴性UCOGC的3倍。另有病例报道发现,UCOGC即使不进行手术切除也能对PD-1/PD-L1抑制剂产生持续疗效。因此,鉴于胰腺未分化癌的侵袭性强,使用宏基因组学二代测序(NGS)和PD-1/PD-L1检测进一步优化早期治疗方案,使患者从中获益最大化,为患者治疗提供新的思路。

本例患者为老年女性,肿瘤指标升高,影像学可见胰体尾囊实性肿块,内见出血,增强分隔及囊壁持续强化,DWI弥散稍低信号,但未见明显骨样结构,因此诊断存在挑战。最初误诊为胃底部胃肠道间质瘤原因在于定位错误,误以为来源于胃底且为囊实性占位,因此考虑为胃肠道间质瘤。

参考文献

[1] Nagtegaal ID, Odze RD, Klimstra D, et al. The 2019 WHO classification of tumours of the digestive system [J]. Histopathology, 2020, 76(2): 182-188.

[2] Gao HQ, Yang YM, Zhuang Y, et al. Locally advanced undifferentiated carcinoma with osteoclast-like giant cells of the pancreas [J]. World J Gastroenterol, 2015, 21(2): 694-698.

[3] Lukáš Z D K, Kroupová I, Valášková I, et al. Immunohistochemical and genetic analysis of osteoclastic giant cell tumor of the pancreas [J]. Pancreas, 2006, 32(3): 325-329.

[4] Luchini C, Cros J, Pea A, et al. Pd-1, Pd-L1, and CD163 in pancreatic undifferentiated carcinoma with osteoclast-like giant cells: Expression patterns and clinical implications [J]. Hum Pathol, 2018, 81: 157-165.

[5] Besaw R J, Terra A R, Malvar G L, et al. Durable response to pd-1 blockade in a patient with metastatic pancreatic undifferentiated carcinoma with osteoclast-like giant cells [J]. JNCCN, 2021, 19(3): 247-252.

[6] 丛文铭,郑建明. 临床病理诊断与鉴别诊断:肝、胆、胰疾病 [M]. 北京:人民卫生出版社,2019.

[7] 于进超,王黎明,李振芝. 伴破骨细胞样巨细胞的胰腺未分化癌CT及MRI表现1例并文献复习[J]. 中国临床医学影像杂志,2020,31(10): 754-756.

[8] 张丹斌,陈涛. 伴破骨细胞样巨细胞的胰腺未分化癌的CT及MRI表现(附5例报道及文献复习)[J]. 影像研究与医学应用,2023,7(5): 45-47.

病例73 胰腺导管腺癌伴微乳头状癌

患者信息

男性患者,58岁。体检发现CA19-9(103 U/mL)升高,当地医院胰腺CT增强示:胰腺体部占位,胰腺癌可能性大。CA50 126.16 U/mL↑(参考值0~25 U/mL),CA19-9 155.58 U/mL↑(参考值0~37 U/mL),CEA及CA72-4正常。

影像学表现

1. **影像学描述** 见图4-73-1。
2. **影像学诊断** 胰尾部胰腺癌。

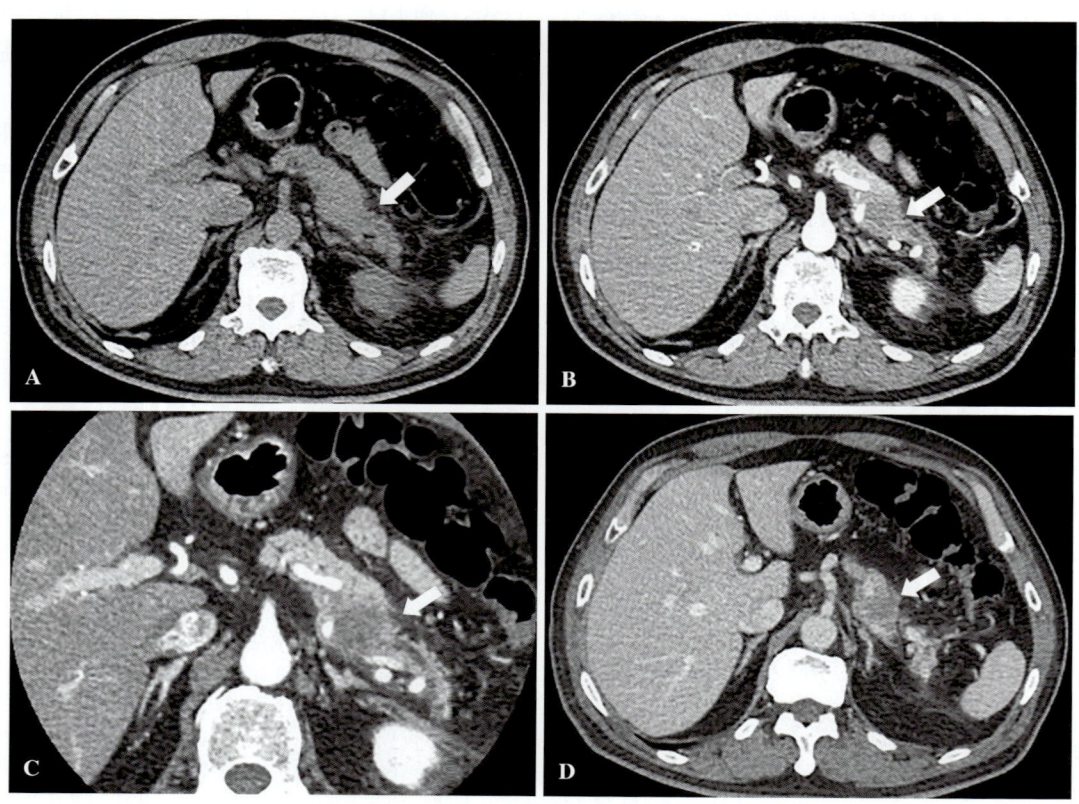

▲ 图 4-73-1 胰腺导管腺癌伴微乳头状癌 CT 表现

A. 横断面 CT 平扫，胰尾部饱满，局部见等密度结节（箭），上游胰腺实质萎缩，胰管扩张；B～D. 分别为横断面 CT 增强动脉早期、动脉晚期及延迟期图像，胰尾部肿块呈稍低密度，强化程度弱于周围实质（箭），主胰管扩张，上游胰腺实质萎缩。

病理学表现

1. 大体 胰体尾大小 13.0 cm×4.5 cm×3.2 cm，距胰腺切缘 4.5 cm 胰体尾处见不规则肿物，大小 6.5 cm×4.0 cm×3.0 cm，切面灰白色，实性，质硬，与周围组织界限不清（图 4-73-2A）。

2. 镜下 部分区域呈普通型导管腺癌，约 40% 区域肿瘤细胞排列成不含纤维脉管轴心的细胞簇状微乳头状结构，可见神经侵犯、脉管癌栓及脉管侵犯，肿瘤侵犯脾动脉（图 4-73-2B、C）。

3. 免疫组化 CAM5.2(+)，p63(-)，CK19(+)，CK20(-)，MUC6(-)，MUC1(+)，PP(-)，CK8/18(+)，MUC2(-)，p40(-)，CK7(-)，MUC5(部分+)，ECAD(部分+)，CK5/6(-)，MLH1(+)，PMS2(+)，MSH2(+)，MSH6(+)，CD44(部分+)，Desmin(间质少量+)，S100P(-)，GPC3(-)，HER2(1+)，p53(30%+，突变型)，Ki-67(70%+)。

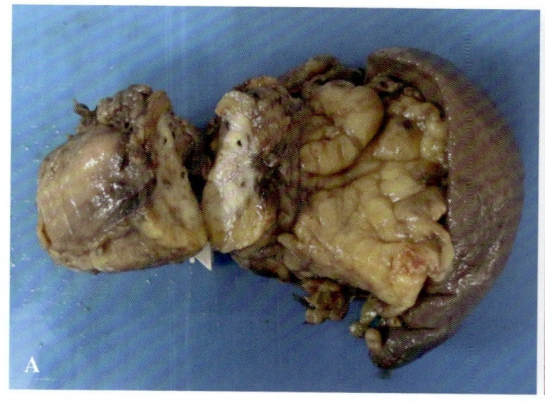
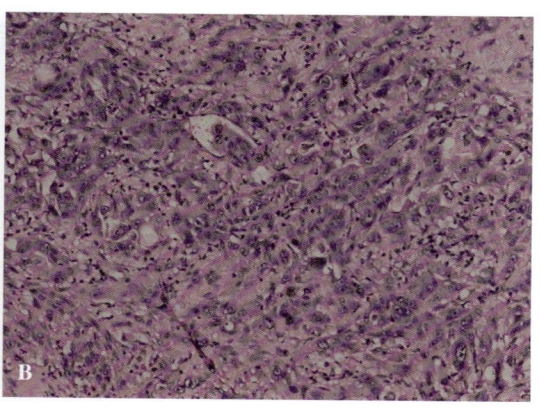

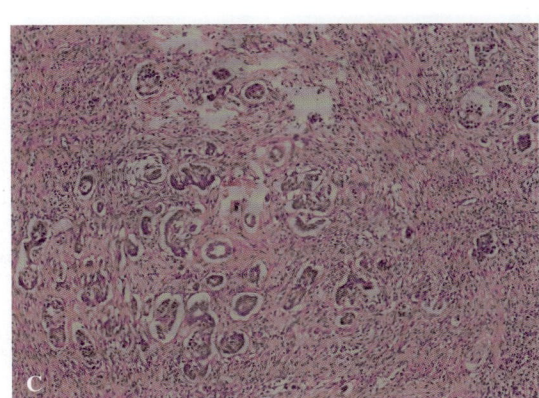

▲ 图 4-73-2　胰腺导管腺癌伴微乳头状癌病理学表现
A. 胰体尾见不规则肿物，灰白色，质硬；B. 低分化导管腺癌成分（HE，100×）；C. 微乳头成分（HE，100×）。

4. 病理诊断　（胰体尾）低分化导管腺癌，可见微乳头状成分（约占 40%）。

讨　论

浸润性微乳头状癌具有独特的组织学形态，最初被描述于乳腺，现在在其他器官中越来越多地被认为是肿瘤的一个独立亚型，包括膀胱、肺、大唾液腺等器官。微乳头状癌在整个肿瘤中表现为不同比例，可为局灶性的，也可占肿瘤大部分。

2019 版 WHO 消化系统肿瘤分类将胰腺浸润性微乳头状癌作为胰腺导管腺癌的一个新命名的亚型，诊断标准是肿瘤中微乳头成分≥50%，这种亚型具有更强的侵袭性，易发生脉管侵犯及淋巴结转移。病理学上，肿瘤细胞呈微乳头状排列，周围伴有组织收缩裂隙。本例患者微乳头状癌占比 40%，未达到浸润性微乳头状癌的诊断标准，因此诊断为胰腺导管腺癌伴微乳头状癌。

目前，由于发病率较低，除乳腺浸润性微乳头状癌外，其他部位的浸润性微乳头状癌尚未取得一致的研究结果，而胰腺浸润性微乳头状癌更为罕见，相关影像学表现为个案报道。据报道，胰腺微乳头状癌 CT 为低密度，MR T1WI 上呈等信号，T2WI 上呈稍高信号，增强轻度强化，但确诊仍需借助病理检查。

参考文献

[1] Khayyata S, Basturk O, Adsay NVJMP. Invasive micropapillary carcinomas f the ampullo-pancreatobiliary region and their association with tumor-infiltrating neutrophils [J]. Mod Pathol, 2005, 18(11): 1504-1511.

[2] Lee S J, Bae H I, Yoon G, et al. Cytological, histological, and molecular characteristics of pure invasive micropapillary carcinoma of pancreas: A case report [J]. Medicine (Baltimore), 2020, 99(24): E20668.

[3] 郝金燕，杨壹羚，李帅，等. 不同器官浸润性微乳头状癌形态病理学及基础研究进展[J]. 中国肿瘤临床，2011, 38(19): 1230-1233.

[4] 姚建国，刘颖. 浸润性微乳头状癌的临床病理研究现状[J]. 临床与实验病理学杂志，2016, 32(12): 1379-1382.

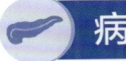

病例 74　胰腺低黏附性癌

患者信息

女性患者，75 岁，1 个月前无明显诱因出现消瘦，伴有腹痛、腹胀、腹泻、腰背部疼痛、全身皮肤及巩膜黄染、消瘦、恶心、呕吐。CA19-9 503.07 U/mL↑（参考值 0~37 U/mL），CA50 >180 U/mL↑（参考值 0~25 U/mL），CEA、CA24-2、CA12-5、CA15-3、AFP 正常。

影像学表现

1. **影像学描述**　见图 4-74-1。
2. **影像学诊断**　胰头部胰腺癌。

病理学表现

1. **大体**　胰头大小 9.0 cm×4.5 cm×5.0 cm，距胰腺切缘 0.7 cm 胰头部见灰白色不规则肿物，大

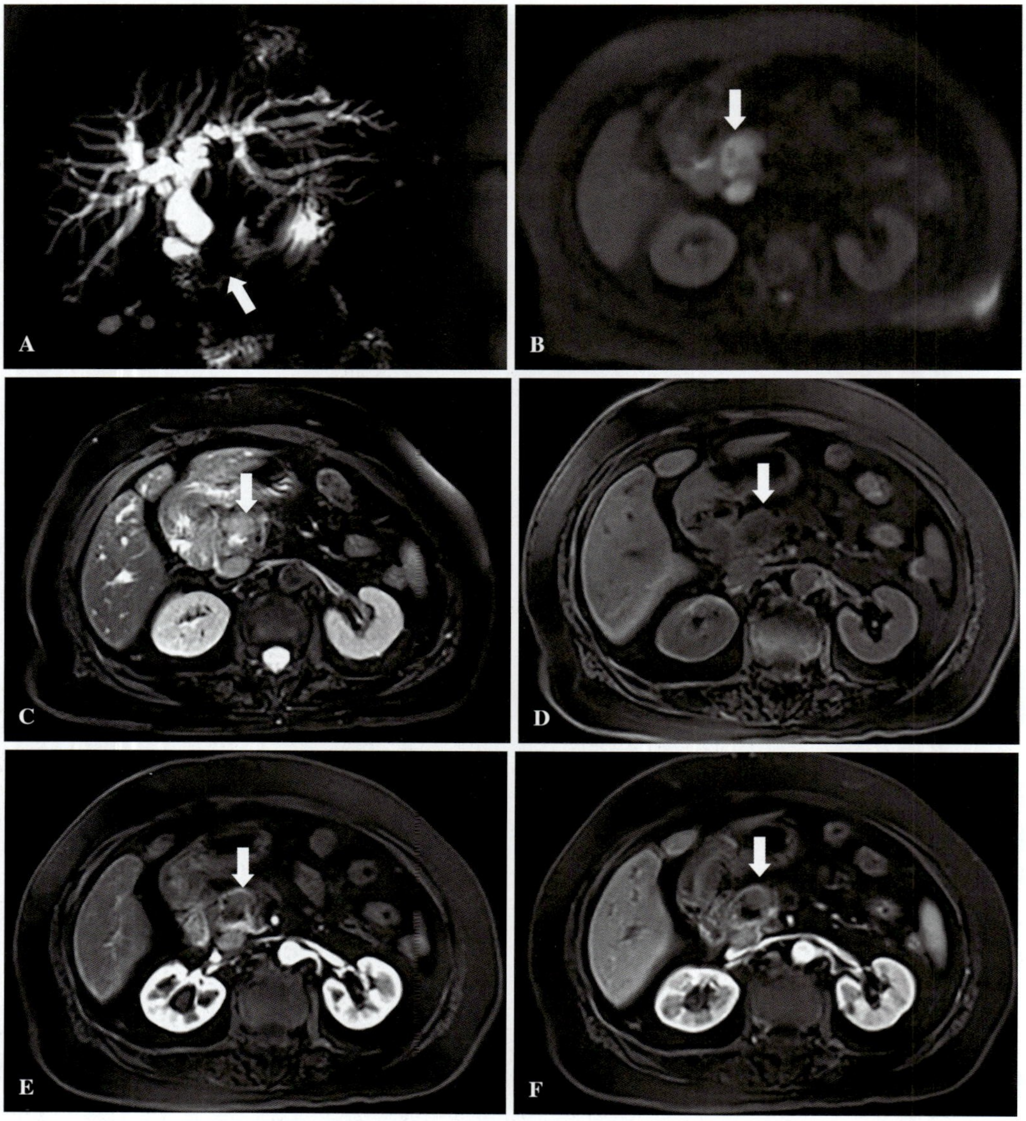

▲ 图 4-74-1 胰腺低黏附性癌 MRI 表现

A. 2D-MRCP 示胰头肿块（箭）导致肝内外胆管显著扩张，胰管轻度扩张；B. DWI 图像，肿块呈明显高信号（箭），胰头后方肿大淋巴结亦呈高信号；C. 横断面 MR T2WI 图像，肿块（箭）及肿大淋巴结呈稍高信号；D～F. 分别为横断面 MR T1WI 平扫、增强动脉期及门脉期图像，肿块呈稍低信号（箭），增强呈轻度持续强化。

小 2.5 cm×2.3 cm×1.0 cm，切面灰白色，实性，质硬，与周围组织界限不清。

2. 镜下 肿瘤细胞核大、核仁明显，细胞质淡染或透明，呈单个散在或片状分布，可见神经侵犯及脉管癌栓，肿瘤侵犯至十二指肠深肌层（图 4-74-2）。

3. 免疫组化 CAM5.2（+），p63（-），CK19（少量+），CK20（-），CDX2（-），MUC6（-），MUC1（-），PP（-），CK8/18（+），MUC2（-），p40（-），p63（-），CK7（+），MUC5（-），MUC2（-），MLH1（+），PMS2（+），MSH2（+），MSH6（+），CD44（小灶+），Desmin（-），Vimentin（间质+），

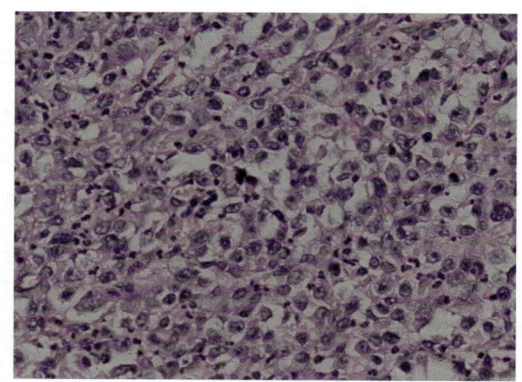

▲ 图 4-74-2 胰腺低黏附性癌病理学表现

肿瘤细胞形态不规则，核大，核仁明显，胞质淡染或透亮，片状分布，黏附性差（HE，400×）。

INI1（＋），β-catenin（膜＋），Claudin18.2（＋），S100P（－），p16（－），p21（个别＋），HER2（－），p53（90%＋，突变型），Ki-67（70%＋，热点区）。

4. 病理诊断与鉴别诊断

（1）诊断：（胰头部）低分化导管腺癌（低黏附性癌）。

（2）鉴别诊断：排除胃肠道、乳腺等原发肿瘤转移到胰腺。

讨 论

低黏附性癌是胰腺导管腺癌中极为罕见的一种亚型，组织学形态为单个黏附性差的肿瘤细胞，呈条索状或弥漫片状分布，且此种形态占比至少80%，其中部分肿瘤细胞可呈印戒样，肿瘤细胞内黏蛋白聚集，又称为印戒细胞癌，也可表现为细胞外黏液，免疫组化上表现为钙黏蛋白（E-cadherin）低表达或失表达。

目前对于胰腺低黏附性癌文献报道较少，有学者通过使用DNA和RNA测序对胰腺印戒细胞癌进行了研究，基因组分析显示胰腺印戒细胞癌与传统导管腺癌相似，具有导管腺癌经典的驱动基因 *KRAS*、*TP53*、*SMAD4* 和 *CDKN2A*，但突变率较导管腺癌稍低；*SMAD4* 突变的发生与预后较差有关。胰腺印戒细胞癌与胃印戒细胞癌在基因上有所不同：*CDH1* 是胃印戒细胞癌的经典驱动基因，在胰腺印戒细胞癌中没有改变。此外，研究发现胰腺癌中印戒细胞的成分占比越高，预后越差，是一个重要的预后因素。

由于胰腺低黏附性癌发病率和报道率均较低，影像学表现与胰腺导管腺癌类似，无特异性表现，确诊需借助病理检查。

参考文献

[1] Nagtegaal I D, Odze R D, Klimstra D, et al. The 2019 WHO classification of tumours of the digestive system [J]. Histopathology, 2020, 76(2): 182-188.

[2] Campbell D, Isch E, Kozak G, et al. Primary pancreatic signet ring cell carcinoma: A case report and review of the literature [J]. Journal of Pancreatic Cancer, 2021, 7(1): 1-7.

[3] Fagih M, Serra S, Chetty R J A. Paucicellular infiltrating ductal carcinoma of pancreas: An unusual variant [J]. Annals of Diagnostic Pathology, 2007, 11(1): 46-48.

[4] Waddell N, Pajic M, Patch A M, et al. Whole genomes redefine the mutational landscape of pancreatic cancer [J]. Nature, 2015, 518(7540): 495-501.

[5] Simbolo M, Silvestris N, Malleo G, et al. Clinical and genomic characterization of pancreatic ductal adenocarcinoma with signet-ring/poorly cohesive cells [J]. Mod Pathol, 2023, 36(9): 100251.

病例 75　胰腺伴有横纹肌样表型的大细胞癌

患者信息

男性患者，56岁，1个月余前无明显诱因出现右下腹阵发性绞痛，伴发热、皮肤、巩膜黄染，伴全身皮肤瘙痒，尿呈浓黄色，大便呈白陶土色。CA19-9、CEA、CA72-4、CA50、AFP、CA12-5、CA15-3正常。

影像学表现

1. **影像学描述**　见图4-75-1，图4-75-2。

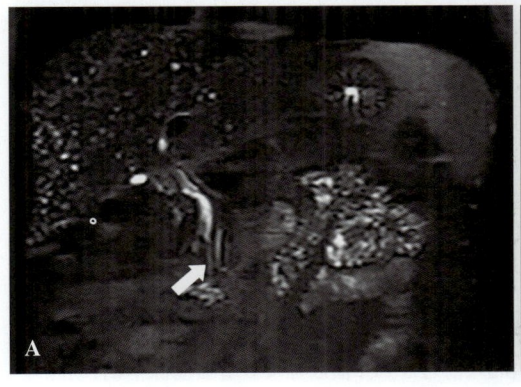
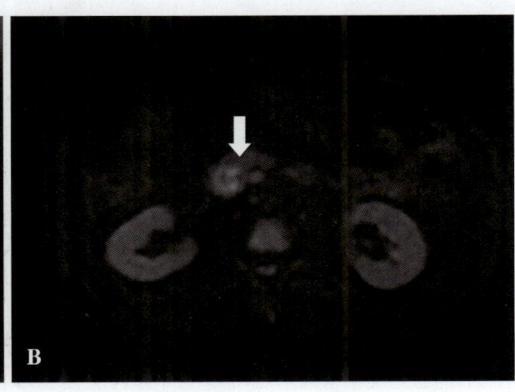

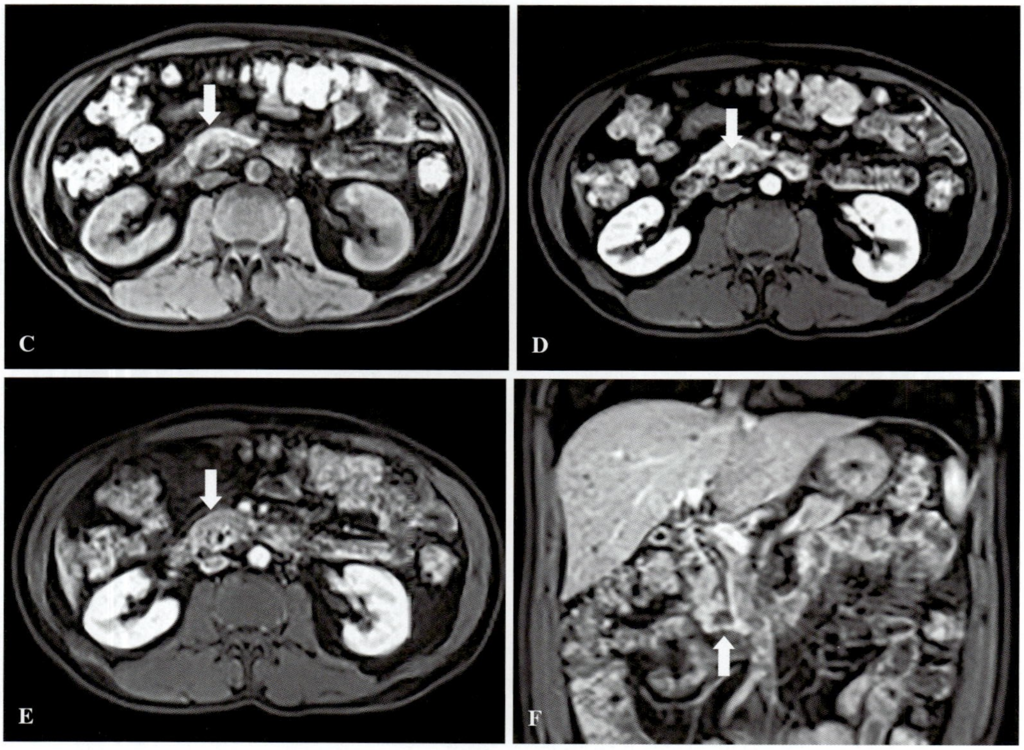

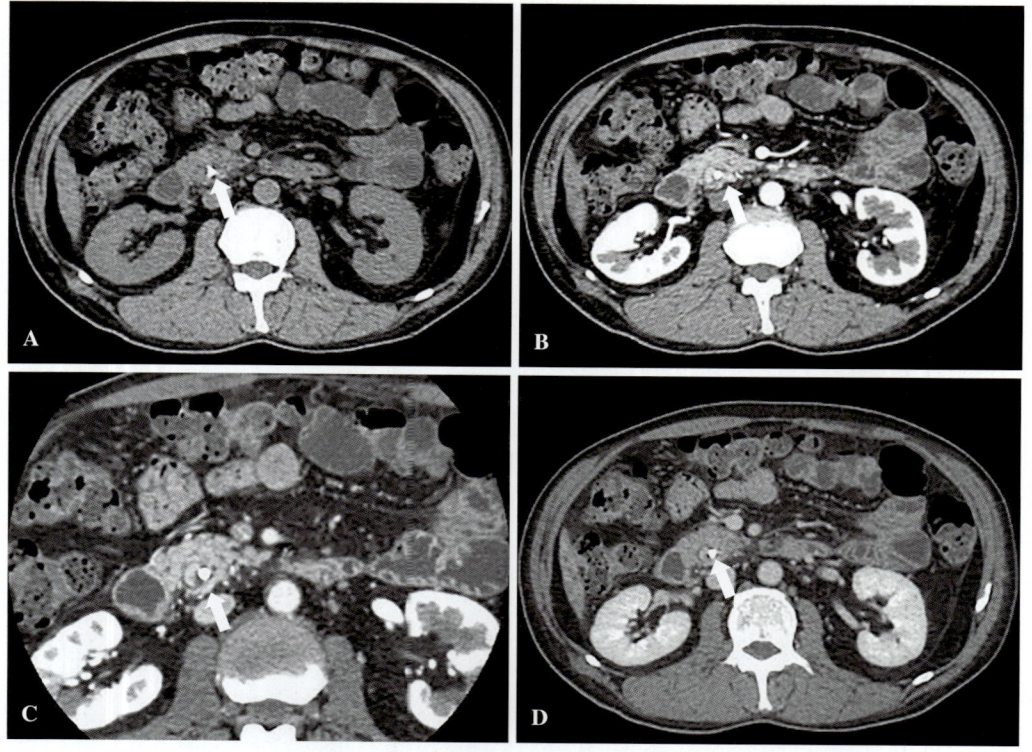

▲ 图 4-75-1　胰腺伴有横纹肌样表型的大细胞癌 MRI 表现

A. 冠状面 MR T2WI 图像，胆总管下段腔内偏心结节（箭）；B. DWI 图像，病灶弥散受限（箭）；C～E. 分别为横断面 MR T1WI 平扫及增强动脉期、门脉期图像，增强后呈渐进性强化（箭），上游胆道系统、主胰管均未见扩张；F. 冠状面 MR T1WI 增强图像，胆总管下段结节均匀轻中度强化（箭）。

▲ 图 4-75-2　胰腺伴有横纹肌样表型的大细胞癌 CT 表现

A. 横断面 CT 平扫，胆总管支架植入术后，胆总管下段可见偏心结节影（箭）；B～D. 横断面 CT 增强动脉早期、动脉晚期及门脉期图像，结节呈渐进性强化（箭），胰腺实质未见明显异常强化灶，主胰管未见扩张，胰腺周围脂肪间隙清楚。

2. **影像学诊断** 胆总管下端占位,考虑为胆管癌可能性大。

病理学表现

1. **大体** 胰头大小8.0 cm×4.0 cm×3.0 cm,距十二指肠乳头1.5 cm胆总管下段见隆起型肿物,大小4.0 cm×1.5 cm×15.0 cm,切面灰白色,实性,质稍硬,肉眼观侵犯十二指肠。

2. **镜下** 肿瘤细胞呈圆形或梭形,核大深染,异型显著,可见怪异核,呈弥漫片状分布,部分肿瘤细胞胞质嗜酸性,可见神经侵犯及脉管癌栓,侵犯十二指肠全层,并累及胰腺周围脂肪组织,侵犯十二指肠乳头及胆总管壁,胰腺周围检出17枚淋巴结,其中3枚见癌转移(图4-75-3A)。

3. **免疫组化** CAM5.2(＋),Vimentin(＋),MyoD1(＋),INI1(－),p63(－),CK19(－),CK20(－),CDX2(－),MUC6(－),MUC1(部分＋),PP(－),CK8/18(小灶＋),MUC2(－),p40(－),CK7(－),MUC5(部分弱＋),SALL4(－),DPC4(＋),SMA(间质＋),E-cadherin(－),CK5/6(－),MLH1(＋),PMS2(＋),MSH2(＋),MSH6(＋),CD44(＋),Myogenin(－),S100P(－),GPC3(－),HER2(－),p53(80%＋,突变型),Ki-67(85%＋)(图4-75-3B～D)。

4. **病理诊断** (壶腹部)未分化癌(伴有横纹肌样表型的大细胞癌)。

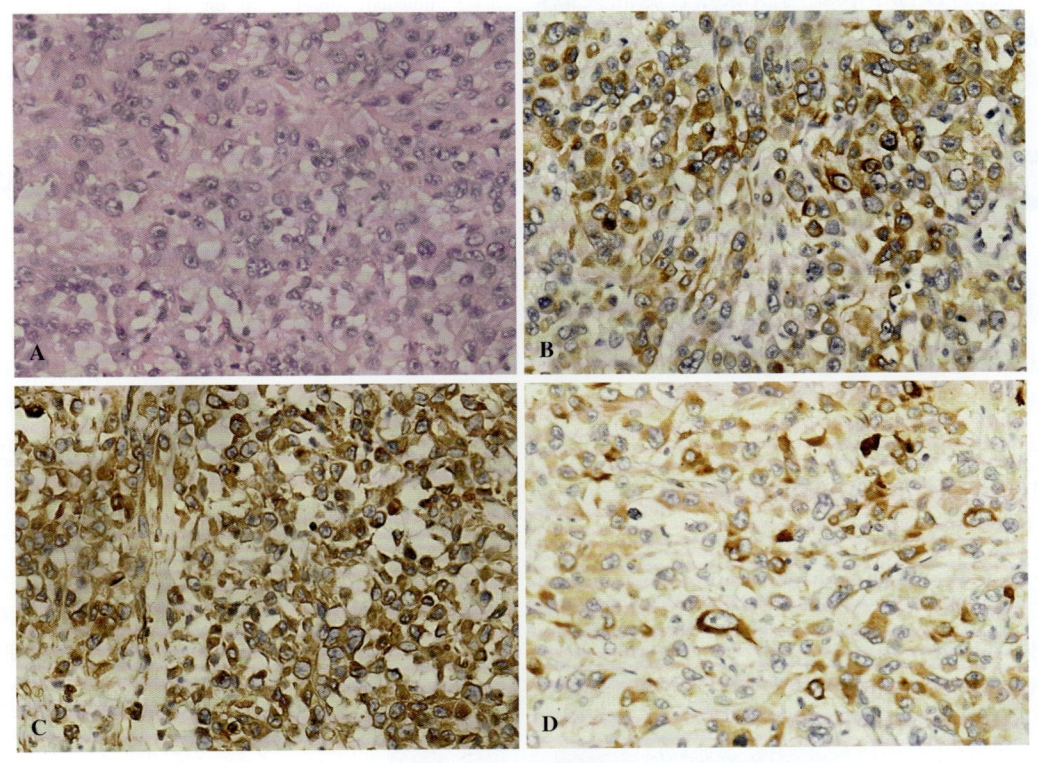

▲ 图4-75-3 胰腺伴有横纹肌样表型的大细胞癌病理学表现

A.肿瘤细胞呈圆形或不规则形,核大,空泡状,可见明显大核仁,胞质丰富嗜酸性,呈弥漫片状分布(HE;400×);B.CAM5.2阳性;C.Vimentin阳性(IHC,400×);D.MyoD1阳性(IHC,400×)。

讨 论

伴有横纹肌样表型的大细胞癌是一种罕见且具有侵袭性的胰腺癌亚型,2019年第五版WHO胰腺肿瘤分类中正式提出这一亚型,为未分化癌的一种罕见亚型。该亚型是一种高致死性肿瘤,患者通常在确诊后数周或数月内死亡。

病理上,肿瘤细胞具有横纹肌样特征,包含间变性和多形性巨细胞两种组织学亚型,横纹肌样特征通常被认为是具有侵袭性和不良预后的特征,阐明横纹肌样细胞的形成的分子机制对于采用更合理的治疗非常重要。Agaimy等人的一项研究发现,胰腺伴有横纹肌样表型的大细胞癌中 *SMARCB1*(*INI1*)缺失仅限于间变性亚型,并与 *KRAS* 改变的存在相关,而多形性巨细胞亚型的特征是 K-ras 突变和 SMARCB1 正常表达。因此,对于横纹肌样形态如何产生,INI1 表达的丧失是重要的,但不是必需的。本文病例 INI1 表达缺失,形态学符合间变性亚型。

此外,p62 介导的泛素化中间丝和膜蛋白的聚集是横纹肌样表型中的重要现象。p62 和 KEAP1 的泛素化聚集体将诱导 NRF2 的活化和 MRP1 的上调,导致具有横纹肌样特征的间变性癌对化疗有潜在的抗性。使用抗癌药物和 NRF2 抑制剂的联合治疗可能是一种治疗具有横纹肌样特征的侵袭性间变性癌的新方法。

由于胰腺伴有横纹肌样表型的大细胞癌发病率和报道率均较低,影像学表现与胰腺导管腺癌类似,无特异性表现,确诊需借助病理检查。

参考文献

[1] Nagtegaal I D, Odze R D, Klimstra D, et al. The 2019 WHO classification of tumours of the digestive system [J]. Histopathology, 2020, 76(2): 182-188.

[2] Hua Y, Soni P, Larsen D, et al. SMARCB1/INI1-deficient pancreatic undifferentiated rhabdoid carcinoma mimicking solid pseudopapillary neoplasm: A case report and review of the literature [J]. World J Gastroenterol, 2020, 26(36): 5520-5526.

[3] Agaimy A, Haller F, Frohnauer J, et al. Pancreatic undifferentiated rhabdoid carcinoma: KRAS alterations and SMARCB 1 expression status define two subtypes [J]. Mod Pathol, 2015, 28(2): 248-260.

[4] King D A, Rahalkar S, Bingham D B, et al. Pancreatic INI1-deficient undifferentiated rhabdoid carcinoma achieves complete clinical response on gemcitabine and nab-paclitaxel following immediate progression on folfirinox: A case report [J]. Gastrointest Oncol, 2021, 12(2): 874-879.

病例 76 胰腺导管腺癌亚型(伴破骨样巨细胞的未分化癌合并腺鳞癌)

患者信息

男性患者,52 岁,8 个月前进食后出现腹痛,伴有腰背部疼痛,持续约 1 小时可自行缓解。CA19-9 1 079.72 U/mL↑(参考值 0～37 U/mL)、CEA 5.26 ng/mL↑(参考值 0～10 ng/mL)、CA50 130.28 U/mL↑(参考值 0～25 U/mL)。

影像学表现

1. 影像学描述 见图 4-76-1。

2. 影像学诊断 胰体部占位,倾向于胰腺低度恶性肿瘤。

病理学表现

1. 大体 胰体尾大 10.0 cm×5.0 cm×3.0 cm,距胰腺切缘 0.6 cm 胰体尾见一结节状肿物,大小 4.5 cm×3.8 cm×3.5 cm,切面灰白灰红色、实性、质软,界不清(图 4-76-2A)。

2. 镜下 肿瘤由多种肿瘤细胞构成,大部分肿瘤细胞呈卵圆形、梭形或不规则形,异型显著,弥漫性排列,其间见大量多核破骨样巨细胞散在分布;少部分肿瘤细胞呈立方形、柱状或多边形,排列成不规则腺样、筛状或巢团状,腺样结构散在分布于单核细胞中(图 4-76-2B~D)。

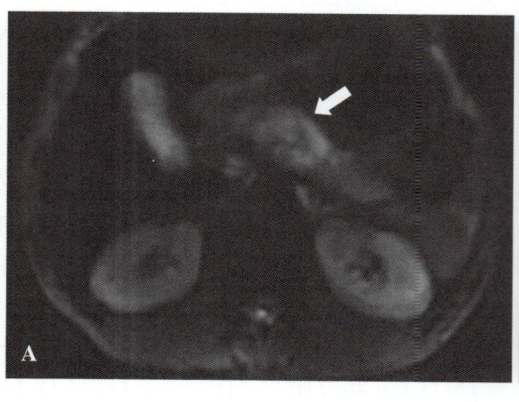
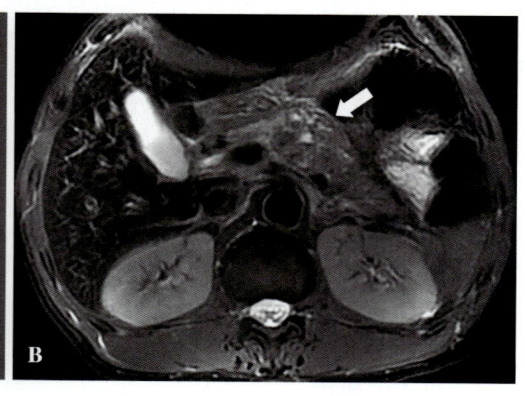

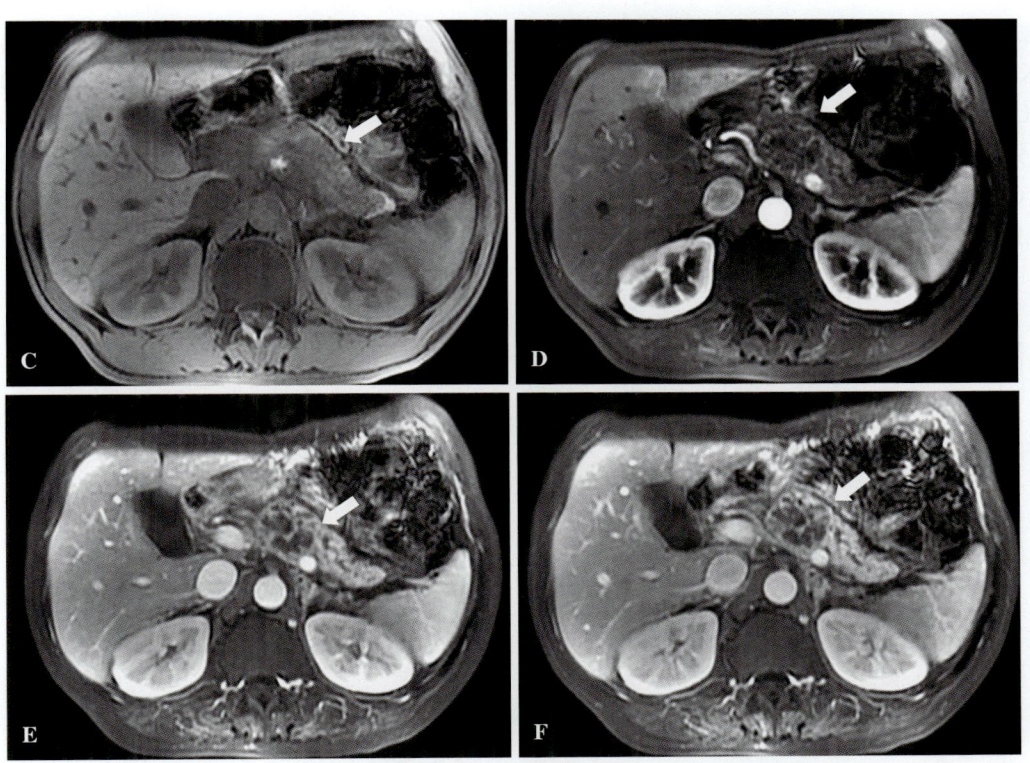

▲ 图4-76-1 胰腺伴破骨样巨细胞的未分化癌合并腺鳞癌MRI表现

A. DWI图像，胰体部肿块呈稍高信号；B. 横断面MR T2WI图像，肿块呈高低混杂信号；C. 横断面MR T1WI图像，肿块以低信号为主，内见小斑片高信号；D～F. 横断面MRI增强动脉期、门脉期和延迟期图像，可见肿块呈轻度不均匀强化，上游胰管扩张。

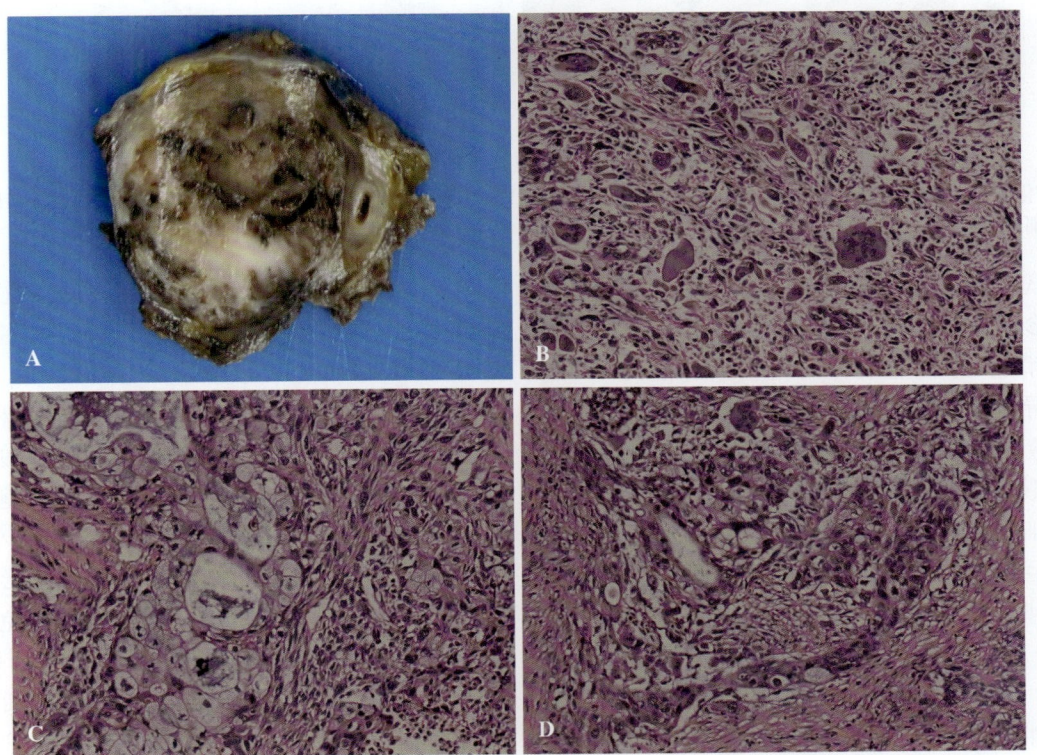

▲ 图4-76-2 胰腺伴破骨样巨细胞的未分化癌合并腺鳞癌病理学表现

A. 肿瘤切面呈灰白灰红色，质软，与周围组织界限不清；B. 异型显著的单核肿瘤细胞间散在分布有核数量多少不等的破骨样多核巨细胞(HE，200×)；C. 未分化癌内散在分布中分化导管腺癌(HE，200×)；D. 局部可见鳞状细胞癌成分(HE，200×)。

3. 免疫组化 CAM5.2(上皮+),CK7(上皮+),CK8/18(上皮+),CK19(上皮+),CK20(-),MUC1(+),MUC2(-),MUC4(部分+),MUC5(部分+),MUC6(-),CDX2(-),Vimentin(上皮-),CK5/6(上皮+),p40(上皮+),p63(上皮+),MLH1(+),MSH2(+),MSH6(+),PMS2(+),HER2(1+),CD68(多核巨+),CD44(上皮+),S100P(+),DPC4(-),p16(-),p53(+,突变型),β-catenin(浆膜+),ALK(-),SMA(间质+),Desmin(间质-),Ki-67(90%+),E-cadherin(腺上皮+),SALL4(-),Lysozyme(±),LCA(-),CD163(组织细胞+)(图4-76-3)。

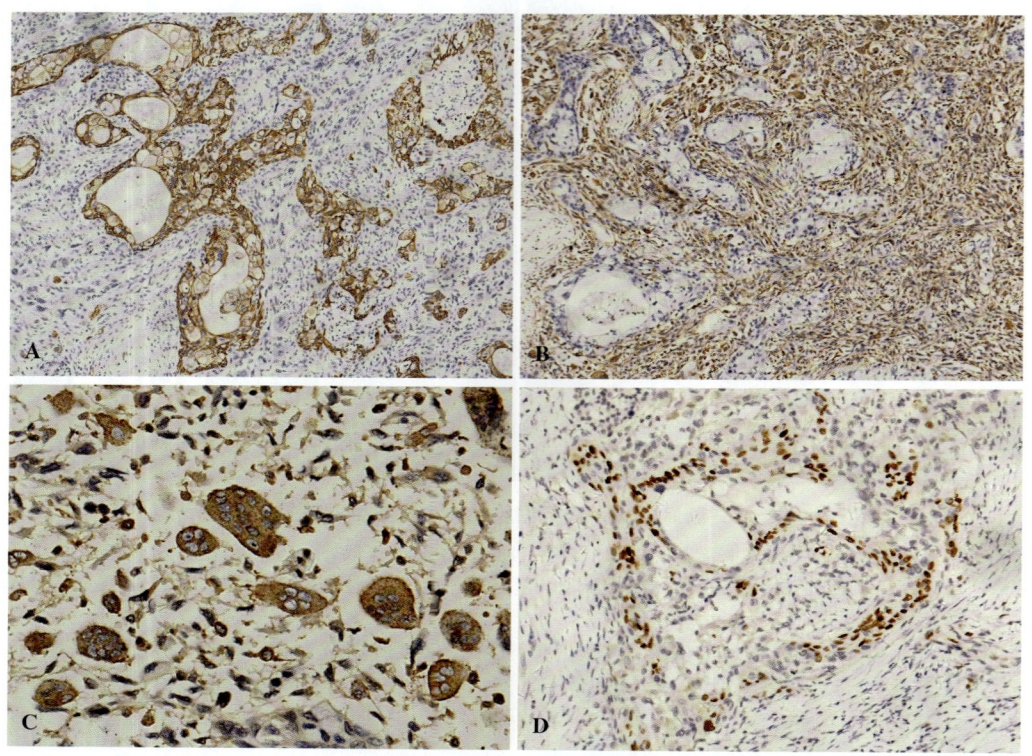

▲ 图4-76-3 胰腺伴破骨样巨细胞的未分化癌合并腺鳞癌免疫组织化学表现

A. CK7中分化导管腺癌阳性(IHC,100×);B. Vimentin未分化癌阳性(IHC,100×);C. CD68破骨样多核巨细胞阳性(IHC,400×);D. p40鳞状细胞癌阳性(IHC,200×)。

4. 病理诊断及鉴别诊断

(1) 诊断:(胰体尾)伴破骨样巨细胞的未分化癌合并腺鳞癌(腺鳞癌成分约占整个肿瘤的15%;腺鳞癌内导管腺癌约50%,鳞状细胞癌约50%)。

(2) 鉴别诊断:不伴破骨样巨细胞的胰腺未分化癌组织形态学上,未分化癌主要由形态奇异、多形性的肿瘤细胞组成,不含破骨样巨细胞;临床表现与伴破骨样巨细胞的未分化癌相似,但病情发展快,转移早,生存时间也较短。

讨 论

胰腺伴破骨样巨细胞的未分化癌(UCOGC)属于胰腺导管腺癌的亚型之一,组织学表现上与骨巨细胞肿瘤相似,含有类似于破骨细胞的巨细胞,可以伴有其他胰腺肿瘤同时发生。UCOGC好发于中老年人,平均年龄约为60岁,没有明显的性别差异。临床表现多样,缺乏典型症状,易误诊、漏诊。血清CA19-9、CA24-2可升高。

病理学表现上,UCOGC通常包含两种细胞,一种为单核肿瘤细胞,呈卵圆形、多角性或梭形,核大、异型性明显,核分裂象较多见;另一种细胞为散在分布的破骨样巨细胞,可见数个至数十个大小一致、无明显异型的细胞核,无核分裂象,其细胞形态及免疫组化表达特点与正常的破骨细胞类似。免疫组化方面,单核肿瘤细胞通常表达单核巨噬细胞标志物HAM56、Vimentin和溶菌酶,少数单核细胞会表达上皮标志物CD45和CD68,分化好的导管腺癌成分CK阳性,破骨样巨细胞CD68和Vimentin阳性,表明破骨样巨细胞可能为反应性多核巨细胞,而并非真正的肿瘤细胞。

影像学表现上，UCOGC 的 CT 主要表现为囊性或囊实性肿物，肿物形态不规则，密度不均匀，但边界较为清楚，少数病例报道 CT 表现为实性为主肿物。肿物内部常伴有坏死、出血及钙化，偶可见静脉瘤栓，增强扫描实性成分及分隔可见早期明显强化，亦有部分病例表现为轻度强化或不强化。MRI 表现 T1 低信号，囊性部分为 T2 高信号，分隔及实性成分为低信号，伴有瘤内出血时 T1WI 可见斑片状高信号，含铁血黄素沉积时可见 T1 及 T2 低信号影。部分病例报道了息肉样导管内生长的特殊表现。

UCOGC 因缺乏特异的临床症状及体征，影像学特点不典型，患者来诊时多已处于疾病进展期，且缺乏有效治疗手段，故总体预后不良。早期手术治疗是对可切除的 UCOGC 的主要治疗方法，但 UCOGC 本身恶性程度较高，即使成功手术切除的患者仍会术后早期出现肿瘤复发或转移。

总而言之，伴破骨样巨细胞的未分化癌是一种罕见胰腺的恶性肿瘤。其临床表现多种多样，不具有特异性，易与胰腺癌混淆，在一定程度上容易引起误诊或漏诊。

参考文献

[1] Rosai J. Carcinoma of pancreas simulating giant cell tumor of bone. Electron-microscopic evidence of its acinar cell origin [J]. Cancer, 1968, 22(2):333-344.

[2] Zhao N, Mei N, Yi Y, et al. Case report: Pathological and genetic features of pancreatic undifferentiated carcinoma with osteoclast-like giant cells [J]. Pathol Oncol Res, 2023, 29:1610983.

[3] Reid M D, Muraki T, Hookim K, et al. Cytologic features and clinical implications of undifferentiated carcinoma with osteoclastic giant cells of the pancreas: An analysis of 15 cases [J]. Cancer Cytopathol, 2017, 125(7):563-575.

[4] Georgiou G, Balasi E, Siozopoulou V, et al. Undifferentiated carcinoma of the head of pancreas with osteoclast-like giant cells presenting as a symptomatic cystic mass, following acute pancreatitis: Case report and review of the literature [J]. Int J Surg Case Rep, 2016, 19:106-108.

[5] Singhal A, Shrago S S, Li S F, et al. Giant cell tumor of the pancreas: A pathological diagnosis with poor prognosis [J]. Hepatobiliary Pancreat Dis Int, 2010, 9(4):433-437.

[6] Wang X, Miao J, Wang S, et al. Single-cell rna-seq reveals the genesis and heterogeneity of tumor microenvironment in pancreatic undifferentiated carcinoma with osteoclast-like giant-cells [J]. Mol Cancer, 2022, 21(1):133.

[7] Ueberroth B E, Liu A J, Graham R P, et al. Osteoclast-like giant cell tumors of the pancreas: Clinical characteristics, genetic testing, and treatment modalities [J]. Pancreas, 2021, 50(7):952-956.

[8] Olayinka O, Kaur G, Gupta G. Undifferentiated pancreatic carcinoma with osteoclast-like giant cells and associated ductal adenocarcinoma with focal signet-ring features [J]. Cureus, 2021, 13(5):E14988.

[9] Zhang L. Undifferentiated pancreatic carcinoma with osteoclast-like giant cells [J]. Diagn Interv Radiol, 2019, 25(2):173-174.

[10] Fukukura Y, Kumagae Y, Hirahara M, et al. CT and MRI features of undifferentiated carcinomas with osteoclast-like giant cells of the pancreas: A case series [J]. Abdom Radiol (Ny), 2019, 44(4):1246-1255.

[11] Demetter P, Maréchal R, Puleo F, et al. Undifferentiated pancreatic carcinoma with osteoclast-like giant cells: What do we know so far? [J]. Front Oncol, 2021, 11:630086.

[12] Rusu A, Giuşcă S E, Apostol DGC, et al. Cephalic undifferentiated carcinoma with osteoclast-like giant cells arising from the main pancreatic duct: Case report and literature review [J]. Arch Clin Cases, 2019, 6(1):6-21.

[13] Christopher W, Nassoiy S, Marcus R, et al. Prognostic indicators for undifferentiated carcinoma with/without osteoclast-like giant cells of the pancreas [J]. Hpb (Oxford), 2022, 24(10):1757-1769.

[14] Sun G M, Kong R, Yang S F, et al. Advances in diagnosis and treatment of undifferentiated pancreatic carcinoma with osteoclast-like giant cells [J]. Zhonghua Wai Ke Za Zhi, 2018, 56(7):548-550.

[15] Yoshioka M, Uchinami H, Watanabe G, et al. Effective use of gemcitabine in the treatment of undifferentiated carcinoma with osteoclast-like giant cells of the pancreas with portal vein tumor thrombus [J]. Intern Med, 2012, 51(16):2145-2150.

[16] Kobayashi S, Nakano H, Ooike N, et al. Long-term survivor of a resected undifferentiated pancreatic carcinoma with osteoclast-like giant cells who underwent a second curative resection: A case report and review of the literature [J]. Oncol Lett, 2014, 8(4):1499-1504.

[17] Nehmeh W A, Trak-Smayra V, Tarhini A, et al. A case report presenting an undifferentiated pancreatic carcinoma with osteoclastic-like giant cells with an unusual indolent course [J]. Am J Case Rep, 2019, 20:1750-1754.

[18] 谭晓开,李乐,陈华,等.伴破骨细胞样巨细胞的未分化胰腺癌5例分析并文献复习[J].中国实用外科杂志,2018,38(5):6.

[19] 于进超,王黎明,李振芝.伴破骨细胞样巨细胞的胰腺未分化癌 CT 及 MRI 表现1例并文献复习[J].中国临床医学影像杂志,2020,31(10):3.

[20] 周新木,徐少杰,朱忆凌,等.伴有破骨细胞样巨细胞的胰腺未分化癌2例及文献复习[J].临床与实验病理学杂志,2007,23(2):240-241.

病例 77　　胰腺导管腺癌亚型（胶样癌 + 印戒细胞癌）

患者信息

女性患者，54 岁，1 个月前无明显诱因出现皮肤及巩膜黄染，伴有小便黄。CA19-9 67.29 U/mL↑（参考值 0～37 U/mL），CA24-2 40.75 U/mL↑（参考值 0～20 U/mL），CEA、AFP、CA12-5、CA15-3 正常。

影像学表现

1. **影像学描述**　见图 4-77-1。

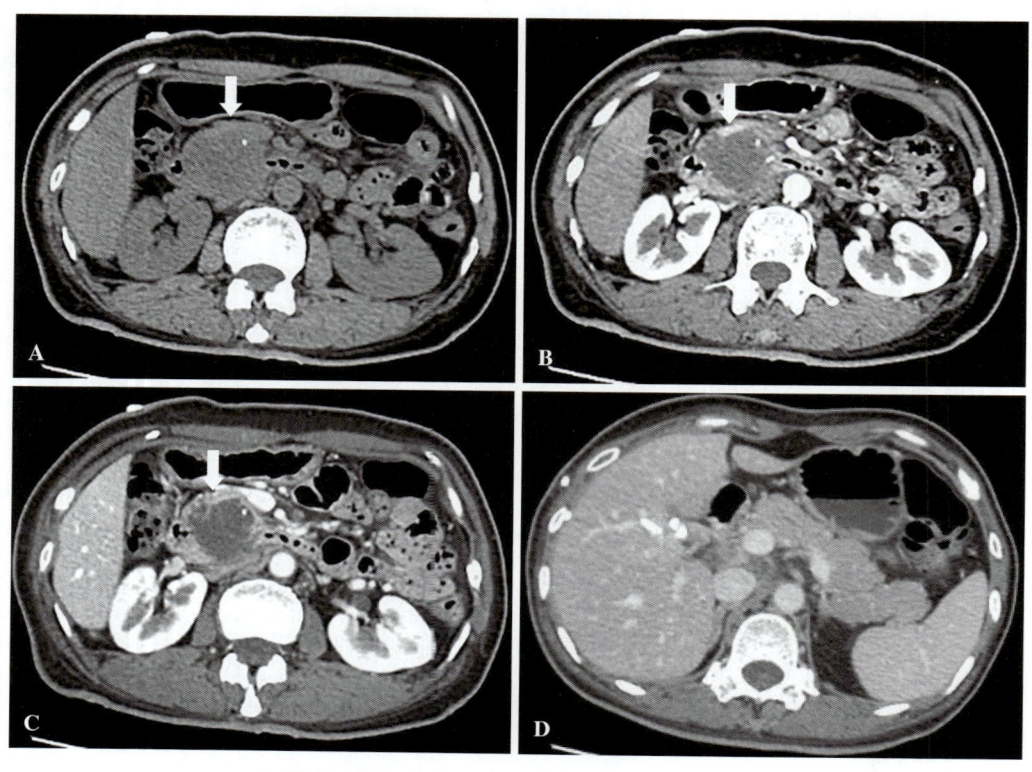

▲ 图 4-77-1　胰腺胶样癌 + 印戒细胞癌 CT 表现

A. 横断面 CT 平扫，胰头见稍低密度肿块影，内部可见钙化，边界欠清；B～D. 分别为横断面 CT 增强动脉期、门脉期及延迟期图像，增强后病灶边缘轻度强化，中心强化不明显，上游胰腺实质未见明显萎缩，主胰管未见明显扩张。

2. **影像学诊断**　胰头占位，IPMN 恶变可能。

病理学表现

1. **大体**　胰头大小 12.0 cm×7.0 cm×3.0 cm，距胰腺切缘 6.0 cm、紧邻十二指肠乳头胰头处见不规则肿物，大小 6.0 cm×3.5 cm×3.2 cm，切面灰白色，实性，质中，局部呈胶冻样，与周围组织界限不清。

2. **镜下**　肿瘤内见大片黏液湖形成，大部分肿瘤细胞呈立方形，排列成腺样或单个散在分布，漂浮于黏液湖中，部分细胞为胞质内充满黏液的印戒细胞，呈弥漫性分布（图 4-77-2）。

3. **免疫组化**　CAM5.2（＋），CK5/6（－），CK7（－），CK8/18（＋），CK19（＋），CK20（＋），HER2（0），E-cadherin（＋），CDX2（＋），S100P（＋），p40（－），p63（－），MUC1（－），MUC2（＋），MUC5AC（－），MUC6（－），β-catenin（＋），CD56（－），p53（野生型），Ki-67（90%＋）。

4. **病理诊断与鉴别诊断**

(1) 诊断：（胰头）胶样癌，部分为印戒细胞癌。

(2) 鉴别诊断

1) 胰腺 IPMN：大体表现为胰管扩张，导管内常可见乳头样物并伴有透明黏液，无实性结节。镜下可见胰管内衬肠型、胃型或胰胆管型上皮，可形成

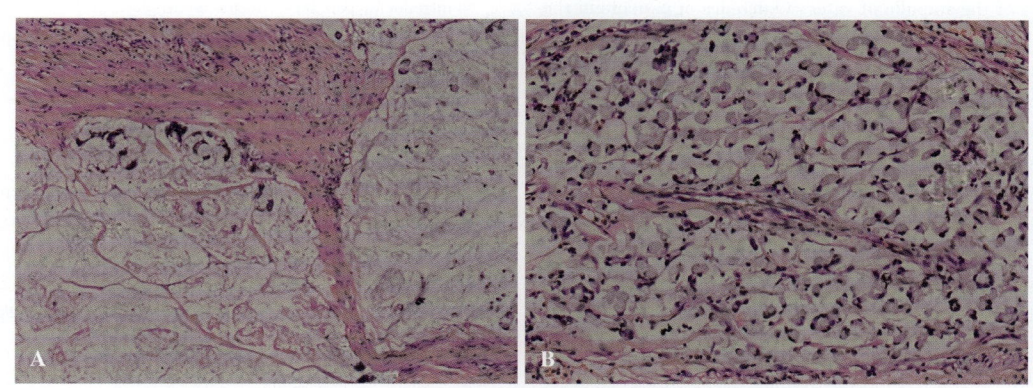

▲ 图4-77-2　胰腺胶样癌+印戒细胞癌病理学表现

A. 胶样癌区域，肿瘤漂浮于黏液湖中（HE，100×）；B. 印戒细胞癌区域，肿瘤细胞呈印戒样，弥漫分布（HE；200×）。

乳头状结构，无间质浸润。

2) 胰腺黏液性囊性肿瘤：黏液聚集于囊肿内，形成一个大的黏液湖，囊壁内衬柱状上皮，上皮下可见卵巢样间质。

3) 胰腺潴留囊肿破裂：多为单发，囊内被覆非黏液细胞，上皮无异型，黏液内无上皮细胞漂浮。

4) 胰腺外转移性腺癌：需排除胃、肠、乳腺等来源。

讨　论

胰腺胶样癌又称黏液性非囊性癌，是胰腺导管腺癌的一种特殊亚型，在胰腺癌中仅占1%~3%，其好发年龄及性别与普通导管腺癌相似，平均发病年龄为61岁，男女比例大致相当。其预后好于普通的导管腺癌，5年生存率为57%，即使淋巴结转移、神经侵犯仍可长期存活。而胰腺印戒细胞癌（signet-ring cell carcinoma）又称低黏附性癌，亦是胰腺导管腺癌的一种特殊亚型，预后差。临床症状亦与普通的导管腺癌类似，表现为腹痛、消瘦、黄疸等非特异性症状，部分患者可有慢性胰腺炎病史。早期影像学发现可能阴性，也没有较好的敏感的肿瘤标志物帮助诊断。

病理学表现上，肿瘤大体上可以很大，切面表现为囊实性的肿块，呈胶冻状，边界通常较清晰。镜下表现以产生黏液的肿瘤性上皮细胞漂浮于细胞外黏液湖中为特点，肿瘤内也可存在普通的导管腺癌成分，但黏液腺癌成分至少占肿瘤的80%。黏液湖聚集呈黏液囊状结构，并被纤维组织包绕形成黏液结节，黏液湖中漂浮着成簇或条索样排列的肿瘤细胞，有的形成小管状。分化好的立方状或柱状肿瘤细胞构成大片黏液湖的部分边界，部分漂浮于黏液湖中

的细胞可能呈印戒细胞样，而印戒细胞癌成分中可见胞质内充满黏液的印戒细胞呈弥漫分布。有些IPMN的浸润成分在镜下表现与胶样癌类似，但应注意仔细鉴别。MUC2是肠型黏液标志物，在控制细胞增殖中发挥一定的作用，其在胶样癌及肠型IPMN中阳性表达，而在大多数的胰腺导管腺癌中不表达。另外，胶样癌也会表达CK20、CDX2等肠型标志物；普通的胰腺导管腺癌 KRAS 突变概率很高，有文献报道其 KRAS 突变概率>90%，而胰腺胶样癌的 KRAS 突变概率据文献报道仅有12.5%~30%。

影像学表现上，胶样癌及印戒细胞癌均缺乏特异性的影像学征象，术前诊断较为困难，主要依靠病理诊断，但影像学仍然具有重要意义。彩色多普勒超声、CT及MRI在术前可以诊断出囊实性及实性的占位，但是较难与胰腺导管腺癌的其他亚型区分。CT表现多为分叶状低密度影，边界欠清，增强后可见边缘及中间网状分隔渐进性强化，中间囊性成分不强化。MR T2WI 上呈高信号，并见"椒盐"征，与其病理组织成分密切相关：点状高信号为黏液成分，中间网格状及细小低信号灶可能是细胞外基质及肿瘤细胞。

迄今为止，胰腺胶样癌及印戒细胞癌除手术切除外，没有特殊的治疗方案，术后常辅以放化疗以期提高患者生存率。

参考文献

[1] Seidel G, Zahurak M, Iacobuzio-Donahue C, et al. Almost all infiltrating colloid carcinomas of the pancreas and periampullary region arise from in situ papillary neoplasms: A study of 39 cases [J]. Am J Surg Pathol, 2002, 26(1): 56-63.

[2] Kinslow C J, May M S, Kozak M, et al. Signet ring cell

carcinoma of the ampulla of vater: Outcomes of patients in the united states [J]. Hpb (Oxford), 2020, 22(12): 1759 - 1765.

[3] Adsay N V, Pierson C, Sarkar F, et al. Colloid (mucinous noncystic) carcinoma of the pancreas [J]. Am J Surg Pathol, 2001, 25(1): 26 - 42.

[4] Aldyab M, El Jabbour T, Parilla M, et al. Benign vs. malignant pancreatic lesions: Molecular insights to an ongoing debate [J]. World J Gastrointest Surg, 2021, 13(5): 406 - 418.

[5] Jiang L, Tang Q, Panje C M, et al. Assessment of pancreatic colloid carcinoma using (18)F-FDG PET/CT compared with MRI and enhanced CT [J]. Oncol Lett, 2018, 16(2): 1557 - 1564.

[6] Fouladi D F, Raman S P, Hruban R H, et al. Invasive intraductal papillary mucinous neoplasms: CT features of colloid carcinoma versus tubular adenocarcinoma of the pancreas [J]. AJR, 2020, 214(5): 1092 - 1100.

[7] Gao Y, Zhu Y Y, Yuan Z. Colloid (Mucinous Non-Cystic) carcinoma of the pancreas: A case report [J]. Oncol Lett, 2015, 10(5): 3195 - 3198.

[8] Nara S, Shimada K, Kosuge T, et al. Minimally invasive intraductal papillary-mucinous carcinoma of the pancreas: Clinicopathologic study of 104 intraductal papillary-mucinous neoplasms [J]. Am J Surg Pathol, 2008, 32(2): 243 - 255.

[9] 常晓燕,姜英,李霁,等.胰腺胶样癌四例临床病理学分析[J]. 中华病理学杂志,2011,40(11):4.

病例 78　胰腺腺泡细胞癌明显强化误诊为 NEN

患者信息

女性患者,60 岁,因"体检发现胰腺占位 2 个月"入院。患者 AFP、CA125、CA19 - 9 均正常。

影像学表现

1. **影像学描述**　见图 4 - 78 - 1,图 4 - 78 - 2。
2. **影像学诊断**　胰颈部占位,考虑神经内分泌肿瘤(NEN)(误诊)。

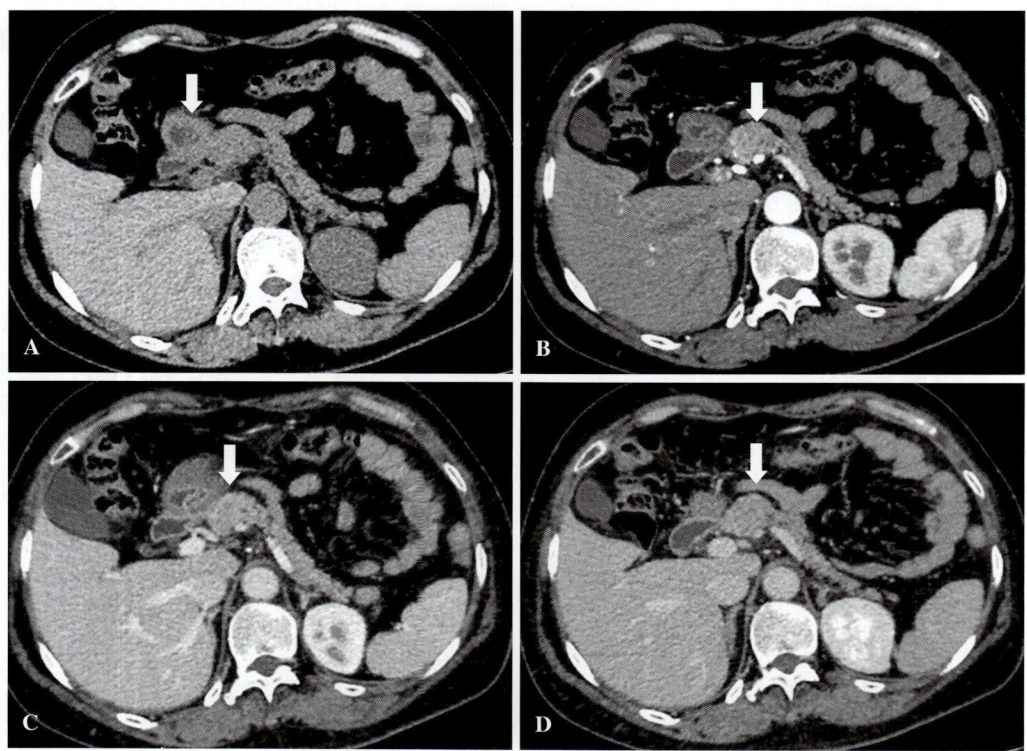

▲ 图 4 - 78 - 1　胰腺腺泡细胞癌 CT 表现

A. 横断面 CT 平扫示胰颈部一等密度占位(箭);B~D. 分别为横断面 CT 动脉期、门脉期及延迟期图像,增强后动脉期明显强化,稍高于周围正常胰腺实质,门脉期及延迟期强化程度与正常胰腺相仿(箭)。

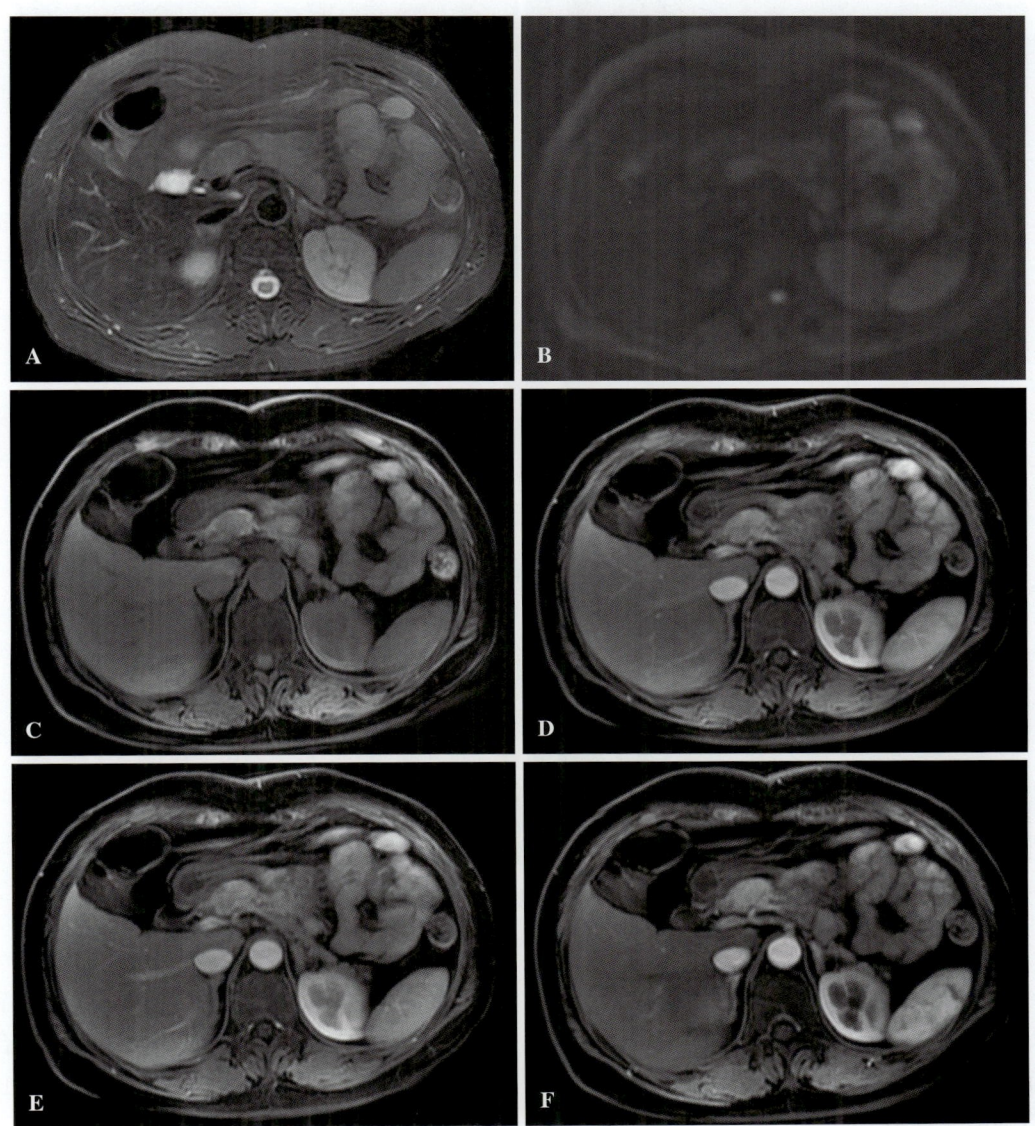

▲ 图 4-78-2 胰腺腺泡细胞癌 MRI 表现

A. 横断面 FS-T2WI 示胰颈部稍高信号影(箭);B. 横断面 DWI(B 值 800)弥散稍受限(箭);C~F. 分别为横断面 FS-T1WI 平扫、动脉期、实质期及延迟期图像动脉期,增强肿块明显强化,门脉期及延迟期持续强化(箭)。

病理学表现

1. 大体　部分胰腺切除标本一个,大小 3.5 cm×3.8 cm×2.1 cm,距一侧切缘 0.2 cm、另一侧切缘 1.5 cm 见不规则肿物,大小 2.3 cm×2.7 cm×1.5 cm,切面灰白色,实性,质中。

2. 镜下　肿瘤细胞呈立方状,核偏大,核分裂象少见,呈腺泡状、巢团状、梁索状结构排列,部分胞质偏嗜碱性,肿瘤组织与周围胰腺组织界限较清楚。可见多灶性坏死,未见脉管癌栓及神经侵犯,胰腺切缘未见肿瘤(图 4-78-3)。

3. 免疫组化　Vimentin(−),CAM5.2(+),CK8/18(+),CK19(+),CK7(+),PDX1(+),Trypsin(+),β-catenin(膜+),LEF1(−),CgA(−),Syn(−),CD56(−),BCL10(+),ATRX(+),SSTR2(+),PP(−),Insulin(−),Islet(−),p53(−),Ki-67(+,20%),$α_1$-AT(+)(图 4-78-4)。

4. 病理诊断与鉴别诊断

(1) 诊断:(胰腺颈部)腺泡细胞癌。

(2) 鉴别诊断

1) 低分化导管腺癌:肿瘤细胞分化较差,异型显著,呈巢片状排列,局部可见腺样结构,但不表达 Trypsin、胰蛋白酶、胰糜蛋白酶。

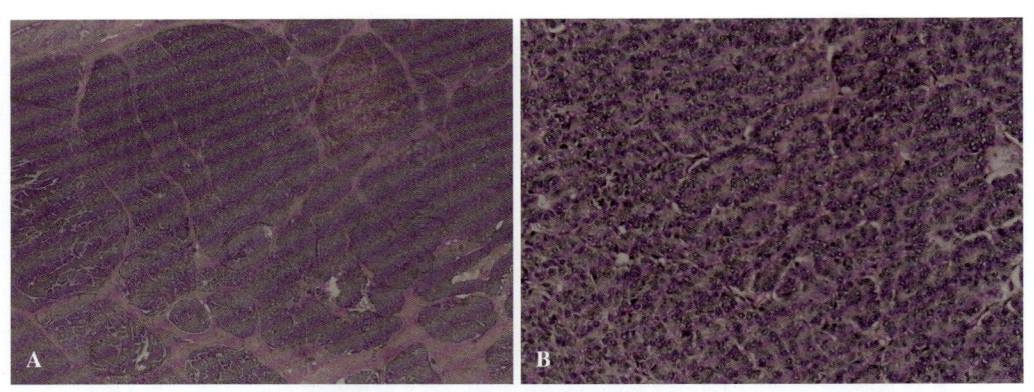

▲ 图4-78-3 胰腺腺泡细胞癌病理学表现

A. 肿瘤被纤维组织分割呈结节状(HE 20×); B. 肿瘤细胞呈立方形,排列成腺泡状(HE,200×)。

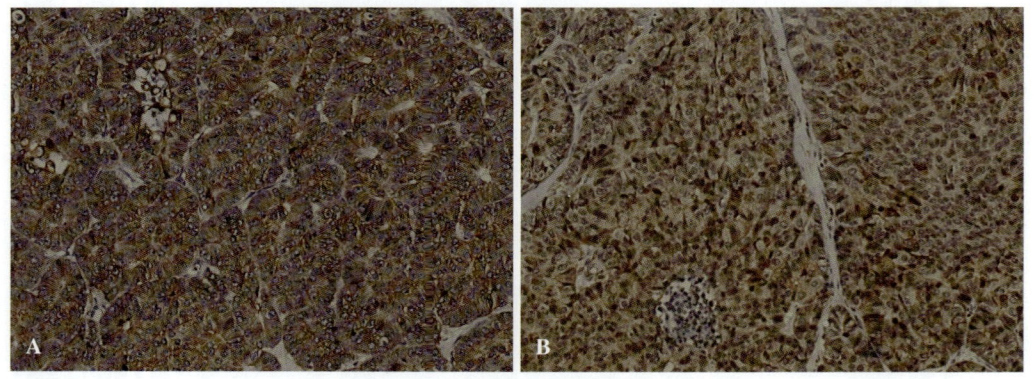

▲ 图4-78-4 胰腺腺泡细胞癌免疫组织化学表现

A. CAM5.2阳性(IHC,200×); B. BCL10阳性(IHC,200×)。

2) 神经内分泌肿瘤:细胞呈圆形,核染色质呈椒盐样,排列成菊形团状、巢团状、缎带状,免疫组化表达CK及CgA、Syn、INSM1等神经内分泌标志物。

3) 实性假乳头状肿瘤:好发于胰体尾,女性最常见,大体常见出血、囊性变及钙化,镜下肿瘤细胞圆形,可见核沟,细胞黏附性差,排列成假乳头状。免疫组化表达Vimentin、CD10、LEF1、β-catenin核表达。

4) 胰母细胞瘤:常发生于儿童,肿瘤细胞成圆形,可以呈腺泡状、巢团状排列,类似于腺泡细胞癌,但胰母细胞瘤可见鳞状小体结构,免疫组化表达Syn、BCL10、Trypsin、α-ACT等,鳞状小体成分表达CK、EMA,且β-catenin核浆表达。

讨 论

胰腺腺泡细胞癌(acinic cell carcinoma, ACC)是一种起源于腺泡细胞和终末分支胰管的高度恶性胰腺外分泌肿瘤,最早由Berner于1908年报道,仅占所有胰腺恶性肿瘤的1%左右。截至目前,关于ACC的发病机制尚不明确。本病好发于中老年男性,以60岁为发病高峰,临床表现无特异性,约10%~15%的患者可能出现高脂肪酶综合征,包括皮下多灶脂肪坏死、多关节痛、非细菌性血栓性心内膜炎、外周血嗜酸性粒细胞增多等。在实验室检查方面,诊断ACC需要关注脂肪酶的水平,有研究表明患者AFP可出现升高,而CA19-9多为阴性。

病理大体上,ACC肿块通常较大,多单发,边界较清楚,呈膨胀性生长,部分有包膜,质地软而均匀,较大病灶中央常见囊变、坏死及出血。组织学表现为肿瘤细胞被纤维条索分割呈大结节状,肿瘤细胞团中具有丰富的血管,排列成腺泡状、梁索状、腺样、实性等结构,常见坏死。肿瘤细胞胞质少至中等量,双嗜性或嗜酸性,因具有酶原颗粒而呈颗粒状,多数病例仅见细小的胞质颗粒。核呈圆形或卵圆形,相对一致,但核可出现异型,不同病例异型性程度不一,核分裂象数目变化也较大,核仁明显且位于中央,核仁偶尔不显示。肿瘤侵犯血管较常见,但侵犯周围神经相对少见。胰蛋白酶、脂肪酶、糜蛋白酶免疫标志物阳性有助于确诊ACC,BCL10在86%左右的病例中阳性。此外，ACC还具有部分内分泌分化倾向，部分病变CgA、Syn标志物阳性。

胰腺ACC的影像学表现总结如下。①肿块较大：ACC平均直径为10cm，<2cm的ACC罕见；②可发生于胰腺任何位置；③病灶边界较清：增强部分病变可见线状强化的包膜，但大多不完整，局部侵犯邻近组织；④无脂肪，出血、钙化少见；⑤以实性成分为主；⑥强化方式：ACC多数为乏血供病变，强化程度各期低于邻近正常胰腺实质，强化后CT值高峰可出现于动脉期或门脉期；⑦T2WI上信号高于肾实质；⑧弥散受限；⑨胰管可有不同程度扩张：胰管是否扩张与病变位置及主胰管浸润或压迫情况有关，无法作为ACC鉴别的主要征象。

本病例被误诊为神经内分泌肿瘤。误诊的原因如下：①肿块体积较典型的ACC小；②肿块增强后动脉期明显强化，稍高于周围正常胰腺实质，延迟后持续强化，强化程度低于周围正常胰腺实质，强化整体上呈现"快进快出"的特点，与ACC多见的乏血供特点不符，而更符合胰腺神经内分泌肿瘤的强化特点；③由于病变较小，上述报道的线状强化的包膜在本病例的影像学中并未发现；④脂肪酶的水平是ACC较特异的实验室指标，但是本病例并未进行脂肪酶的血清学检查。

当遇到不伴肿瘤标志物升高或伴血清脂肪酶升高的胰腺肿物患者，应考虑胰腺ACC的可能性，病理仍然是诊断的金标准，手术切除是首选治疗方法。加强对胰腺ACC诊疗认知，对提高胰腺ACC患者术前精确诊断率、为其提供最佳治疗方案具有十分重要的临床意义。

参考文献

[1] Kruger S, Haas M, Burger PJ, et al. Acinar cell carcinoma of the pancreas: A rare disease with different diagnostic and therapeutic implications than ductal adenocarcinoma [J]. J Cancer Res Clin Oncol, 2016, 142(12): 2585-2591.

[2] Holen KD, Klimstra DS, Hummer A, et al. Clinical characteristics and outcomes from an institutional series of acinar cell carcinoma of the pancreas and related tumors [J]. J Clin Oncol, 2002, 20(24): 4673-4678.

[3] Mandelker D, Marra A, Zheng-Lin B, et al. Genomic profiling reveals germline predisposition and homologous recombination deficiency in pancreatic acinar cell carcinoma [J]. J Clin Oncol, 2023, 41(33): 5151-5162.

[4] Zhao F, Yang D, Xu T, et al. New treatment insights into pancreatic acinar cell carcinoma: Case report and literature review [J]. Front Oncol, 2023, 13: 1210064.

[5] Kolb-Van Harten P, Rosien U, Kloppel G, et al. Pancreatic acinar cell carcinoma with excessive alpha-fetoprotein expression [J]. Pancreatology, 2007, 7(4): 370-372.

[6] Manfrin E, Parisi A, Stefanizzi L, et al. Bcl-10, Trypsin and synaptophysin helps recognize acinar cell and mixed acinar neuroendocrine cell carcinoma of the pancreas on both preoperative cytological samples and needle biopsy specimens [J]. Pathol Res Pract, 2021, 226: 153593.

病例79　胰腺导管内生长腺泡细胞癌

患者信息

男性患者，54岁，因"腹痛1个月"入院。自发病以来，患者体重明显减轻，1个月减轻2kg。CA19-9 182.28 U/mL↑（参考值0~37 U/mL）。

影像学表现

1. 影像学描述　见图4-79-1。

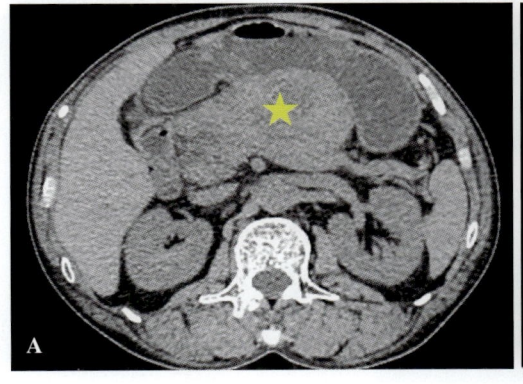
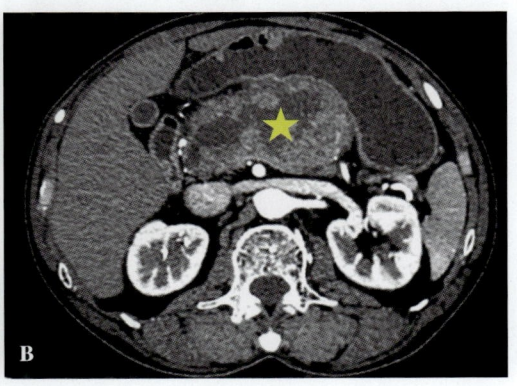

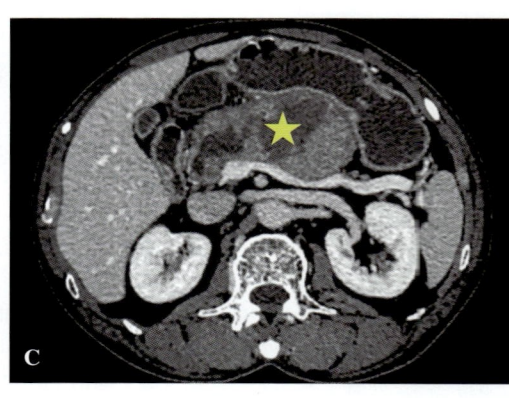
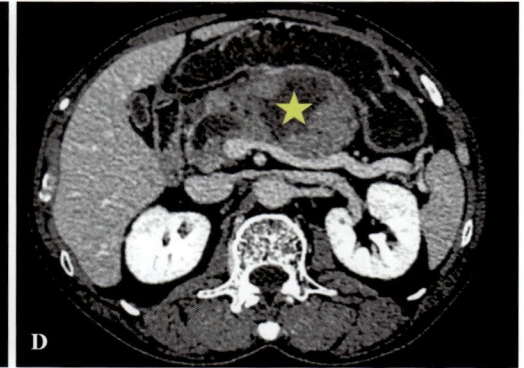

▲ 图 4-79-1 胰腺导管内生长腺泡细胞癌 CT 表现

A. 横断面 CT 平扫示胰体部类圆形混杂密度影；B～D. 分别为横断面 CT 动脉期、胰腺实质期及延迟期图像，增强后病灶边缘可见多发结节样强化灶，动脉期实性成分强化程度高于胰腺实质，延迟期强化程度减弱，病灶内囊性成分与胰管沟通。

2. 影像学诊断 胰腺体部导管内乳头状黏液性肿瘤恶变可能（误诊）。

病理学表现

1. 大体 全胰腺大小 18.0 cm×7.5 cm×5.0 cm，胰腺切面见一肿物，大小 13.0 cm×7.0 cm×5.0 cm，切面灰白色，实性，质中，弥漫分布于全胰（图 4-79-2A）。

2. 镜下 肿瘤弥漫分布于全胰腺，肿瘤细胞呈立方形或圆形，核圆形，可见核仁，胞质嗜酸性，排列成腺泡状或巢团状，可见多灶性、片状坏死及脉管癌栓，部分肿瘤沿导管内生长（图 4-79-2B～D）。

3. 免疫组化 CAM5.2(+)，CK8/18(+)，CK7(+)，CK19(灶+)，CK20(−)，BCL10(+)，α₁-ACT(+)，α₁-AT(+)，CgA(−)，CD56(−)，Syn(−)，MLH1(+)，MSH2(+)，MSH6(+)，

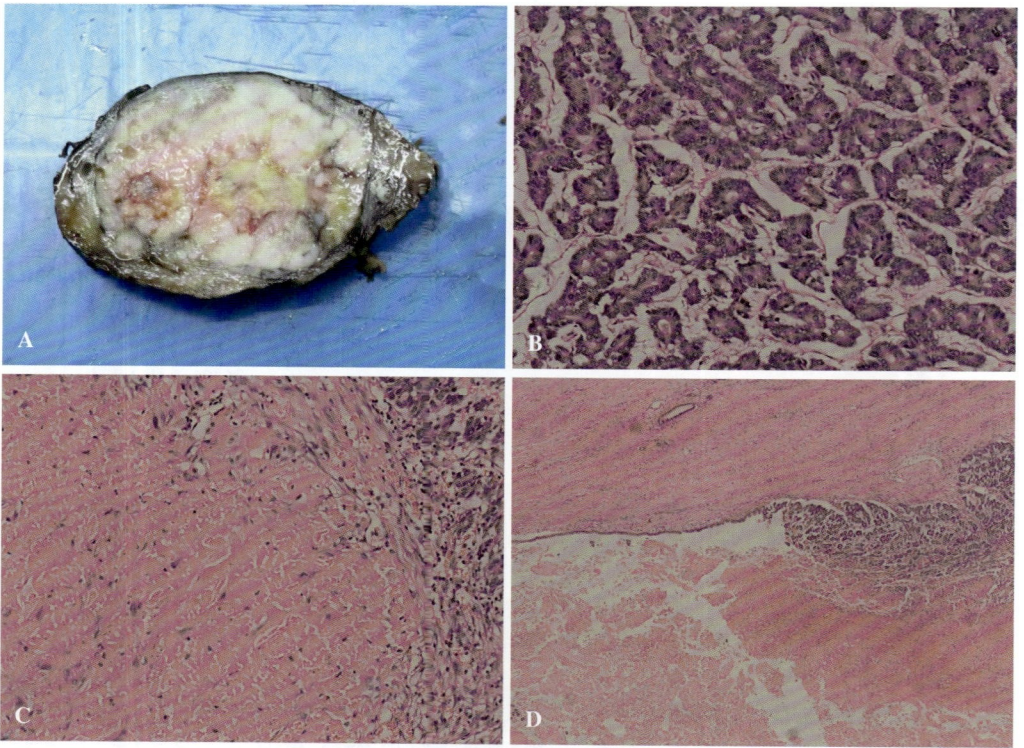

▲ 图 4-79-2 胰腺导管内生长腺泡细胞癌病理学表现

A. 肿瘤弥漫分布，切面灰白色，局部可见坏死；B. 肿瘤细胞呈立方形，排列成腺泡状（HE，200×）；C. 局部见片状凝固性坏死（HE，200×）；D. 部分肿瘤沿导管内生长（HE，40×）。

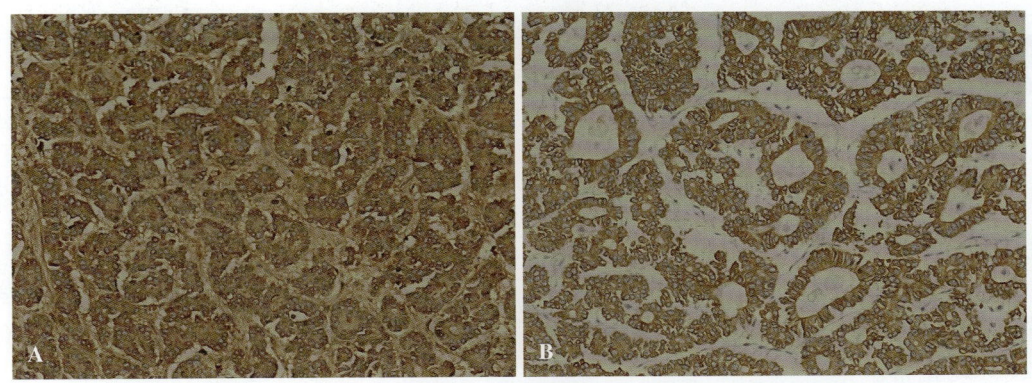

▲ 图 4-79-3　胰腺腺泡细胞癌导管内生长免疫组化染色表现

A. CAM5.2 阳性(IHC,200×);B. $α_1$-AT 阳性(IHC,200×)。

PMS2(＋),Vimentin(间质＋),Islet-1(－),ATRX(部分＋),CD34(血管＋),SSTR2(部分＋),MUC1(＋),MUC2(－),MUC5(－),MUC6(－),S100P(－),DPC4(－),p53(－),Ki-67(20%＋)(图 4-79-3)。

4. 病理诊断　(胰腺)腺泡细胞癌(部分沿导管内生长)。

讨　论

胰管内生长的腺泡细胞癌(ACC)极其罕见,2001 年由 Fabre 报道全世界首例,并使之成为 ACC 新的亚型。目前胰管内生长 ACC 的发病机制尚未明确。胰管内生长 ACC 发病性别无差异,以中老年人为主,与常规 ACC 类似。此外,由于肿瘤阻塞胰管后容易发生阻塞性胰腺炎,患者常伴发胰腺炎,这可能是与常规 ACC 在临床表现中的不同之处,在本例中也能观察到。

病理学上,大体表现为肿瘤细胞呈结节状生长并延伸至胰管内,或在胰管内呈乳头样生长,在胰管形成肉眼可见的息肉样凸起,而组织病理学形态与经典的腺泡细胞癌相似。具体参照病例 78 讨论部分。

胰管内生长的 ACC 可发生在胰腺任何部位,病灶大小不等,多表现为胰管内团块状或结节状局限性肿块,也有表现为突破胰管巨大肿块或累及全胰腺导管的弥漫性肿块,范围 2.0~14.5 cm,可侵犯邻近十二指肠、胆管、脾脏等器官,也可发生淋巴结转移和远处转移。影像上,胰管内生长 ACC 的强化方式差异较大,可表现为富血供,即在增强动脉期呈明显强化且强化程度高于正常胰腺;亦可表现为乏血供,即增强后呈轻度或中度渐进性强化,强化程度低于或等于正常胰腺,这种强化差异主要取决于肿瘤实质和间质内血管成分。胰管内生长 ACC 的主胰管均表现为不同程度扩张,扩张程度取决于胰管内肿瘤的大小。本病例在影像学上最终被误诊为胰腺 IPMN 恶变。与胰管内生长 ACC 不同的是 IPMN 可不断分泌黏液,聚集在主胰管内,所以病灶下游主胰管可以出现不同程度扩张,但本病例中仅为上游主胰管扩张,符合胰管内生长 ACC 的诊断。

综上所述,胰管内生长的 ACC 是 ACC 一种罕见变异类型,影像学表现为肿瘤部分或完全位于扩张的主胰管内,在管腔内呈壁结节或实性肿块,增强扫描呈渐进性强化或明显强化。最终确诊需依靠病理学。

参考文献

[1] Fabre A, Sauvanet A, Flejou JF, et al. Intraductal acinar cell carcinoma of the pancreas [J]. Virchows Arch, 2001, 438(3): 312-315.

[2] Nagata S, Tomoeda M, Kubo C, et al. Intraductal polypoid growth variant of pancreatic acinar cell carcinoma metastasizing to the intrahepatic bile duct 6 years after surgery: A case report and literature review [J]. Pancreatology, 2012, 12(1): 23-26.

[3] Raman SP, Hruban RH, Cameron JL, et al. Acinar cell carcinoma of the pancreas: Computed tomography features-a study of 15 patients [J]. Abdom Imaging, 2013, 38(1): 137-143.

病例 80　　胰腺腺泡细胞癌

患者信息

男性患者,39岁,半年前无明显诱因出现上腹痛,持续性隐痛,向腰背部放射。患者发病以来,体重明显减轻,近半年减轻 4 kg。患者 CA19-9、CEA、CA72-4 均正常。

影像学表现

1. **影像学描述**　见图 4-80-1,图 4-80-2。
2. **影像学诊断**　胰腺体部占位,考虑肿块型胰腺炎可能(误诊)。

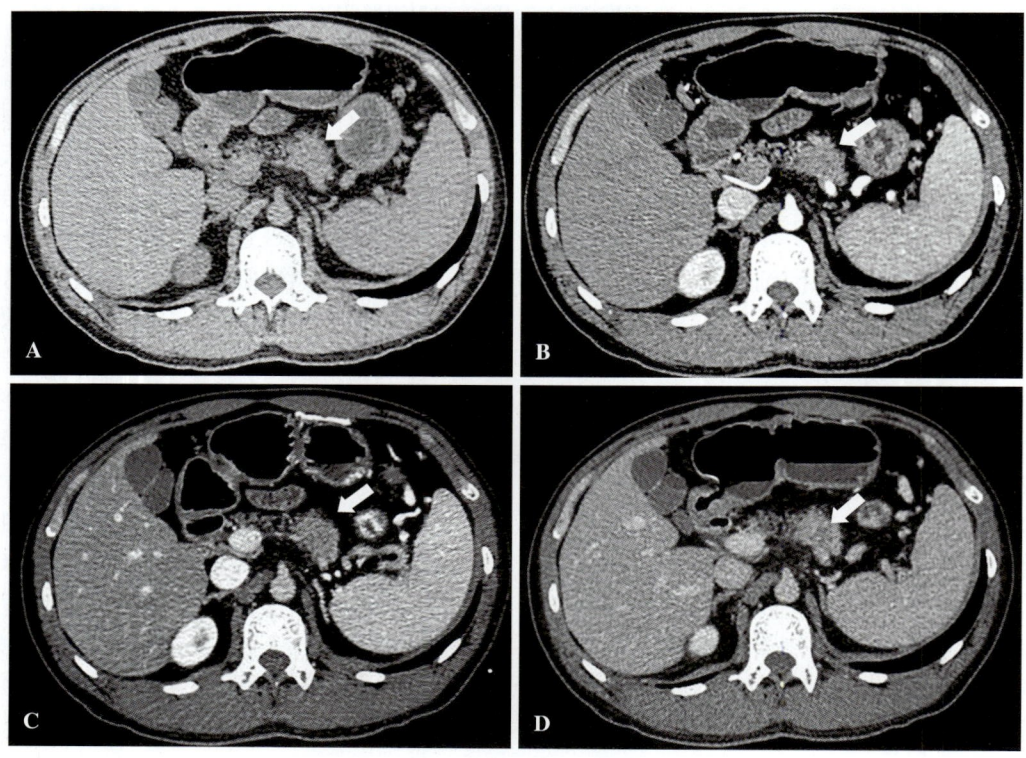

▲ 图 4-80-1　胰腺腺泡细胞癌 CT 表现

A~D. 分别为胰腺横断面 CT 平扫、动脉期、门脉期和延迟期图像,可见肿块位于胰体尾部,形态不规则,平扫呈低密度,增强后渐进性强化,延迟后较明显强化(箭),围胰腺实质脂肪浸润,主胰管未见扩张。

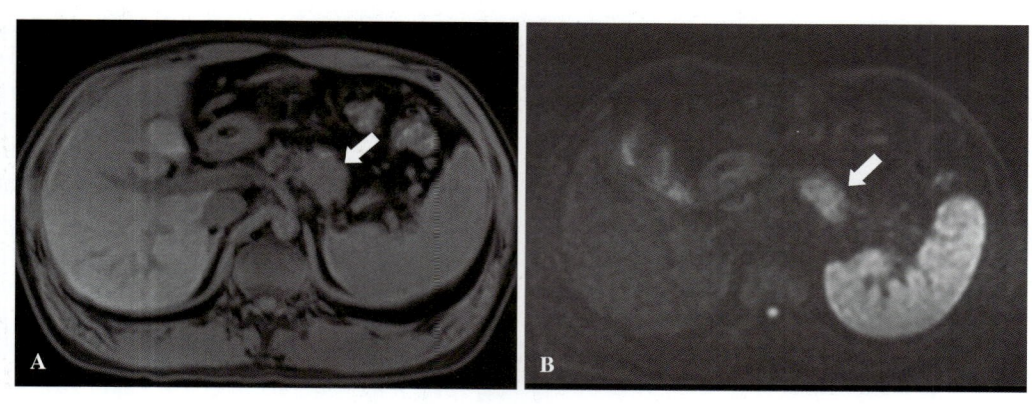

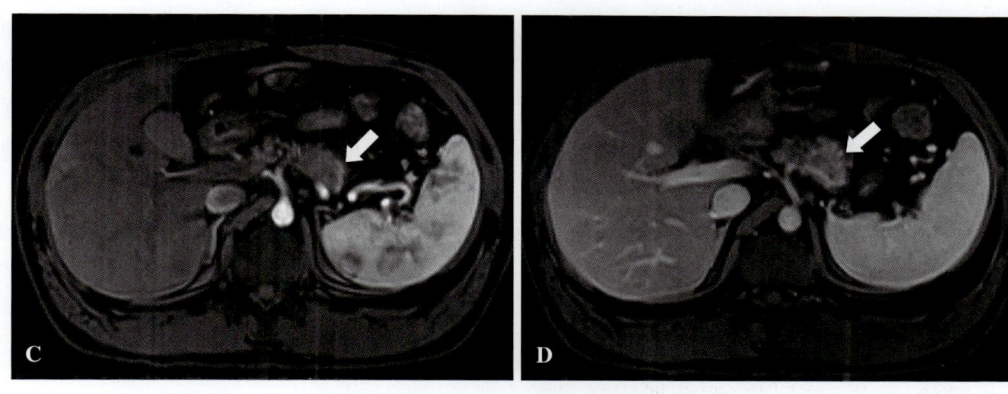

▲ 图 4-80-2 胰腺腺泡细胞癌 MRI 表现

A~D. 分别为胰腺横断面 MR T1WI、DWI、T1WI 动脉期和门脉期图像,可见肿块位于胰体尾部,形态不规则,T1WI 上呈低信号,弥散受限,增强后渐进性强化,动脉期轻度强化,延迟后较明显强化(箭),主胰管未见扩张。

病理学表现

1. 大体 全胰腺大小 18.0 cm×7.5 cm×5.0 cm,胰腺切面见一肿物,大小 13.0 cm×7.0 cm×5.0 cm,切面灰白色,实性,质中,弥漫分布于全胰。

2. 镜下 全胰腺均可见肿瘤,肿瘤细胞呈立方形或圆形,核质比增高,肿瘤细胞排列成腺泡状、巢团样,局部见多灶性、大片状坏死,可见脉管癌栓及脉管侵犯(图 4-80-3)。

3. 免疫组化 CAM5.2(+),CK7(+),CK8/18(+),CK19(−),CK20(−),α_1-AT(+),α_1-ACT(+),BCL10(+),CD10(+),CgA(部分+),Syn(部分+),CD56(−),β-catenin(+),MUC5(+),MUC1(+),p53(+),Ki-67(60%+)(图 4-80-4)。

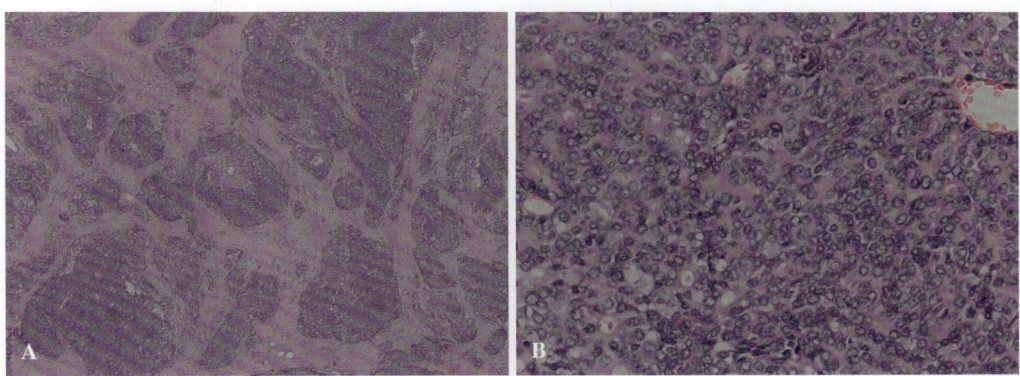

▲ 图 4-80-3 胰腺腺泡细胞癌病理学表现

A. 肿瘤被纤维组织分割成岛状排列(HE,40×);B. 肿瘤细胞呈圆形或立方形,核质比增高,排列成腺泡状或巢片状(HE,400×)。

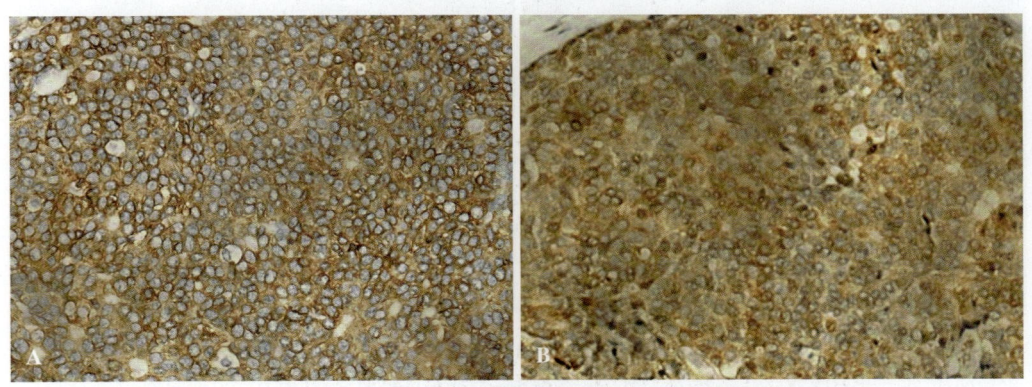

▲ 图 4-80-4 胰腺腺泡细胞癌免疫组织化学表现

A. CAM5.2 阳性(IHC,100×);B. BCL10 阳性(IHC,100×)。

4. 病理诊断与鉴别诊断

（1）诊断：（胰腺颈部）腺泡细胞癌。

（2）鉴别诊断

1）实性假乳头状肿瘤：多发生于年轻女性，肿瘤细胞胞质嗜酸性或呈透明的空泡状，核圆形或卵圆形，常有核沟或凹陷，有时见怪异核，核分裂象罕见。肿瘤细胞形成假乳头和小囊，无腺腔形成，常见出血、坏死及囊性变。

2）神经内分泌肿瘤：肿瘤通常呈器官样特点，排列成巢状、小梁状、腺样、脑回状、假菊形团样，细胞大小较一致，胞质细颗粒状，双染性或嗜酸性，核居中，圆形或卵圆形，核仁明细，染色质粗团块或胡椒盐样，有时可见核分裂象，并伴有间质硬化，免疫组化标志物 CgA、Syn、CD56 等表达阳性。

3）胰母细胞瘤：好发于儿童，肿瘤有腺泡细胞分化和明显的鳞状小体，可有不同程度的内分泌和导管分化，间质细胞丰富。

4）胰腺导管腺癌：有突出的纤维组织增生性间质，腺体结构可伴有黏液产生，细胞核有多形性，免疫组化标志物有助于鉴别。

讨 论

参考病例 78。

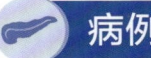

病例 81　胰腺腺泡细胞癌（腺泡-导管腺癌混合）

患者信息

男性患者，75 岁，4 个月前进食后出现腹痛，伴有腹胀，胃镜检查示十二指肠球部狭窄。CA19-9 37.27 U/mL↑（参考值 0～37 U/mL）。

影像学表现

1. 影像学描述　见图 4-81-1。

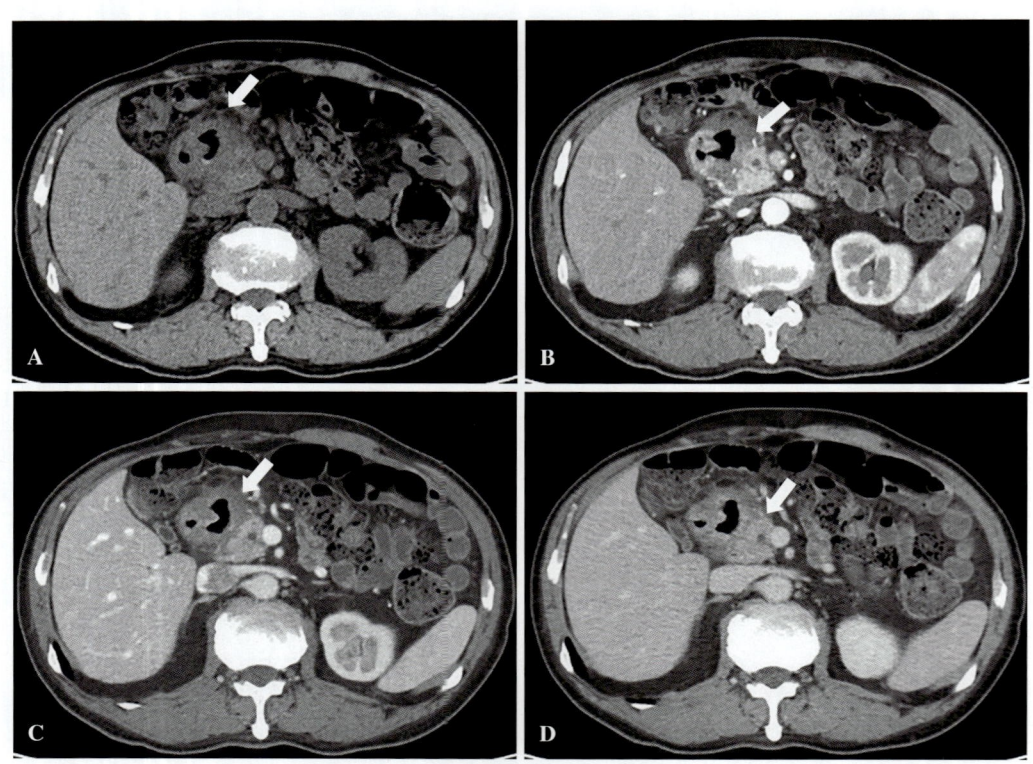

▲ 图 4-81-1　胰腺腺泡-导管腺癌混合癌 CT 表现

A. 横断面 CT 平扫图像，十二指肠降部肠壁增厚（箭）；B～D. 分别为 CT 增强动脉期、门脉期及延迟期图像，十二指肠降段增厚肠壁增强后中度强化，邻近胰头未见明显异常强化灶（箭），主胰管轻度扩张。

2. 影像学诊断 十二指肠恶性肿瘤可能性大。

病理学表现

1. 大体 胰头大小 7.5 cm×5.0 cm×4.0 cm，距胰腺切缘 5 cm，紧邻十二指肠乳头见溃疡型肿物，大小 4.5 cm×3.0 cm×3.0 cm，切面灰白色，实性，质硬，与周围组织界限不清。

2. 镜下 镜下见肿瘤主要位于十二指肠肌层内，部分肿瘤细胞呈圆形、立方形，大小相对一致，核空泡状，核质比增高，排列成腺泡状；部分肿瘤细胞呈立方形或柱状，异型明显，排列成腺样（图 4-81-2）。

3. 免疫组化 CAM5.2(+)，CK7(腺癌+)，CK20(-)，CK8/18(+)，CK19(腺癌+)，CK5/6(-)，CD56(-)，CgA(-)，Syn(-)，INSM1(-)，S100P(腺癌+)，DPC4(-)，MUC1(腺癌+)，MUC2(-)，MUC4(腺癌+)，MUC5(腺癌+)，MUC6(-)，MLH1(+)，MSH2(+)，MSH6(+)，PMS2(+)，HER2(腺癌 2+，腺泡-)，p53(野生型)，Ki-67(20%+)，Trypsin(腺泡细胞癌+)，BCL10(±)，CD10(-)，β-catenin(膜+)，LEF1(-)（图 4-81-3）。

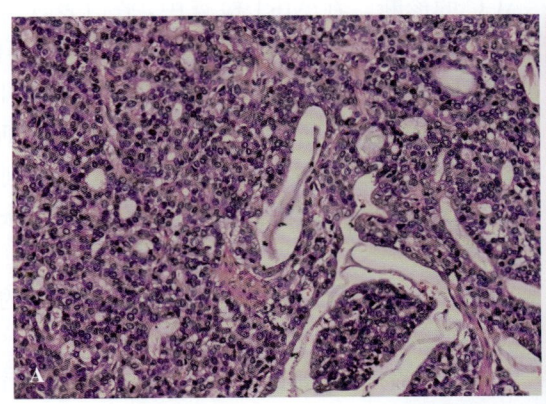 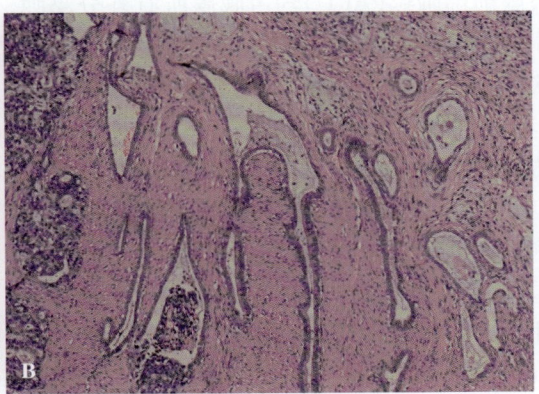

▲ 图 4-81-2 胰腺腺泡-导管腺癌混合癌病理学表现

A. 腺泡细胞癌成分（IHC,100×）；B. 导管腺癌成分（HE,100×）。

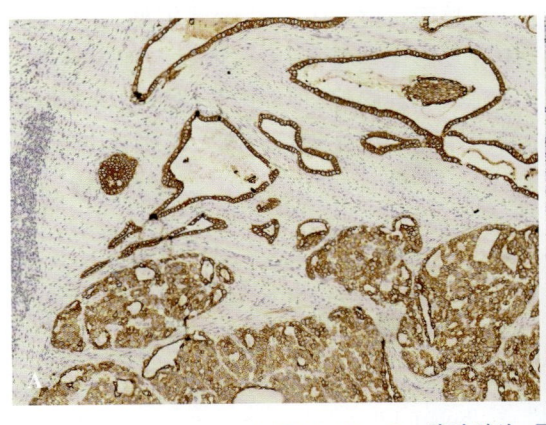 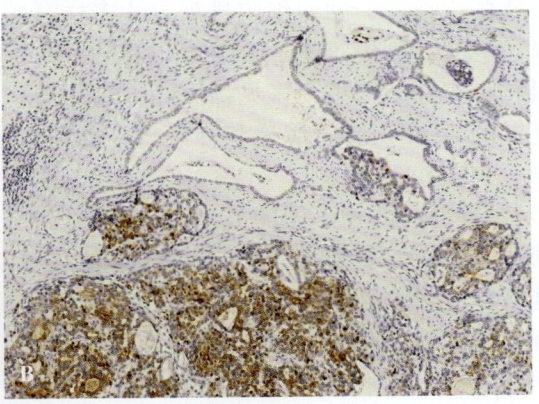

▲ 图 4-81-3 胰腺腺泡-导管腺癌混合癌免疫组化表现

A. CAM5.2 阳性（IHC,100×）；B. Trypsin 腺泡细胞癌阳性，导管腺癌阴性（IHC,100×）。

4. 病理诊断与鉴别诊断

（1）诊断：腺泡细胞癌+导管腺癌（腺泡细胞癌约占 70%，导管腺癌约占 30%）。

（2）鉴别诊断

1）实性假乳头状肿瘤：多发生于年轻女性，肿瘤细胞胞质嗜酸性或呈透明的空泡状，核圆形或卵圆形，染色质细腻，常有核沟或凹陷，有时见怪异核，核分裂象罕见。肿瘤细胞形成假乳头和小囊，无腺腔形成，常见出血、坏死及囊性变。

2）神经内分泌肿瘤：肿瘤通常呈器官样特点，排列成巢状、小梁状、腺样、脑回状、假菊形团样，细胞大小较一致，胞质细颗粒状，双染性或嗜酸性，核居中,圆形或卵圆形,核仁明细,染色质粗团块或胡椒盐样,有时核分裂象,并伴有间质硬化,免疫组化标志物 CgA、Syn、CD56 等表达阳性。

3) 胰母细胞瘤:好发于儿童,肿瘤有腺泡细胞分化和明显的鳞状小体,可有不同程度的内分泌和导管分化,间质细胞丰富。

4) 胰腺导管腺癌:有突出的纤维组织增生性间质,腺体结构可伴有黏液产生,细胞核有多形性,免疫组化标志物有助于鉴别。

讨 论

胰腺腺泡细胞癌(ACC)约占胰腺所有外分泌肿瘤的 1%~2%,好发于中老年男性,常发生于胰头。临床症状多为非特异性表现,常见症状包括腹痛、腹泻、食欲不振、消瘦等。约有 10%~15%的病例可出现脂肪酶分泌过多综合征,血清肿瘤标志物不一定升高,有报道称年轻患者血清 AFP 水平可能升高。本例患者实验室检查脂肪酶 42.5 U/L(参考值≤60 U/L),未见升高。

病理学方面,肿瘤边界较清晰,切面棕褐色至红色,质软,肉质状,偶尔伴有坏死和囊性变。导管系统受累时,可见肿块向导管内延伸的息肉样或指状凸起。镜下,肿瘤细胞被纤维条索分割成大结节状,缺乏导管腺癌特征性的纤维间质反应。肿瘤细胞团中可见丰富的微血管。肿瘤细胞排列方式多样,包括腺泡状、小梁状、腺状、实性或脑回状结构,其中以腺泡状结构和实性结构更为多见,肿瘤间质成分较少。分化差的 ACC 与导管腺癌和神经内分泌肿瘤在形态学上较难鉴别。

腺泡-导管癌有两种不同的类型。一种表现为与腺泡成分相关的广泛的细胞内或细胞外黏液积累。可能有腺泡细胞巢漂浮在黏液池中,或者典型的腺泡细胞与柱状或印戒细胞巢及黏液混合。黏液染色(或阿尔钦蓝)呈阳性,胰蛋白酶和糜蛋白酶的免疫组织化学标志物也呈阳性。另一种混合性腺泡-导管癌具有单独的浸润腺体模式,伴有促结缔组织增生间质反应,类似浸润性导管腺癌,但通过免疫组化染色可以显示出实质的腺泡分化。

免疫组化有助于 ACC 的诊断,大约 95%的病例中胰蛋白酶和胰凝乳蛋白酶均阳性,因此该组合对诊断 ACC 更为敏感。上皮标志物 CK8、CK18、AE1/AE3 和 CAM5.2 在 ACC 中呈阳性表达,而 CK7 和 CK19 通常在导管腺癌中表达,在 ACC 中通常表达缺失。部分 ACC 中可有散在的神经内分泌细胞分布或形成灶性的神经内分泌细胞结节,表达 CgA、Syn 等神经内分泌标志物,如果这些成分>30%,应归类为混合型腺泡-神经内分泌癌。

影像学方面,CT 多表现为圆形或类圆形肿物,边界较为清晰,通常为实性,密度不均匀,略低于周围胰腺,没有明显的囊性改变,约有 1/3 的患者可能出现钙化。增强扫描后,肿瘤表现为渐进式不均匀强化。有些研究表明,当胰腺中出现类圆形、外生性、边界较为清楚的较大肿物、增强扫描后表现为轻微且持续强化,且无明显胆道或胰腺扩张时,应考虑 ACC 的诊断。在 MRI 检查中,平扫表现为胰腺肿块内部信号不均匀,实性部分 T1WI 上呈等低信号,T2WI 上呈等高或稍高信号,病灶内部均可见不同程度的坏死,增强扫描肿块实性部分也呈渐进性强化的特征。另一项研究表明,MRI 在识别肿瘤边缘、肿瘤内出血、周围组织浸润和导管扩张方面优于 CT。

ACC 恶性程度较高,据文献报道,有约半数的患者在诊断过程中出现转移。

目前治疗 ACC 的手术方案、放疗和化疗方案与 PDAC 基本一致。手术切除对于可切除的 ACC 患者是最佳治疗方式。当局部晚期和转移性疾病无法进行手术时,应采用新辅助或姑息性治疗。

总而言之,ACC 发病率较低,缺乏典型的临床表现及影像学特征,主要依靠病理学确诊,其形态学有时与导管腺癌、神经内分泌肿瘤等难以鉴别,因此需应用免疫组化进行诊断及鉴别诊断。

参考文献

[1] Chaudhary P. Acinar cell carcinoma of the pancreas: A literature review and update [J]. Indian J Surg, 2015, 77(3): 226-231.

[2] Toll A D, Hruban R H, Ali S Z. Acinar cell carcinoma of the pancreas: Clinical and cytomorphologic characteristics [J]. Korean J Pathol, 2013, 47(2): 93-99.

[3] Sridharan V, Mino-Kenudson M, Cleary J M, et al. Pancreatic acinar cell carcinoma: A multi-center series on clinical characteristics and treatment outcomes [J]. Pancreatology, 2021, 15: S1424-3903.

[4] La Rosa S, Sessa F, Capella C. Acinar cell carcinoma of the pancreas: Overview of clinicopathologic features and insights into the molecular pathology [J]. Front Med (Lausanne), 2015, 2: 41.

[5] Klimstra D S. Nonductal neoplasms of the pancreas [J]. Mod Pathol, 2007, 20 Suppl 1: S94-S112.

[6] Thompson E D, Wood L D. Pancreatic neoplasms with acinar

differentiation: A review of pathologic and molecular features [J]. Arch Pathol Lab Med, 2020, 144(7):808-815.

[7] Fabre A, Sauvanet A, Flejou J F, et al. Intraductal acinar cell carcinoma of the pancreas [J]. Virchows Arch, 2001, 438(3):312-315.

[8] Calimano-Ramirez LF, Daoud T, Gopireddy DR, et al. Pancreatic acinar cell carcinoma: A comprehensive review [J]. World J Gastroenterol, 2022, 28(40):5827-5844.

[9] Xing-Mao Z, Hong-Juan Z, Qing L, et al. Pancreatic acinar cell carcinoma-case report and literature review [J]. Bmc Cancer, 2018, 18(1):1083.

[10] Ordóñez N G, Mackay B. Acinar cell carcinoma of the pancreas [J]. Ultrastruct Pathol, 2000, 24(4):227-241.

[11] Mustafa S, Hruban R H, Ali S Z. Acinar Cell Carcinoma of the pancreas: A clinicopathologic and cytomorphologic review [J]. J Am Soc Cytopathol, 2020, 9(6):586-595.

[12] Kim JY, Brosnan-Cashman JA, Kim J, et al. Pancreatic acinar cell carcinomas and mixed acinar-neuroendocrine carcinomas are more clinically aggressive than grade 1 pancreatic neuroendocrine tumours [J]. Pathology, 2020, 52(3):336-347.

[13] Tatli S, Mortele K J, Levy A D, et al. CT and MRI features of pure acinar cell carcinoma of the pancreas in adults [J]. AJR, 2005, 184(2):511-519.

[14] Bhosale P, Balachandran A, Wang H, et al. CT imaging features of acinar cell carcinoma and its hepatic metastases [J]. Abdom Imaging, 2013, 38(6):1383-1390.

[15] Lalwani N, Mannelli L, Ganeshan D M, et al. Uncommon pancreatic tumors and pseudotumors [J]. Abdom Imaging, 2015, 40(1):167-180.

[16] Hu S, Hu S, Wang M, et al. Clinical and CT imaging features of pancreatic acinar cell carcinoma [J]. Radiol Med, 2013, 118(5):723-731.

[17] Raman SP, Hruban RH, Cameron JL, et al. Acinar cell carcinoma of the pancreas: Computed tomography features-a study of 15 patients [J]. Abdom Imaging, 2013, 38(1):137-143.

[18] Hsu M Y, Pan K T, Chu S Y, et al. CT and MRI features of acinar cell carcinoma of the pancreas with pathological correlations [J]. Clin Radiol, 2010, 65(3):223-229.

[19] Abraham SC, Wu TT, Hruban RH, et al. Genetic and immunohistochemical analysis of pancreatic acinar cell carcinoma: Frequent allelic loss on chromosome 11p and alterations in the apc/beta-catenin pathway [J]. Am J Pathol, 2002, 160(3):953-962.

[20] La Rosa S, Bernasconi B, Vanoli A, et al. C-Myc amplification and C-MYC protein expression in pancreatic acinar cell carcinomas. New insights into the molecular signature of these rare cancers [J]. Virchows Arch, 2018, 473(4):435-441.

[21] Furukawa T, Sakamoto H, Takeuchi S, et al. Whole exome sequencing reveals recurrent mutations in BRCA2 and fat genes in acinar cell carcinomas of the pancreas [J]. Sci Rep, 2015, 5:8829.

[22] Jiao Y, Yonescu R, Offerhaus GJ, et al. Whole-exome sequencing of pancreatic neoplasms with acinar differentiation [J]. J Pathol, 2014, 232(4):428-435.

[23] Liu K, Peng W, Zhou Z. The CT findings of pancreatic acinar cell carcinoma in five cases [J]. Clin Imaging, 2013, 37(2):302-307.

[24] Golan T, Hammel P, Reni M, et al. Maintenance olaparib for germline BRCA-mutated metastatic pancreatic cancer [J]. N Engl J Med, 2019, 381(4):317-327.

[25] Chmielecki J, Hutchinson KE, Frampton GM, et al. Comprehensive genomic profiling of pancreatic acinar cell carcinomas identifies recurrent RAF fusions and frequent inactivation of DNA repair genes [J]. Cancer Discov, 2014, 4(12):1398-1405.

[26] Ross J S, Wang K, Chmielecki J, et al. The distribution of braf gene fusions in solid tumors and response to targeted therapy [J]. Int J Cancer, 2016, 138(4):881-890.

[27] Kryklyva V, Haj Mohammad N, Morsink FHM, et al. Pancreatic acinar cell carcinoma is associated with BRCA2 germline mutations: A case report and literature review [J]. Cancer Biol Ther, 2019, 20(7):949-955.

[28] Schmidt CM, Matos JM, Bentrem DJ, et al. Acinar cell carcinoma of the pancreas in the united states: Prognostic factors and comparison to ductal adenocarcinoma [J]. J Gastrointest Surg, 2008, 12(12):2078-2086.

[29] La Rosa S, Klersy C, Uccella S, et al. Improved histologic and clinicopathologic criteria for prognostic evaluation of pancreatic endocrine tumors [J]. Hum Pathol, 2009, 40(1):30-40.

[30] Wisnoski NC, Townsend C M, Nealon WH, et al. 672 patients with acinar cell carcinoma of the pancreas: A population-based comparison to pancreatic adenocarcinoma [J]. Surgery, 2008, 144(2):141-148.

[31] Kitagami H, Kondo S, Hirano S, et al. Acinar cell carcinoma of the pancreas: Clinical analysis of 115 patients from pancreatic cancer registry of japan pancreas society [J]. Pancreas, 2007, 35(1):42-46.

[32] Duorui N, Shi B, Zhang T, et al. The contemporary trend in worsening prognosis of pancreatic acinar cell carcinoma: A population-based study [J]. Plos One, 2020, 15(12):E0243164.

[33] Nasser F, Motta Leal Filho J M, Affonso B B, et al. Liver metastases in pancreatic acinar cell carcinoma treated with selective internal radiation therapy with y-90 resin microspheres [J]. Case Reports Hepatol, 2017, 2017:1847428.

[34] Ordóñez N G. Pancreatic acinar cell carcinoma [J]. Adv Anat Pathol, 2001, 8(3):144-159.

[35] 何少武,吴波,金钢,等.胰腺腺泡细胞癌12例临床诊治分析 [J]. 中华胰腺病杂志,2019,19(6):4.

病例 82　　胰母细胞瘤（成人）

患者信息

男性患者,56岁,1年前进食后出现腹痛,伴有腹胀、腰背部疼痛。

影像学表现

1. **影像学描述**　见图4-82-1,图4-82-2。
2. **影像学诊断**　胰头钩突实性占位伴中央坏死,考虑实性假乳头状肿瘤可能(误诊)。

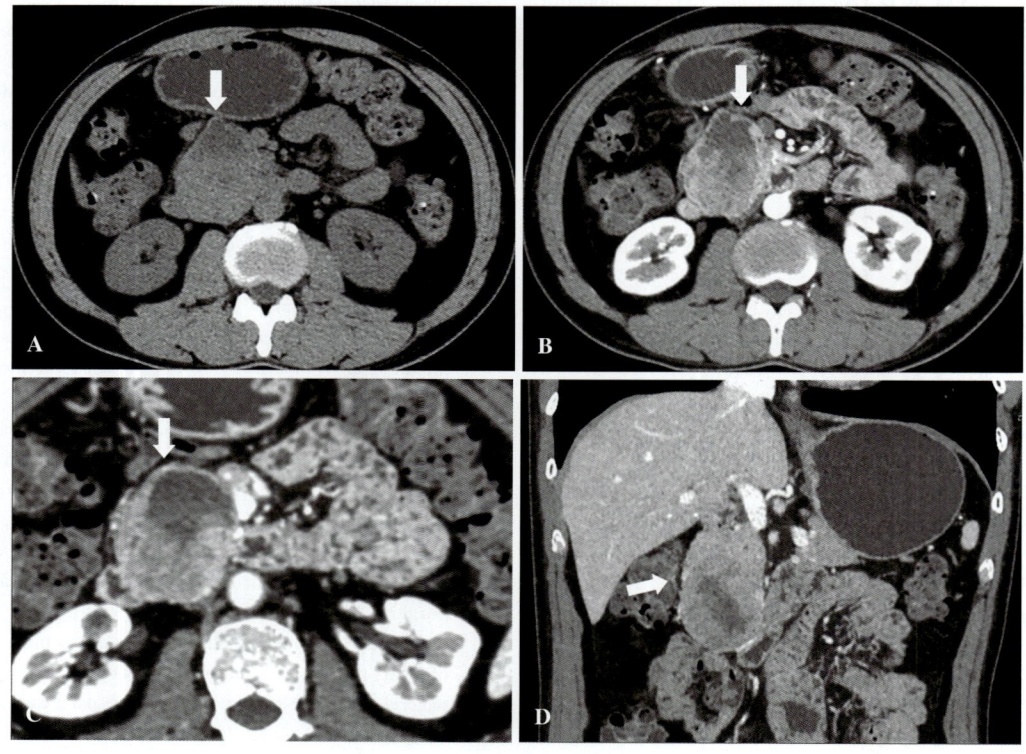

▲ 图4-82-1　成人胰母细胞瘤CT表现

A~C. 分别为横断面CT平扫、动脉早期、实质期图像,可见肿块位于胰头,形态欠规则,边缘分叶,CT平扫呈稍低密度,密度不均匀,可见斑片状更低密度区,增强后动脉早期、动脉晚期呈中度不均匀强化(箭);D. 冠状面CT门脉期对比剂退出,上游胰管未见明显扩张。

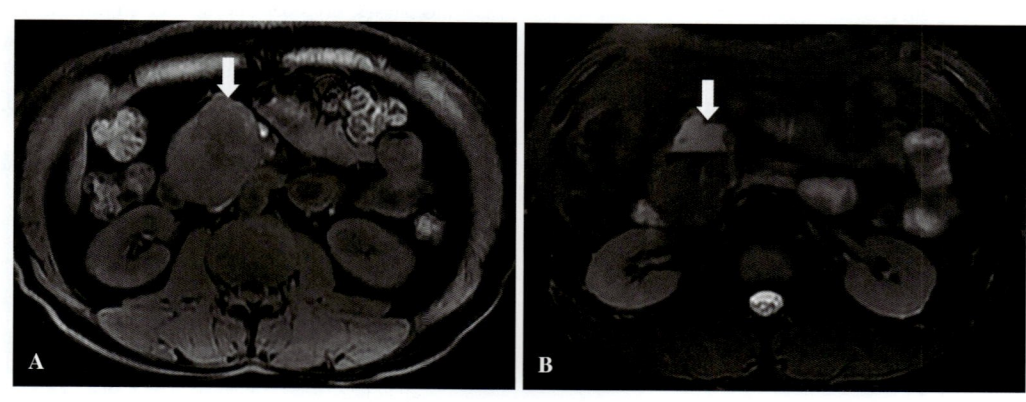

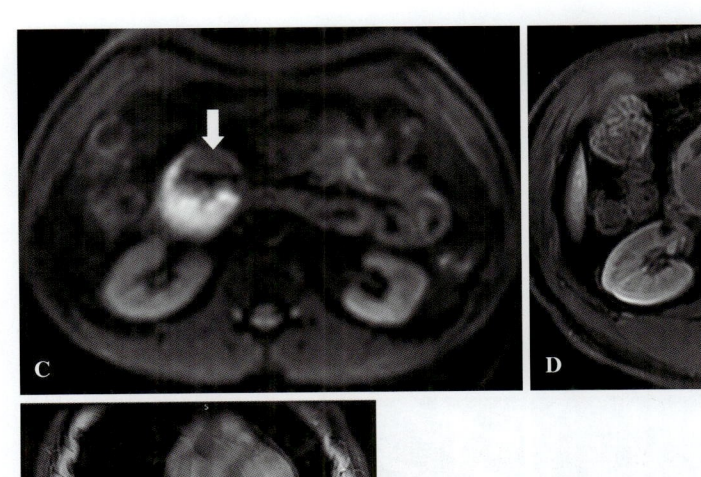
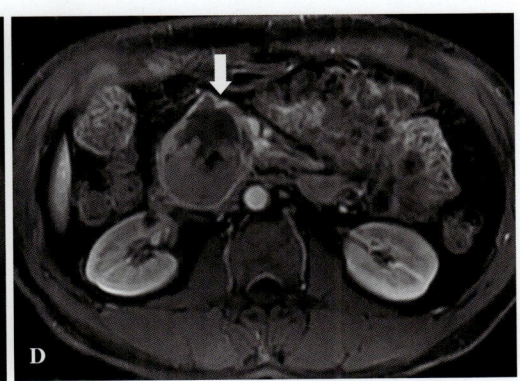
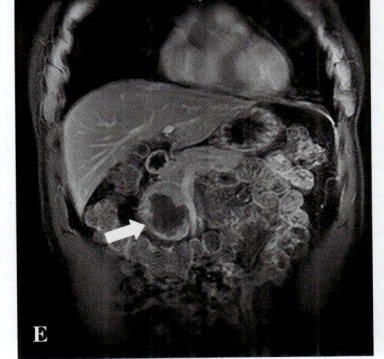

▲ 图 4-82-2　成人胰母细胞瘤 MRI 表现

A~C. 分别为 T1WI、T2WI、DWI 图像,肿块位于胰头,信号不均匀,T1WI 上呈不均匀低信号,T2WI 上呈高低混杂信号,可见液平,肿块实性部分弥散明显受限(C,箭);D、E. 分别为增强后横断面和冠状面 MRI 图像,增强后肿块呈不均匀强化,囊性部分无强化,上游主胰管未见扩张(箭)。

病理学表现

1. 大体　胰头大小 13.0 cm×6.5 cm×5.2 cm,距胰腺切缘 4.5 cm、十二指肠乳头 3.0 cm 胰头见灰白色肿物,大小 7.5 cm×4.5 cm×5.5 cm,切面灰白色,实性,质嫩,与周围组织界限尚清(图 4-82-3A)。

2. 镜下　镜下见肿瘤被纤维间质分隔,部分区域呈实性,可见多角形肿瘤细胞巢,部分区域呈腺泡状,由具有极向的肿瘤细胞围绕小腔隙排列形成。肿瘤细胞核呈圆形、卵圆形,异型性小,可见鳞状小体散在分布。可见胰内神经侵犯,未见胰周神经侵犯、脉管侵犯及脉管癌栓(图 4-82-3B)。

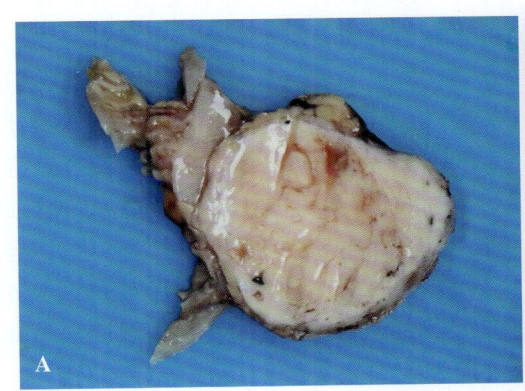
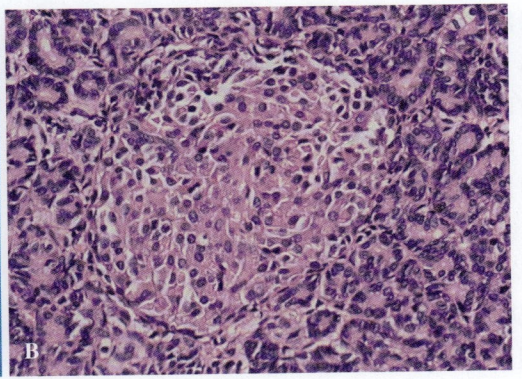

▲ 图 4-82-3　成人胰母细胞瘤病理学表现

A. 肿瘤呈结节状、灰白色、稚嫩;B. 肿瘤细胞主要呈腺泡状排列,其中散在分布鳞状小体(HE,400×)。

3. 免疫组化　CAM5.2(+),CK8/18(+),CK7(−),CK19(−),CK20(−),CK5/6(−),E-cadherin(+),MUC1(+),MUC2(−),MUC5(鳞状小体+),MUC6(+),CDX2(−),MLH1(+),MSH2(+),MSH6(+),PMS2(+),HER2(0),DPC4(+),S100P(−),CD44(部分+),PP(−),p40(−),p63(−),p53(野生型),Ki-67(10%),Trypsin(+),BCL10(+),CD10(鳞状小体+),CgA(−),CD56(−),Syn(鳞状小体+),β-catenin(膜+,鳞状小体核+),LEF1(+),CEA(−),AFP

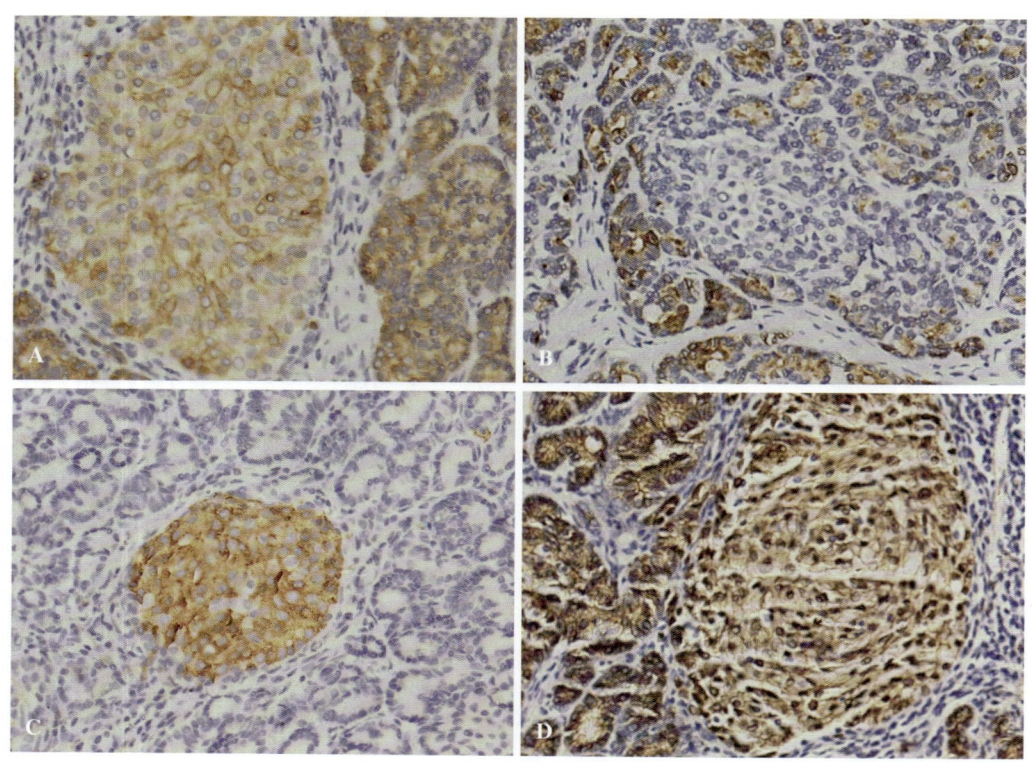

▲ 图 4-82-4 成人胰母细胞瘤免疫组织化学表现

A. CAM5.2 阳性(IHC,400×);B. Trypsin 腺泡区域阳性,鳞状小体阴性(IHC,400×);C. Syn 鳞状小体阳性,腺泡区域阴性(IHC,400×);D. 鳞状小体核浆阳性,腺泡区域膜浆阳性(IHC,400×)。

(一),AE1/AE3(+)(图 4-82-4)。

4. 病理诊断与鉴别诊断

(1) 诊断:(胰头)胰母细胞瘤。

(2) 鉴别诊断

1) 腺泡细胞癌:肿瘤细胞形态多样,常由多种细胞组成,部分细胞可见胞质内单个或多个空泡。肿瘤细胞在腺泡内形成筛状结构或实性排列,无管腔形成,有时可见小梁状、脑回状结构,淀粉酶消化后 PAS 阳性,无鳞状小体结构。

2) 神经内分泌肿瘤:由于肿瘤分泌的激素不同有不同的临床表现及实验室检查异常,肿瘤细胞核呈典型的胡椒盐样,间质有丰富的血窦,无鳞状小体,免疫组化标志物 CEA、CA12-5、p53、S100A4 均阴性。

3) 实性假乳头状肿瘤:多见于年轻女性,为囊实性,肿瘤细胞围绕纤维血管复层排列成假乳头状凸起,间质中有大量的薄壁血管或血窦,无鳞状小体。

讨 论

胰母细胞瘤通常发生于儿童,成人胰母细胞瘤非常罕见,平均年龄为 41 岁,男性略多于女性,最常见的临床症状为腹痛。成人患者很少出现血清 CA19-9 的升高以及促肾上腺皮质激素释放激素分泌,绝大多数成人患者血清甲胎蛋白(alpha-fetoprotein,AFP)可升高,而儿童患者血清 AFP 常升高。AFP 可以作为肿瘤复发或疾病进展的标志物。

在病理学表现上,胰母细胞瘤通常表现为孤立、实性、边界清楚的肿块,瘤体通常较大。镜下肿瘤富于细胞,被密集的纤维间质分隔成边界清楚的岛状结构,低倍镜下呈"地图样"外观。肿瘤细胞主要表现为腺泡分化,也可能存在导管分化、神经内分泌分化和罕见的间充质分化,如肿瘤性骨或软骨组织。多角形肿瘤细胞构成的实性区域通常与具有极向的肿瘤细胞围绕小腔隙形成的腺泡分化区域交替出现。肿瘤细胞呈核圆形、卵圆形,有单个核仁。胰母细胞瘤形态学特征性表现为鳞状小体(鳞状细胞巢),鳞状小体可以表现为细胞丰富的上皮样细胞巢,也可以表现为漩涡状的梭形细胞巢或角化的鳞状细胞巢。鳞状小体的细胞通常与周围的腺泡细胞不同,体积稍大,无细胞异型性。鳞状小体的分布及数量在肿瘤内和肿瘤间都可能有所不同。

影像学上,成人胰母细胞瘤常表现为单发有包膜的肿块，体积较大，平均直径约 8 cm，容易发生囊变、坏死，病灶多位于胰头。CT 平扫肿块呈等密度，中央可见更低密度区，内部可见钙化，周围可见分隔，增强扫描肿块呈不均匀渐进性强化，分隔轻中度强化，囊变坏死区无明显强化，包膜可见强化；病灶在 T1WI 上呈等信号，T2WI 上呈高信号，内部可见 T1 明显低 T2 高信号囊变区，增强扫描强化方式与 CT 相仿。胰母细胞瘤虽然体积较大，但是很少引起胰管扩张，可能与肿瘤质软的病理特征有关。本例病灶位于胰头，主胰管未见扩张，与文献报道一致。

绝大部分胰母细胞瘤有腺泡分化，因此常表达胰蛋白酶、糜蛋白酶、脂肪酶、α₁ 抗胰蛋白酶和 BCL10，淀粉酶消化后 PAS 阳性。部分病例神经内分泌标志物局灶阳性表达。部分病例具有导管分化，表达 CEA 及 CK。鳞状小体可能表达 EMA、AE1/AE3 或 CD10。另外，血清 AFP 升高的患者免疫组化可能 AFP 表达阳性。

综上所述，本例诊断难点在于成人胰母细胞瘤罕见，当胰腺内肿瘤体积较大，呈囊实性改变，边界清楚有包膜，增强后不均匀渐进性强化，需要考虑该病的可能性。

参考文献

[1] Klimstra D S, Wenig B M, Adair C F, et al. Pancreatoblastoma. A clinicopathologic study and review of the literature [J]. Am J Surg Pathol, 1995, 19(12): 1371-1389.

[2] Cavallini A, Falconi M, Bortesi L, et al. Pancreatoblastoma in adults: A review of the literature [J]. Pancreatology, 2009, 9(1-2): 73-80.

[3] Zhang X, Ni S J, Wang X H, et al. Adult pancreatoblastoma: clinical features and imaging findings [J]. Sci Rep, 2020, 10(1): 11285.

[4] Du E, Katz M, Weidner N, et al. Ampullary pancreatoblastoma in an elderly patient: A case report and review of the literature [J]. Arch Pathol Lab Med, 2003, 127(11): 1501-1505.

[5] Balasundaram C, Luthra M, Chavalitdhamrong D, et al. Pancreatoblastoma: A rare tumor still evolving in clinical presentation and histology [J]. JOP, 2012, 13(3): 301-303.

[6] Boix E, Yuste A, Meana A, et al. Corticotropin-releasing hormone-secreting pancreatoblastoma in an adult patient [J]. Pancreas, 2010, 39(6): 93893-93899.

[7] Rajpal S, Warren R S, Alexander M, et al. Pancreatoblastoma in an adult: Case report and review of the literature [J]. J Gastrointest Surg, 2006, 10(6): 829-836.

[8] Pitman M B, Faquin W C. The fine-needle aspiration biopsy cytology of pancreatoblastoma [J]. Diagn Cytopathol, 2004, 31(6): 402-406.

[9] Huang Y, Yang W, Hu J, et al. Diagnosis and treatment of pancreatoblastoma in children: A retrospective study in a single pediatric center [J]. Pediatr Surg Int, 2019, 35(11): 1231-1238.

[10] Omiyale A O. Clinicopathological review of pancreatoblastoma in adults [J]. Gland Surg, 2015, 4(4): 322-328.

[11] Klimstra D S. Nonductal neoplasms of the pancreas [J]. Mod Pathol, 2007, 20 Suppl 1: S94-112.

[12] Morales G E S, Payan H L, Valladares R A M, et al. Adult pancreatoblastoma: A rare malignant tumor of the pancreas [J]. Ann Hepatobiliary Pancreat Surg, 2021, 25(3): 436-439.

[13] Rosebrook J L, Glickman J N, Mortele K J. Pancreatoblastoma in an adult woman: Sonography, CT, and dynamic gadolinium-enhanced mri features [J]. AJR, 2005, 184(3 Suppl): S78-S81.

[14] Lee J Y, Kim I O, Kim W S, et al. CT and US findings of pancreatoblastoma [J]. J Comput Assist Tomogr, 1996, 20(3): 370-374.

[15] Wu M, Lin J, Liu Z, et al. CT, MRI, And (18)F-FDG PET/CT imaging features of seven cases of adult pancreatoblastoma [J]. Bmc Med Imaging, 2022, 22(1): 228.

[16] Low G, Panu A, Millo N, et al. Multimodality imaging of neoplastic and nonneoplastic solid lesions of the pancreas [J]. Radiographics, 2011, 31(4): 993-1015.

[17] Montemarano H, Lonergan G J, Bulas D I, et al. Pancreatoblastoma: Imaging findings in 10 patients and review of the literature [J]. Radiology, 2000, 214(2): 476-482.

[18] Gu W Z, Zou C C, Zhao Z Y, et al. Childhood pancreatoblastoma: Clinical features and immunohistochemistry analysis [J]. Cancer Lett, 2008, 264(1): 119-126.

[19] Abraham S C, Wu T T, Klimstra D S, et al. Distinctive molecular genetic alterations in sporadic and familial adenomatous polyposis-associated pancreatoblastomas: Frequent alterations in the APC/beta-catenin pathway and chromosome 11p [J]. Am J Pathol, 2001, 159(5): 1619-1627.

[20] Bläker H, Hofmann W J, Rieker R J, et al. Beta-catenin accumulation and mutation of the ctnnb1 gene in hepatoblastoma [J]. Genes Chromosomes Cancer, 1999, 25(4): 399-402.

[21] Jiao Y, Yonescu R, Offerhaus G J, et al. Whole-exome sequencing of pancreatic neoplasms with acinar differentiation [J]. J Pathol, 2014, 232(4): 428-435.

第五章　胰腺神经内分泌肿瘤

病例 83　胰腺神经内分泌肿瘤伴肝脏、脾脏多发转移瘤

患者信息

女性患者,58岁。体检发现胰腺、脾脏占位。

影像学表现

1. 影像学描述　见图5-83-1,图5-83-2。

2. 影像学诊断　胰尾部神经内分泌肿瘤伴肝脏、脾脏多发转移瘤可能。

病理学表现

1. 大体　胰体尾大小8.0 cm×3.0 cm×2.0 cm,紧邻胰腺切缘见多结节状肿物,大小7.0 cm×3.0 cm×2.0 cm,切面灰白色,实性,质软,边界不清,肿物与脾脏紧密粘连,切面布满灰白结节,直径0.2~4 cm。另送部分肝组织3块,最大径为1.2~2.0 cm,切面均可见结节1枚,直径0.7~1.0 cm,切

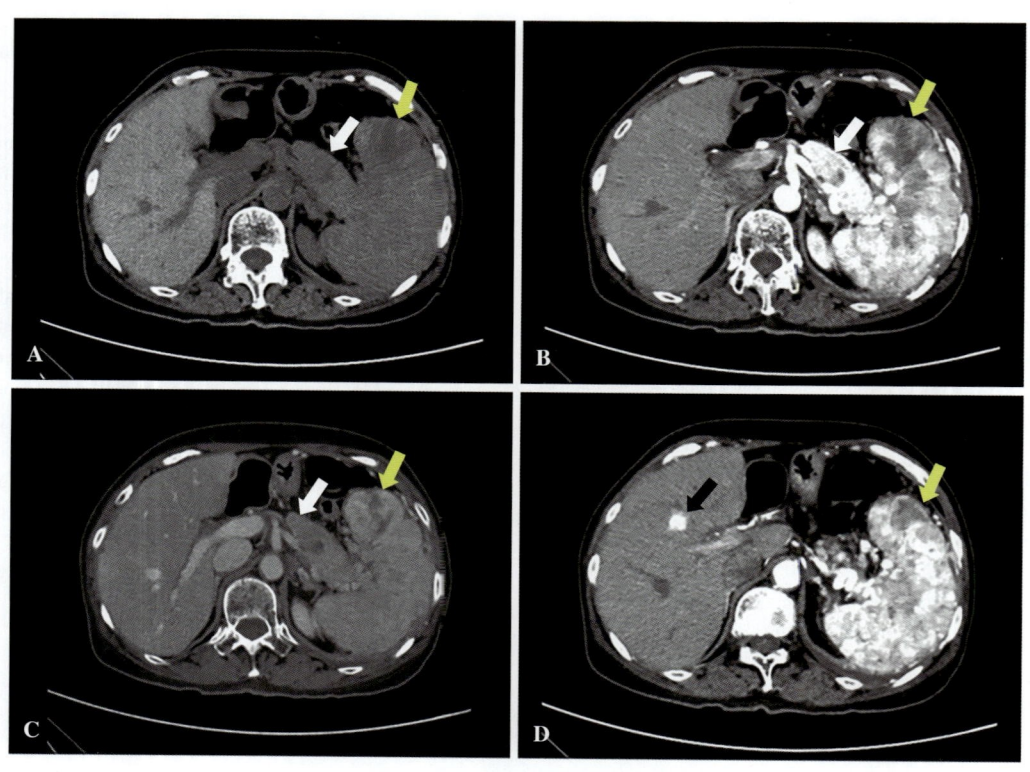

▲ 图5-83-1　胰腺神经内分泌肿瘤伴肝脏、脾脏多发转移瘤CT表现

A. CT平扫图像,显示胰尾部肿块呈等低密度(白箭),脾脏肿大呈等低密度(黄箭);B. CT增强动脉期图像,显示胰尾部肿块明显强化(白箭),脾脏明显不均匀强化(黄箭);C. CT增强延迟期图像,显示胰尾部肿块(白箭)和脾脏(黄箭)强化均退出;D. CT增强动脉期图像,显示肝左内叶明显强化结节(黑箭)。

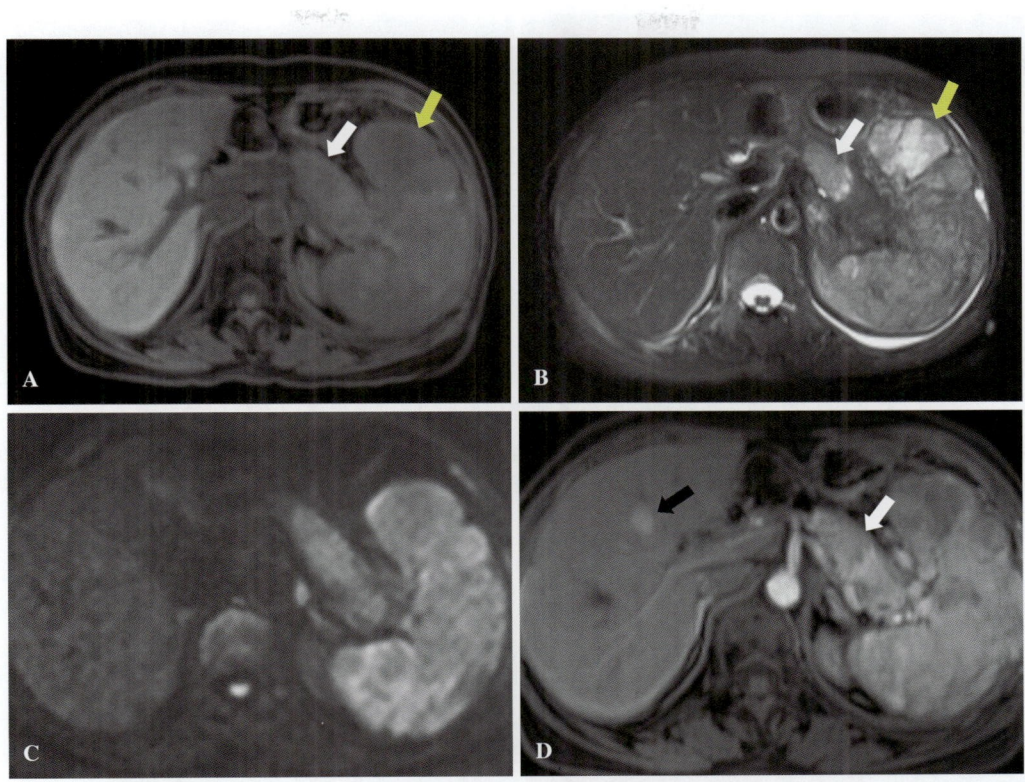

▲ 图5-83-2 胰腺神经内分泌肿瘤伴肝脏、脾脏多发转移瘤MRI表现

A、B. 横断面MR T1WI及T2WI示胰腺尾部肿大，T1WI上呈不均匀低信号，T2WI上呈不均匀高信号（白箭），脾脏多发结节状T2高信号、T1低信号影（黄箭）；C. 横断面DWI显示胰尾部及脾脏弥散受限；D. 横断面MR T1WI增强动脉期示胰尾肿块明显强化（白箭），肝左叶见明显强化结节（黑箭）。

面均灰白色，实性，质中（图5-83-3A）。

2. 镜下 胰体尾肿物、脾内肿物及肝脏内结节镜下均可见肿瘤细胞呈多角形、类圆形，胞质红染，核圆形，染色质似椒盐样分布，核分裂象约4个/$2\,mm^2$，肿瘤细胞排列成梁索状，浸润性生长，未见坏死及神经侵犯（图5-83-3B~D）。

3. 免疫组化 CAM5.2（+），CK7（-），CK19（-），CK8/18（+），CK5/6（-），Syn（+），CgA（+），CD56（+），SSTR2（+），INSM1（+），ATRX（部分+），Insulin（少量+），PDX1（+），Somatostatin（少量+），Glucagon（部分+），Gastrin（+），PR（-），VIP（-），HepPar1（-），GPC3（-），CPS（-），CD34（血管+），AFP（-），ARG（-），p53（10%+），Ki-67（15%+），Vimentin（血管+），p40（-），p63（-），MLH1（+），MLH2（+），MLH6（+），PMS2（+），MUC1（+），MUC2（-），MUC5（+），MUC6（-），Trypsin（-），E-cadherin（+），DPC4（+），S100P（-）（图5-83-4）。

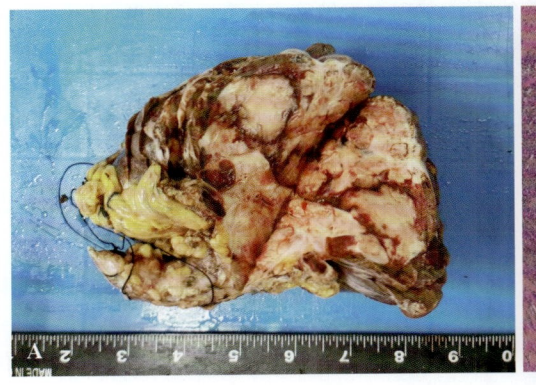
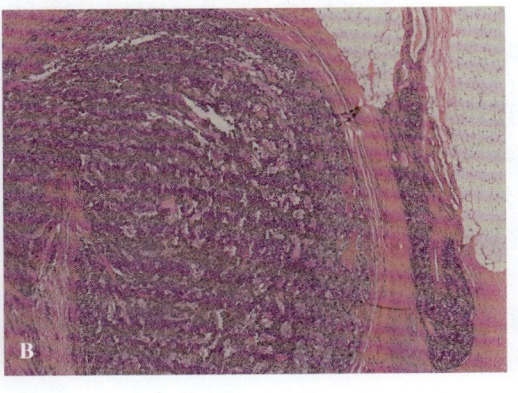

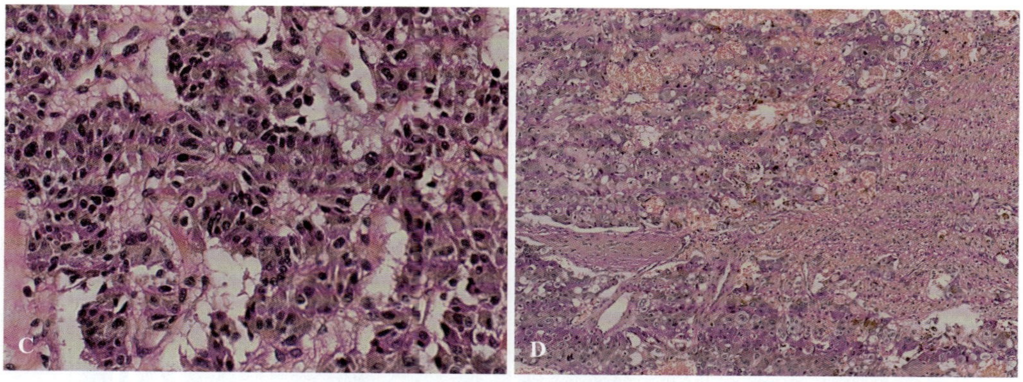

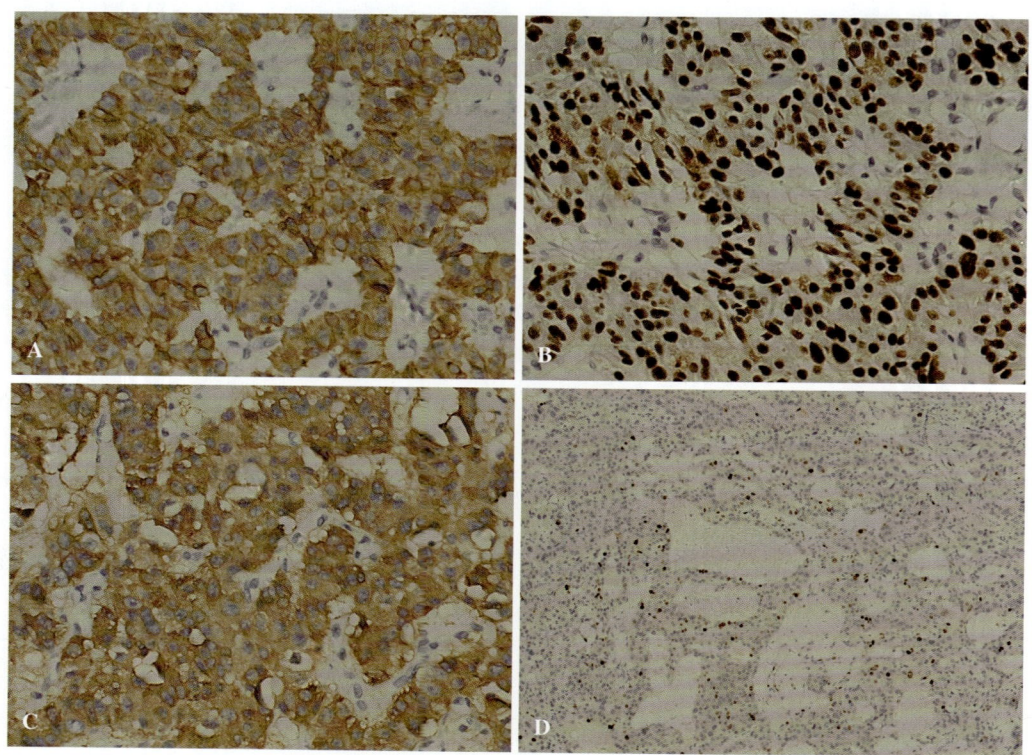

▲ 图5-83-3 胰腺神经内分泌肿瘤伴肝脏、脾脏多发转移瘤病理学表现

A. 胰体尾被肿物取代,切面灰白色,肿物侵犯脾脏,脾脏内见较多结节;B. 胰腺内见肿瘤,胰腺组织萎缩并纤维化(HE,40×);C. 肿瘤细胞呈多边形,大小相对一致,染色质较细,排列成梁索状,间质血管丰富(HE,400×);D. 脾脏内见肿瘤侵犯,形态与胰腺肿物相似(HE,100×)。

▲ 图5-83-4 胰腺神经内分泌肿瘤伴肝脏、脾脏多发转移瘤免疫组化表现

A. CAM5.2 阳性(IHC,400×);B. INSM1 阳性(IHC 400×);C. Syn 阳性(IHC,400×);D. Ki-67 指数约15%(IHC,100×)。

4. 病理诊断与鉴别诊断

（1）诊断:（胰体尾）神经内分泌瘤(G2),伴肝脏、脾脏多灶转移。

（2）鉴别诊断

1）低分化导管腺癌:肿瘤细胞异型性显著,可见较多间质成分,局部可见腺样结构,免疫组化不表达神经内分泌标志物。

2）肝样癌:肿瘤细胞呈圆形,胞质稍丰富,呈片状分布,免疫组化表达角蛋白、AFP、HepPar1 阳性是其特征,少数病例 SALL4 阳性。

3）腺泡细胞癌:肿瘤细胞呈圆形,可见核仁,排列成腺泡状、巢团状、条索状,免疫组化表达 CK、Trypsin、α_1-AT、α_1-ACT、BCL10 等标记,部分可表达 Syn、CgA 等神经内分泌标志物。

4）实性假乳头状肿瘤:肿瘤多位于体尾部,女性多见,常见出血、囊性变、钙化,镜下肿瘤细胞呈圆

形,可见核沟,细胞黏附性差,排列成假乳头状,间质内可见胆固醇结晶、钙化、泡沫样细胞聚集,免疫组化表达Vimentin、CD10、LEF1、β-catenin核阳性。

5)胰母细胞瘤:形态与免疫组化表达与腺泡细胞癌类似,但可见鳞状小体,鳞状小体免疫组化表达EMA。

讨 论

胰腺神经内分泌肿瘤(pNEN)是一种起源于肽能神经元和神经内分泌细胞的胰腺少见肿瘤,远处脏器转移是影响pNEN预后的主要因素。发生肝转移的患者总体生存率低于无肝转移患者。《欧洲神经内分泌肿瘤学会指南》根据肝转移灶在肝脏的分布将其分为3型:Ⅰ型为单个转移灶分布在肝脏一叶;Ⅱ型为转移灶分布在肝脏两叶;Ⅲ型为转移灶弥漫性分布在肝脏两叶。研究表明,手术切除能使Ⅰ型肝转移患者明显获益,而Ⅲ型肝转移患者则无法获益。

影像学方面,pNEN的肝脏转移瘤多为多发,CT平扫可表现为类圆形等或低密度影,当肿瘤较小时,平扫可能显示不清,在MR T1WI上呈等或低信号,T2WI上呈稍高信号,增强后pNEN肝脏转移瘤一般与pNEN相同,呈富血供表现,即增强后动脉期明显强化,部分病灶在门脉期、延迟期可持续强化,该特征可与其他恶性肿瘤肝脏转移瘤进行鉴别。当转移瘤体积较大时,病灶内部可出现坏死囊变,囊变坏死区不强化,其余非囊变坏死区仍明显强化。本例同时伴有脾脏多发弥漫性转移瘤,转移瘤体积较大,即出现坏死囊变区。

由于本例肝脏转移瘤属于Ⅰ型,手术切除可使患者明显获益,故予以胰腺原发病灶及肝脾转移病灶切除。需要注意的是,pNEN肝转移治疗方案的确定也须经过多学科综合治疗协作组讨论,在治疗的不同阶段需要反复评估疗效并修正治疗方案,最终通过个体化的精准治疗,帮助患者获得高质量的长期生存。

参考文献

[1] Riihimäki M, Hemminki A, Sundquist K, et al. The epidemiology of metastases in neuroendocrine tumors [J]. Int J Cancer, 2016,139(12):2679-2686.
[2] Partelli S, Bartsch DK, Capdevila J, et al. ENETS consensus guidelines for standard of care in neuroendocrine tumours: Surgery for small intestinal and pancreatic neuroendocrine tumours [J]. Neuroendocrinology, 2017,105(3):255-265.
[3] Jin K, Xu J, Chen J, et al. Surgical management for non-functional pancreatic neuroendocrine neoplasms with synchronous liver metastasis: A consensus from the Chinese Study Group for Neuroendocrine Tumors (CSNET) [J]. Int J Oncol, 2016, 49(5):1991-2000.
[4] 陈锦秀,宋彬,许国辉.神经内分泌癌肝脏转移灶的影像表现特征[J].四川医学,2015,36(5):3.
[5] 王海增,陈红娜,宋太民.神经内分泌肿瘤肝转移患者MSCT表现及TACE术联合化疗治疗效果分析[J].中国CT和MRI杂志,2018,16(10):4.

病例84 胰腺神经内分泌肿瘤胰管内生长

患者信息

女性患者,47岁,无明显诱因出现腹胀,行腹部CT检查提示胰腺弥漫性肿大。

影像学表现

1. **影像学描述** 见图5-84-1,图5-84-2。
2. **影像学诊断** CT、MRI均诊断为自身免疫性胰腺炎(误诊)。

病理学表现

1. **大体** 全胰大小10.0 cm×6.0 cm×3.5 cm,胰腺切面见胰体尾被肿瘤取代,大小7.0 cm×3.0 cm×3.5 cm,肿瘤向上累及胰头主胰管全长,长5.0 cm,直径1~1.5 cm,肿物切面灰白色,质中(图5-84-3)。

2. **镜下** 胰体尾肿物镜下可见肿瘤细胞呈立方形或圆形,核圆形,染色质呈椒盐样分布,胞质稍丰富,嗜酸性,肿瘤细胞排列成菊形团状、缎带状或巢片状。主胰管及分支胰管内可见肿瘤细胞。

3. **免疫组化** CAM5.2(+),CK8/18(+),CK7(−),CK19(部分+),CgA(+),CD56(+),Syn(+),SSTR2(3+),β-catenin(膜+),Insulin(−),INSM1(+),Somatostatin(−),Glucagon

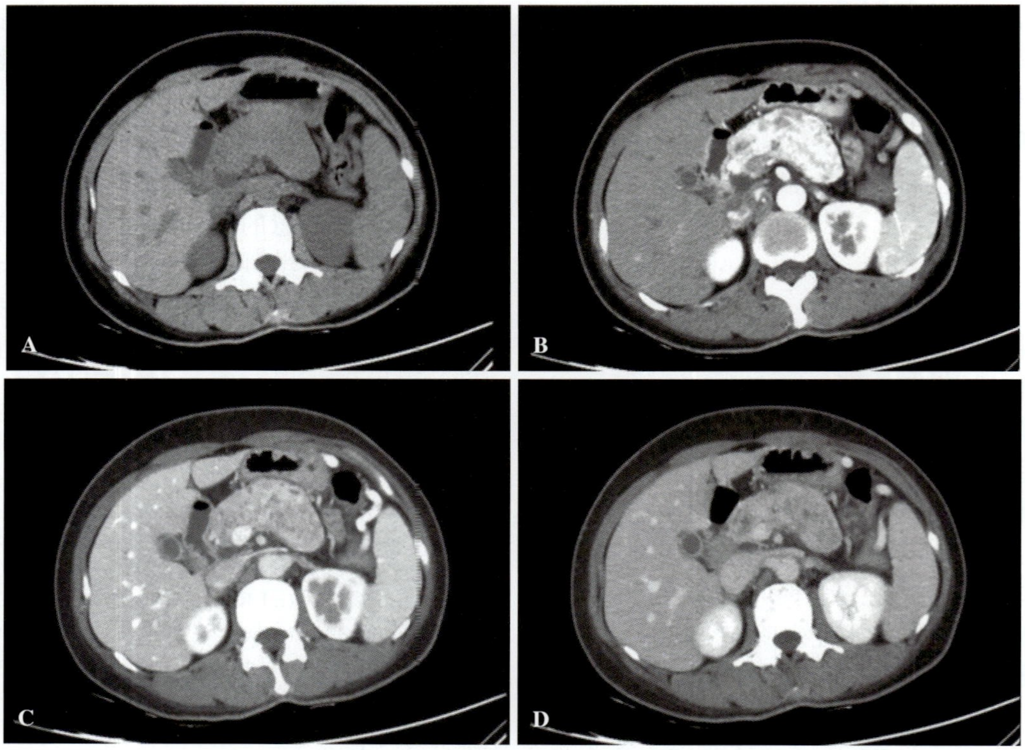

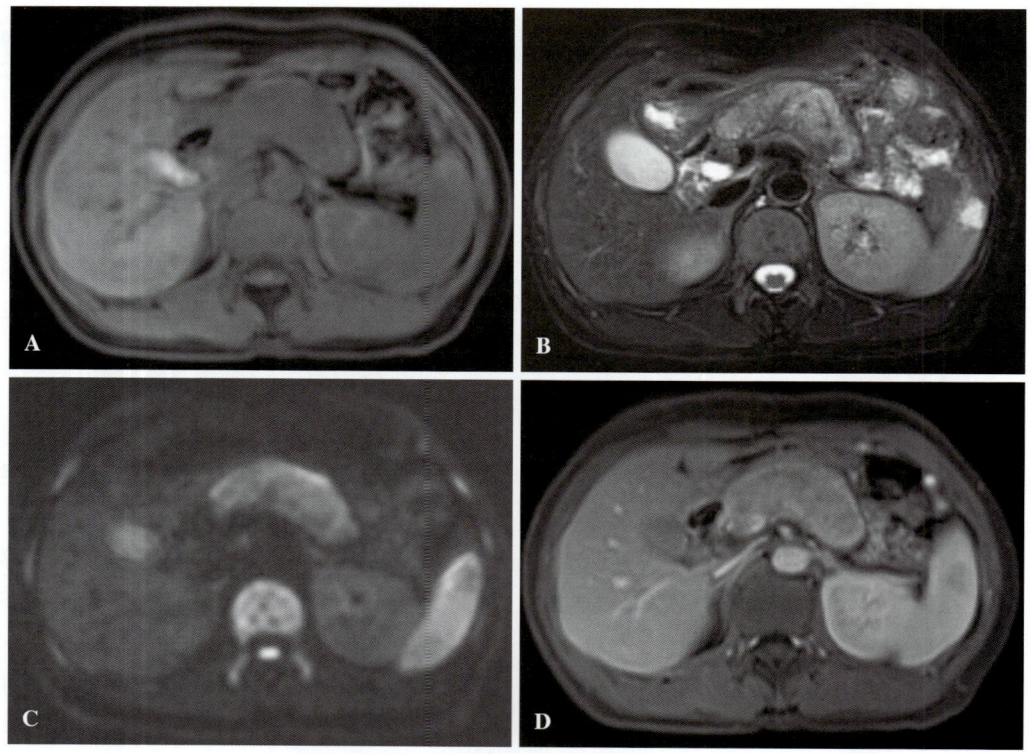

▲ 图 5-84-1　胰腺神经内分泌肿瘤胰管内生长 CT 表现

A. 横断面 CT 平扫示胰腺腊肠样肿胀，实质密度欠均匀；B～D. 分别为横断面 CT 动脉早期、静脉期及延迟期图像，显示实质强化欠均匀，胰管扩张。

▲ 图 5-84-2　胰腺神经内分泌肿瘤胰管内生长 MRI 表现

A. 横断面 MR T1WI 示胰腺肿胀，呈低信号；B. 横断面 MR T2WI 示胰管内肿块呈稍高信号，沿胰管走行生长；C. 横断面 DWI 示胰腺肿块呈高信号；D. 横断面 MRI 增强门脉期示胰管内肿块明显强化。

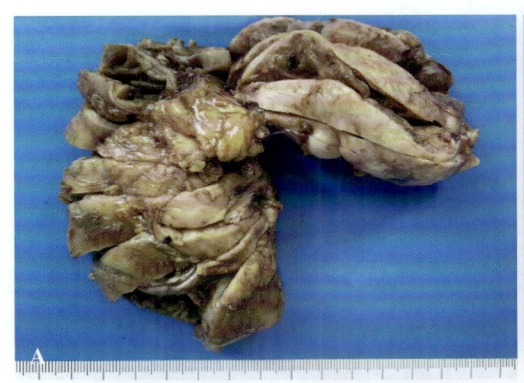
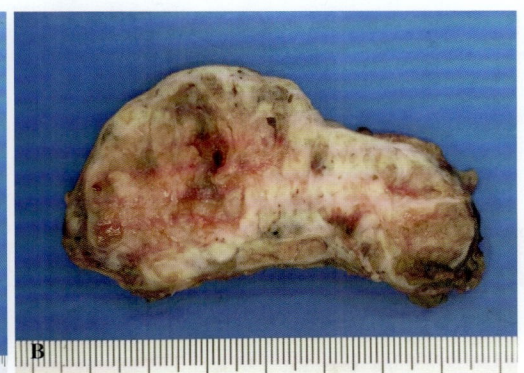
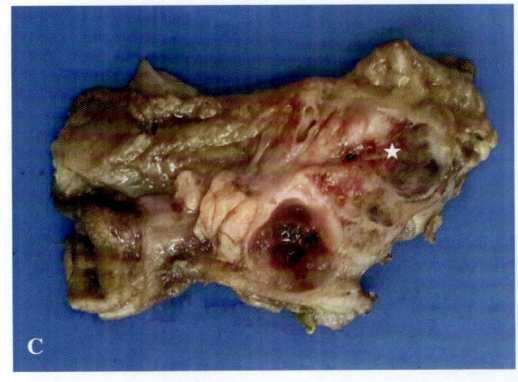

▲ 图5-84-3 胰腺神经内分泌肿瘤胰管内生长大体表现

A. 胰体尾被肿瘤所取代；B. 胰体尾肿物切面灰白、灰红色，质中；C. 胰头主胰管内可见肿瘤（白星）。

（灶＋），Gastrin（少＋），VIP（－），LEF1（－），PDX1（灶＋），CD117（－），PR（－），PAX8（－），ATRX（＋），SDHB（＋），Vimentin（－），p53（野生型），Ki-67（6%＋）。

4. 病理诊断 （全胰腺）神经内分泌瘤（G2），肿瘤部分沿主胰管及分支胰管生长。

讨 论

胰腺神经内分泌肿瘤（pNEN）大部分位于胰腺实质，生长于胰管内的极其罕见，目前国内外文献报道甚少，发病率不详，且发病机制尚未明确。日本学者于1999年报道全世界首例胰管内pNEN。胰管内pNEN发病性别无差异，以中老年为主，与常规pNEN类似。文献报道大部分胰管内pNEN为无功能性，多数患者临床症状以腹痛为主。

既往文献报道的胰管内pNEN体积往往较小，CT平扫病灶呈等密度，T1WI上呈稍低信号，T2WI上呈低或稍高信号，但是由于病灶体积较小，因此部分病灶在平扫检查时不易观察，可仅表现为主胰管节段性扩张以及部分胰腺实质萎缩，增强扫描时肿瘤呈明显强化，位于主胰管扩张的截断处。有学者认为，主胰管扩张和胰腺实质萎缩的截断处发现明显强化结节时，需要高度怀疑胰管内pNEN。超声内镜和ERCP对于确定肿瘤的导管内生长非常有帮助。

本例pNEN表现为沿主胰管及分支胰管生长的弥漫性肿块，体积较大，非常罕见。因胰腺肿胀，形态类似"腊肠"，故术前影像学误诊为自身免疫性胰腺炎，但是本例病灶在增强动脉期呈明显强化，其强化程度与同时期腹主动脉类似，而自身免疫性胰腺炎在增强动脉期多呈轻度强化，所以可通过增强方式来鉴别两者。

参考文献

[1] Shimizu K, Shiratori K, Toki F, et al. Nonfunctioning islet cell tumor with a unique pattern of tumor growth [J]. Dig Dis Sci, 1999, 44(3): 547-551.

[2] Inagaki M, Watanabe K, Yoshikawa D, et al. A malignant nonfunctioning pancreatic endocrine tumor with a unique pattern of intraductal growth [J]. J Hepatobiliary Pancreat Surg, 2007, 14(3): 318-323.

[3] Akatsu T, Wakabayashi G, Aiura K, et al. Intraductal growth of a nonfunctioning endocrine tumor of the pancreas [J]. J Gastroenterol, 2004, 39(6): 584-588.

[4] Walter T, Hervieu V, Adham M, et al. Primary neuroendocrine tumors of the main pancreatic duct: A rare entity [J]. Virchows Arch, 2011, 458(5): 537-546.

[5] Hecht EM, Khatri G, Morgan D, et al. Intraductal papillary mucinous neoplasm (IPMN) of the pancreas: Recommendations for standardized imaging and reporting from the society of abdominal radiology IPMN disease focused panel [J]. Abdom Radiol (NY), 2021, 46(4): 1586-1606.

[6] Shah MH, Goldner WS, Halfdanarson TR, et al. NCCN Guidelines Insights: Neuroendocrine and Adrenal Tumors, Version 2.2018 [J]. J Natl Compr Canc Netw, 2018, 16(6): 693-702.

[7] 汪鑫斌,方旭,边云,等.胰管内胰腺神经内分泌肿瘤的影像学特征[J].中华消化外科杂志,2022,21(5):6.

[8] 刘丹希,孙备.胰腺神经内分泌肿瘤外科治疗策略[J].中华内分泌外科杂志,2020,14(3):4.

病例 85　　弥漫性胰腺神经内分泌肿瘤

患者信息

女性患者,51岁,5个月前进食后出现腹痛,呈上腹部胀痛,伴有后背部胀痛、腹泻。对症治疗未见明显缓解。1周前无明显诱因出现皮肤及巩膜黄染,伴小便深黄、大便陶土样变。CA125为45.90 U/mL（正常参考范围＜35 U/mL）,CEA为8.94 ng/mL（正常参考范围＜5 ng/mL）。

影像学表现

1. **影像学描述**　见图5-85-1,图5-85-2。
2. **影像学诊断**　CT、MRI均诊断为胰腺淋巴

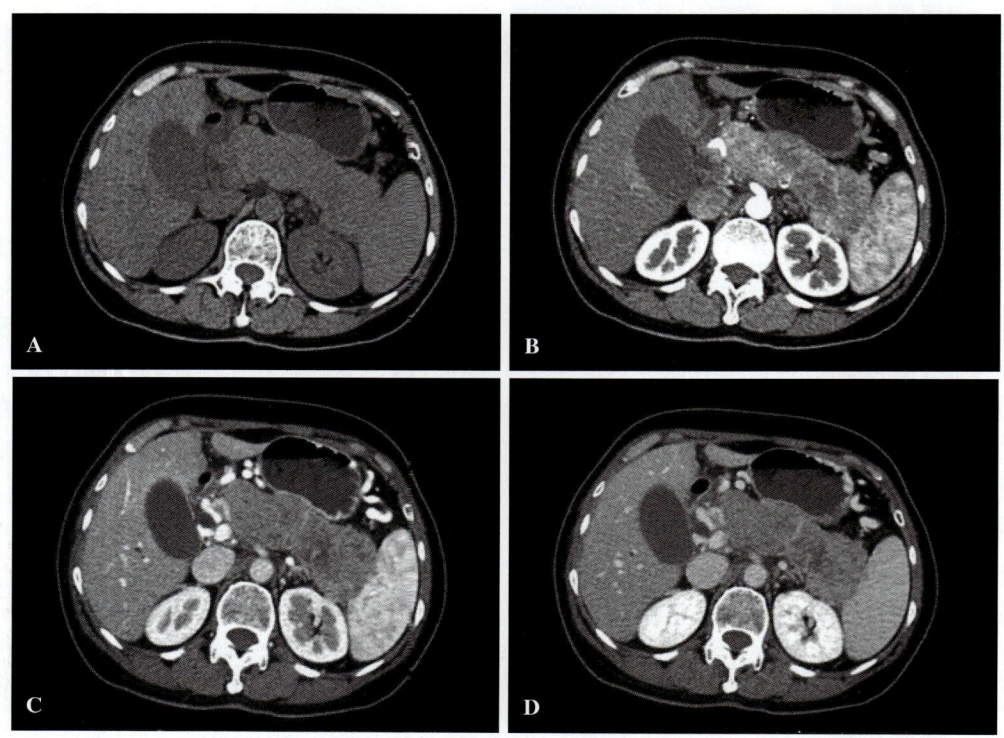

▲ 图5-85-1　弥漫性胰腺神经内分泌肿瘤CT表现

A. 横断面CT平扫示胰腺明显肿胀;B~D. 分别为横断面CT动脉早期、门脉期及延迟期图像,显示肿块增强后欠均匀强化,动脉早期强化显著,随后对比剂逐渐退出。

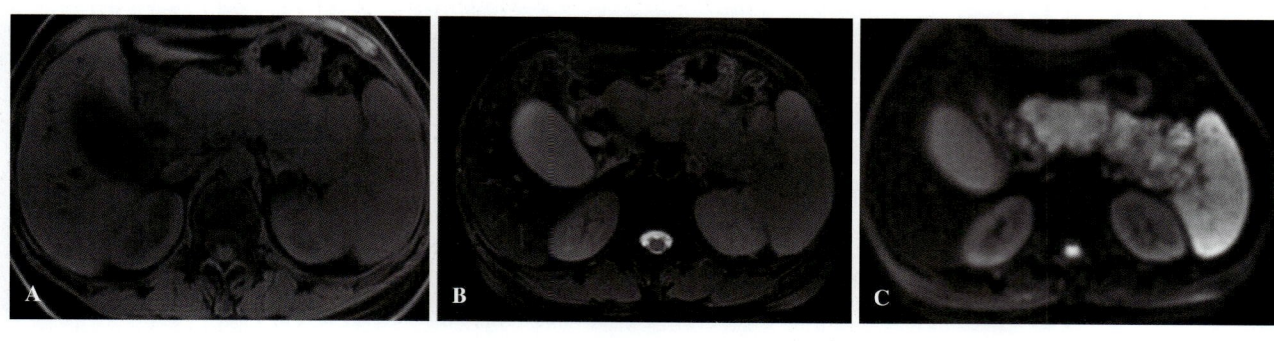

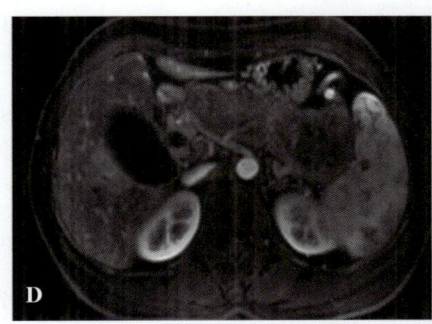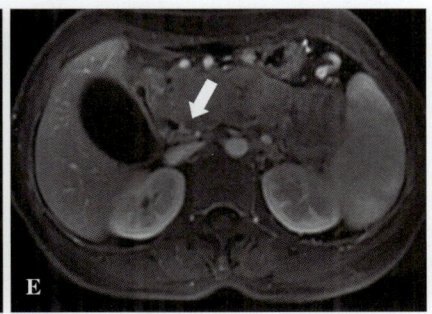

▲ 图 5-85-2 弥漫性胰腺神经内分泌肿瘤 MRI 表现

A. 横断面 MR T1WI 平扫示胰腺实质信号弥漫减低；B. 横断面 MR T2WI 示胰腺呈弥漫等高信号，似见多发结节灶互相融合；C. DWI 示胰腺弥漫性弥散受限呈高信号；D、E. 分别为横断面 MRI 增强后动脉期及门脉期图像，病变呈渐进性强化，动脉期呈轻度强化，门脉期对比剂填充，并可见病灶侵犯门静脉主干，门脉充盈缺失(箭)。

瘤可能（误诊）。

病理学表现

1. 大体 全胰大小 12 cm×7 cm×5 cm，切面胰腺分叶状结构基本消失，为肿瘤所取代，切面灰白灰红色，实性，质中（图 5-85-3A）。

2. 镜下 胰腺组织大部分被肿瘤所取代，仅见少量正常胰腺组织残留，肿瘤细胞呈圆形、多角形或立方形，大小较一致，核圆形，染色质呈胡椒盐状，排列成菊形团状、缎带状或巢片状，间质血管丰富（图 5-85-3B）。

3. 免疫组化 CAM5.2（+），CK8/18（+），CK19（−），Syn（+），CgA（−），p53（野生型），CD56（+），NSE（+），SSTR2（+），SSTR5（+），β-catenin（浆膜+），ATRX（+），Insulin（−），Somatostatin（−），Glucagon（−），Gastrin（−），VIP（−），LEF1（−），PP（−），Vimentin（间质+），Ki-67（80%+）。

4. 病理诊断 （全胰）神经内分泌瘤（G3）。

讨 论

胰腺神经内分泌肿瘤（pNEN）多为局灶性肿块，弥漫性 pNEN 非常罕见。有学者参照弥漫性胰腺癌的定义将累及≥1/2 胰腺定义为弥漫性 pNEN，认为可能是局灶性 pNEN 快速进展或同时多灶性 pNEN 相互融合形成。

由于影像学表现呈沿胰腺走行区的弥漫性病灶，容易被误诊为自身免疫性胰腺炎、胰腺淋巴瘤、胰腺转移瘤等。但是弥漫性 pNEN 的强化方式与局灶性 pNEN 一致，增强动脉期呈明显强化，强化均匀或不均匀，胰周可伴有明显强化的转移性淋巴结。而自身免疫性胰腺炎典型表现呈腊肠样表现，胰腺小叶轮廓消失，周围可伴假包膜征象，增强动脉期呈轻度强化，血清 IgG4 升高也可辅助鉴别诊断；胰腺淋巴瘤体积较大时也可类似弥漫性病灶，但多呈膨胀性生长，并非弥漫性 pNEN 沿胰腺走行区的生长，胰腺淋巴瘤增强各期均呈轻中度强化；胰腺转移瘤需根据原发性肿瘤病史来鉴别。

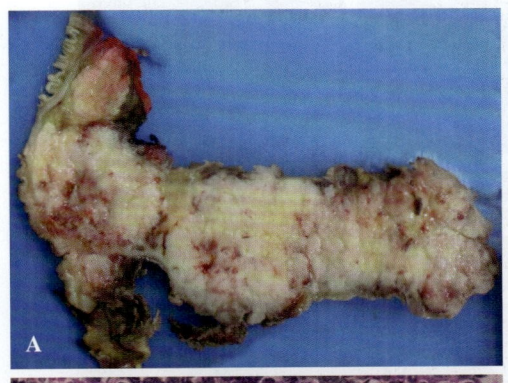
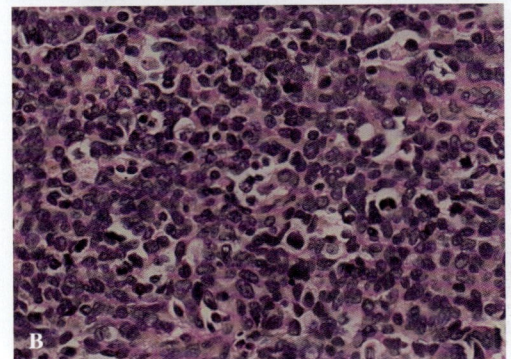

▲ 图 5-85-3 弥漫性胰腺神经内分泌肿瘤病理学表现

A. 全胰腺切面灰白色，分叶状结构消失，质中；B. 肿瘤细胞卵圆形，大小形态较一致，染色质细腻，巢片状排列（HE，400×）。

参考文献

[1] Salahshour F, Taslimi R, Moosavi NS, et al. Pancreatic

neuroendocrine tumor presenting as a diffuse pancreatic enlargement, case report and review of literature [J]. Journal of Radiology Case Reports, 2021(1):15(1):11-20.

[2] Bodily KD, Takahashi N, Fletcher JG, et al. Autoimmune pancreatitis: pancreatic and extrapancreatic imaging findings [J]. AJR, 2009, 192(2):431-437.

[3] Manfredi R, Frulloni L, Mantovani W, et al. Autoimmune pancreatitis: Pancreatic and extrapancreatic MR imaging-MR cholangiopancreatography findings at diagnosis, after steroid therapy, and at recurrence [J]. Radiology, 2011, 260(2):428-436.

[4] Merkle EM, Bender GN, Brambs HJ. Imaging findings in pancreatic lymphoma: Differential aspects [J]. AJR, 2000, 174(3):671-675.

[5] Mutluoglu M, Cruyt L, Gryspeerdt S. Imaging features of primary pancreatic lymphoma [J]. Rev Gastroenterol Mex (Engl Ed), 2022, 87(2):253-255.

[6] Facchinelli D, Boninsegna E, Visco C, et al. Primary pancreatic lymphoma: Recommendations for diagnosis and management [J]. J Blood Med, 2021, 12:257-267.

[7] 蒋丽丽,李兆申.自身免疫性胰腺炎诊疗进展[J].中华胰腺病杂志,2011,11(1):3.

病例 86　　乏血供胰腺神经内分泌肿瘤

患者信息

男性患者,53 岁,1 个月前无明显诱因出现腹痛,伴有腰背部疼痛,疼痛较重,难以忍受,于当地医院就诊检查 MRI 提示胰腺癌伴肝脏转移瘤可能。患者精神状态差,1 个月体重减轻 5 kg。

影像学表现

1. **影像学描述**　见图 5-86-1。
2. **影像学诊断**　胰体癌伴肝脏转移瘤可能(误诊)。

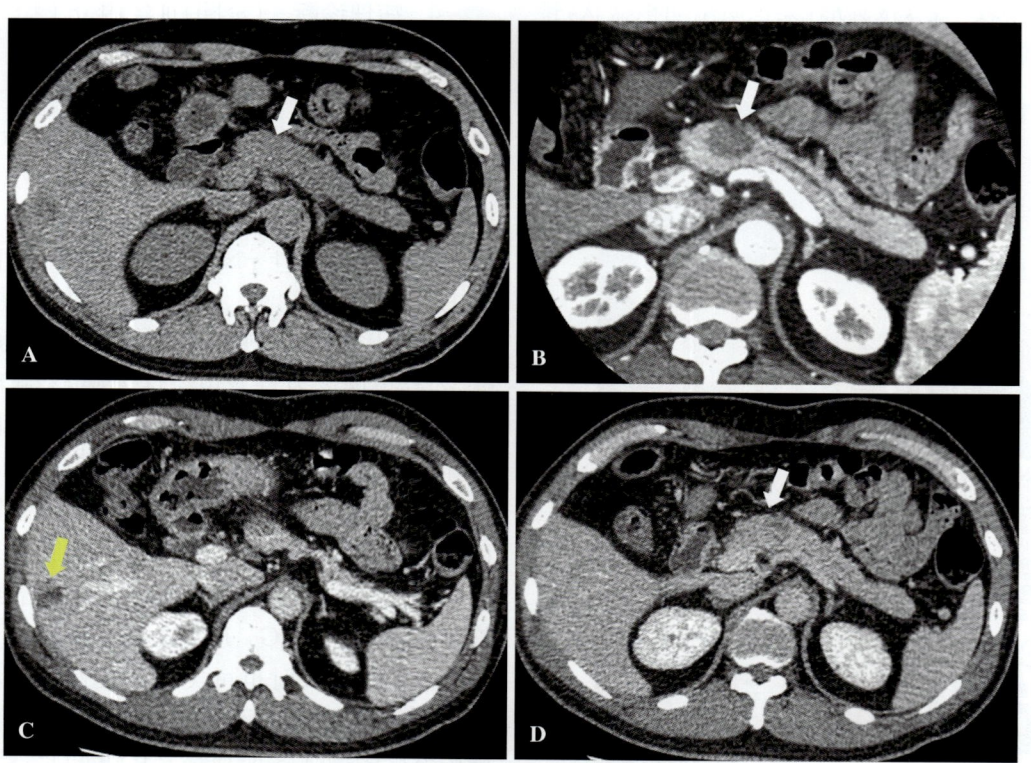

▲ 图 5-86-1　乏血供胰腺神经内分泌肿瘤 CT 表现

A. 胰腺横断面 CT 平扫示肿块位于胰腺体部,呈类椭圆形,等密度,形态规则,边界模糊;B～D. 分别为胰腺横断面 CT 实质期、门脉期和延迟期图像,示肿块轻度强化(白箭),上游主胰管轻度扩张,门脉期肝右后叶下段可见轻度强化结节(黄箭),延迟期胰腺病灶强化程度稍低于胰腺实质(白箭)。

病理学表现

1. 大体 胰体尾大小 11.0 cm×3.0 cm×2.0 cm，距胰腺切缘 1 cm 见一灰白色肿物，大小 1.5 cm×2.1 cm×4.0 cm，切面灰白色、实性、质硬。另：肝结节 1 枚，大小 1.4 cm×1.0 cm×0.9 cm。

2. 镜下 肿瘤细胞呈圆形，大小形态较一致，核卵圆形，居中，染色质较细，核仁不明显，排列成条索状、腺样、菊形团状，间质纤维组织显著增生伴玻璃样变，血管稀少（图 5-86-2）。

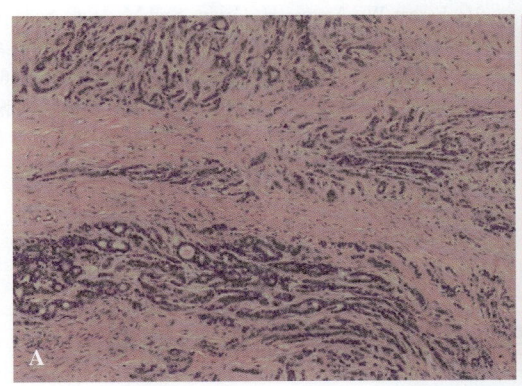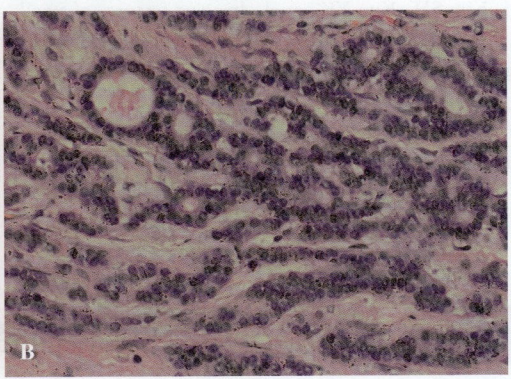

▲ 图 5-86-2 乏血供胰腺神经内分泌肿瘤镜下表现

A. 低倍镜下，肿瘤排列成条索状、腺样、菊形团状，间质丰富伴玻璃样变，血管稀少（HE，100×）；B. 高倍镜下，肿瘤细胞呈圆形，形态较一致，核圆形，染色质呈胡椒盐样分布（HE，400×）。

3. 免疫组化 CAM5.2(＋)，CK19(＋)，MUC5(−)，NSE(部分＋)，CgA(部分＋)，Syn(部分＋)，CD56(部分＋)，α_1-ACT(−)，β-catenin(浆＋)，LEF1(−)，β-tubulin(少量＋)，p53(−)，Ki-67(局部 5%＋)。

4. 病理诊断及鉴别诊断

（1）诊断：（胰腺）神经内分泌瘤（G2）伴肝脏转移。

（2）鉴别诊断

1）实性假乳头状肿瘤：好发于年轻女性，细胞黏附性差，形成假乳头状结构，间质内见嗜酸性小体、胆固醇裂隙；免疫组化染色呈 CD10 阳性，β-catenin 核阳性、LEF1 阳性。

2）胰母细胞瘤：可有鳞状细胞巢，免疫组化表达胰蛋白酶和糜蛋白酶。

3）腺泡细胞癌：约 10% 病例发生于儿童，当腺泡细胞癌呈巢状或梁状分布，且细胞大小相对一致时，容易误诊为神经内分泌肿瘤，但腺泡细胞癌核分裂象易见，没有神经内分泌肿瘤细胞胡椒盐样染色质，表达 BCL-10、Trypsin。

4）副神经节瘤：pNEN 呈巢状或器官样结构时需要与副神经节瘤鉴别；免疫组化副神经节瘤角蛋白阴性，而且 S-100 显示支持细胞阳性。

讨 论

乏血供胰腺神经内分泌肿瘤（pNEN）是一种高度异质性的肿瘤，影像学表现为增强动脉期或者胰腺实质期强化程度低于周围正常胰腺实质。文献报道约 41.5% 的 pNEN 影像学表现为乏血供，易误诊为胰腺导管腺癌或实性假乳头状肿瘤。

乏血供 pNEN 因肿瘤内部富含间质成分，导致肿瘤内部的血管网稀疏，因此增强后呈相对乏血供表现。与胰腺导管腺癌相比，乏血供 pNEN 边界更加清晰，并在增强动脉期及门脉期强化程度高于胰腺导管腺癌；另外乏血供 pNEN 相较于胰腺导管腺癌较少引起局部浸润、远处转移、上游胰管扩张等继发表现。胰腺实性假乳头状肿瘤常见于年轻女性，病灶内部常发生出血，MRI 对于出血的检测较敏感，对于两者的鉴别优势较大。

总之，乏血供 pNEN 与胰腺导管腺癌及实性假乳头状肿瘤在影像学表现中存在着部分重叠，了解常见疾病的不典型征象有助于疾病的诊断。

参考文献

[1] Wan Y, Hao H, Meng S, et al. Application of low dose pancreas perfusion CT combined with enhancement scanning in diagnosis of pancreatic neuroendocrine tumors [J]. Pancreatology, 2021, 21(1): 240-245.

[2] Ansari NA, Ramalho M, Semelka RC, et al. Role of magnetic resonance imaging in the detection and characterization of solid pancreatic nodules: An update [J]. World J Radiol, 2015, 7(11): 361-374.

[3] Konstantinidis IT, Warshaw AL, Allen JN, et al. Pancreatic

ductal adenocarcinoma: Is there a survival difference for R1 resections versus locally advanced unresectable tumors? What is a "true" R0 resection? [J]. Ann Surg, 2013, 257(4):731-736.

[4] Lewis RB, Lattin GE Jr, Paal E. Pancreatic endocrine tumors: Radiologic-clinicopathologic correlation [J]. Radiographics, 2010, 30(6):1445-1464.

[5] Jang KM, Kim SH, Kim YK, et al. Imaging features of small (≤3 cm) pancreatic solid tumors on gadoxetic-acid-enhanced MR imaging and diffusion-weighted imaging: An initial experience [J]. Magn Reson Imaging, 2012, 30(7):916-925.

[6] Ciaravino V, De Robertis R, Tinazzi Martini P, et al. Imaging presentation of pancreatic neuroendocrine neoplasms [J]. Insights Imaging, 2018, 9(6):943-953.

[7] D'Onofrio M, De Robertis R, Capelli P, et al. Uncommon presentations of common pancreatic neoplasms: A pictorial essay [J]. Abdom Imaging, 2015, 40(6):1629-1644.

[8] Ren S, Chen X, Wang Z, et al. Differentiation of hypovascular pancreatic neuroendocrine tumors from pancreatic ductal adenocarcinoma using contrast-enhanced computed tomography [J]. PLoS One, 2019, 14(2):e0211566.

[9] Farhat W, Ammar H, Amine Said M, et al. Solid pseudopapillary neoplasm of the pancreas: A report of 10 cases and literature review [J]. ANZ J Surg, 2020, 90(9):1683-1688.

[10] 王雅杰, 崔文静, 陈晓, 等. 增强CT对乏血供胰腺神经内分泌肿瘤及肿块型胰腺炎的鉴别诊断价值[J]. 医学研究生学报, 2020, 33(07):732-736.

病例 87　囊性胰腺神经内分泌肿瘤伴肝脏转移瘤

患者信息

女性患者,45岁,腹部超声体检发现胰体尾占位。

影像学表现

1. **影像学描述**　见图5-87-1。
2. **影像学诊断**　胰腺神经内分泌肿瘤伴肝转移可能。

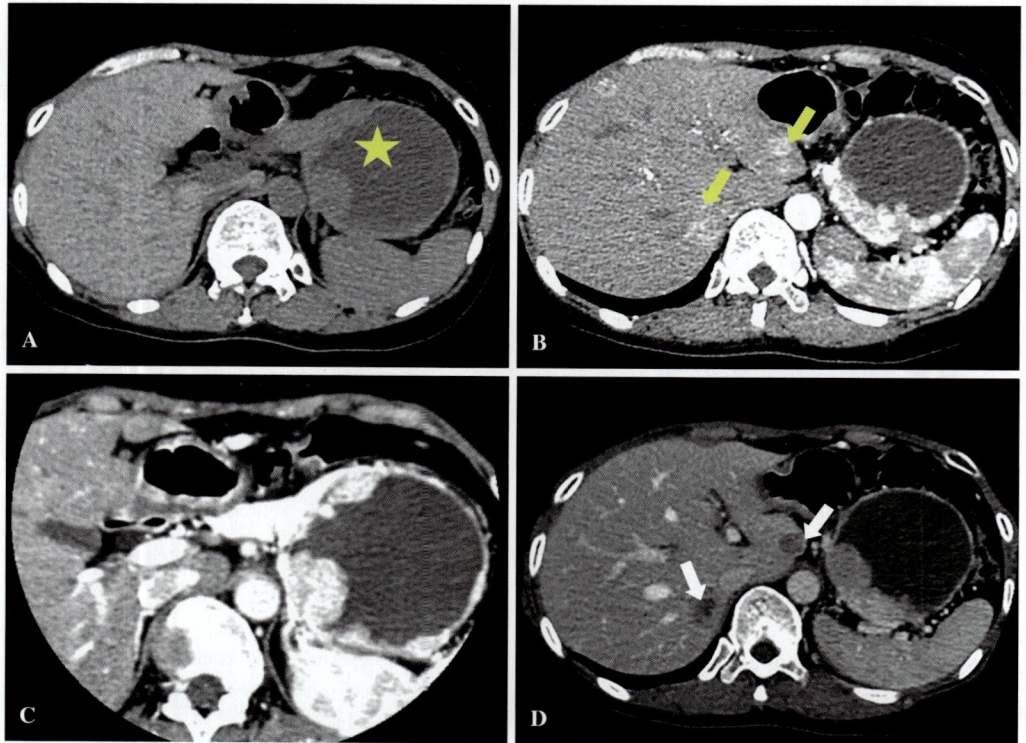

▲ 图5-87-1　囊性胰腺神经内分泌肿瘤伴肝脏转移瘤 CT 表现

A. 胰腺横断面CT平扫示胰腺尾部可见类圆形肿块,形态规则,边界清楚,呈不均匀低密度,内部可见大片状囊变区(黄星);B～D. 分别为胰腺动脉早期、实质期和门脉期图像,可见肿块(白箭)实性部分于实质期呈显著强化,延迟期肿瘤(白箭)强化程度减低。肝内可见多发结节状明显强化灶(B,黄箭)。

病理学表现

1. 大体 胰体尾大小 11.0 cm×6.0 cm×3.5 cm，距胰腺切缘 4.5 cm 见肿物，大小 8.0 cm×6.0 cm×5.8 cm，切面呈囊性，壁厚 0.3～0.4 cm，与周围组织界限清楚，内含暗褐色液体，局部内壁见粗颗粒状隆起，范围 8.0 cm×7.0 cm，隆起表面尚光滑，另见囊内壁附广基隆起型肿物，大小 5.0 cm×5.0 cm×0.5 cm，表面尚光滑，切面灰白色，实性，质中。另"肝脏肿瘤"：肝脏组织一块，大小 3.0 cm×2.5 cm×2.0 cm，距切缘 0.2 cm 紧邻被膜下见肿物，大小 2.0 cm×2.0 cm×2.0 cm，切面灰白色、实性、质软（图 5-87-2A）。

2. 镜下 囊壁外层由纤维组织构成，内衬肿瘤，肿瘤细胞呈多边形，大小相对一致，核圆形或卵圆形，染色质较细，部分可见核仁，肿瘤细胞排列成巢团状、菊形团状、缎带状，间质内血管丰富（图 5-87-2B～D）。

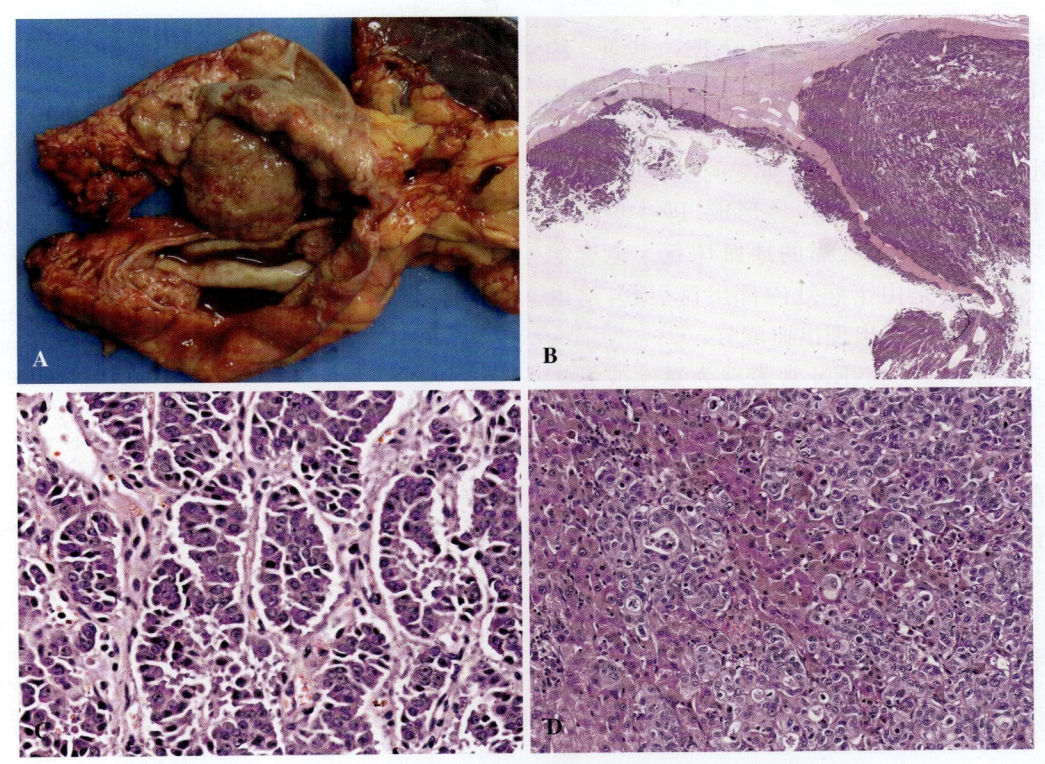

▲ 图 5-87-2 囊性胰腺神经内分泌肿瘤伴肝脏转移瘤病理学表现

A. 肿物呈囊性，囊内壁见粗颗粒状隆起，局部内附广基隆起型肿物；B. 囊内壁衬覆肿瘤细胞，局部形成隆起（HE，1×）；C. 肿瘤细胞呈多边形，形态较一致，核居中，染色质细腻，排列成菊形团状、巢团状（HE，400×）；D. 肝内见转移灶，形态与胰腺肿瘤类似（HE，200×）。

3. 免疫组化 CAM5.2（+），NSE（部分+），CgA（+），Syn（+），CD56（+），Vimentin（-），Insulin（-），Glucagon（-），Gastrin（-），VIP（部分±），Somatostatin（-），$α_1$-ACT（+），β-catenin（膜浆+），LEF1（-），β-tubulin（少量+），p53（野生型），Ki-67（局部10%+）。

4. 病理诊断与鉴别诊断

（1）诊断：（胰腺）神经内分泌肿瘤（G2）伴肝转移。

（2）鉴别诊断

1）浆液性囊腺瘤：镜下，囊肿由较薄的纤维组织分隔，囊壁内被覆一层立方上皮，上皮细胞胞质透明，细胞核位于中央，圆形，大小一致。实性型者由密集的小腺泡组成。细胞可有少许异型性，但通常无坏死和核分裂。透明的细胞质内含大量的糖原，PAS 染色阳性，淀粉酶消化后 PAS 染色及黏液卡红染色阴性。免疫组化上皮细胞角蛋白（CK7、CK8、CK18、CK19 等）、EMA 阳性，CEA、胰蛋白酶、CgA 及第Ⅷ因子阴性。

2）IPMN：扩张的胰腺导管内被覆高柱状、分泌黏液的上皮，常形成乳头。上皮可为肠型、胃小凹型及胰胆管型，上皮细胞向腔内凸出形成更复杂的搭桥或筛状结构。

3）实性假乳头状肿瘤：形态单一的多边形肿瘤

细胞围绕纤维血管轴心排列成不规则假乳头状结构,并有部分细胞脱落,细胞核为圆形或椭圆形,无明显异型,部分胞核核膜皱缩形成核沟,核分裂象罕见。细胞质伊红或透亮,内含有嗜酸性颗粒。肿瘤组织间质内有大量的薄壁血管或血窦。同时还伴有其他的继发性改变,如出血、坏死、黏液变、血管周透明变、泡沫细胞积聚、胆固醇结晶、异物巨细胞反应及钙化等。

讨 论

囊性胰腺神经内分泌肿瘤(pNEN)少见,约9%~20%的pNEN发生囊变,常见于无功能性体积较大的肿瘤。有学者认为肿瘤在缓慢增大过程中内部出现梗死、液化或坏死是发生囊变的主要原因,肿瘤的变性伴随肿瘤周边纤维包裹形成,进一步减少了肿瘤血供,从而加速了肿瘤的缺血坏死。已有学者认为pNEN囊变是由于病灶内部出血引起,这也可解释囊性pNEN内部出现出血成分。

影像学方面,囊性pNEN常表现为囊性或囊实性肿块,可见壁结节。CT平扫呈低密度,内见更低密度囊变区;T1WI上呈不均匀低信号,T2WI上呈不均匀高信号,可见水样信号囊变区,若内部出血,T1WI上可见高信号。但是伴有出血的囊性pNEN易误诊为胰腺实性假乳头状肿瘤,尤其是中青年女性的囊性pNEN患者,两者的影像学鉴别方法:①胰腺实性假乳头状肿瘤的实性部分强化方式呈轻度渐进性强化,绝大多数强化程度始终低于或等于正常胰腺实质;②胰腺实性假乳头状肿瘤肝脏转移瘤的发生率罕见,远低于pNEN。囊性pNEN的实性成分多位于肿瘤的周边,与实性pNEN类似,囊性pNEN的实性成分增强后仍保持富血供特点,呈明显强化表现,且强化程度高于正常胰腺实质,部分肿瘤强化在门脉期或延迟期稍减退,部分仍可持续强化,囊性部分始终无强化。肝脏转移瘤呈实性或囊实性,实性部分增强后明显强化,与胰腺原发灶表现基本一致。

参考文献

[1] Kawamoto S, Johnson PT, Shi C, et al. Pancreatic neuroendocrine tumor with cystlike changes: Evaluation with MDCT [J]. AJR, 2013, 200(3): W283-290.

[2] Singhi AD, Chu LC, Tatsas AD, et al. Cystic pancreatic neuroendocrine tumors: A clinicopathologic study [J]. Am J Surg Pathol, 2012, 36(11): 1666-1673.

[3] Ballarin R, Masetti M, Losi L, et al. Cystic pancreatic neuroendocrine neoplasms with uncertain malignant potential: Report of two cases [J]. Surg Today, 2009, 39(2): 162-167.

[4] Goh BK, Ooi LL, Tan YM, et al. Clinico-pathological features of cystic pancreatic endocrine neoplasms and a comparison with their solid counterparts [J]. Eur J Surg Oncol, 2006, 32(5): 553-556.

[5] Bordeianou L, Vagefi PA, Sahani D, et al. Cystic pancreatic endocrine neoplasms: A distinct tumor type? [J]. J Am Coll Surg, 2008, 206(6): 1154-1158.

[6] Yoon WJ, Daglilar ES, Pitman MB, et al. Cystic pancreatic neuroendocrine tumors: Endoscopic ultrasound and fine-needle aspiration characteristics [J]. Endoscopy, 2013, 45(3): 189-194.

病例88 囊性胰腺神经内分泌肿瘤

患者信息

女性患者,50岁,体检发现胰体尾部占位。

影像学表现

1. **影像学描述** 见图5-88-1。

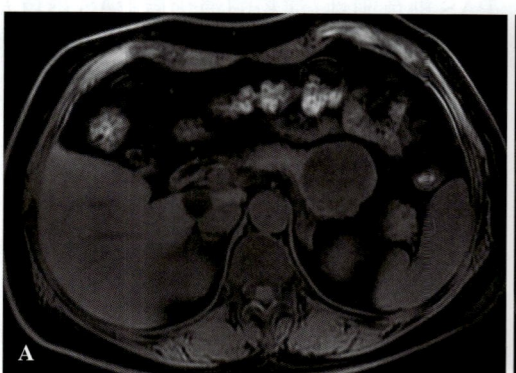
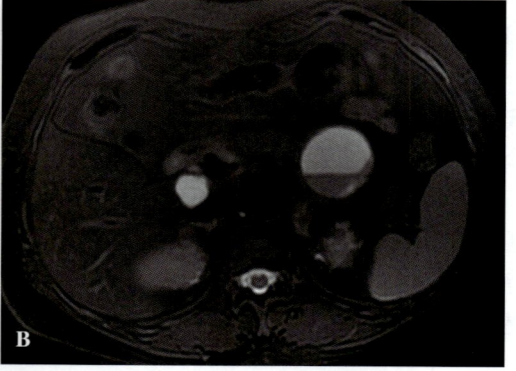

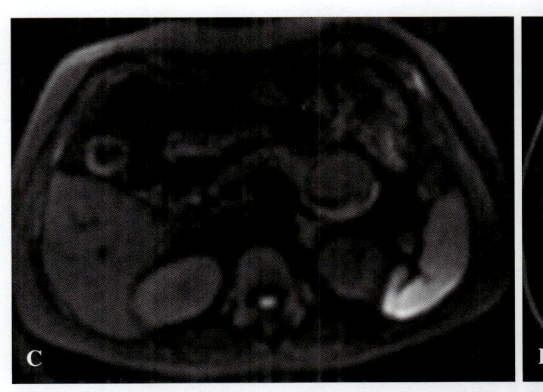
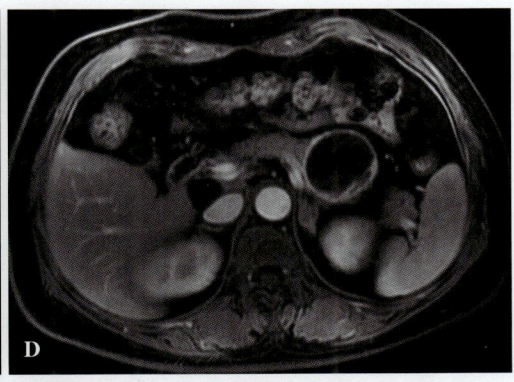

▲ 图5-88-1 囊性胰腺神经内分泌肿瘤MRI表现

A.胰腺横断面MR T1WI示肿块位于胰尾,呈类圆形,边界清楚,T1WI上呈低信号;B.胰腺横断面MR T2WI呈混杂高信号,可见液平;C.DWI示病灶边缘弥散轻度受限;D.胰腺横断面MR T1WI动脉期增强示囊壁明显强化。

2. 影像学诊断 胰尾部实性假乳头状肿瘤(误诊)。

病理学表现

1. 大体 胰体尾大小10.0 cm×5.0 cm×5.0 cm,距胰腺切缘6.5 cm见一囊性肿物,大小5.5 cm×5.0 cm×4.0 cm,囊内含暗黄色液体,壁厚0.1~0.5 cm,囊内壁大部分光滑,局部见灰白色隆起(图5-88-2)。

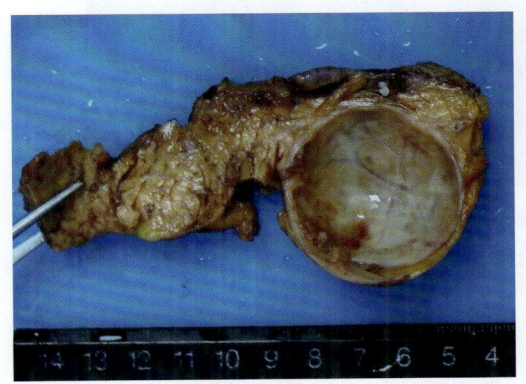

▲ 图5-88-2 囊性胰腺神经内分泌肿瘤大体表现

大体标本示肿物呈囊性,囊内壁大部分光滑,局部见灰白色隆起。

2. 镜下 囊壁主要由纤维组织构成,囊壁内覆少量肿瘤细胞,细胞呈圆形或多边形,形态相对一致,核形温和,圆形或卵圆形,染色质较细,呈胡椒盐样,排列成条索状、菊形团样(图5-88-3)。

3. 免疫组化 CAM5.2(+),NSE(+),CgA(+),Syn(+),CD56(+),Vimentin(-),Insulin(+),Glucagon(个别+),Gastrin(±),VIP(±),Somatostatin(-),β-catenin(膜+),LEF1(-),β-

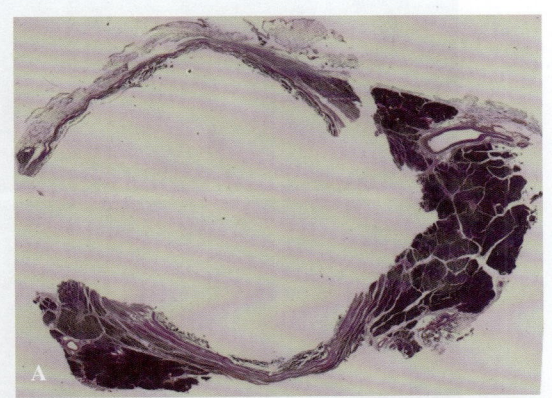
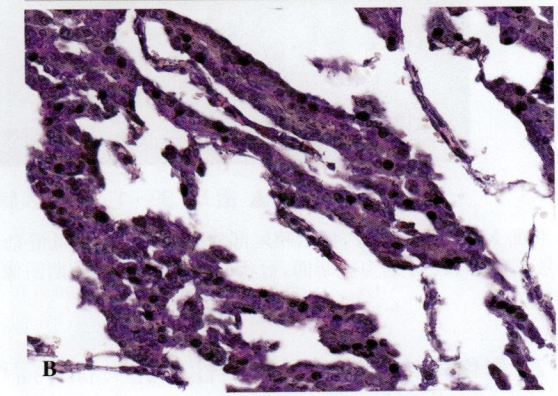

▲ 图5-88-3 囊性胰腺神经内分泌肿瘤镜下表现

A.肿瘤呈囊性,囊内衬覆少量肿瘤(HE,1×);B.肿瘤细胞呈圆形或多边形,形态相对一致,核较温和,排列成条索状、菊形团样(HE,200×)。

tubulin(+),p53(野生型),Ki-67(1%+)。

4. 病理诊断 结合形态学及免疫组化结果,本例诊断为胰腺神经内分泌瘤(NEN,G1)伴囊性变。

讨 论

同病例87。

病例 89　囊性胰腺神经内分泌肿瘤伴出血

患者信息

男性患者,41岁,体检发现胰腺占位。

影像学表现

1. 影像学描述　见图 5-89-1。

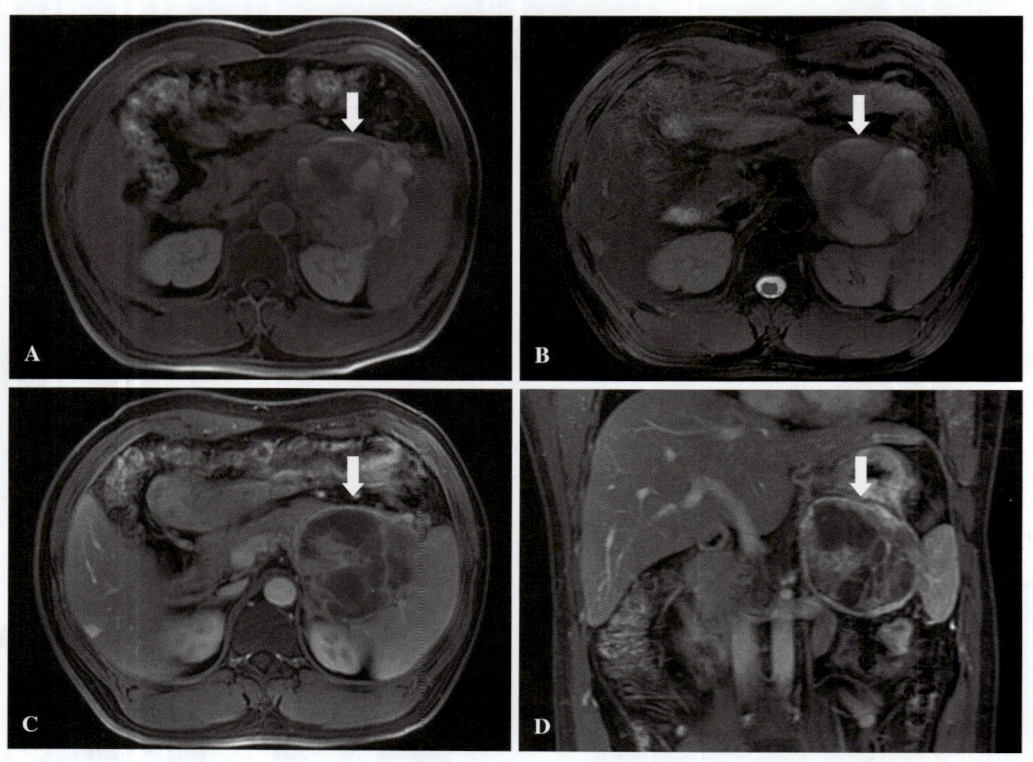

▲ 图 5-89-1　囊性胰腺神经内分泌肿瘤伴出血 MRI 表现

A. 横断面 MR T1WI 图像,显示胰尾部囊实性肿块呈高低混杂信号(箭);B. 横断面 MR T2WI 图像,显示胰尾部囊实性肿块呈高低混杂信号(箭);C、D. 分别为横断面、冠状面 MRI 增强门脉期图像,显示胰尾部肿块实性部分明显强化,囊性部分无强化(箭)。

2. 影像学诊断　胰尾部实性假乳头状肿瘤可能(误诊)。

病理学表现

1. 大体　胰体尾大小 12.0 cm×10.5 cm×5.0 cm,距胰腺切缘 2.5 cm 见肿物,大小 8.5 cm×8.0 cm×4.5 cm,切面囊实性,囊性部分内壁尚光滑,壁厚 0.2～0.3 cm,实性部分切面灰红色,质软。

2. 镜下　肿瘤细胞排列成条索状及假菊形团状等,肿瘤细胞形态相对一致,核形温和,圆形或卵圆形,染色质较细,呈胡椒盐样,核仁不明显,间质血管丰富,肿瘤局部可见大片出血(图 5-89-2)。

3. 免疫组化　CAM5.2(+),CK8/18(+),CgA(+),Syn(+),CD56(+),SSTR2(+),ATRX(+),Vimentin(-),β-catenin(膜+),LEF1(-),p53(野生型),Ki-67(1%+)。

4. 病理诊断　(胰体尾)神经内分泌瘤(G1)。

讨论

同病例 87。

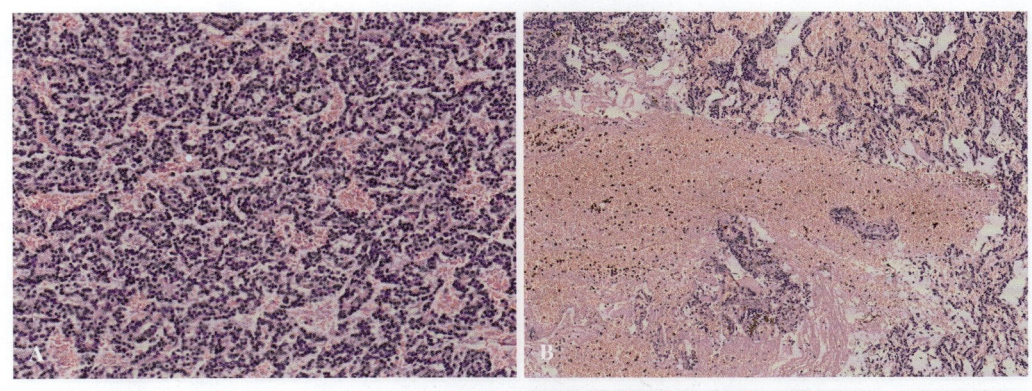

▲ 图 5-89-2 囊性胰腺神经内分泌肿瘤伴出血镜下表现

A. 肿瘤细胞形态相对一致,排列成条索状、假菊形团状,间质血管丰富;B. 肿瘤局部可见片状出血(HE,200×)。

病例 90　　　　　多发性内分泌肿瘤 1 型

患者信息

男性患者,52 岁,体检发现胰腺多发占位。7 年前行甲状旁腺切除术,病理提示腺瘤。1 年前行右肺结节切除术,病理提示类癌。

影像学表现

1. **影像学描述**　见图 5-90-1,图 5-90-2。
2. **影像学诊断**　胰头部及尾部、十二指肠降段多发神经内分泌肿瘤,肝脏转移瘤,左侧肾上腺腺瘤,

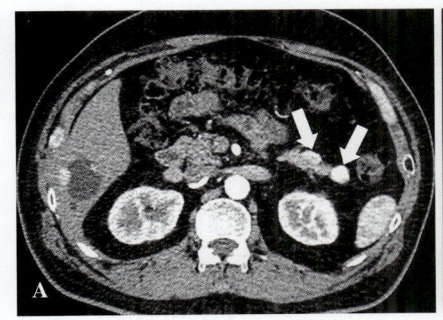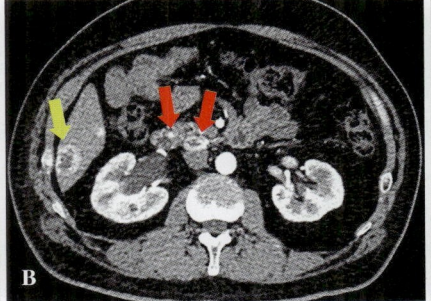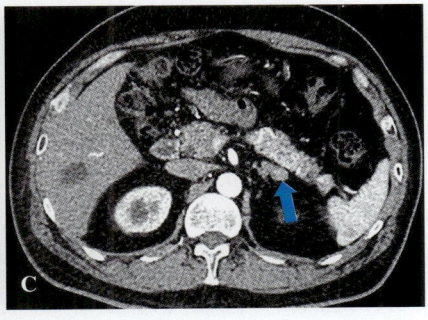

▲ 图 5-90-1 多发性内分泌肿瘤 1 型 CT 表现

A～C. 胰腺横断面 CT 动脉期图像示胰腺(白箭)、肝脏(黄箭)、十二指肠黏膜下(红箭)、左侧肾上腺(蓝箭)见多发动脉期明显强化结节。

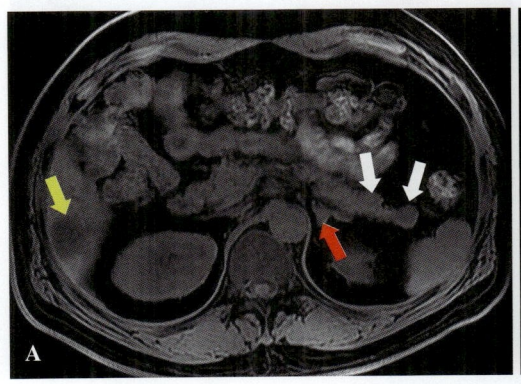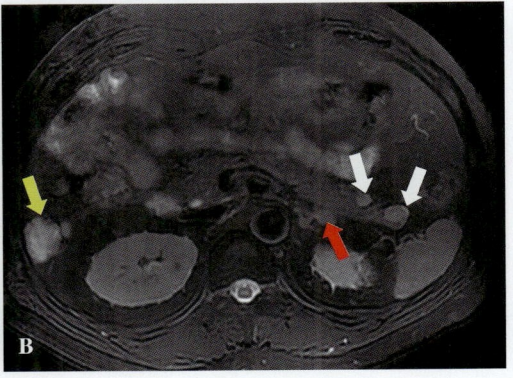

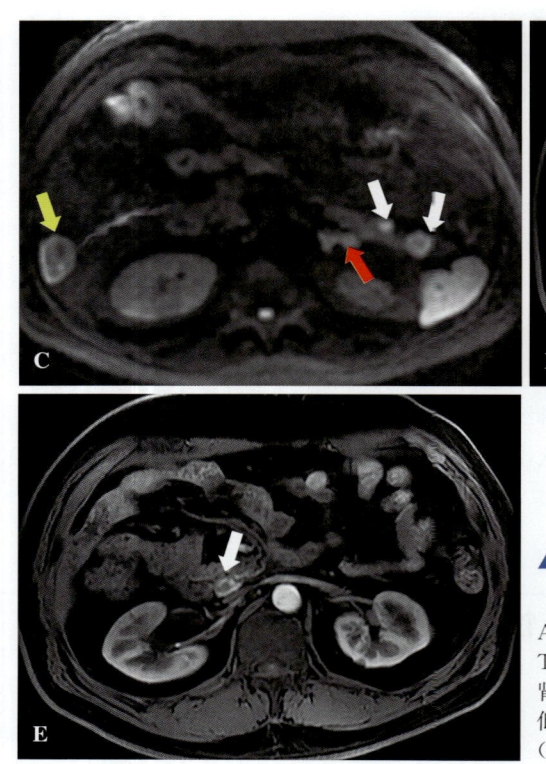

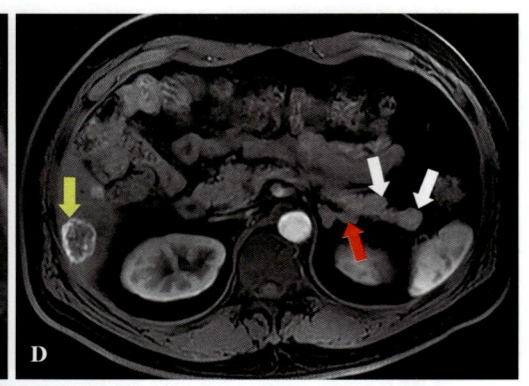

▲ 图5-90-2 多发性内分泌肿瘤1型 MRI 表现

A~E. 分别为胰腺横断面 MR T1WI、T2WI、DWI、T1WI 动脉期2个层面，胰腺（白箭）、肝脏（黄箭）、左肾上腺（红箭）多发结节状异常信号，T1WI（A）上呈低信号，T2WI（B）上呈高信号，DWI 上明显受限（C），增强后动脉期（D~E）呈明显强化。

并结合既往手术史，综合考虑多发性内分泌肿瘤1型可能。

病理学表现

1. 大体 全胰大小 21.0 cm×6.0 cm×2.0 cm，紧邻胰尾部见灰白色结节2枚，直径 1~1.3 cm，切面灰白色，实性，质中，界清。距胰尾部 2.0 cm、3.5 cm、3.8 cm、4.0 cm 各见一灰黄、灰红色结节，直径分别为 1.4 cm、1.0 cm、0.8 cm、1.2 cm，距胰尾部 4.5 cm、7.0 cm 及紧邻十二指肠乳头肠黏膜下各见一灰白色结节，直径均为 0.7 cm。脂肪组织内见左肾上腺组织，大小 6.0 cm×4.0 cm×2.0 cm，切面金黄色，局部可见结节样增生，直径 1.3~1.7 cm。另：肝右前叶肝组织一块，大小 2.5 cm×2.0 cm×1.5 cm，切面距肝切缘 0.2 cm 见一灰白色结节，直径 0.7 cm；肝右后叶肝组织一块，大小 6.0 cm×4.0 cm×2.0 cm，切面见灰白色结节2枚，直径分别为 2.5 cm 和 1.0 cm（图 5-90-3）。

2. 镜下 胰腺内多发结节及肝转移灶内见肿瘤细胞形态相对一致，细胞较小，轻度多形性，胞质嗜酸性细颗粒状，核居中，圆形或卵圆形，染色质分布较均匀，无明显核仁，排列成缎带状、巢状、腺样，间质血管丰富，核分裂象少见。肾上腺皮质细胞结节状增生（图 5-90-4）。

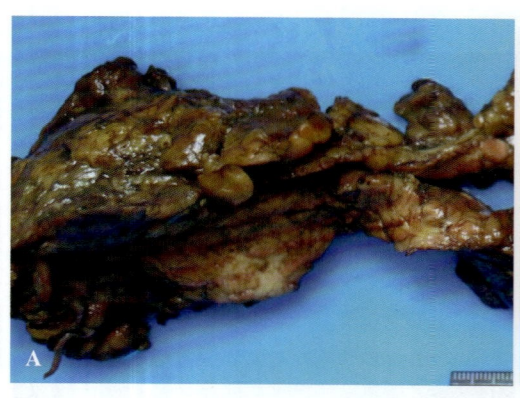
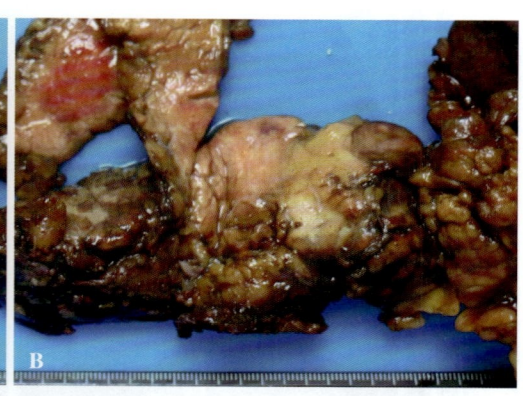

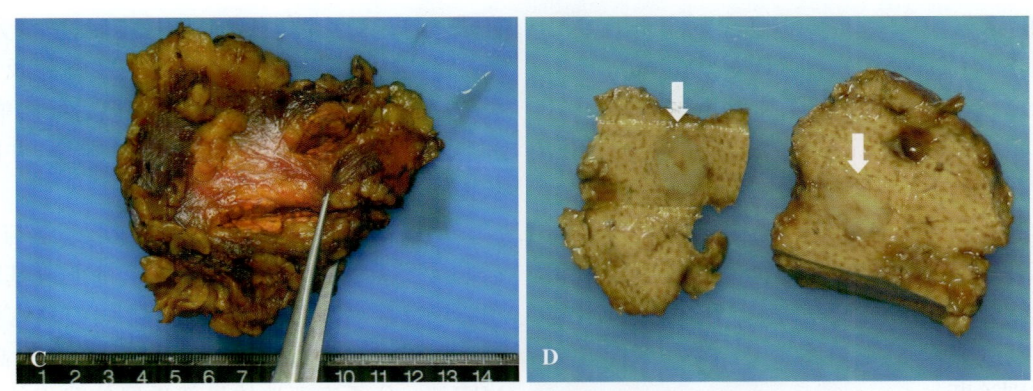

▲ 图5-90-3 多发性内分泌肿瘤1型大体表现

A. 胰头部见灰白色结节;B. 胰体尾见多个灰白色结节;C. 肾上腺金黄色结节2枚(箭);D. 肝内转移病灶(箭)。

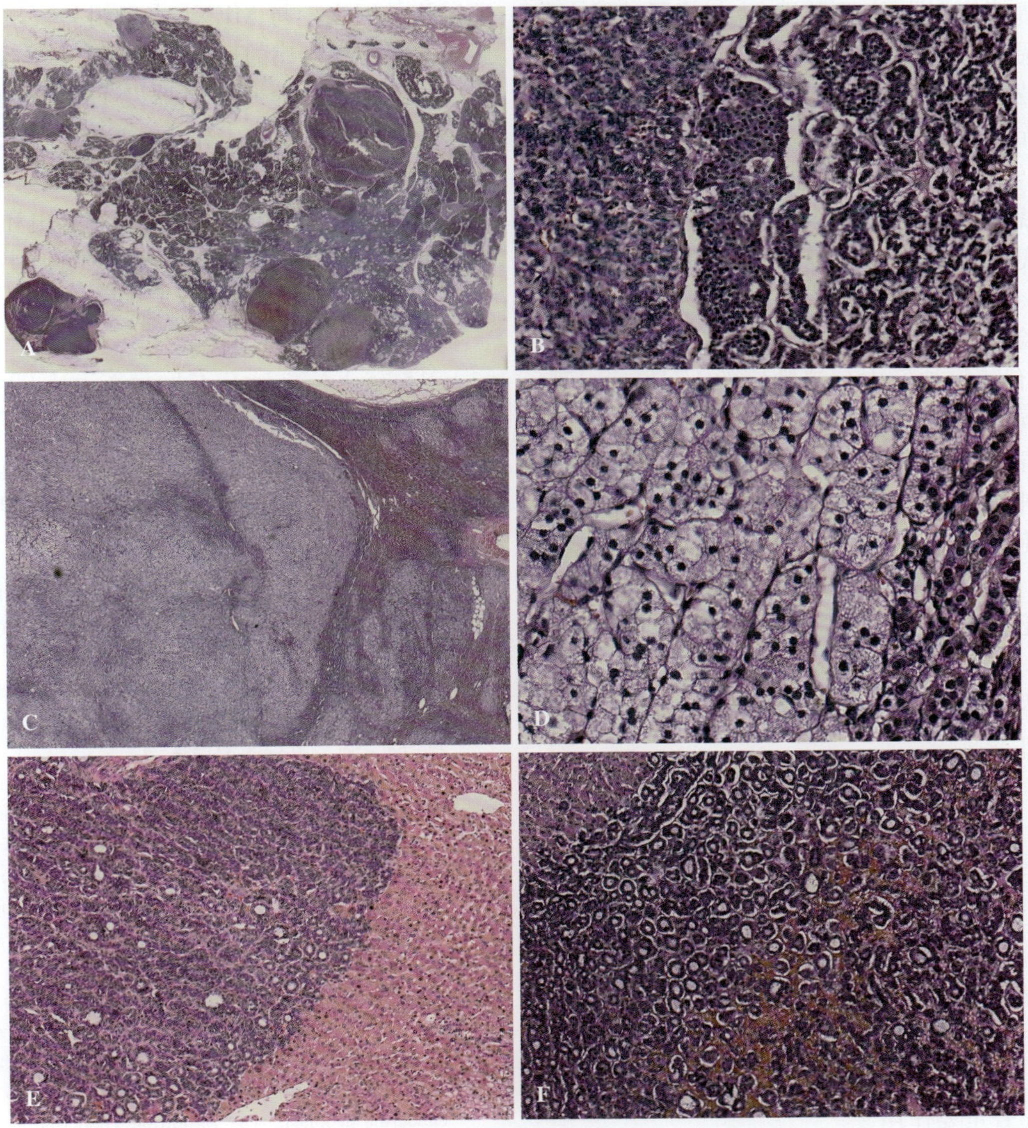

▲ 图5-90-4 多发性内分泌肿瘤1型镜下表现

A. 低倍镜下,胰腺内见多枚结节(HE,10×);B. 高倍镜下,胰腺肿瘤细胞均匀一致,核居中,染色质分布均匀,缎带状排列,为NEN (HE,400×);C. 肾上腺皮质结节状增生(HE,100×);D. 肾上腺皮质结节内透明细胞及致密细胞增生(HE,400×);E. 肝内可见NEN 转移(HE,100×);F. 肝内NEN形态与胰腺内NEN类似,排列成腺样、缎带状(HE,400×)。

3. 免疫组化 CAM5.2(+)，NSE(+)，CgA(+)，Syn(+)，CD56(+)，SDHB(+)，VIF(−)，Somatostatin(−)，Insulin(+)，Glucagon(−)，PAX2(−)，PAX8(−)，Ki-67(<1%)。

4. 病理诊断与鉴别诊断

（1）诊断：全胰及十二指肠黏膜下多发性神经内分泌肿瘤（G1）伴多发肝转移，左肾上腺皮质结节状增生，符合多发性内分泌肿瘤1型（MEN1）改变，建议临床做相关基因学检测。

（2）鉴别诊断

1）多发性内分泌肿瘤2型（MEN2）：MEN2中90%伴有甲状腺髓样癌，50%以上患者患有双侧或单侧肾上腺嗜铬细胞瘤，而胰腺、十二指肠神经内分泌肿瘤罕见，基因检测有 RET 基因突变。

2）多发性内分泌肿瘤4型（MEN4）：MEN4是一种非常罕见的疾病，由细胞周期蛋白依赖性激酶抑制剂1b基因（CDKN1B）的种系突变引起。大多数MEN4患者出现甲状旁腺功能亢进症（>90%），约25%的患者出现垂体腺瘤，约25%的患者出现胃肠胰NENs，临床上似乎无法与MEN1区别，鉴别依赖于基因检测。

3）伴有胰腺神经内分泌肿瘤的VHL病：17%的患者会同时患有单发或多发的胰腺内分泌肿瘤，但VHL病患者一般伴发弥漫性的胰腺囊肿，同时还有肾囊肿或肾癌，神经系统和视网膜还可能出现血管母细胞瘤，甲状腺和甲状旁腺不会受累。

4）非MEN1的神经内分泌肿瘤：非MEN1的神经内分泌肿瘤患者年龄通常>40岁，而且一般为单发肿瘤。因此，对于年龄较轻的胰腺或十二指肠单发神经内分泌瘤患者，也需要对其他MEN1相关器官进行排查。

讨 论

多发性内分泌肿瘤1型（multiple endocrine neoplasia type 1, MEN1）是一种罕见的常染色体显性遗传性疾病，其特征是全身易患多种内分泌及非内分泌肿瘤，由肿瘤抑制基因 MEN1 失活突变导致 menin 蛋白表达障碍、功能丧失引起。Menin 蛋白在细胞黏附、分裂、增殖、转录调控和DNA修复等多种过程中起着重要作用。

MEN1最早且最常见累及的腺体是甲状旁腺，90%以上MEN1患者的首发症状为甲状旁腺功能亢进。MEN1相关肿瘤包括垂体瘤、甲状旁腺腺瘤、十二指肠及胰腺神经内分泌肿瘤、胸腺及支气管的类癌、肾上腺腺瘤、脑膜瘤、面部血管纤维瘤、胶原瘤和脂肪瘤等。MEN1有较高的外显率，并随年龄增长而增高。

MEN1累及各个器官的病理形态学与散发性肿瘤并无明显区别，需结合其临床特征或基因改变给出诊断。患者发病年龄较早，常同一器官内多发肿瘤，并累及两个及两个以上器官时需高度怀疑MEN1。分子病理学的最新进展使我们能更好地对患者及 MEN1 基因携带者做出诊断。肿瘤DNA和种系衍生的DNA可以进行基因突变的遗传学分析。通过将基因突变与MEN1表型相关联，我们能够了解更多关于该疾病的形态学和临床变异性的信息。

MEN1作为全身多脏器发生肿瘤的综合征，影像科及病理科医生在工作中如发现多发性神经内分泌肿瘤要考虑MEN1的可能，并提醒临床医生检查甲状旁腺功能及脑部CT，并积极了解病史和家族史，必要时采用基因检测，争取及时且有效的治疗。

参考文献

[1] Al-Salameh A, Cadiot G, Calender A, et al. Clinical aspects of multiple endocrine neoplasia type 1 [J]. Nat Rev Endocrinol, 2021, 17(4): 207-224.

[2] Lemmens I, Van de Ven WJ, Kas K, et al. Identification of the multiple endocrine neoplasia type 1（MEN1）gene. The European Consortium on MEN1 [J]. Hum Mol Genet, 1997, 6(7): 1177-1183.

[3] Feng Z, Ma J, Hua X. Epigenetic regulation by the menin pathway [J]. Endocr Relat Cancer, 2017, 24(10): T147-T159.

[4] Matkar S, Thiel A, Hua X. Menin: A scaffold protein that controls gene expression and cell signaling [J]. Trends Biochem Sci, 2013, 38(8): 394-402.

[5] Thakker RV, Newey PJ, Walls GV, et al. Clinical practice guidelines for multiple endocrine neoplasia type 1（MEN1）[J]. J Clin Endocrinol Metab, 2012, 97(9): 2990-3011.

[6] Kamilaris CDC, Stratakis CA. Multiple endocrine neoplasia type 1（MEN1）: An update and the significance of early genetic and clinical diagnosis [J]. Front Endocrinol (Lausanne), 2019, 10: 339.

[7] Komminoth P, Heitz PU, Klöppel G. Pathology of MEN-1: Morphology, clinicopathologic correlations and tumour development [J]. J Intern Med, 1998, 243(6): 455-464.

[8] Hyde SM, Cote GJ, Grubbs EG. Genetics of multiple endocrine neoplasia type 1/multiple endocrine neoplasia type 2 syndromes [J]. Endocrinol Metab Clin North Am, 2017, 46(2): 491-502.

病例 91　伴有胰腺神经内分泌肿瘤的 von Hippel-Lindau 病

患者信息

女性患者,50岁,1个月前无明显诱因出现皮肤痒,伴有小便黄、消瘦,1个月体重减轻4 kg。头颅MRI检查提示小脑血管母细胞瘤可能。家族史:父亲体健,母亲、两位妹妹、女儿均患有胰腺多发囊肿。

影像学表现

1. **影像学描述**　见图5-91-1,图5-91-2。
2. **影像学诊断**　多囊胰腺,胰头部神经内分泌肿瘤,综合考虑von Hippel-Lindau病可能。

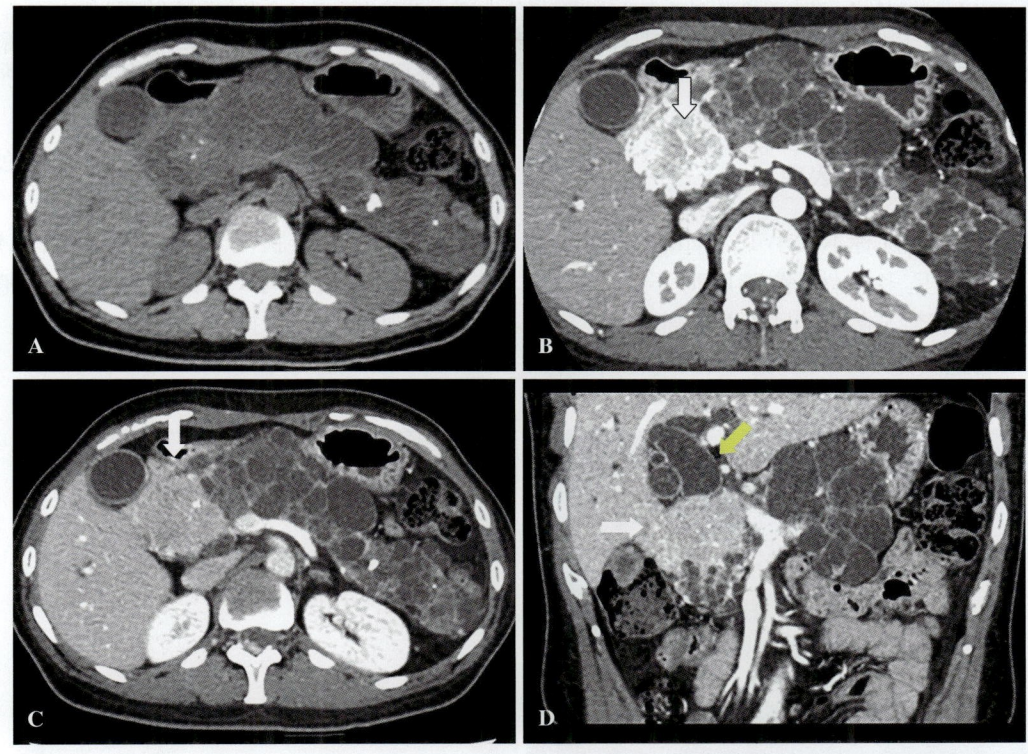

▲ 图 5-91-1　von Hippel-Lindau 病 CT 表现

A. 横断面CT平扫示胰腺肿大,形态不规则,胰腺走行区呈多发弥漫性囊肿,呈低密度,内部见散在结节状钙化,呈高密度;B. 横断面CT增强实质期图像,显示胰头部肿块明显强化(白箭),胰腺多发弥漫性囊肿无强化;C. 横断面CT增强门脉期图像,显示胰头部肿块持续强化(白箭),胰腺多发弥漫性囊肿无强化;D. 冠状面CT增强门脉期图像,显示胰体部肿块压迫胆总管下段,上游胆总管扩张(黄箭),胰腺走行区可见弥漫性囊性灶。

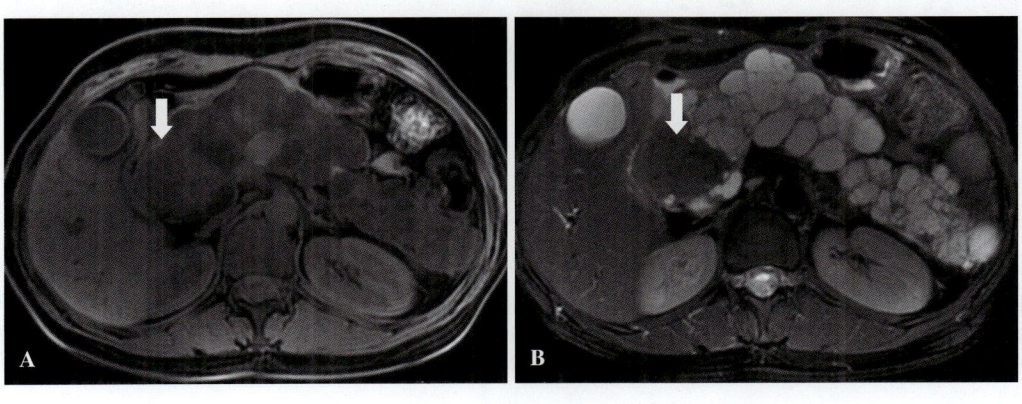

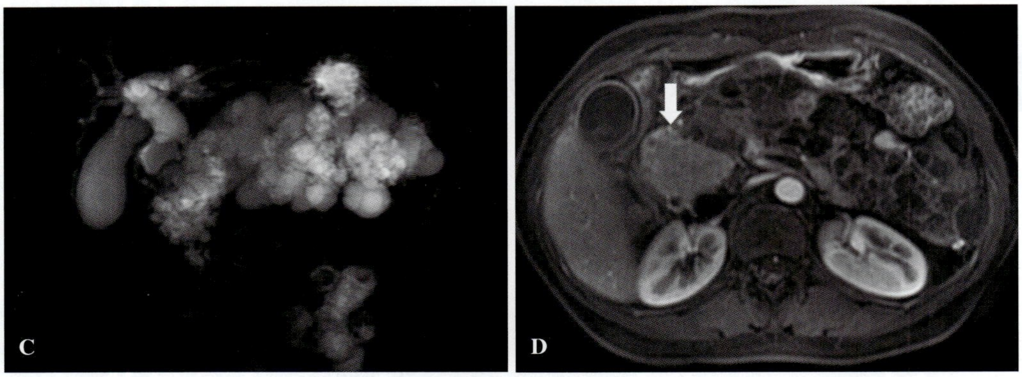

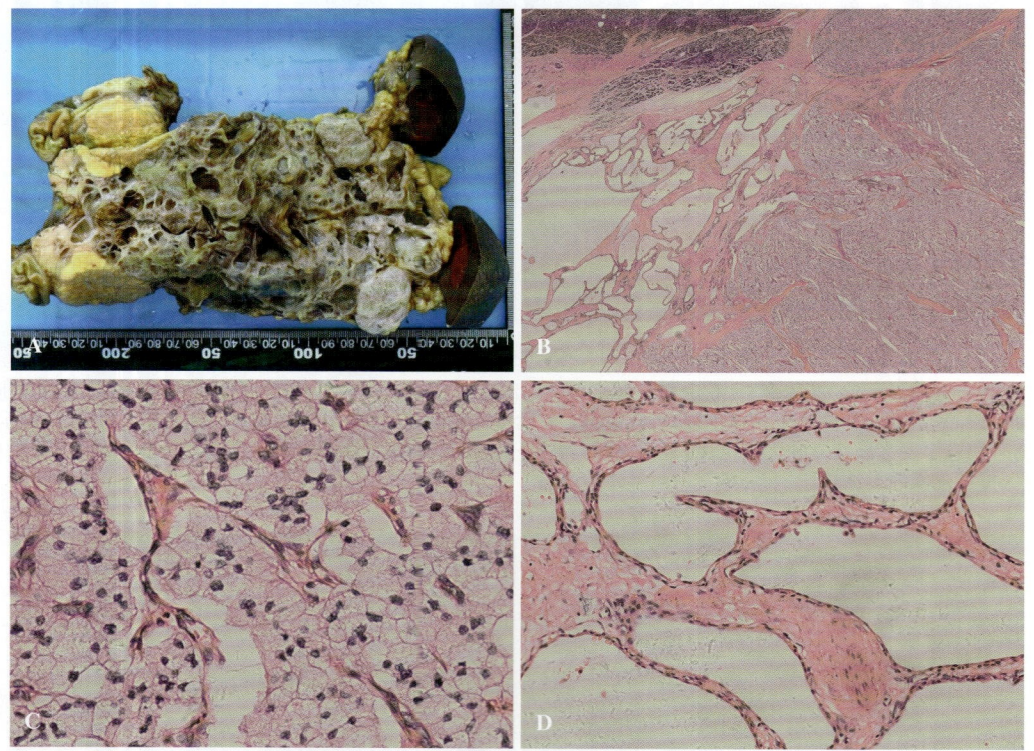

▲ 图5-91-2 von Hippel-Lindau 病 MRI 表现

A. 横断面 MR T1WI 示胰腺肿大,形态不规则,胰头部肿块呈稍低信号(箭),胰腺走行区呈多发弥漫性囊肿呈低信号,部分囊肿呈高信号;B. 胰腺横断面 MR T2WI 示胰头部肿块呈低信号(箭),胰腺多发弥漫性囊肿呈高信号;C. 二维磁共振胰胆管水成像示胰腺走行区呈多发弥漫性囊肿,胆总管及肝内胆管扩张;D. 横断面 MR T1WI 增强门脉期图像,显示胰头部肿块明显强化(箭),胰腺多发弥漫性囊肿无强化。

病理学表现

1. 大体 全胰切除标本大小 18.0 cm×6.0 cm×6.0 cm,切面胰腺呈多囊性,囊壁厚薄不一,壁厚 0.1~0.3 cm,内含清亮液体。另于胰头部距十二指肠乳头 1.5 cm、距胰尾 13.0 cm 见一结节状肿物,大小 5.0 cm×4.0 cm×3.5 cm,切面金黄色,实性,质中(图 5-91-3A)。

2. 镜下 全胰均可见囊性区域囊壁内衬立方上皮,细胞异型小,囊内可见浆液性液体;结节状肿物肿瘤细胞排列成条索状、巢团状(图 5-91-3B~D)。

▲ 图5-91-3 von Hippel-Lindau 病病理学表现

A. 全胰腺呈多囊性,囊壁厚薄不一,胰头处见金黄色结节状肿物,质中;B. 低倍镜下见巢状分布的 NEN 区域及多囊状的浆液性囊腺瘤区域(HE,20×);C. NEN 区域可见肿瘤细胞呈圆形或多边形,大小形态一致,胞质透亮,排列成巢团状,间质血管丰富(HE,400×);D. 囊性区域囊壁内衬单层立方上皮,细胞异型小(HE,200×)。

3. 免疫组化 CAM5.2(＋),NSE(＋),Cg A(＋),CD56(＋),Syn(＋),SSTR1(＋),SSTR2(＋),VIP(－),Somatostin(－),Insulin(－),Glucagon(－),Gastrin(－),Ki-67(1%)。

4. 病理诊断与鉴别诊断

(1) 诊断:胰头部神经内分泌瘤(G1),全胰浆液性囊腺瘤,考虑为 von Hippel-Lindau 病。

(2) 鉴别诊断

1) 胰腺转移性肾细胞癌:这种肿瘤可能以胰腺作为唯一转移部位,也可能显示囊性变化。实性和腺泡区域的存在以及明显的核异型性,有利于肾细胞癌的诊断。

2) 多发性内分泌肿瘤 1 型(MEN1):17% 的 von Hippel-Lindau 病患者会同时患有单发或多发的胰腺内分泌肿瘤,这时需要与 MEN1 鉴别,MEN1 常以原发性甲状旁腺功能亢进为首要和主要临床表现,伴全身多发相关肿瘤,其中以十二指肠、胰腺、肾上腺、垂体前叶(腺垂体)为常见受累器官,十二指肠及胰腺受累多为多发的神经内分泌肿瘤;而 von Hippel-Lindau 病患者多为弥漫性的胰腺囊肿,同时还有肾囊肿或肾癌,神经系统和视网膜还可能出现血管母细胞瘤,甲状腺和甲状旁腺不会受累。

3) 血管周上皮样细胞肿瘤:这种肿瘤与具有透明细胞特征的胰腺神经内分泌肿瘤需要鉴别,前者很少出现在胰腺区域。

讨 论

von Hippel-Lindau(VHL)病是由位于 3 号染色体短臂(3p25—3p26)上的肿瘤抑制基因 VHL 种系突变引起的常染色体显性、多系统、多发肿瘤综合征。VHL 病的临床表型包括视网膜及中枢神经系统的血管母细胞瘤、透明细胞性肾细胞癌、肾上腺嗜铬细胞瘤和胰腺肿瘤,除此之外,还有肾和胰腺囊肿、附睾或阔韧带乳头状囊腺瘤。

胰腺病变是 VHL 病常见的临床表现之一,约累及 65%~70% 的患者。发病率在女性中略高于男性。多数情况下,VHL 病相关的胰腺病变无症状,少部分患者出现胆道、胰管等受压的局部梗阻症状。90%VHL 病患者伴有胰腺多发性囊肿,可为单纯性囊肿或浆液性囊腺瘤,部分患者表现为累及全胰腺的多发弥漫性囊肿。无论是单纯性囊肿还是浆液性囊腺瘤均无恶性潜能。另外,VHL 病相关的胰腺病变还包括胰腺神经内分泌肿瘤,发生率约 15%,可单发或多发,通常无功能且无症状,但有恶性和发生转移的潜能。

对确诊 VHL 病的患者,应对其本人及家族中直系亲属进行长期随访监测,尽早发现可能的病变,延长预期寿命。

参考文献

[1] Neumann HP, Wiestler OD. Clustering of features of von Hippel-Lindau syndrome: Evidence for a complex genetic locus [J]. Lancet, 1991, 337(8749): 1052-1054.

[2] Latif F, Tory K, Gnarra J, et al. Identification of the von Hippel-Lindau disease tumor suppressor gene [J]. Science, 1993, 260(5112): 1317-1320.

[3] Gaffey MJ, Mills SE, Boyd JC. Aggressive papillary tumor of middle ear/temporal bone and adnexal papillary cystadenoma. Manifestations of von Hippel-Lindau disease [J]. Am J Surg Pathol, 1994, 18(12): 1254-1260.

[4] Charlesworth M, Verbeke CS, Falk GA, et al. Pancreatic lesions in von Hippel-Lindau disease? A systematic review and meta-synthesis of the literature [J]. J Gastrointest Surg, 2012, 16(7): 1422-1428.

[5] Lonser RR, Glenn GM, Walther M, et al. von Hippel-Lindau disease [J]. Lancet, 2003, 361(9374): 2059-2067.

[6] Igarashi H, Ito T, Nishimori I, et al. Pancreatic involvement in Japanese patients with von Hippel-Lindau disease: Results of a nationwide survey [J]. J Gastroenterol, 2014, 49(3): 511-516.

[7] Sharma A, Mukewar S, Vege SS. Clinical profile of pancreatic cystic lesions in von Hippel-Lindau disease: A series of 48 patients seen at a tertiary institution [J]. Pancreas, 2017, 46(7): 948-952.

[8] Hammel PR, Vilgrain V, Terris B, et al. Pancreatic involvement in von Hippel-Lindau disease [J]. The Groupe Francophone d'Etude de la Maladie de von Hippel-Lindau. Gastroenterology, 2000, 119(4): 1087-1095.

[9] Weisbrod AB, Kitano M, Thomas F, et al. Assessment of tumor growth in pancreatic neuroendocrine tumors in von Hippel Lindau syndrome [J]. J Am Coll Surg, 2014, 218(2): 163-169.

[10] Kim JY, Kim M-S, Kim K-S, et al. Clinicopathologic and prognostic significance of multiple hormone expression in pancreatic neuroendocrine tumors [J]. Am J Surg Pathol, 2015, 39(5): 592-601.

[11] Arva NC, Pappas JG, Bhatla T, et al. Well-differentiated pancreatic neuroendocrine carcinoma in tuberous sclerosis—Case report and review of the literature [J]. Am J Surg Pathol, 2012, 36(1): 149-153.

病例 92　　胰腺神经内分泌癌合并导管腺癌

患者信息

男性患者，51岁，体检发现 CA19-9 为 486.2 U/mL（正常参考范围<37 U/mL）。家族史：母亲因胰腺癌去世。

影像学表现

1. **影像学描述**　见图 5-92-1，图 5-92-2。
2. **影像学诊断**　胰腺癌伴肝脏转移。

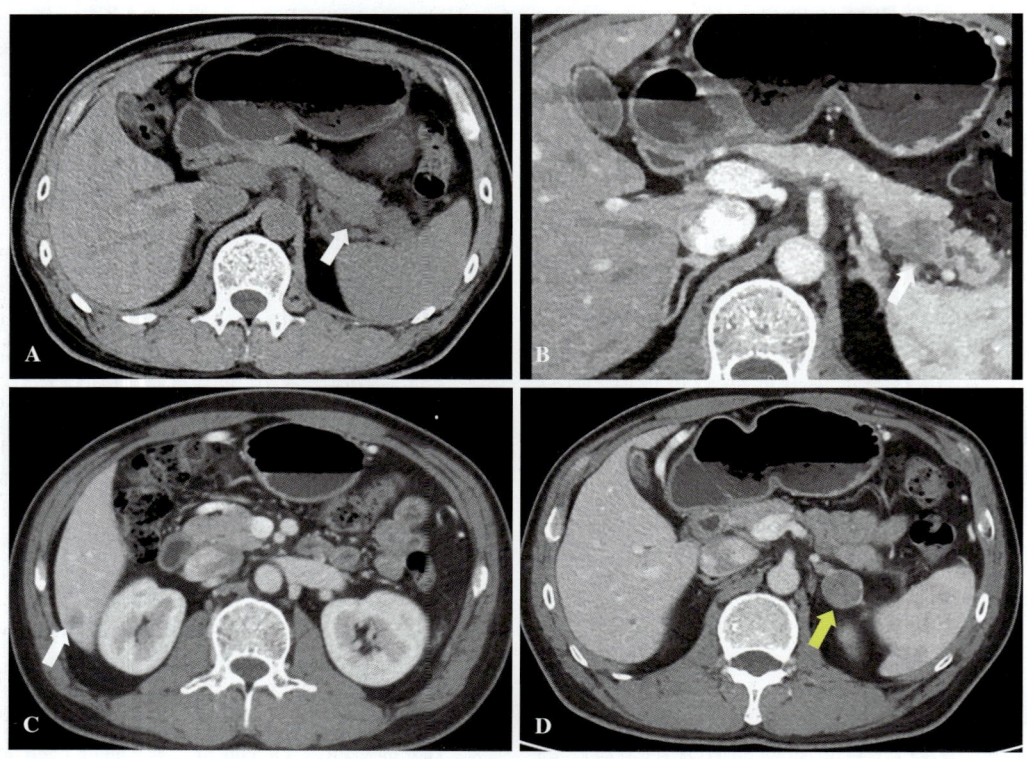

▲ 图 5-92-1　胰腺神经内分泌癌合并导管腺癌 CT 表现

A. 横断面 CT 平扫图像，显示胰尾部肿块呈稍低密度（白箭），边界不清，局部胰腺实质萎缩；B. CT 增强实质期图像，显示胰尾部肿块呈轻度强化（白箭），上游胰管扩张，局部胰腺实质萎缩；C. CT 增强门脉期图像，显示肝右后叶下段结节呈环形强化（白箭）；D. CT 增强门脉期图像，显示左侧肾上腺结节呈轻度强化（黄箭）。

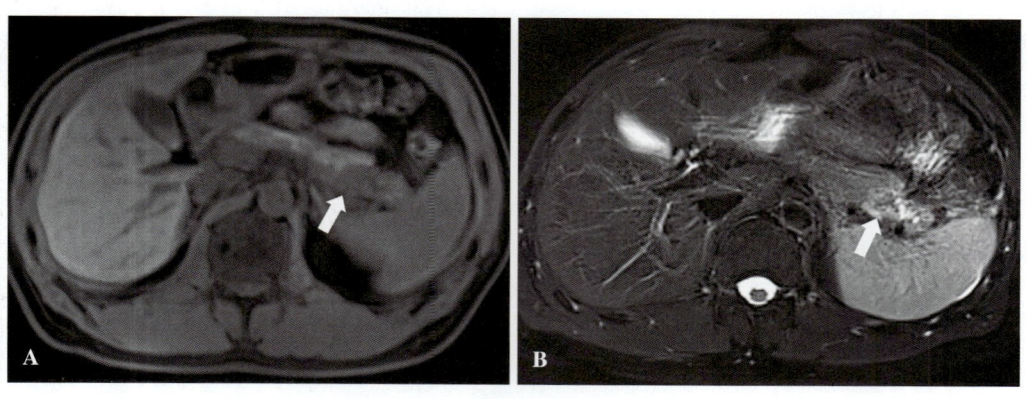

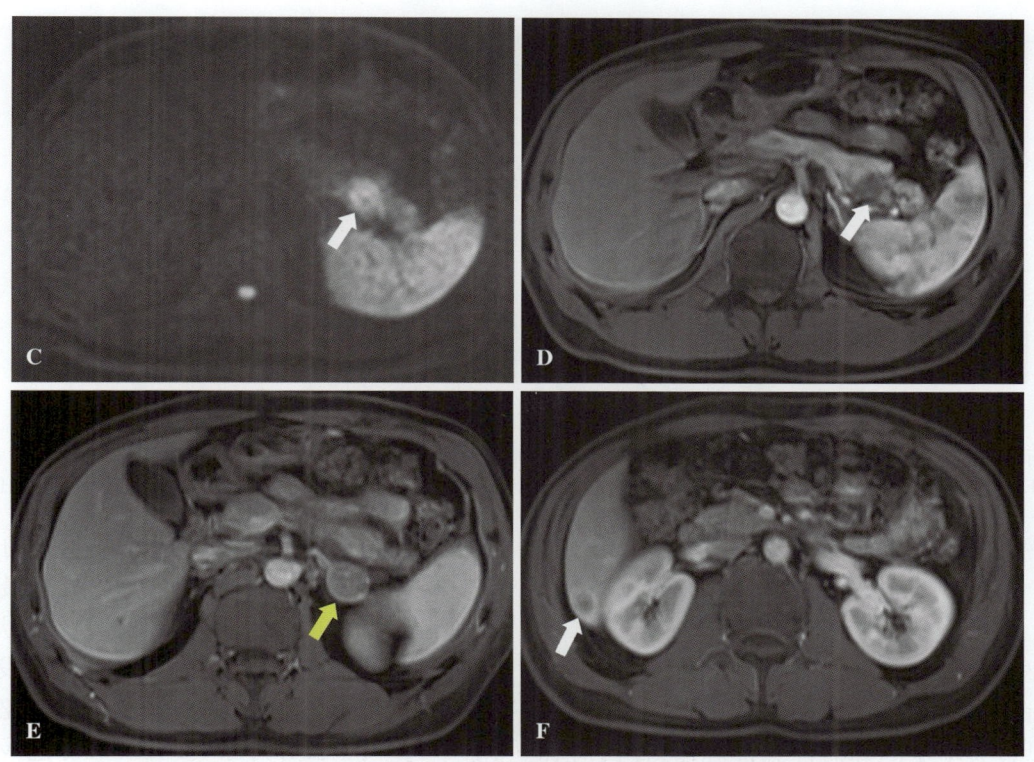

▲ 图 5-92-2 胰腺神经内分泌癌合并导管腺癌 MRI 表现

A. 横断面 MR T1WI 图像,显示胰尾部肿块呈低信号(白箭);B. 横断面 MR T2WI 图像,显示胰尾部肿块呈稍高信号(白箭);C. DWI 图像,显示胰尾部肿块呈高信号(白箭);D. 横断面 MRI 增强动脉期图像,显示胰尾部肿块呈轻度强化(白箭);E. 横断面 MRI 增强门脉期图像,显示左侧肾上腺结节呈轻度强化(黄箭);F. 横断面 MRI 增强门脉期图像,显示肝右后叶下段结节呈环形强化(白箭)。

病理学表现

1. **大体** 胰体尾切除标本,大小 8.0 cm×4.0 cm×3.5 cm,距胰腺切缘 4.7 cm 见一肿物,大小 2.1 cm×1.5 cm×0.7 cm,切面灰白色、实性、质硬、与周围组织界限不清(图 5-92-3)。

2. **镜下** 肿瘤细胞部分呈多角形,体积小,圆形或卵圆形,胞质稀少,核细颗粒状或深染,核分裂象易见,呈片状或弥漫排列,可见坏死;部分呈立方形,排列成不规则腺管样结构,散在分布于肿瘤内(图 5-92-3)。

3. **免疫组化** 小细胞癌肿瘤细胞呈 CAM5.2(+),Vimentin(−),CK8/18(+),CD56(+),Syn(+),CgA(+),Ki-67(90%+)。导管腺癌肿瘤细胞呈 CAM5.2(+),CK5/6(局灶+),CK7(+),CK8/18(+),CK19(+),CK20(−),CDX2(−),E-cadherin(+),S100P(+),DPC4(+),p40(−),p63(−),MUC1(+),MUC2(−),MUC5AC(+),MUC6(+),Ki-67(60%+)。

4. **病理诊断** (胰尾)混合性神经内分泌-非神经内分泌肿瘤(神经内分泌肿瘤为神经内分泌癌,小细胞癌,占比约 65%;非神经内分泌肿瘤为中至低分

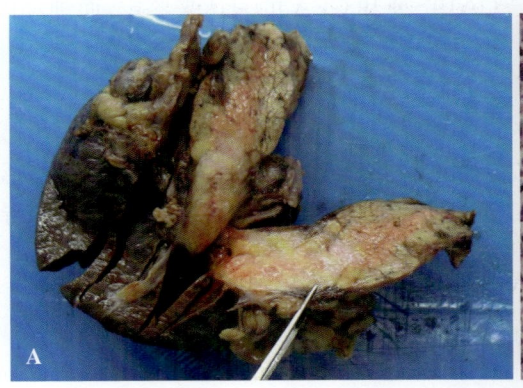
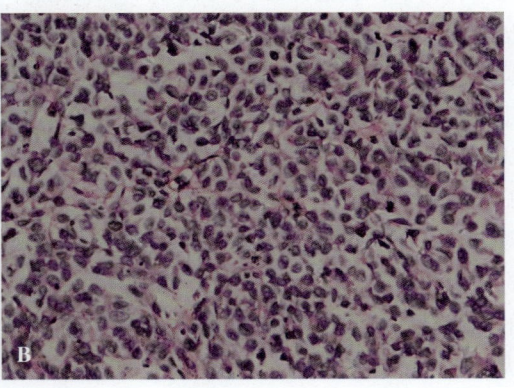

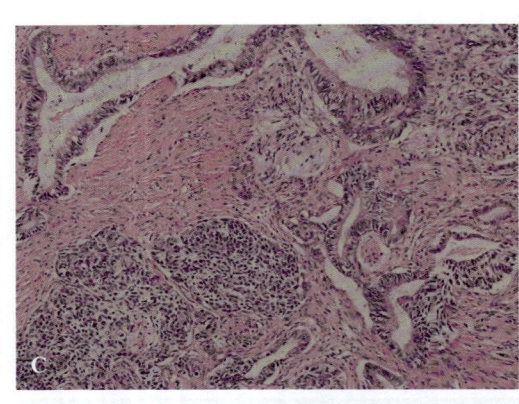
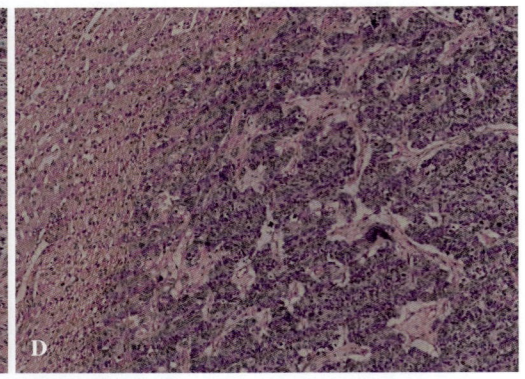

▲ 图 5-92-3 胰腺神经内分泌癌合并导管腺癌病理学表现

A. 大体标本示胰尾部肿块，灰白色，质硬，质地不均匀，界不清；B. 神经内分泌癌区域内见肿瘤细胞，呈多角形，核大，胞质稀少，弥漫片状排列（HE，400×）；C. 导管腺癌腺体散在分布于神经内分泌癌区域内（HE，100×）；D. 肝内可见神经内分泌癌转移（HE，100×）。

化导管腺癌，占比约 35%）。

讨 论

胰腺的混合性神经内分泌-非神经内分泌肿瘤（mixed neuroendocrine — non-neuroendocrine neoplasm，MiNEN）是极为罕见的异质性恶性肿瘤，仅占所有胰腺恶性肿瘤的 0.5% 和所有胰腺神经内分泌肿瘤的 5%。2010 版 WHO 消化系统肿瘤分类将消化系统的混合性肿瘤命名为"混合腺神经内分泌癌"，指出该肿瘤包含神经内分泌成分和外分泌成分，且每种成分至少占肿瘤的 30%。2019 版 WHO 消化系统肿瘤分类将该肿瘤命名为"混合性神经内分泌-非神经内分泌肿瘤"。

MiNEN 是混合性上皮肿瘤，根据神经内分泌和非神经内分泌成分的各种可能的组合而变化，因此病理报告中应使用反映肿瘤不同成分比例组合的术语。神经内分泌成分根据 Ki-67 增殖指数和分化程度细分为：高分化的神经内分泌瘤（NEN）和低分化的神经内分泌癌（neuroendocrine carcinomas，NEC）。肿瘤内的神经内分泌成分为高级别的 NEC，进一步可分为小细胞神经内分泌癌、大细胞神经内分泌癌。小细胞神经内分泌癌显示出弥漫性或巢状生长模式，由小至中等大的细胞组成，细胞质稀少，细胞核圆形至梭形，具有粗颗粒状染色质和不明显的核仁，核分裂多见。大细胞神经内分泌癌显示类器官生长模式，由具有丰富嗜酸性细胞质的大细胞和具有突出核仁的泡状核组成，常见"地图状"坏死和大量的核分裂。以分化良好的 NEN 为神经内分泌成分的 MiNEN 更为罕见，其特征为肿瘤细胞排列成岛状、小梁状或腺样结构，细胞具有中等丰富颗粒状细胞质和颗粒状"椒盐"染色质的圆形细胞核，核仁常不明显。非神经内分泌成分最常见的是导管腺癌，也可以是腺泡细胞癌、鳞状细胞癌、IPMN、浆液性囊性肿瘤或由消化系统中发现的所有类型的恶性上皮肿瘤。根据非神经内分泌成分的不同，MiNEN 主要分为腺 MiNEN 和腺泡 MiNEN，其中腺 MiNEN 是较罕见的亚型，其非神经内分泌成分为导管腺癌。

MiNEN 在形态学上根据两种成分之间相互的空间位置可以分为三类。①碰撞瘤：其中两种恶性细胞群体同时存在但在空间上没有任何混合；②复合 MiNEN：两种不同的组成部分相互混合，紧密联系；③两性 MiNEN：同一个肿瘤细胞同时具有神经内分泌和非神经内分泌的表型。

病理学中 MiNEN 需要与以下情况进行鉴别：①一些胰腺导管腺癌含有分散的内分泌细胞；②异常表达神经内分泌分化标志物而无神经内分泌形态学特征的导管腺癌或其他恶性肿瘤。因此，只有在形态学上怀疑神经内分泌成分时，才应在非神经内分泌肿瘤中进行神经内分泌标志物免疫组化染色。导管分化通过导管标志物如 CK7、CK19、CK20、CA19-9 和 CEA 的表达来鉴定，而神经内分泌细胞通过一般内分泌标志物的表达（即 Syn、CgA 和 INSM1 等）和激素产生来鉴定。

胰腺 MiNEN 影像学常表现为密度或信号不均匀肿块，边缘不规则，增强后轻中度强化，易侵犯邻近器官。但是，影像学难以与单纯胰腺导管腺癌或胰腺神经内分泌癌鉴别。

参考文献

[1] Nagtegaal ID, Odze RD, Klimstra D, et al. The 2019 WHO

classification of tumours of the digestive system [J]. Histopathology, 2020, 76: 182-188.
[2] Rindi G, Klimstra DS, Arnold R, et al. Nomencla-ture and classification of neuroendocrine neoplasms of the digestive system; in WHO Classification of Tumours of the Digestive System, ed 4 [M]. IARC Press, 2010: 13-14.
[3] de Mestier L, Cros J, Neuzillet C, et al. Digestive system mixed neuroendocrine-non-neuroendocrine neoplasms [J]. Neuroendocrinology, 2017, 105: 412-425.
[4] Basturk O, Tang L, Hruban RH, et al. Poorly differentiated neuroendocrine carcinomas of the pancreas: A clinicopathologic analysis of 44 cases [J]. Am J Surg Pathol, 2014, 38: 437-447.
[5] Jacob A, Raj R, Allison DB, et al. An update on the management of mixed neuroendocrine-non-neuroendocrine neoplasms (MiNEN) [J]. Curr Treat Options Oncol, 2022, 23: 721-735.
[6] Angelico R, Siragusa L, Pathirannehalage Don CB, et al. Pancreatic adeno-MiNEN, a rare newly defined entity with challenging diagnosis and treatment: A case report with systematic literature review and pooled analysis [J]. J Clin Med, 2022, 11: 5012.
[7] de Mestier L, Cros J. Digestive system mixed neuroendocrine-non-neuroendocrine neoplasms (MiNEN) [J]. Ann Endocrinol (Paris), 2019, 80: 172-173.
[8] Ohike N, Jürgensen A, Pipeleers-Marichal M, et al. Mixed ductal-endocrine carcinomas of the pancreas and ductal adeno-carcinomas with scattered endocrine cells: Characterization of the endocrine cells [J]. Virchows Arch, 2003, 442: 258-265.
[9] Klöppel G. Mixed exocrine-endocrine tumors of the pancreas [J]. Semin Diagn Pathol, 2000, 17: 104-108.
[10] Zhong Y, Zhang H, Wang X, et al. CT and MR imaging features of mixed neuroendocrine-non-neuroendocrine neoplasm of the pancreas compared with pancreatic ductal adenocarcinoma and neuroendocrine tumor [J]. Insights Imaging, 2023, 14: 15.

病例 93　胰腺神经内分泌瘤合并导管腺癌

患者信息

男性患者，52 岁，1 个月前无明显诱因出现上腹胀，以左上腹部为主，呈阵发性，无规律。

影像学表现

1. **影像学描述**　见图 5-93-1，图 5-93-2。
2. **影像学诊断**　胰尾部低度恶性肿瘤，伴胰脾

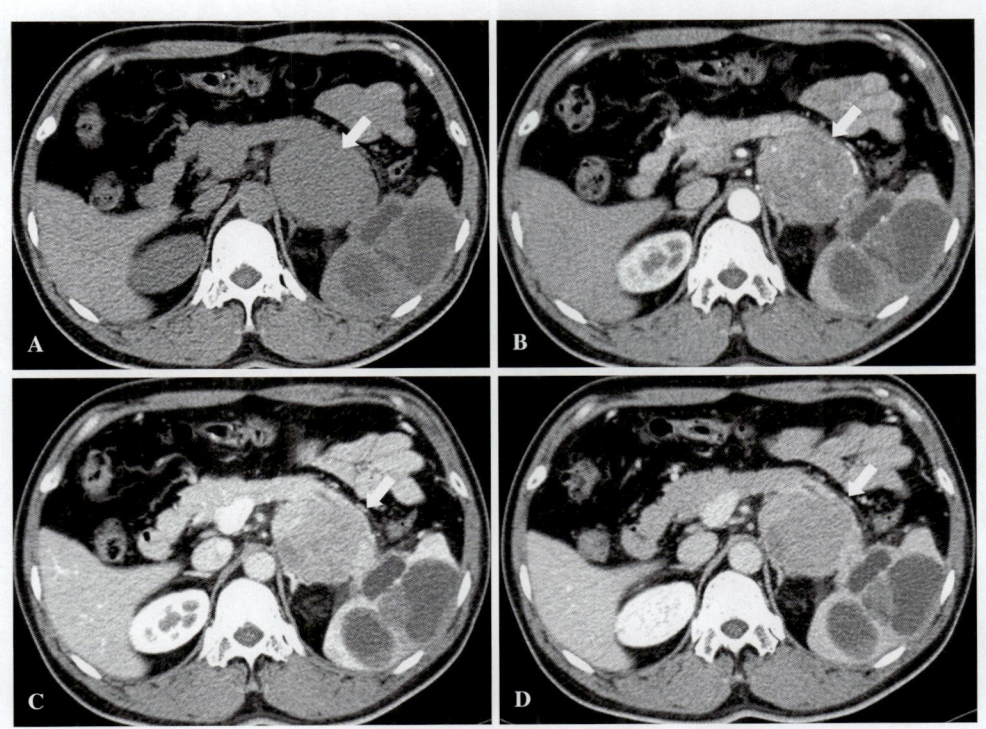

▲ 图 5-93-1　胰腺神经内分泌瘤合并导管腺癌 CT 表现

A. 横断面 CT 平扫图像，显示胰尾部实性肿块呈稍低密度（箭），脾脏囊实性肿块呈低密度；B. 横断面 CT 增强动脉期图像，显示胰尾部实性肿块呈轻中度强化（箭），脾脏肿块的实性部分呈轻度强化、囊性部分无强化；C、D. 分别为横断面 CT 增强门脉期、延迟期图像，显示胰尾部实性肿块呈持续轻中度强化（箭），脾脏肿块的实性部分呈持续轻度强化、囊性部分无强化。

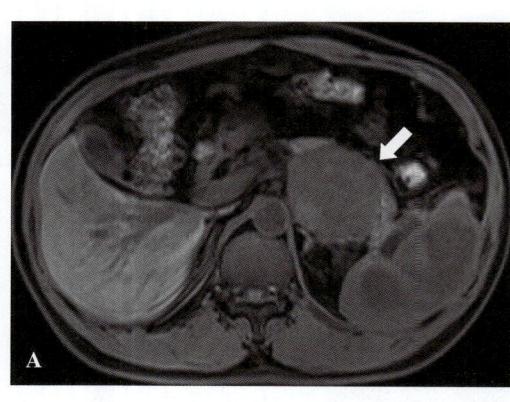 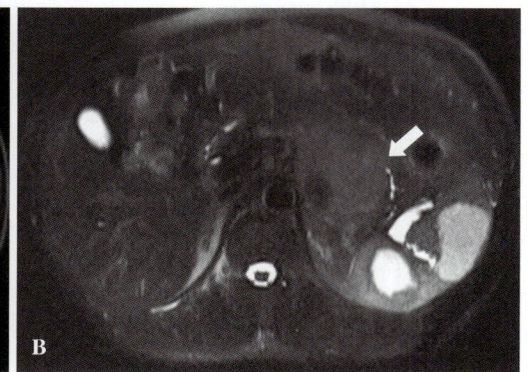

▲ 图 5-93-2 胰腺神经内分泌瘤合并导管腺癌 MRI 表现

A. 横断面 MR T1WI，显示胰尾部实性肿块呈稍低信号（箭），脾脏肿块实性部分呈稍低信号、囊性部分呈低信号；B. 横断面 MR T2WI，显示胰尾部实性肿块呈稍高信号，脾脏肿块实性部分呈等信号、囊性部分呈高信号（箭）。

间隙假性囊肿。

病理学表现

1. 大体 胰体尾加脾脏切除标本一个，胰体尾大小 11.0 cm×8.0 cm×5.5 cm，切面距胰腺切缘 1.5 cm 见一肿物，大小 7.0 cm×7.0 cm×4.5 cm，切面灰白色，实性，质硬，与周围组织分界不清，局部可见出血。脾脏大小 11.0 cm×10.0 cm×5.0 cm，切面可见一灰白色肿物，大小 5.5 cm×5.0 cm×3.0 cm，切面灰白色，实性，质硬，与周围组织界不清（图 5-93-3A）。

2. 镜下 胰体尾肿瘤组织大部分区域形成巢团状结构，纤维血管间隔分隔，细胞不规则形，胞质红染，核大，圆形、卵圆形，呈空泡状，核仁明显，有异型，少部分区域形成腺管状结构，肿瘤组织呈浸润性生长，可见片状坏死及出血（图 5-93-3B～D）。

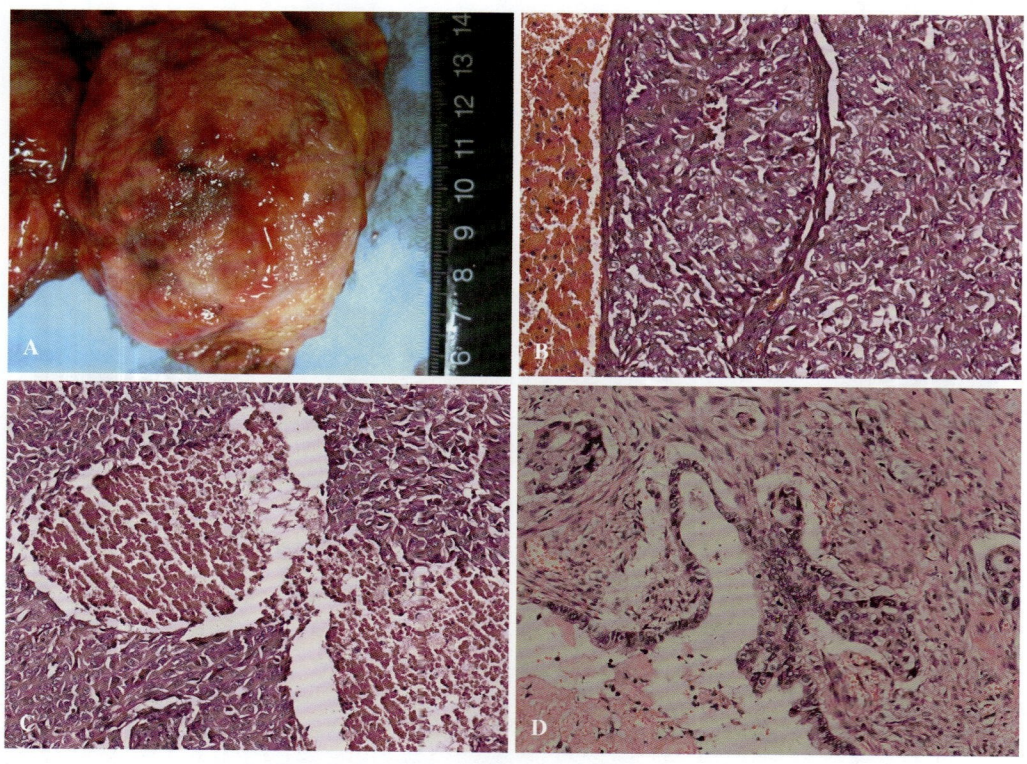

▲ 图 5-93-3 胰腺神经内分泌瘤合并导管腺癌病理学表现

A. 胰体尾肿物切面灰白色，质硬，局部可见出血；B. 神经内分泌瘤区域可见肿瘤细胞呈不规则形，胞质红染丰富，核圆形，空泡状，片状分布，间质血管丰富（HE，200×）；C. 神经内分泌瘤区域可见凝固性坏死（HE，200×）；D. 少部分区域可见导管腺癌成分（HE，200×）。

3. **免疫组化** 神经内分泌肿瘤细胞呈 CAM5.2(+)、Vimentin(−)、PDX1(+)、CgA(+)、Syn(+)、CD56(+)。

导管腺癌肿瘤细胞呈 CAM5.2(+)、Vimentin(−)、PDX1(−)、CgA(−)、Syn(−)、CD56(−)、CK19(+)、MUC5(−)、p40(−)、p63(−)、α_1-ACT(+)、S100P(−)、Ki-67(15%)。

4. **病理诊断** （胰尾）混合性神经内分泌-非神经内分泌肿瘤[神经内分泌肿瘤为神经内分泌肿瘤(G2)，约占 70%；非神经内分泌肿瘤为中分化导管腺癌，约占 30%]，累及脾脏。

讨 论

同病例 92 讨论部分。

病例 94　乏血供胰腺神经内分泌瘤(G3)伴肝脏转移瘤

患者信息

女性患者，71岁，6个月前无明显诱因出现腹痛，伴有腹泻、消瘦。行超声内镜下胰腺穿刺，病理提示神经内分泌肿瘤。

影像学表现

1. **影像学描述** 见图 5-94-1，图 5-94-2。

2. **影像学诊断** 胰腺癌（误诊），肝脏多发转移瘤。

病理学表现

1. **大体** 胰体尾切除标本一个，大小 7.0 cm×4.5 cm×2.5 cm，距胰腺切缘 2.0 cm 见结节状肿物，大小 4.0 cm×2.5 cm×2.0 cm，切面灰白色，实性。另送 13 处肝转移灶及左半肝组织内肿瘤组织与胰腺肿瘤组织形态一致。

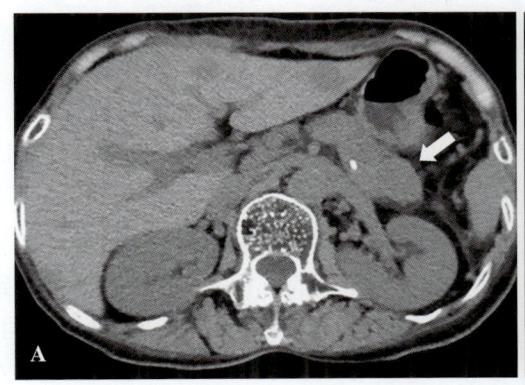
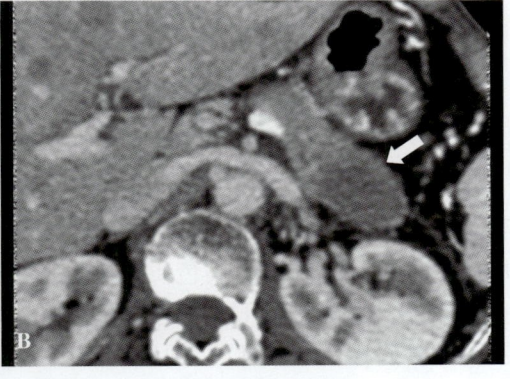

▲ 图 5-94-1　乏血供胰腺神经内分泌瘤(G3)伴肝脏转移瘤 CT 表现

A. 横断面 CT 平扫图像，显示胰尾部肿块呈等密度（箭），肝脏多发结节呈稍低密度；B. 横断面 CT 增强门脉期图像，显示胰尾部肿块呈轻度强化（箭）。

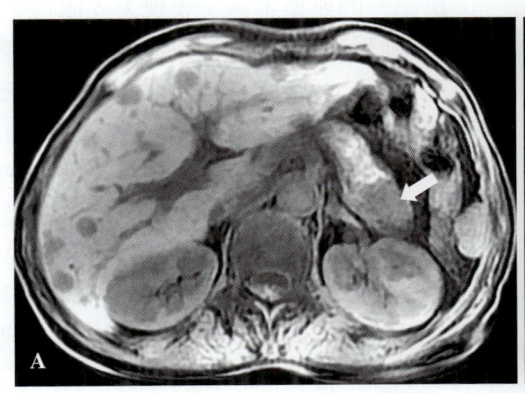
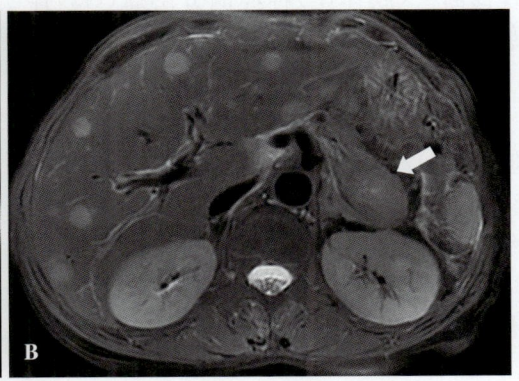

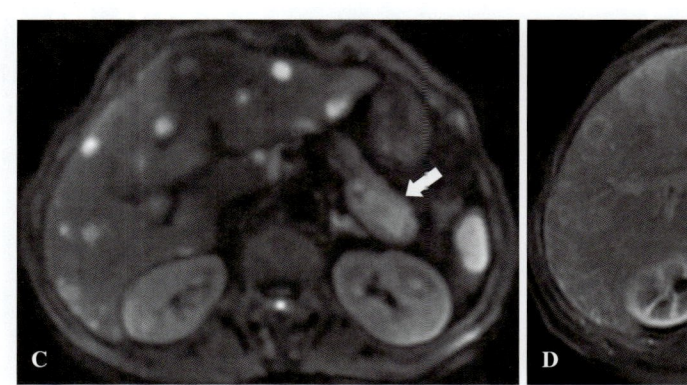
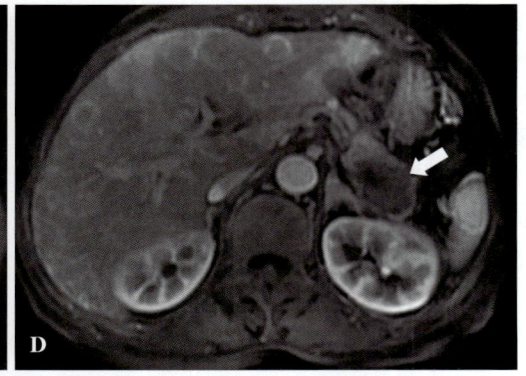

▲ 图 5-94-2 乏血供胰腺神经内分泌瘤(G3)伴肝脏转移瘤 MRI 表现

A. 横断面 MR T1WI,显示胰尾部肿块、肝脏多发结节均呈稍低信号;B. 横断面 MR T2WI,显示胰尾部肿块、肝脏多发结节均呈稍高信号;C. DWI 图像,显示胰尾部肿块、肝脏多发结节均呈高信号;D. 横断面 MRI 增强门脉期图像,显示胰尾部肿块呈轻度强化,肝脏多发结节呈明显环形强化。

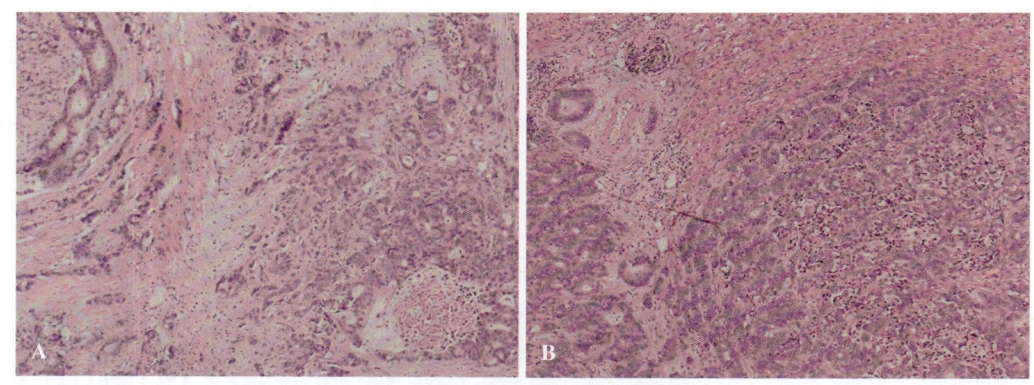

▲ 图 5-94-3 乏血供胰腺神经内分泌瘤(G3)伴肝脏转移瘤镜下表现

A. 肿瘤细胞呈圆形或多边形,大小较一致,核居中,染色质呈胡椒盐样,排列成筛状、腺样、条索状,间质血管较少,可见灶性坏死及神经侵犯(HE,100×);B. 肝内转移灶与胰腺原发灶形态类似(HE,100×)。

2. 镜下 肿瘤细胞呈圆形、多边形,大小形态较一致,核居中,呈圆形或卵圆形,染色质粗糙呈胡椒盐样,核仁不明显,排列成筛孔状、条索状、腺样,可见神经侵犯、脉管癌栓及灶性坏死,间质血管较少(图 5-94-3)。

3. 免疫组化 CAM5.2(+),CgA(+),Syn(+),CD56(+),p53(野生型),Ki-67(35%+)。

4. 病理诊断 (胰体尾)神经内分泌瘤(G3)伴肝脏多发转移瘤。

讨 论

2010 版 WHO 分类系统根据增殖指数 Ki-67 将胰腺神经内分泌肿瘤(pNEN)分为三个级别:<2%为 1 级(G1),3%~20%为 2 级(G2),>20%为 3 级(G3)。2017 版 WHO 分类系统进行修订,将原 G3 按细胞分化程度分为两种类型:高分化 pNEN G3、低分化 pNEC。

pNEN G3 组织学分化良好但 Ki-67>20%,镜下肿瘤细胞呈器官样生长,细胞形态较一致,呈实性团巢、条带状、缎带状、腺样排列,纤维性间质多少不等,表达神经内分泌标志物,如 CgA、Syn、CD56、NSE 等。2022 版 WHO 神经内分泌肿瘤分类进一步明确了 pNEN G3 与 pNEC 不同,pNEN G3 基因改变以 *MEN1*、*DAXX*、*ATRX* 的突变为主。

pNEN 的典型影像学表现为界限清楚的富血供肿块,增强后动脉期和门脉期明显强化。然而,多数 pNEN G3 和 pNEC 呈乏血供肿块,难以与胰腺导管腺癌相鉴别。既往研究表明,DWI 参数有助于识别 pNEN G3,与肿瘤增殖性显著相关,肿瘤级别越高,表观扩散系数值越低。pNEN 的 MRI 强化方式和病理分级存在相关性,轻度强化方式常见于 pNEN G3 和 pNEC 中,肿瘤级别越高,强化程度越低,即呈乏血供肿块。其病理机制在于肿瘤恶性程度高,纤维间质成分丰富,肿瘤内部的血管网稀疏。

本例 pNEN G3 胰腺原发病灶影像学表现在增强后呈乏血供表现,与胰腺导管腺癌类似,难以鉴别,但是其肝脏转移瘤在增强动脉期和门脉期呈富血供表现,该特点是与胰腺导管腺癌肝脏转移瘤呈乏血供表现的重要差异,这可能与 pNEN 高度异质性有关。另外,血清 CA19-9 升高在胰腺导管腺癌中常见,而在 pNEN 中少见,亦可辅助鉴别两者。

参考文献

[1] Rindi G, Falconi M, Klersy C, et al. TNM staging of neoplasms of the endocrine pancreas: Results from a large international cohort study [J]. J Natl Cancer Inst, 2012, 104(10):764-777.

[2] Lloyd R V, OSamura RY, Klöppel G, et al. WHO classification of tumours of endocrine organs. 4th edn [M]. IARC Publications, 2017.

[3] Huang D, Zhu XZ, Sheng WQ, et al. The 2019 WHO classification of tumors of the digestive system [J]. Histopathology, 2020, 76(2):182-188.

[4] Rindi G, Mete O, Uccella S, et al. Overview of the 2022 WHO classification of neuroendocrine neoplasms [J]. Endocr Pathol, 2022, 33(1):115-154.

[5] Rockall AG, Reznek RH. Imaging of neuroendocrine tumours (CT/MR/US) [J]. Best Pract Res Clin Endocrinol Metab, 2007, 21(1):43-68.

[6] Jeon SK, Lee JM, Joo I, et al. Nonhypervascular pancreatic neuroendocrine tumors: differential diagnosis from pancreatic ductal adenocarcinomas at MR imaging-retrospective cross-sectional study [J]. Radiology, 2017, 284(1):77-87.

[7] Al-Hawary MM, Kaza RK, Azar SF, et al. Mimics of pancreatic ductal adenocarcinoma [J]. Cancer Imaging, 2013, 13(3):342-349.

[8] Lotfalizadeh E, Ronot M, Wagner M, et al. Prediction of pancreatic neuroendocrine tumour grade with MR imaging features: Added value of diffusion-weighted imaging [J]. Eur Radiol, 2017, 27(4):1748-1759.

[9] Takumi K, Fukukura Y, Higashi M, et al. Pancreatic neuroendocrine tumors: Correlation between the contrast-enhanced computed tomography features and the pathological tumor grade [J]. Eur J Radiol, 2015, 84(8):1436-1443.

[10] Luo Y, Dong Z, Chen J, et al. Pancreatic neuroendocrine tumours: correlation between MSCT features and pathological classification [J]. Eur Radiol, 2014, 24(11):2945-2952.

病例 95　乏血供胰腺神经内分泌癌(小细胞癌)

患者信息

女性患者,58 岁,体检发现胰腺占位。7 年前行乳腺癌根治术(误诊)。

影像学表现

1. **影像学描述**　见图 5-95-1,图 5-95-2。
2. **影像学诊断**　胰头部实性假乳头状肿瘤可能。

病理学表现

1. **大体**　胰头距胰腺切缘 3 cm 见不规则肿物,大小 4.2 cm×3.5 cm×4.5 cm,切面灰白色,实性,质硬,与周围组织界限不清(图 5-95-3A)。
2. **镜下**　肿瘤细胞呈类圆形,核大,有异型,胞质少,呈弥漫片状排列,可见大片状坏死及脉管癌栓,未见神经侵犯。肿瘤侵犯十二指肠肠壁及十二指肠乳头(图 5-95-3B)。

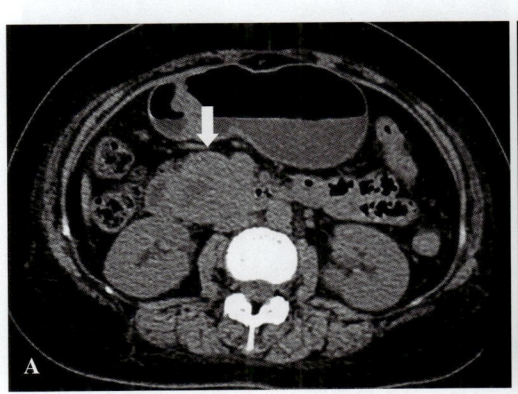

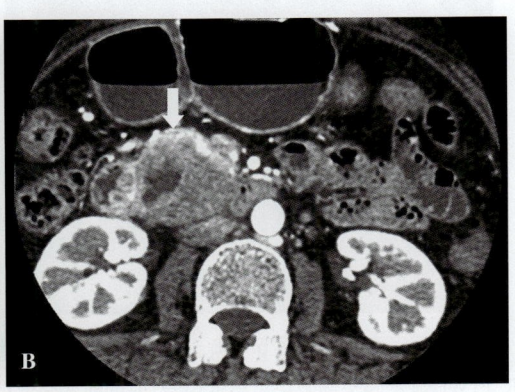

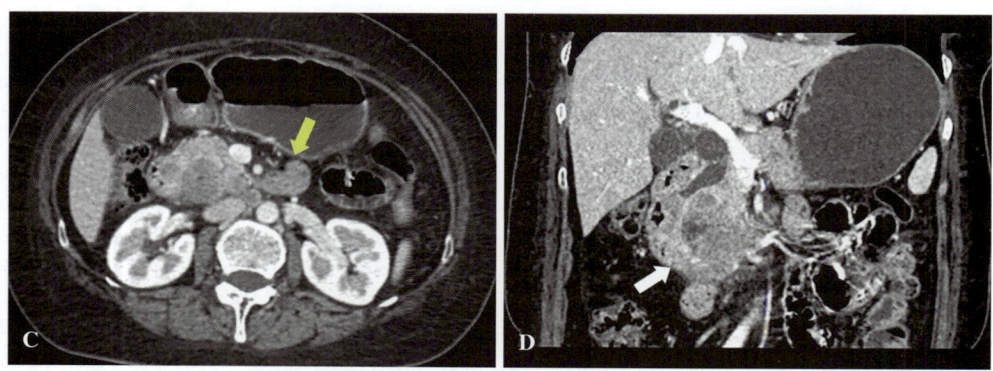

▲ 图 5-95-1 乏血供胰腺神经内分泌癌(小细胞癌)CT 表现

A. 横断面 CT 平扫图像，显示胰头部肿块呈稍低密度，内部囊变呈低密度；B. 横断面 CT 增强实质期图像，显示胰头部肿块呈轻度强化，内部囊变无强化；C. 横断面 CT 增强门脉期图像，显示胰头部肿块呈持续轻度且不均匀强化，周围见肿大淋巴结(黄箭)，呈轻度环形强化；D. 冠状面 CT 增强门脉期图像，显示胰头部肿块压迫胆总管下段，上游胆总管扩张(白箭)。

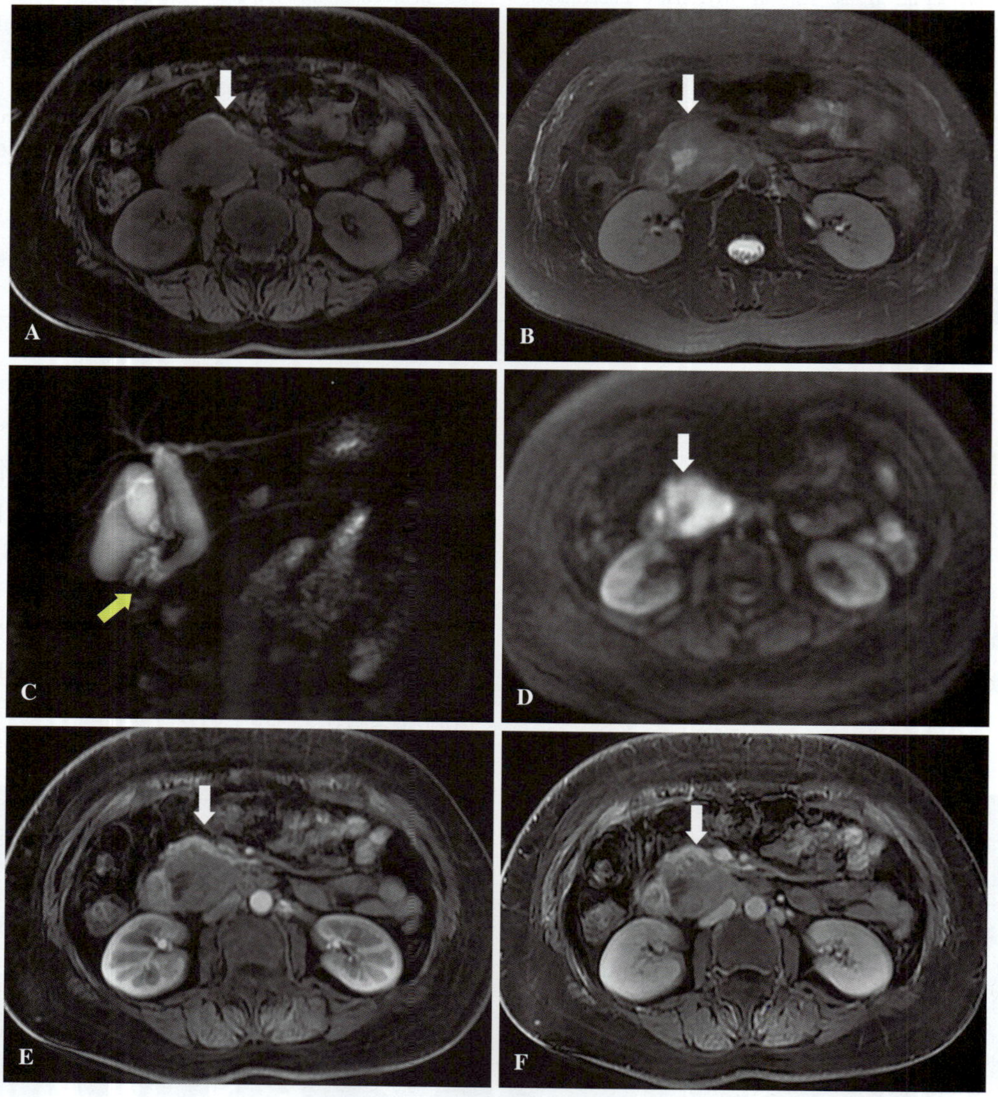

▲ 图 5-95-2 乏血供胰腺神经内分泌癌(小细胞癌)MRI 表现

A. 横断面 MR T1WI，显示胰头部肿块呈稍低信号，内部囊变呈低信号(白箭)；B. 横断面 MR T2WI，显示胰头部肿块呈稍高信号，内部囊变呈高信号(白箭)；C. MRCP 图像，显示胆总管下段受压狭窄，上游胆总管扩张(黄箭)；D. DWI 图像，显示胰头部肿块呈高信号(白箭)；E、F. 分别为横断面 MRI 增强门脉期、延迟期图像，显示胰头部肿块呈持续轻度强化，内部囊变无强化(白箭)。

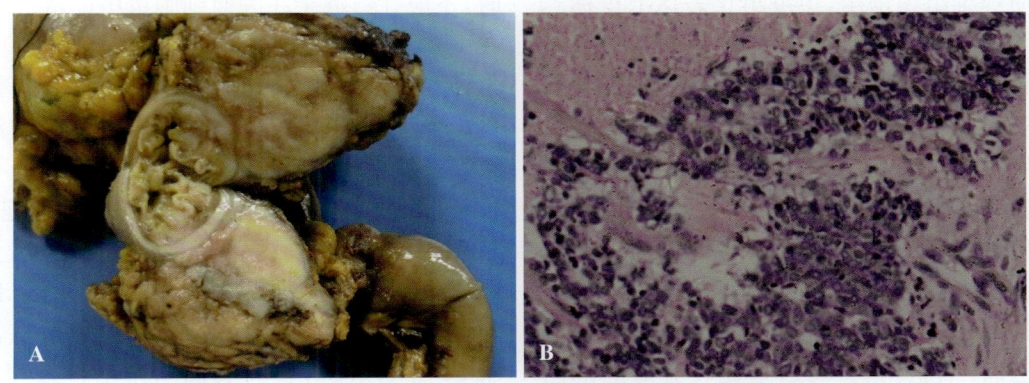

▲ 图 5-95-3　乏血供胰腺神经内分泌癌（小细胞癌）病理学表现

A. 胰头不规则肿物，灰白色，质硬；B. 肿瘤细胞胞质稀少，核增大，异型明显，弥漫片状分布，可见片状坏死（HE,400×）。

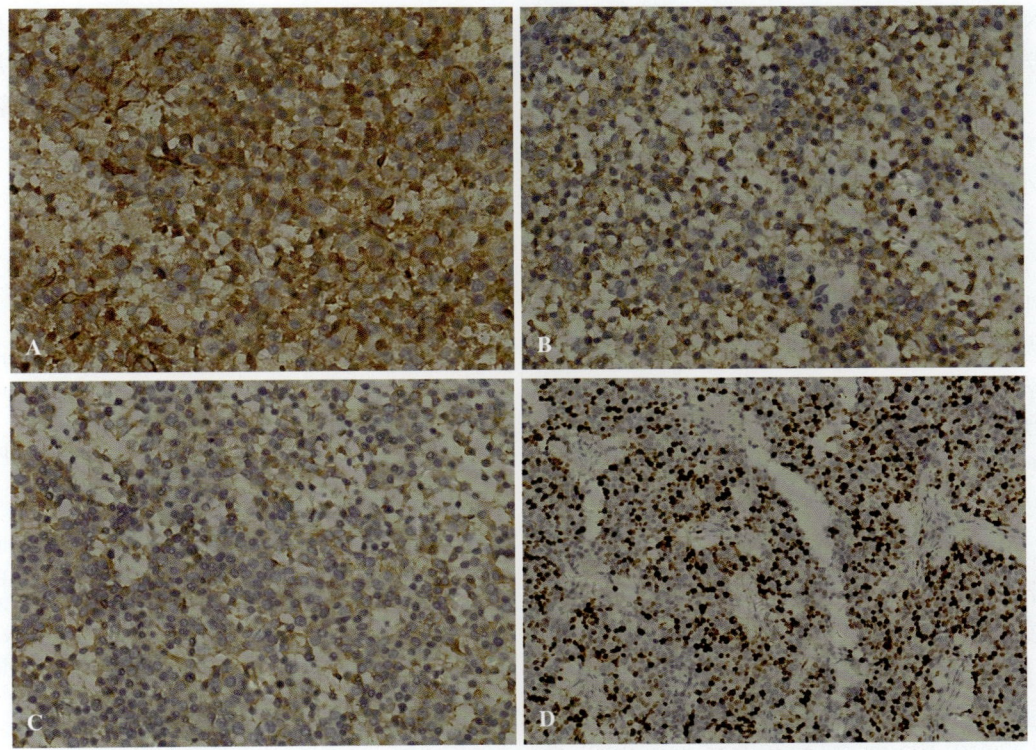

▲ 图 5-95-4　乏血供胰腺神经内分泌癌（小细胞癌）免疫组化表现

A. CAM5.2 阳性（IHC,400×）；B. CgA 阳性（IHC,400×）；C. Syn 阳性（IHC,400×）；D. Ki-67 指数约 70%（IHC,200×）。

3. 免疫组化　CAM5.2(+)，Syn(+)，CgA(+)，CD56(+)，NSE(+)，SSTR2（部分+），ATRX(+)，p53(-，突变型)，INSM1（部分+），Ki-67(+，热点区 70%)（图 5-95-4）。

4. 病理诊断及鉴别诊断

（1）诊断：（胰头）神经内分泌癌，考虑为小细胞癌。

（2）鉴别诊断

1）实性假乳头状肿瘤：主要见于年轻女性，胰尾略多见。大体常呈有假包膜囊实性混合性肿块，切面常见坏死及出血，镜下可见多种组织学结构，肿瘤被纤细纤维血管分割包绕、复层排列成假乳头结构为其诊断的主要形态学特征。免疫组化 CD10 阳性，β-catenin 核阳性，LEF1 阳性。有文献报道 CD99 胞质点灶阳性为其特征。

2）差分化的胰腺导管腺癌：为胰腺最常见的肿瘤，恶性程度极高。肉眼常呈边界不清，灰黄或灰白色质硬结节状肿物，镜下见肿瘤细胞异型明显，浸润性生长,间质纤维组织增生,免疫组化表达上支标志物,如CK7、CK8/18等。

3) 腺泡细胞癌:男性更常见,常呈结节状,与周围组织界不清,镜下见肿瘤细胞以腺泡或小梁状结构为主,细胞核常位于基底,呈空泡状,有明显的核仁及显著的核分裂象,尖端胞质颗粒状;免疫组化胰蛋白酶和糜蛋白酶阳性。

4) 转移性肺小细胞癌:需结合临床病史和肺部影像学资料。

5) 淋巴瘤:细胞均匀一致,呈比较分散的淋巴细胞样,免疫组化表达淋巴细胞标志物,而不表达神经内分泌标志物。

6) 原始神经外胚层肿瘤和其他儿童小细胞恶性肿瘤:pNEN常见于儿童,具有特异性免疫组化和细胞遗传学特征,免疫组化表达CD99、FLI1阳性。

讨 论

胰腺小细胞癌(small cell carcinoma of the pancreas, SCCP)是一种临床罕见的侵袭性神经内分泌癌,占所有胰腺恶性肿瘤不足1%。SCCP通常为非功能性肿瘤,症状无特异性,可表现为腹痛、体重减轻和厌食等,少数病例可以伴有副肿瘤综合征。

影像学方面,SCCP多为单发,周围组织血管侵犯严重,肿块质地相对均匀,内亦可发生囊变坏死,增强后轻度强化呈乏血供表现,发生肝转移的概率较高,其肝转移瘤可在增强后明显强化呈富血供表现,这可能与肿瘤高度异质性有关。

病理学方面,SCCP可发生于胰腺的任何部位,通常体积较大,切面灰白色,可出现不同程度的出血及坏死,与周围组织界限不清。镜下表现肿瘤分化差,可见明显的核异型、核分裂象和坏死。SCCP肿瘤细胞较小,圆形或卵圆形;部分可呈燕麦状、纺锤状,胞质少,核深染呈细颗粒状,排列成弥漫片状、巢团状,坏死明显,核分裂象易见($>20/2\ mm^2$)。瘤细胞大小通常<3个淋巴细胞,偶也可>3个淋巴细胞或呈巨细胞,只要其他形态特征满足仍可诊断小细胞癌。免疫组化是胰腺神经内分泌肿瘤诊断和鉴别诊断中不可替代的方法。Syn、CgA和CD56弥漫阳性表达提示其神经内分泌来源,其中CgA在差分化的小细胞癌中可不表达或弱表达。诊断小细胞癌的Ki-67指数阈值为>20%,在计数Ki-67指数时,不应计数混杂在肿瘤细胞巢中的淋巴细胞,且应在Ki-67最强的热点区域计数500~2 000个细胞,再计算出阳性百分比,且Ki-67指数在阈值左右时更应仔细判读。推荐采用核分裂象计数和Ki-67指数两项指标判断细胞增殖活性,若两者不一致,则推荐采用分级较高者。除此之外,小细胞癌通常显示TP53的突变(核蓄积或完全缺失表达)、缺乏RB1表达,缺乏胰岛素基因增强蛋白ISL1表达,并保留DAXX和ATRX表达。文献报道,BCL2在SCCP中过表达,且与其高增殖活性及侵袭性生物学行为有关。对于原发灶不明的转移性神经内分泌肿瘤,ISL1和PAX8阳性对肿瘤为胰腺来源具有一定提示意义。

从临床病理表现、影像学特征和治疗反应来看,SCCP是一种异质性疾病,仍需要进一步加深认识,依托多学科团队,综合分析临床表现、影像学、病理,以优化对患者的复杂管理。

参考文献

[1] Ivanics T, Bergquist JR, Shubert CR, et al. Small cell carcinoma of the pancreas: A surgical disease [J]. Pancreas, 2016, 45(10):1461-1466.

[2] Corrin B, Gilby ED, Jones NF, et al. Oat cell carcinoma of the pancreas with ectopic ACTH secretion [J]. Cancer, 1973, 31(6):1523-1527.

[3] Hobbs RD, Stewart AF, Ravin ND, et al. Hypercalcemia in small cell carcinoma of the pancreas [J]. Cancer, 1984, 53(7):1552-1554.

[4] Caesar J, Jordan M, Kumar P, et al. Primary small cell carcinoma of the pancreas presenting with likely paraneoplastic features [J]. ACG case reports journal, 2016, 3(3):190-192.

[5] Rindi G, Mete O, Uccella S, et al. Overview of the 2022 WHO classification of neuroendocrine neoplasms [J]. Endocrine pathology, 2022, 33(1):115-154.

[6] Yachida S, Vakiani E, White CM, et al. Small cell and large cell neuroendocrine carcinomas of the pancreas are genetically similar and distinct from well-differentiated pancreatic neuroendocrine tumors [J]. The American Journal of Surgical Pathology, 2012, 36(2):173-184.

[7] Xiang Y, Malik F, Zhang PJ. Islet-1 is Differentially expressed among neuroendocrine and non-neuroendocrine tumors and its potential diagnostic implication [J]. International Journal of Surgical Pathology, 2023, 31(7):1294-1301.

[8] Ozcan A, Shen SS, Hamilton C, et al. PAX 8 expression in non-neoplastic tissues, primary tumors, and metastatic tumors: A comprehensive immunohistochemical study [J]. Modern Pathology, Inc [J], 2011, 24(6):751-764.

病例 96　　胰腺副神经节瘤

患者信息

男性患者,64岁,体检发现胰腺占位4天。

影像学表现

1. **影像学描述**　见图5-96-1,图5-96-2。

2. **影像学诊断**　胰腺神经内分泌肿瘤(误诊)。

病理学表现

1. **大体**　胰体尾大小9.0 cm×4.3 cm×4.0 cm,距胰腺切缘1.7 cm见结节状肿物1枚,大小4.0 cm×4.2 cm×3.5 cm,切面灰黄色,实性,质中,

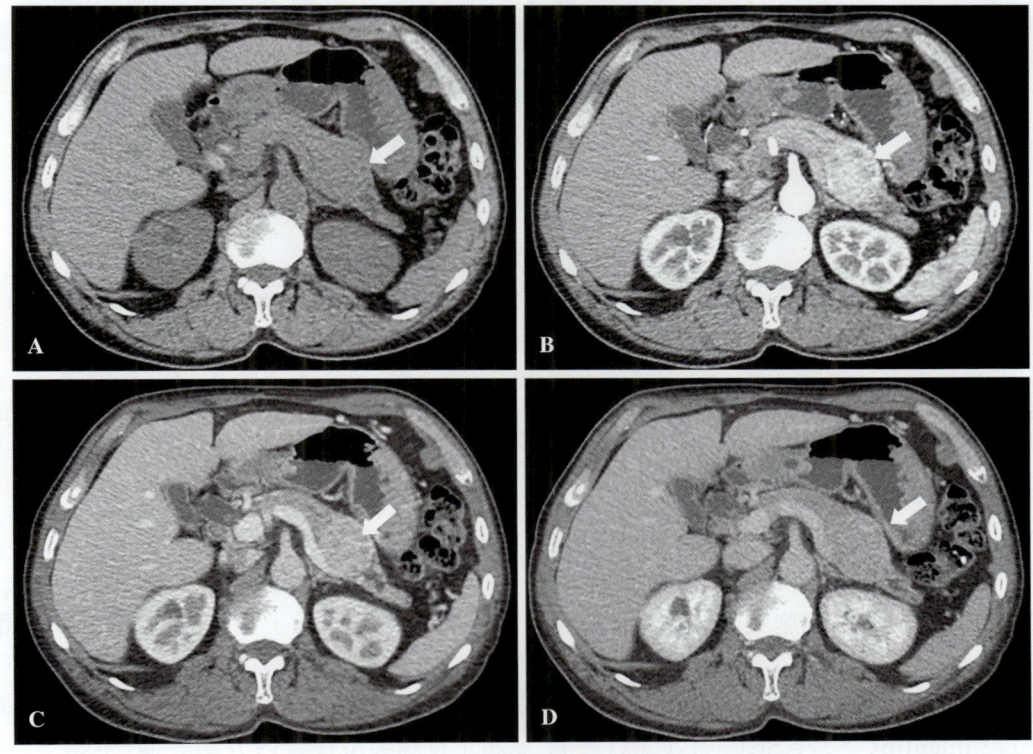

▲ 图5-96-1　胰腺副神经节瘤CT表现

A. 横断面CT平扫图像,显示胰体尾部一枚类圆形等低密度肿块(箭);B~D. 分别为横断面CT增强动脉期、静脉期、延迟期图像,显示胰体尾部肿块明显强化,动脉期和静脉期强化程度高于正常胰腺,延迟期强化程度与正常胰腺相仿(箭),肿块上游胰管扩张,胰腺实质萎缩。

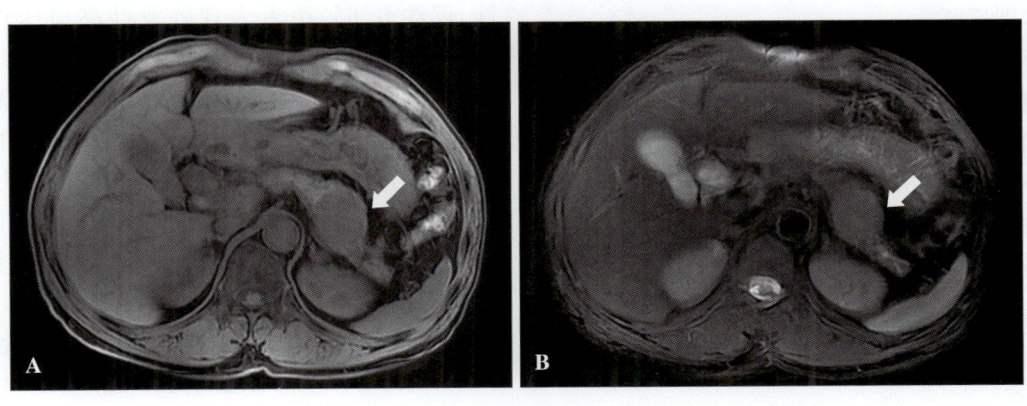

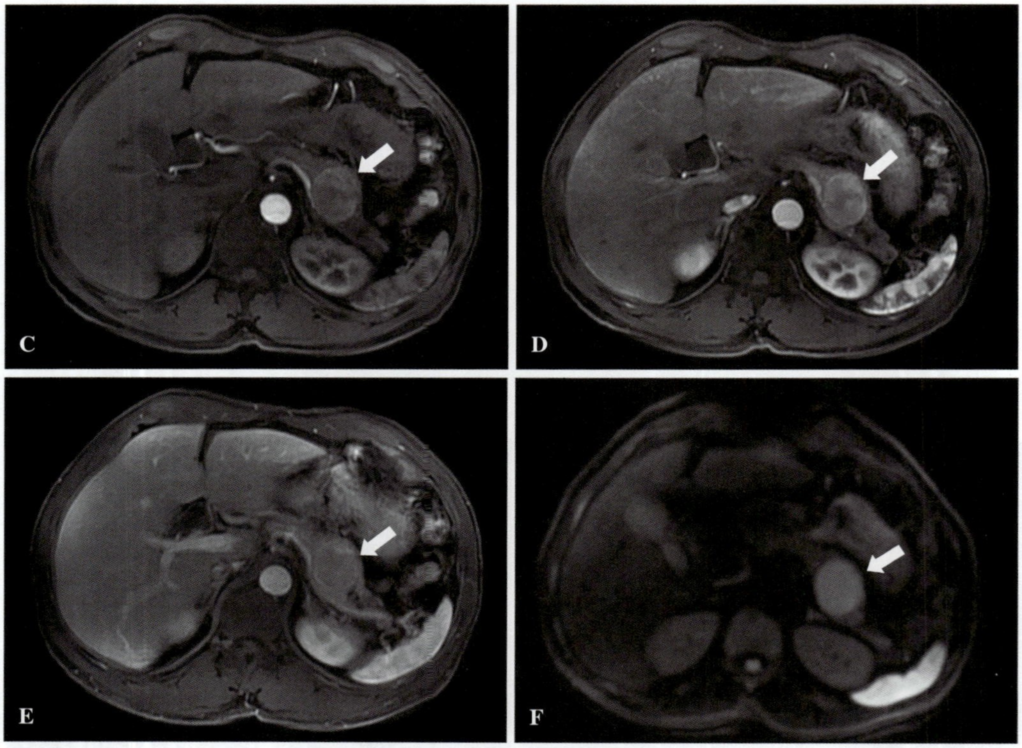

▲ 图 5-96-2 胰腺副神经节瘤 MRI 表现

A. 横断面 MR T1WI 图像,显示胰体尾部肿块呈低信号,边界清晰(箭);B. 横断面 MR T2WI 图像,显示胰体尾部肿块呈稍高信号(箭);C~E. 分别为横断面 MRI 增强动脉期、静脉期、延迟期图像,显示胰体尾部肿块明显强化,动脉期和静脉期强化程度高于正常胰腺,延迟期强化程度与正常胰腺相仿(箭),肿块上游胰管扩张,胰腺实质萎缩;F. 横断面 DWI 图像,显示胰体尾部肿块呈弥散受限(箭)。

与周围组织分界清楚。

2. 镜下 肿瘤细胞呈圆形或卵圆形,染色质细腻,颗粒状,分布均匀,形态温和,未见核分裂象,肿瘤细胞呈巢状、条索状排列,细胞巢之间富于薄壁网状血管。

3. 免疫组化 CAM5.2(点灶+),CK7(-),CK8/18(-),Vimentin(-),NSE(+),CgA(+),Syn(弱+),S100(支持细胞+),p53(野生型),Ki-67(2%+)。

4. 病理诊断及鉴别诊断

(1) 诊断:(胰体尾)副神经节瘤。

(2) 鉴别诊断

1) 神经内分泌肿瘤:表达 CK,无支持细胞 S100 和 GFAP 表达。

2) 血管母细胞瘤:肿瘤细胞胞质内富含空泡,弥漫表达 S100、α-inhibin、NSE 等标志物,不表达神经内分泌标志物。

3) 神经鞘瘤:肿瘤细胞以梭形细胞为主,可见 Verocay 小体样结构,周边可见厚壁扭曲血管,S100 弥漫表达。

讨 论

副神经节瘤(paraganglioma,PGL)起源于神经嵴细胞,PGL 好发于肾上腺、腹膜后及头颈部,发生于胰腺的 PGL 非常罕见,目前全球报道不足 70 例。2022 版 WHO 神经内分泌肿瘤分类提出,胰腺 PGL 属于特殊类型神经内分泌肿瘤,生物学行为与常规类型的胰腺神经内分泌肿瘤相似,属于恶性肿瘤。发病机制尚不清楚,可能起源于胰腺内异位副神经节组织。胰腺 PGL 男女发病比率约 1:2,平均年龄 52 岁。大多数为非功能性肿瘤,临床表现缺少特异性,仅约 9.6% 患者表现阵发性高血压伴头痛、心悸、多汗。

病理学方面,胰腺 PGL 大体表现为灰褐色,易出血,边界清楚,部分病例可见纤维性假性包膜。镜下主要为主细胞和支持细胞构成的"瘤巢"或"腺泡样"结构,主细胞位于巢团中央,核呈多形性,有时非常大,胞质丰富,嗜酸性,支持细胞围绕在巢团周边。巢团周围包绕有富含血管的纤维性间质,这也解释了影像学上肿瘤呈高强化模式。免疫组化示主细胞 NSE、CgA 及 Syn 染色均为阳性,细胞角蛋白染色阴性，支持细胞 S100、GFAP 阳性。

影像学方面，胰腺 PGL 表现为圆形或类圆形的实性或囊实性肿块，文献报道约 56.8% 患者为完全实性肿块。增强后明显强化是胰腺 PGL 主要影像学特征，所以近 50% 患者术前影像学误诊为胰腺神经内分泌肿瘤。主要原因是副神经节瘤由含丰富血管网的纤维间隔和器官状排列的肿瘤细胞组成，增强后表现为明显强化的富血供肿块。多项研究发现瘤周引流静脉和静脉早显是胰腺 PGL 影像学的特征表现，可作为与胰腺神经内分泌肿瘤的鉴别点。

本例患者临床表现无特殊，影像学表现为富血供肿块，常规思路优先考虑常规类型的胰腺神经内分泌肿瘤，术前诊断胰腺 PGL 极其困难。需要注意的是，若为功能性胰腺 PGL，患者临床表现为阵发性高血压伴头痛、心悸、多汗，应进行血尿儿茶酚胺检测，准确诊断可帮助外科医师和麻醉医师进行充分的术前准备和围手术期处理，提高手术安全性。

参考文献

［1］Zhao Z, Guo Y, Liu L, et al. Primary non-functional pancreatic paraganglioma: A case report and review of the literature [J]. J Int Med Res, 2022, 50(12):3000605221143023.

［2］Rindi G, Mete O, Uccella S, et al. Overview of the 2022 WHO classification of neuroendocrine neoplasms [J]. Endocr Pathol, 2022, 33(1):115-154.

［3］Lin S, Peng L, Huang S, et al. Primary pancreatic paraganglioma: A case report and literature review [J]. World Journal of Surgical Oncology, 2016, 14(1):19.

［4］Ginesu GC, Barmina M, Paliogiannis P, et al. Nonfunctional paraganglioma of the head of the pancreas: A rare case report [J]. International Journal of Surgery Case Reports, 2016, 28:81-84.

［5］Park HJ, Hwang JS, Song TJ, et al. Pancreatic/peripancreatic neurogenic tumor; little known masses not to be missed [J]. Pancreatology, 2021, 21(7):1386-1394.

［6］Li T, Yi RQ, Xie G, et al. Pancreatic paraganglioma with multiple lymph node metastases found by spectral computed tomography: A case report and review of the literature [J]. World J Clin Cases, 2022, 10(31):11638-11645.

［7］Misumi Y, Fujisawa T, Hashimoto H, et al. Pancreatic paraganglioma with draining vessels [J]. World J Gastroenterol, 2015, 21(31):9442-9447.

［8］Meng L, Wang J, Fang SH. Primary pancreatic paraganglioma: A report of two cases and literature review [J]. World J Gastroenterol, 2015, 21(3):1036-1039.

［9］Kim SY, Byun JH, Choi G, et al. A case of primary paraganglioma that arose in the pancreas: The color Doppler ultrasonography and dynamic CT features [J]. Korean J Radiol, 2008, 9 Suppl: S18-S21.

第六章 胰腺良性囊肿性病变

病例 97 胰腺腺泡囊性转化

患者信息

女性患者,74 岁,因"腹痛伴黄染 7 年,加重伴纳差 2 个月"入院。既往高血压病及 2 型糖尿病病史 10 余年。体格检查:全身皮肤及巩膜黄染。CA125 36.4 U/mL,CA24-2 68.4 U/mL,CA 19-9>1 200.0 U/mL,CA50 >180 U/mL。

影像学表现

1. 影像学描述

(1) 增强 CT(图 6-97-1):胰腺体积增大,主胰管明显不均匀扩张,胰腺实质弥漫小类圆形低密度影,大者位于胰头,直径约 51 mm,周围见低强化软组织密度影,增强后实性成分轻中度强化。

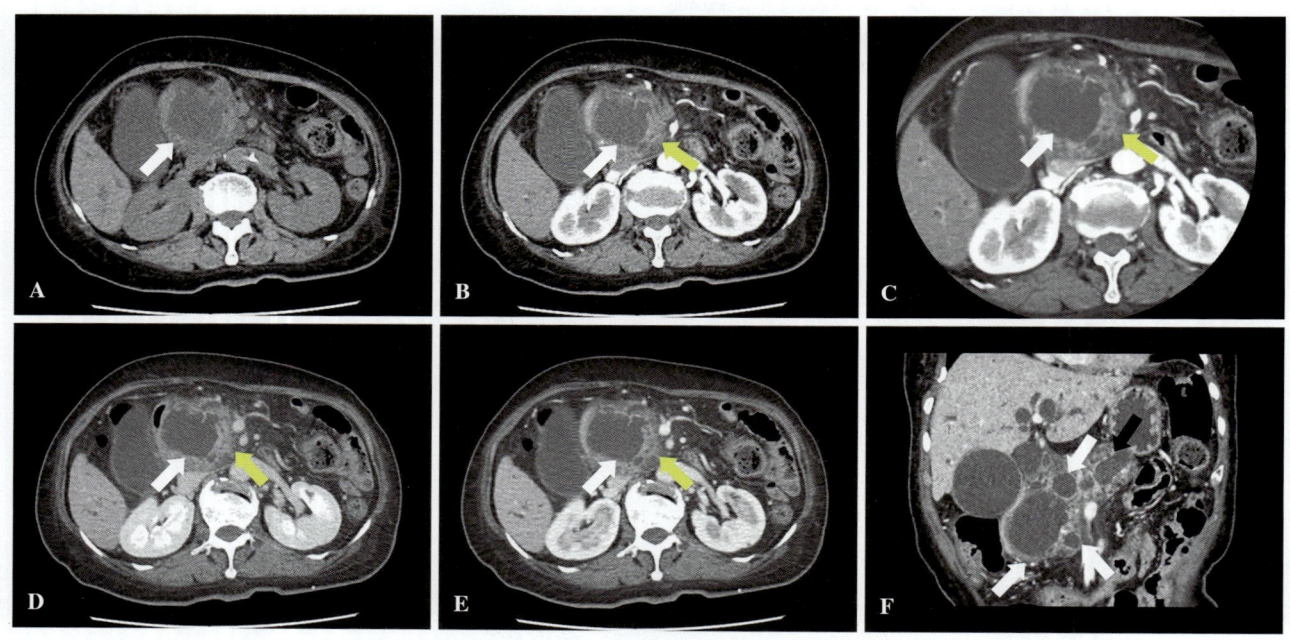

▲ 图 6-97-1 胰腺腺泡囊性转化增强 CT 表现

A. 横断面 CT 平扫示胰头低密度影(白箭);B~E. 分别为横断面 CT 动脉早期、小视野动脉晚期图像、门脉期及延迟期图像,显示囊腔内囊液无强化、囊壁强化(黄箭);E. 小视野动脉晚期图像、F 冠状面 CT 图像显示胰头部囊性占位(白箭),全胰弥漫小类圆形低密度影,主胰管明显扩张(黑箭)。

(2) 增强 MRI(图 6-97-2):胰腺体积增大,胰管明显不均匀扩张,胰腺实质弥漫小囊样无强化信号,胰头见直径约 49 mm 类圆形无强化信号灶。

2. 影像学诊断 CT 及 MRI 均诊断为胰腺主胰管型 IPMN 并恶变可能性大(误诊)。

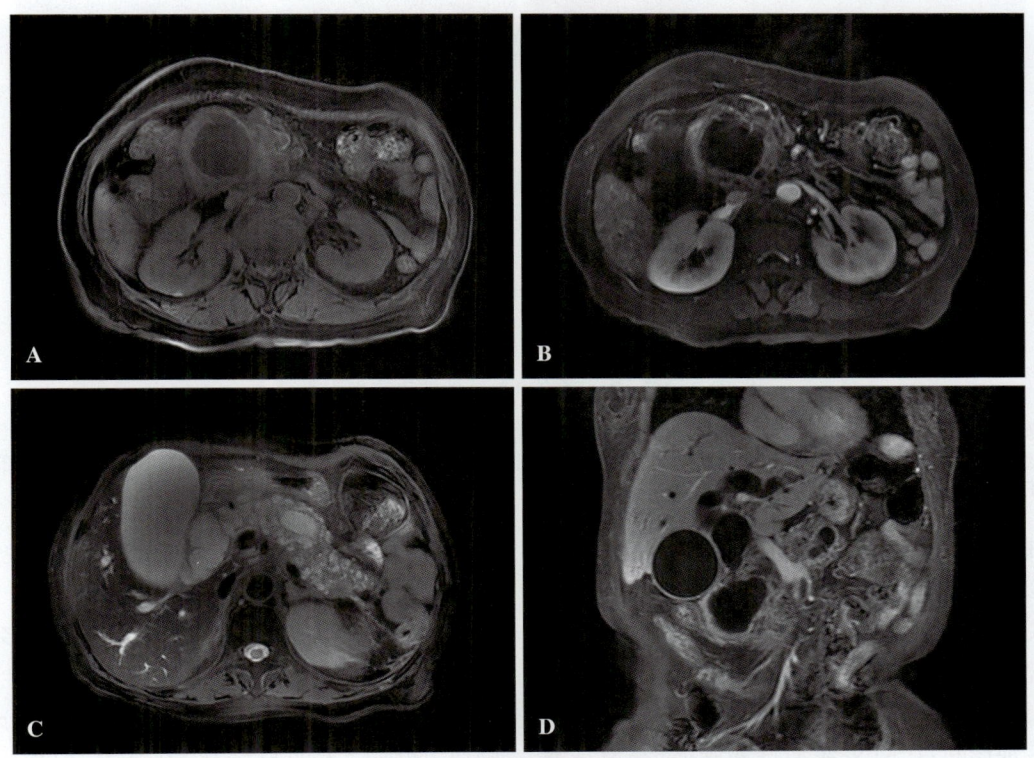

▲ 图6-97-2 胰腺腺泡囊性转化增强MRI表现

A. 横断面FS-T1WI示胰头占位呈低信号；B. 横断面FS-T1WI增强后动脉期图像，囊液无强化，囊壁可见强化；C. 横断面FS-T2WI示胰腺弥漫性囊性信号，主胰管扩张；D. 冠状面FS-T1WI增强后图像，显示胰头囊性占位，全胰弥漫小圆形低信号灶。

病理学表现

1. 大体 胰腺大小9.0cm×6.5cm×6.0cm，距十二指肠乳头1.0cm胰头见一肿物，大小4.5cm×4.0cm×4.0cm，切面呈多房囊性，囊内壁尚光滑，内含清亮液体，局部胰头钩突部可见一质硬区，范围2.1cm×1.5cm。主胰管全段可见扩张，长9.5cm，直径0.5～1.6cm(图6-97-3A)。

2. 镜下 多房囊性区域囊肿内衬单层或多层立方形腺泡细胞，细胞质顶端含有嗜酸性颗粒，细胞核大小均匀，位于基底部，可见小核仁，囊内含有嗜酸性分泌物。质硬区肿瘤呈腺样、囊状乳头状，细胞异型显著，浸润性生长；全胰可见导管扩张，上皮轻至中度异型，局灶重度异型(图6-97-3B～D)。

3. 免疫组化 CAM5.2(＋)，CK8/18(＋)，CK7(＋)，CK19(＋)，CK20(－)，CK5/6(－)，E-cadherin(膜＋)，MUC1(＋)，MUC2(－)，MUC5(＋)，MUC6(部分＋)，CDX2(－)，DPC4(－)，S100P(＋)，p53(野生型)，Ki-67(＋，20%)。

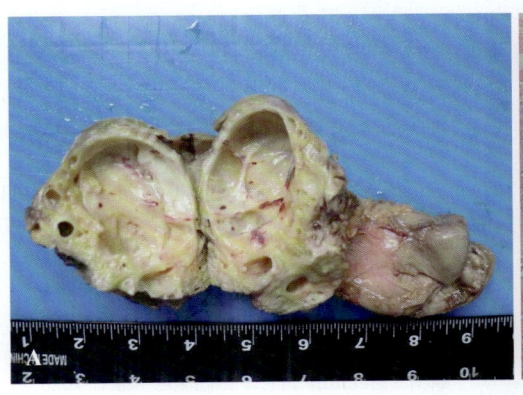
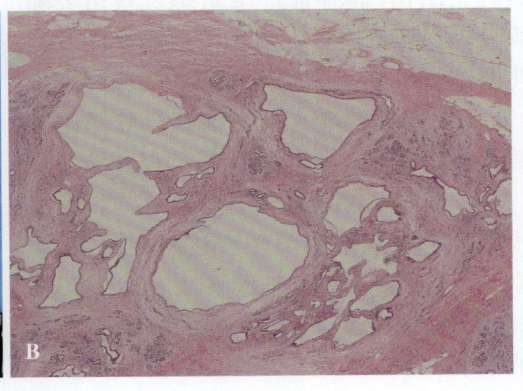

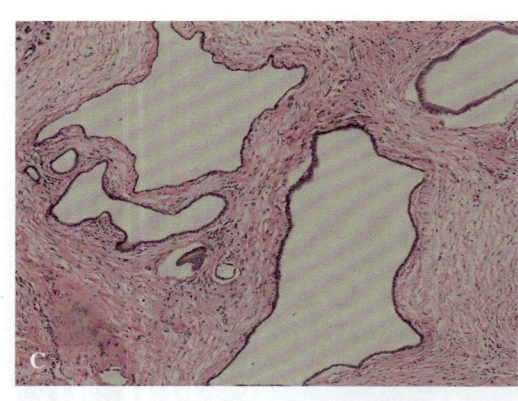
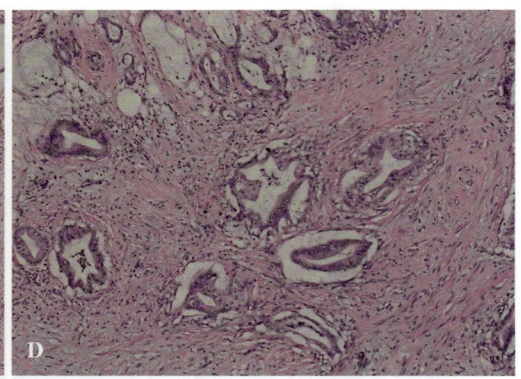

▲ 图 6-97-3 胰腺腺泡囊性转化病理学表现

A. 胰腺腺泡囊性转化大体表现,呈边界清晰的多房囊状结构,内壁光滑,内含清亮液体;B. 低倍镜下呈大小不等的囊状结构,周边胰腺萎缩,纤维组织增生(HE,2×);C. 囊肿内衬扁平或立方状腺泡细胞,核圆形,位于基底,可见小核仁(HE,10×);D. 局部区域见导管腺癌成分(HE,10×)。

4. 病理诊断与鉴别诊断

(1) 诊断:①(胰头部)中分化导管腺癌;②(全胰)导管内乳头状黏液性肿瘤(混合胰管型、胃型)伴上皮低级别异型增生,局灶高级别异型增生(范围约占 IPMN 5%);③(全胰)腺泡囊性转化伴慢性胰腺炎。

(2) 鉴别诊断:IPMN、浆液性囊腺瘤、黏液性囊性肿瘤、潴留性囊肿、胰腺淋巴管瘤等。

讨 论

胰腺腺泡囊性转化(acinar cystic transformation, ACT)又称"腺泡细胞囊腺瘤",是一种罕见的胰腺非肿瘤性上皮性病变,2019年第五版 WHO 肿瘤分类将 ACT 归为非肿瘤性囊性病变。ACT 常见于中年女性,临床上大部分病例没有明显临床症状,可伴有腹痛、消化不良等非特异性表现。

目前,组织病理学、组织化学及免疫组织化学染色检测仍然是胰腺 ACT 诊断的金标准。组织形态学上,胰腺 ACT 以大小不一的囊肿形成多个小叶状病变为特征。扩大的囊腔和腺泡上皮簇相连,有时可见囊内假乳头结构,囊肿被纤维组织及残留萎缩的胰腺组织分隔。囊壁内衬上皮由分散的胰腺腺泡和导管分化的细胞组成,单个囊肿由 1~2 层腺泡细胞组成,导管上皮分化较少。上皮细胞近腔缘胞质空淡或嗜酸颗粒状,胞核位于基底部,没有异型及核分裂活性,囊腔内可见浓缩的嗜酸性分泌物。免疫组织化学检测显示腺泡细胞阳性表达胰蛋白酶、糜蛋白酶、BCL10 等,导管上皮细胞阳性表达 CK19。大体上,腺泡囊性转化与具有较大囊腔的浆液性囊腺瘤或黏液性囊性肿瘤相似。镜检需与具有透明、立方形、富含糖原上皮的浆液性囊腺瘤,或具有广泛黏液性上皮和卵巢型间质的黏液性囊性肿瘤进行鉴别。

ACT 可发生在胰腺各部位,表现为多房或单房囊性病变,可累及整个胰腺,或为单发囊性灶;在 CT 上表现为边界清楚、密度均匀、内见纤细分隔的囊性肿块,增强后无明显强化,在 MR T1WI 上呈低信号,T2WI 上呈高信号,增强后强化与 CT 表现一致;囊性灶与主胰管不通,且一般无附壁结节、乳头状突起和钙化。本例患者 CT 及 MRI 均可见胰腺多发大小不等囊性病变,主胰管明显扩张,极易误诊为 IPMN。增强后胰头部囊壁可见强化,对应病理为中分化导管腺癌,与 IPMN 恶变的实性结节不易区分。结合患者肿瘤指标明显升高,胰腺恶性肿瘤诊断成立,因此患者进一步行外科治疗。

ACT 患者无症状时,可在影像学检查的指导下定期随访;若患者具有临床症状且诊断不明确时,建议采取积极的手术治疗,预后较好。ACT 影像学和实验室检查结果通常呈非特异性,其确诊最终依靠组织病理学检查。

参考文献

[1] Nagtegaal ID, Odze RD, Klimstra D, et al. The 2019 WHO classification of tumours of the digestive system [J]. Histopathology, 2020, 76(2): 182-188.

[2] Gumus M, Ugras S, Algin O, et al. Acinar cell cystadenoma (acinar cystic transformation) of the pancreas: The radiologic-pathologic features [J]. Korean J Radiol, 2011, 12(1): 129-134.

[3] Rift CV, Hasselby JP, Hansen CP, et al. Acinar cystic transformation of the pancreas: Report of a case and a review of the literature [J]. Pathol Res Pract, 2020, 216(6): 152928.

[4] Albores-Saavedra J. Acinar cystadenoma of the pancreas: A

previously undescribed tumor [J]. Annals of Diagnostic Pathology, 2002, 6(2): 113-115.
[5] McEvoy MP, Rich B, Klimstra D, et al. Acinar cell cystadenoma of the pancreas in a 9-year-old boy [J]. Journal of Pediatric Surgery, 2010, 45(5): e7-e9.
[6] Wolf AM, Shirley LA, Winter JM, et al. Acinar cell cystadenoma of the pancreas: Report of three cases and literature review [J]. Journal of Gastrointestinal Surgery, 2013, 17(7): 1322-1326.
[7] Gumus M, Ugras S, Algin O, et al. Acinar cell cystadenoma (acinar cystic transformation) of the pancreas: The radiologic-pathologic features [J]. Korean J Radiol, 2011, 12(1): 129-134.
[8] Wang G, Ji L, Qu F-Z, et al. Acinar cell cystadenoma of the pancreas: A retrospective analysis of ten-year experience from a single academic institution [J]. Pancreatology, 2016, 16(4): 625-631.
[9] Khan A, Khosa F, Eisenberg RL. Cystic lesions of the pancreas [J]. AJR, 2011, 196(6): W668-W677.

病例98　淋巴上皮囊肿

患者信息

男性患者，27岁，因"体检发现胰尾部囊性占位半年"入院。

影像学表现

1. 影像学描述　增强CT（图6-98-1）：胰腺尾部见类圆形低密度影，边界清晰，大小约3.5cm×3.2cm，其内密度均匀，增强扫描未见明显强化；主胰管未见明显扩张。

2. 影像学诊断　胰尾部囊性占位，考虑良性。

病理学表现

1. 大体　胰体尾大小5.5cm×4.0cm×3.5cm，距胰腺切缘5.0cm见一囊性肿物，大小3.5cm×3.0cm×2.5cm，壁厚0.2cm，内含胶冻样物，内壁光滑（图6-98-2A）。

2. 镜下　胰体尾囊肿壁由单层扁平上皮或假

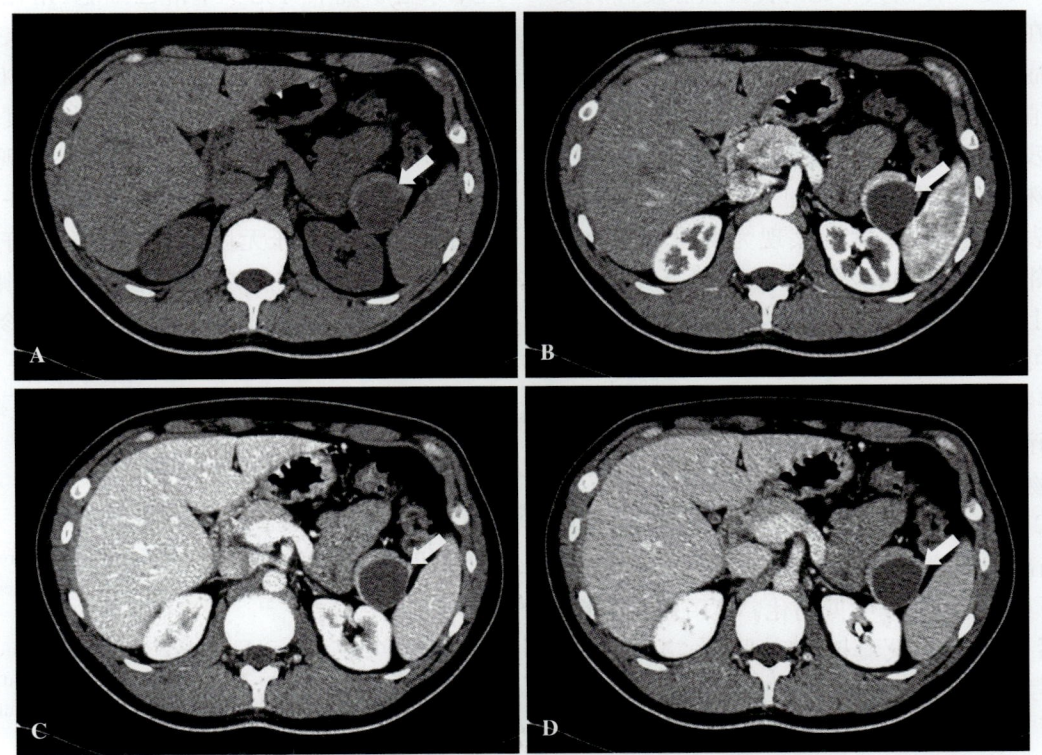

▲ 图6-98-1　胰腺淋巴上皮囊肿增强CT表现

A. 横断面CT平扫示胰尾部类圆形低密度影（箭）；B～D. 分别为横断面CT动脉期、门脉期及延迟期图像，显示囊腔内囊液无强化，囊壁无强化（箭）。

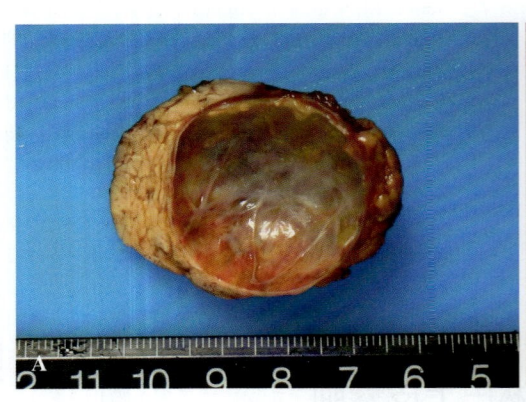
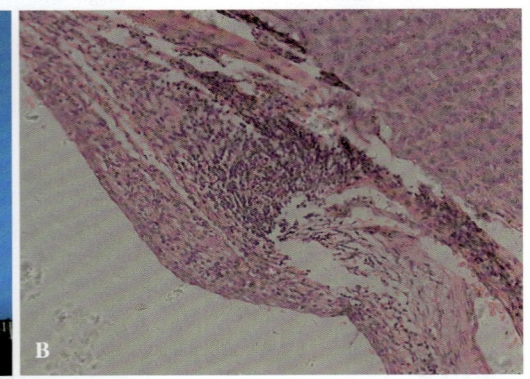

▲ 图 6-98-2　淋巴上皮囊肿病理表现

A. 胰腺淋巴上皮囊肿大体表现,肿物呈单个界限清楚的囊腔,囊壁菲薄,内壁光滑；B. 囊肿壁由单层扁平上皮或假复层上皮构成,囊壁黏膜下见淋巴样细胞浸润(HE,20×)。

复层上皮构成,部分区域为复层鳞状上皮,囊壁上皮见淋巴样细胞浸润,囊壁外胰腺组织部分受挤压(图6-98-2B)。

3. 病理诊断　(胰体尾)良性囊肿,倾向淋巴上皮囊肿。

讨　论

胰腺淋巴上皮囊肿(pancreatic lymphoepithelial cyst, PLEC)是一种极其罕见的良性胰腺囊性病变,发病年龄在50～70岁,且男女发病比率约4∶1,患者大多无症状或引起非特异性症状。PLEC的发病机制尚不清楚,目前有多种假设,包括淋巴结中出现上皮细胞残留物、胚胎发育过程中的组织细胞融合或一种特殊形式的畸胎瘤等。

病理表现上,PLEC大体表现为类圆形的肿块,且不侵犯邻近器官,边界清晰。显微镜下可见囊壁被覆鳞状上皮,周围淋巴组织增生,淋巴滤泡形成；囊壁周围可有多核巨细胞反应,或胆固醇结晶肉芽肿；囊内容物包含胆固醇结晶、鳞状细胞、角蛋白及角化细胞碎片,多数情况下囊肿内呈现为干酪样、乳白色粥状物。

PLEC多表现为边界清楚的圆形或椭圆形囊性病灶,多凸出于胰腺轮廓呈外生性生长,不伴有胰管扩张,内可见分隔,囊壁可见钙化。CT上多呈低密度,增强后可见分隔及囊壁轻度强化。MR T1WI上呈低信号,T2WI上呈高信号,囊液的高角蛋白含量通常在T1WI上呈高信号,T2WI上呈低信号。本例患者CT上呈单囊病灶,边界清晰,未见分隔或钙化征象,由于患者未行MRI检查,因此对囊液成分的判定困难。PLEC影像表现与胰腺其他囊性病变有重叠,如胰腺IPMN、黏液性囊性肿瘤等,这些囊性肿瘤具有恶性倾向,因此可导致不必要的手术。

近年来,超声内镜及超声内镜引导下细针穿刺抽吸术(EUS-FNA)已成为PLEC的重要诊断手段之一。在EUS中,PLEC典型表现为单房或多房的低回声囊性病变。EUS-FNA术中囊液送检发现相关肿瘤指标如CA125、CEA、CA19-9均可升高,囊内淀粉酶含量也高于正常。EUS-FNA术后病理结果显示镜下可见少量淋巴细胞、角化鳞状上皮细胞和小部分无核鳞状细胞；此外,MRI、超声内镜或腹部超声检查时,PLEC内部多呈结节状改变,周围组织相对呈高强度,内部呈低强度,被称为"Cheerios"的改变,为PLEC的特征性表现。

目前,国内外文献均认为PLEC为一种缓慢生长的良性病变,对于无症状患者而言,保守治疗及定期随诊是目前该疾病较为推荐的治疗原则。PLEC因其发病罕见性,认识不足,容易造成误诊。正确识别PLEC可使患者避免进行不必要的手术切除治疗。因此,加强对于PLEC的识别很有必要。

参考文献

[1] Sakorafas GH, Smyrniotis V, Reid-Lombardo KM, et al. Primary pancreatic cystic neoplasms of the pancreas revisited. Part IV: Rare cystic neoplasms [J]. Surgical Oncology, 2012, 21(3):153-163.

[2] Khristenko E, Garcia EE, Gaida MM, et al. Lymphoepithelial cyst of the pancreas: Can common imaging features help to avoid resection? [J]. Langenbeck's Archives of Surgery, 2023, 408(1):82.

[3] Chowdhry M, Bilal M, Shah H, et al. Large lymphoepithelial cyst of pancreas: A rare entity managed using lumen-apposing metal stent—Case report and review of the literature [J]. Clinical Journal of Gastroenterology, 2019,12(6):609-614.

[4] Kim YS, Cho JH. Rare nonneoplastic cysts of pancreas [J]. Clin Endosc, 2015, 48(1): 31-38.
[5] Borhani AA, Fasanella KE, Iranpour N, et al. Lymphoepithelial cyst of pancreas: Spectrum of radiological findings with pathologic correlation [J]. Abdominal Radiology, 2017, 42 (3): 877-883.
[6] Groot VP, Thakker SS, Gemenetzis G, et al. Lessons learned from 29 lymphoepithelial cysts of the pancreas: institutional experience and review of the literature [J]. HPB, 2018, 20 (7): 612-620.
[7] 官文婷,梁坚,周宇.胰腺淋巴上皮囊肿一例[J].新医学,2023, 54: 231-234.
[8] 胡亚,常晓燕,薛华丹,等.胰腺淋巴上皮囊肿的临床诊治特点 [J].协和医学杂志,2020,11: 742-745.

病例 99　胰腺棘球蚴感染性囊肿

患者信息

男性患者,31岁,6年前体检发现胰尾肿物,B超提示肿物大小2.8 cm×2.1 cm,近2个月患者出现烧心、腹胀等症状。

影像学表现

1. 影像学描述　外院增强CT:胰腺尾部、体部及腹腔内多发囊性占位。
2. 影像学诊断　胰腺良性囊肿。

病理学表现

1. 大体　胰腺大小5.5 cm×3.5 cm×2.2 cm,切面见一囊性肿物,大小2.5 cm×2.0 cm×1.5 cm,壁厚0.1~0.2 cm,内含灰白、灰黄色胶冻样液体,囊内壁尚光滑(图6-99-1A)。
2. 镜下　囊内可见淡粉色囊液及棘球蚴虫体,囊壁外层为淡粉色平行排列的板层状角皮层,内层为生发层,囊肿周围可见嗜酸性粒细胞浸润,周围胰腺组织可见萎缩、变性和坏死(图6-99-1B~D)。

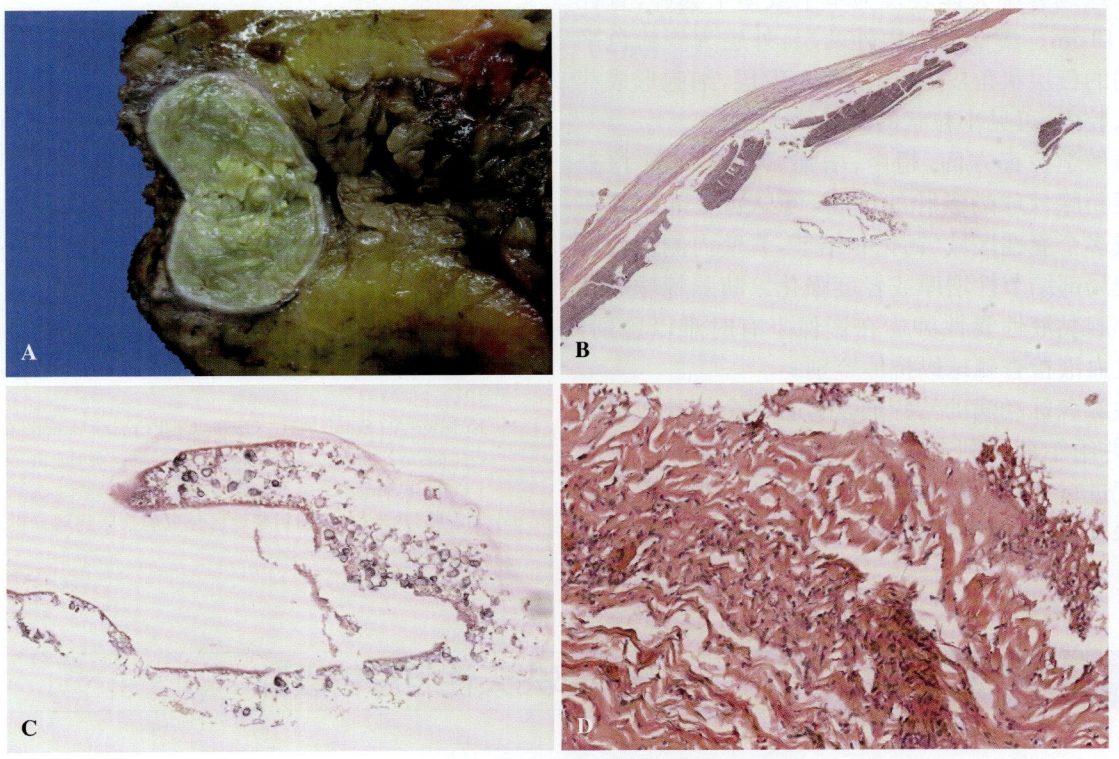

▲ 图6-99-1　胰腺棘球蚴感染性囊肿病理表现

A. 大体表现,单个境界清楚的囊肿内含灰黄色胶冻样物;B. 囊内可见棘球蚴虫体,囊壁外层为淡粉色平行排列的板层状角皮层,内层为生发层(HE,20×);C. 棘球蚴虫体(HE,100×);D. 纤维性囊壁内可见嗜酸性粒细胞浸润(HE,200×)。

3. 病理诊断与鉴别诊断

(1) 诊断：胰腺棘球蚴感染性囊肿。

(2) 鉴别诊断：胰腺黏液性囊性肿瘤。

讨 论

棘球蚴病是一种常见于肝脏的人畜共患寄生虫病，主要由细粒棘球绦虫和多房棘球绦虫引起。原发性胰腺棘球蚴病非常罕见，占全身棘球蚴病总数的0.14%～2%。原发性胰腺棘球蚴病由细粒棘球蚴钩虫进入循环系统并通过两个屏障（肝脏和肺）传播到胰腺引起的。通常发生在胰头，主要因为胰头的血液供应更为丰富，部分病例也可出现于胰体和胰尾。当囊肿位于胰体、尾部时，常不表现出特定的临床症状，而当病变位于胰头时，患者可能因发生梗阻性黄疸而就诊。此外，一些病例可能因主胰管阻塞而首先出现急性胰腺炎症状。由于其症状和体征并不特异，准确的术前诊断仍存在一定困难。在疑似胰腺棘球蚴病的病例中，大多数具有在棘球蚴病流行地区生活史，并有与羊或狗密切接触史。此外，血液中抗棘球绦虫IgG抗体阳性状态可能有助于诊断，但是少部分患者血清抗棘球绦虫IgG抗体仍然呈阴性。

棘球蚴囊肿大体表现为单个或多个囊肿，直径约2～13 cm。囊壁分为内外两层：外层为淡粉色平行排列的板层状角皮层；内层为生发层，细胞形成芽体突入腔内，可见小粒状的附着物。

影像学检查方面，超声、增强CT或MRI检查有助于胰腺棘球蚴囊肿的诊断，可见病变部位存在单个或多个囊性区域、钙化和结节，囊壁内侧边缘可能出现局部结节性增厚或轻度强化。胰腺棘球蚴囊肿与胰腺黏液性囊性肿瘤在影像上有时难以鉴别，可通过血液检查棘球蚴抗体鉴别。

胰腺棘球蚴病的治疗通常包括完全切除或引流囊肿，并给予药物阿苯达唑。需根据病变部位及病变程度进行评估，谨慎选择手术方式。因胰腺处于腹腔深部，手术时有腹腔内棘球蚴植入和转移的风险，因此手术过程中应避免囊液溢出，引起寄生虫播散。对于不适合手术的患者，可在超声引导下穿刺引流囊肿，引流出囊内液体后，将高渗盐溶液注入囊肿以杀死寄生虫，并引流出溶液。阿苯达唑是一种口服处方药，用于治疗各种寄生虫感染，可在手术前和手术期间使用，在手术中囊肿内容物溢出时防止感染扩散。阿苯达唑通常在手术后需继续服用1～6个月，可降低囊肿复发或扩散的概率。对于无法手术切除或引流的囊肿，也可使用阿苯达唑抑制其生长，一些囊肿可通过单用阿苯达唑达到消除效果。本例患者经腹腔镜切除胰体尾部囊性病灶，术后随访96个月，患者一般情况良好，未见复发或远处转移，提示预后良好。

参考文献

[1] Ahmed Z, Chhabra S, Massey A, et al. Primary hydatid cyst of pancreas: Case report and review of literature [J]. Int J Surg Case Rep, 2016, 27:74-77.

[2] Deplazes P, Rinaldi L, Alvarez Rojas CA, et al. Global distribution of alveolar and cystic echinococcosis [J]. Adv Parasitol, 2017, 95:315-493.

[3] Suryawanshi P, Khan AQ, Jatal S. Primary hydatid cyst of pancreas with acute pancreatitis [J]. Int J Surg Case Rep, 2011, 2(6):122-124.

[4] Makni A, Jouini M, Kacem M, et al. Acute pancreatitis due to pancreatic hydatid cyst: A case report and review of the literature [J]. World J Emerg Surg, 2012, 7(1):7.

[5] Sethi S, Puri SK, Agarwal A. Primary pancreatic hydatid: A rare cystic lesion of the pancreas [J]. Am J Trop Med Hyg, 2017, 96(4):763-764.

[6] Bhat NA, Rashid KA, Wani I, et al. Hydatid cyst of the pancreas mimicking choledochal cyst [J]. Ann Saudi Med, 2011, 31(5):536-538.

[7] Kerimoglu U, Kapicioglu S, Emlik D, et al. Case 161: Hydatid disease with water lily sign manifesting as a soft-tissue mass in the calf of a child [J]. Radiology, 2010, 256(3):1007-1010.

[8] Erdener A, Sahin AH, Ozcan C. Primary pancreatic hydatid disease in a child: Case report and review of the literature [J]. J Pediatr Surg, 1999, 34(3):491-492.

[9] 葛春鸣, 热米拉. 新疆伊犁地区包虫病临床病理分析[J]. 农垦医学, 2009, 31:242-244.

病例 100 胰头部先天性胆总管囊肿

患者信息

男性患者，38岁，患者出生后3周时出现皮肤、巩膜黄染，15周时行剖腹探查术，术中诊断先天性胆总管囊肿，未治疗。30余年来患者反复出现中上腹疼痛不适，发作无明显规律，偶有腹胀。1周前无明显诱因再次出现中上腹胀痛不适,食欲食量明显减退。

影像学表现

1. 影像学描述 见图6-100-1。

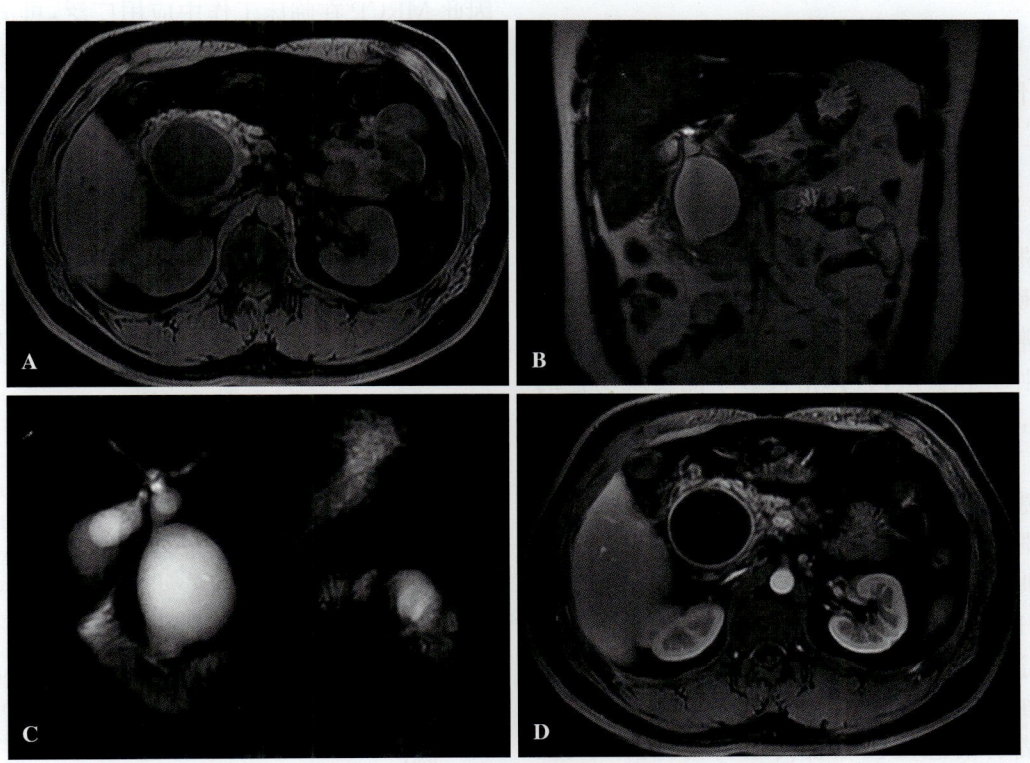

▲ 图6-100-1 胰头部先天性胆总管囊肿MRI表现

A. 横断面MR T1WI示胆总管明显囊样扩张,呈类圆形低信号,边界清楚;B. 冠状面MR T2WI示胆总管呈囊状高信号;C. MRCP可见胆总管明显扩张,胆总管上段局限性缩窄;D. 横断面MRI增强动脉期图像示胆总管囊壁明显强化。

2. 影像学诊断 先天性胆总管囊肿。

病理学表现

1. 大体 胰、十二指肠、胆囊切除标本,胰头大小12.0 cm×8.0 cm×4.5 cm,距胰腺切缘3.5 cm,切面见胆总管扩张,呈囊状,直径6.5 cm,内含墨绿色胆汁,壁厚0.3～0.5 cm,内壁光滑(图6-100-2A)。

2. 镜下 送检"胆总管"镜下示局部黏膜坏死缺失,纤维组织明显增生,黏膜下见较多的淋巴细胞、浆细胞浸润,残留"胆总管"黏膜上皮无明显异型(图6-100-2B)。

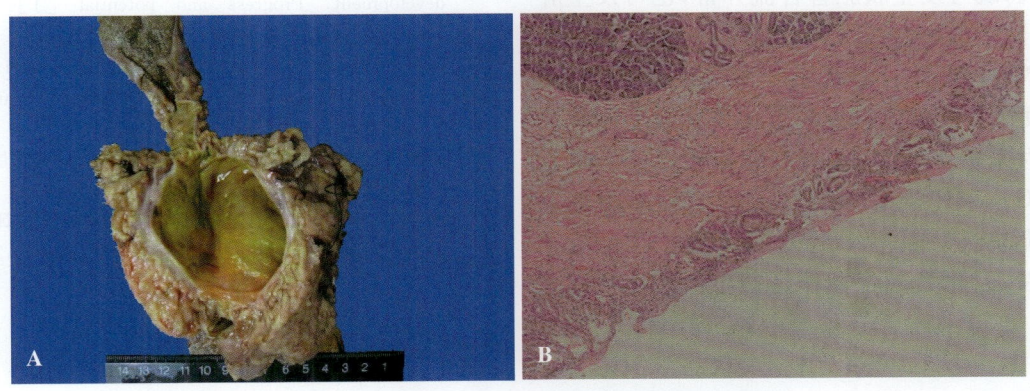

▲ 图6-100-2 先天性胆总管囊肿病理学表现

A. 胆总管下段显著扩张呈囊状,黏膜面光滑;B. 胆总管黏膜上皮局部坏死缺失,残留黏膜上皮无明显异型(HE,100×)。

3. 病理诊断与鉴别诊断

(1) 诊断:(胆总管)符合先天性胆总管囊肿。

(2) 鉴别诊断:胰腺假性囊肿、黏液性囊性肿瘤。

讨 论

先天性胆总管囊肿(congenital choledochal cyst, CCC)又称先天性胆总管扩张症,是临床上常见的一种先天性胆道畸形,亚洲地区发病率约 1/13 000。CCC 主要表现为肝外和(或)肝内胆管的囊性扩张,常伴有胆汁淤积,大部分 CCC 患者在童年时就确诊,约 20% 的患者成年后才被确诊。临床上最常见的症状是腹痛,婴幼儿及儿童患者常出现腹部肿块和黄疸,且体格检查中能发现明显的腹部包块,成人患者常出现腹痛和胆道或胰腺症状。

CCC 患者胆总管囊肿的囊肿壁由致密的结缔组织与平滑肌交织而成。组织学上,小儿 CCC 的囊肿壁被覆典型的柱状上皮细胞伴淋巴细胞的浸润,成人 CCC 通常伴有炎症和增生。大多数患者肝脏表现出一定程度的病理变化,包括门静脉纤维化、中央静脉扩张、实质性炎症和胆管增生。几乎所有 CCC 类型都伴有急慢性黏膜炎症、黏膜发育不良、少/无黏液产生的腺体。囊肿若位于胰腺内,多伴有胰腺炎发生。有研究表明,随着年龄的增长,CCC 管壁上皮化生和胆管上皮内瘤变的发生率增加。

CCC 分 6 型。Ⅰ 型是最常见亚型,最高可占 90%,不累及肝内胆管,且囊肿周围的肝总管结构也比较正常,其中 Ⅰa 型为胆总管囊性扩张,可合并胰胆管合流异常;Ⅰb 型表现为胆总管的梭形扩大,不会发生胰胆管合流异常;Ⅰc 型胆总管可表现为梭形弥散型扩大,既可发生胰胆管合流异常,也可发生肝内胆管和肝总管扩大。Ⅱ 型呈憩室样扩张。Ⅲ 型为十二指肠壁内段胆总管囊状膨出。Ⅳ 型为肝内外胆管多发性囊肿。Ⅴ 型为肝内胆管单发性或多发性囊肿。Ⅵ 型为孤立性胆囊管囊状扩张或梭形扩张。

B 超、CT、MRCP 以及 ERCP 对于诊断胆总管囊肿各有优缺点。首先,B 超对胆管狭窄及合流异常难以判断,因此 B 超只能作为初步诊断的检查方法。CT 可以通过三维重建显示胆管情况,但对于胆管的显示效果不如 MRCP,且 MRCP 无电离辐射。ERCP 为有创检查,且对于年龄小的患儿应用受限。因此 MRCP 在临床工作中应用广泛,可清晰显示囊肿特点。本例囊肿发生于胆总管,压迫胰腺,术前易误诊为来自胰头部的假性囊肿或囊性肿瘤。结合患者先天性胆总管囊肿的病史,以及 MRCP 对胆总管形态的显示,符合先天性胆总管囊肿的诊断。

CCC 可并发胆道结石、感染、胰腺炎等并发症,甚至可发生癌变,胆道癌变发生率约为 6%~30%,显著高于正常人群。由于其有癌变的风险,早期的外科干预可大大提升切除率,改善疾病预后。

参考文献

[1] Soares KC, Arnaoutakis DJ, Kamel I, et al. Choledochal cysts: Presentation, clinical differentiation, and management [J]. J Am Coll Surgeons, 2014, 219(6): 1167-1180.

[2] Merkulova M, Hurtado-Lorenzo A, Hosokawa H, et al. Aldolase directly interacts with ARNO and modulates cell morphology and acidic vesicle distribution [J]. Am J Physiol-Cell Ph, 2011, 300(6): C1442-C1455.

[3] Arakaki TL, Pezza JA, Cronin MA, et al. Structure of human brain fructose 1, 6-(bis) phosphate aldolase: Linking isozyme structure with function [J]. Protein Sci, 2004, 13(12): 3077-3084.

[4] Petricoin EF, Ardekani AM, Hitt BA, et al. Use of proteomic patterns in serum to identify ovarian cancer [J]. Lancet, 2002, 359(9306): 572-577.

[5] Kane MD, Jatkoe TA, Stumpf CR, et al. Assessment of the sensitivity and specificity of oligonucleotide (50mer) microarrays [J]. Nucleic Acids Res, 2000, 28(22): 4552-4557.

[6] Khan J, Wei JS, Ringnér M, et al. Classification and diagnostic prediction of cancers using gene expression profiling and artificial neural networks [J]. Nature Medicine, 2001, 7(6): 673-679.

[7] Clarke PA, Poele RT, Wooster R, et al. Gene expression microarray analysis in cancer biology, pharmacology, and drug development: Progress and potential [J]. Biochemical Pharmacology, 2001, 62(10): 1311-1336.

[8] Madadi-Sanjani O, Wirth TC, Kuebler JF, et al. Choledochal cyst and malignancy: A plea for lifelong follow-up [J]. Eur J Pediatr Surg, 2019, 29(2): 143-149.

[9] 陈秀桔. 先天性胆总管囊肿的影像学诊断研究进展[J]. 中国科技期刊数据库医药, 2023: 0016-0019.

[10] 倪勇彪, 郭万亮, 贾慧惠, 等. 影像学检查在术前评估胆总管囊肿胰胆管解剖中作用[J]. 医学影像学杂志, 2018, 28: 87-89.

病例 101　　胰腺皮样囊肿

患者信息

男性患者,42岁,体检发现腹腔占位3个月余。

影像学表现

1. **影像学描述**　见图6-101-1。

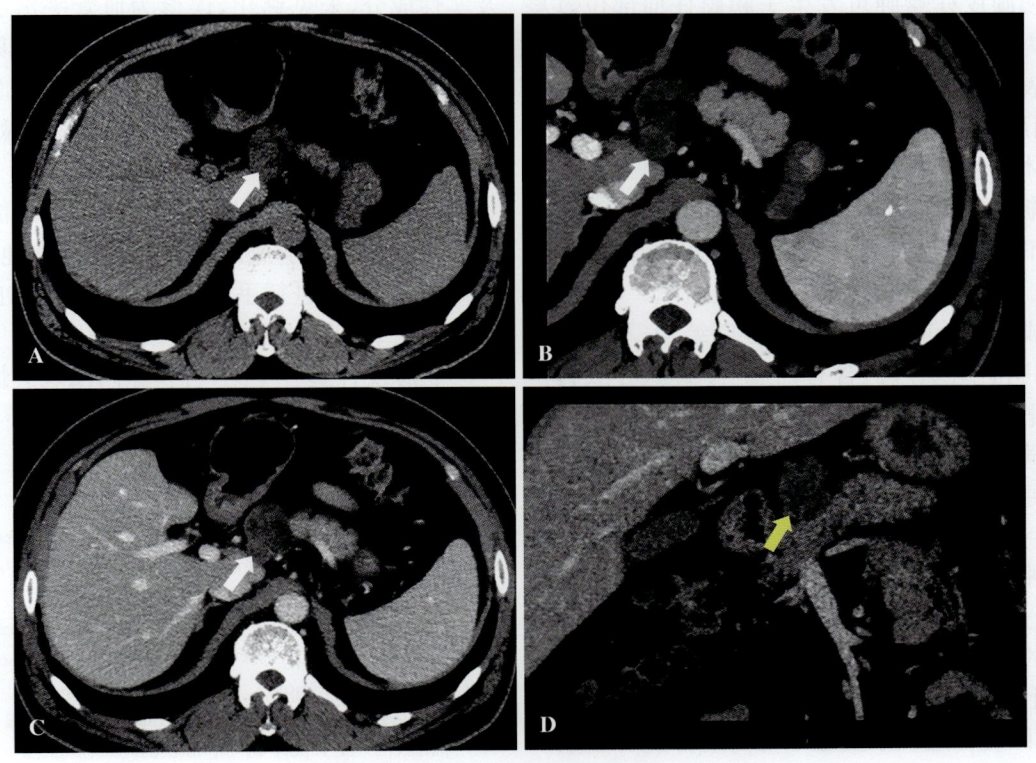

▲ 图6-101-1　胰腺皮样囊肿CT表现

A~C.横断面CT平扫、实质期、静脉期图像,胰腺体部上方可见一不规则占位(白箭),平扫呈不均匀低密度,内见脂肪密度影,增强后轻度强化;D.冠状面CT静脉期图像可见胰体受压(黄箭)。

2. **影像学诊断**　胰周血管平滑肌脂肪瘤(误诊)。

病理学表现

1. **大体**　胰腺肿瘤切除标本,灰白色不规则肿物1枚,大小6 cm×4 cm×2 cm,切面呈多房囊性,囊壁菲薄,内含灰黄色坏死样物。

2. **镜下**　囊壁内衬成熟的鳞状上皮,囊内含角质碎屑(图6-101-2)。

3. **病理诊断与鉴别诊断**

(1) 诊断:胰腺皮样囊肿。

(2) 鉴别诊断:需要与胰腺囊性和囊实性肿瘤鉴别,尤其是淋巴上皮囊肿,胰内副脾所致的表皮样囊肿相鉴别。肿瘤内的脂肪成分和软骨有助于该病诊断。

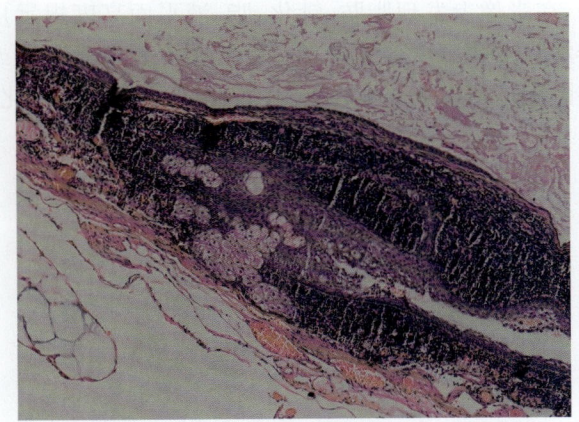

▲ 图6-101-2　胰腺皮样囊肿病理学表现

囊壁内衬成熟的复层鳞状上皮,囊内含角质碎屑,局部囊壁可见皮脂腺细胞。

讨 论

皮样囊肿也称成熟型畸胎瘤,是一种生殖细胞起源的良性疾病。皮样囊肿通常由囊性和实性成分共同组成,具有表皮附属物(如毛囊或皮脂腺),多为外胚层残余的角质细胞发育而来,常见于卵巢、骶尾部和睾丸,在胰腺中的病例十分罕见,只见于少数病例报告。胰腺皮样囊肿可发生于胰腺任何部位,以胰体部最为常见。

病理表现上,皮样囊肿多位于胰体尾部,六体呈圆形、卵圆形,包膜光滑、较薄,多数单房。未离体时肿瘤呈液体状,有波动感,瘤内液体呈乳糜样,离体后肿瘤逐渐变为半固体状态,其内可混有浅黄色或黑色长短不一的毛发。镜下瘤内具有外胚叶组织即表皮、毛发、皮脂腺结构、汗腺和神经组织。有文献报道胰腺成熟型畸胎瘤中含有中胚叶结构(平滑肌、骨、软骨和脂肪组织),但含有内胚叶结构(呼吸、胃肠系统和甲状腺组织)畸胎瘤尚无报道。胰腺皮样囊肿应与其他胰腺囊性病变进行鉴别,如假性囊肿、浆液性囊肿或黏液性囊肿、囊腺瘤或实性假乳头状瘤等,与伴有鳞状上皮的淋巴上皮囊肿和胰尾副脾表皮样囊肿尤其难鉴别。淋巴上皮囊肿比胰腺皮样囊肿常见,是一种良性的单房或多房薄壁囊肿,内衬分化良好的层状鳞状上皮,可含皮脂腺和毛囊等角化物质。上皮下淋巴组织和滤泡是淋巴上皮囊肿的一个特征,即使从组织学上也不易与皮样囊肿鉴别。胰腺内副脾表皮样囊肿几乎只见于胰尾部的副脾内,发现脾组织是诊断该病的关键。

由于胰腺皮样囊肿的病灶内含有不同组织成分,在影像上发现脂肪、钙化、脂-液平面高度提示皮样囊肿。胰腺皮样囊肿在 CT 上通常表现为圆形或类圆形低密度影,边界清楚,病灶内可见囊壁钙化,囊液内见脂质成分,增强后囊壁及分隔强化。MRI 由于其软组织分辨率高,对于脂肪变性的检测优于其他检查。当囊腔内液体含较多脂质时,CT 平扫表现为密度更低的脂质漂浮于囊腔液体上方,可形成脂质-液体平面。当囊腔内不含脂质、钙化、牙齿时,仅含囊液成分,单纯从影像学难以与其他囊性肿块鉴别。本例患者 CT 可见肿瘤内部的脂肪低密度影及实性成分,未见钙化,误诊为血管平滑肌脂肪瘤。发生于胰腺的血管平滑肌脂肪瘤非常罕见,肿瘤由不同比例的平滑肌样细胞、脂肪细胞及血管组成,CT 或 MRI 也可见脂质成分,胰腺皮样囊肿及血管平滑肌脂肪瘤在影像上鉴别困难。

文献报道胰腺皮样囊肿存在恶性潜能,若肿瘤较大对周围脏器造成压迫症状,或与其他肿瘤鉴别困难时,有必要进行手术切除。本病预后良好,本例患者术后 2 年随访未见复发或转移。

胰腺皮样囊肿罕见,若胰腺内出现囊性占位,且含脂肪和钙化,需要考虑该病。

参考文献

[1] Ahmed A, Peng L, Agrawal D. Mature cystic teratoma of the pancreas: Role of endoscopic ultrasound [J]. Pancreatology, 2015, 15(4): 445 - 448.

[2] Li Z, Ke N, Liu X, et al. Mature cystic teratoma of the pancreas with 30 years of clinical course: A case report [J]. Medicine (Baltimore), 2018, 97(15): e0405.

[3] Albayrak A, Yildirim U, Aydin M. Dermoid cyst of the pancreas: A report of an unusual case and a review of the literature [J]. Case Rep Pathol, 2013, 2013: 375193.

[4] Adsay NV. Cystic neoplasia of the pancreas: Pathology and biology [J]. Journal of Gastrointestinal Surger, 2008, 12(3): 401 - 404.

[5] 王彤, 张军. 胰腺成熟型畸胎瘤 1 例[J]. 中国临床医学影像杂志, 2015, 26: 835 - 836.

[6] 何明峰. 胰腺错构瘤一例并相关文献复习[J]. 现代医用影像学, 2023, 32: 593 - 594.

第七章　胰腺非上皮源性肿瘤

病例 102　　胰腺淋巴管瘤

患者信息

男性患者,52岁,黑便20天,加重伴头晕、乏力10天。粪常规提示:隐血试验阳性(++++)、粪转铁蛋白阳性(+);血常规提示:红细胞计数$3.96×10^{12}$/L,白细胞计数$7.42×10^{9}$/L。2天前电子胃镜检查提示十二指肠降部增殖性病灶伴活动性出血。既往十二指肠溃疡病史10余年,日常未行规范治疗。入院复查血常规:红细胞计数$1.68×10^{12}$/L↓,血红蛋白52 g/L↓。

影像学表现

1. **影像学描述**　见图 7-102-1。
2. **影像学诊断**　胰腺海绵状血管瘤(误诊)。

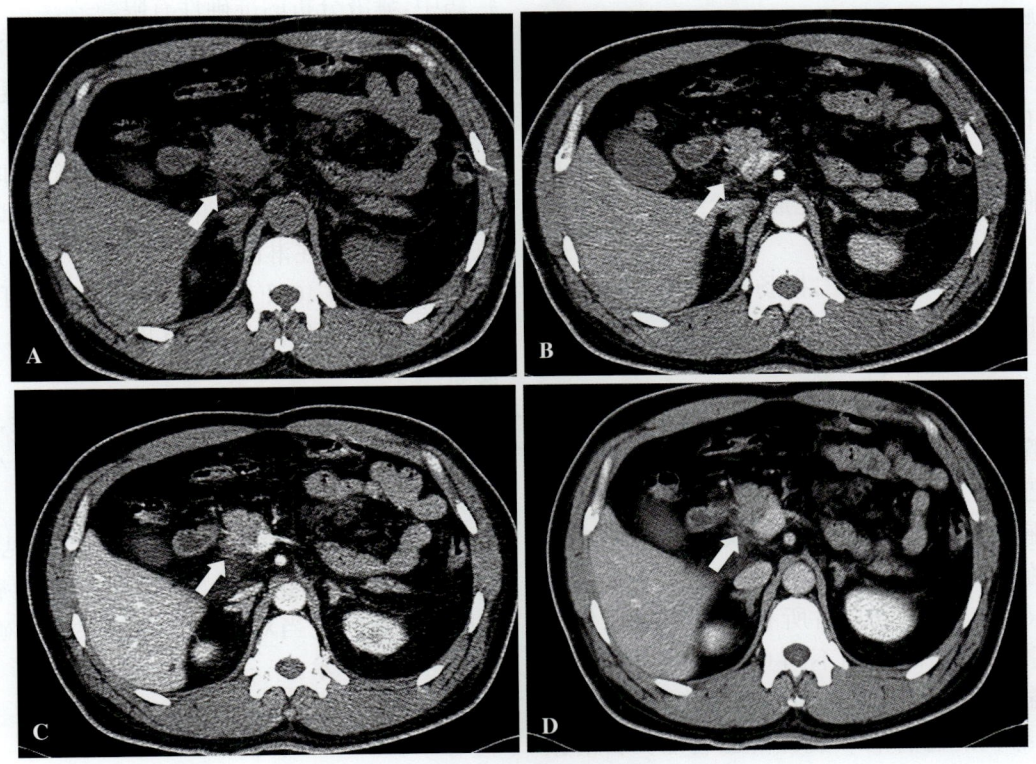

▲ 图 7-102-1　胰腺淋巴管瘤 CT 表现

A. 横断面 CT 平扫图像示胰头下方、十二指肠降段内侧絮状不均匀低密度影(箭),边界欠清;B~D. 分别为横断面 CT 动脉期、静脉期及延迟期图像,显示病灶未见强化(箭)。

病理学表现

1. 大体 胰十二指肠、部分空肠及胆囊切除标本一个,十二指肠及部分空肠长30cm,周径4～5.5cm,距上切缘1.5cm,距下切缘15cm,十二指肠及空肠黏膜面可见息肉样隆起数枚,直径1.5～2.5cm,胰头大小8.5cm×3.5cm×2.0cm,距胰腺切缘2.5cm,胰腺切面及胰周脂肪组织呈蜂窝状,范围12.0cm×8.0cm×5.5cm(图7-102-2)。

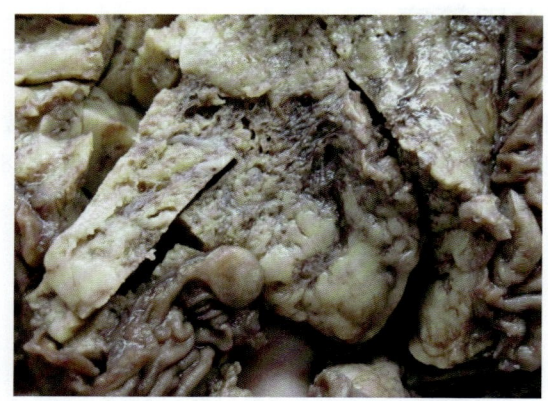

▲ 图7-102-2 胰十二指肠大体表现

小肠黏膜面可见息肉样隆起,胰腺切面局部呈蜂窝状。

2. 镜下 胰腺、十二指肠及部分空肠肿物,镜下由大小不一的囊腔组成,囊壁薄厚不一,局部可见平滑肌,囊内壁衬覆扁平内皮细胞,囊内含淡粉色液体或红细胞。胰周淋巴结可见成簇状结构扩张的毛细血管。

3. 病理诊断 (胰、十二指肠及部分空肠)淋巴管瘤及毛细血管瘤。

讨 论

淋巴管瘤是一种十分罕见的由先天性淋巴管畸形或淋巴管扩张引起的良性肿瘤,常见于儿童患者颈部和腋窝的软组织。发生在胰腺实质内或与胰腺附着在一起的即为胰腺淋巴管瘤(pancreatic lymphangioma,PL)。PL占所有淋巴瘤的比例不到1%,占胰腺疾病的比例不到0.2%。女性多见,常位于胰腺体尾部。淋巴管瘤分3种类型:毛细淋巴管瘤、海绵状淋巴管瘤和囊性淋巴管瘤。目前报道的PL病例多为囊性淋巴管瘤和海绵状淋巴管瘤,毛细淋巴管瘤较少。

PL首发临床症状常为腹痛及腹部包块,缺乏特异性;少数表现为恶心、呕吐或肠梗阻破裂、出血所致的急腹症。虽然PL通常是良性的,但其可以持续生长增大,浸润或压迫邻近器官。

影像学检查对于诊断胰腺淋巴管瘤是极为重要的。内镜超声(EUS)检查可以显示多房或单房囊性肿块,内部可呈低回声。CT可以显示胰腺内或胰腺旁密度均匀、边界清晰的多囊性肿块,囊壁薄,内有细分隔,增强后见囊壁及分隔轻度强化。病灶较大时可以压迫邻近器官而产生相应压迫症状。MR T1WI上呈低信号、多囊性肿块,内可见分隔;T2WI上呈高信号;增强后可见囊壁及分隔轻度强化。相比CT,MRI更有助于排除囊性病变和胰管之间的关系。然而,仅通过影像学难以与其他胰腺囊性病变鉴别,如胰腺海绵状血管瘤、胰腺黏液性囊性肿瘤、淋巴上皮样囊肿等。本例CT表现为絮状低密度影,而非囊性,误诊为海绵状血管瘤,后者CT平扫有时可见斑点状钙化灶,增强后延迟强化。

内镜超声引导下细针穿刺(EUS-FNA)通过囊液的细胞学和生物标志物分析,也可以对一些病例进行术前诊断。但因为囊液中各种生物标志物的水平有很大的重叠,细胞成分较少,在罕见的胰腺囊性疾病中,囊液分析的准确性有限。

目前,病理学依旧是获得最终结果的准确方法。胰腺淋巴管瘤多表现为大的囊性病灶,囊内壁有内皮细胞衬覆,囊腔内含有粉红色淋巴液及少量淋巴细胞。内皮细胞表达FⅧ RAG、CD31和D2-40。D2-40、FⅧ和CD31是淋巴管内皮敏感和可靠的标志物,但CD34在淋巴管内皮细胞中通常是阴性的。联合使用D2-40、FⅧ、CD31和CD34可用于区分淋巴管内皮和血管内皮,有助于胰腺淋巴管瘤的诊断。

PL首选的治疗方案是完全手术切除,部分切除容易导致肿瘤复发。根据肿瘤的形态、大小和位置,需要考虑不同的手术方案。

总而言之,胰腺淋巴管瘤是非常罕见的胰腺疾病。在临床工作当中,诊断困难在于其发病率低,认知较少。医生应当对于囊性胰腺疾病明确鉴别,避免不必要的手术。

参考文献

[1] Leung TK, Lee CM, Shen LK, et al. Differential diagnosis of cystic lymphangioma of the pancreas based on imaging features [J]. J Formos Med Assoc, 2006, 105(6): 512-517.

[2] Carvalho D, Costa M, Russo P, et al. Cystic pancreatic lymphangioma-diagnostic role of endoscopic ultrasound [J].

GE Port J Gastroenterol, 2016, 23(5): 254 - 258.

[3] Gui L, Bigler SA, Subramony C. Lymphangioma of the pancreas with "ovarian-like" mesenchymal stroma: A case report with emphasis on histogenesis [J]. Arch Pathol Lab Med, 2003, 127(11): 1513 - 1516.

[4] Igarashi A, Maruo Y, Ito T, et al. Huge cystic lymphangioma of the pancreas: Report of a case [J]. Surg Today, 2001, 31 (8): 743 - 746.

[5] Kawaguchi K, Motoi F, Ohtsuka H, et al. Cystic lymphangioma of the pancreas with spontaneous rupture: Report of a case [J]. Case Rep Gastroenterol, 2011, 5(2): 288 - 294.

[6] Viscosi F, Fleres F, Mazzeo C, et al. Cystic lymphangioma of the pancreas: A hard diagnostic challenge between pancreatic cystic lesions-review of recent literature [J]. Gland Surg,
2018, 7(5): 487 - 492.

[7] Jathal A, Arsenescu R, Crowe G, et al. Diagnosis of pancreatic cystic lymphangioma with EUS-guided FNA: Report of a case [J]. Gastrointest Endosc, 2005, 61(7): 920 - 922.

[8] Kalof AN, Cooper K. D2 - 40 immunohistochemistry — so far! [J]. Adv Anat Pathol, 2009, 16(1): 62 - 64.

[9] Macin G, Hekimoglu K, Uner H, et al. Pancreatic cystic lymphangioma: Diagnostic approach with MDCT and MR imaging [J]. JBR - BTR, 2014, 97(2): 97 - 99.

[10] Mansour NM, Salyers WJ Jr. Recurrence of a pancreatic cystic lymphangioma after diagnosis and complete drainage by endoscopic ultrasound with fine-needle aspiration [J]. JOP, 2013, 14(3): 280 - 282.

病例 103　胰腺海绵状血管瘤

患者信息

女性患者,33岁,间歇性中上腹疼痛3周余。

影像学表现

1. **影像学描述**　见图 7 - 103 - 1,图 7 - 103 - 2。

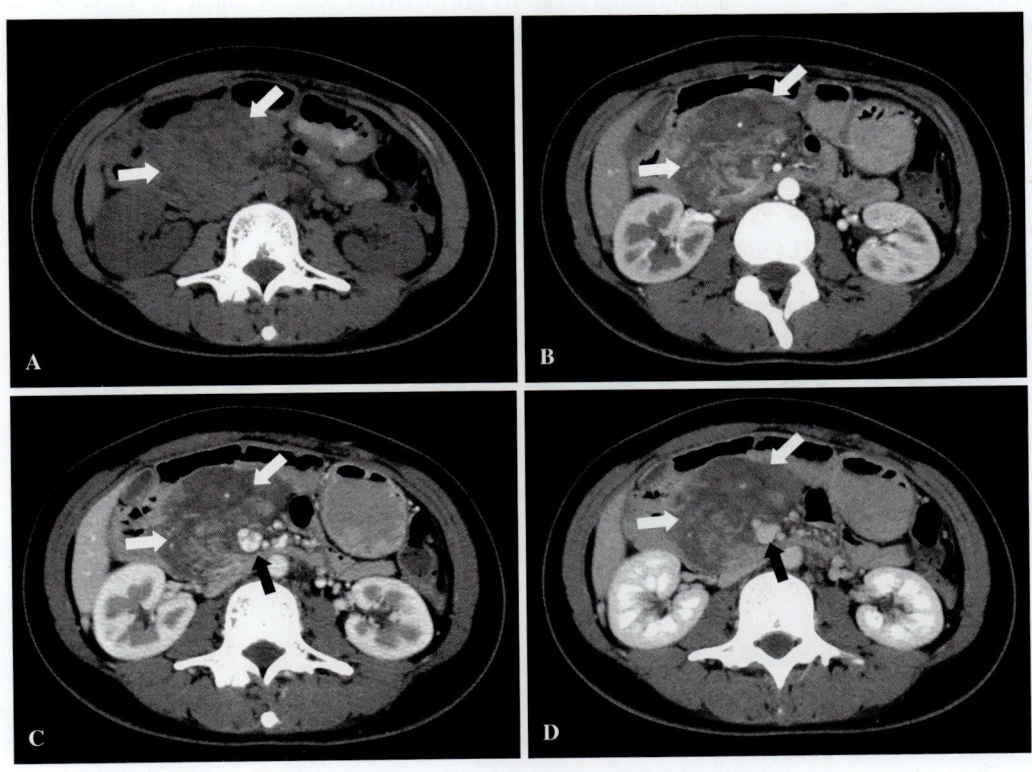

▲ 图 7 - 103 - 1　胰腺海绵状血管瘤 CT 表现

A. 横断面 CT 平扫示胰头部见巨大团块状囊实性软组织肿块(白箭),其内密度不均匀,未见钙化灶;B~D. 分别为横断面动脉期、静脉期及延迟期图像,显示病灶呈渐进性填充式强化;肠系膜上静脉(黑箭)受包绕,管腔未见狭窄。

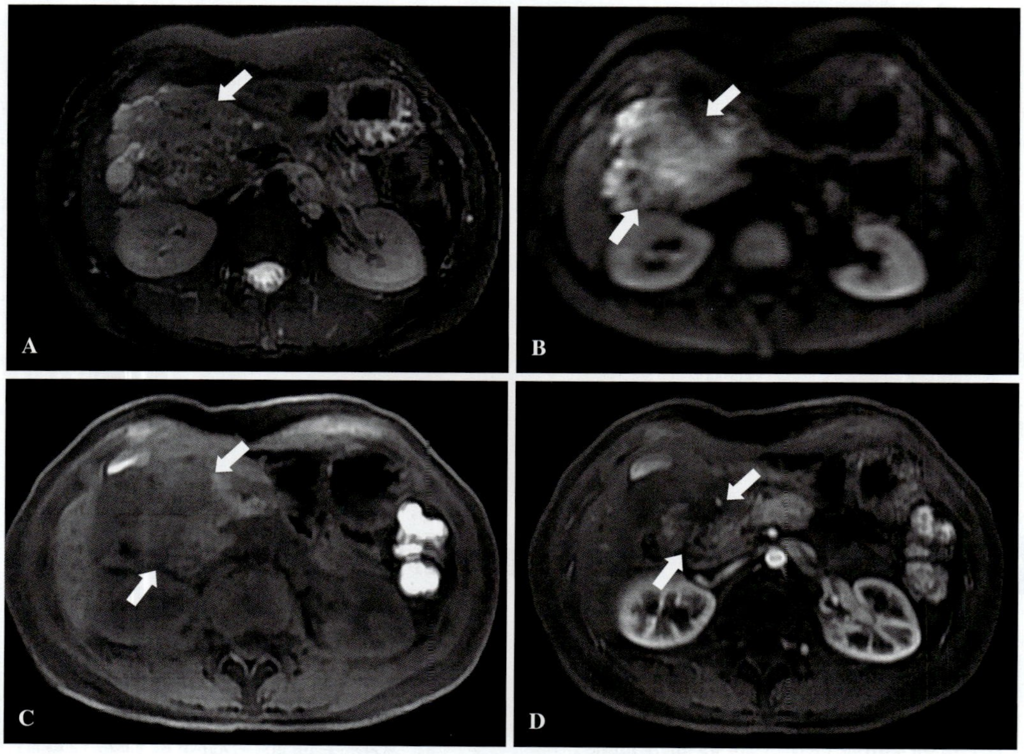

▲ 图7-103-2 胰腺海绵状血管瘤 MR 表现

A. 横断面 MR T2WI 示胰头部见巨大蜂窝状高低混杂信号影(箭);B. 横断面 DWI 显示病灶呈高信号(箭);C. 横断面 MR T1WI 示病灶呈高低混杂信号(箭);D. 横断面 MRI 动脉期示病灶不均匀强化(箭)。

2. **影像学诊断**　胰腺实性假乳头状肿瘤(误诊)。

病理学表现

1. **大体**　胰头部见一肿块,大小约 7 cm×8 cm,切面呈海绵状,内含暗红色血液,与周围胰腺组织界限不清(图7-103-3A)。

2. **镜下**　肿物与周围胰腺组织界限欠清,浸润生长至胰腺小叶间,主要由相互吻合、扩张的薄壁血管组成,管腔大小形状不一,内衬扁平内皮细胞,管腔内充满血液(图7-103-3B)。

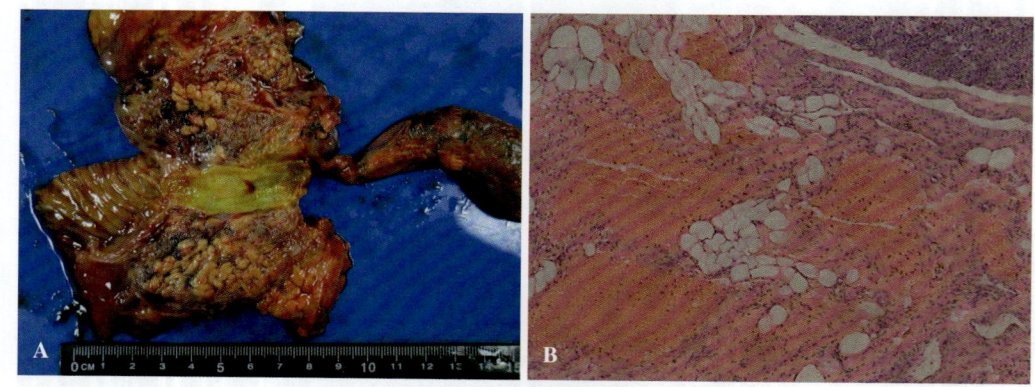

▲ 图7-103-3 胰腺海绵状血管瘤大体及镜下表现

A. 肿物位于胰头部,切面呈海绵状,与胰腺组织分界不清;B. 肿物由大小不等、厚薄不一的血管构成,腔内充满血液(HE,100×)。

3. **病理诊断**　胰腺海绵状血管瘤。

讨　论

胰腺海绵状血管瘤(pancreatic cavernous hemangioma, PCH)是一种罕见的胰腺良性肿瘤,由海绵状或囊状的扩张血管组成。约占胰腺肿瘤的不到 0.1%。PCH 常发生于胰头部,其次是胰腺体尾部,女性较多,成年较儿童罕见。临床首发症状常常为腹痛、腹部包块等，缺乏特异性，偶见胆道梗阻或消化道出血等其他症状。

超声检查显示胰腺血管瘤整体呈高回声或等回声的肿块，无血流信号或低速血流信号，如果肿瘤中有钙化，则可观察到强回声。由于存在出血风险，细针穿刺可能不适用于此种病例。仅有一项研究报道使用 EUS 穿刺诊断 PCH，且没成功确诊。

CT 和 MRI 是用于诊断 PCH 的主要影像学检查。通常血管瘤在 CT 增强动脉期具有明显强化的特点，但 PCH 是一种囊性肿瘤，含有神经血管成分，并伴有动静脉分流，血流通过流速较慢，对比剂充盈缓慢，因此可能导致动脉期无强化或低强化。同时，肿瘤中囊性成分和实性成分的比例不同，也可能导致动脉期强化不均匀。因此，若动脉期没有明显强化，也不能排除该病的诊断。MRI 上胰腺血管瘤可以表现为 T1 低信号和 T2 等高信号，DWI 高信号。

组织学上海绵状血管瘤主要由扩张的异常血管腔组成，内衬单层血管内皮细胞，窦内纤维组织间隔形成海绵状结构，腔内充有血液。免疫组化显示肿瘤细胞表达内皮标志物 CD31 和 CD34，提示血管瘤、淋巴管瘤，而 D2-40 阴性和淋巴细胞数量有助于鉴别淋巴管瘤。FⅧ-RAg 是一种公认的血管内皮标志物，通过 CD31、CD34 或 FⅧ-RAg，可以证实肿瘤的血管内皮来源。虽然淋巴管瘤的 FⅧ-RAg 内皮免疫反应也呈阳性，但淋巴管瘤有大小不等的扩张的淋巴管，淋巴管之间的间隔很薄，而且管腔和邻近的基质中有淋巴细胞聚集。此外，PCH 应与其他血液供应丰富的胰腺疾病相鉴别，如神经内分泌肿瘤、转移性肾细胞癌、胰内副脾和动静脉畸形。

治疗上，儿童期胰腺血管瘤不必手术，因为肿瘤可以自发消退为纤维脂肪组织。然而，成人 PCH 治疗尚不清楚，对于持续诊断模糊、保守治疗无效后的较大肿瘤，手术切除是合适的治疗方案。

参考文献

[1] Vieira RMF, Souza Junior AS, Kerche LE. Cystic pancreatic lesions: Imaging versus anatomopathological findings-how to improve diagnostic accuracy?[J]. Arq Bras Cir Dig, 2023, 36: e1735.

[2] Bursics A, Gyokeres T, Bely M, et al. Adult hemangioma of the pancreas: Difficult diagnosis of a rare disease [J]. Clin J Gastroenterol, 2013, 6(4): 338-343.

[3] Koo CH, Koh YX, Hennedige T, et al. Pancreatic haemangioma: An unusual case of massive upper gastrointestinal bleeding with clinical and radiological correlation of the literature and recommendations [J]. Ann Acad Med Singap, 2018, 47(8): 345-348.

[4] Lianyuan T, Yafeng W, Haibo Y, et al. Adult pancreatic cavernous hemangioma: Case presentation of a benign tumor with a complex composition [J]. BMC Gastroenterol, 2019, 19(1): 197.

[5] Jin C, Mo JG, Jiang H, et al. Adult pancreatic hemangioma: A rare case report and literature review [J]. BMC Surg, 2020, 20(1): 118.

[6] Mondal U, Henkes N, Henkes D, et al. Cavernous hemangioma of adult pancreas: A case report and literature review [J]. World J Gastroenterol, 2015, 21(33): 9793-9802.

[7] Mundinger GS, Gust S, Micchelli ST, et al. Adult pancreatic hemangioma: Case report and literature review [J]. Gastroenterol Res Pract, 2009, 2009: 839730.

[8] Chang WT, Lee KT, Yang SF. Cavernous hemangioma of the pancreas: Report of a case [J]. Pancreas, 2003, 26(3): 310-312.

[9] Kobayashi H, Itoh T, Murata R, et al. Pancreatic cavernous hemangioma: CT, MRI, US, and angiography characteristics [J]. Gastrointest Radiol, 1991, 16(4): 307-310.

[10] England RJ, Woodley H, Cullinane C, et al. Pediatric pancreatic hemangioma: A case report and literature review [J]. JOP, 2006, 7(5): 496-501.

病例 104　腹膜后平滑肌肉瘤累及胰腺及胰周脂肪

患者信息

女性患者，67 岁，体检发现胰头区占位 2 个月。

影像学表现

1. **影像学描述**　见图 7-104-1。
2. **影像学诊断**　胰腺实性假乳头状肿瘤可能（误诊）。

病理学表现

1. **大体**　胰头大小 10.0 cm×7.0 cm×7.0 cm，切面灰黄色、实性、分叶状，未见明显结节。距胰腺切缘 3.5 cm 紧贴胰腺被膜见一灰白色结节状肿物，大小 7.0 cm×5.5 cm×5.6 cm，切面灰白色，实性，质硬（图 7-104-2A）。

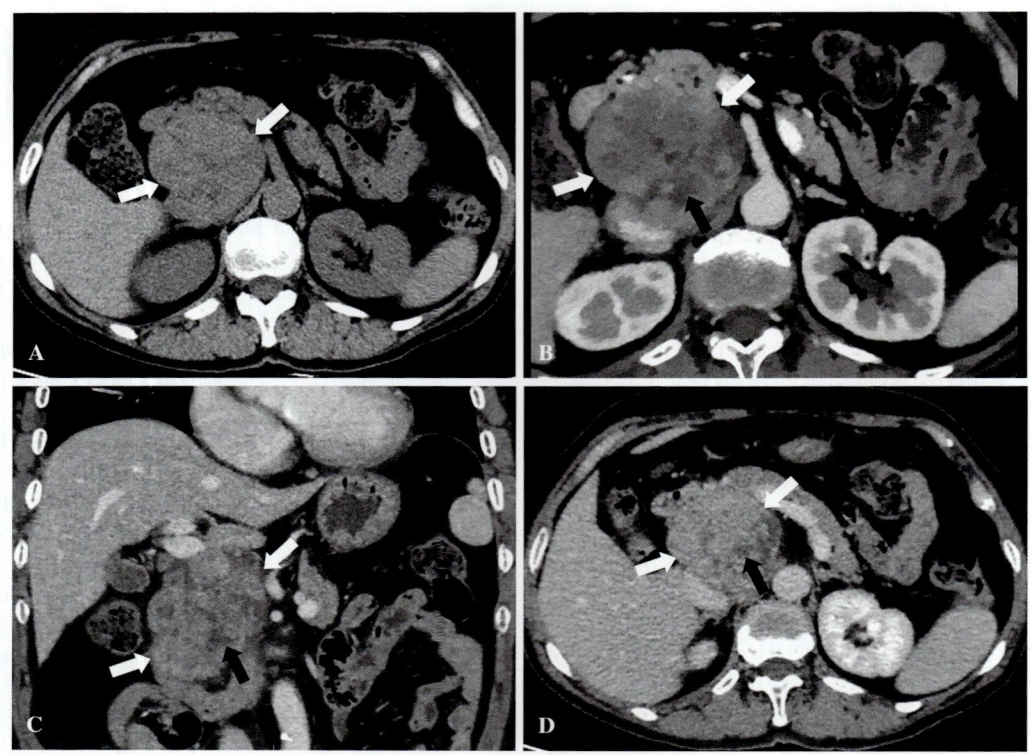

▲ 图 7-104-1　腹膜后平滑肌肉瘤累及胰腺 CT 表现

A. 横断面 CT 平扫示胰头后方见分叶状等低密度肿块（白箭）；B~D. 分别为横断面 CT 实质期、冠状面 CT 延迟期及横断面 CT 延迟期图像，显示肿块中度不均匀强化，内见斑片状不均匀强化区（黑箭）。

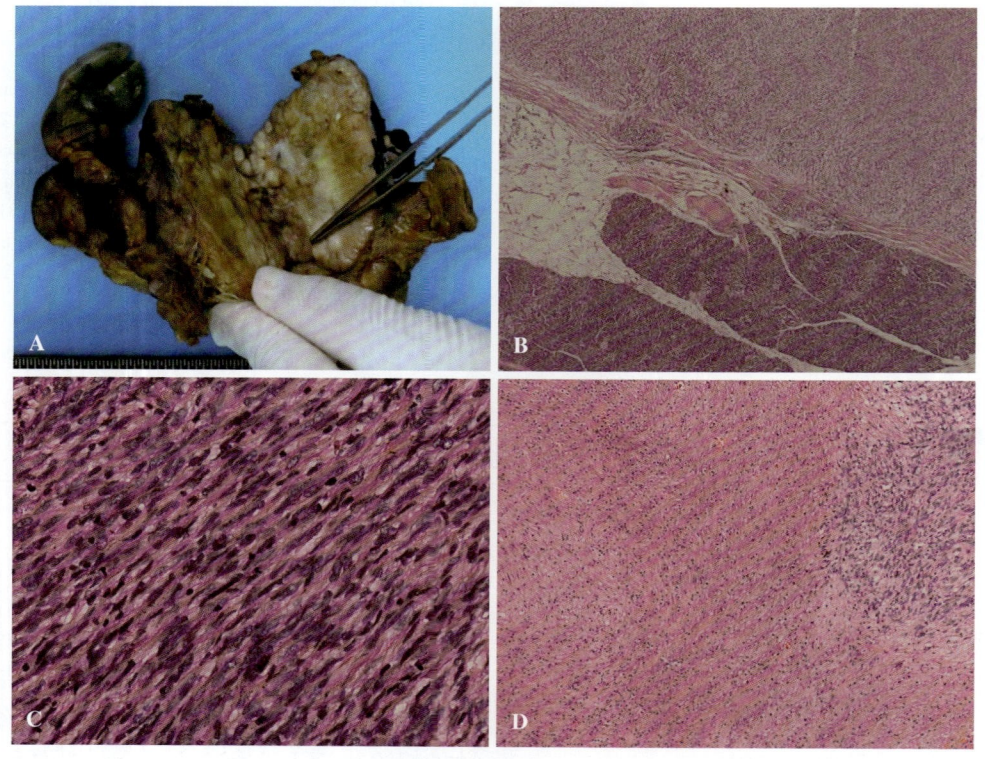

▲ 图 7-104-2　腹膜后平滑肌肉瘤累及胰腺大体和镜下表现

A. 肿瘤位于胰腺表面，结节状，灰白色、质硬；B. 肿瘤累及胰腺被膜和胰周脂肪（HE，40×）；C. 梭形的肿瘤细胞异型显著，可见瘤巨细胞，病理性核分裂象易见（HE，400×）；D. 肿瘤局部见片状凝固性坏死（HE，200×）。

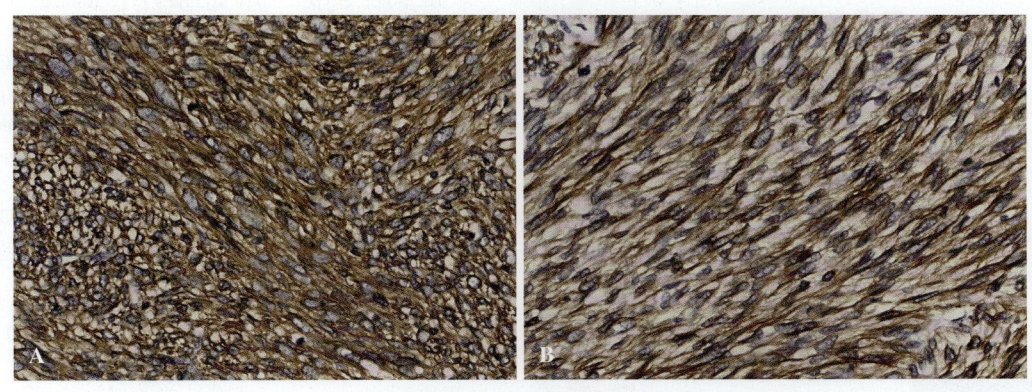

▲ 图 7-104-3 腹膜后平滑肌肉瘤累及胰腺免疫组化表现

A. SMA 阳性(IHC,400×); B. Desmin 阳性(IHC,400×)。

2. 镜下 肿瘤细胞呈梭形,胞质嗜伊红,可见病理性核分裂象和多核瘤巨细胞,弥漫片状、平行束状分布,呈浸润性生长,局部见片状凝固性坏死,可见胰腺被膜及胰周脂肪受累(图 7-104-2B~D)。

3. 免疫组化 CD34(−),Desmin(+),Ki-67(60%+),CD99(+),CD117(−),SMA(+),BCL2(−),Dog-1(−),SOX10(−),STAT6(−),S100(−)(图 7-104-3)。

4. 病理诊断 腹膜后平滑肌肉瘤,累及胰腺被膜及胰周脂肪。

讨 论

原发性腹膜后平滑肌肉瘤(retroperitoneal leiomyosarcoma,RLMS)是腹膜后肉瘤的常见类型,约占 20%,发生率仅次于脂肪肉瘤,RLMS 起源于腹膜后间隙的平滑肌组织,如血管壁平滑肌、胚胎中肾管残余平滑肌。由于腹膜后腔潜在空间较大,即使肿瘤体积巨大,累及多个脏器(如本病例累及胰腺被膜及胰周脂肪),也可能没有明显的症状。早期不易发现,临床亦无特征性表现,只有当肿瘤生长对周围组织和脏器产生压迫或侵袭时,患者才会有腹部疼痛不适,或触及腹部包块。

CT 和 MRI 检查具有一定特征性表现,RLMS 常表现为单发、体积巨大、形态不规则的肿块,中央可见囊变坏死区,钙化出血少见,肿瘤多有包膜、边界清楚,肿瘤血供丰富,静脉期可持续强化。同时 CT 和 MRI 可清楚显示肿块的大小、边界及其与周围各相邻组织的关系,对评价肿瘤是否能完整切除以及手术切除范围具有重要意义。本例 CT 误诊为胰腺实性假乳头状肿瘤,可能是因为肿瘤较大难以定位来源,肿瘤内部不均匀强化、老年女性患者,因此首先考虑了更常见的胰腺实性假乳头状肿瘤。

病理表现上,肉眼观肿瘤呈实性,灰白色,少数灰黄色伴有坏死,质地韧。镜下,肿瘤细胞呈梭形,平行束状排列,细胞核呈雪茄样,胞质嗜伊红,细胞轻-中度异型,局部可见瘤巨细胞。差分化的肿瘤细胞异型性和多形性明显,核大,深染,核分裂象易见,并可见病理性核分裂象和多核瘤巨细胞,肿瘤细胞可向周围组织侵袭,本病例可见胰腺被膜及胰周脂肪累及。免疫组化方面,肿瘤细胞 SMA、Caldesmon 和 Desmin 弥漫强阳性,提示为平滑肌源性恶性肿瘤。少数病例也可表达 AE1/AE3、CD34 及 S100。本病需要与血管平滑肌脂肪瘤相鉴别,后者可见梭形的平滑肌细胞,部分可呈上皮样并伴有异型性,此外还有厚壁血管和不同比例的脂肪组织,肿瘤细胞可表达 SMA、HMB45 及 S100。此外,还需要与神经源性肿瘤区分,后者肿瘤细胞为长条束状的梭形细胞,常形成交替分布的细胞稀疏区和细胞丰富区,免疫组化表达神经源性标志物 S100。

目前,对于可切除病例,根治性切除仍是唯一可能治愈的方式。因 RLMS 常累及多个脏器,手术治疗时往往需联合脏器切除。

总而言之,原发性腹膜后平滑肌肉瘤起病隐匿,发现时多侵犯邻近器官及大血管,当累及胰腺时需要与胰腺原发性肿瘤相鉴别,前者镜下表现为肿瘤由胰腺外向胰腺内生长的趋势,对于影像学诊断具有巨大的挑战。病理学检查是腹膜后肿瘤诊断的金标准,也是获得较准确的组织病理学分级以及其他肿瘤生物学行为评价指标的最佳方式。准确而详细的病理学检查,可以为进一步个体化治疗方案的制定提供可靠依据。

参考文献

[1] Pham V, Henderson-Jackson E, Doepker MP, et al. Practical issues for retroperitoneal sarcoma [J]. Cancer Control, 2016, 23(3): 249-264.

[2] Improta L, Tzanis D, Bouhadiba T, et al. Overview of primary adult retroperitoneal tumours [J]. Eur J Surg Oncol, 2020, 46(9): 1573-1579.

[3] Marko J, Wolfman DJ. Retroperitoneal leiomyosarcoma from the radiologic pathology archives [J]. Radiographics, 2018, 38(5): 1403-1420.

[4] Datta J, Ecker BL, Neuwirth MG, et al. Contemporary reappraisal of the efficacy of adjuvant chemotherapy in resected retroperitoneal sarcoma: Evidence from a nationwide clinical oncology database and review of the literature [J]. Surg Oncol, 2017, 26(2): 117-124.

[5] 邵世虎,吴志远,王忠敏,等.腹膜后平滑肌肉瘤CT、MRI诊断与病理对比分析[J].中国医学计算机成像杂志,2018,24:224-228.

病例105 胰腺转移性平滑肌肉瘤

患者信息

女性患者,35岁,发现胰体尾占位1年余,既往"子宫平滑肌肉瘤术后4年"。

影像学表现

1. **影像学描述** 见图7-105-1。
2. **影像学诊断** 胰尾部占位,结合病史考虑胰腺转移瘤。

病理学表现

1. **大体** 胰体尾大小9.5 cm×5.0 cm×1.5 cm,距胰腺切缘1.5 cm见一灰白色结节性肿物,大小3.0 cm×2.5 cm×2.5 cm,切面实性、质硬,与周围胰腺组织界限较清(图7-105-2A)。
2. **镜下** 肿瘤由梭形的平滑肌样细胞构成,瘤细胞胞质较丰富,嗜酸性,细胞核椭圆形,两端钝圆,染色质深染,异型明显,呈束状或编织状排列(图7-105-2B)。

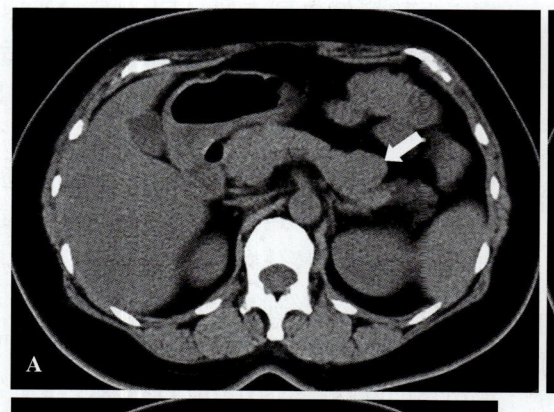
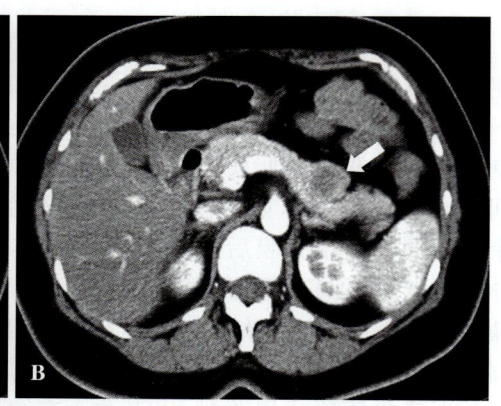
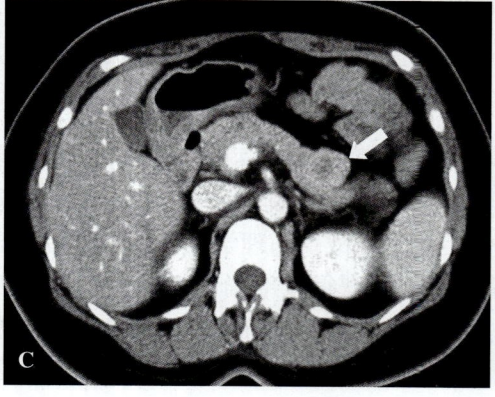

▲ 图7-105-1 胰腺转移性平滑肌肉瘤CT表现

A.横断面CT平扫示胰尾部见等密度结节影,凸出胰腺轮廓之外生长(箭);B.横断面CT增强动脉期示病灶大小约1.9 cm×2.4 cm,轻度不均匀强化,以边缘强化为(箭);C.横断面CT增强静脉期图像示病灶边缘强化,程度进一步增加(箭)。

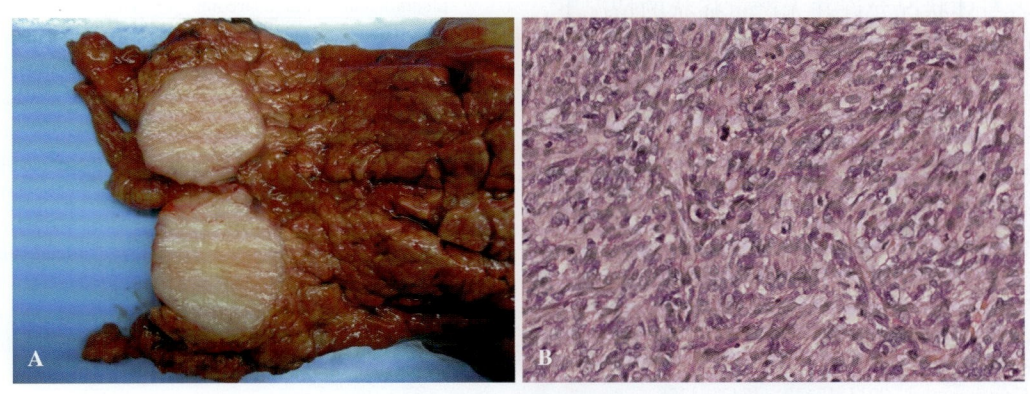

▲ 图 7-105-2　胰腺转移性平滑肌肉瘤大体及镜下表现

A. 肿物呈结节状，实性、质硬，似鱼肉状，与周围胰腺组织界限尚清；B. 肿瘤细胞呈梭形，核卵圆形，异型显著，排列成束状、编织状，可见病理性核分裂象（HE，400×）。

3. **免疫组化**　Vimentin（＋），SMA（＋），Desmin（弱＋），Calponin（＋），CD34（血管＋），EMA（－），CD117（－），Dog-1（－），S100（－），TLE-1（＋），Ki-67（30%＋）（图 7-105-3）。

4. **病理诊断**　结合形态学、免疫组化结果及病史，本例诊断为胰腺转移性平滑肌肉瘤。

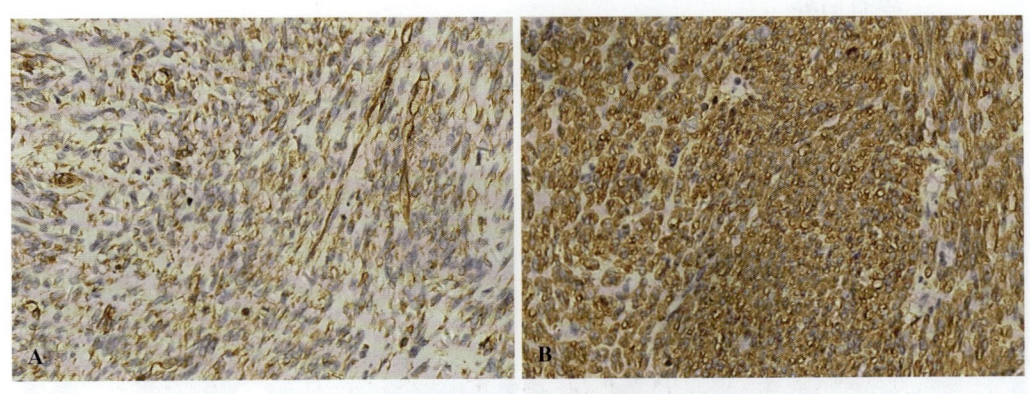

▲ 图 7-105-3　胰腺转移性平滑肌肉瘤免疫组化表现

A. Vimentin 阳性（IHC，400×）；B. SMA 阳性（IHC，400×）。

讨　论

转移性胰腺恶性肿瘤非常罕见，大约占胰腺所有恶性肿瘤的 2%，其中肾癌最常见，其次是乳腺癌、结肠癌、黑色素瘤、肺癌及肉瘤。平滑肌肉瘤是一种平滑肌来源的恶性肿瘤，可起源于任何含有平滑肌的脏器，最常发生于胃、肠道、腹膜后及子宫。胰腺转移性平滑肌肉瘤常来源于子宫、腹膜后、胃肠道等部位，多数患者没有任何的临床症状，在术后常规随访中发现。胰腺转移性平滑肌肉瘤超声上常表现为低回声团块，在 CT 上表现为异质性富血供肿块。随着肿瘤体积的增加，可以观察到出血、坏死和囊性改变。在 T1WI 上表现为与骨骼肌类似的等信号，T2WI 上表现为高信号。

病理表现上，镜下由梭形的平滑肌样细胞构成，呈编织样或束状排列，胞质较丰富，嗜酸性，细胞核呈圆形或椭圆形，染色质深染，异型性较明显。有时平滑肌肉瘤难以与炎性肌纤维母细胞瘤和非肌源性梭形细胞肉瘤，如纤维肉瘤、恶性纤维组织细胞瘤及恶性外周神经鞘瘤相鉴别。因此，免疫组化染色有助于判断胰腺平滑肌肉瘤肿瘤组织起源，SMA、Desmin、Calponin 等肌纤维标志物可以弥漫或局灶阳性，CD117、DOG-1、S100、CD34、HMB45、CD31、AE1/AE3 等非肌源性标志物则为阴性。

影像学及病理表现符合平滑肌肉瘤的特征，结合其他部位平滑肌肉瘤的病史，诊断并不困难，但需要和其他胰腺原发性肿瘤相鉴别，术前超声内镜引导下穿刺活检有助于明确诊断。当无其他远处转移病灶,且患者身体状况允许并无严重症状的情况下,可以手术切除,否则可以考虑通过放化疗进行保守治疗。

参考文献

[1] García-Mayor Fernández RL, Fernández-González M. Diagnosis and treatment of isolated pancreatic metastases from renal clear cell carcinoma: Report of a case and review of literature [J]. Cir Cir, 2017, 85(5):436 – 439.
[2] Ballarin R, Spaggiari M, Cautero N, et al. Pancreatic metastases from renal cell carcinoma: The state of the art [J]. World J Gastroenterol, 2011, 17(43):4747 – 4756.
[3] Zhang QY, Shen QY, Yan S, et al. Primary pancreatic pleomorphic leiomyosarcoma [J]. J Int Med Res, 2011, 39(4):1555 – 1562.
[4] Izumi H, Okada K, Imaizumi T, et al. Leiomyosarcoma of the pancreas: Report of a case [J]. Surgery Today, 2011, 41(11):1556 – 1561.
[5] Srivastava DN, Batra A, Thulkar S, et al. Leiomyosarcoma of pancreas: Imaging features [J]. Indian J Gastroenterol, 2000, 19(4):187 – 188.
[6] Al-Hawary M, Francis I. Pancreatic ductal adenocarcinoma staging [J]. Cancer Imaging, 2013, 13(3):360 – 364.
[7] Yoshizawa K, Ohno Y, Kurata T, et al. Primary leiomyosarcoma of the inferior vena cava in a pediatric case: A case report and literature review [J]. Surg Case Rep, 2023, 9(1):52.

病例 106　胰腺成熟型囊性畸胎瘤

患者信息

男性患者,41 岁,上腹部隐痛 6 周。肿瘤标志物:AFP 7.3 ng/mL,CEA 21.26 ng/mL,CA19 – 9 140.19 U/mL。

影像学表现

1. 影像学描述　见图 7 – 106 – 1,图 7 – 106 – 2。

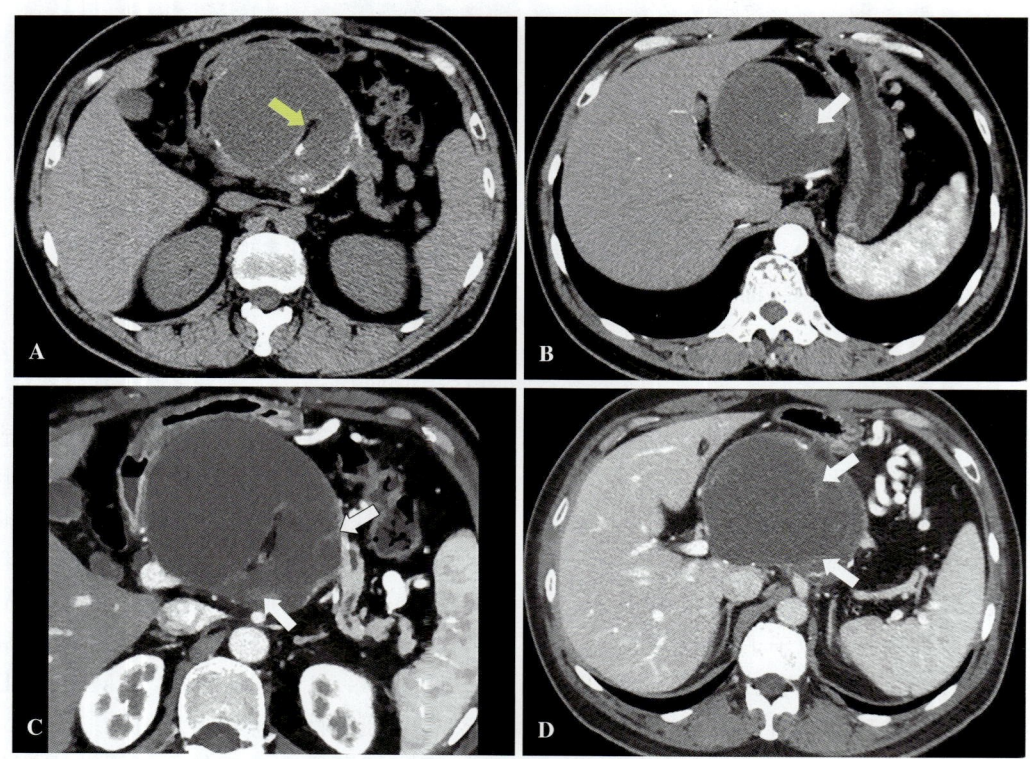

▲ 图 7 – 106 – 1　胰腺成熟型囊性畸胎瘤 CT 表现

A. 横断面平扫图像示胰体部巨大囊性肿块,凸出于胰腺轮廓外,边界清楚,呈低密度,内部见成熟脂肪(黄箭),边缘环形钙化,内部点状钙化灶;B~D. 横断面 CT 增强动脉期、实质期和静脉期图像示囊壁及分隔轻度强化(白箭),上游胰管轻度扩张,腹腔内见迂曲扩张静脉血。

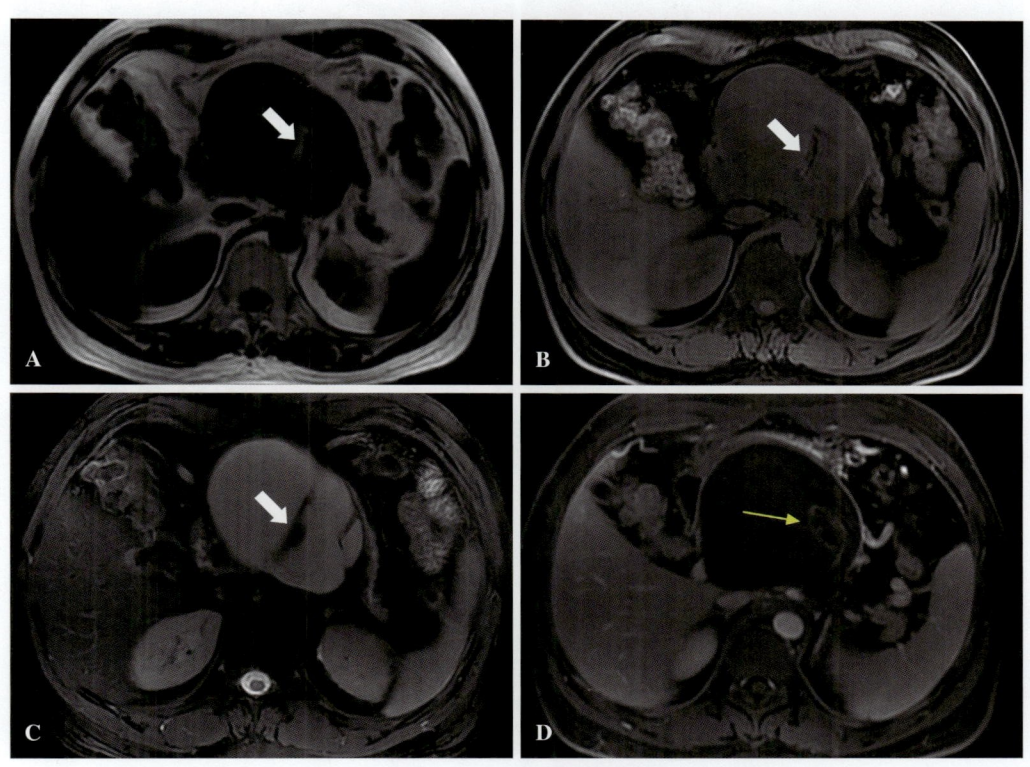

▲ 图 7-106-2 胰腺成熟型囊性畸胎瘤 MRI 表现

A. 横断面 MR T1WI 脂相示胰体部可见巨大囊性肿块，凸出于胰腺轮廓外，边界清楚，呈低信号，内部见小斑片状高信号（白箭）；B. 横断面 MR T1WI 抑脂相肿块呈低信号；C. 横断面 MR T2WI，肿块呈高信号，内见斑片状低信号，上游胰管扩张；D. 横断面增强动脉期图像，肿块内部可见囊壁及分隔轻度强化（细黄箭）。

2. 影像学诊断 腹膜后巨大占位，畸胎瘤可能性大。

病理学表现

1. 大体 胰体尾大小 6.5 cm×3.0 cm×1.5 cm，距胰腺切缘 0.8 cm 胰尾远端见一肿物，大小 10.0 cm×7.0 cm×4.0 cm，切面多房囊性、囊腔直径 1.5～6.5 cm，最大囊腔内含灰黄色油脂样物，局部聚集成块，可见金黄色毛发，其余囊内含灰白色胶冻样物（图 7-106-3）。

2. 镜下 肿瘤呈多房囊性，囊内充满黏液样物，囊壁纤维化钙化，部分囊内壁上皮脱落消失，部分内衬鳞状上皮、假复层纤毛柱状上皮，囊壁周围可见排列紊乱的平滑肌、畸形血管、分化成熟的脂肪组织、骨组织及小灶性甲状腺，局部可见导管扩张，上皮中至重度异型增生，局部呈乳头样（图 7-106-4）。

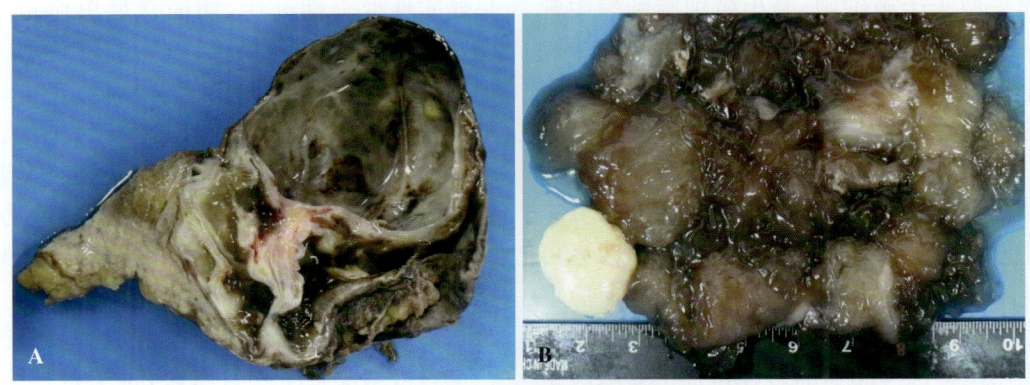

▲ 图 7-106-3 胰腺成熟型囊性畸胎瘤大体表现

A. 肿物位于胰尾部，与胰腺组织界限尚清，呈多房囊性，囊内壁光滑，部分囊内含胶冻样物；B. 囊内容物为胶冻样物及脂肪球。

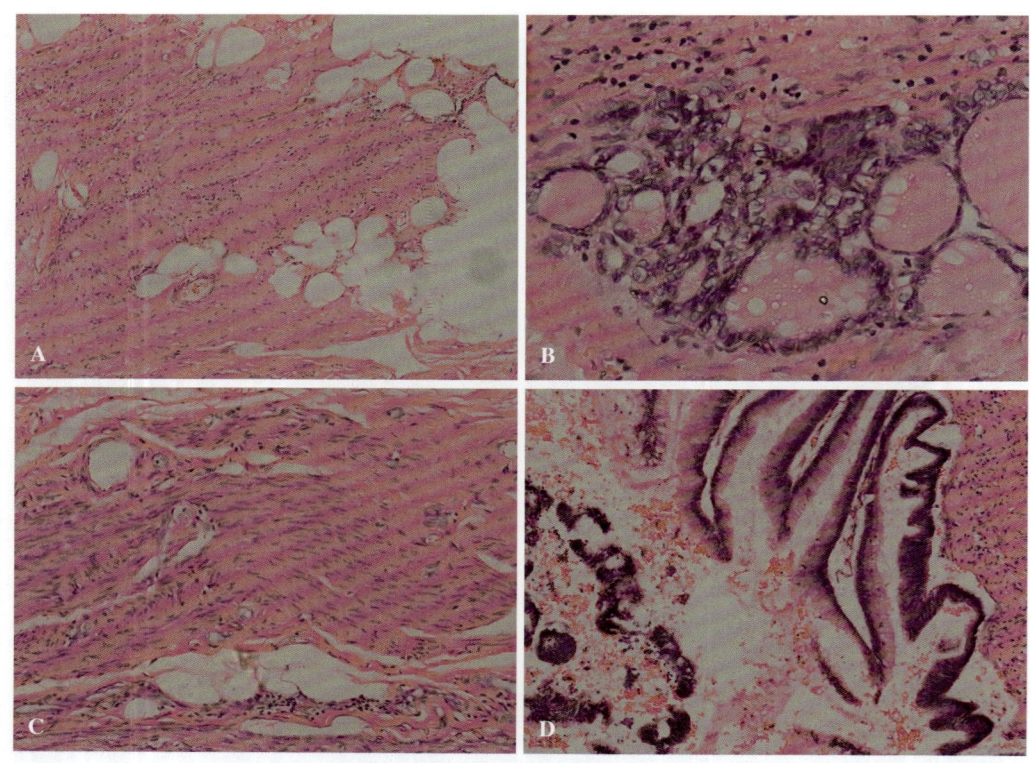

▲ 图 7-106-4 胰腺畸胎瘤镜下表现

A. 肿瘤内成熟的脂肪组织(HE,100×);B. 局部见成熟的甲状腺组织(HE,400×);C. 排列紊乱的平滑肌组织(HE,200×);D. 局部胰管扩张,内衬肠型上皮呈乳头状增生,局灶高级别异型增生(HE,200×)。

3. 免疫组化 CAM5.2(上皮+),CK8/18(上皮+),CK19(上皮+),CK7(-),CK20(上皮+),MUC1(部分+),MUC2(+),MUC5(+),MUC6(-),CDX2(+),S100P(+),DPC4(±),CD31(血管+),p53(-),SMA(平滑肌+),Desmin(平滑肌+),Vimentin(间质+),CD34(血管+),Ki-67(25%+)。

4. 病理诊断 (胰体尾部)成熟型囊性畸胎瘤伴 IPMN(肠型,上皮高级别异型增生)。

讨 论

畸胎瘤来源于生殖细胞,是生殖细胞肿瘤中常见的一种,根据病理学可以分为成熟型畸胎瘤、未成熟型畸胎瘤和特殊类型畸胎瘤。其中成熟型畸胎瘤又分为实性或囊性,可含有多种组织成分,如毛发、牙齿、汗腺、神经等。成熟型囊性畸胎瘤最好发于卵巢,胰腺原发的成熟型囊性畸胎瘤罕见。大部分患者在体检时偶然发现,通常无明显症状。部分患者可以伴有腹痛、腰背痛、腹胀等非特异性症状。实验室检查通常无异常,血清 CA19-9 水平可有轻度升高。

胰腺成熟型囊性畸胎瘤的影像特征主要取决于病灶内成分,若可见病灶内成熟脂肪、脂-液平、钙化,则是其典型征象。CT 通常表现为类圆形的低密度灶,边界清楚,内可见薄的分隔,囊壁一般厚薄均匀,囊液密度不均,可见钙化及脂肪;增强后囊壁及分隔可见强化。MRI 检查对于脂肪成分的敏感性更高。总之,因肿瘤内容物不同,影像学表现可能比较多变,对术前诊断带来一定难度。

胰腺成熟型囊性畸胎瘤需要与胰腺假性囊肿、囊性肿瘤、导管内乳头状黏液性肿瘤和实性假乳头状肿瘤等相鉴别。成熟型囊性畸胎瘤内含脂肪或钙化成分是主要的鉴别点。假性囊肿多为单囊,囊壁均匀,囊内壁无衬覆上皮。实性假乳头状肿瘤大体呈囊实性混合性肿块,切面常见出血、坏死及囊性变;镜下肿瘤细胞呈圆形,核大小较一致,可见核沟,细胞黏附性差,排列成假乳头结构;免疫组化 CD10 阳性,β-catenin 核阳性,LEF1 阳性。浆液性囊性肿瘤的囊壁由单层立方上皮衬覆,细胞胞质透明、富含糖原。黏液性囊性肿瘤的囊壁衬覆立方形或高柱状黏液上皮,乳头不明显,上皮下为卵巢样间质;免疫组化表达 CEA、CA19-9、MUC5AC。导管内乳头状黏液性肿瘤主要位于主胰管或者分支胰管内,严重者可累及整个胰管系统,镜下特征为导管内乳头状生长的肿瘤,乳头衬覆黏液上皮细胞,常伴有导管内大量黏液集聚导致导管的明显扩张。

手术切除是治疗胰腺成熟型囊性畸胎瘤的主要手段,手术方式根据肿瘤位置和大小决定,可行肿瘤切除、胰十二指肠切除、胰体尾切除、囊肿外引流或者囊肿胃吻合术。近年来,因为考虑到可能导致肿瘤复发和胰瘘,囊肿单纯的外引流术已渐渐不再使用,囊肿胃吻合的内引流术因缺乏长期随访也不建议使用。有学者提出,考虑到这类囊性肿瘤并未发现恶性潜能,因而在充分评估肿瘤性质的情况下选择密切随访观察也是可行的。

参考文献

[1] Koomalsingh KJ, Fazylov R, Chorost MI, et al. Cystic teratoma of the pancreas: Presentation, evaluation and management [J]. JOP, 2006, 7(6): 643-646.

[2] Seki M, Ninomiya E, Aruga A, et al. Image-diagnostic features of mature cystic teratomas of the pancreas: Report on two cases difficult to diagnose preoperatively [J]. Journal of Hepato-Biliary-Pancreatic Surgery, 2005, 12(4): 336-340.

[3] Tucci G, Muzi MG, Nigro C, et al. Dermoid cyst of the pancreas: Presentation and management [J]. World J Surg Oncol, 2007, 5: 85.

[4] Lane J, Vance A, Finelli D, et al. Dermoid cyst of the pancreas: A case report with literature review [J]. J Radiol Case Rep, 2012, 6(12): 17-25.

[5] Yang DM, Jung DH, Kim H, et al. Retroperitoneal cystic masses: CT, clinical, and pathologic findings and literature review [J]. Radiographics, 2004, 24(5): 1353-1365.

[6] Strasser G, Kutilek M, Mazal P, et al. Mature teratoma of the pancreas: CT and MR findings [J]. Eur Radiol, 2002, 12 Suppl 3: S56-S58.

病例 107 胰腺侵袭性纤维瘤病

患者信息

男性患者,15岁,半月前无明显诱因出现皮肤、巩膜黄染,伴全身皮肤瘙痒,尿呈浓黄色,大便呈白陶土色,并出现食欲下降、厌油、全身乏力。血直接胆红素 295.1 μmol/L,总蛋白 63 g/L,谷丙转氨酶 584 U/L,谷草转氨酶 257 U/L,血前白蛋白 172 mg/L,肝功能损伤严重。

影像学表现

1. **影像学描述** 见图 7-107-1。
2. **影像学诊断** 胰头部占位性病变,恶性肿瘤可能(误诊)。

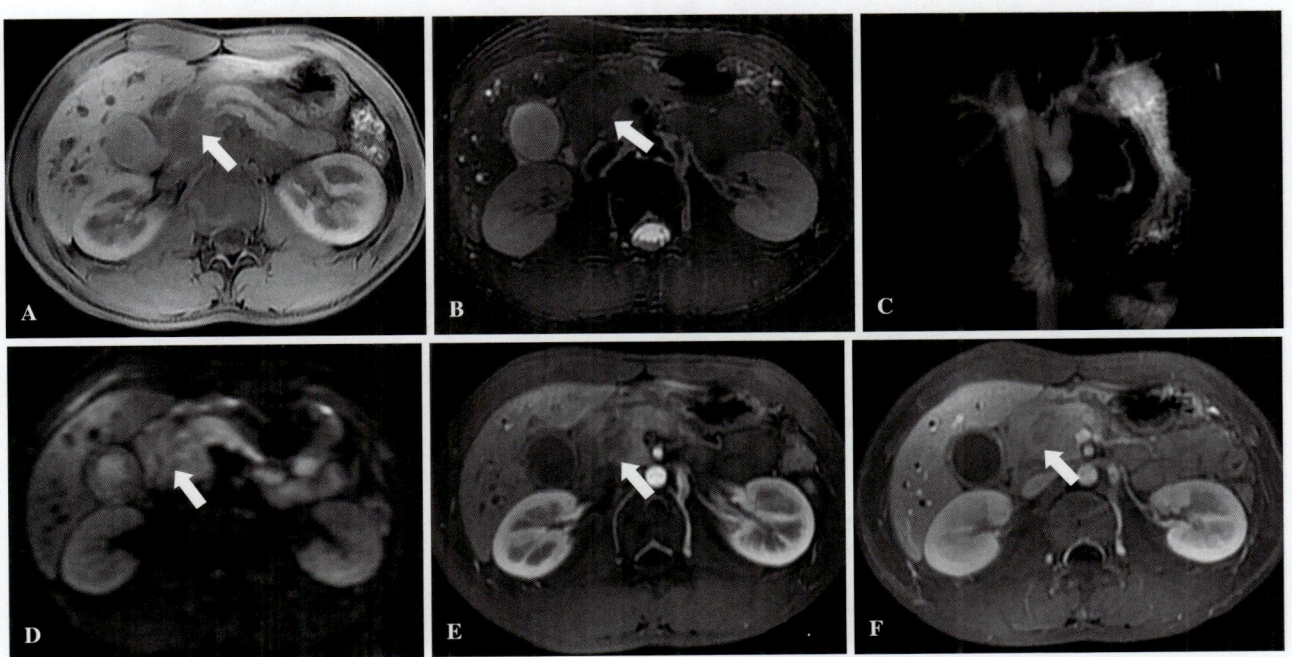

▲ 图 7-107-1　胰腺侵袭性纤维瘤病 MRI 表现

胰头部可见一不规则肿块(白箭),T1WI(A)上呈低信号;T2WI(B)上呈等信号;MRCP(C)可见肝内外胆管明显扩张,主胰管轻度扩张;DWI 示肿块呈等信号(D),增强后动脉期(E)轻度强化,延迟期(F)对比剂填充呈中度强化。

病理学表现

1. 大体 胰头大小 8.0 cm×4.0 cm×2.5 cm，距胰腺切缘 1.2 cm 见灰白色质硬区，大小 1.4 cm×1.0 cm×1.0 cm，切面灰白色，实性，质硬，与周围组织界不清（图 7-107-2A）。

2. 镜下 结节由增生的纤维母细胞及胶原纤维组成，纤维母细胞呈纤细的梭形，较温和，染色质稀疏或呈空泡状，可见小核仁，核分裂象罕见，呈束状或交织状排列，向胰腺实质内穿插生长，间质内见散在薄壁裂隙状血管（图 7-107-2B~D）。

3. 免疫组化 Vimentin（＋），CD34（－），SMA（＋），CD99（－），Calponin（＋），BCL2（－），S100（－），CAM5.2（－），β-catenin（核＋），p53（－），Ki-67（个别＋）（图 7-107-3）。

4. 病理诊断 （胰头）侵袭性纤维瘤病。

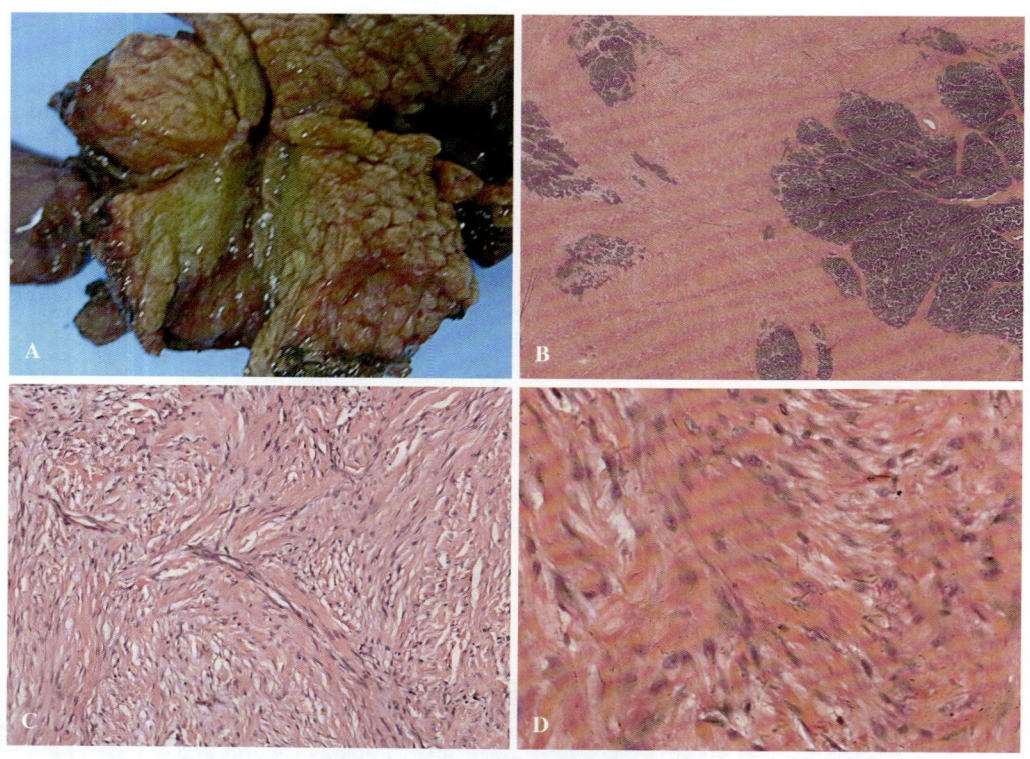

▲ 图 7-107-2 胰腺侵袭性纤维瘤病大体及镜下表现

A. 胰腺实质内见灰白色不规则质硬区，与周围胰腺组织界限不清；B. 肿瘤穿插入胰腺实质内，侵袭性生长（HE，20×）；C. 肿瘤细胞呈束状或交织状排列，间质内见薄壁裂隙样血管（HE，200×）；D. 肿瘤细胞呈纤细的梭形，形态温和，染色质淡染或空泡状，可见核仁，细胞间见胶原纤维（HE，400×）。

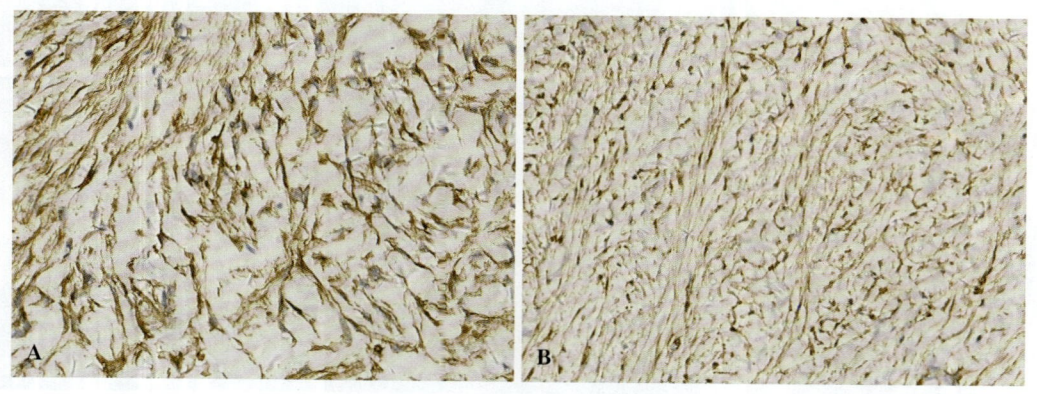

▲ 图 7-107-3 免疫组化染色

A. Vimentin 阳性；B. β-catenin 核阳性（HE，400×）。

讨 论

侵袭性纤维瘤病是一种由单克隆纤维母细胞过度增殖形成的肿瘤,其生物学行为介于良性纤维病变和纤维肉瘤之间,发生于腹腔实质脏器者少见,发生于胰腺者更为罕见。

胰腺侵袭性纤维瘤病影像学多表现为形态不规则的实性肿块,与周围边界不清,有时可表现为囊性或囊实性肿块,增强后呈不均匀强化。胰腺组织表现为类似慢性胰腺炎改变。

病理学方面,肿块通常较大,境界不清楚,无包膜,切面呈灰白色,质地硬。光镜下见纤维母细胞增生明显,分化良好,缺乏恶性细胞学特征,其间胶原纤维丰富,病变边缘常见淋巴细胞浸润血管周围,可有钙化。免疫组化波形蛋白和肌动蛋白阳性。

侵袭性纤维瘤病和其他软组织肿瘤一样首选手术治疗。但因其浸润性生长特点,很难做到根治性切除。部分侵袭重要神经血管的侵袭性纤维瘤病,切除后还可能引起严重的术后并发症,且侵袭性纤维瘤病术后总体复发率高达39.3%。难以手术治疗的侵袭性纤维瘤病应首选药物治疗。抗雌激素药物(他莫昔芬和托瑞米芬)和NSAIDs(美洛昔康、吲哚美辛、舒林酸和塞来昔布)联合应用是常用方案之一。塞来昔布和索拉非尼联合治疗对伴家族性腺瘤性息肉病(FAP)的侵袭性纤维瘤病患者也有明显疗效。化疗已广泛应用于侵袭性纤维瘤病的治疗,常用方案有两种,一为蒽环类药物(阿霉素),二为甲氨蝶呤和长春碱联合化疗,蒽环类药物不良反应较明显,在患者无法耐受的情况下后者也是一种良好的替代选择,且后者对FAP相关侵袭性纤维瘤病也有较好的效果。

总之,胰腺侵袭性纤维瘤病系胰腺罕见的肿瘤,由于肿块呈浸润性生长常误诊为胰腺恶性肿瘤或慢性胰腺炎,临床上对于影像学符合上述特征的胰腺肿瘤病例需要警惕本病。

参考文献

[1] Słowik-Moczydłowska Ż, Rogulski R, Piotrowska A, et al. Desmoid tumor of the pancreas: A case report [J]. J Med Case Rep, 2015, 9:104.

[2] Li Z, Ke N, Liu X, et al. Mature cystic teratoma of the pancreas with 30 years of clinical course: A case report [J]. Medicine (Baltimore), 2018, 97(15): e0405.

[3] Nuyttens JJ, Rust PF, Thomas CR, Jr., et al. Surgery versus radiation therapy for patients with aggressive fibromatosis or desmoid tumors: A comparative review of 22 articles [J]. Cancer, 2000, 88(7): 1517-1523.

[4] Benech N, Walter T, Saurin JC. Desmoid tumors and celecoxib with sorafenib [J]. N Engl J Med, 2017, 376(26): 2595-2597.

[5] Shimizu K, Hamada S, Sakai T, et al. Efficacy of low-dose chemotherapy with methotrexate and vinblastine for patients with extra-abdominal desmoid-type fibromatosis: A systematic review [J]. Jpn J Clin Oncol, 2020, 50(4): 419-424.

病例108 胰腺神经鞘瘤

患者信息

女性患者,50岁,体检发现胰腺占位8天。

影像学表现

1. **影像学描述** 见图7-108-1,图7-108-2。

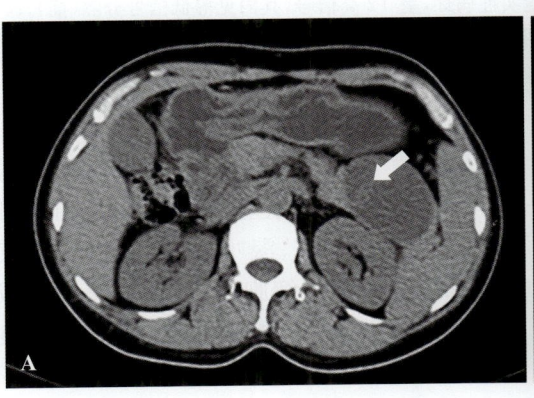
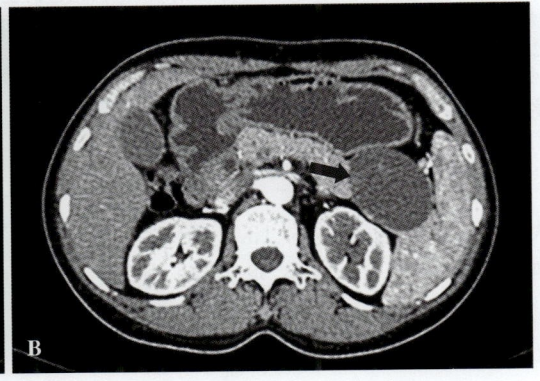

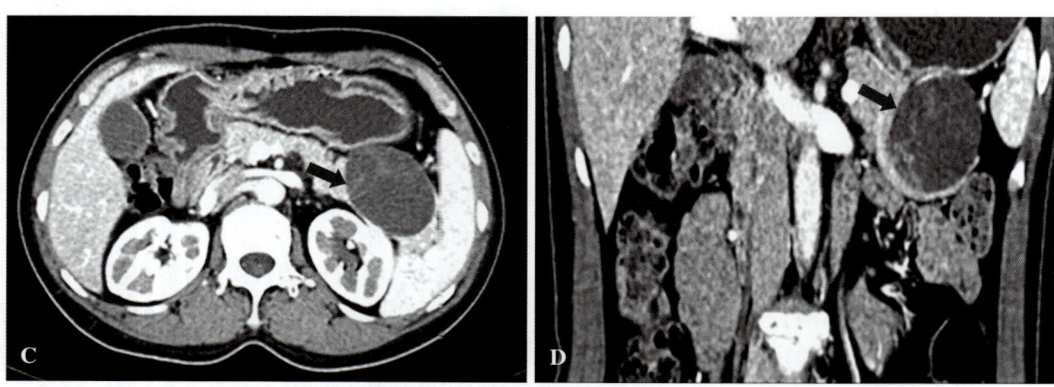

▲ 图 7-108-1 胰腺神经鞘瘤 CT 表现

A. 横断面 CT 平扫示胰体尾部边界清晰、包膜完整的低密度灶,内部似可见稍高密度分隔影(箭);B~D. 分别为横断面 CT 动脉期、静脉期和冠状面延迟期图像,病灶呈囊实性,边界清楚,病灶囊壁及其内分隔明显强化,内部囊性部分无强化,主胰管未见扩张,胰周脂肪间隙清晰。

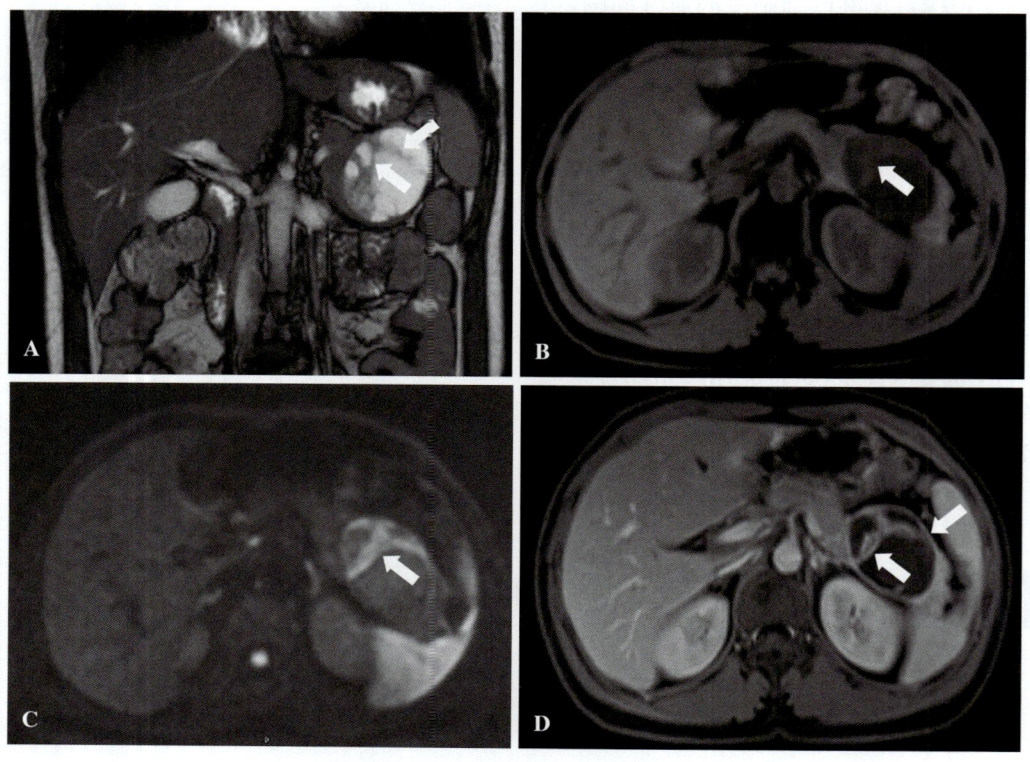

▲ 图 7-108-2 胰腺神经鞘瘤 MRI 表现

A. 冠状面 MR T2WI 示胰尾部见一类圆形边界清晰、包膜完整的囊实性病灶,呈 T2 高信号,其内见等低信号分隔(箭);B. 横断面 MR T1WI 示病灶呈低信号为主,内部分隔呈稍低信号(箭);C. DWI 显示分隔呈高信号(箭);D. 横断面 MRI 增强静脉期示病灶囊壁及分隔明显强化(箭),囊性部分未见强化。

2. 影像学诊断　胰腺黏液性囊性肿瘤(误诊)。

病理学表现

1. 大体　胰体尾大小约 13.0 cm×7.0 cm×4.5 cm,距胰腺切缘 2.0 cm 见一肿物,大小约 6.0 cm×7.0 cm×4.0 cm,切面呈多房囊性,壁厚 0.2~0.3 cm,囊内含淡黄色清亮液体及淡黄色胶冻样物,与周围组织边界清晰(图 7-108-3)。

2. 镜下　肿物囊壁镜下示肿瘤细胞排列疏密不等,可见细胞密集区及稀疏区,致密区内肿瘤细胞呈梭形,胞质丰富、淡嗜伊红色,排列成束状、栅栏状;稀疏区内肿瘤细胞呈星芒状,核圆形或卵圆形,排列凌乱,间质可见黏液样变。肿瘤囊性变显著,囊腔内富含黏液。肿瘤周边可见少量大而不规则的血管。

3. **免疫组化** Vimentin（＋），S100（＋），SOX10（＋），β-tubulin（＋），SMA（－）。

4. **病理诊断** （胰体尾）神经鞘瘤。

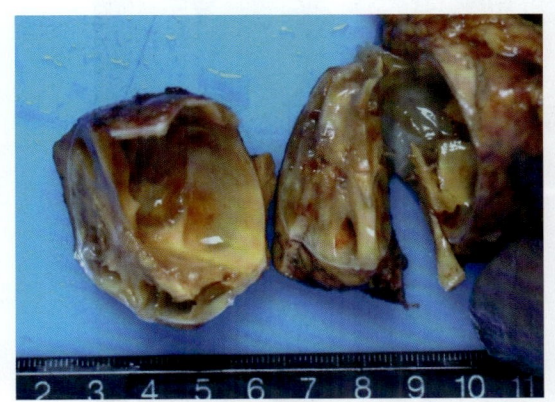

▲ 图7-108-3 胰腺神经鞘瘤大体表现

肿瘤呈卵圆形，与周围胰腺组织分界清楚，切面灰白色，局部囊性变，囊内含淡黄色清亮液体及胶冻样物。

讨 论

神经鞘瘤又被称为施万细胞瘤，是一种来源于周围神经的罕见的生长缓慢的良性肿瘤。胰腺神经鞘瘤的发病年龄平均在55.8岁，男女比例差别不大，可出现于胰腺的各个部位，其中以胰头多见。患者临床症状表现不一，腹痛较为常见，以进食哽咽为首发表现者罕见。

胰腺神经鞘瘤CT平扫多表现为类圆形的边界清晰的低密度影，由于肿瘤的异质性，其内可伴钙化或出血。神经鞘瘤可为纯实性（60%）或囊性特征（40%）。当病灶的成分主要由细胞成分区构成时，在增强后表现为低密度伴有轻度强化的实性肿块；而当病灶的成分主要由黏液成分区构成时，表现为低密度且不强化的肿块。胰腺神经鞘瘤MRI检查在T1WI上表现为低信号，在T2WI上表现为高信号。胰腺神经鞘瘤影像学表现与胰腺假性囊肿、胰腺黏液性囊性肿瘤相似，极易误诊。本例患者病灶呈囊实性，未见钙化或出血，囊壁及其内分隔呈明显强化，与黏液性囊性肿瘤鉴别困难。而胰腺假性囊肿多有胰腺炎病史或胰腺外伤史，有助于鉴别。

病理表现上，显微镜下典型神经鞘瘤由Antoni A区和Antoni B区构成，Antoni A区由形态规则的梭形细胞构成，胞质丰富，胞界不清，细胞核密集平行排列成栅栏状或不完全的漩涡状，Antoni B区则由细胞松散排列，内见少量星芒状细胞，胞质突出互相连接成稀疏的网状，细胞间含较多黏液基质，可伴小囊腔形成。大多数胰腺神经鞘瘤可见Antoni A、B两区共存或两区相互移行。免疫组化S100、SOX10和CD56常为阳性，而AE1/AE3、SMA、CD34、CD117在内的其他肿瘤标志物均为阴性。

参考文献

[1] Almo KM, Traverso LW. Pancreatic schwannoma: an uncommon but important entity [J]. Journal of Gastrointestinal Surgery, 2001,5(4):359-363.

[2] Moriya T, Kimura W, Hirai I, et al. Pancreatic schwannoma: Case report and an updated 30-year review of the literature yielding 47 cases [J]. World J Gastroenterol, 2012,18(13):1538-1544.

[3] Bui TD, Nguyen T, Huerta S, et al. Pancreatic schwannoma. A case report and review of the literature [J]. JOP, 2004,5(6):520-526.

[4] 段云捷,崔现平,孙琳,等.恶性胰腺神经鞘瘤1例报告[J].中国实用外科杂志,2019,39:999-1000.

[5] 张娟,李培岭,翟昭华.胰腺神经鞘瘤1例报告并文献复习[J].中国临床医学影像杂志,2015,26:70-71.

[6] 周进学,史云菊,韩风,等.胰腺神经鞘瘤1例报道并文献分析[J].中国普通外科杂志,2012,21(9):1140-1143.

[7] 章家超,唐荣,张震生,等.胰尾部神经鞘瘤1例报告[J].临床肝胆病杂志,2022,38:1878-1879.

病例109 胰腺恶性周围神经鞘瘤

患者信息

女性患者，23岁，体检发现胰腺及肝脏占位10余天。

影像学表现

1. **影像学描述** 见图7-109-1，图7-109-2。
2. **影像学诊断** 胰腺实性假乳头状肿瘤（误诊）。

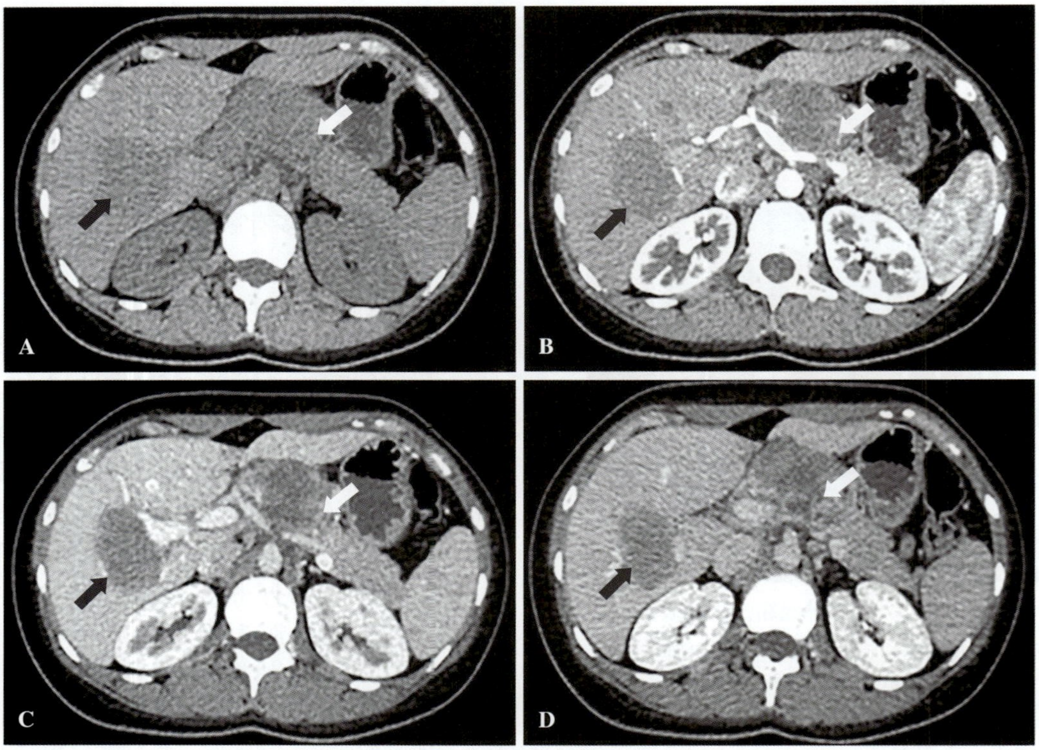

▲ 图 7-109-1　胰腺恶性周围神经鞘膜瘤 CT 表现

A. 横断面 CT 平扫示胰体部（白箭）和肝右前叶（黑箭）各见一枚低密度肿块影，边界模糊，未见钙化；B～D. 分别为横断面 CT 增强动脉期、静脉期和延迟期图像，胰体部肿块呈实性为主，边界不清，凸向胰外生长，病灶实性成分轻度不均匀强化，内见片状无强化区，肝脏病灶轻度均匀强化。

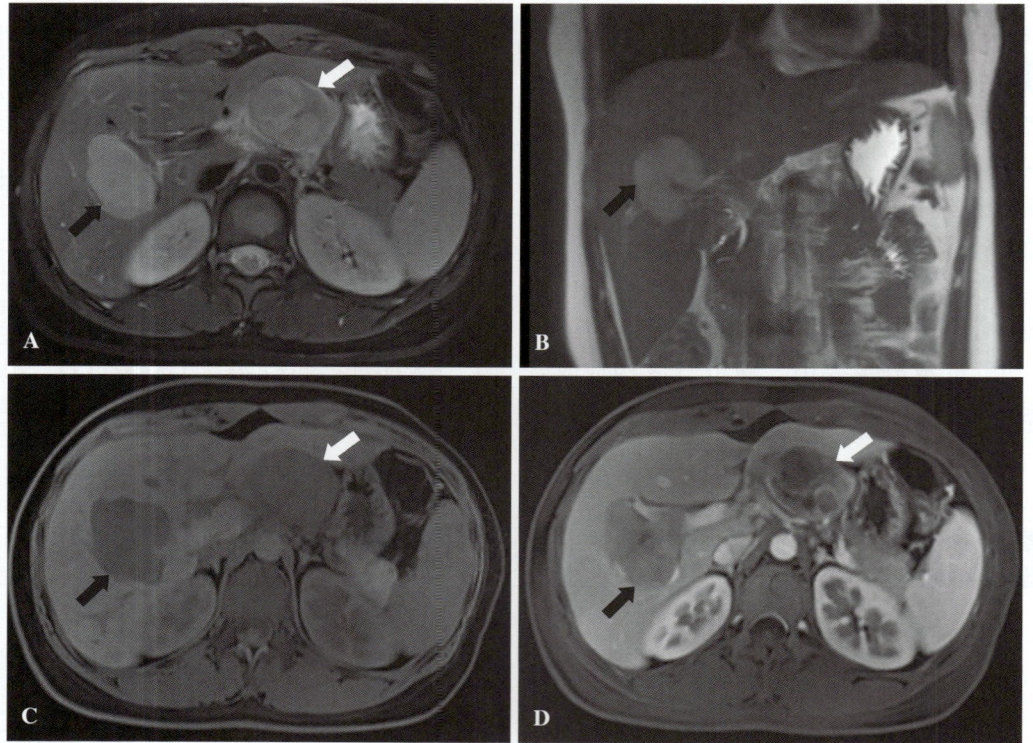

▲ 图 7-109-2　胰腺恶性周围神经鞘膜瘤 MRI 表现

A、B. 分别为横断面和冠状面 MR T2WI，胰体上缘和肝右前叶各见一枚边界清晰、包膜完整的稍高信号肿块，胰体部病灶信号略混杂；C. 横断面 MR T1WI 示胰体及肝脏病灶均呈低信号；D. 横断面 MRI 增强静脉期示胰体及肝脏病灶不均匀强化。

病理学表现

1. 大体 胰体尾大小 12.0 cm×7.5 cm×5.5 cm,距胰腺切缘 0.5 cm 见一肿物,大小 7.2 cm×5.3 cm×4.2 cm,切面灰白或灰黄色、实性、质地稍硬,分叶状结构不清,可见多灶性坏死(图7-109-3A)。

2. 镜下 肿瘤细胞呈短梭形,相对一致,核大,异型显著,核分裂象易见,核质比显著增高,肿瘤细胞呈交叉束状排列,肿瘤大部位于胰周并侵犯相邻淋巴结及胰腺实质,可见大片状坏死、神经侵犯(图7-109-3B～D)。

3. 免疫组化 AE1/AE3(−),Vimentin(+),S100(个别细胞+),SOX10(−),CD99(+),CD56(弱+),H3K27me3(+),INI1(+),SMARCA4(+),BCOR(−),CIC(+),NKX2.2(−),ESO-1(−),CD21(少+),p53(野生型),Ki-67(50%+),CD10(个别+)(图7-109-4)。

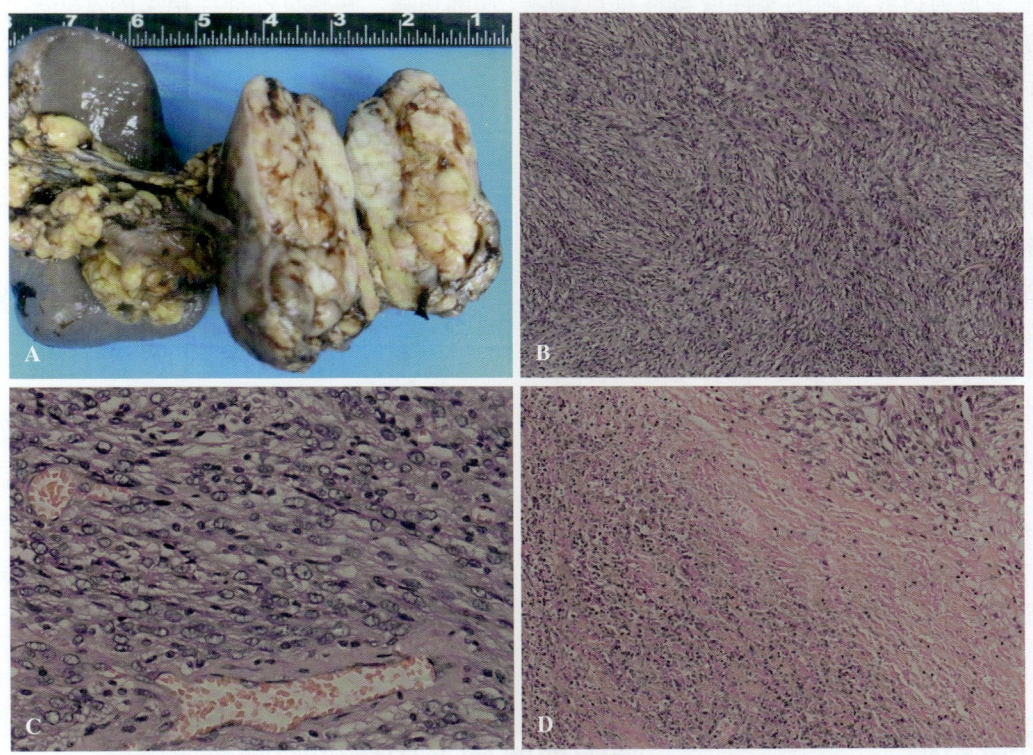

▲ 图7-109-3 胰腺恶性周围神经鞘膜瘤大体及镜下表现

A. 肿物呈分叶状,切面灰白灰黄色,质稍硬,可见多灶性坏死,与胰腺组织分界不清;B. 肿瘤细胞呈交叉束状排列,可见细胞密集区及稀疏区(HE,100×);C. 肿瘤细胞呈梭形,核大、空泡状,可见核仁,异型显著,间质内见散在淋巴细胞浸润及厚壁扭曲血管(HE,400×);D. 肿瘤局部见片状凝固性坏死(HE,200×)。

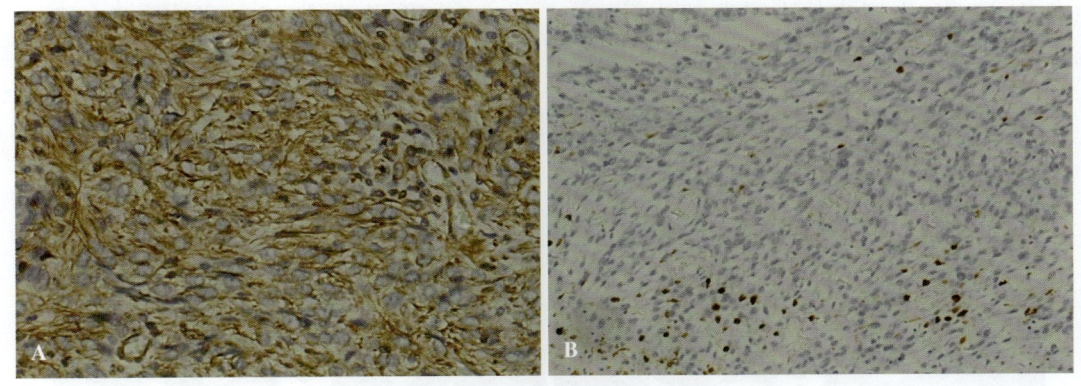

▲ 图7-109-4 免疫组化染色

A. Vimentin 阳性(IHC,400×);B. S100 个别细胞阳性(IHC,200×)。

4. 病理诊断 胰体尾恶性周围神经鞘膜瘤。

讨 论

胰腺神经鞘瘤大多数病例被报道为良性，恶性率不到1%。临床症状缺乏特异性，因而具有一定的生长潜能，直径大小多不固定。肿块越大，恶性神经鞘瘤的风险越高，尤其是>10 cm的病变恶性率高。

胰腺神经鞘瘤肿瘤越大，异质性越明显，CT或MRI上肿瘤表现为边界清晰的实性或囊性特点，实性成分轻度强化，而囊性成分无强化。肝脏出现转移瘤则提示胰腺神经鞘瘤恶变。本例患者病灶以实性为主，需与胰腺实性假乳头状肿瘤鉴别，实性假乳头状肿瘤多见于女性，且钙化及出血（出血表现为CT平扫稍高密度、T1WI上高信号）有助于实性假乳头状肿瘤的诊断，两者强化方式均可表现为渐进性强化，但强化程度不超过周围正常胰腺实质。

恶性周围神经鞘瘤中，50%的病例具有Ⅰ型神经纤维瘤病的病史，40%为散发病例。肿物大体表现为梭形肿块，切面灰白或灰褐色，呈胶冻样或鱼肉状，常见出血及坏死。组织学上，肿瘤细胞呈梭形，形态相对一致，胞质嗜伊红色，胞界不清，核深染，染色质粗，异型显著，核分裂象易见，肿瘤细胞排列成条束状、鱼骨样或宽旋涡状。肿瘤内细胞密度不一，可见细胞稀疏区及致密区交替分布。间质内血管丰富，局部可见黏液样或胶原样间质。肿瘤内常见地图状凝固性坏死。少数肿瘤中可见脂肪肉瘤、血管肉瘤、横纹肌母细胞等异源性分化。免疫组化方面，50%病例S100和（或）SOX10灶性表达，CD34、GFAP不同程度阳性，约半数病例H3K27me3弥漫性表达缺失。

胰腺神经鞘瘤术前很难明确肿瘤良恶性，发现时往往瘤体较大，常需行胰十二指肠切除、胰腺远端切除等扩大手术。瘤体较小或病变良性时可行肿瘤局部切除。胰腺良性神经鞘瘤的发病率远高于恶性周围神经鞘瘤，但无论病变良恶性，手术完整切除后，预后均较好。

参考文献

[1] Ma Y, Shen B, Jia Y, et al. Pancreatic schwannoma: A case report and an updated 40-year review of the literature yielding 68 cases [J]. BMC Cancer, 2017, 17(1): 853.

[2] Moriya T, Kimura W, Hirai I, et al. Pancreatic schwannoma: Case report and an updated 30-year review of the literature yielding 47 cases [J]. World J Gastroenterol, 2012, 18(13): 1538-1544.

[3] Wang X, Lv J, Fu C, et al. Pancreatic Schwannoma on FDG PET/CT [J]. Clin Nucl Med, 2020, 45(11): 921-922.

[4] Shi Z, Cao D, Zhuang Q, et al. MR imaging features of pancreatic schwannoma: A Chinese case series and a systematic review of 25 cases [J]. Cancer Imaging, 2021, 21(1): 23.

[5] 段云捷, 崔现平, 孙琳, 等. 恶性胰腺神经鞘瘤1例报告[J]. 中国实用外科杂志, 2019, 39: 999-1000.

病例 110　胰腺血管周上皮样细胞肿瘤

患者信息

女性患者，35岁，上腹痛伴右肩背部放射痛1周余。既往有乙肝病史。

影像学表现

1. 影像学描述 见图7-110-1，图7-110-2。

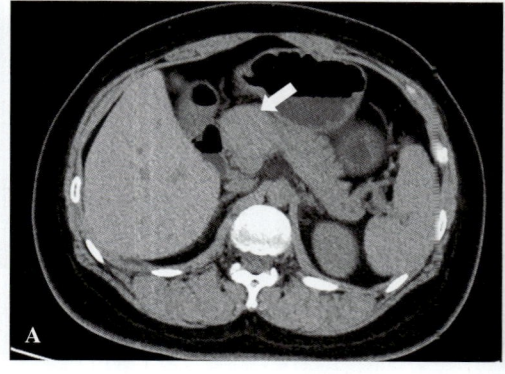

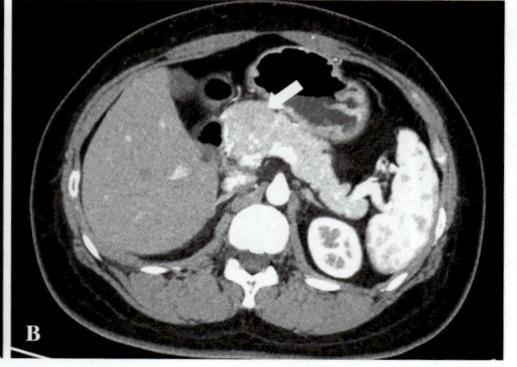

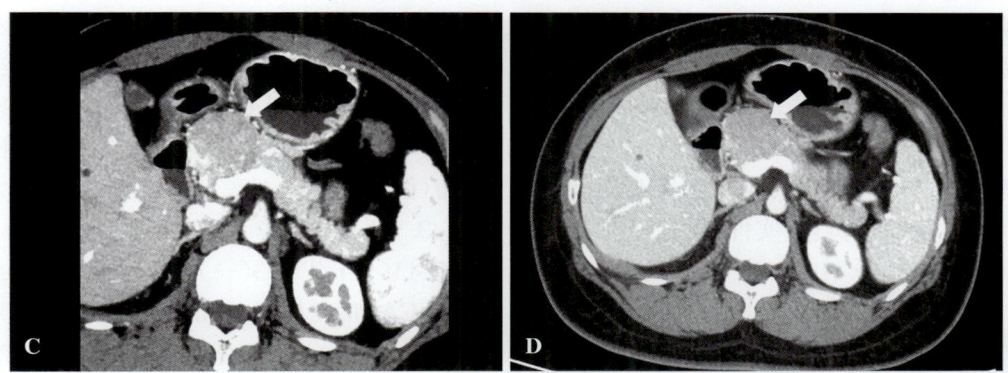

▲ 图 7-110-1 胰腺血管周上皮样细胞肿瘤 CT 表现

A. 横断面 CT 平扫示胰头部等密度肿块；B~D. 分别为横断面 CT 动脉期、实质期及延迟期图像，显示肿块于动脉期明显强化，接近胰腺正常实质，随后强化逐渐退出。

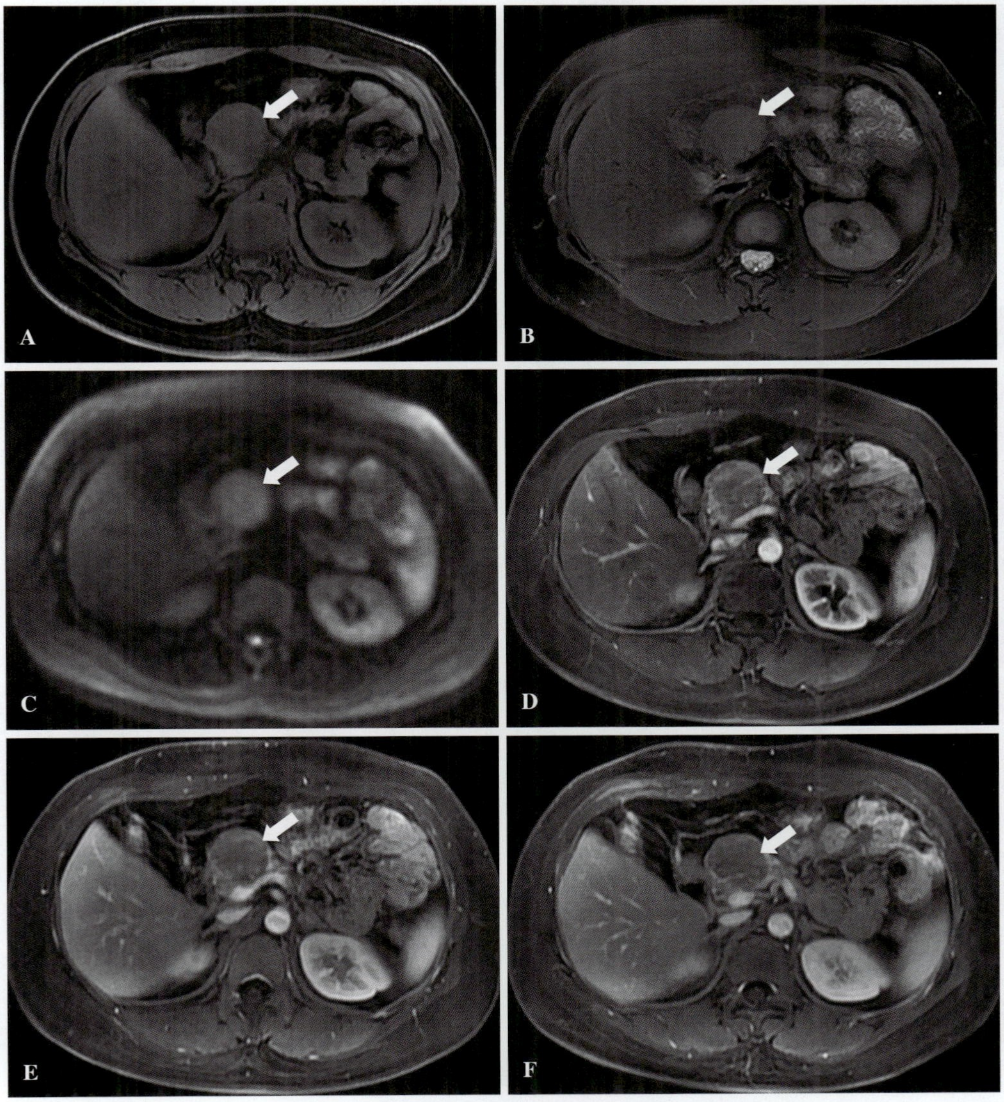

▲ 图 7-110-2 胰腺血管周上皮样细胞肿瘤 MRI 表现

A. 横断面 MR T1WI 平扫，显示胰头类圆形等低信号影，大小约 3.7 cm×3.6 cm，边界清晰；B. 横断面 MR T2WI，显示病灶呈均匀稍高信号；C. 横断面 DWI，显示病灶呈均匀高信号；D~F. 分别为横断面 MRI 动脉期、静脉期及延迟期图像，显示肿块于动脉期明显不均匀强化，实质期及延迟期强化逐渐退出。

2. 影像学诊断 胰腺实性假乳头状肿瘤或胰腺神经内分泌肿瘤(误诊)。

病理学表现

1. 大体 结节状肿物一枚,大小 4.5 cm×3.5 cm×3.5 cm,切面灰黄色,实性,质软,周围附少量胰腺组织,界清(图 7-110-3)。

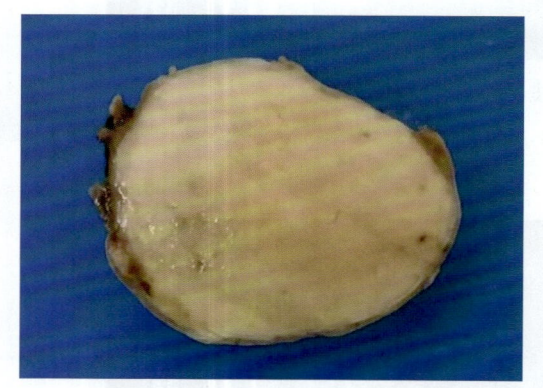

▲ 图 7-110-3 胰腺血管周上皮样细胞肿瘤大体表现
胰头部结节状肿物,边界清楚,切面灰黄色,实性,质软。

2. 镜下 肿瘤周围见纤维性假包膜,与周围胰腺组织境界清楚,肿瘤细胞呈梭形或上皮样,细胞异型性小,核小,圆形或卵圆形,未见核分裂象,胞质丰富,淡嗜伊红色,肿瘤细胞围绕在血管周围呈片巢状分布(图 7-110-4)。

3. 免疫组化 SMA(+),Melan-A(+),HMB45(+),TFE3(-),CD56(+),CgA(-),Syn(-),CAM5.2(-),Vimentin(部分+),CD34(血管+),Calponin(部分+),p53(野生型),Ki-67(3%+)(图 7-110-5)。

4. 病理诊断 胰腺原发性血管周上皮样细胞肿瘤。

讨 论

血管周上皮样细胞肿瘤(perivascular epithelioid cell tumor, PEComa)是一组少见的间叶源性肿瘤,而胰腺原发性 PEComa 极为罕见,多发生于 40~60 岁的女性,临床首发症状主要为腹痛,少数无明显症状,为体检或随访其他疾病时意外发现。

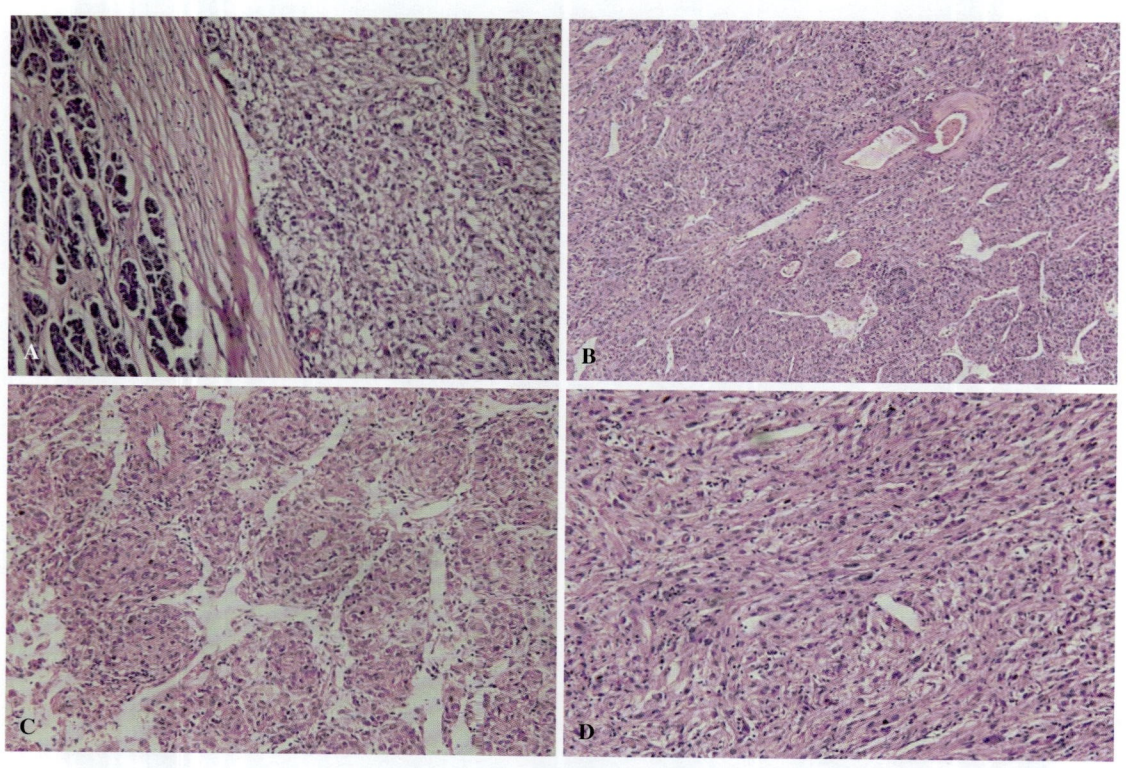

▲ 图 7-110-4 胰腺血管周上皮样细胞肿瘤组织学表现
A. 肿瘤周围见纤维性假包膜,与周围正常胰腺组织界限清楚;B. 肿瘤细胞呈片巢状排列,间质血管丰富,部分血管增厚玻璃样变,局部可见肿瘤细胞围绕血管生长;C、D. 肿瘤细胞呈上皮样或梭形,胞质透亮或淡嗜伊红色细颗粒状。

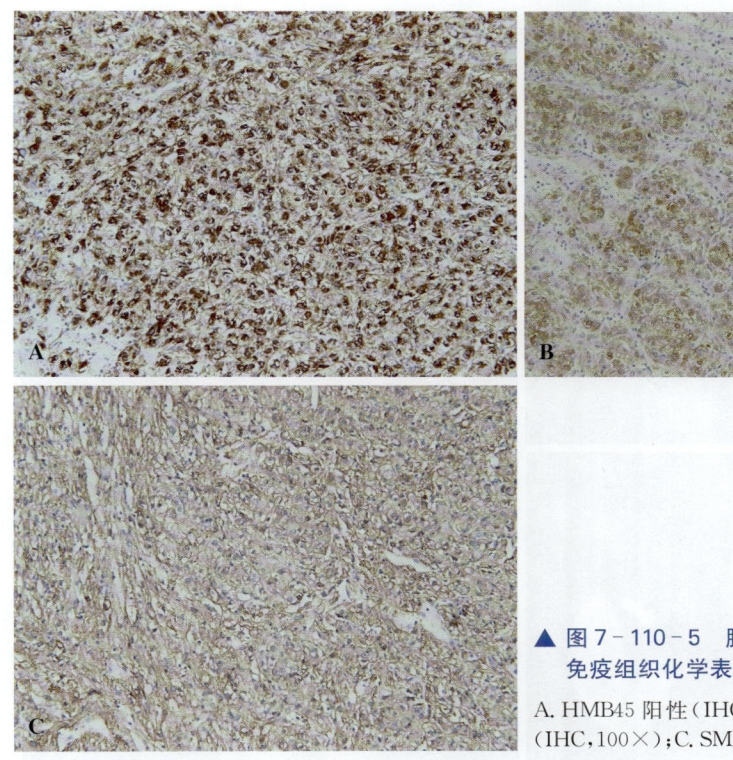

▲ 图7-110-5 胰腺血管周上皮样细胞肿瘤免疫组织化学表现

A. HMB45 阳性(IHC,100×); B. Melan-A 阳性(IHC,100×); C. SMA 阳性(IHC,100×)。

影像学上,胰腺 PEComa 为边界清楚的肿块,CT 平扫呈等或低密度,MR T1WI 上呈低信号,T2WI 上呈稍高信号,增强后在动脉期或实质期呈轻度强化,延迟期强化退出,部分病例表现不均匀强化。本例在影像学上被诊断为实性假乳头状肿瘤、神经内分泌肿瘤,鉴别困难。

病理表现上,胰腺 PEComa 大体为灰黄色实性均质结节,大部分界限清楚,极少数病例浸润周围组织。组织学上肿瘤细胞呈上皮样或梭形,核小,圆形或卵圆形,可有小核仁,胞质透亮或呈淡嗜伊红色细颗粒状,PAS 染色阳性,不耐淀粉酶消化。部分区域肿瘤细胞常围绕血管呈放射状排列,邻近血管的细胞呈上皮样,远离血管的呈梭形,似平滑肌细胞,上皮样细胞和梭形细胞的比例因病例而异,肿瘤内很少出现脂肪组织。免疫组化主要表达 HMB45、Melan-A 和 α-SMA,另有少数可表达 CD117,还可表达 TFE3 和 cyclin D1,较少表达 Desmin,一般不表达 S100 和 CK。

参考文献

[1] Hornick JL, Fletcher CD. Pecoma: What do we know so far? [J]. *Histopathology*, 2006, 48:75-82.
[2] Jiang H, Ta N, Huang XY, et al. Pancreatic perivascular epithelioid cell tumor: A case report with clinicopathological features and a literature review [J]. *World J Gastroenterol*, 2016, 22:3693-3700.
[3] Hirabayashi K, Nakamura N, Kajiwara H, et al. Perivascular epithelioid cell tumor (pecoma) of the pancreas: Immunoelectron microscopy and review of the literature [J]. *Pathol Int*, 2009, 59:650-655.
[4] Nagata S, Yuki M, Tomoeda M, et al. Perivascular epithelioid cell neoplasm (pecoma) originating from the pancreas and metastasizing to the liver [J]. *Pancreas*, 2011, 40:1155-1157.

病例 111 　胰腺错构瘤

患者信息

男性患者,64 岁,阵发性左上腹疼痛 3 个月余,黑便半个月。红细胞计数 $3.99 \times 10^{12}/L$;血红蛋白 112 g/L。

影像学表现

1. **影像学描述** 见图 7-111-1。

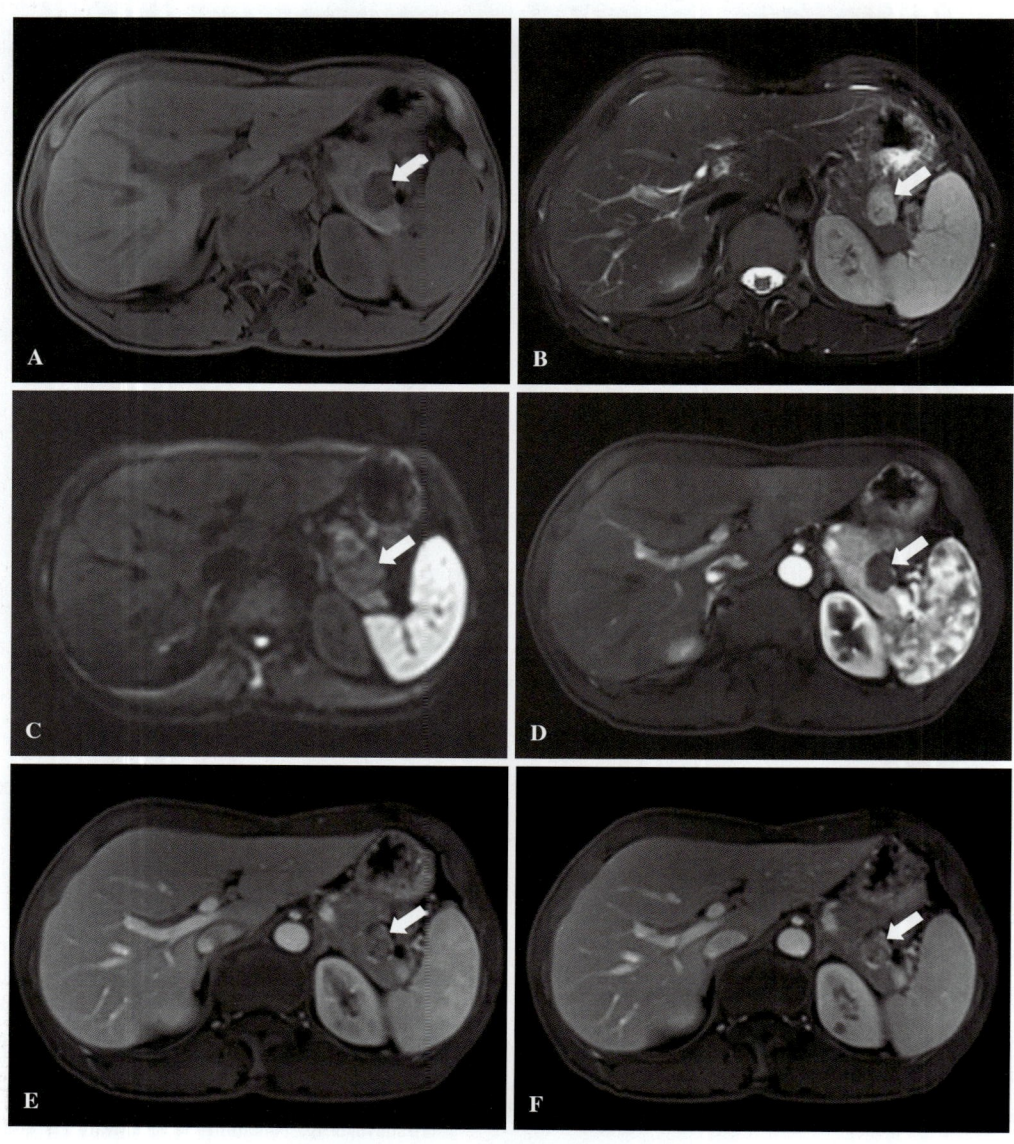

▲ 图 7-111-1 胰腺错构瘤 MRI 表现

A. 横断面 MR T1WI 示胰尾部病灶呈低信号（箭）；B. 横断面 MR T2WI 示胰尾部病灶呈高信号（箭）；C. 横断面 DWI 示病灶呈稍高信号（箭），上游胰管未见扩张；D～F. 分别为横断面 MRI 动脉期、实质期及延迟期图像，病灶动脉期呈轻度强化，静脉呈中度强化，延迟期强化程度高于周围胰腺实质。

2. 影像学诊断 胰腺神经内分泌肿瘤（误诊）。

病理学表现

1. 大体 胰体尾大小 6.0 cm×4.5 cm×2.0 cm，距胰腺切缘 3.0 cm 见一大小 1.6 cm×1.5 cm×1.2 cm 结节，切面灰白色，实性，质中，与周围组织界限清，有包膜（图 7-111-2A）。

2. 镜下 结节与周围胰腺组织界限清楚，结节内见大量杂乱的导管、少量腺泡随机分布于丰富的黏液样变的纤维组织中，其间可见少量脂肪组织，未见 Langerhans 胰岛和神经（图 7-111-2B）。

3. 病理诊断 （胰尾）错构瘤。

讨 论

错构瘤是一种肿瘤样畸形，表现为受累器官正常组织成分的异常混合，发生于胰腺者非常罕见，占所有错构瘤的比例<1%。胰腺错构瘤多发生于中老年人，男性略多，常单发，多见于胰头。绝大多数患者无症状，因体检或行腹部检查偶然发现，少数因腹痛、急性胰腺炎或黄疸就诊。

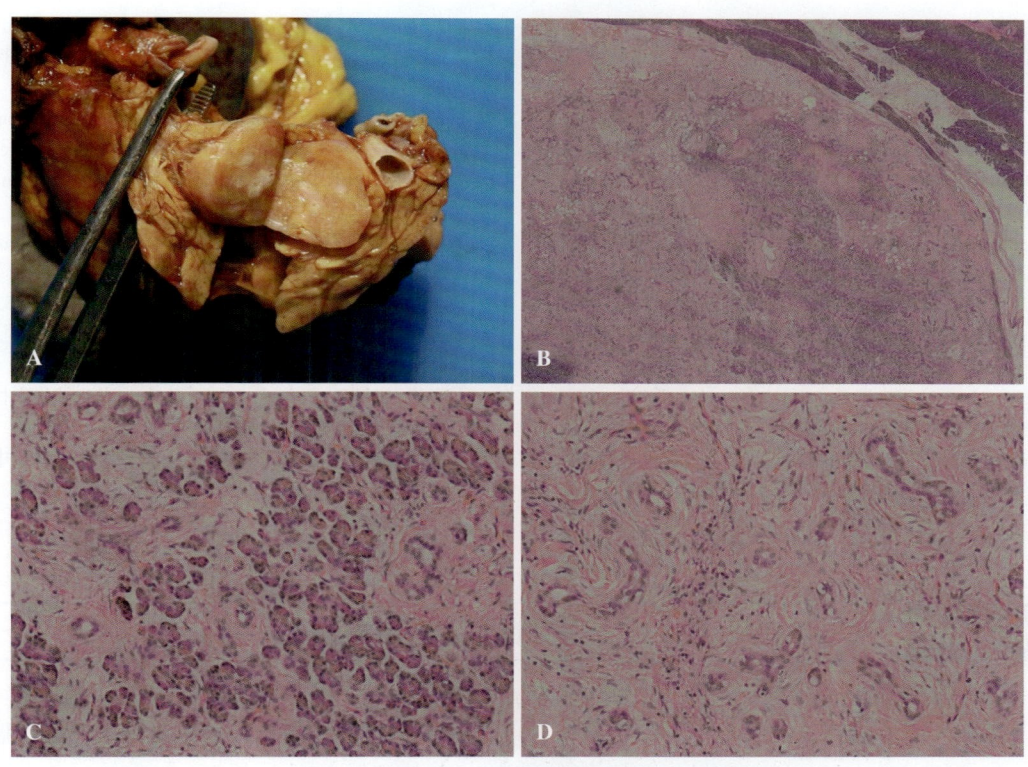

▲ 图7-111-2 胰腺错构瘤大体及镜下表现

A. 大体表现为结节状肿物,灰白色,有包膜;B. 低倍镜下,肿物与周围胰腺组织分界清楚,肿物内见杂乱的导管、少量腺泡及脂肪组织(HE,40×);C. 肿瘤局部见少量腺泡随机分布,无Langerhans胰岛及神经(HE,200×);D. 大量导管杂乱分布于黏液样变的纤维组织中(HE,200×)。

胰腺错构瘤大体表现为境界清楚的肿块,实性或囊实性,多呈灰白色或灰黄色。目前,比较支持由Pauser等及Yamaguchi等提出的组织学诊断标准:①界限清楚的肿块;②成熟的腺泡和结构扭曲的导管无序分布于丰富的纤维组织中;③缺乏独立的Langerhans胰岛;④导管壁周围缺乏弹性纤维,肿块内缺乏外周神经。Tanaka等发现少数由成熟的脂肪细胞组成,但含有少量胰腺错构瘤的特征成分,认为其是独特变体,遂提出脂肪瘤样错构瘤这一亚型。免疫组化方面,导管上皮CK7、CK19阳性,CK20阴性,腺泡上皮CK8/18阳性;间质梭形细胞CD34阳性,CD117、BCL2、SMA部分阳性。病理上需要与以下疾病相鉴别。①肿块型胰腺炎:肿块内可见腺泡萎缩,间质纤维组织增生伴炎细胞浸润,并见Langerhans胰岛和神经散在分布;②脂肪瘤:由成熟的脂肪细胞组成,不含有胰腺错构瘤的特征成分,如小导管、保存完好的腺泡结构和(或)纤维间质等;③脂肪肉瘤:肿瘤主要由相对成熟的脂肪细胞组成,其间可见散在脂肪母细胞,无错构瘤样成分。

胰腺错构瘤影像学表现缺乏特异性,多表现为境界清楚的肿块,呈实性或囊实性,实性成分CT平扫呈低密度,T1低信号,T2高信号,增强后呈渐进性明显强化,这种强化方式可能是由于实性成分含有丰富的纤维组织。渐进性强化可能是胰腺错构瘤特征的影像学表现。本例患者虽然MRI强化方式表现为渐进性强化,但延迟期强化程度高于周围正常胰腺实质,因此误诊为胰腺神经内分泌肿瘤。若病变中出现脂肪组织,甚至钙化时,CT表现为混杂密度影,易误诊为血管平滑肌脂肪瘤或成熟型囊性畸胎瘤。若病变中脂肪组织占主要成分(即脂肪瘤样错构瘤),易误诊为脂肪瘤、脂肪肉瘤、血管周上皮样细胞肿瘤或伴有脂肪的其他恶性肿瘤。

胰腺错构瘤一般无明显症状,只需定期随访,无需手术切除。当患者反复发生因肿物引起的急性胰腺炎时才需要手术切除。因此对于影像医生和病理医生而言,需要加强对该病的认识,使患者避免不必要的手术。

参考文献

[1] Kim HH, Cho CK, Hur YH, et al. Pancreatic hamartoma diagnosed after surgical resection [J]. J Korean Surg Soc, 2012,83(5):330-334.

[2] Kawakami F, Shimizu M, Yamaguchi H, et al. Multiple solid pancreatic hamartomas: A case report and review of the literature [J]. World J Gastrointest Oncol, 2012, 4(9): 202-205.

[3] Cui H, Lian Y, Chen F. Imaging findings for pancreatic Hamartoma: Two case reports and a review of the literature [J]. BMC Gastroenterol, 2020, 20(1): 37.

[4] Santana Valenciano Á, Molina Villar JM, Barranquero AG, et al. Pancreatic hamartoma: A rare and benign cause of pancreatic incidentaloma [J]. Cir Esp (Engl Ed), 2022, 100(4): 250-254.

[5] Pauser U, Kosmahl M, Kruslin B, et al. Pancreatic solid and cystic hamartoma in adults: characterization of a new tumorous lesion [J]. Am J Surg Pathol, 2005, 29(6): 797-800.

[6] Yamaguchi H, Aishima S, Oda Y, et al. Distinctive histopathologic findings of pancreatic hamartomas suggesting their "hamartomatous" nature: A study of 9 cases [J]. Am J Surg Pathol, 2013, 37(7): 1006-1013.

[7] Tanaka M, Ushiku T, Ikemura M, et al. Pancreatic lipomatous hamartoma: A hitherto unrecognized variant [J]. Am J Surg Pathol, 2018, 42(7): 891-897.

[8] Han YE, Park BJ, Sung DJ, et al. Computed tomography and magnetic resonance imaging findings of pancreatic hamartoma: A case report and literature review [J]. Clin Imaging, 2018, 52: 32-35.

[9] Zhou B, Li G, Xu S, et al. Pancreatic lipomatous hamartoma mimicking other pancreatic tumor: A case report and literature review [J]. Am J Transl Res, 2020, 12(10): 6682-6688.

[10] 方旭, 蒋慧, 边云. 胰腺错构瘤 MRI 表现一例 [J]. 影像诊断与介入放射学, 2020, 29(06): 466-467.

[11] 杨巍, 何晨冬, 王剑威. 胰腺肿物——请分析病变性质 [J]. 临床放射学杂志, 2022, 41: 803, 993-994.

[12] 陈娇, 张治邦, 伍翠云. 胰腺错构瘤 1 例报道 [J]. 中华肝胆外科杂志, 2023, 29: 705-706.

病例 112　胰腺胃肠道间质瘤

患者信息

女性患者, 51 岁。主诉: 左上腹部间歇性疼痛 1 个月余。既往 3 年前行"十二指肠水平部肿瘤切除术", 术后病理示: 胃肠道间质瘤。5 年前行"左侧甲状腺癌根治术"。

影像学表现

1. 影像学描述　见图 7-112-1。

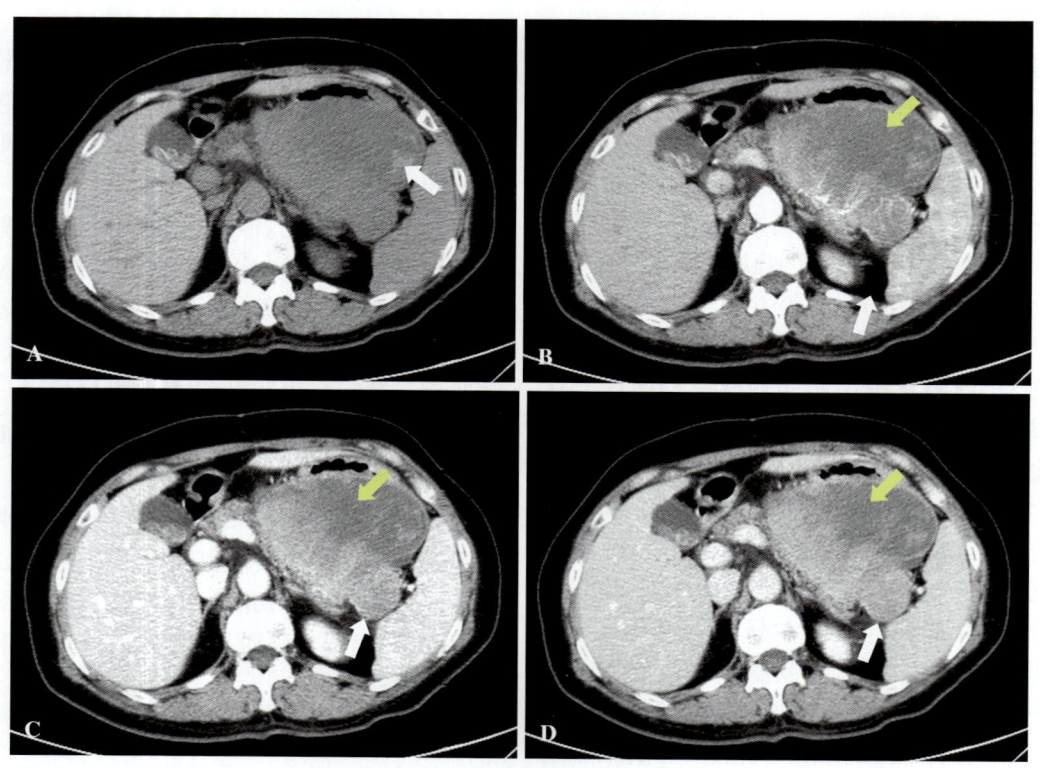

▲ 图 7-112-1　胰腺胃肠道间质瘤 CT 表现

A. 横断面 CT 平扫示胃脾间隙见一大小约 10.6 cm×9.0 cm 巨大软组织肿块影, 其内见斑片状高密度出血灶(白箭); B~D. 分别为横断面 CT 动脉期、实质期及延迟期图像, 显示肿块实性部分(白箭)渐进性明显不均匀强化, 坏死部分(黄箭)未见强化, 肿块与胰腺及胃分界不清。

2. 影像学诊断 胰腺体尾部占位,结合病史考虑胰腺胃肠道间质瘤(诊断正确)。

病理学表现

1. 大体 胰体尾大小 12 cm×12 cm×5 cm,切面见一肿物,大小 10 cm×10 cm×5 cm,切面灰白色,质软,局部可见出血、坏死。肿物表面附胃大部组织,大小 18 cm×11 cm,黏膜面光滑,脾脏大小 16 cm×9 cm×3 cm,切面灰红色,未见明显肿物(图 7-112-2A)。

2. 镜下 胰体尾肿物镜下见肿瘤细胞呈类圆形、立方状、不规则形,核中等大小,大小不一,胞质丰富,嗜酸性,似上皮样,细胞异型明显,核分裂象约 2~4 个/50 HPF,呈不规则巢团状或片状分布,肿瘤组织呈浸润性生长,出血坏死明显,累及胃壁达肌层,累及胰腺实质,未累及脾脏实质(图 7-112-2B~D)。

3. 免疫组化 Vimentin(＋),Desmin(－),S100(－),CD34(少部分＋),SMA(－),CD117(＋),EMA(－),DOG1(＋),Ki-67(10%＋)。

4. 病理诊断 (胰体尾)结合病史,符合胃肠道间质瘤复发或转移(上皮样型,高危)。

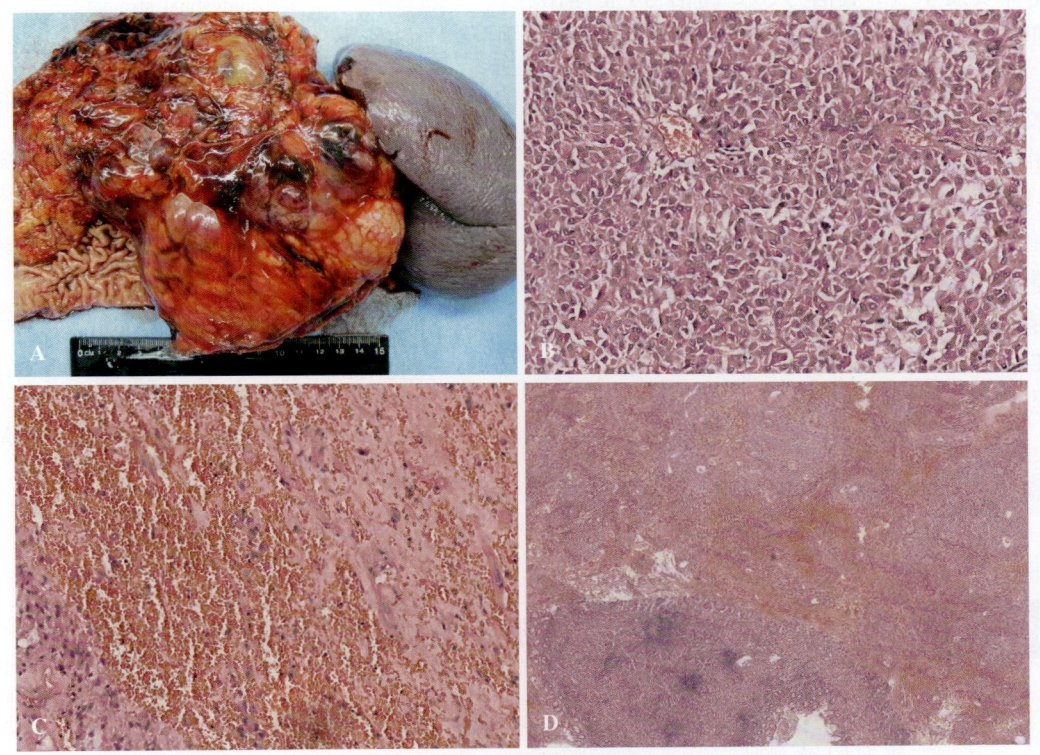

▲ 图 7-112-2 胰腺胃肠道间质瘤大体及镜下表现

A. 胰体尾不规则肿物,质软,局部可见出血及坏死;B. 肿瘤细胞呈类圆形或不规则形,核偏位,胞质丰富、嗜酸性,似上皮样,异型明显,片状分布(HE,200×);C. 肿瘤局部可见出血、坏死(HE,200×);D. 肿瘤侵犯胃壁至黏膜下层(HE,20×)。

讨 论

胃肠道间质瘤(gastrointestinal stromal tumor, GIST)是最常见的胃肠道间叶性肿瘤,最常见的发生部位为胃,其次是小肠等,发生于胃肠道外者少见,而发生在胰腺更为罕见,临床症状缺乏特异性。

GIST 病理大体表现通常为边界清楚的结节状或多结节状肿瘤,切面灰白或灰红色,质嫩,可有出血、囊变或坏死等继发性改变。镜下瘤细胞主要呈梭形,也有上皮样,或者两种形态细胞以不同的比例混合,多呈交织的短条束状或旋涡状排列。肿瘤间质含纤细的胶原纤维,并可出现玻璃样变。免疫组化 CD117、DOG1 和 CD34 均弥漫强阳性。80% 的 GIST 具有分子改变,主要是酪氨酸激酶受体(CD117)和血小板衍生生长因子受体 α(PDGFRA)基因突变。病理上 GIST 需要与以下疾病相鉴别。①平滑肌肉瘤:胞核两端圆钝,部分具有多形性,胞质强嗜酸性,垂直束状排列,免疫组化 SMA、Desmin

强阳性，CD117 阴性。②神经鞘瘤：肿瘤细胞呈梭形，呈束状排列，可见 Verocay 小体，周边有时可见淋巴细胞套，S100 阳性，CD117 阴性。③孤立性纤维性肿瘤：梭形肿瘤细胞排列成血管外皮瘤样结构，可见鹿角状血管，表达 CD34、BCL2、STAT6 核阳性。

　　胰腺的胃肠道间质瘤与普通的 GIST 影像学表现相似，肿瘤通常体积较大，与周围胰腺分界清晰或不清。病灶呈圆形、类圆形等形态为主，瘤体较大者呈分叶状或不规则状，CT 平扫时呈相对低密度，瘤体较大时可出现囊变坏死区，边界模糊，密度不均。MRI 上，瘤体实质呈 T1 低信号、T2 高信号，瘤体出血时呈高低不等信号。瘤内出血在 T1WI 上呈高信号，在 CT 上表现为高于肌肉的稍高密度影。增强后肿块实性部分不均匀明显强化，强化峰值时相可在任意期相，而坏死部分无强化。当肿块直径超过 5 cm、边界模糊、分叶状、不均匀强化，伴有淋巴结转移和周围血管、脏器侵犯时，提示为恶性胃肠道间质瘤。本例患者瘤体超过 5 cm，肿块与胰腺体尾部及胃分界不清，定位上存在困难，但结合患者既往十二指肠 GIST 切除史，以及肿块内出血、肿块明显不均匀强化特点，符合胰腺 GIST 转移表现。

　　GIST 是具有恶性潜能的肿瘤，可以发生转移，一般为血行或种植转移，淋巴结转移少见。完整的手术切除是治疗原发性 GIST 的首选方法。对于转移范围较广而无法切除的患者，建议使用伊马替尼辅助化疗。伊马替尼作为术后辅助治疗首选药物，可有效预防复发和转移。

参考文献

［1］Blay JY, Kang YK, Nishida T, et al. Gastrointestinal stromal tumours［J］. Nat Rev Dis Primers, 2021,7(1)：22.
［2］Gao ZD, Wang C, Xue Q, et al. The cut-off value of tumor size and appropriate timing of follow-up for management of minimal EUS-suspected gastric gastrointestinal stromal tumors［J］. Bmc Gastroenterol, 2017,17(1)：8.
［3］Watson GA, Kelly D, Melland-Smith M, et al. Get the GIST? An overview of gastrointestinal stromal tumours［J］. Irish J Med Sci, 2016,185(2)：319－326.
［4］刘静妮，柴旭强，于志鹏，等. CT 影像特征对胃肠道间质瘤危险度分级的诊断价值［J］. 现代医用影像学，2023,32：1240－1245.
［5］唐波，冯秋霞，李琼，等. 双能 CT 在胃肠道间质瘤危险度评估中的应用价值［J］. 影像诊断与介入放射学，2021,30：342－346.
［6］王新宇. MRI 与 CT 诊断胃肠道间质瘤的影像特点及价值分析［J］. 中国现代药物应用，2021,15：57－59.
［7］吴英静. 胃肠道间质瘤影像诊断研究进展［J］. 中国城乡企业卫生，2023,38：39－41.
［8］刘建民，江山岳，孔令武，等. 64 排螺旋 CT 诊断胃肠道间质瘤的临床价值［J］. 影像研究与医学应用，2023,7：150－152.
［9］王燕，黄晓俊. 胃肠道间质瘤的诊断策略及其临床价值分析［J］. 现代消化及介入诊疗，2021,26：397－401,405.

病例 113　胰腺孤立性纤维性肿瘤

患者信息

　　男性患者，54 岁。主诉：间断性腰背部不适 3 个月，发现胰腺占位 8 天。既往于 2005 年行脑膜瘤切除术。

影像学表现

1. 影像学描述　见图 7-113-1。

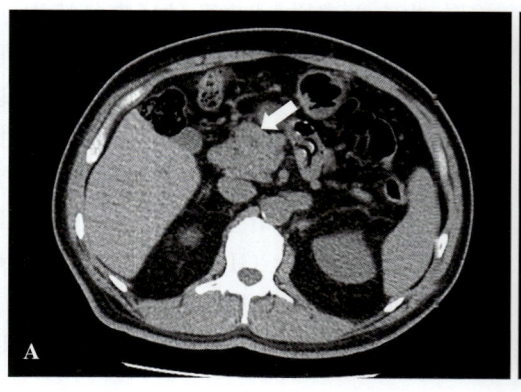
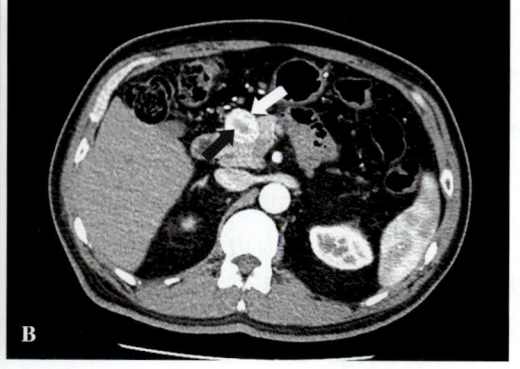

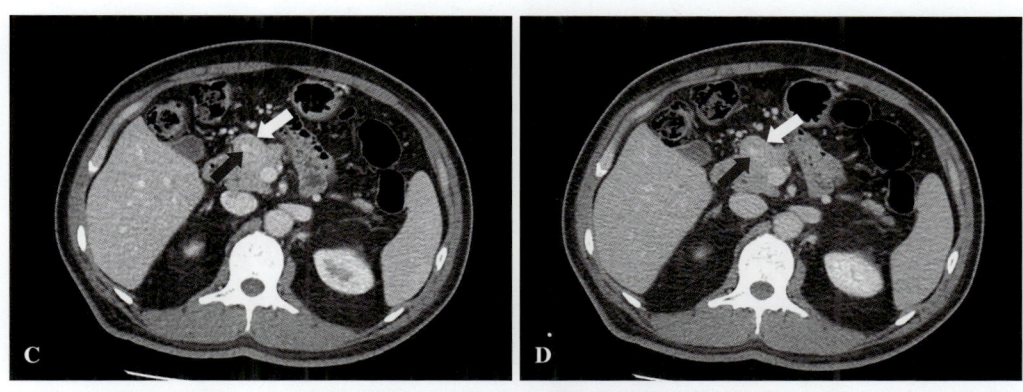

▲ 图 7-113-1 胰腺孤立性纤维性肿瘤 CT 表现

A. 横断面 CT 平扫示胰头腹侧见一直径约 2.7 cm 类圆形等低密度影（白箭），凸出胰腺轮廓之外生长；B. 横断面 CT 动脉期图像示病灶明显强化（白箭），强化程度超过周围正常胰腺实质，而病灶中央见小片状低强化区（黑箭）；C、D. 分别为横断面 CT 实质期、延迟期图像，显示病灶持续强化（白箭），强化程度同周围正常胰腺实质，但中央动脉期低强化区域此时延迟强化（黑箭）且高于病灶边缘区域。

2. 影像学诊断 胰腺神经内分泌肿瘤（误诊）。

病理学表现

1. 大体 胰头部大小 3.8 cm×3.5 cm×3.2 cm，距切缘 0.3 cm 见一结节性肿物，大小 3.0 cm×3.0 cm×2.5 cm，切面灰白灰红色，实性，质中，与周围组织界限尚清。

2. 镜下 肿瘤组织内可见肿瘤细胞呈梭形，核大、椭圆形，染色质淡染，部分可见核仁，核分裂象 0～1 个/10 HPF，细胞较丰富，呈束状或交织状排列，细胞间可见少量胶原纤维，间质内血管扩张呈"鹿角状"（图 7-113-2）。

3. 免疫组化 Vimentin（＋），STAT6（核＋），CD34（＋），BCL2（＋），CD99（＋），SOX10（－），S100（－），Ki-67（5%＋），CD117（－），β-catenin（浆＋）（图 7-113-3）。

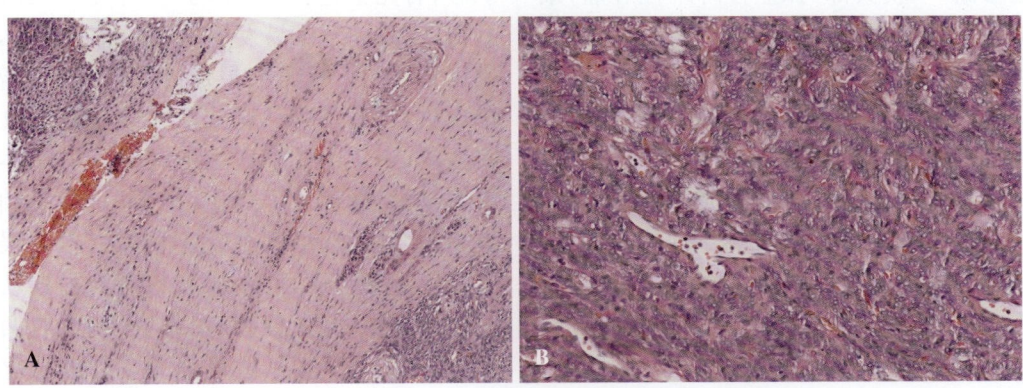

▲ 图 7-113-2 孤立性纤维性肿瘤镜下表现

A. 肿瘤与胰腺组织分界较清（HE，100×）；B. 梭形的肿瘤细胞呈束状、交织状排列，细胞间见胶原纤维，间质血管扩张呈"鹿角状"（HE，400×）。

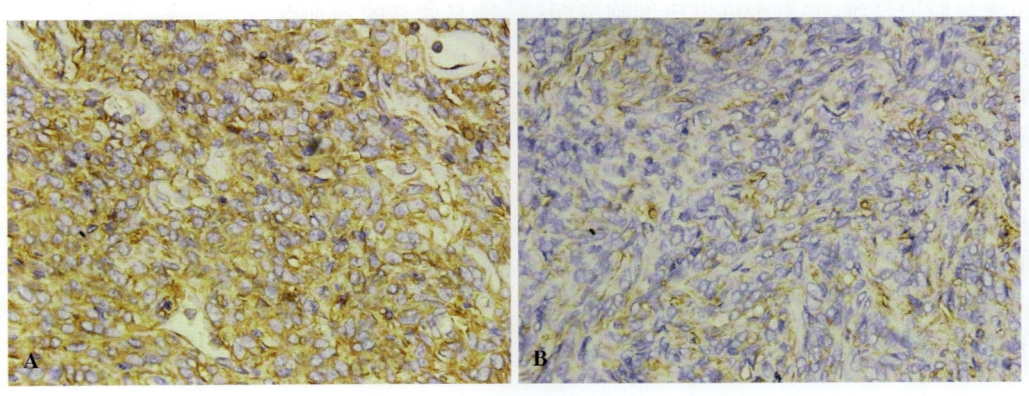

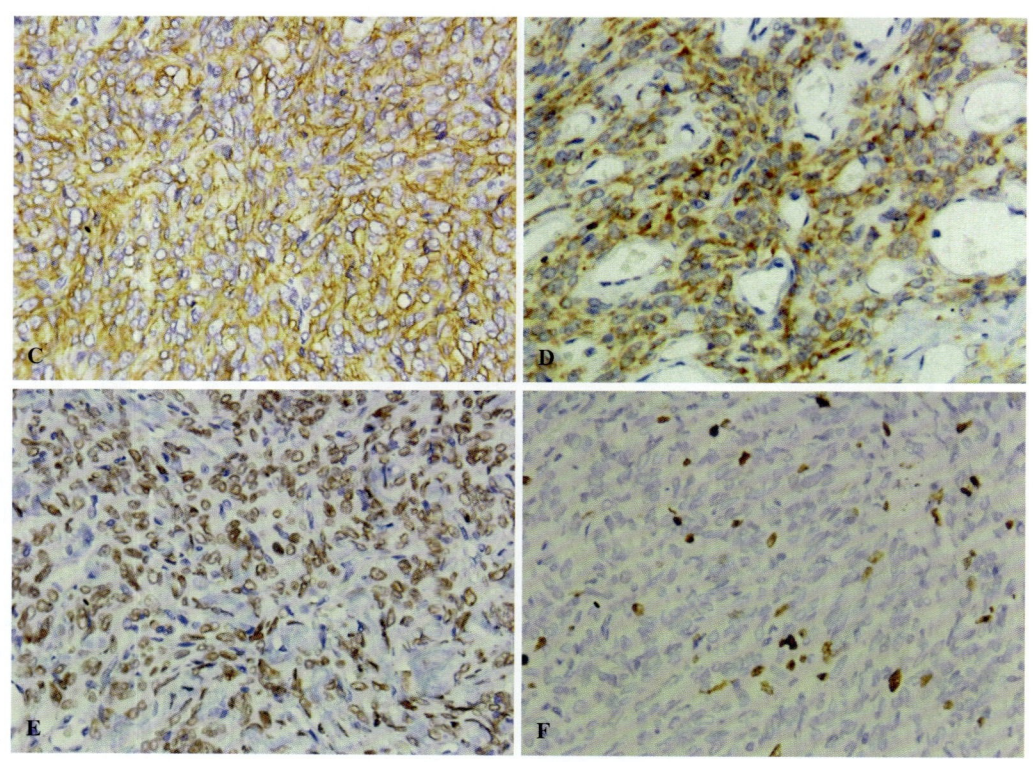

▲ 图7-113-3 免疫组织化学染色(IHC,400×)

A. Vimentin 阳性；B. CD34 阳性；C. CD99 阳性；D. BCL2 阳性；E. STAT6 核阳性；F. Ki-67 指数约 5%。

4. 病理诊断 （胰头部）孤立性纤维性肿瘤，细胞较丰富，核分裂象 0～1 个/10 HPF。

讨 论

孤立性纤维性肿瘤（solitary fibrous tumor, SFT）是一种相对少见的间叶源性肿瘤，主要发病人群为中年人。SFT 多发于胸膜，发生于胰腺者少见。肿瘤来源于 CD34 阳性的树突状间质细胞，具有向纤维母细胞、肌纤维母细胞、血管外皮细胞和血管内皮细胞分化的特性。

病理表现上，镜下可见肿瘤细胞主要呈梭形，轻度异型，核部分深染、部分呈空泡状，胞质较丰富、红染，肿瘤由交替分布的丰富细胞区与稀疏细胞区组成；间质可见大量胶原纤维，并有少许淋巴细胞浸润；肿瘤中血管较丰富，呈"鹿角状"，肿瘤细胞围绕血管形成典型的"血管外皮瘤样"区，血管壁周围常出现纤维化和玻璃样变性，少数病例可出现间质黏液样变性。免疫组化 Vimentin、BCL2、CD34、CD99 阳性，STAT6 核阳性。分子遗传学方面，SFT 具有特征性的可重复的 12p 染色体臂内易位，导致 *NAB2*：*STAT6* 基因融合，此为 SFT 发生的驱动性突变。

SFT 在 CT 上表现为孤立性、边界清晰的软组织影，有完整包膜，密度均匀；肿瘤较大时可有坏死囊变，或胶原纤维易发生黏液变性或囊变，导致其内密度不均匀。有研究报道因肿瘤细胞疏密、胶原纤维含量、出血、坏死、囊变及黏液变性等改变，其 CT 密度或 MRI 信号表现也不同。SFT 瘤体通常血供丰富，增强强化显著；MR T1WI 上为低信号、T2WI 上为稍低信号，增强强化不均匀。本例误诊为胰腺神经内分泌肿瘤，后者典型特点为增强动脉期或实质期强化程度高于胰腺正常实质，此时两者鉴别困难，但本例病灶除了边缘部分动脉期强化程度高于胰腺正常实质外，中央出现平扫更低密度区，动脉期中央区域强化程度弱于边缘区域，而实质期及延迟期中央区域进一步强化且高于病灶边缘区域，这可能是两者的鉴别点。

SFT 多为交界性，极少为恶性。瘤体局部或完全手术切除后，患者 10 年中位总生存率可达 54%～89%，约 20%～30% 患者发生局部复发和（或）转移，进展为晚期。对于部分晚期患者可考虑再次手术切除，但多数患者需进行全身药物治疗，而国际上对于晚期患者全身标准药物治疗方案尚未确立。

发生在胰腺的 SFT 非常罕见，影像及病理医师对其往往缺乏足够的认识，希望通过此病例能够提高医师的诊断水平,为临床治疗提供依据。

参考文献

[1] Gengler C, Guillou L. Solitary fibrous tumour and haemangiopericytoma: Evolution of a concept [J]. Histopathology, 2006,48(1):63-74.
[2] Zhang WD, Chen JY, Cao Y, et al. Computed tomography and magnetic resonance imaging findings of solitary fibrous tumors in the pelvis: Correlation with histopathological findings [J]. Eur J Radiol, 2011,78(1):65-70.
[3] Chmielecki J, Crago AM, Rosenberg M, et al. Whole-exome sequencing identifies a recurrent NAB2-STAT6 fusion in solitary fibrous tumors [J]. Nat Genet, 2013,45(2):131-132.
[4] Li XM, Reng J, Zhou P, et al. Solitary fibrous tumors in abdomen and pelvis: Imaging characteristics and radiologic-pathologic correlation [J]. World J Gastroentero, 2014, 20 (17):5066-5073.
[5] Espat NJ, Lewis JJ, Leung D, et al. Conventional hemangiopericytoma modern analysis of outcome-Modern analysis of outcome [J]. Cancer, 2002,95(8):1746-1751.
[6] Spitz FR, Bouvet M, Pisters PWT, et al. Hemangiopericytoma: A 20-year single-institution experience [J]. Ann Surg Oncol, 1998,5(4):350-355.
[7] Magdeleinat P, Alifano M, Petino A, et al. Solitary fibrous tumors of the pleura: Clinical characteristics, surgical treatment and outcome [J]. Eur J Cardio-Thorac, 2002,21(6):1087-1093.
[8] Harrison-Phipps KM, Nichols FC, Schleck CD, et al. Solitary fibrous tumors of the pleura: Results of surgical treatment and long-term prognosis [J]. J Thorac Cardiov Sur, 2009,138(1):19-25.
[9] Park MS, Araujo DM. New insights into the hemangiopericytoma/solitary fibrous tumor spectrum of tumors [J]. Curr Opin Oncol, 2009,21(4):327-331.
[10] 陈永飞,陈光平,张杰,等.孤立性纤维性肿瘤12例临床特点分析[J].人民军医,2021,64:252-255.

病例 114　胰腺去分化脂肪肉瘤

患者信息

男性患者,63岁。主诉:体检超声发现胰尾部占位1周。既往曾行腹腔镜下胆囊切除术。

影像学表现

1. **影像学描述**　见图7-114-1,图7-114-2。
2. **影像学诊断**　胰腺实性假乳头状肿瘤(误诊)。

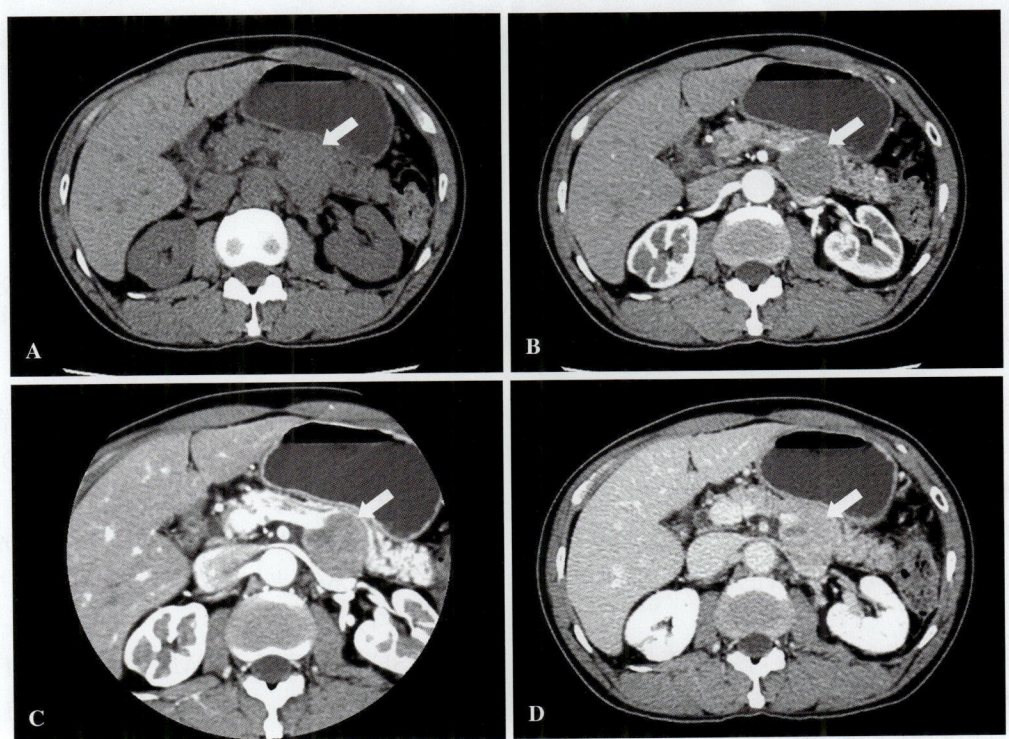

▲ 图7-114-1　胰腺去分化脂肪肉瘤CT表现

A.横断面CT平扫显示胰体部见类圆形等密度肿块影(箭),凸出胰腺轮廓之外生长;B~D.分别为增强CT动脉期、实质期及延迟期图像,显示肿块CT呈渐进性强化,延迟期强化程度接近但未超过正常胰腺实质。

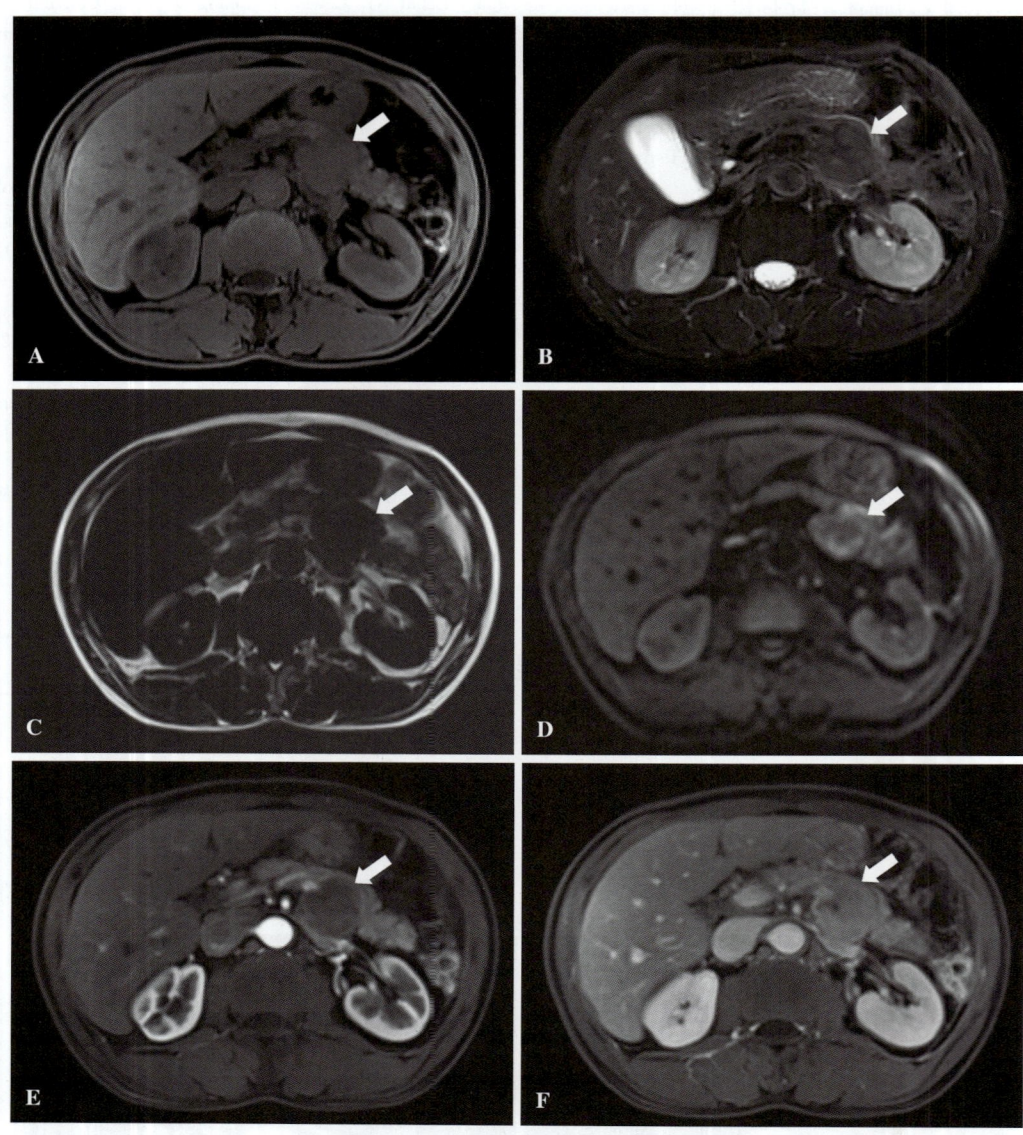

▲ 图7-114-2 胰腺去分化脂肪肉瘤MRI表现

A. 横断面MR T1WI示胰体部见等低信号肿块（白箭）；B. 横断面MR T2WI脂肪抑制示肿块（箭）呈稍高信号，其内信号不均匀；C. 横断面MRI脂相示肿块（箭）呈均匀低信号，内部未见脂肪信号；D. DWI示肿块（箭）弥散受限；E、F. 分别为增强动脉期及延迟期图像，显示动脉期肿块（箭）轻度强化，延迟期强化程度进一步填充，接近周围正常胰腺实质。

病理学表现

1. 大体 胰体尾大小11.0 cm×6.0 cm×4.0 cm，距切缘1.2 cm见4枚圆形灰白色结节状肿物，直径0.8～4.2 cm，切面灰白色，实性，质硬，与周围组织分界清楚（图7-114-3A）。

2. 镜下 肿瘤细胞呈梭形，核大、不规则，异型明显，呈束状排列，间质胶原纤维增生伴玻璃样变，局灶见大量淋巴细胞、浆细胞浸润，肿物周边见脂肪组织，内见少量脂肪母细胞，纤维间隔内含有形态怪异的不典型间质细胞（图7-114-3B～D）。

3. 免疫组化 肿瘤细胞不表达CAM5.2、Desmin、CD34、CD117、DOG1、ERG、CD99，部分表达S100、CD68；表达Vimentin、SMA、MDM2（图7-114-4）。

FISH检测显示 *MDM2* 扩增、*CDK4* 扩增。

4. 病理诊断 （胰体部）去分化脂肪肉瘤（去分化成分为低级别纤维肉瘤）。

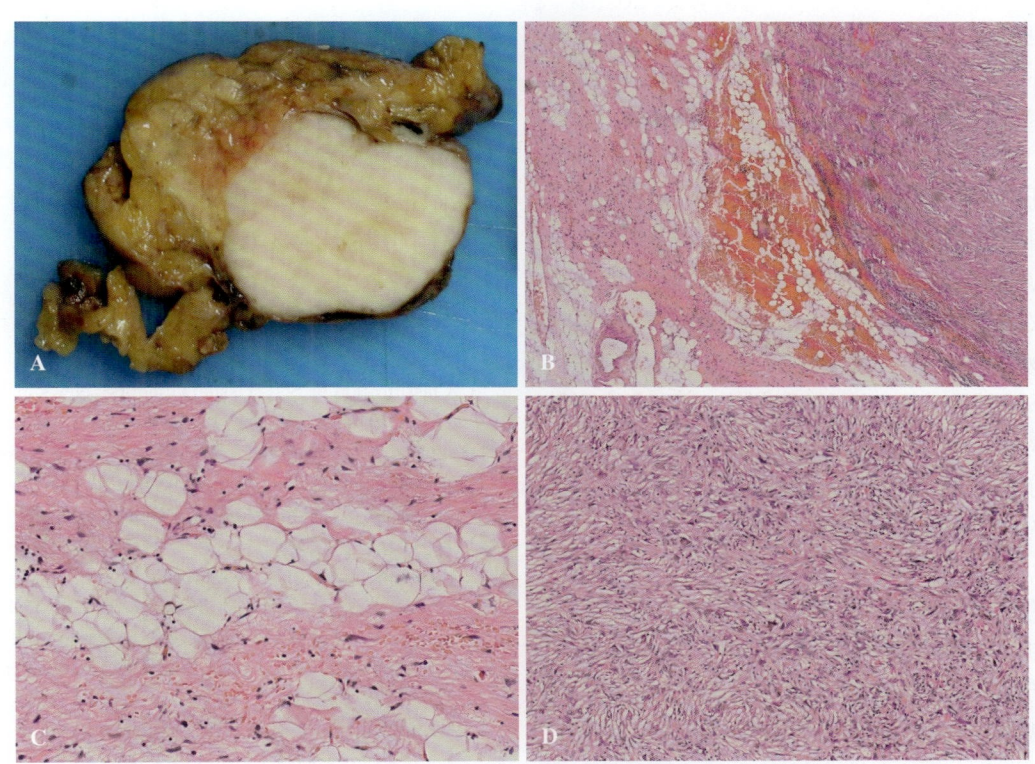

▲ 图 7-114-3　去分化脂肪肉瘤大体及镜下表现

A. 胰体部见结节状肿物切面灰白色、质硬，界限清楚，周边见少量脂肪样组织；B. 低倍镜下，高分化区域与去分化区域界限清楚（HE，40×）；C. 高分化脂肪肉瘤区域内见成熟的脂肪细胞及个别脂肪母细胞，间质内可见核怪异的不典型间质细胞（HE，200×）；D. 去分化区域见梭形肿瘤细胞，核不规则，呈束状、交织状排列，间质内见胶原纤维（HE，100×）。

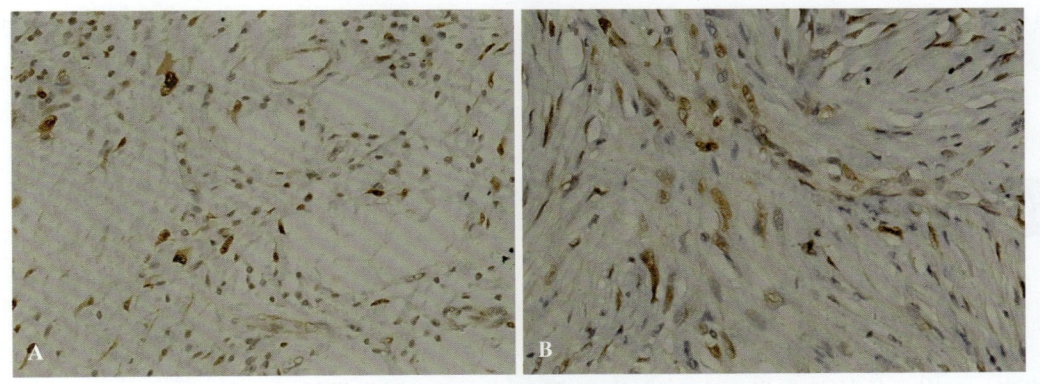

▲ 图 7-114-4　免疫组织化学染色

A. 高分化区域 MDM2 阳性；B. 去分化区域 MDM2 阳性。

讨　论

脂肪肉瘤是一种常见于四肢和后腹膜的间叶源性恶性肿瘤，目前主要包含四个亚型：高分化脂肪肉瘤、黏液脂肪肉瘤、去分化脂肪肉瘤、多形性脂肪肉瘤。其中去分化脂肪肉瘤罕见且恶性程度高，常见于中老年人的后腹膜、盆腔等部位，原发于胰腺的病例尤为罕见，目前国内外文献报道不足 20 例。患者常无特异性临床表现。

胰腺去分化脂肪肉瘤的最终诊断依赖于病理检查和分子检测。即使是病理检查，缺乏经验的病理医师易将其误诊为肉瘤样癌或其他软组织肉瘤。组织学上，去分化脂肪肉瘤主要分为两部分，即高分化脂肪肉瘤成分和去分化成分，其中高分化脂肪肉瘤形态表现为分化较为成熟的脂肪组织，混杂有非典型的脂肪母细胞；而去分化成分表现多样，大多数表现为高级别的肉瘤形态,如多形性未分化肉瘤样、梭形细胞样、上皮样等,常伴坏死,少数病例中衰现为黏液纤维肉瘤样、纤维瘤病样、孤立性纤维性肿瘤样等形态。5%~10%的去分化脂肪肉瘤可伴有异源性间叶分化,异源性成分常见为骨、软骨、横纹肌等。

肿瘤细胞免疫组化染色主要表现为具有特征性的 MDM2、CDK4、p16 表达,该3个标志物具有重要的诊断意义,90%以上的去分化脂肪肉瘤至少表达上述标志物中的 2 个。当免疫组化表现不典型时,可利用 FISH 检测 MDM2 基因扩增。FISH 检测结果具有更高的特异性和敏感性,是诊断高分化脂肪肉瘤和去分化脂肪肉瘤的重要标准,对于组织学表现不典型的病例和活检样本具有重要意义。

CT 和 MRI 可识别肿瘤含脂肪和非脂肪成分,具有一定的诊断价值,但该肿瘤仅靠临床和影像难以明确诊断。本例患者 CT 及 MRI 上胰腺病灶内均未见脂肪成分,增强后渐进性延迟强化,强化程度未超过正常胰腺实质,影像学上需与胰腺实性假乳头状肿瘤相鉴别,后者女性多见,CT 或 MRI 上出现钙化、出血有助于实性假乳头状肿瘤的诊断。

去分化脂肪肉瘤属于高度恶性软组织肿瘤,其转移性较低,但复发率高,文献报道其复发率达 80% 以上。其总体预后与肿瘤部位、肿瘤大小、组织学级别、患者年龄等因素有关,5 年和 10 年生存率分别为 51.5% 和 34.8%。目前手术切除仍然是胰腺去分化脂肪肉瘤患者,尤其是病变局限、未出现转移患者的主要治疗方式,而对于复发转移患者,化疗是改善其预后或延长生存期的必要选择。目前胰腺去分化脂肪肉瘤的一线化疗方案以蒽环类为主,虽有文献报道多柔比星和异环磷酰胺有助于增加化疗缓解率,但并不能显著提高患者预后。

参考文献

[1] Sbaraglia M, Bellan E, Dei Tos AP. The 2020 WHO Classification of Soft Tissue Tumours: News and perspectives [J]. Pathologica, 2021, 113(2): 70 - 84.

[2] Thway K, Jones RL, Noujaim J, et al. Dedifferentiated liposarcoma: Updates on morphology, genetics, and therapeutic strategies [J]. Advances in Anatomic Pathology, 2016, 23(1): 30 - 40.

[3] Singer S, Socci ND, Ambrosini G, et al. Gene expression profiling of liposarcoma identifies distinct biological types/subtypes and potential therapeutic targets in well-differentiated and dedifferentiated liposarcoma [J]. Cancer Res, 2007, 67 (14): 6626 - 6636.

[4] Keung EZ, Hornick JL, Bertagnolli MM, et al. Predictors of outcomes in patients with primary retroperitoneal dedifferentiated liposarcoma undergoing surgery [J]. Journal of the American College of Surgeons, 2014, 218(2): 206 - 217.

[5] Gootee J, Aurit S, Curtin C, et al. Primary anatomical site, adjuvant therapy, and other prognostic variables for dedifferentiated liposarcoma [J]. J Cancer Res Clin Oncol, 2019, 145(1): 181 - 192.

[6] Gahvari Z, Parkes A. Dedifferentiated liposarcoma: Systemic therapy options [J]. Current Treatment Options in Oncology, 2020, 21(2): 15.

病例 115　胰腺弥漫大 B 细胞淋巴瘤

患者信息

女性患者,40 岁。体检超声发现盆腔占位,2 周后出现右下腹坠胀疼痛伴发热。

影像学表现

1. **影像学描述**　见图 7 - 115 - 1。
2. **影像学诊断**　实性假乳头状肿瘤(误诊)。

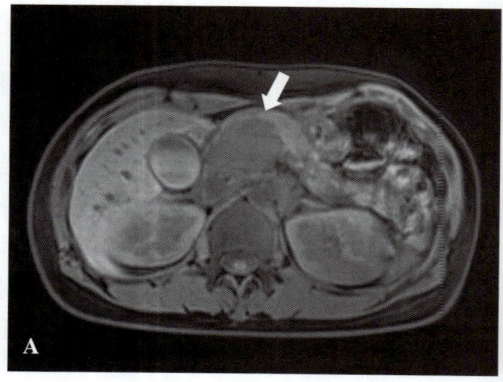
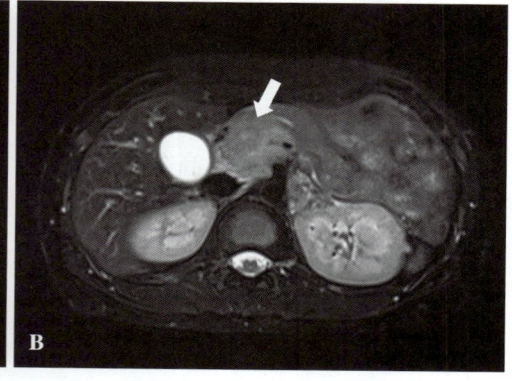

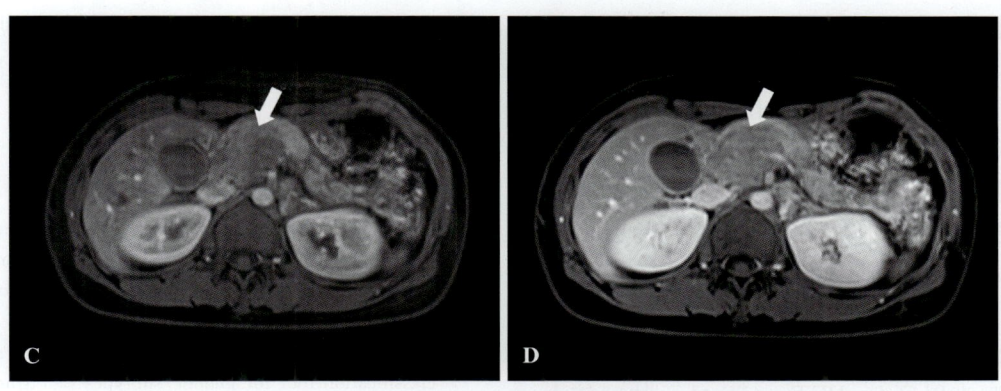

▲ 图 7-115-1 胰腺弥漫大 B 细胞淋巴瘤 MRI 表现

A. 横断面 MR T1WI 平扫示胰头部类圆形低信号影（白箭），大小约 3.3 cm×2.3 cm，其内信号均匀；B. 横断面 MR T2WI 示病灶呈稍高信号，主胰管未见扩张（白箭）；C、D. 分别为横断面 MRI 增强实质期及延迟期图像，显示病灶轻中度不均匀强化（白箭）。

病理学表现

1. 大体 胰体尾大小 11.0 cm×4.0 cm×3.5 cm，紧邻胰腺切缘见一灰白色肿物，大小 3.0 cm×2.5 cm×2.0 cm，切面灰白色，实性，质硬，与周围组织分界不清，距胰腺切缘 9 cm 见一灰白色质硬区，范围 1.5 cm×1.5 cm（图 7-115-2A）。

2. 镜下 可见肿瘤细胞弥漫分布，与周围组织边界不清，肿瘤细胞核大、深染、有异型，间质血管增生，肿瘤细胞胞质稀少，几乎为裸核，核分裂象易见（图 7-115-2B）。

3. 免疫组化 肿瘤细胞表达 CD19、CD20、MUM1、BOB1，部分表达 LMO2、LEF1，不表达 CD30、CD10、BCL6、CD3、CD5、ALK、CAM5.2，C-MYC 阳性率约 10%，Ki-67（90%+）。

4. 病理诊断 （胰头部）弥漫大 B 细胞淋巴瘤，非 GCB 型。

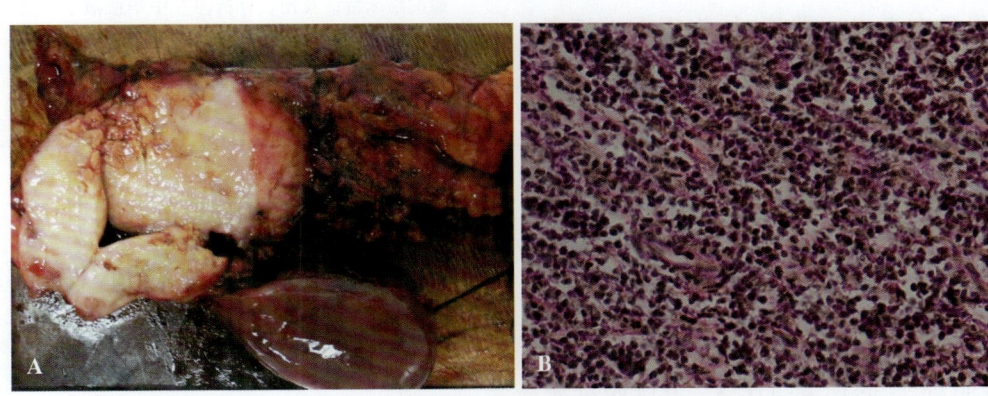

▲ 图 7-115-2 胰腺弥漫大 B 细胞淋巴瘤大体及镜下表现

A. 肿物呈结节状，灰白色，质地较硬；B. 肿瘤细胞呈圆形，核大深染，胞质稀少，近乎裸核，弥漫片状分布（HE，400×）。

讨 论

弥漫大 B 细胞淋巴瘤为淋巴造血系统来源恶性肿瘤，好发于老年人，常见于淋巴结、胃肠道、中枢神经系统等部位。发生于胰腺的弥漫大 B 细胞淋巴瘤少见，且多为继发性。患者可有发热、体重减轻、盗汗等症状，血清学检查可显示乳酸脱氢酶（LDH）升高，对于临床诊断具有提示意义。

弥漫大 B 细胞淋巴瘤本质上属于一组形态特征和生物学特点多样的异质性肿瘤，其病理分型较为复杂，根据发病部位、免疫表型、患者状态、分子学异常等多种因素可细分出多种病理组织学分型。经典的弥漫大 B 细胞淋巴瘤组织学表现为成片的大细胞弥漫增生，细胞形态可表现为生发中心母细胞或免疫母细胞形态，肿瘤侵袭性强，多数情况下结合免疫组化结果不难诊断。随着二代测序技术的普及，弥漫大 B 细胞淋巴瘤的分子分型也在不断进展，根据其常见的基因突变位点如 MYD88、MYC、BCL6 等发生的改变,不同研究团队提出了4分法、5分法等新的分子分型方案,为临床用药和预后提示更多信息。

影像学上,胰腺弥漫大B细胞淋巴瘤在CT平扫呈等、稍低密度,MRI呈T1低信号、T2高或稍高信号,DWI明显受限,增强扫描呈轻中度持续性强化,病灶包绕血管可见"血管漂浮征",可见周围及后腹膜多发肿大淋巴结与原发病灶强化一致,具有一定鉴别诊断意义。本例患者在MRI上呈轻中度渐进性强化,符合淋巴瘤强化特点。但仅靠影像与实性假乳头状肿瘤难以区分,PET-CT显示肿瘤较大、患者相对年轻,SUV摄取高有助于淋巴瘤的诊断。

发生于胰腺的弥漫大B细胞淋巴瘤肿瘤偏大,累及胰腺范围较广,临床多处于晚期。相较于其他部位的弥漫大B细胞淋巴瘤,发生于胰腺的肿瘤具有更差的预后,研究显示其5年总体生存率约为50%,由于胰腺手术创伤较大,且存在术后并发症等其他因素,因此,术前结合患者总体情况和血清学检查结果以判断肿瘤性质,对于避免不必要的手术极为重要。

总的来说,弥漫大B细胞淋巴瘤是一组罕见于胰腺的恶性淋巴造血系统肿瘤,当胰腺肿瘤患者呈全身多发淋巴结肿大、发热等淋巴瘤相关症状、LDH升高,影像具有淋巴瘤特征时,临床需谨慎考虑诊断以制订合适的诊疗策略。病理医师在常规的胰腺细胞恶性肿瘤的鉴别诊断中不要忽视弥漫大B细胞淋巴瘤的可能性。

参考文献

[1] Mishra MV, Keith SW, Shen X, et al. Primary pancreatic lymphoma: A population-based analysis using the SEER program [J]. American Journal of Clinical Oncology, 2013, 36 (1): 38-43.

[2] Wright GW, Huang DW, Phelan JD, et al. A probabilistic classification tool for genetic subtypes of diffuse large B cell lymphoma with therapeutic implications [J]. Cancer cell, 2020, 37(4): 551-568. e514.

[3] Castillo JJ, Winer ES, Olszewski AJ. Sites of extranodal involvement are prognostic in patients with diffuse large B-cell lymphoma in the rituximab era: An analysis of the surveillance, epidemiology and end results database [J]. American Journal of Hematology, 2014, 89(3): 310-314.

[4] Nastoupil LJ, Bartlett NL. Navigating the evolving treatment landscape of diffuse large B-cell lymphoma [J]. J Clin Oncol, 2023, 41(4): 903-913.

[5] 郑杰,杨琰昭.原发性胰腺弥漫性大B细胞淋巴瘤的影像学表现[J].浙江实用医学,2022,27(1):62-65,72.

[6] 任胜男,张建,袁渊,等. 18F-FDG PET/CT 显像在胰腺淋巴瘤与胰腺癌鉴别诊断中的价值[J].中华胰腺病杂志,2016,16(4):243-247.

[7] 霍雨佳,张慕晨,施晴,等.原发与继发胰腺弥漫大B细胞淋巴瘤的临床特征及预后分析[J].中华血液学杂志,2023,44(1):55-61.

病例 116　　胰腺淋巴瘤

患者信息

男性患者,51岁,因"皮肤、巩膜黄染,尿色加深2周"入院。总胆红素 221 μmol/L↑,直接胆红素 173.5 μmol/L↑,间接胆红素 47.5 μmol/L↑,谷丙转氨酶 237 U/L↑,碱性磷酸酶 1450 U/L↑,谷草转氨酶 136 U/L↑,γ-谷氨酰转肽酶 1 545 U/L↑,CA19-9 正常。

影像学表现

1. **影像学描述**　见图 7-116-1,图 7-116-2。
2. **影像学诊断**　胰腺导管腺癌(误诊)。

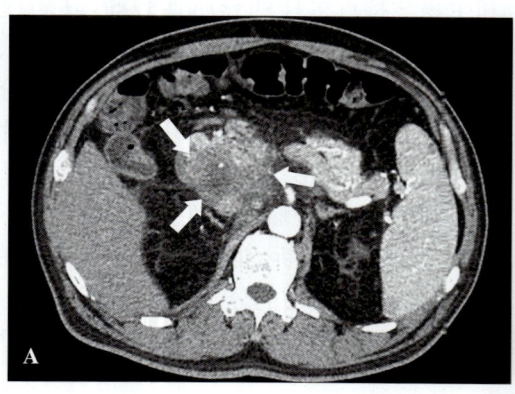
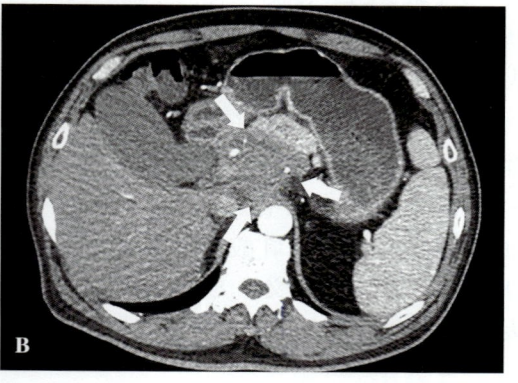

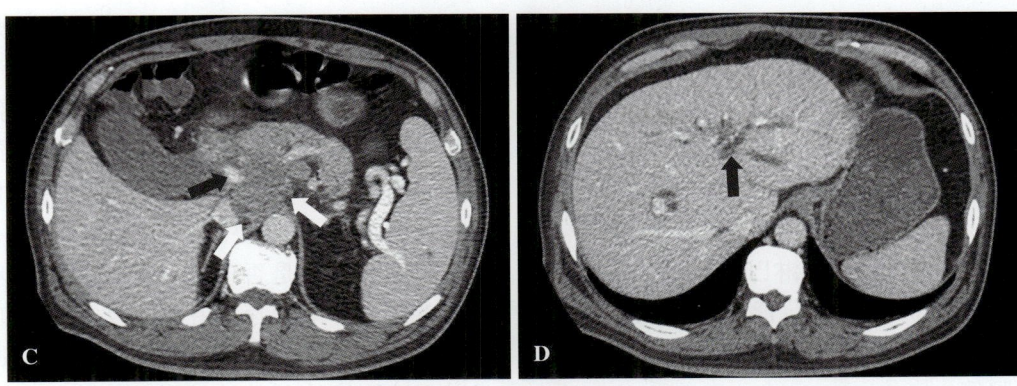

▲ 图 7-116-1　胰腺淋巴瘤 CT 表现

A、B. 横断面 CT 动脉期图像，显示胰头部和胰头上方不规则肿块影（白箭），边界模糊，呈轻度且较均匀强化；C. 横断面 CT 实质期图像，显示胰头部肿块呈持续轻度且均匀强化，并可见门静脉（黑箭）位于肿块内部，管腔未见狭窄；胰体尾部胰管未见扩张；D. 横断面 CT 实质期图像，显示肝内胆管扩张（黑箭）。

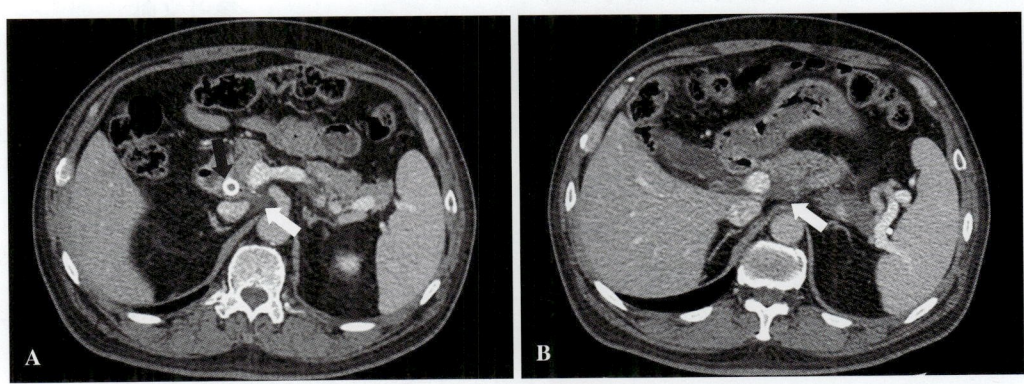

▲ 图 7-116-2　胰腺淋巴瘤 CT 表现（化疗后 6 个月复查）

A、B. 横断面 CT 实质期图像，显示胰头部和胰头上方肿块明显缩小（白箭），胆总管见支架影。

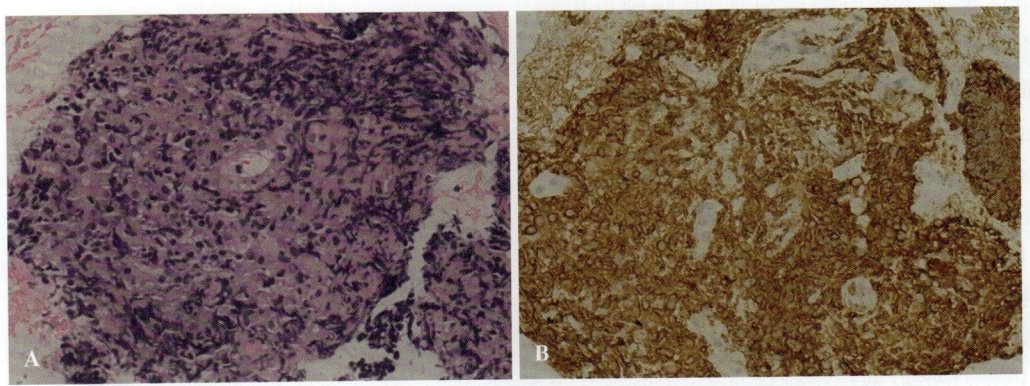

▲ 图 7-116-3　镜下表现及免疫组织化学表现

A. 肿瘤细胞呈圆形，核大，胞质稀少（IHC，400×）；B. CD20 阳性（IHC，400×）。

病理学表现

1. 镜下　超声内镜下细针穿刺找到恶性细胞，肿瘤细胞呈圆形，核大，有异型，胞质稀少，近乎裸核（图 7-116-3A）。

2. 免疫组化　BCL2（＋），BCL6（少量＋），CD10（－），CD20（＋），CD19（＋），MUM1（大部分＋），C-MYC（局部＋），Ki-67（90%＋）（图 7-116-3B）。

3. 病理诊断　考虑外周 B 细胞淋巴瘤，弥漫大

B细胞淋巴瘤可能。

讨 论

胰腺淋巴瘤包含原发性和继发性。原发性胰腺淋巴瘤是一种罕见的结外淋巴瘤,约占所有胰腺肿瘤0.5%,占所有淋巴瘤不到2%;继发性胰腺淋巴瘤较常见,约1/3的非霍奇金淋巴瘤患者累及胰腺。胰腺淋巴瘤临床症状与胰腺导管腺癌类似,多表现为腹痛、腹部肿块、消瘦、黄疸、恶心、呕吐、腹泻、胰腺炎和肠梗阻等。

病理学方面,肿瘤大体病理表现为质韧,切面呈灰褐色或灰白色,实性为主,病灶较大时可有囊性变及坏死。镜下淋巴瘤细胞呈圆形或椭圆形,弥漫性排列,胞质少,核大,深染,异型性明显。由于苏木精-伊红染色很难将淋巴瘤与低分化癌区分开,所以仍需免疫组化检查进行鉴别。胰腺淋巴瘤有多种类型,需联合多种抗体进行分类。

影像学方面,胰腺淋巴瘤体积通常较大,一项纳入266例胰腺淋巴瘤的回顾性研究显示肿瘤平均直径约6.1 cm。体积较小的胰腺淋巴瘤,影像学表现与胰腺导管腺癌有部分相似征象,如边界模糊、囊变和钙化少见、增强轻中度强化。不同的征象在于以下几点:①胰腺导管腺癌体积相对较小,大多数直径5 cm以内,因其起源于导管和围管性生长方式,即使体积较小的肿块也可表现胰管扩张,胰头癌可表现典型"双管征",但是胰腺淋巴瘤多因体积较大压迫胰胆管后出现扩张;②"血管漂浮征"是胰腺淋巴瘤的特征性影像表现,即肿块侵犯并包裹血管但血管形态无明显改变,反映淋巴瘤质地软的病理特征,尤其是胰周主要静脉(门静脉、肠系膜上静脉、脾静脉),若胰腺导管腺癌侵犯上述静脉,血管形态多为狭窄或闭塞;③胰腺淋巴瘤周围可伴有多发肿大淋巴结,且范围较广泛,可累及肾静脉水平以下,增强较均匀强化,而胰腺导管腺癌周围转移性肿大淋巴结的范围较局限,很少累及肾静脉水平以下,增强不均匀强化,内部坏死多见。

本例患者因黄疸就诊,CT可见肿块压迫胆总管致肝内胆管扩张,增强肿块轻度强化,因此误诊为"胰腺导管腺癌",但主胰管未见扩张,与胰头导管腺癌的"双管征"不同;肿块包绕门静脉,但门静脉未见狭窄或闭塞,呈"血管漂浮征"。这为影像学诊断提示胰腺淋巴瘤提供了有力依据,从而引导临床进一步行超声内镜下穿刺,明确病理后选择淋巴瘤正确治疗方向,避免不必要的手术切除。

胰腺淋巴瘤是否应进行手术治疗仍存在争议,有学者认为手术治疗存在创伤大、无法彻底切除肿瘤、术后并发症较多等问题;而有的学者则认为对于术前无法明确诊断的胰腺淋巴瘤患者,可行手术进行确诊,且同时减轻了肿瘤负荷。本例患者进行了超声引导下内镜细针穿刺,创伤小,病理诊断为外周B细胞淋巴瘤,为后续治疗提供了方向。

参考文献

[1] Fujinaga Y, Lall C, Patel A, et al. MR features of primary and secondary malignant lymphoma of the pancreas: A pictorial review [J]. Insights into imaging, 2013, 4(3):321-329.

[2] Segaran N, Sandrasegaran K, Devine C, et al. Features of primary pancreatic lymphoma: A bi-institutional review with an emphasis on typical and atypical imaging features [J]. World journal of clinical oncology, 2021, 12(9):823-832.

[3] Alzerwi NAN. Primary pancreatic lymphoma masquerading as carcinoma [J]. Case reports in oncological medicine, 2020, 2020:5160545.

[4] Facchinelli D, Boninsegna E, Visco C, et al. Primary pancreatic lymphoma: Recommendations for diagnosis and management [J]. Journal of Blood Medicine, 2021, 12:257-267.

[5] Hughes B, Habib N, Chuang KY. The computed tomography "sandwich sign" for primary pancreatic lymphoma [J]. ACG, 2019, 6(10):e00230.

[6] Dunphy L, Abbas SH, Al Shoek I, et al. Primary pancreatic lymphoma: A rare clinical entity [J]. BMJ Case Rep, 2020, 13(1):e231292.

[7] 霍雨佳,张慕晨,施晴,等. 原发与继发胰腺弥漫大B细胞淋巴瘤的临床特征及预后分析[J]. 中华血液学杂志, 2023, 44:55-61.

[8] 方旭,边云,王莉,等. 胰腺影像学检查在临床决策中的意义及鉴别诊断[J]. 中华消化外科杂志, 2020, 19:449-454.

[9] 韩换,王元辰,郑建明. 原发性胰腺淋巴瘤九例临床病理分析[J]. 中华胰腺病杂志, 2018, 18:51-53.

[10] 胡亚,杜潇,廖泉,等. 原发性胰腺淋巴瘤的诊疗分析[J]. 中国普外基础与临床杂志, 2008, 15:285-286.

病例 117　　胰腺 B 淋巴母细胞淋巴瘤

患者信息

男性患者,43 岁,因"腹痛 2 个月余,发现胰腺占位 1 周"入院。

影像学表现

1. **影像学描述**　见图 7-117-1。
2. **影像学诊断**　胰腺导管腺癌(误诊)。

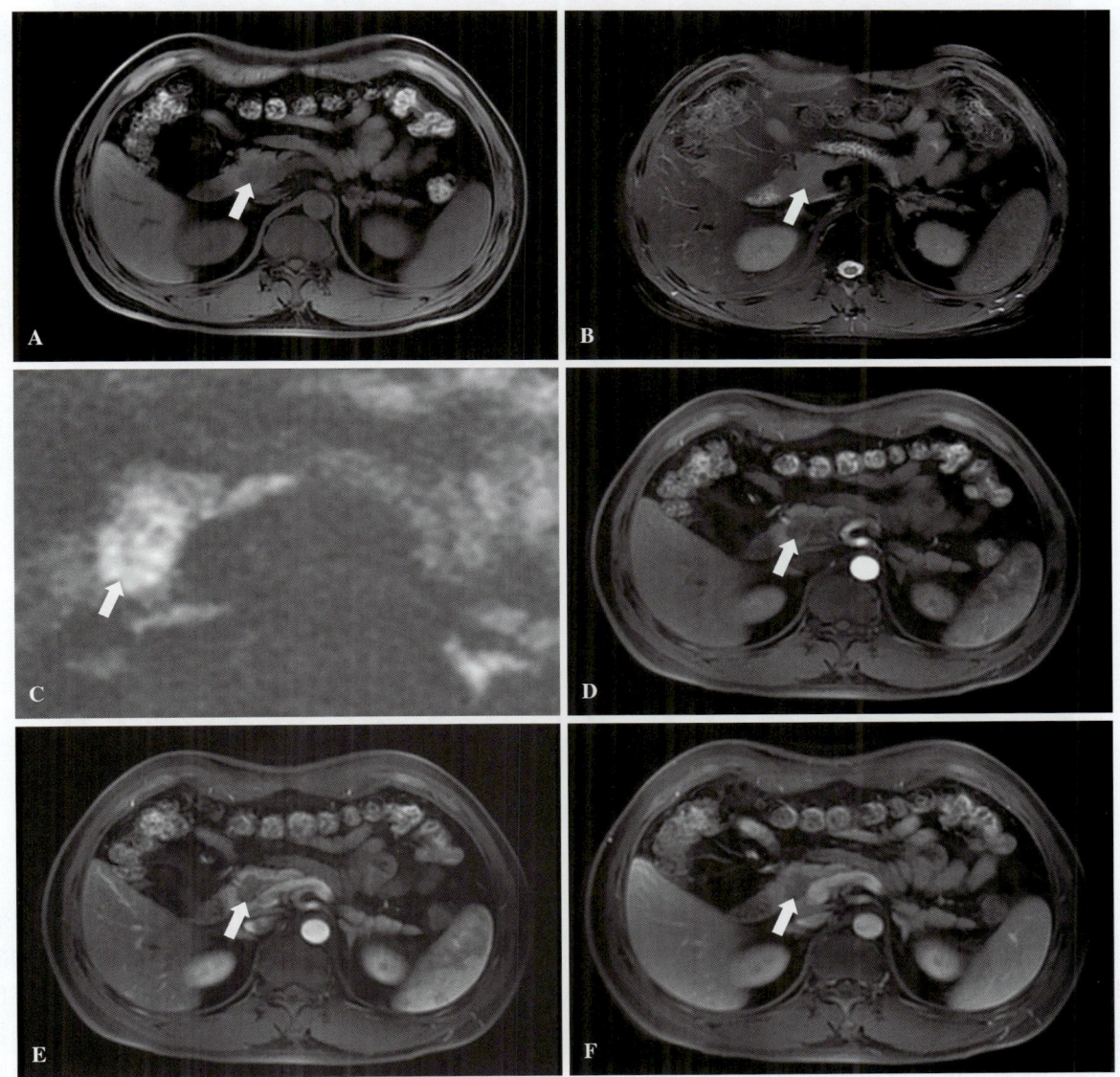

▲ 图 7-117-1　胰腺 B 淋巴母细胞淋巴瘤 MRI 表现

A. 横断面 MR T1WI 平扫示胰头部低信号结节(白箭);B. 横断面 MR T2WI 示病灶呈稍高信号(白箭);C. DWI 示病灶弥散明显受限,呈高信号(白箭);D~F. 分别为横断面 MRI 动脉期、实质期及延迟期图像,显示病灶始终轻度强化(白箭),强化程度明显低于正常胰腺实质,邻近肠系膜上静脉管腔未见狭窄。

病理学表现

1. **大体**　胰头大小 10.0 cm×4.0 cm×2.5 cm,距胰腺切缘 1.0 cm 胰颈部见一肿物,大小 2.3 cm×2.0 cm×1.8 cm,切面灰白色,实性,质硬,与周围组织界限不清。

2. 镜下 肿瘤内见分化原始的淋巴细胞弥漫浸润,肿瘤细胞几乎为裸核,伴有少量的胞质,不同程度核膜卷曲,细胞核染色质致密,核仁不明显(图7-117-2)。

3. 免疫组化 肿瘤细胞表达 CD34、TdT、CD20、CD19、BCL2、GCET-1、CD10、CD43、HGAL、LMO2,部分表达 CD22、CD23,不表达 CD3、CD5、CD30、ALK、BCL6,Ki-67 增殖指数约90%,B细胞重排阳性(图7-117-3)。

4. 病理诊断 (胰腺)前驱B淋巴细胞肿瘤,倾向B淋巴母细胞淋巴瘤/白血病。

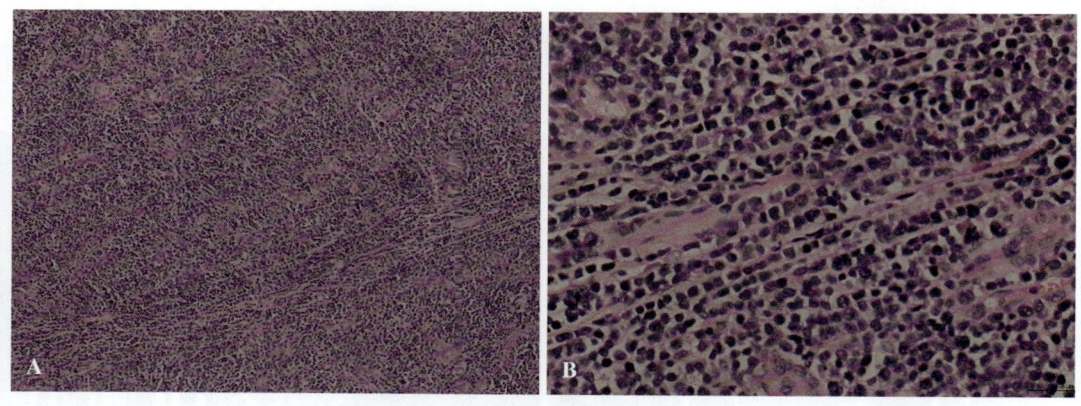

▲ 图7-117-2 胰腺B淋巴母细胞淋巴瘤镜下表现

A. 低倍镜下,肿瘤细胞呈小圆形,弥漫片状或条索状分布,浸润性生长(HE,100×);B. 肿瘤细胞几乎为裸核状,染色质致密均质,胞质稀少(HE,400×)。

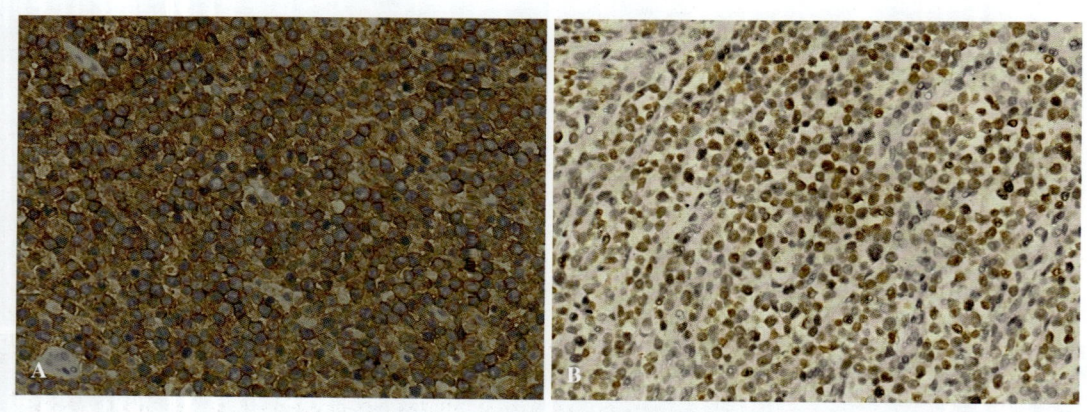

▲ 图7-117-3 胰腺B淋巴母细胞淋巴瘤免疫组织化学染色

A. CD20 阳性(IHC,400×);B. TdT 阳性(IHC,400×)。

讨 论

B淋巴母细胞淋巴瘤是一组起源于不成熟前体B淋巴细胞的恶性肿瘤,是儿童淋巴瘤中常见的病理类型之一。由于淋巴母细胞淋巴瘤与急性淋巴细胞白血病具有相似的临床病理特征,如果临床上表现为单发肿瘤,没有骨髓及外周血浸润,或者骨髓中肿瘤性淋巴母细胞<25%时,诊断为淋巴母细胞淋巴瘤,否则为急性淋巴细胞白血病。本例患者入院后行"胰十二指肠切除术",术后1个月余做骨髓穿刺,骨髓内见肿瘤细胞累及,故应归类为急性淋巴细胞白血病累及胰腺。

发生于胰腺的B淋巴母细胞淋巴瘤/白血病极为罕见,目前文献报道不足10例,且均为急性淋巴细胞白血病累及胰腺。大部分B淋巴母细胞淋巴瘤患者临床表现为全血细胞减少、贫血、发热等非特异性症状,少数报道的胰腺病例中,患者以急性胰腺炎为首发症状。MRI软组织分辨率高,相较于CT,术前MRI更能发现胰腺以及周围淋巴结或肝、肾内的病灶。由于胰腺部位的该肿瘤常为继发性,术前影像诊断和必要时的穿刺活检对于避免不必要的手术具有重要意义。

淋巴母细胞淋巴瘤化疗敏感,主要治疗方法是以 NHL-BFM-90/95 为代表的多药物联合化疗。

肿瘤患者 5 年无事件生存率约为 75%~90%,少数复发难治患者,治愈依赖造血干细胞移植。

总之,发生于胰腺,尤其是成人胰腺的淋巴母细胞淋巴瘤是一种罕见的淋巴造血系统肿瘤,EUS-FNA 有助于进行病理诊断。尽管成人患者长期生存率不如儿童,但精准的病理诊断尤其重要,因为其对化疗非常敏感,大多数患者可以达到缓解。

参考文献

[1] Baram DV, Asaulenko ZP, Spiridonov IN, et al. WHO classification of tumors of hematopoietic and lymphoid tissues, 2022(5th edition): Lymphoid tumors [J]. Arkh Patol, 2023, 85(4): 24-31.

[2] Wang Y, Zhang X, Dong L, et al. Acute lymphoblastic leukemia with pancreas involvement in an adult patient mimicking pancreatic tumor: A case report [J]. Medicine, 2019, 98(23): e15685.

[3] Pamuk GE, Tapan U, Aksoy S, et al. An adult patient with common B-cell acute lymphoblastic leukaemia who presented with pancreatic involvement, description of the second adult case and review of paediatric cases [J]. BMJ Case Reports, 2014; 2014: BCR2013200817.

[4] Rowe JM, Buck G, Burnett AK, et al. Induction therapy for adults with acute lymphoblastic leukemia: Results of more than 1500 patients from the international ALL trial: MRC UKALL XII/ECOG E2993 [J]. Blood, 2005, 106(12): 3760-3767.

病例 118　　胰腺浆细胞瘤

患者信息

男性患者,64 岁,因"剑突下疼痛伴嗳气 1 周余"入院。

影像学表现

1. **影像学描述**　见图 7-118-1,图 7-118-2。
2. **影像学诊断**　胰腺神经内分泌肿瘤(误诊)。

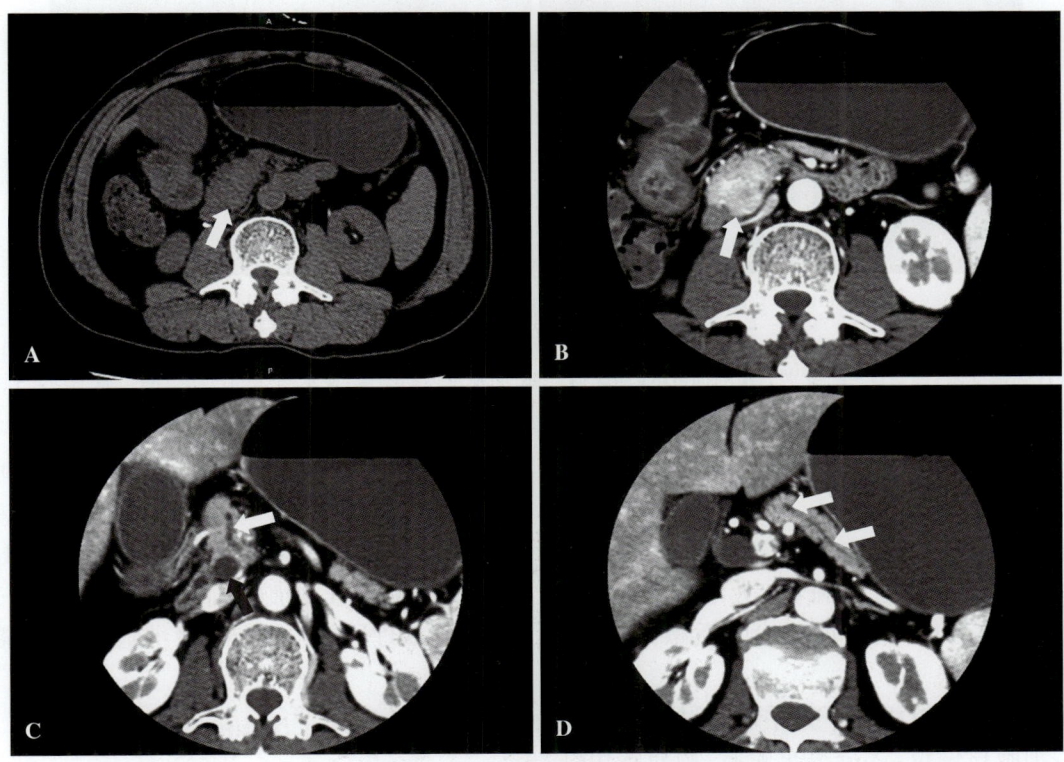

▲ 图 7-118-1　胰腺浆细胞瘤 CT 表现

A. 横断面 CT 平扫示胰头部等密度结节(白箭);B. 横断面 CT 实质期示病灶明显强化(白箭),强化程度超过正常胰腺实质;C、D. 均为横断面 CT 实质期,显示胆总管(黑箭)及主胰管(白箭)扩张。

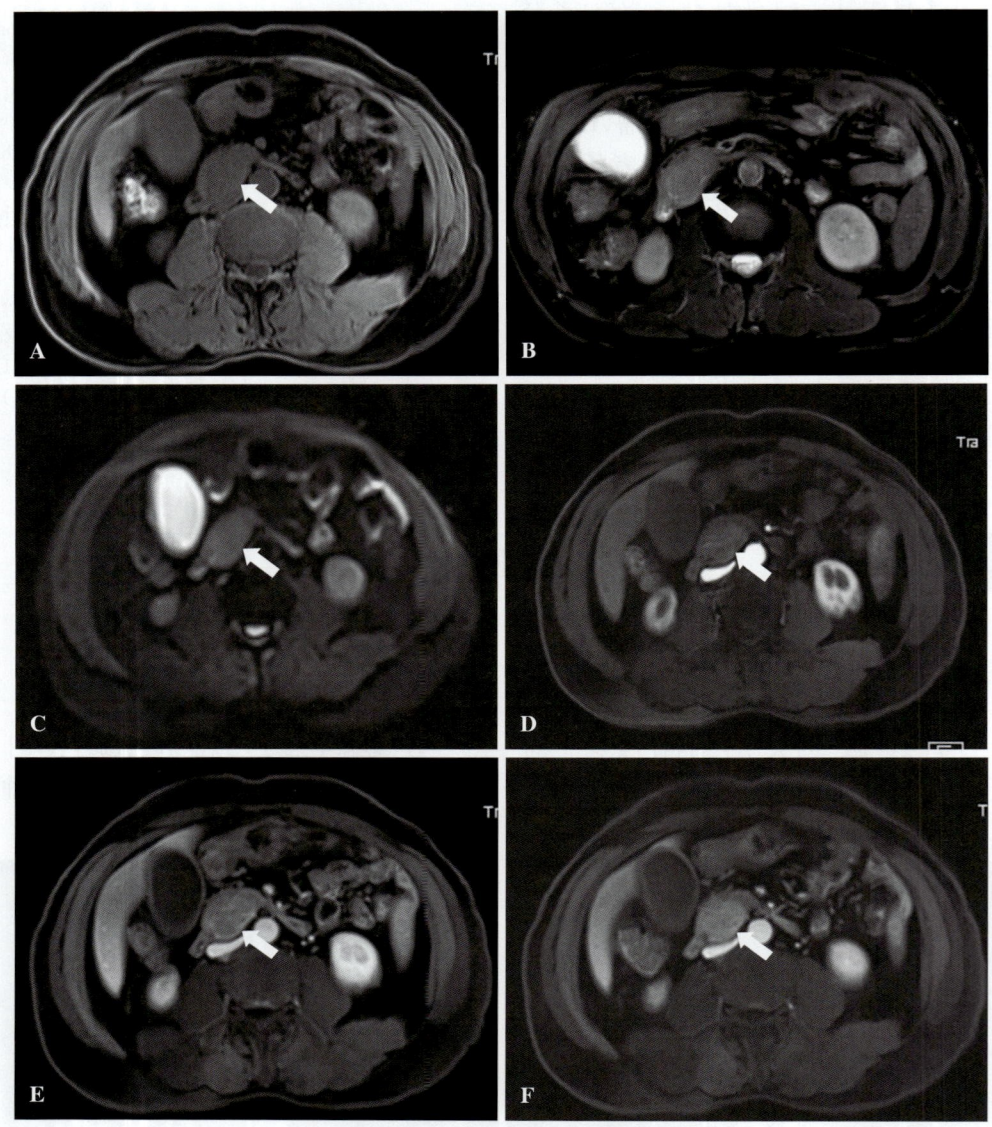

▲ 图 7-118-2　胰腺浆细胞瘤 MRI 表现

A. 横断面 MR T1WI 示胰头稍低信号结节（箭），大小约 3.3 cm×3.9 cm；B. 横断面 MR T2WI 示病灶呈稍高信号（箭），其内信号均匀；C. DWI 示病灶弥散受限（箭）；D~F. 分别为横断面 MRI 动脉期、实质期及延迟期图像，显示病灶（箭）动脉期明显不均匀强化，实质期进一步强化，延迟期明显均匀强化。

病理学表现

1. 大体　胰头大小 5.0 cm×4.0 cm×3.0 cm，距胰腺切缘 2.0 cm 见一肿物，大小 4.0 cm×3.0 cm×2.5 cm，切面灰白色，实性，质嫩，界不清（图 7-118-3A）。

2. 镜下　肿瘤组织镜下见中等大圆细胞弥漫浸润生长，细胞核偏位，部分呈车轮状，胞质嗜伊红色，可见少量瘤巨细胞（图 7-118-3B）。

3. 免疫组化　肿瘤细胞表达 MUM1、CD38、CD138，Ki-67 增殖指数约 50%~70%；不表达 CD20、CD3、CD5、CylinD1、SOX11、CD19、CD22、CD10、BCL6、CD21、CD4、CD8、Syn、CD56、Desmin、MyoD1、Myogenin、CAM5.2、CK19、CK8/18；EBER 原位杂交阴性，B 细胞重排阳性（图 7-118-4）。

4. 病理诊断　（胰头）浆细胞瘤，符合髓外浆细胞瘤。

讨　论

原发的髓外浆细胞瘤少见，仅占所有浆细胞瘤的 5%，且多见于皮肤、呼吸道黏膜、肝、脾等部位，发生于胰腺的浆细胞瘤罕见。髓外浆细胞瘤多见于

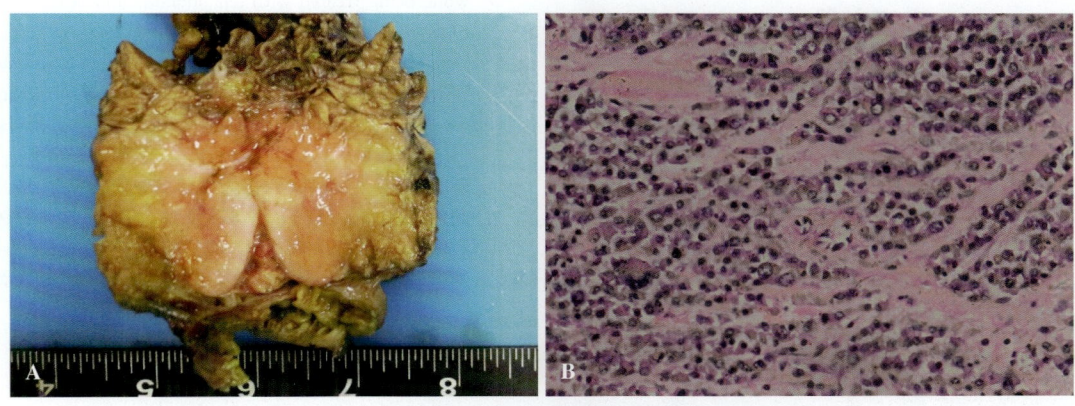

▲ 图7-118-3 胰腺浆细胞瘤大体及镜下表现

A. 肿瘤切面呈灰白色,质嫩,界不清;B. 肿瘤细胞呈圆形或卵圆形,胞质丰富,嗜伊红色,核偏位,大小不一,可见瘤巨细胞,肿瘤细胞排列成条索状或弥漫片状(HE,400×)。

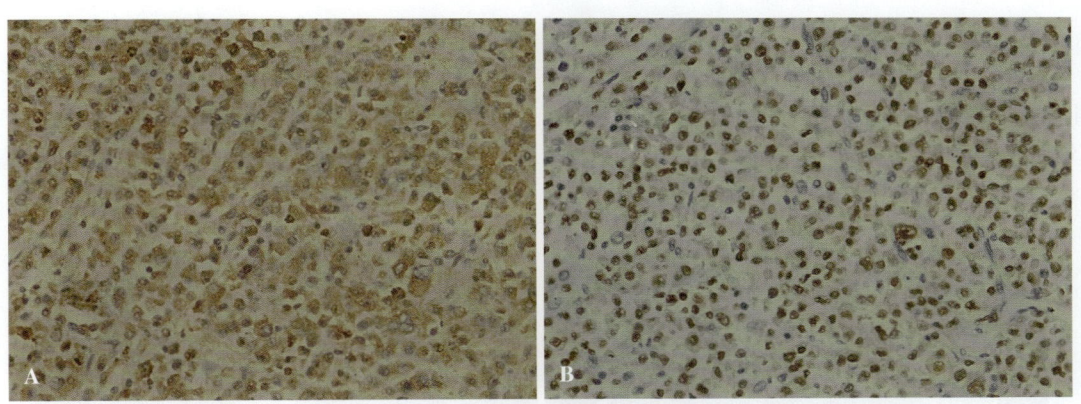

▲ 图7-118-4 胰腺浆细胞瘤免疫组织化学染色

A. CD38 阳性(IHC,400×);B. MUM1 阳性(IHC,400×)。

中老年,男性稍多见,早期可无明显特殊症状,晚期患者可因肿瘤增大出现肿瘤占位相关症状以及肾功能损害、淀粉样变性、贫血、出血等。

髓外浆细胞瘤诊断依赖于病理,肿瘤镜下表现为弥漫浸润生长的圆细胞,肿瘤细胞分化较为成熟,表现为浆细胞样形态,核居中或偏于一侧,伴嗜酸或嗜碱性胞质。部分病例肿瘤间质可见淀粉样物质,有助于鉴别诊断,少数浆细胞瘤核异型明显,核分裂象易见,需与浆母细胞淋巴瘤鉴别。免疫组化显示肿瘤细胞表达 CD38、CD138、EMA 等浆细胞标志物,κ、λ 轻链限制性表达,结合临床与病理形态不难诊断。明确胰腺肿瘤为浆细胞瘤时,需仔细全身检查以排除系统性多发浆细胞瘤累及胰腺,检查手段包括血清尿液的免疫电泳、β2 微球蛋白分析、骨髓穿刺活检、全身 PET-CT 等。

影像学上,浆细胞瘤在 CT 平扫多表现为低密度影,MRI 可显示出淋巴造血系统肿瘤相对特征性的弥漫性强化。本例患者 CT 增强实质期病灶明显强化,强化程度超过正常胰腺实质,MRI 增强则表现为渐进性强化,延迟期强化程度超过正常胰腺实质,具有富血供肿瘤强化特点,此种强化方式与胰腺神经内分泌肿瘤难以鉴别。PET-CT 可显示肿瘤轻度代谢升高,具有较高的诊断和术前评估价值。

原发于髓外的浆细胞瘤一般手术切除和(或)放疗,必要时辅助以化疗。发生于其他部位的浆细胞瘤 5 年总体生存率约 80%。而继发性浆细胞瘤预后较差,需遵循多发性骨髓瘤的治疗方案。化疗对于浆细胞瘤的疾病控制和减少并发症并无有益疗效,但可延长患者生存时间。

总而言之,发生于胰腺的髓外浆细胞瘤罕见,其精准诊断依赖于病理学检查,且病理诊断需要与多种圆细胞肿瘤相鉴别;同时临床上需注意除外继发性浆细胞瘤可能,从而为患者提供合适的诊疗方案。

参考文献

[1] Holler A, Cicha I, Eckstein M, et al. Extramedullary plasmacytoma: Tumor occurrence and therapeutic concepts-A follow-up [J]. Cancer Med, 2022, 11(24): 4743-4755.

[2] Zhu X, Wang L, Zhu Y, et al. Extramedullary plasmacytoma: long-term clinical outcomes in a single-center in CHINA and literature review [J]. Ear, Nose, & Throat Journal, 2021, 100 (4): 227-232.

[3] Oka S, Ono K, Nohgawa M. Successful retreatment with elotuzumab for multiple myeloma with extramedullary relapse while being treated with lenalidomide and dexamethasone [J]. POR, 2020, 26(3): 1993-1995.

[4] Deng H, Liu M, Yuan T, et al. Efficacy of humanized anti-BCMA CAR T cell therapy in relapsed/refractory multiple myeloma patients with and without extramedullary disease [J]. Frontiers in Immunology, 2021, 12: 720571.

[5] 戴萌, 王娜, 赵新明, 等. 多发性骨髓瘤伴乳腺、心房及胰腺多发髓外侵犯[18]F-FDG PET/CT显像1例[J]. 中华核医学与分子影像杂志, 2023, 43: 615-616.

[6] 刘宁, 赵娟, 袁茜, 等. 髓外浆细胞瘤的最新研究进展[J]. 中国实验血液学杂志, 2023, 31: 607-611.

病例 119　胰腺低度恶性肌上皮源性肿瘤

患者信息

女性患者, 42岁, 体检发现胰腺占位2天。既往2013年行剖宫产手术。

影像学表现

1. **影像学描述**　见图7-119-1, 图7-119-2。
2. **影像学诊断**　胰腺实性假乳头状肿瘤(误诊)。

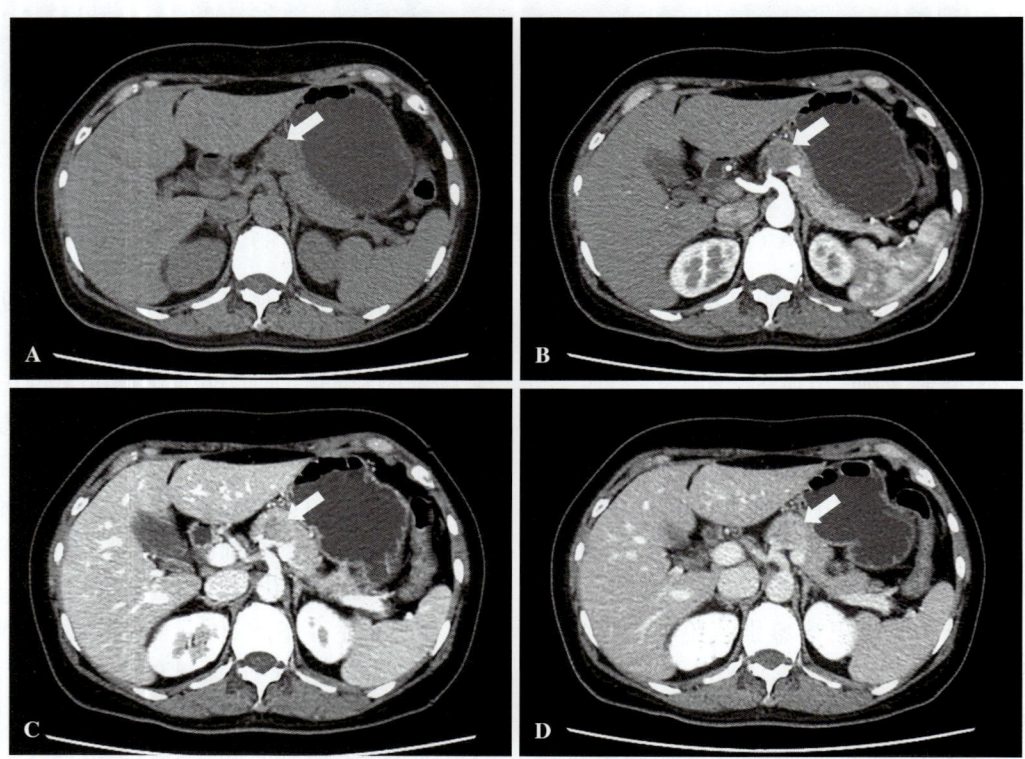

▲ 图7-119-1　胰腺低度恶性肌上皮源性肿瘤CT表现

A. 横断面CT平扫示胰体部一大小约2.2 cm×1.9 cm等密度结节(白箭); B. 横断面CT动脉期示病灶轻度强化(白箭), 上游胰管未见扩张; C. 横断面CT实质期示病灶进一步强化(白箭), 但弱于正常胰腺实质; D. 横断面CT延迟期示病灶持续均匀强化(白箭), 强化程度同周围正常胰腺实质。

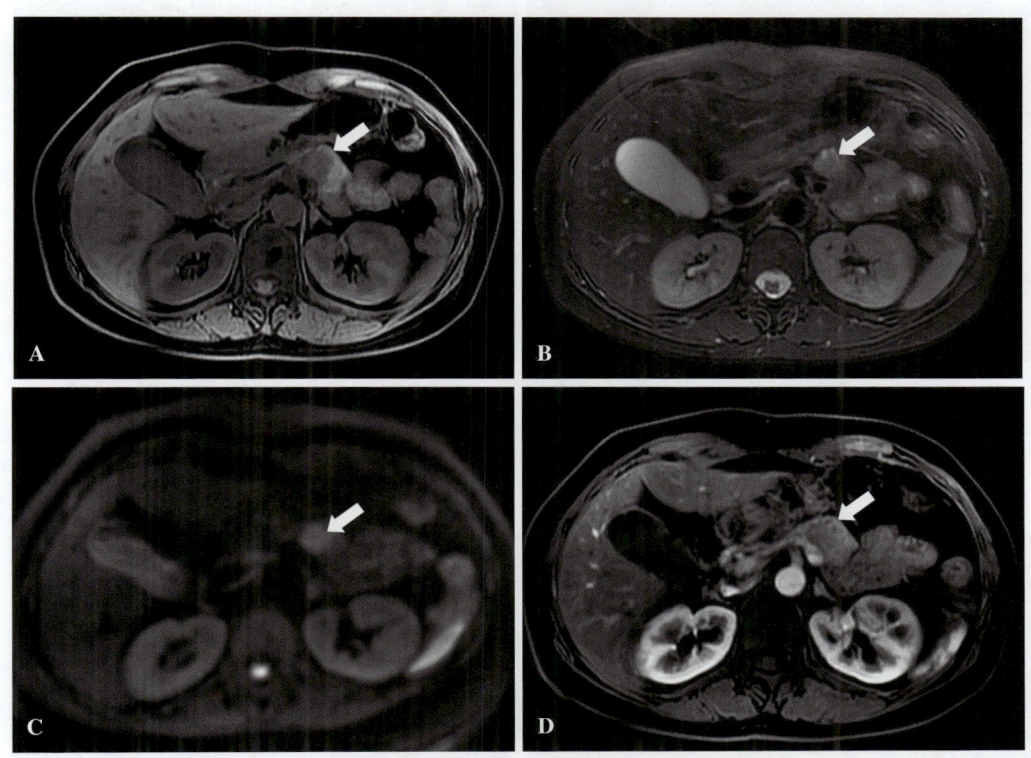

▲ 图 7-119-2 胰腺低度恶性肌上皮源性肿瘤 MRI 表现

A. 横断面 MR T1WI 示胰体部一类圆形低信号结节（白箭）；B. 横断面 MR T2WI 示病灶呈均匀稍高信号（白箭）；C. DWI 示病灶弥散受限呈高信号（白箭）；D. 横断面 MRI 动脉期示病灶轻度均匀强化（白箭）。

病理学表现

1. **大体** 胰体尾切除标本，大小 11.5 cm×3.5 cm×1.2 cm，距胰腺切缘 1.5 cm 见一结节状肿物，大小 1.7 cm×1.5 cm×1.4 cm，切面灰白色、实性、质稍硬，与周围组织界限尚清（图 7-119-3A）。

2. **镜下** 肿瘤与周围胰腺组织分界清楚，肿瘤细胞呈梭形，核圆形、卵圆形，核大异型，排列成束状、交错状，细胞间见少量硬化性间质（图 7-119-3B～D）。

3. **免疫组化** Vimentin（＋），EMA（＋），CAM5.2（＋），S100（＋），CD10（＋），CK5/6（＋），Calponin（＋），CK7（－），SOX10（－），SMA（－），Desmin（－），CD34（－），DOG1（－），CD117（－），Melan-A（－），HMB45（－），Syn（－），CgA（－），CD56（－）（图 7-119-4）。

4. **病理诊断** （胰体）低度恶性肌上皮源性肿瘤。

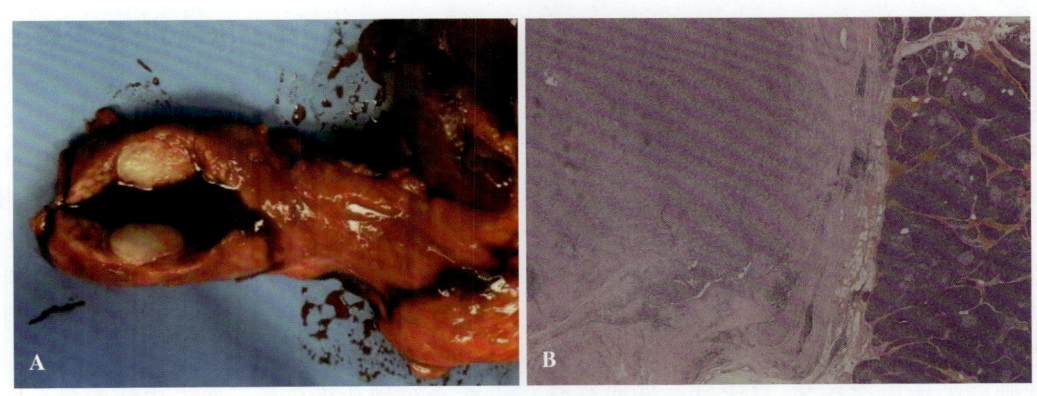

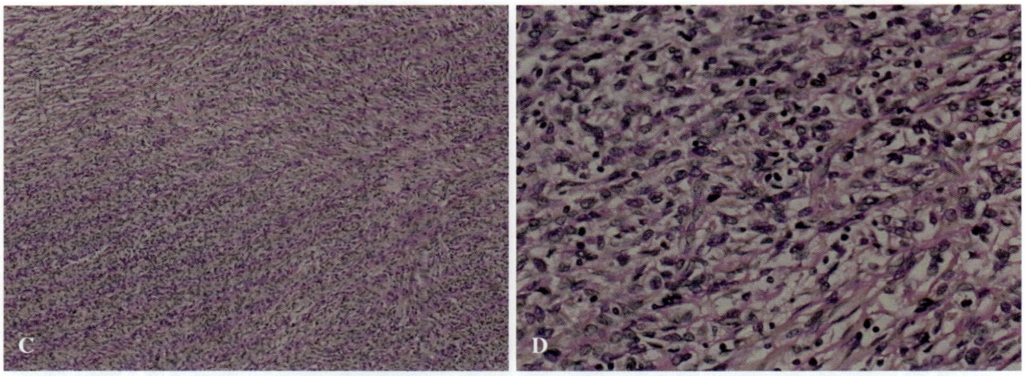

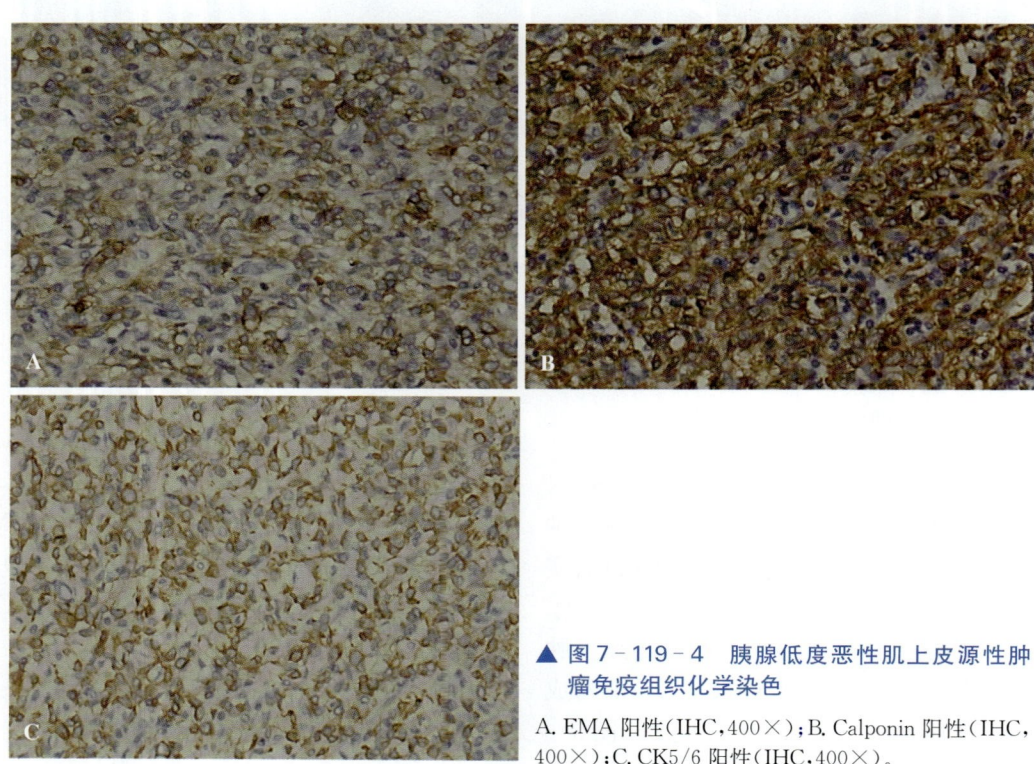

▲ 图7-119-3　胰腺低度恶性肌上皮源性肿瘤大体及镜下表现

A. 肿瘤大体上呈结节状，灰白色，界清；B. 镜下肿瘤与周围胰腺组织分界清楚（HE,20×）；C. 低倍镜下，肿瘤细胞呈束状、交错状排列（HE,100×）；D. 高倍镜下，肿瘤细胞呈梭形，核圆形或卵圆形，核大异型，胞质中等，细胞间见少量硬化性间质成分（HE,400×）。

▲ 图7-119-4　胰腺低度恶性肌上皮源性肿瘤免疫组织化学染色

A. EMA 阳性（IHC,400×）；B. Calponin 阳性（IHC,400×）；C. CK5/6 阳性（IHC,400×）。

讨　论

肌上皮肿瘤起源于肌上皮细胞，好发于唾液腺、乳腺、泪腺等存在肌上皮的部位。来源于软组织的肌上皮肿瘤罕见，男、女性发病率无明显差异，好发于30～50岁，约20%病例发生于儿童，其中多为恶性。主要好发于头颈部、四肢皮下软组织，但也可能发生在任何解剖部位，如眼眶、纵隔、腹壁等，发生在胰腺的肌上皮肿瘤更为罕见。

肌上皮肿瘤的边界多清楚，呈多结节性或分叶状生长模式，但浸润周围软组织。细胞形态多样，可呈纺锤状、卵圆形或上皮样，肿瘤细胞排列成交错状、束状、小梁状结构，间质呈胶原/透明或黏液软骨样。来源于唾液腺的肌上皮肿瘤根据其侵袭性的生长方式被归类为恶性，而发生于软组织的恶性肌上皮肿瘤与细胞核多形性和有丝分裂活性相关，主要根据核的异型性以及是否存在有丝分裂活性和坏死，主观地将肌上皮癌分为低、中、高级别。肌上皮肿瘤恶性的标准是侵入邻近组织、坏死、明显的核异型性和有丝分裂活性。

免疫组化染色显示肌上皮肿瘤存在上皮标志物角蛋白、EMA 和 S100 蛋白的共表达，其他常见的标记物包括 GFAP、p63、SOX10 等。多达一半的肌上皮瘤和肌上皮癌中含有 *EWSR1* 或 *FUS* 相关基因重排,而唾液腺和皮肤中发生的肌上皮肿瘤通常显示 *PLAG1* 和 *HMGA2* 基因重排。独特的形态学外观似乎与特定基因融合相关,例如,具有 *EWSR1 - POU5F1* 重排的肿瘤显示具有透明细胞质的上皮样细胞呈巢状生长,而大多数 *EWSR1 - PBX1/3* 重排的肿瘤由束状排列的良性梭形细胞组成,通常嵌入透明硬化基质中。

由于软组织肌上皮肿瘤的患病率较低,因此对软组织肌上皮肿瘤的影像学特征描述较少。本例中,病灶在 CT 平扫呈等密度,主胰管无扩张,增强后病灶呈渐进性强化,强化程度未超过正常胰腺实质;在 MRI 上呈 T1 低、T2 高信号改变,且弥散明显受限,增强强化特点同 CT;病灶对邻近血管无侵犯,未压迫胰管引起上游胰管扩张;影像学上需与同样渐进性强化的胰腺实性假乳头状肿瘤相鉴别。后者多见于女性,若病灶内发现 CT 平扫呈高密度或 MR T1WI 上高信号则提示出血,为胰腺实性假乳头状肿瘤的特征性表现。

关于肌上皮肿瘤的最佳治疗策略仍不明确。对于局限性肿瘤,无论是否进行放疗,广泛的手术切除被认为是主要治疗方法。化疗在治疗肌上皮肿瘤方面效果不佳,仅用于治疗不可切除的、进展性或转移性肌上皮癌。

本病例展示了胰腺罕见的软组织肌上皮肿瘤的诊断和治疗挑战。对该病例的学习有助于指导临床医生提高诊疗经验,通过采取适当的治疗,降低患者发生不良结果的风险。

参考文献

[1] Savera AT, Zarbo RJ. Defining the role of myoepithelium in salivary gland neoplasia [J]. Adv Anat Pathol, 2004, 11(2): 69-85.

[2] Hornick JL, Fletcher CDM. Myoepithelial tumors of soft tissue: A clinicopathologic and immunohistochemical study of 101 cases with evaluation of prognostic parameters [J]. Am J Surg Pathol, 2003, 27(9): 1183-1196.

[3] Shah AAK, Mulla AF, Mayank M. Pathophysiology of myoepithelial cells in salivary glands [J]. J Oral Maxillofac Pathol, 2016, 20(3): 480-490.

[4] Thway K, Fisher C. Myoepithelial tumor of soft tissue: Histology and genetics of an evolving entity [J]. Adv Anat Pathol, 2014, 21(6): 411-419.

[5] Katabi N, Ghossein R, Ho A, et al. Consistent PLAG1 and HMGA2 abnormalities distinguish carcinoma ex-pleomorphic adenoma from its de novo counterparts [J]. Hum Pathol, 2015, 46(1): 26-33.

[6] Suurmeijer AJH, Dickson BC, Swanson D, et al. A morphologic and molecular reappraisal of myoepithelial tumors of soft tissue, bone, and viscera with EWSR1 and FUS gene rearrangements [J]. Genes Chromosomes Cancer, 2020, 59(6): 348-356.

[7] Thway K, Noujaim J, Thomas DM, et al. Myoepithelial carcinoma of the paracecal mesentery: Aggressive behavior of a rare neoplasm at an unusual anatomic site [J]. Rare Tumors, 2017, 9(1): 6504.

[8] Yokose C, Asai J, Kan S, et al. Myoepithelial carcinoma on the right shoulder: Case report with published work review [J]. J Dermatol, 2016, 43(9): 1083-1087.

[9] Kong M, Drill EN, Morris L, et al. Prognostic factors in myoepithelial carcinoma of salivary glands: A clinicopathologic study of 48 cases [J]. Am J Surg Pathol, 2015, 39(7): 931-938.

[10] 龚毅,汪晓红,张盛箭,等.胰腺实性假乳头状肿瘤的影像特征分析[J].放射学实践,2020,35:56-60.

病例120 胰体尾上方脾动脉瘤

患者信息

女性患者,72 岁,10 年前例行体检发现腹腔肿瘤,无伴随症状,未予治疗。1 周前患者体检发现肿瘤较前增大,当地医院超声检查提示:胰尾后方腹主动脉前方囊性无回声区,考虑腹主动脉瘤。

影像学表现

1. 腹部超声 胰体尾可见大小 7.0 cm × 6.1 cm 的无回声,边界可辨,胰头、胰体形态规则,边界清楚,实质区回声均匀,主胰管无扩张。脾脏形态大小正常,包膜光整,脾区回声均匀,脾门部脾静脉无明显扩张。

2. 影像学诊断 急性胰腺炎伴发脾动脉假性动脉瘤(误诊)。

病理学表现

1. 大体 胰体尾大小 9.5 cm × 6.0 cm ×

3.5 cm,距胰腺切缘 0.2 cm 见一囊性肿物,大小 5.5 cm×5.5 cm×3.5 cm,内壁稍粗糙,壁厚 0.2~0.5 cm,囊壁内见一血管开口,通向囊腔,囊内含暗红色血性物,血管另一端通向脾脏,血管长 6 cm,直径 0.6~6 cm,其余胰腺切面灰白灰黄色,分叶状结构存在,实性,质软。脾脏一个,大小 9.0 cm×5.0 cm×5.0 cm,切面暗红色,实性,质软(图 7-120-1A)。

2. **镜下**　胰体尾上方囊肿镜下示囊壁由纤维组织及少量平滑肌构成,囊壁局部可见较多泡沫样细胞聚集,部分内衬扁平内皮细胞,管腔内见血凝块,周围胰腺组织腺泡萎缩伴少量淋巴细胞浸润(图 7-120-1B)。

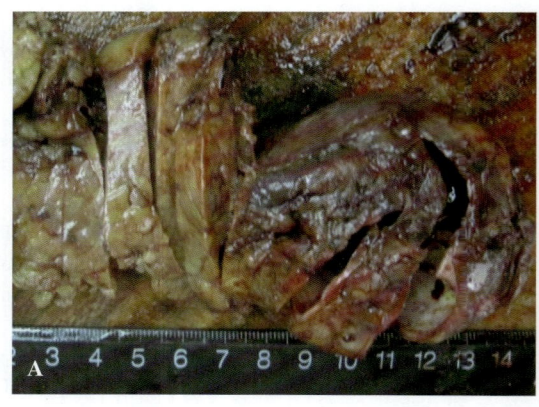 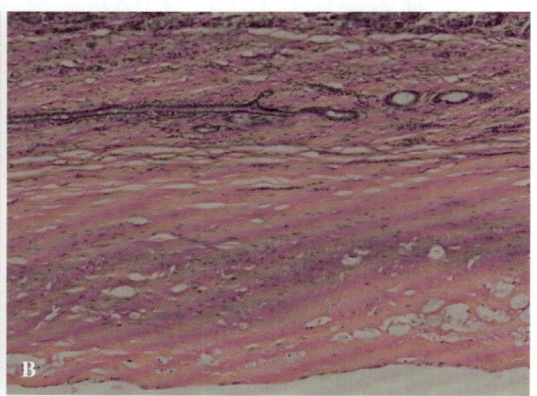

▲ 图 7-120-1　脾动脉瘤大体及镜下表现

A. 大体表现为脾动脉局部囊性扩张,囊内壁稍粗糙,内含大量血凝块;B. 镜下囊壁主要由纤维组织及少量平滑肌构成,局部见泡沫样细胞聚集,囊内壁衬覆扁平内皮细胞(HE,100×)。

3. **病理诊断**　胰体尾上方脾动脉瘤。

讨　论

脾动脉瘤表现为脾动脉的局部扩张,是最常见的内脏动脉瘤之一,患病率约为 0.8%,多见于老年人,女∶男约为 4∶1。主要由胰腺炎、创伤或动脉粥样硬化引起,患者通常无症状,病变部位可闻及血管杂音;若发生破裂,可出现明显的左上腹或左季肋区疼痛,可伴恶心、呕吐。

影像学上,CT 增强血管造影是确诊脾动脉瘤的首选检查,通过三维重建可以清晰识别病变与毗邻脏器的关系,为手术切除提供依据。脾动脉造影是诊断脾动脉瘤的金标准,除了明确病变位置、大小和毗邻关系外,还有助于判别是否并存其他动脉瘤,也可用于同期介入治疗。本例患者术前仅行超声检查,提示胰体尾部巨大无回声区,未完善 CT 或 MRI 检查,需要与急性胰腺炎伴发的脾动脉假性动脉瘤相鉴别,后者通常有急性胰腺炎病史。当急性胰腺炎周围坏死积液侵蚀脾动脉时,可造成脾动脉破裂形成假性动脉瘤,CT 增强动脉期可见脾动脉对比剂外溢呈"喷射状"或"云雾状",延迟期示假性动脉瘤内对比剂进一步填充。而脾动脉瘤在 CT 或 MRI 增强上表现为与脾动脉局限性囊状或梭形凸起,内见对比剂充填,超声可见囊内旋转血流信号。

病理学上,脾动脉瘤为脾动脉的局部显著扩张,最常见的表现是血管中膜缺损、弹力纤维和平滑肌的丧失。脾动脉瘤镜下可见管壁弹力板破坏,部分剥离,有时可见黏液样变性及炎细胞浸润,中膜平滑肌消失,并伴纤维组织增生。脾动脉瘤需与以下疾病相鉴别。①胰腺单纯性囊肿:囊壁由纤维化的间质构成,内衬单层立方上皮,囊腔内为透明液体而非血液。②胰腺假性囊肿:患者通常有胰腺炎病史,囊壁纤维化伴炎细胞浸润,囊内壁无衬覆上皮。

脾动脉瘤破裂的年风险 2%~10%,女性中更易发生,22% 的病例表现为临床急症,总死亡率为 8.5%。体积小(<2.0 cm)且无症状的脾动脉瘤可通过影像学随访;对于体积较大或假性动脉瘤,手术干预是脾动脉瘤修复的金标准方法。近年来,血管内介入治疗在治疗动脉瘤方面得到了广泛应用,具有创伤小、并发症少的优点。

完善影像学检查有助于脾动脉瘤的诊断,为后续治疗决策提供指导。

参考文献

[1] Kulkarni S, Chakole S, Dubey T, et al. A rare case of splenic artery aneurysm with unusual combination of pancytopenia and massive splenomegaly in a tertiary care hospital [J]. Cureus,

2023,15(10):e47940.
[2] Tcbc-Rj RA, Ferreira MC, Ferreira DA, et al. Splenic artery aneurysm [J]. Rev Col Bras Cir, 2016, 43(5):398-400.
[3] Panzera F, Inchingolo R, Rizzi M, et al. Giant splenic artery aneurysm presenting with massive upper gastrointestinal bleeding: A case report and review of literature [J]. World J Gastroenterol, 2020, 26(22):3110-3117.
[4] Xu Y, Wu Z. A case of a pregnant woman with a special splenic artery aneurysm [J]. Malawi Med J, 2022, 34(3):220-222.
[5] Akbulut S, Otan E. Management of giant splenic artery aneurysm: Comprehensive literature review [J]. Medicine (Baltimore), 2015, 94(27):e1016.
[6] 门永忠,陈新燕.脾动脉瘤的超声及其他影像学表现2例[J].中华医学超声杂志(电子版),2011,8:651-655.

病例 121　胰腺周围静脉型血管瘤

患者信息

女性患者,26 岁,因"体检发现腹膜后囊性占位3 年余,进行性增大半年余"入院。

影像学表现

1. **影像学描述**　见图 7-121-1。
2. **影像学诊断**　腹膜后囊性淋巴管瘤(误诊)。

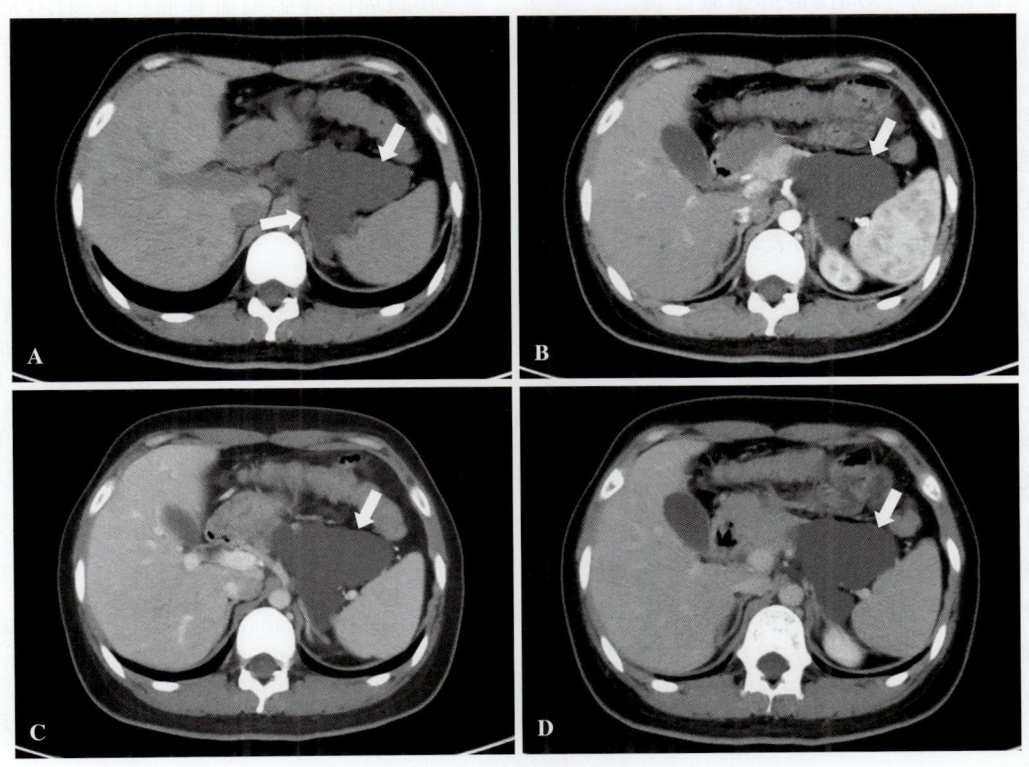

▲ 图 7-121-1　胰腺周围静脉型血管瘤 CT 表现

A. 横断面 CT 平扫示腹膜后胰腺上方不规则状低密度影,呈"钻缝"样生长,大小约 8.3 cm×7.0 cm,其内密度均匀,CT 值约 10 HU,未见钙化灶;B~D. 分别为横断面 CT 增强动脉期、实质期及延迟期,病灶强化始终不明显。

病理学表现

1. **大体**　胰体尾大小 12.0 cm×5.0 cm×3.0 cm,胰腺表面上方距胰腺切缘 4 cm 见一肿物,大小 6.0 cm×3.0 cm×2.0 cm,切面呈多房囊性,壁厚 0.1~0.2 mm,内含灰褐色样物(图 7-121-2)。
2. **镜下**　胰腺表面肿瘤组织由大小不一的血管腔结构组成,管壁平滑肌厚薄不一,内衬扁平内皮细胞,部分管腔内可见血液成分。
3. **免疫组化**　CAM5.2(-),CD34(+),CD31

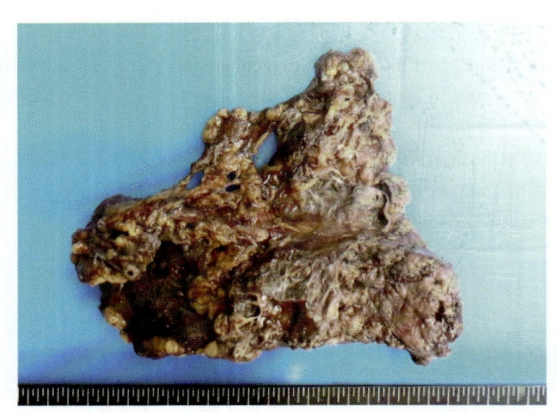

▲ 图 7-121-2　大体表现

胰腺周围可见肿瘤呈多房囊性，囊内壁光滑，部分含血凝块。

(+)，D2-40(-)。

4. 病理诊断　胰腺周围静脉型血管瘤。

讨　论

胰腺周围静脉型血管瘤是一种来源于胰腺的罕见良性血管性肿瘤，约占全部胰腺肿瘤的0.1%。患者通常无特定的临床症状，多是体检时偶然发现，少数患者由于肿瘤压迫症状而表现为上腹痛、腹胀、恶心等。

病理学上，胰腺周围静脉型血管瘤通常为典型的海绵状血管瘤，由大血管腔隙组成，内衬单层扁平内皮细胞，管腔内含有红细胞。免疫组化表达CD31、CD34，一般不表达D2-40。病理学上需与以下疾病相鉴别。①浆液性囊腺瘤：大体表现为多囊性或巨囊性，内含清亮透明液体，肿物中间可见星状纤维瘢痕，镜下可见囊腔内含有浆液性成分，囊内壁衬覆单层立方上皮，胞质透亮，表达CK及MUC6；②黏液性囊性肿瘤：大体上多为单房囊性，囊腔内含有透明黏液，囊腔不与胰管相通，镜下囊内壁衬覆黏液上皮，上皮下可见卵巢样间质；③分支胰管型IPMN：扩张的分支胰管内含有透明黏液，管内可形成乳头状结构，镜下扩张的胰管衬覆胃型、肠型或胰胆管型上皮；④胰腺假性囊肿：患者有胰腺炎病史，镜下见囊壁纤维化伴炎细胞浸润，囊内壁无衬覆上皮。

影像学上，胰腺周围静脉型血管瘤CT平扫表现为不规则液性低密度影，具有"钻缝"样或"葡匐"式生长的特点，MRI上呈T1低、T2高信号；由于静脉型血管瘤血管腔隙较大，对比剂进入时间较长，导致增强后病灶强化不明显或轻度强化。本例患者CT增强强化不明显，可能是延迟时间不够所致，导致误诊为腹膜后囊性淋巴管瘤，后者增强无强化。超声内镜引导下细针穿刺(EUS-FNA)或穿刺活检可能是术前识别胰腺血管瘤的有效方法，但也有文献报道穿刺活检导致腹腔出血等并发症。

胰腺周围静脉型血管瘤生长缓慢，对于一些体积较小的病例，定期观察可能比手术治疗给患者带来的获益更多。而对于体积较大的肿瘤，保留正常胰腺实质的胰腺切除术是首选的手术方式，可最大限度地保留胰腺的外分泌和内分泌功能。

参考文献

[1] Koo CH, Koh YX, Hennedige T, et al. Pancreatic haemangioma: An unusual case of massive upper gastrointestinal bleeding with clinical and radiological correlation of the literature and recommendations [J]. Ann Acad Med Singap, 2018, 47(8): 345-348.

[2] Jin C, Mo JG, Jiang H, et al. Adult pancreatic hemangioma: A rare case report and literature review [J]. BMC Surg, 2020, 20(1): 118.

[3] Raymundo SRO, Hussain KMK, Hussein KG, et al. Rare case of adult pancreatic haemangioma and literature review [J]. BMJ Case Rep, 2018, 7: 2018.

[4] Tebboune N, Lazure T, Fabre M, et al. Pancreatic haemangioma in infancy: The place of radiology [J]. Pediatr Radiol, 2003, 33(9): 621-623.

[5] 黄洪军, 吴志明, 孟兴成, 等. 胰腺血管瘤出血1例[J]. 中华胰腺病杂志, 2022, 22: 134-135.

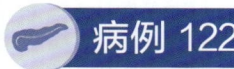

病例 122　　胰腺脂肪瘤

患者信息

女性患者，59岁，因"间断性上腹痛6年余，消瘦伴乏力半年余"入院。

影像学表现

1. **影像学描述**　见图 7-122-1。
2. **影像学诊断**　胰腺脂肪浸润或胰腺畸胎瘤

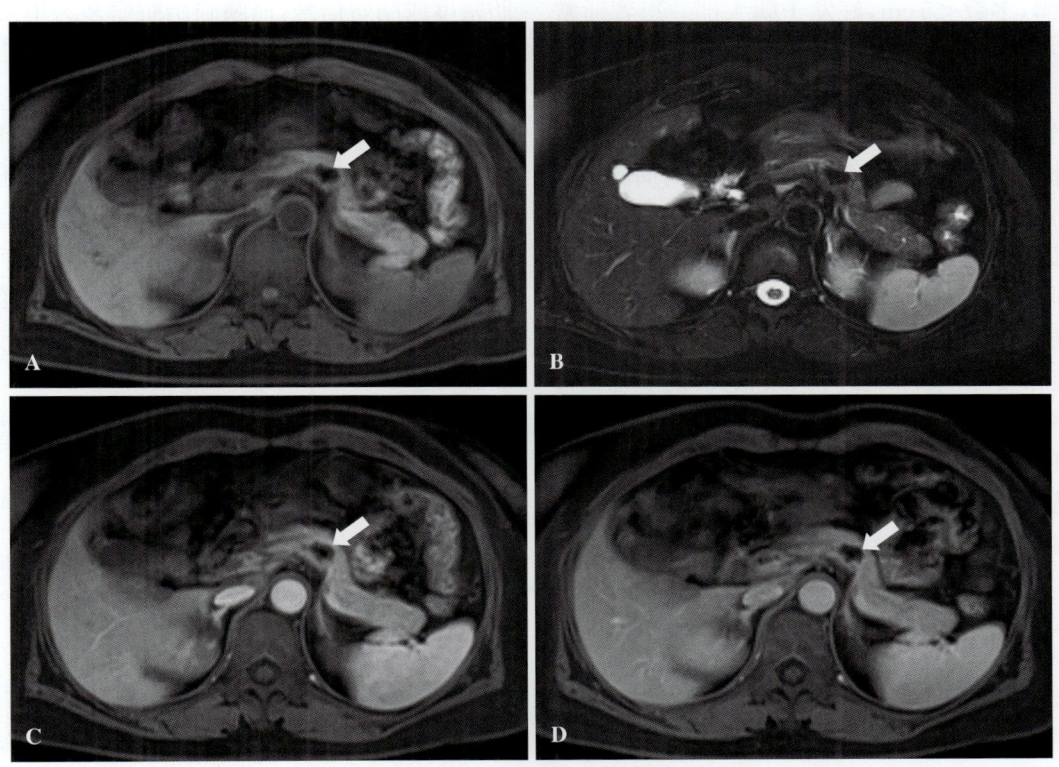

▲ 图 7-122-1　胰腺脂肪瘤 MRI 表现

A. 横断面脂肪抑制 T1WI 平扫：胰体部见一大小约 1.2 cm×1.4 cm 不规则低信号结节（箭）；B. 横断面脂肪抑制 T2WI：胰体部病灶（箭）呈低信号，主胰管未见扩张；C、D. 分别为横断面 MRI 增强动脉期及延迟期图像，显示病灶（箭）未见强化，上游胰管无扩张。

可能（误诊）。

病理学表现

1. 大体　胰体大小 13.5 cm×3.0 cm×1.5 cm，距胰腺切缘 1.5 cm 处见一灰黄色结节性肿物，大小 2.0 cm×1.5 cm×1.0 cm，切面灰黄色，实性，质软，与周围组织界限清楚，周围似有包膜。

2. 镜下　镜下见肿瘤由大量分化成熟的脂肪细胞组成，被纤维分隔成小叶状结构，肿瘤与周围胰腺组织界限清楚，未见异型细胞（图 7-122-2）。

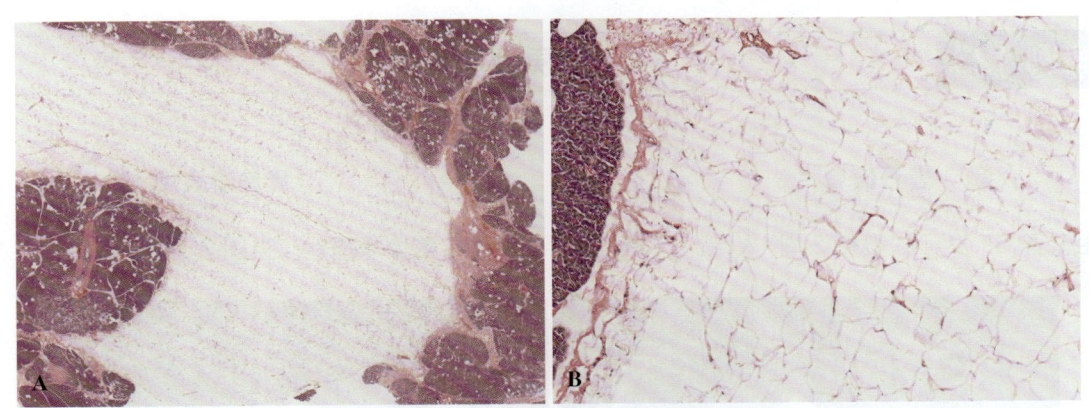

▲ 图 7-122-2　胰腺脂肪瘤镜下表现

A. 肿瘤由大量成熟的脂肪构成，分叶状，与周围胰腺组织界清（HE，10×）；B. 脂肪细胞大小较一致，无异型（HE，100×）。

3. 免疫组化　S100（+），MDM2（-）。

4. 病理学诊断　（胰体）脂肪瘤。

讨　论

胰腺脂肪瘤是起源于胰腺间叶组织的一种少见

的良性肿瘤,多数<5 cm,好发于胰头部。患者通常无症状,少数表现为腹痛,极少数患者因肿瘤压迫出现胆管或胰管梗阻的症状。

病理学上,胰腺脂肪瘤由成熟的脂肪细胞组成,排列成小叶状,肿瘤周边可见纤维包膜包绕,与周围胰腺组织界限清楚,肿瘤内可见纤维分隔。由于肿瘤主要由成熟的脂肪细胞组成,EUS-FNA 对于术前明确诊断的价值有限。胰腺脂肪瘤需要与以下疾病相鉴别。①胰腺脂肪浸润:较多见,与老龄化、肥胖、酒精性肝硬化、慢性胰腺炎、糖尿病等多种因素相关,镜下见正常的胰腺组织被脂肪组织所取代,主要累及胰腺外分泌部,严重时可出现胰腺外分泌功能障碍;②胰腺脂肪肉瘤:罕见,分化成熟的脂肪细胞内可见散在脂肪母细胞,肿瘤细胞表达 S100、CDK4、MDM2,存在基因 MDM2 扩增;③胰腺畸胎瘤:罕见,大体上表现为结节状或囊性,肿瘤内可见来源于两个以上胚层的组织。

影像学上,脂肪瘤具有独特的影像学特征。病灶在 CT 平扫时表现为均匀的脂肪低密度灶,CT 值范围约−115～−25 HU,其内无正常的胰腺实质,边界清晰,不浸润邻近结构。MRI 上正相位呈高信号,反相位呈低信号,脂肪抑制 T1WI 及 T2WI 上均呈均匀一致的低信号,通常不引起胰管扩张。CT 及 MRI 增强后病灶无强化,而脂肪肉瘤、畸胎瘤可有软组织成分而呈不均匀强化。这些影像学特征可以很好地辅助鉴别胰腺脂肪肉瘤和畸胎瘤。胰腺脂肪浸润通常在胰腺实质内呈散在分布的多发斑点状脂肪密度或脂肪信号,而胰腺脂肪瘤多为单发结节状。本例患者 CT 平扫表现为胰腺内结节状脂肪低密度影,增强未见明确强化,符合脂肪瘤诊断。

据报道,仅 12% 的胰腺脂肪瘤被手术切除。如果肿瘤较小且无临床症状,患者仅需定期随访,如果肿瘤体积增大明显,或因胆道、胰管或邻近大血管受压而出现症状,患者需要接受手术切除治疗。

综上所述,胰腺脂肪瘤表现为结节状的脂肪低密度影,边界清晰,增强扫描无强化,其内无胰腺实质成分。

参考文献

[1] Deschner B, Gandhi J, Deneve JL, et al. Symptomatic pancreatic lipoma [J]. J Gastrointest Surg, 2019, 23(9): 1942 - 1943.

[2] Beddi A, Merzem A, Harmak M, et al. Pancreatic lipoma: A pancreatic incidentaloma diagnosis with computed tomography [J]. Eur J Case Rep Intern Med, 2021, 8(3): 002252.

[3] Budzyńska A, Nowakowska-Duława E, Cholewka A, et al. Large pancreatic lipoma in a 69-year-old diabetic woman: Diagnostic considerations [J]. Prz Gastroenterol, 2014, 9(3): 168 - 171.

[4] Kishan TV, Pavithra S, Sri Bhuvana N, et al. A rare tumour of pancreas in an incidentally discovered pancreatic lipoma [J]. Med J Armed Forces India, 2015, 71(Suppl 1): S138 - 140.

[5] Lee SY, Thng CH, Chow P. Lipoma of the pancreas, a case report and a review of the literature [J]. World J Radiol, 2011, 3(10): 246 - 248.

[6] 刘伟, 嵇鸣, 卢峰. 胰腺脂肪瘤一例[J]. 中国医学计算机成像杂志, 2010, 16(2): 178 - 179.

[7] 李晓强, 靳二虎, 张斌斌, 等. 胰腺脂肪瘤的 CT 和 MRI 诊断研究[J]. CT 理论与应用研究 - 2014(4) 601 - 610.

病例 123　胰腺脂肪坏死

患者信息

男性患者,49 岁,因"腹痛 2 周"入院。

影像学表现

1. **影像学描述**　见图 7 - 123 - 1, 图 7 - 123 - 2。

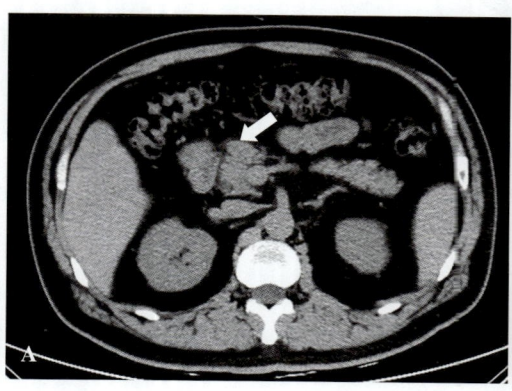
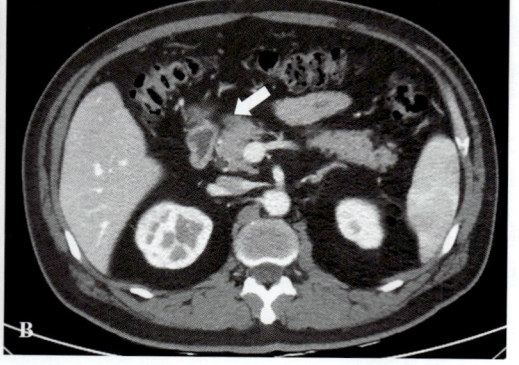

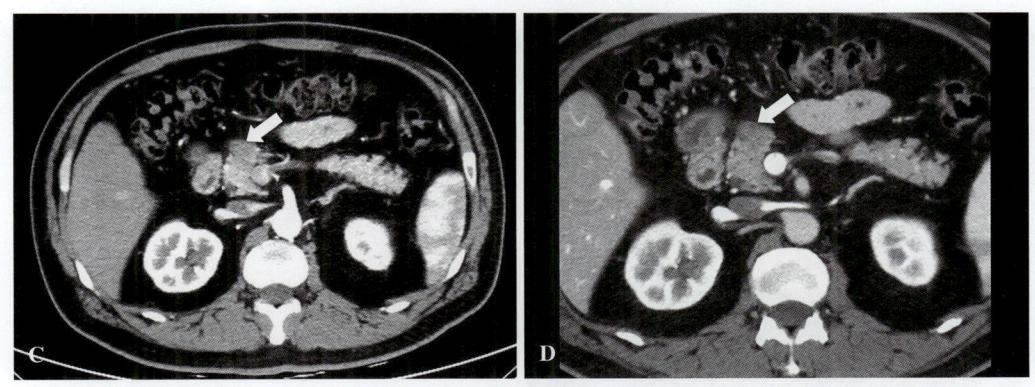

▲ 图 7-123-1　胰腺脂肪坏死 CT 表现

A. 横断面 CT 平扫示胰头腹侧见一大小约 1.1 cm×1.4 cm 结节状稍低密度灶（箭），边缘模糊；B~D. 分别为横断面 CT 增强动脉期、实质期及延迟期图像，病灶（箭）强化程度始终弱于周围正常胰腺实质，上游胰管未见扩张。

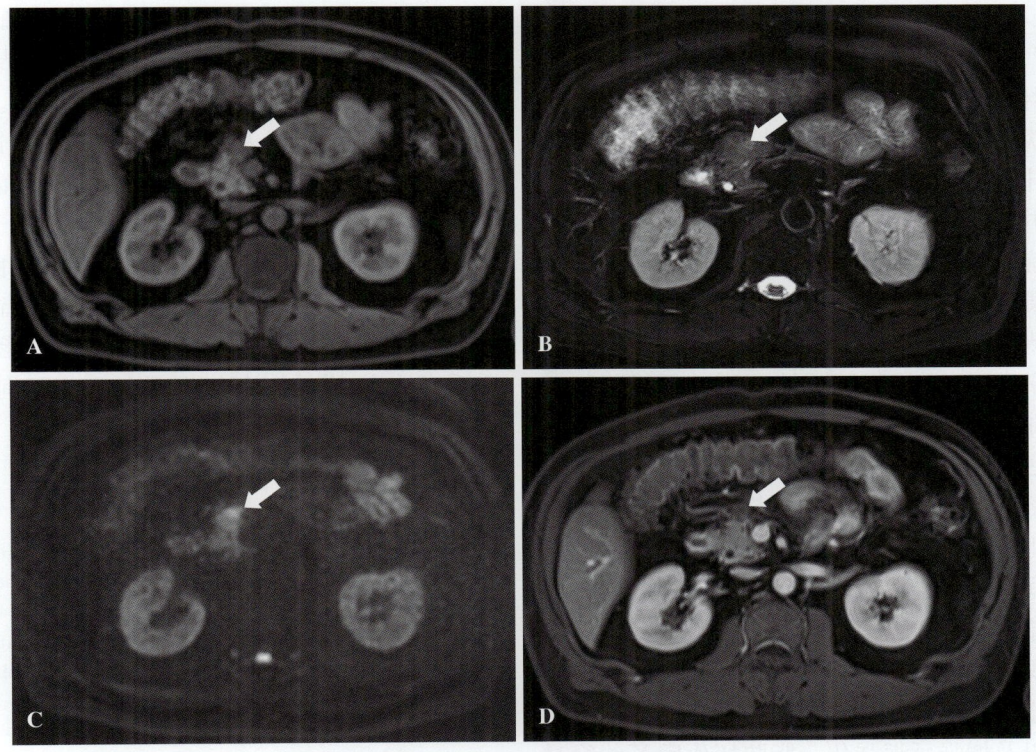

▲ 图 7-123-2　胰腺脂肪坏死 MRI 表现

A. 横断面 MR T1WI 平扫示胰头腹侧见一斑片状稍低信号灶（箭），边缘模糊；B. 横断面 MR T2WI 示病灶呈稍高信号（箭）；C. 横断面 DWI 示病灶弥散受限呈高信号（箭）；D. 横断面 MRI 增强延迟期显示病灶轻度强化（箭）。

2. **影像学诊断**　胰头部肿块型胰腺炎（误诊）。

病理学表现

1. **大体**　胰头大小 9.0 cm×3.0 cm×2.0 cm，距胰腺切缘 2.5 cm、十二指肠乳头 3.5 cm 胰头部见一灰白灰黄色区域，范围 1.7 cm×1.4 cm，切面灰白灰黄色，实性，质中，与周围组织界限不清（图 7-123-3A）。

2. **镜下**　灰黄色区域镜下为脂肪坏死结节，周边可见纤维组织增生及泡沫细胞聚集；周围胰腺小叶结构尚存，间质纤维组织增生伴炎细胞浸润（图 7-123-3B）。

3. **病理诊断**　（胰头）局灶脂肪坏死结节，伴周围胰腺慢性炎性改变。

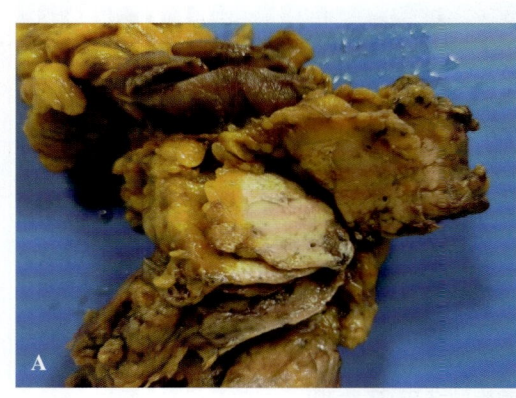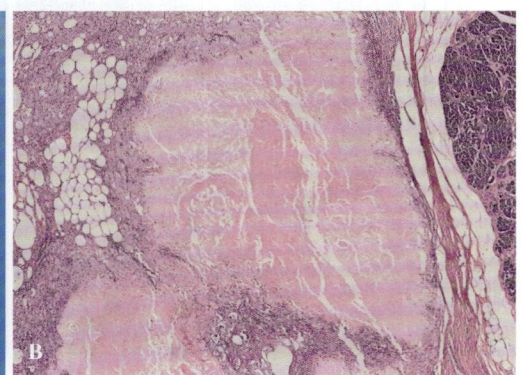

▲ 图 7-123-3　胰腺脂肪坏死大体及镜下表现

A. 胰头可见灰白灰黄色区域，与胰腺组织界限不清；B. 病变处见脂肪坏死伴纤维组织增生、淋巴细胞浸润及泡沫样细胞聚集（HE，40×）。

讨 论

脂肪坏死多为急性胰腺炎的并发症，主要由于急性胰腺炎时胰腺基底部通透性增加，导致胰脂肪酶漏出或排入淋巴和血管系统并被激活，引起脂肪组织溶解并发生皂化反应，坏死区巨噬细胞被激活并释放炎症介质，从而引起炎症反应。脂肪坏死最常位于胰腺周围脂肪组织、网膜和肠系膜。患者首发临床表现多为腹痛。

病理学上，坏死的脂肪团被致密的纤维组织包绕，形成灰白或灰黄色质硬结节，直径可达 5 cm，其内可有暗红色区域，无包膜。早期，镜下可见结节中央脂肪细胞溶解，形成所谓的"油囊样"结构，周围围绕着泡沫样组织细胞和异物巨细胞，常伴有淋巴细胞、浆细胞浸润。有时脂肪坏死结节内脂肪液化流失，形成囊性结构，囊壁内衬泡沫样组织细胞。后期，坏死脂肪组织周围纤维化，可伴有灶性钙盐沉积。

影像学上，脂肪坏死的 CT 特征表现为一定的占位效应以及增强延迟强化。脂肪坏死后 X 线穿过后的衰减增加，导致其 CT 值较正常脂肪组织升高，增强产生延迟强化，有时可以显示脂肪坏死组织中包含液性成分。MRI 上脂肪坏死呈 T1 稍低、T2 稍高信号，弥散可受限，增强可轻度延迟强化。因此，部分脂肪坏死容易被误诊为胰腺肿瘤，患者有无胰腺炎病史是两者重要的鉴别点。本例患者以腹痛为首发症状入院，胰头腹侧斑片状低密度影，边缘模糊，增强后轻度强化，且主胰管无扩张，结合血淀粉酶、肿瘤标志物等检查首先排除胰腺肿瘤。CT 误诊为肿块型胰腺炎，后者多表现为胰腺局限性肿大，病灶周围钙化，增强可呈明显渐进性强化，而本例患者 CT 增强始终轻度强化，此为两者鉴别点。

胰腺脂肪坏死的患者如果无严重不良反应，仅需随访观察，无需手术治疗。由于胰腺脂肪坏死结节与胰腺癌特征相似，部分患者术前可能误诊而接受手术治疗，详尽的检查、细致的病史问询以及经验的积累可能会避免误诊的发生。

参考文献

[1] Evrimler Ş, Çakmakçı M, Karaibrahimoǧlu A, et al. The prognostic value of fat necrosis deposits on CT imaging in acute pancreatitis [J]. Turk J Med Sci, 2021, 51(2):749-756.

[2] Gupta P, Verma N, Samanta J, et al. Variability of contrast enhancement of pancreas on computed tomography in patients with acute pancreatitis and isolated extrapancreatic necrosis [J]. Acta Gastroenterol Belg, 2020, 83(4):593-597.

[3] Zhou T, Tang MY, Deng Y, et al. MR imaging for early extrapancreatic necrosis in acute pancreatitis [J]. Acad Radiol, 2021, 28 Suppl 1:S225-S233.

[4] 徐劲,彭燕. 脂肪坏死与重症急性胰腺炎[J]. 中华胰腺病杂志,2016,16:134-137.

[5] 李俊君,陈百仓. 24 例膜状脂肪坏死病理分析[J]. 诊断病理学杂志,2000,7:112-113.

第八章 胰腺继发性肿瘤

病例 124　胰腺转移性透明细胞性肾细胞癌

患者信息

女性患者,49 岁。主诉:腹痛 20 天。既往甲肝病史 25 年,已药物治愈。CA19-9 5.85 U/mL(正常范围 0~37 U/mL)。

影像学表现

1. 影像学描述

(1) 患者 CT 增强提示左肾占位(图 8-124-1),大小约 6.2 cm×5.2 cm,增强病灶明显不均匀强化。同时显示胰腺及腹膜后多发动脉期明显强化灶(图 8-124-2),静脉期强化程度仍高于周围正常胰腺实质。

(2) MRI 检查(图 8-124-3):胰腺内见多枚结节影,呈 T1 稍低、T2 稍高信号,DWI 示弥散受限,增强动脉期明显强化,强化程度接近腹主动脉。

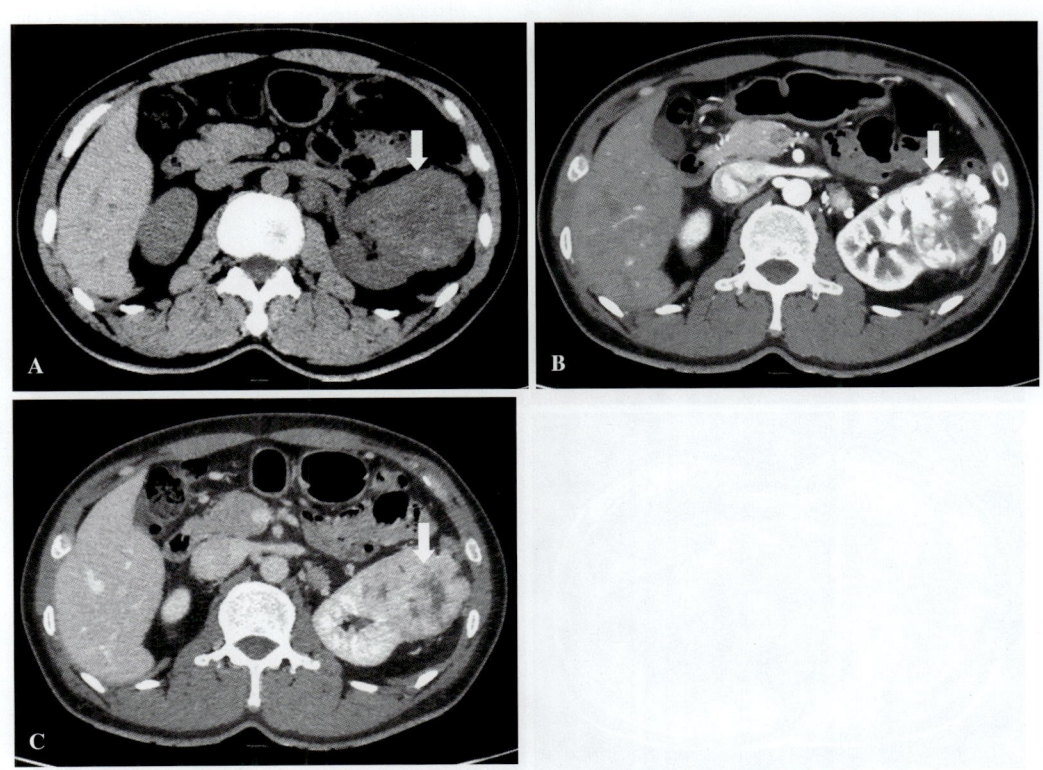

▲ 图 8-124-1　透明细胞性肾细胞癌 CT 表现

A. CT 平扫示左肾中部一团块状占位影,大小约 6.2 cm×5.2 cm,其内密度不均匀(箭);B. CT 增强动脉期,病灶呈明显不均匀强化,肿瘤中心可见低密度坏死区(箭);C. CT 增强实质期,病灶内对比剂退出(箭)。

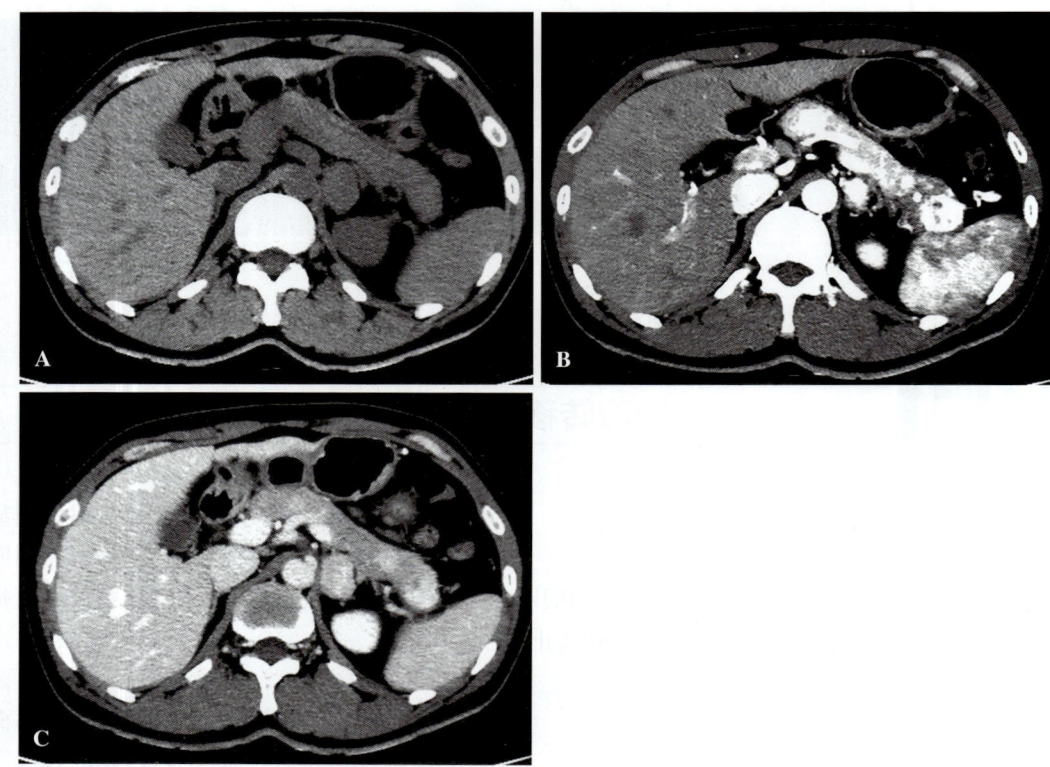

▲ 图 8-124-2　胰腺转移性透明细胞性肾细胞癌 CT 表现

A. CT 平扫示胰腺形态可,胰尾部见结节状等密度影,主胰管无扩张;B. CT 增强动脉期,示胰颈、胰尾、腹膜后多发明显强化灶,边界清晰;C. CT 增强门脉期,示病灶强化程度仍高于周围正常胰腺实质。

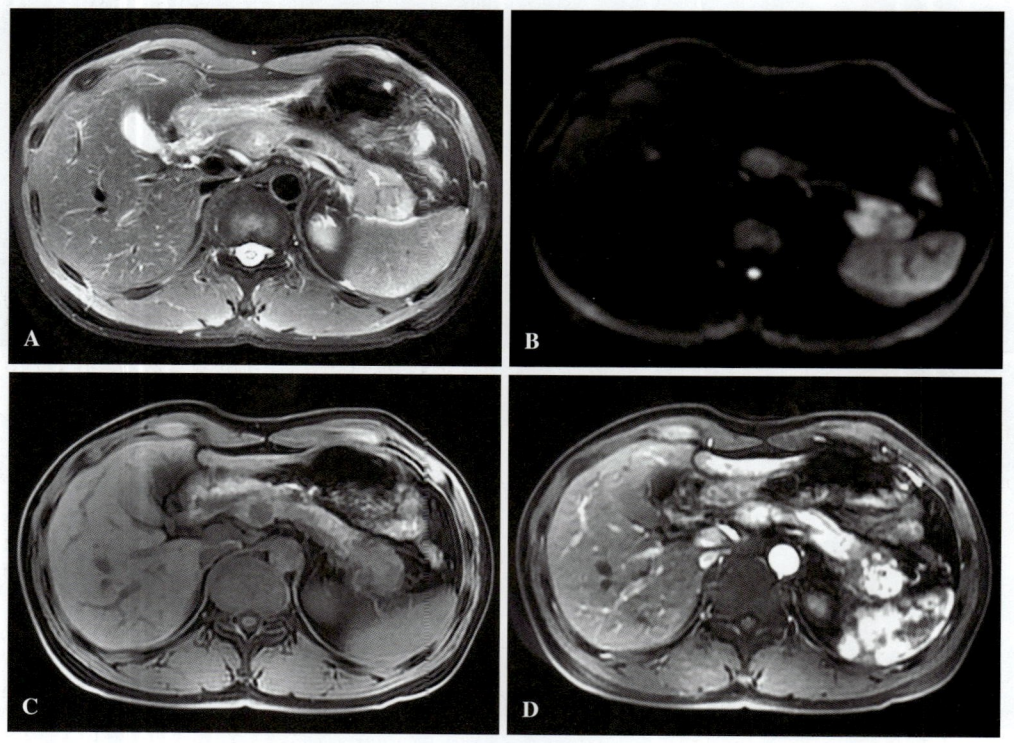

▲ 图 8-124-3　胰腺转移性透明细胞性肾细胞癌 MRI 表现

A. 横断面 MR T2WI,示胰颈及胰尾 2 枚稍高信号结节,主胰管无扩张;B. 高 b 值 DWI,示胰颈及胰尾病灶明显弥散受限;C. 横断面 MR T1WI,示胰颈及胰尾病灶呈稍低信号;D. 横断面 MRI 增强动脉期,示胰颈及胰尾病灶均明显强化。

2. 影像学诊断 胰腺多发神经内分泌肿瘤（误诊）。

病理学表现

1. 大体 胰体尾+脾脏+左肾+左肾上腺切除标本，胰体尾大小 11.0 cm×4.5 cm×2.5 cm，距胰腺切缘 2.5 cm 见一灰黄色结节状肿物，大小 1.2 cm×1.2 cm×1.5 cm，另距胰腺切缘 8.5 cm、紧邻脾门部见一灰黄色结节状肿物，大小 4.0 cm×3.5 cm×2.2 cm，切面实性、质软，与周围组织界限清楚。胰周与肾之间脂肪内见结节性肿物 2 枚，直径分别为 3.0 cm、2.5 cm，切面均呈灰黄色，实性，质软，脾脏切面暗红色，未见明确结节（图 8-124-4A）。

2. 镜下 "左侧肾脏"内见肿瘤细胞主要形成不规则巢团样，局灶呈乳头样，细胞呈多边形，核小，位于细胞中央，核仁可见，胞质透亮或嗜酸，肿瘤呈浸润性生长，并突破肾包膜，可见脉管癌栓。肾周脂肪内及胰腺内所见结节镜下肿瘤形态与肾内所见相似（图 8-124-4B、C）。

3. 免疫组化 胰腺肿物：CAIX（+），CD10（+），CK7（-），EMA（+），Syn（-），CgA（-），Ki-67（25%+）（图 8-124-4D～F）。

4. 病理诊断 （左侧肾脏）透明细胞性肾细胞癌伴胰腺多发转移。

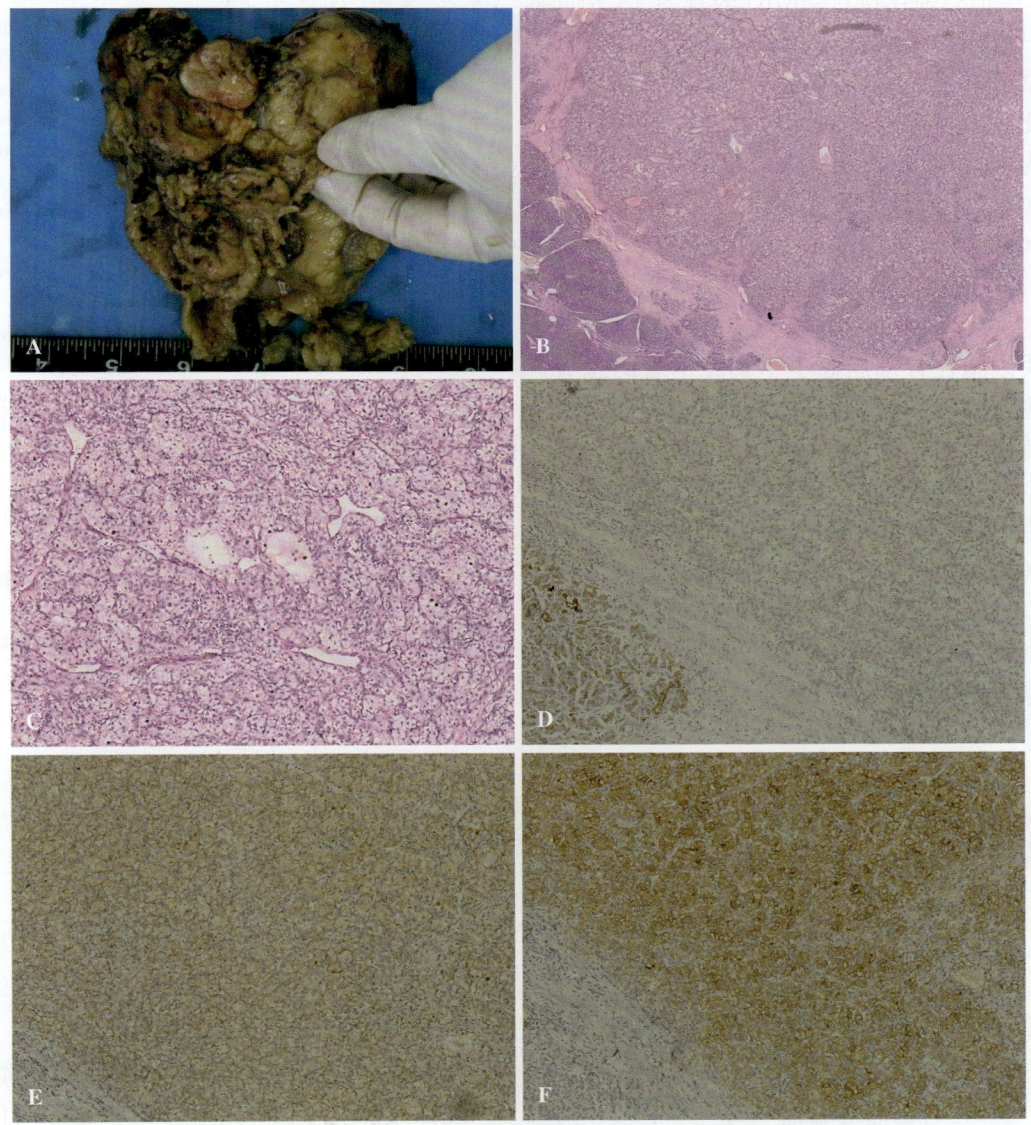

▲ 图 8-124-4 胰腺转移性透明细胞性肾细胞癌病理表现

A. 大体标本呈境界清楚的灰黄色结节；B. 胰腺组织内见境界清楚的透明细胞性肾细胞癌转移结节（HE，20×）；C. 肿瘤细胞胞质丰富透明，间质血窦丰富（HE，100×）；D. 肿瘤细胞不表达 CK7（HE，100×）；E、F. 肿瘤细胞分别表达 CAIX 和 CD10（IHC，100×）。

讨 论

透明细胞性肾细胞癌（clear cell renal cell carcinoma, CCRCC）占男性恶性肿瘤的3%左右，透明细胞性肾细胞癌可以转移到全身所有器官，最常见的依次为肺、肝、骨和脑，也有转移至甲状腺、胃、腹膜后、肾上腺及胆囊等罕见部位的报道，其中转移至胰腺的极为少见。胰腺转移性透明细胞肾细胞癌（pancreatic metastases from clear cell renal cell carcinoma, PM-CCRCC）仅约1.3%~1.9%。

PM-CCRCC的CT表现为胰腺多发低密度或等密度结节，尤其动脉期明显强化，表现出与原发肿瘤CCRCC类似的强化特点。MRI表现为T1稍低、T2稍高信号，弥散明显受限，增强强化特点同CT。需与胰腺富血供肿瘤神经内分泌肿瘤相鉴别，两者动脉期强化程度均可与腹主动脉类似，但神经内分泌肿瘤多为单发，而PM-CCRCC可多发，若同时发现肾脏富血供占位，则可诊断为PM-CCRCC。

PM-CCRCC相较于其他肿瘤的胰腺转移具有更好的预后，这可能与肾透明细胞癌的生物学惰性、血管生成增强、无间质炎症的特点有关。

经透明细胞性肾细胞癌手术切除术后的患者，在原发肾癌切除多年后仍可以发生胰腺转移，转移通常缺乏特异性的临床表现，无相应的肿瘤标志物异常，多在术后常规随访影像学检查时发现，所以应该加强和重视透明细胞性肾细胞癌的术后随访。

PM-CCRCC一旦确诊，需综合评估患者情况，如患者可以耐受手术治疗，且肿瘤病灶可以做到R0切除，均应创造条件积极手术治疗，并尽可能多地保留正常胰腺组织和脾脏，以改善患者术后生活质量。

PM-CCRCC发生的时间平均10年左右，因此对于肾癌术后的影像学监测至关重要。

本例患者影像学检查发现左肾、胰腺、腹膜后多发富血供肿瘤，难点在于如何确定原发肿瘤部位。当同时发现患者肾脏富血供占位或既往有肾癌肿瘤病史时，应首先考虑胰腺病变为转移瘤而非神经内分泌肿瘤。

参考文献

[1] Janzen NK, Kim HL, Figlin RA, et al. Surveillance after radical or partial nephrectomy for localized renal cell carcinoma and management of recurrent disease [J]. Urol Clin North Am, 2003, 30(34): 843-852.

[2] Fang X, Gupta N, Shen SS, et al. Intraluminal polypoid metastasis of renal cell carcinoma in gallbladder mimicking gallbladder polyp [J]. Arch Pathol Lab Med, 2010, 134(137): 1003-1009.

[3] Hijioka S HM, Mekky M A, et al. Total pancreatectomy for metastatic renal cell carcinoma with marked extension in to the main pancreatic duct [J]. Intern Med, 2010, 49(46): 557-562.

[4] Palmowski M HN, Satzl S, Klauss M, et al. Metastasis to the pancreas: Characterization by morphology and contrast enhancement features on CT and MRI [J]. Pancreatology, 2008, 8(2): 199-203.

[5] Singla N, Xie Z, Zhang Z, et al. Pancreatic tropism of metastatic renal cell carcinoma [J]. JCI Insight [J], 2020, 5(7): el 34564.

[6] Kane CJ MK, Ritchey J, Cooperberg MR, et al. Renal cell cancer stage migration: Analysis of the National Cancer Data Base [J]. Cancer Lett, 2008, 113(111): 178-183.

[7] Bahadoram S, Davoodi M, Hassanzadeh S, et al. cell carcinoma: An overview of the epidemiology, diagnosis, and treatment [J]. G Ital Nefrol, 2022, 39(3): 2022-vol3.

[8] 李晓鸥，吴继华，李成林，等．肾透明细胞癌胆囊转移一例并文献复习[J]．肝胆胰外科杂志，2016，28(23)：241-242.

[9] 吴颖，花荣，张军峰，等．肾透明细胞癌胰腺转移的外科治疗[J]．肝胆胰外科杂志，2018，30(1)：50-53.

病例 125　胰腺转移性肺癌

患者信息

男性患者，44岁，腹痛1个月余，既往小细胞肺癌病史1年。

影像学表现

1. 影像学描述

（1）CT增强（图8-125-1）：横断面CT平扫见胰体不规则等低密度影，与胰腺实质分界不清，动态增强后胰体病灶始终呈弱强化，胰尾萎缩，主胰管无扩张，病灶向后方累及左侧肾上腺。

（2）MRI增强（图8-125-2）：胰体部病灶形态不规则，T1WI上呈低信号，T2WI上呈高信号，DWI示弥散受限，增强呈弱强化，病灶累及左侧肾上腺，胰尾萎缩，上游胰管未见扩张。

2. 影像学诊断　胰尾癌（误诊）。

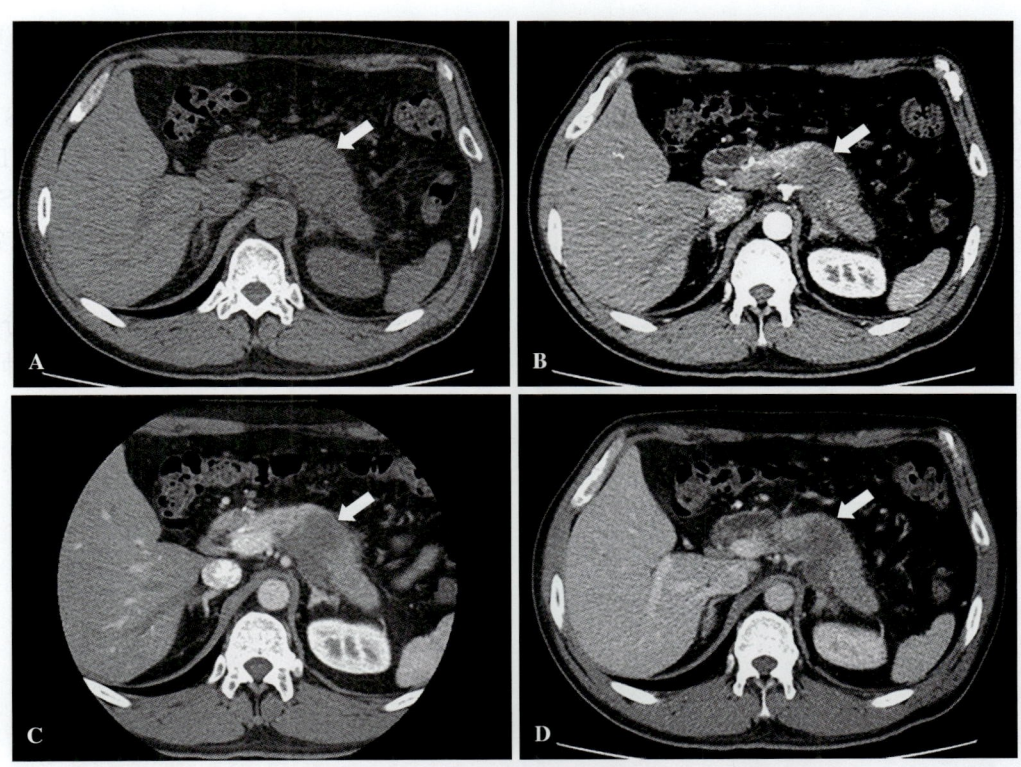

▲ 图8-125-1 胰腺转移性肺癌CT表现

A. 横断面CT平扫示胰体部低密度影(箭),大小约4.9cm×3.7cm;B~D. 分别为横断面CT动脉早期、动脉晚期及延迟期图像,肿块始终呈弱强化,胰尾萎缩(箭)。

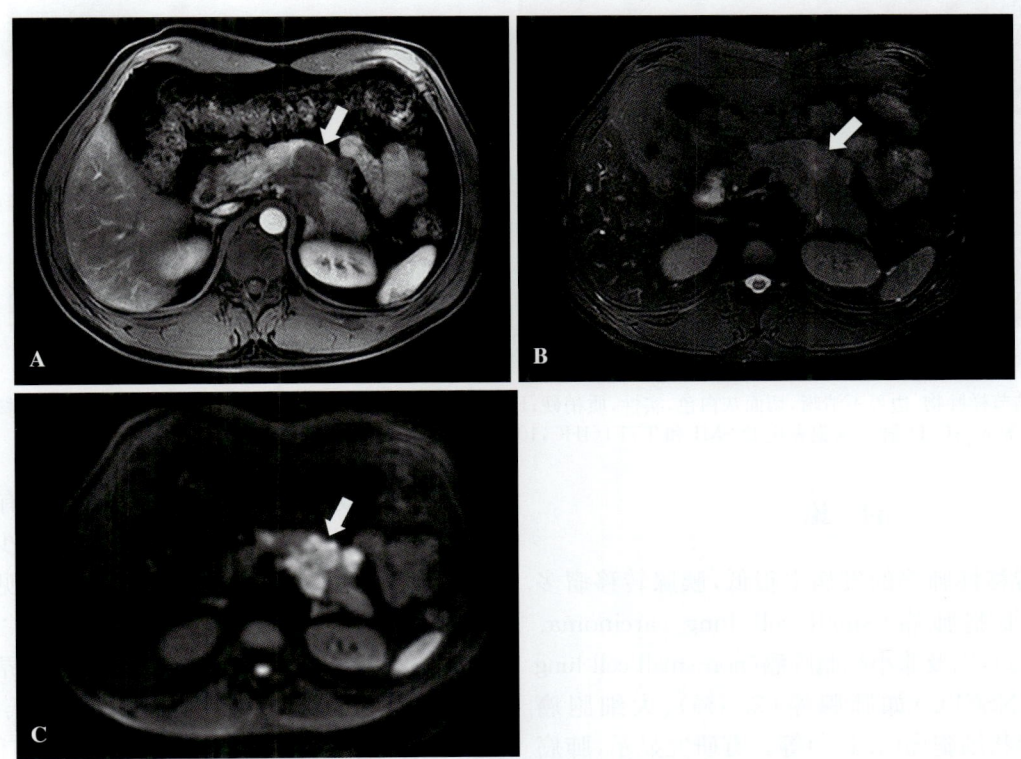

▲ 图8-125-2 胰腺转移性肺癌MRI表现

A. 横断面MR T1WI增强动脉期图像,胰体病灶呈弱强化(箭);B. 横断面脂肪抑制MR T2WI示胰体病灶呈稍高混杂信号(箭);C. DWI示病灶弥散受限(箭)。

病理学表现

1. 大体 胰腺体尾部大小 14.0 cm×5.0 cm×4.5 cm,紧邻胰腺切缘见一不规则结节样肿物,大小 8.2 cm×4.5 cm×3.0 cm,切面灰白色,实性,质稍硬,与周围组织分界不清,肿物部分凸出于胰腺表面(图 8-125-3A)。

2. 镜下 肿瘤细胞呈短梭形、卵圆形,胞质稀少,近乎裸核,核染色质呈胡椒盐样,排列成不规则巢团样结构,间质血管丰富,可见片状坏死(图 8-125-3B)。

3. 免疫组化 CAM5.2(+),CK8/18(部分+),CK7(-),CK19(-),TTF1(+),CD56(+),CgA(+),Syn(+),NSE(+),SSTR2(-),Islet(+),PDX1(+),INSM1(+),ATRX(+),LCA(-),CD10(-),Vimertin(-),S100(-),SOX10(-),Trypsin(-),p53(70%,突变型),Ki-67(+,90%)(图 8-125-3C、D)。

4. 病理诊断 (胰体尾)神经内分泌癌转移(NEC,小细胞癌),结合病史,考虑为肺小细胞癌转移。

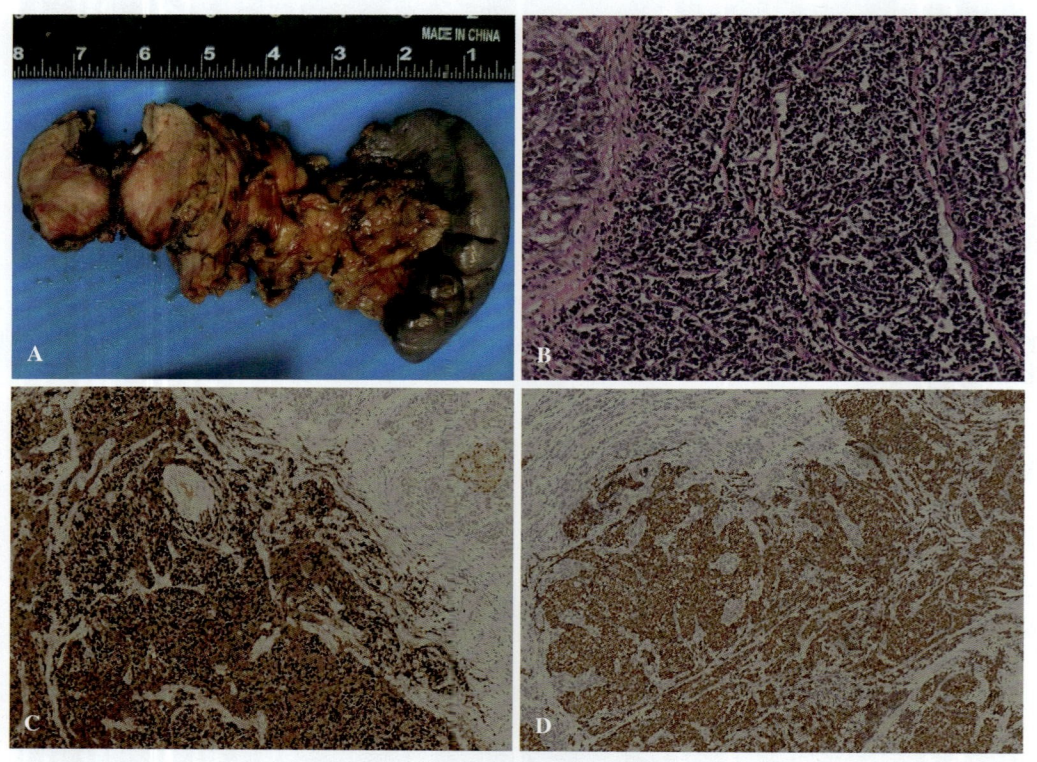

▲ 图 8-125-3 胰腺转移性肺癌病理学表现

A. 胰体尾部结节样肿物,边界不清晰,切面灰白色,实性,质稍硬;B. 肿瘤细胞呈短梭形、卵圆形,胞质稀少,近乎裸核,核染色质呈胡椒盐样(HE,100×);C、D. 肿瘤细胞表达 INSM1 和 TTF1(IHC,100×)。

讨 论

胰腺转移性肺癌的发病率很低,胰腺转移瘤多来源于小细胞肺癌(small cell lung carcinoma,SCLC,10%),以及非小细胞肺癌(non-small cell lung carcinoma,NSCLC)如肺腺癌(2.4%)、大细胞癌(1.9%)、鳞状细胞癌(1.1%)等。有研究显示,肺癌胰腺转移的患者发病年龄集中在 50～70 岁,中位年龄约为 57 岁。多数患者表现为无明显症状,病灶多为体检或随访其他疾病时意外发现,只有少部分患者可呈腹痛、体重减轻、黄疸等症状。极少患者以合并急性胰腺炎作为首发症状。由于其罕见性和复杂性,肺癌胰腺转移患者的预后普遍较差。

影像学上,胰腺转移肿瘤表现为边界欠清晰的单发或多发结节影,CT 平扫呈等或低密度,MR T1WI 上呈低信号,T2WI 上呈等或稍高信号,弥散可受限,增强动脉期或静脉期出现轻度强化,延迟期肿瘤强化程度不变,部分病例表现出非均匀强化。

胰腺转移性肺癌需与胰腺原发的乏血供肿瘤如导管腺癌相鉴别,胰腺导管腺癌同样影像学表现为增强病灶轻度强化,可有上游胰腺萎缩,但导管腺癌中主胰管梗阻性扩张更常见,而胰腺转移性肺癌表现为同肺癌原发灶的强化方式且更易累及周围脏器。

病理表现上,胰腺转移性肺癌大体为灰色实性均质结节,界限不清晰,浸润周围组织。组织学上肿瘤细胞呈短梭形,近乎裸核,排列成不规则巢团样结构。免疫组化上通常具有 SCLC 的有关分化特征。肿瘤表达神经内分泌标志物,如 Syn、CgA 和 CD56,可组合使用。TTF1 在 80% 的病例中呈阳性。其他具有挑战性的病例(来自其他解剖部位的转移性神经内分泌肿瘤,如乳腺癌、胃肠道癌或皮肤 Merkel 细胞癌)可以用临床病史和其他特异性免疫组化生物标志物来鉴别。但以上标志物阳性并不足以鉴别肺小细胞癌转移或胰腺原发的小细胞癌,有报道认为 SMAD4 缺失对确认胰腺来源有一定价值,但仍然需要进一步研究。因此,对患者病史的了解有助于诊断。

胰腺转移性肺癌通常具有高度的恶性程度,通常对原发灶为 SCLC 的患者多采用放化疗联合靶向药物治疗。

肺癌继发胰腺转移非常罕见,由于认识不足,很容易造成误诊,加强对胰腺继发转移瘤的认识,有利于针对患者情况制订合适的治疗方案,延长患者的生存期。

参考文献

[1] Z'Graggen K, Fernández-del Castillo C, Rattner DW, et al. Metastases to the pancreas and their surgical extirpation [J]. Arch Surg, 1998,133(4):413-417; discussion 418-419.

[2] Crippa S, Angelini C, Mussi C, et al. Surgical treatment of metastatic tumors to the pancreas: A single center experience and review of the literature [J]. World J Surg, 2006,30(8):1536-1542.

[3] Adsay NV, Andea A, Basturk O, et al. Secondary tumors of the pancreas: An analysis of a surgical and autopsy database and review of the literature [J]. Virchows Arch, 2004,444(6):527-535.

[4] Liratzopoulos N, Efremidou EI, Papageorgiou MS, et al. Extrahepatic biliary obstruction due to a solitary pancreatic metastasis of squamous cell lung carcinoma. Case report [J]. J Gastrointestin Liver Dis, 2006,15(1):73-75.

[5] Klein KA, Stephens DH, Welch TJ. CT characteristics of metastatic disease of the pancreas [J]. Radiographics, 1998,18(2):369-378.

[6] Bernardi FDC, Bernardi MDC, Takagaki T, et al. Lung cancer biopsy: Can diagnosis be changed after immunohistochemistry when the H&E-Based morphology corresponds to a specific tumor subtype? [J]. Clinics (Sao Paulo), 2018,73:e361.

病例 126 胰腺转移性肠癌

患者信息

女性患者,51岁,结肠癌术后3年,体检发现胰腺占位1个月余。

影像学表现

1. 影像学描述　见图 8-126-1,图 8-126-2。

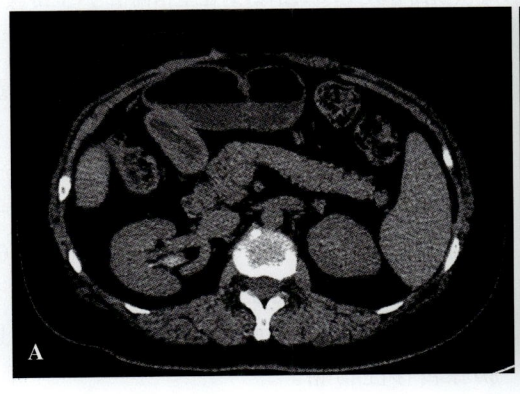

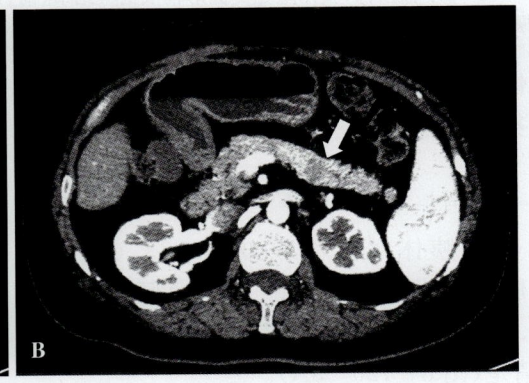

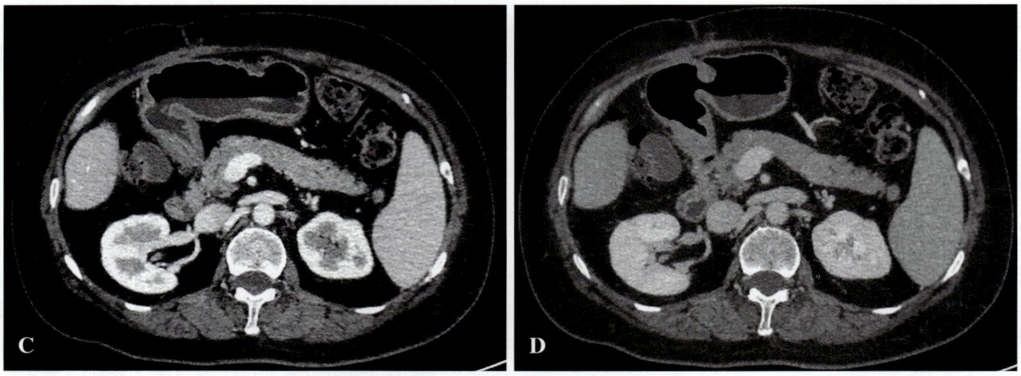

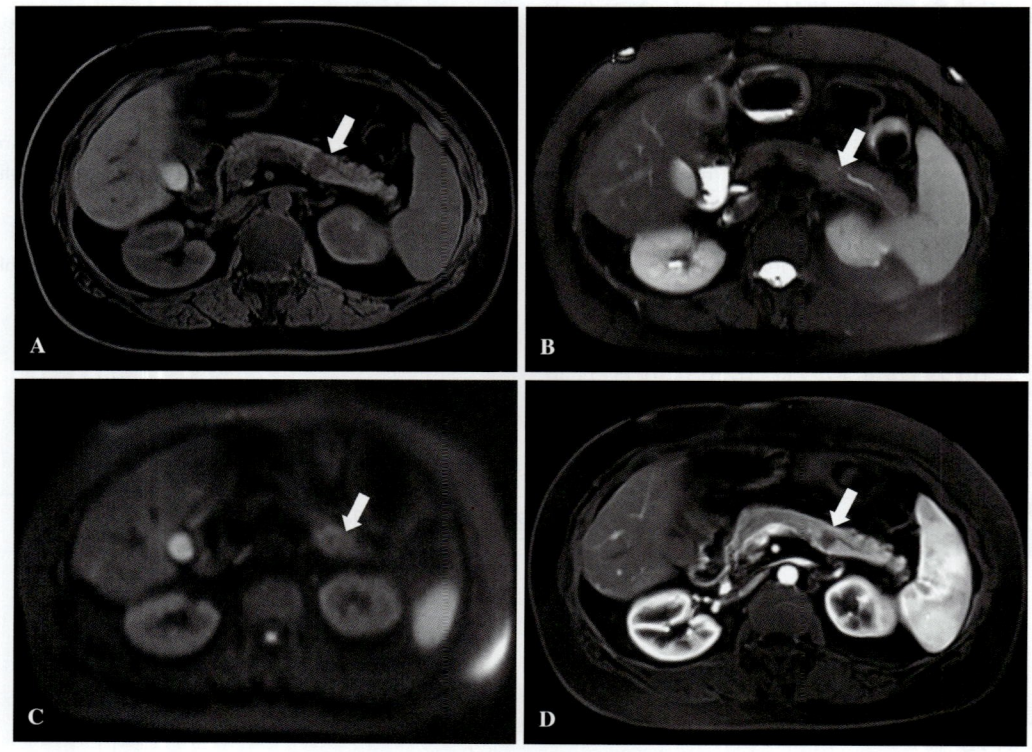

▲ 图 8-126-1 胰腺转移性肠癌 CT 表现

A. 横断面 CT 平扫图像,显示胰体尾部形态局限性突出,似见等密度结节影;B. 横断面增强 CT 图像,胰体尾病灶动脉期中度强化,直径约 1.5 cm(箭);C、D. 横断面 CT 实质期及静脉期图像,胰体部结节灶显示不明显,与周围胰腺密度几乎相等。

▲ 图 8-126-2 胰腺转移性肠癌 MRI 表现

A. 横断面 MR T1WI 平扫图像,胰体尾见类圆形稍低信号结节(箭);B. 横断面 MR T2WI 图像,病灶呈稍高信号,上游胰管轻度扩张,且胰尾部胰腺实质信号增高(箭);C. DWI 图像,显示病灶弥散受限(箭);D. 增强 MRI 动脉期图像,病灶呈环形强化(箭)。

2. 影像学诊断 胰腺多发转移瘤,结合病史考虑肠癌转移。

病理学表现

1. 大体 胰体尾大小 5.0 cm × 3.0 cm × 2.0 cm,距胰腺切缘 4.0 cm 见一灰白色区域,范围 1.2 cm × 1.2 cm,切面灰白色、实性、质硬,与周围组织界限不清楚(图 8-126-3A)。

2. 镜下 肿瘤细胞呈柱形,核大、异型,核仁明显,排列成不规则腺管状、筛孔状(图 8-126-3B)。

3. 免疫组化 CAM5.2(+),CK7(−),CK20(+),CDX2(+),CDH17(+),S100P(−),DPC4(+),p53(−),Ki-67(100%+)(图 8-126-3C、D)。

4. 病理诊断与鉴别诊断

(1)诊断:结合形态学及免疫组化结果,诊断为胰腺转移性肠癌。

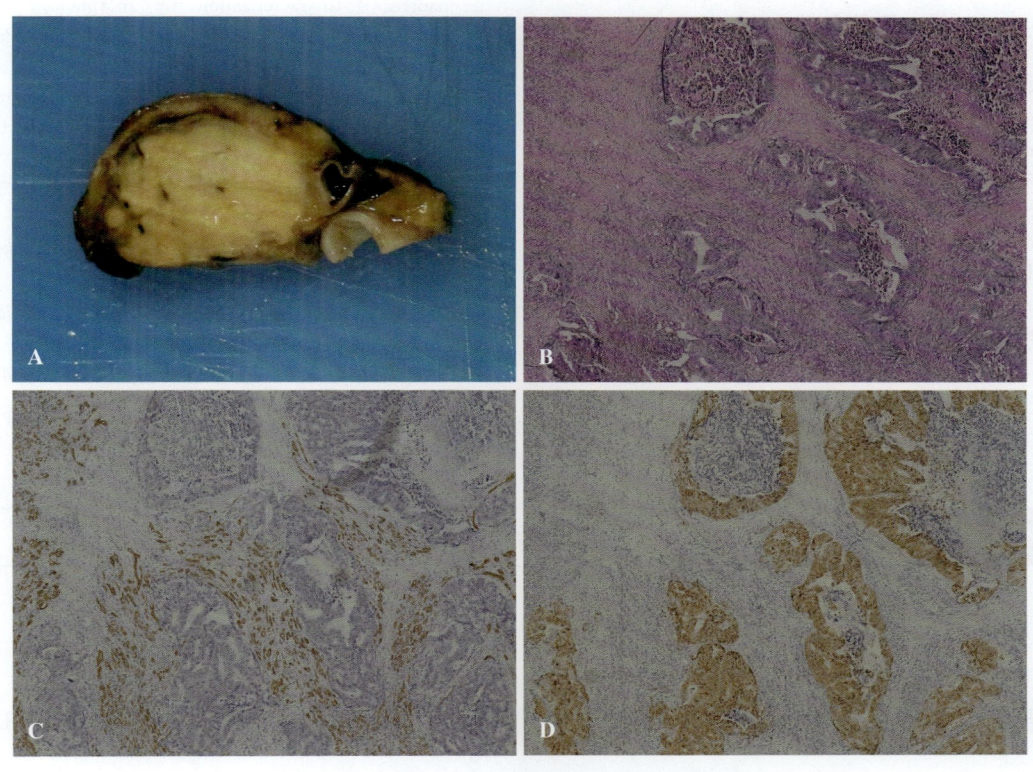

▲ 图 8-126-3　胰腺转移性肠癌病理表现

A. 肿物大体呈灰白色结节状；B. 肿瘤细胞异型明显，排列成腺样、筛状（HE，5×）；C. 肿瘤细胞不表达 CK7（IHC，5×）；D. 肿瘤细胞表达 CDX2（IHC，5×）。

（2）鉴别诊断：胰腺导管腺癌肿瘤性上皮通常呈胰胆管型，或者为肠型的黏液腺癌，周边胰腺组织内常伴有胰腺导管上皮内瘤变或导管内乳头状黏液性肿瘤等癌前病变，周边胰腺组织可有慢性胰腺炎等改变，免疫组化 CK7（+），CK20（−），CDX2（−），SATB2（−）。

讨　论

胰腺转移瘤（pancreatic metastases，PM）相对少见，多在体检中偶然发现或在原发肿瘤随访中发现。PM 多继发于肾癌、肺癌、乳腺癌、结直肠癌、黑色素瘤等，最常见于肾癌和肺癌。无性别差异。好发年龄为 50～70 岁。分型有单发型、多发型、弥漫型，以单发型多见，约占胰腺转移瘤的 50%～73%。

胰腺转移性肠癌（pancreatic metastasis bowel cancer，PMBC）的影像学特点同结肠癌原发灶，CT 平扫呈低或等密度，增强扫描呈不均匀强化，动脉期及静脉期强化幅度均低于正常胰腺，多呈轻度强化。部分病灶门脉期呈中度强化，病灶边缘均可见环状强化，影像学上很难将其与胰腺其他继发性肿瘤鉴别。本病例中胰腺转移瘤位于胰体尾交界处，CT 平扫呈等密度，较难显示，而 MR T1WI、T2WI 及 DWI 对病灶显示清晰，且 T2WI 能显示上游胰管的扩张以及胰尾部阻塞性炎症；增强 CT 表现为动脉期中度强化，门脉期及延迟期呈等强化，而 MRI 则以表现为环形强化为主。

在显微镜下肠癌转移与胰腺导管腺癌病理学形态通常不同，胰腺导管腺癌上皮多为胰胆管型上皮，而肠型少见。免疫组化 CK7 阴性，CK20、CDX2、SATB2 等标志物阳性有助于肠癌转移的诊断。

目前关于 PMBC 是否采用手术治疗尚有争议，只有当原发治疗得到控制的前提下，胰腺转移瘤的手术切除才有意义。有研究认为，对胰腺转移瘤的患者推荐采用分期手术切除，并辅以系统化疗的综合治疗。手术应以切缘阴性和淋巴结清扫为目标，同时又要尽可能地保留胰腺内外分泌功能，尽量避免全胰腺切除术。

PMBC 需与胰腺原发的导管腺癌及神经内分泌肿瘤相鉴别，患者既往有无其他部位的肿瘤病史对于鉴别胰腺病灶是原发肿瘤还是继发转移瘤至关重要。

参考文献

[1] Adsay NV, Andea A, Basturk O, et al. Secondary tumors of the pancreas: An analysis of a surgical and autopsy database and review of the literature [J]. Virchows Arch, 2004, 444(6): 527-535.

[2] Ahmed S, Johnson PT, Hruban R, et al. Metastatic disease to the pancreas: Pathologic spectrum and CT patterns [J]. Abdom Imaging, 2013, 38(1): 144-153.

[3] Klein KA, Stephens DH, Welch TJ. CT characteristics of metastatic disease of the pancreas [J]. Radiographics, 1998, 18(2): 369-378.

[4] Palmowski M, Hacke N, Satzl S, et al. Metastasis to the pancreas: Characterization by morphology and contrast enhancement features on CT and MRI [J]. Pancreatology, 2008, 8(2): 199-203.

[5] Reddy S, Wolfgang CL. The role of surgery in the management of isolated metastases to the pancreas [J]. Lancet Oncol, 2009, 10(3): 287-293.

[6] 王光宪,邓小琴,文利,等.胰腺转移瘤的临床及CT表现[J].中华胰腺病杂志,2013,13(1):5-8.

[7] 陈曦,李立军,王小冬,等.直肠癌伴胰腺转移一例[J].中华普通外科杂志,2017,32(6):538.

[8] 孟凡斌,郭克建,赵梅芬.胰腺转移癌10例诊断及治疗[J].中华胰腺病杂志,2008,8(4):220-222.

[9] 丁陆,王明亮,纪元,等.胰腺转移瘤的CT及MRI特征分析[J].中华普通外科杂志,2021,36(7):539-540.

病例 127　胰腺转移性恶性黑色素瘤

患者信息

患者男性,55岁。主诉"腹痛6个月余"。

影像学表现

1. **影像学描述**　见图8-127-1,图8-127-2。

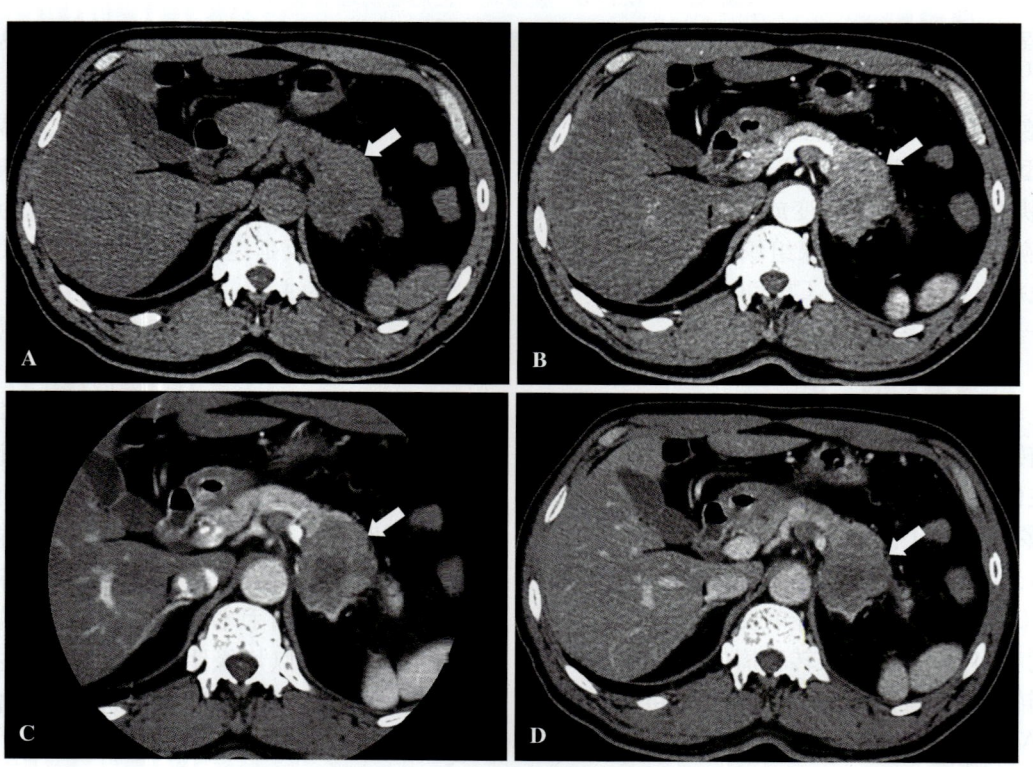

▲ 图8-127-1　胰腺转移性恶性黑色素瘤CT表现

A. 横断面CT平扫图像,胰体尾部见大小约5.3 cm×4.4 cm类圆形等密度影,中央见斑片状稍低密度影,病灶凸出胰腺轮廓生长,胰尾部萎缩(箭);B~D. 分别为横断面CT增强动脉期、静脉期、延迟期图像,胰体尾病灶不均匀强化,强化程度低于周围正常胰腺实质,中央坏死区无强化(箭)。

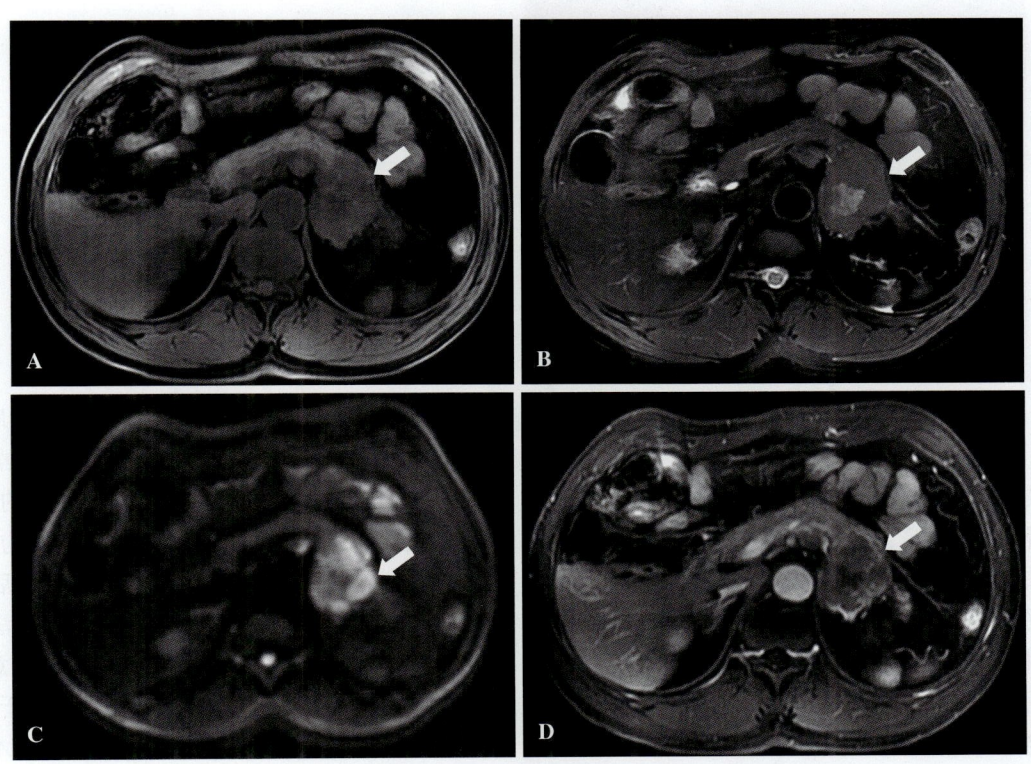

▲ 图 8-127-2 胰腺转移性恶性黑色素瘤 MRI 表现

A. 横断面 MR T1WI 平扫显示胰体尾部不均匀低信号肿块（箭）；B. 横断面 MR T2WI 显示病灶呈等信号，中央见斑片状高信号灶（箭）；C. DWI 显示病灶大部分明显弥散受限，呈高信号，中央见斑片状弥散不受限，呈低信号（箭）；D. 横断面增强 MRI 门脉期显示病灶明显不均匀强化，中央坏死区无强化（箭）。

2. **影像学诊断**　胰尾癌（误诊）。

病理学表现

1. **大体**　胰体尾切除标本，胰体尾大小 11.0 cm×5.0 cm×4.0 cm，距胰腺切缘 3.5 cm 见一肿物，大小 4.0 cm×3.5 cm×3.5 cm，切面灰褐色、实性、质软，与周围组织界限清楚（图 8-127-3A）。

2. **镜下**　肿瘤细胞呈类圆形，核大深染，核仁明显，弥漫片状分布，间质血窦丰富（图 8-127-3B、C）。

3. **免疫组化**　CAM5.2(−)，CDX2(−)，CK8/18(−)，MART(＋)，HMB45(＋)，Vimentin(＋)，S100(少量＋)，p16(−)，Syn(−)，EMA(−)，CgA(−)，CA19-9(−)，Desmin(−)，Ki-67(40％＋)。

4. **病理诊断**　（胰体尾）恶性黑色素瘤，倾向转移性。

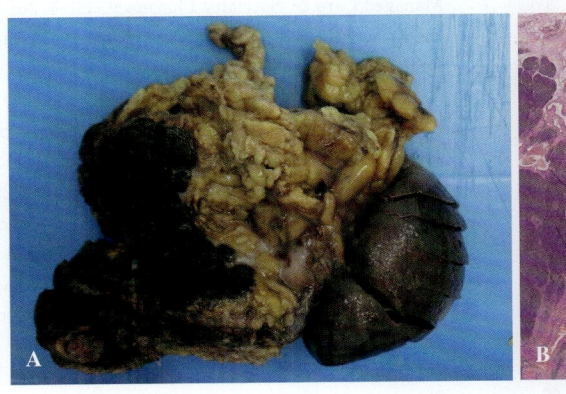
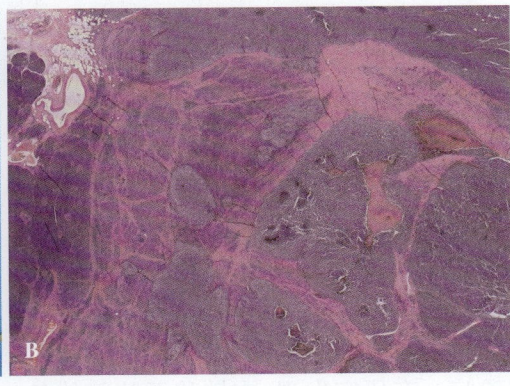

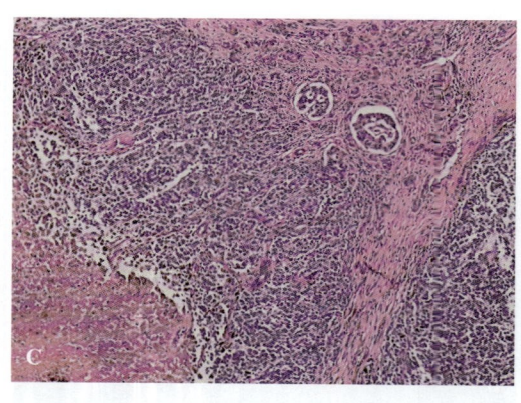

▲ 图 8-127-3　胰腺转移性恶性黑色素瘤病理表现

A.肿物大体呈灰黑色结节状肿块,与周围胰腺组织界限清楚;B.肿物破坏胰腺实质,呈片状弥漫状生长(HE,10×);C.细胞呈类圆形,核大深染,核仁明显,可见坏死及黑色素颗粒形成(HE,100×)。

讨论

胰腺转移瘤非常少见,转移至胰腺的常见原发性疾病包括肾癌、乳腺癌、肺癌和结肠癌,较少见的恶性黑色素瘤和肉瘤,本例是胰腺的恶性黑色素瘤转移。

恶性黑色素瘤是一种常见的恶性程度较高的黑色素细胞肿瘤,部分肿瘤可以由黑色素细胞痣恶变而来,特别是暴露在紫外线下的部位有更高的风险。常见于中老年人,但任何年龄均可发病,儿童罕见。皮肤最常见,但可以发生于全身许多器官及组织,一般内脏黏膜恶性黑色素瘤预后比皮肤差,躯干部比四肢差。

胰腺转移性恶性黑色素瘤CT平扫表现为类圆形等密度或稍低密度,病灶内出血时可呈稍高密度,边界通常清晰。MRI上病灶富含黑色素颗粒时可呈T1WI高信号、T2WI低信号,病灶内无黑色素颗粒时呈T1WI低信号、T2WI高信号,病灶内出血时可呈T1WI、T2WI均高信号。增强病灶常有明显不均匀强化。本例患者CT平扫呈等密度,中央见低密度坏死区,MR T1WI上呈低信号、T2WI上呈等信号为主,中央坏死区T2WI上呈高信号,未见出血信号,病灶弥散明显受限,增强明显不均匀强化,但强化程度低于正常胰腺实质,此时与胰腺实性假乳头状肿瘤难以鉴别。患者其他部位恶性黑色素瘤病史以及T2WI等信号可能有助于两者鉴别。

免疫组化中标记黑色素细胞较为特异的抗体有HMB45、MelanA、Vimentin、S100、SOX10有时可呈阳性表达,但特异性差,鉴别作用相对局限。在本例免疫组化染色中Vimentin、S100以及HBM45呈阳性改变,这辅助了我们做出倾向恶性黑色素瘤转移的诊断。

目前恶性黑色素瘤较为前沿的治疗方法是靶向治疗和免疫治疗。有研究发现,在转移至胰腺的各种肿瘤中,转移性恶性黑色素瘤患者的预后最差,但观察的病例数较少,还未得到更多的数据支持。对恶性黑色素瘤观察发现,尽管不断有新的治疗药物出现,我国恶性黑色素瘤患者的5年平均生存率还是未到50%,在恶性黑色素瘤诊断明确后,力争治愈性切除,这是延长患者生存期的最好方法。

传统上,转移灶切除术被认为是没有意义的,因为广泛病灶转移的预后并不理想。但对于只累及胰腺的转移性恶性黑色素瘤患者在选择手术切除后,也有较好的生存期,这为局限于胰腺转移的恶性黑色素瘤治疗提供了一个较好的思路。目前针对恶性黑色素瘤的治疗选择有靶向治疗、免疫治疗以及联合治疗等,经过不断地研究和发展,晚期恶性黑色素瘤患者的预后将会有所改善。

参考文献

[1] Goyal J, Lipson EJ, Rezaee N, et al. Surgical resection of malignant melanoma metastatic to the pancreas: Case series and review of literature [J]. Journal of Gastrointestinal Cancer, 2012, 43(3): 431-436.

[2] Ahmed B, Qadir MI, Ghafoor S. Malignant melanoma: Skin cancer-diagnosis, prevention, and treatment [J]. Critical Reviews in Eukaryotic Gene Expression, 2020, 30(4): 291-297.

[3] Olszanski AJ. Current and future roles of targeted therapy and immunotherapy in advanced melanoma [J]. Journal of Managed Care & Specialty Pharmacy, 2014, 20(4): 346-356.

[4] Reddy S, Edil BH, Cameron JL, et al. Pancreatic resection of isolated metastases from nonpancreatic primary cancers [J]. Annals of Surgical Oncology, 2008, 15(11): 3199-3206.

[5] Chi Z, Li S, Sheng X, et al. Clinical presentation, histology, and prognoses of malignant melanoma in ethnic Chinese: A study of 522 consecutive Cases [J]. BMC Cancer, 2011, 11:85.

[6] Nikfarjam M, Evans P, Christophi C. Pancreatic resection for metastatic melanoma [J]. HPB, 2003, 5(3): 174-179.

[7] Eidt S, Jergas M, Schmidt R, et al. Metastasis to the pancreas—An indication for pancreatic resection? [J]. Langenbeck's Archives of Surgery, 2007, 392(5): 539-542.

[8] 章粉明,陈洪潭,高筱曼,等.胰腺转移性恶性黑色素瘤一例[J].中华消化内镜杂志,2020,37(4):295-296.

病例 128　　胰腺转移性肝癌

患者信息

男性患者,63岁,主诉"体检发现胰尾占位2年余"。患者2年前体检发现胰尾部占位 2.6 cm×1.6 cm,伴有腰背部疼痛,未予特殊治疗。既往2002年于外院行肝癌根治性切除术。CA72-4 16.94 U/mL,甲胎蛋白 5.48 ng/mL。

影像学表现

1. **影像学描述**　见图 8-128-1,图 8-128-2。

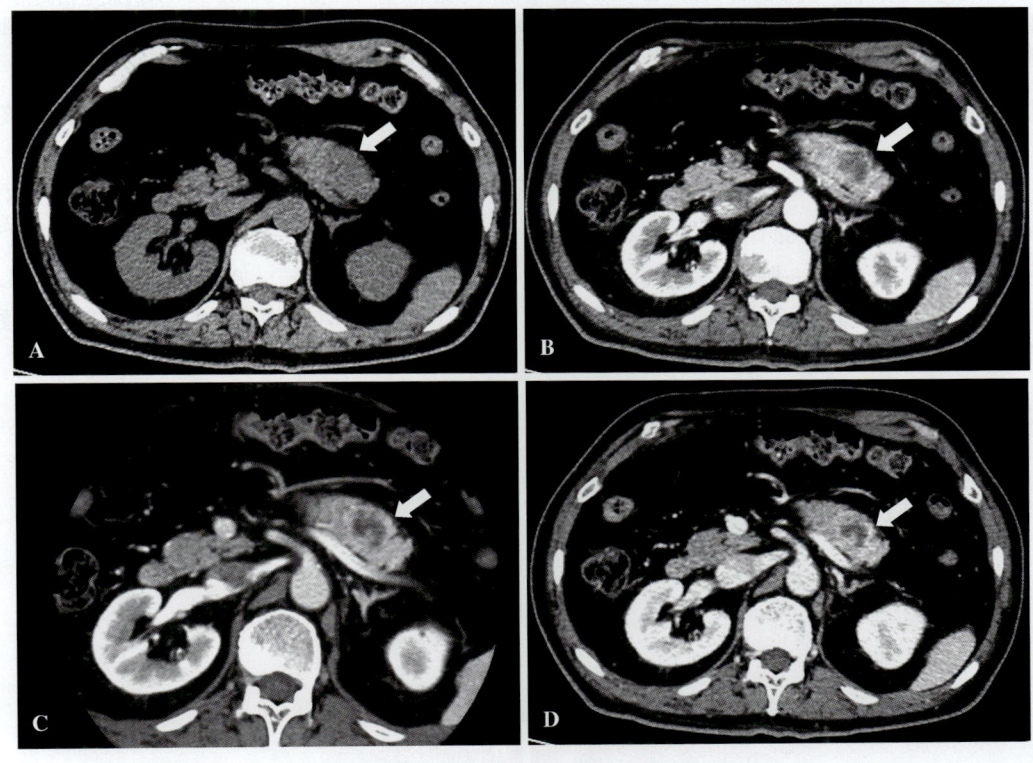

▲ 图 8-128-1　胰腺转移性肝癌 CT 表现

A. 横断面 CT 平扫图像,显示胰体部一大小约 2.9 cm×2.5 cm 稍低密度影,边界不清晰(箭);B~D. 分别为横断面 CT 动脉期、静脉期、延迟期图像,显示病灶边缘环形强化,强化程度高于周围正常胰腺实质,中央见始终无强化坏死区(箭)。

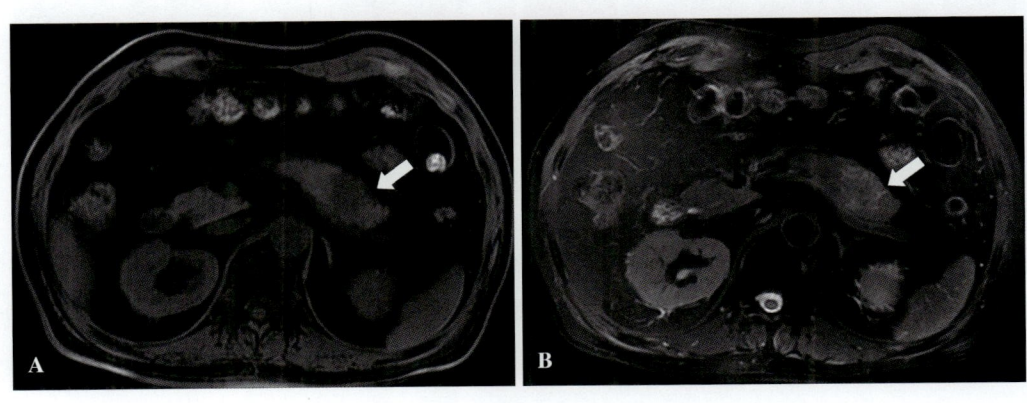

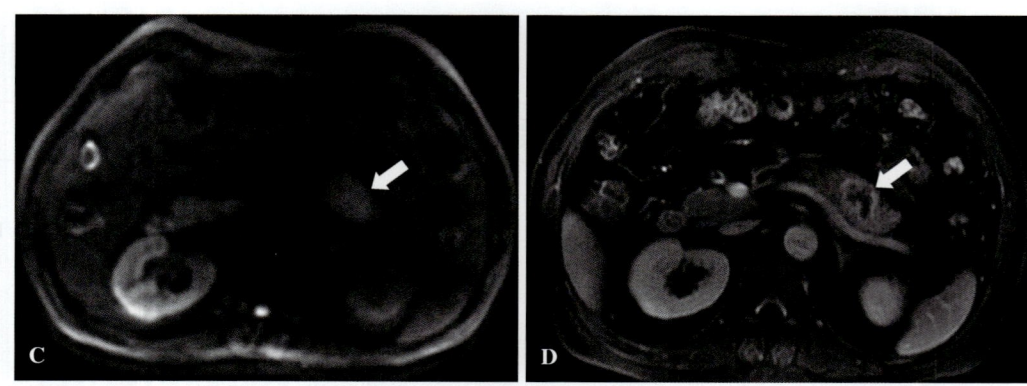

▲ 图 8-128-2 胰腺转移性肝癌 MRI 表现

A. 横断面 MR T1WI 显示胰体部一大小约 3.0 cm×2.7 cm 类圆形低信号结节(箭);B. 横断面 MR T2WI,病灶呈稍高信号(箭);C. 横断面 DWI 图像示病灶弥散受限呈高信号(箭);D. 横断面 MRI 增强门脉期图像,病灶边缘明显强化,强化程度高于周围正常胰腺实质,中央斑片状无强化区(箭)。

2. 影像学诊断 胰尾神经内分泌肿瘤(误诊)。

病理学表现

1. 大体 胰体尾大小 6.0 cm×6.0 cm×3.0 cm,距胰腺切缘 1.2 cm 见一肿物,大小 1.8 cm×1.2 cm×1.7 cm,切面灰白色、实性、质软、界清,未累及脾血管。

2. 镜下 肿瘤细胞胞质略嗜碱性,核大、异型,排列成梁索状结构(图 8-128-3A、B)。

3. 免疫组化 CAM5.2(+),CK8/18(+),CK19(−),CK7(−),GPC3(+),AFP(少量+),HepPar1(小灶+),Arginase(−),SALL4(−),CD10(−),p53(野生型),Ki-67(5%+)(图 8-128-3C、D)。

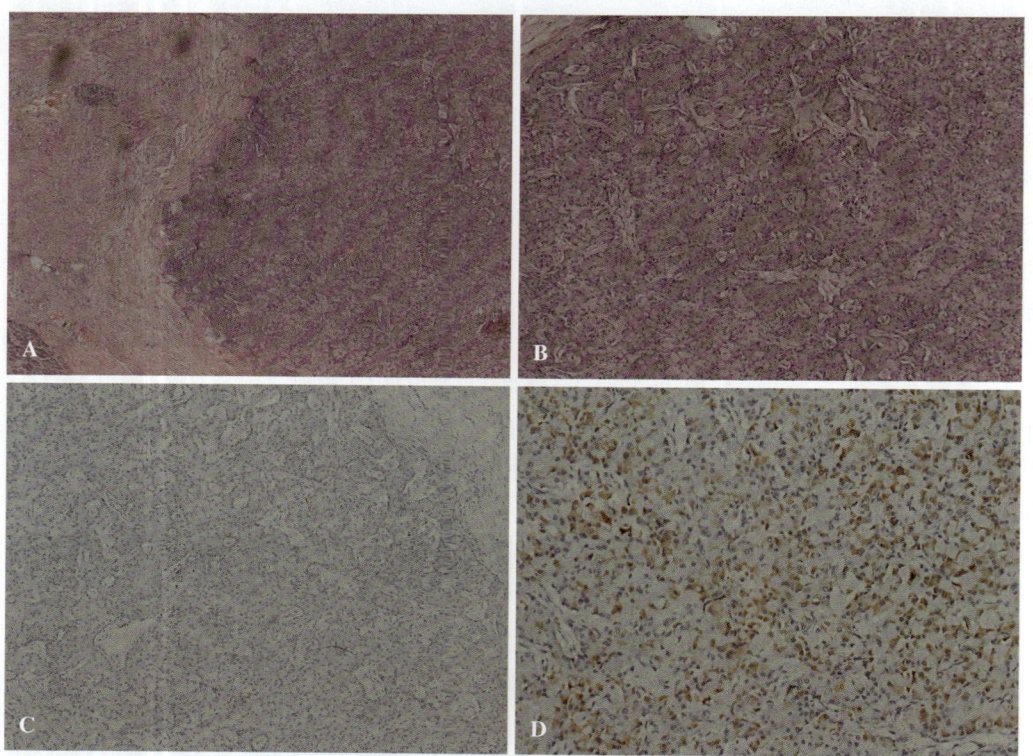

▲ 图 8-128-3 胰腺转移性肝癌组织学表现

A. 肿物呈片状生长,与胰腺组织界限清楚(HE,5×);B. 肿瘤细胞胞质略嗜碱性,核大、异型,排列成梁索状结构(HE,10×);C、D. 肿瘤细胞 CK19 阴性,HepPar1 阳性表达(IHC,10×)。

4. 病理诊断与鉴别诊断

（1）诊断：腺癌，结合病史及免疫组化，符合转移性肝细胞癌。

（2）鉴别诊断：需要与胰腺肝样癌鉴别。肝样癌在大体和镜下形态上与肝细胞癌相类似，但肝样癌可以特征性的表达CK7、CK19以及SALL4。

讨 论

肝细胞癌是一种起源于肝细胞的高度恶性肿瘤，占所有原发性肝癌的80%以上。肝外转移并不罕见，最常见的转移器官是肺，其次是骨和肾上腺。肝细胞癌在中国、非洲和东南亚地区发病率较高。其发病原因包括乙型肝炎病毒感染、酗酒、外源性致癌物如黄曲霉毒素等。关于肝细胞癌转移至胰腺的病例报道仅有10余例，大多患者均伴有其他脏器的共同转移灶，仅有1例出现单发性胰腺转移。

影像学上，胰腺转移性肝癌CT平扫表现为胰腺内低密度结节或肿块，MR T1WI上呈低信号、T2WI上呈稍高信号，弥散受限，增强后明显环形强化，延迟后逐渐充填式强化。影像学上很难将其与胰腺其他实性肿瘤尤其是神经内分泌肿瘤相鉴别，肝癌病史有助于胰腺转移癌的诊断。

胰腺转移性肝癌大体表现为灰白色实性均质结节，大部分界限清晰。组织学上肿瘤细胞呈肝细胞样分化，细胞呈多角形，核圆形，核仁明显，胞质含量不等，比正常肝细胞嗜碱，细胞核可以出现从接近正常肝细胞到明显异型的形态，偶见胞质包涵体，可能伴有不同程度的脂肪变性、糖原沉积等。组织结构上肿瘤细胞可以呈粗细不等的梁索状、假腺样排列。肿瘤细胞可以不同程度表达肝细胞癌标志物GPC3、AFP、HepPar1、Arginase，CK7通常为阴性，肿瘤细胞可被CD34阳性的血管分割为小梁状。

转移到胰腺的原发恶性肿瘤中，肾细胞癌是最常见的，其次是黑色素瘤、非小细胞肺癌和结直肠癌，肝癌比较罕见。在诊断时，可利用EUS-FNA及免疫组化技术明确来源。在鉴别诊断时，应将孤立性胰腺转移瘤与原发性胰腺肿瘤区分开来。因此，胰腺肿瘤的诊断需要对病史进行细致的询问。

总之，转移至胰腺的肝细胞癌非常罕见，在影像学上需与胰腺原发肿瘤相鉴别，在病理学上可通过EUS-FNA来明确诊断，一旦确诊，需要结合患者全身情况采取个体化的治疗方案。

参考文献

[1] Vogel A, Meyer T, Sapisochin G, et al. Hepatocellular carcinoma [J]. Lancet (London, England), 2022, 400 (10360): 1345-1362.

[2] Woo SM, Park JW, Han SS, et al. Isolated pancreatic metastasis of hepatocellular carcinoma after curative resection [J]. World J Gastrointest Oncol, 2010, 2(4): 209-212.

[3] Moussa A, Mitry E, Hammel P, et al. Pancreatic metastases: A multicentric study of 22 patients [J]. Gastroenterol Clin Biol, 2004, 28: 872-876.

[4] Hou T, Stewart JM, Lee JH, et al. Solid tumor metastases to the pancreas diagnosed using fine-needle aspiration [J]. Am J Clin Pathol, 2020, 154(5): 692-699.

[5] Rupert K, Kural T, Skalick T, et al. Clear cell renal carcinoma metastases to the pancreas [J]. Rozhl Chir, 2020, 99(7): 311-315.

[6] Ardengh JC, Lopes CV, Kemp R, et al. Accuracy of endoscopic ultrasound-guided fine-needle aspiration in the suspicion of pancreatic metastases [J]. BMC Gastroenterol, 2013, 13: 63.

[7] Tosoian JJ, Cameron JL, Allaf ME, et al. Resection of isolated renal cell carcinoma metastases of the pancreas: Outcomes from the Johns Hopkins Hospital [J]. J Gastrointest Surg, 2014, 18(3): 542-548.

病例129　胰腺转移性子宫内膜间质肉瘤

患者信息

女性患者，56岁，主诉"体检发现胰腺占位2周"。既往于6年前行"子宫肌瘤摘除术+双侧附件摘除术"，术后病理示"子宫内膜间质肉瘤"。

影像学表现

1. **影像学描述**　见图8-129-1。

2. **影像学诊断**　胰头部实性假乳头状肿瘤（误诊）。

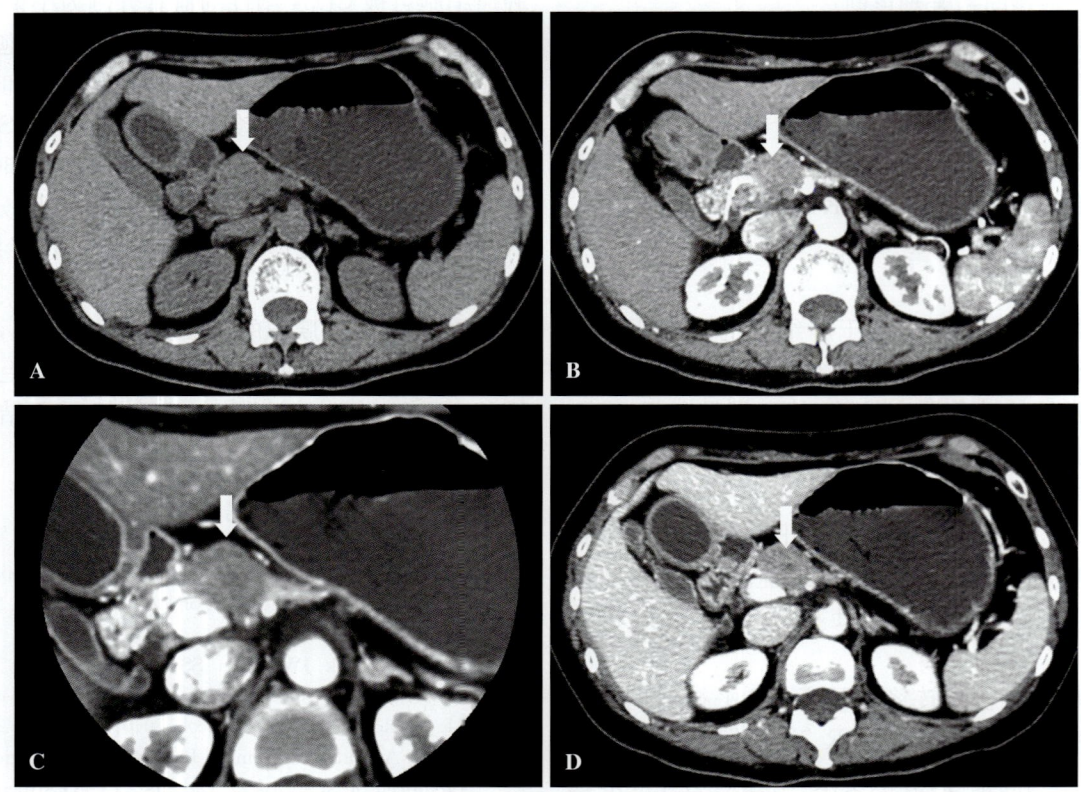

▲ 图 8-129-1 胰腺转移性子宫内膜间质肉瘤 CT 表现

A. 横断面 CT 平扫图像显示胰头部一枚大小约 2.7 cm×2.3 cm 类圆形等密度结节（箭）；B~D. 横断面 CT 增强动脉期、门脉期及延迟期图像，显示胰头部病灶中度强化，强化不均匀，强化程度低于周围正常胰腺实质（箭）。

病理学表现

1. 大体 胰体部分切除标本大小 5.0 cm×3.5 cm×1.5 cm，距胰腺一侧切缘 1.0 cm，另一侧切缘 0.7 cm 见一肿物，大小 3.0 cm×2.2 cm×1.5 cm，切面灰白色，实性，质较硬，界清（图 8-129-2A）。

2. 镜下 肿瘤细胞呈卵圆形或短梭形，细胞核深染异型，排列成不规则片状或巢状结构，可见片状坏死。肿瘤组织推挤侵犯胰腺实质（图 8-129-2B）。

3. 免疫组化 CAM5.2（＋），WT1（＋），CD10（部分＋），ER（＋），PR（＋），SMA（－），Desmin（－），Caldesmon（－），Ki-67（＋，40%）。

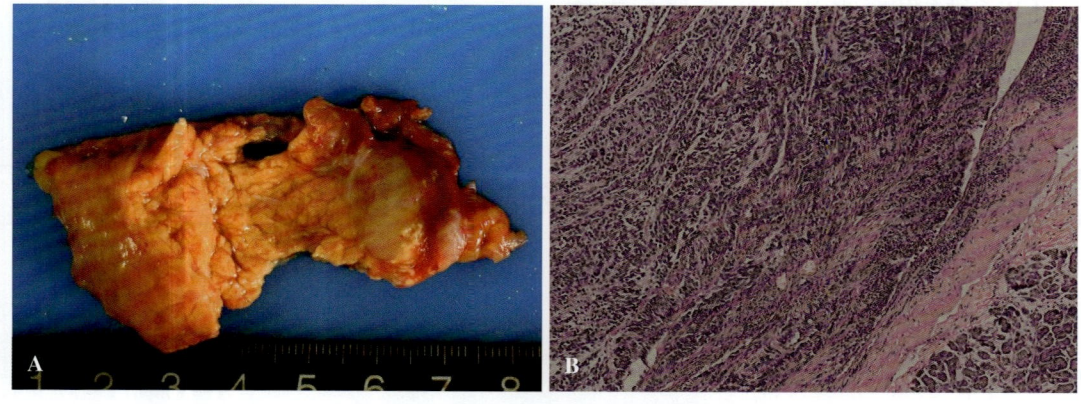

▲ 图 8-129-2 胰腺转移性子宫内膜间质肉瘤病理表现

A. 肿瘤组织大体呈灰白色，切面质地较均匀，与周围胰腺界限较清楚；B. 肿瘤细胞呈卵圆形或短梭形，细胞核深染异型，排列成不规则片状或巢状结构（HE，10×）。

4. 病理诊断 （胰颈周淋巴结及胰颈）结合免疫组化标志物及既往病史，符合转移性子宫内膜间质肉瘤。

讨 论

子宫内膜间质肿瘤（endometrial stromal tumor，EST）是第二大常见的子宫间质肿瘤，与平滑肌肿瘤相比，其发病率较低。EST 分为 4 类：子宫内膜间质结节（endometrial stromal nodule，ESN）、低级别子宫内膜间质肉瘤（low-grade endometrial stromal sarcoma，LGESS）、高级别子宫内膜间质肉瘤（high-grade endometrial stromal sarcoma，HGESS）和未分化子宫肉瘤（undifferentiated uterine sarcoma，UUS）。近年随着分子病理学的发展，EST 的分子遗传学特征逐渐被发现。WHO（2020）女性生殖系统肿瘤对其分类、分级进行了更新及扩充，在病理诊断中增加了分子遗传学特征。

ESN 属于良性 EST，肿瘤大体表现为境界清楚局限于子宫内的结节，切面灰黄色，可发生出血、坏死及囊性变。镜下肿瘤胞质少，核圆形，密集排列，可围绕小动脉呈螺旋状分布。具有 t（7;17）（p21;q15）分子改变，导致 *JAZF1 - SUZ12* 基因融合。LGESS 是 EST 中最常见的类型，LGESS 大体可位于宫腔内呈息肉样，切面灰黄色至棕褐色，边界不清晰，出现明显的子宫肌层舌状浸润，有时可堵塞子宫肌壁血管或子宫旁静脉，呈蠕虫样外观。镜下肿瘤细胞形态与 ESN 相似，肿瘤边界是鉴别两者的关键依据，核分裂象一般较低，可出现平滑肌、纤维性、黏液样、性索样、横纹肌样等多种形态分化。2/3 的 LGESS 存在基因融合，其中 *JAZF1 - SUZ12* 最为常见，在实际工作中如果形态及免疫表型均不典型、又涉及不同的临床处理方式时，应增加融合基因检测，以确定 LGESS 的诊断。HGESS 是非常罕见的 EST，常广泛浸润肌层和远处转移。肿瘤多体积较大，广泛浸润肌层，切面呈肉质样，常伴有出血和坏死等特点。镜下肿瘤细胞异型性大，可表现为高级别的圆形或梭形细胞，排列成巢状或假腺样、假乳头样、花环样等高级别肉瘤的形态。UUS 属于罕见的子宫恶性间质肿瘤，大体和镜下均可呈任何高级别肉瘤的形态，UUS 具有复杂的染色体改变，但不包括已知的子宫间质肿瘤特异性基因改变。UUS 的免疫组化和分子改变目前均未发现其特异性，因此 UUS 是一个排除性诊断。

迄今为止，子宫内膜间质肿瘤转移至胰腺并以胰腺为首发肿瘤治疗的病例报道仅有 1 例，该病例胰腺表现为胰尾部巨大囊实性肿块，手术切除后，病理经分子检测证实存在 *PHF1* 基因重排。该患者于术后 3 个月行全子宫＋双侧输卵管切除术，术后证实子宫肌壁间存在 LGESS。

EST 很少发生在子宫外部位。当出现转移时，由于其相关症状与原发灶存在差异，并且存在不同的组织学特点，以及缺乏较特异的免疫组织化学特征，给诊断带来挑战。本例患者在行原发灶切除术 6 年后，出现胰腺周围淋巴结转移，在影像学上与胰腺原发肿瘤确实难以鉴别。当子宫肿瘤切除术先于子宫外肿瘤切除时，明确的诊断需要依赖对患者以往手术病理和影像学的全面回顾，并对子宫外肿瘤进行彻底取样，结合免疫组织化学和分子检测。

参考文献

[1] Niu S, Zheng W. Endometrial stromal tumors: Diagnostic updates and challenges [J]. Semin Diagn Pathol, 2022, 39(3): 201 - 212.

[2] Singh N, Gilks C. The changing landscape of gynaecological pathology: WHO 2020 and beyond [J]. Histopathology, 2020, 76(1): 2 - 5.

[3] Höhn AK, Brambs CE, Hiller GGR, et al. 2020 WHO classification of female genital tumors [J]. Geburtshilfe Frauenheilkd, 2021, 81(10): 1145 - 1153.

[4] Chiang S, Ali R, Melnyk N, et al. Frequency of known gene rearrangements in endometrial stromal tumors [J]. The American Journal of Surgical Pathology, 2011, 35(9): 1364 - 1372.

[5] McCarthy A, Clarke B, McGilvray I, et al. Metastatic low-grade endometrial stromal sarcoma of uterus presenting as a primary pancreatic tumor: Case presentation and literature review [J]. Diagnostic Pathology, 2019, 14(1): 30.

[6] Masand R, Euscher E, Deavers M, et al. Endometrioid stromal sarcoma: A clinicopathologic study of 63 cases [J]. The American Journal of Surgical Pathology, 2013, 37(11): 1635 - 1647.

病例 130 胰腺转移性软骨肉瘤

患者信息

女性患者,39岁,主诉"上腹饱胀不适1年,疼痛伴嗳气、消瘦2周"。既往于3年前行"右小腿软骨肉瘤"手术切除及放疗。

影像学表现

1. 影像学描述 见图 8-130-1。

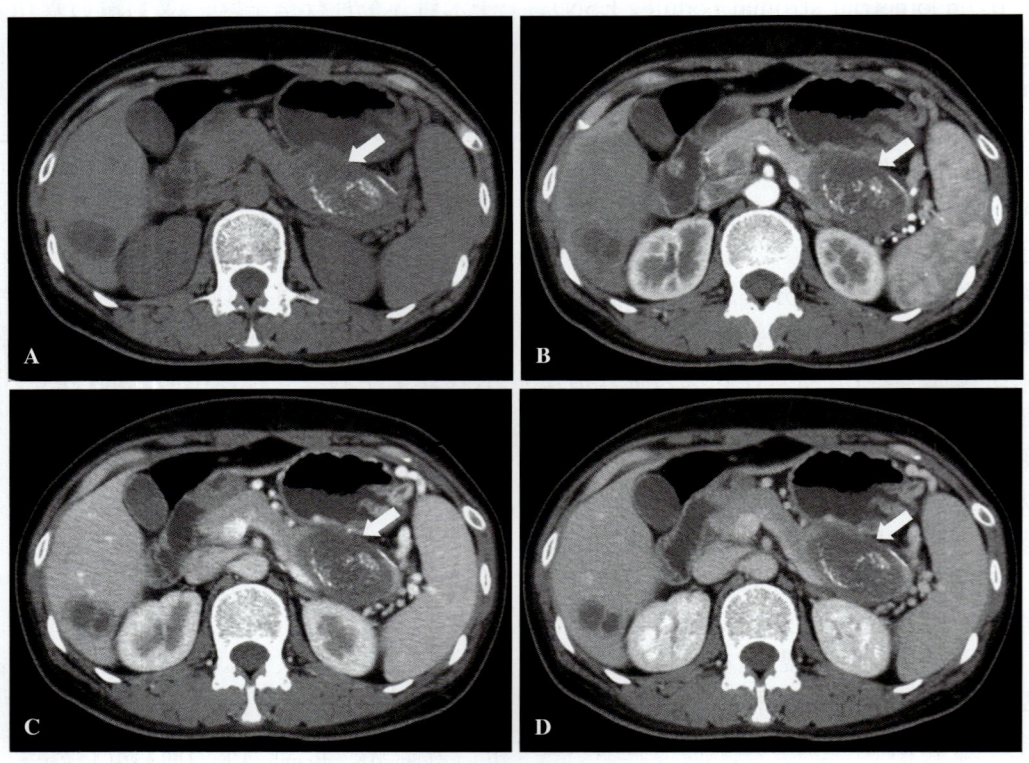

▲ 图 8-130-1 胰腺转移性软骨肉瘤 CT 表现

A. 横断面 CT 平扫示胰体尾一大小约 3.9 cm×5.5 cm 低密度肿块,其内见斑片状及弧形钙化灶(箭);B~D. 分别为横断面 CT 动脉期、门脉期及延迟期图像,病灶与胰腺交界处呈"喇叭口"样改变,病灶轻度强化;肝右叶见环形强化结节(箭)。

2. 影像学诊断 胰尾癌(误诊)。

病理学表现

1. 镜下 肿瘤细胞主要为小圆形或梭形细胞,细胞核圆形、卵圆形,染色质呈粗颗粒状,核分裂象多见,其中夹杂大小不等的透明软骨岛,软骨陷窝内可见细胞核深染的小细胞,细胞轻度异型(图 8-130-2)。

2. 病理诊断与鉴别诊断

(1) 诊断:(胰尾部)转移性间叶性软骨肉瘤。

(2) 鉴别诊断:间叶性软骨肉瘤需要与其他类型小圆细胞恶性肿瘤相鉴别。

1) 滑膜肉瘤(synovial sarcoma, SS):具有间叶和上皮双相型分化,形态学可分为单相型(以梭形细胞或上皮样细胞为主)、双相型(不同比例的上皮样细胞和梭形细胞)和低分化型。梭形细胞角蛋白、EMA 可阳性;上皮成分,TLE1、SS18-SSX、SSX-CT 弥漫性核阳性表达,S100 和 SOX10 可出现局灶阳性,常可见 CD56、CD99 表达,基因检测存在特征性染色体易位 t(X;18)(p11;q11),产生 SS18-SSX 融合基因。

2) Ewing 肉瘤:小细胞常呈圆形或卵圆形,可伴有坏死及出血,不会出现软骨成分,免疫组化 NKX2.2、CD99 和 FLI1 阳性,不表达 SOX9。

3) CIC 重排肉瘤、伴有 BCOR 遗传学改变的肉瘤和 EWSR-non-ETS 融合的小圆细胞肉瘤:如果形

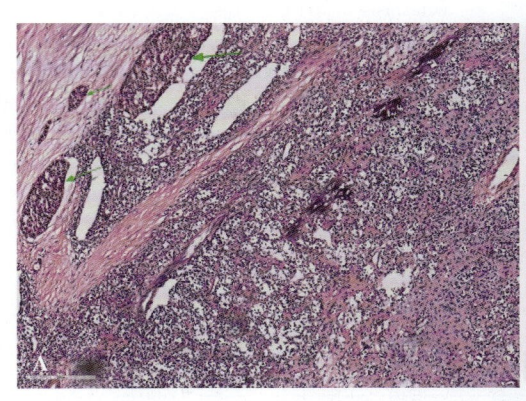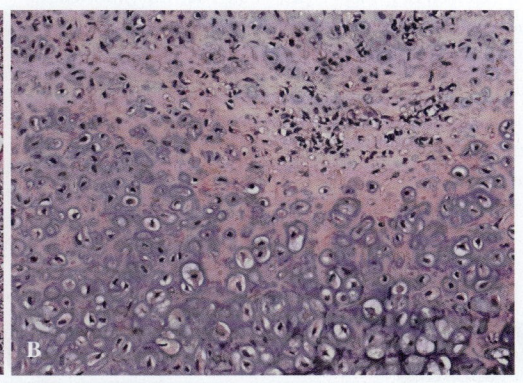

▲ 图8-130-2　胰腺转移性软骨肉瘤镜下

A. 肿瘤显示特征性双向性形态，一种为原始幼稚小圆形或梭形细胞，一种为透明软骨成分，绿色箭头所示为残留的胰岛（HE，50×）；B. 软骨成分的软骨陷窝内可见核小深染的小圆形肿瘤细胞（HE，200×）。

态中未出现明确的软骨成分时，与此类型的肉瘤鉴别困难，需要加做分子检测来鉴别诊断。

4）去分化软骨肉瘤：分化好的软骨区域与高级别肉瘤的区域一般截然分开，界限清晰。肉瘤成分一般表现为未分化多形性肉瘤、纤维肉瘤或骨肉瘤。基因检测到 *HIEY1-NCOA2* 可与间叶性软骨肉瘤鉴别。

5）小细胞型骨肉瘤：肿瘤性小圆细胞直接成骨，成骨多为不规则骨样基质，小圆细胞一般无软骨岛形成。可利用 SATB2、S100、SOX9 来与间叶性软骨肉瘤鉴别。

讨 论

间叶性软骨肉瘤是一种高度恶性的双相肿瘤，包括未分化原始圆形细胞和分化良好的透明软骨。间叶性软骨肉瘤发病年龄广，好发于 15～35 岁青少年，在骨骼中常见于中轴骨，发生于骨外者好发于头颈部，其次是下肢，少部分可位于纵隔、躯干、胸膜、盆腔等处，偶见于甲状腺、胰腺、肾脏等实质器官。

影像学上，骨骼病变主要是溶解和破坏骨质，有明确的边缘和硬化带。软组织病变 CT 可表现为境界清楚的分叶状肿块，可伴有颗粒状、环形、弧形或者不规则的粗钙化。MRI 上软组织成分 T1WI 显示为稍低信号，T2WI 表现为异质性。钙化区和非钙化区分别表现为低信号区和高信号区，对比后图像显示弥漫性不均质或结节增强。本例患者 CT 平扫病灶内见斑片状及弧形钙化，符合肉瘤转移特征。胰腺实性假乳头状肿瘤亦可发生钙化，但易出血，且强化方式多为渐进性强化，而本例患者病灶为轻度强化，结合患者既往软骨肉瘤病史，以及肝脏转移瘤特点，可诊断胰腺转移瘤。

病理学上，肿瘤组织由片状原始小圆细胞和分化良好的透明软骨岛组成双相外观，肿瘤细胞多为小至中等大小圆形细胞，分化差，核质比高，部分区域可能存在梭形细胞形态。软骨分化的程度可以从排列松散的小病灶到分化相对较好的大面积成熟软骨不等，软骨成分常含有大颗粒钙化灶，可有软骨内骨化甚至形成含造血成分的骨组织。免疫组化小细胞不同程度表达 CD99，不表达 FLI1，软骨成分表达 S100。SOX9 可在小细胞和软骨成分中都表达，此特点可用于与其他小圆细胞肿瘤鉴别。肿瘤细胞可异常表达 EMA、Desmim、Myogenin（MYF4）和 MyoD1，但不表达 SMA、GFAP 和角蛋白，INI1 阳性表达。90% 间叶性软骨肉瘤具有 *HEY1-NCOA2* 基因重排，极少数病例存在 t(1;5)(q42;q32) 导致 *IRF2BP2-CDX1* 基因融合。

间叶性软骨肉瘤比较罕见，目前诊断上主要采取肿瘤切除联合放化疗的治疗方案。据报道，20% 的患者在 10 个月至 8 年内发生转移，而胰腺转移极为罕见，大多数患者还伴有肺、淋巴结、骨骼和肾脏等其他器官的转移。在胰腺转移时，患者可表现为无症状，或腹痛和黄疸，这就需要充分了解患者病史以综合判断疾病类型。

参考文献

[1] Arora K, Riddle N. Extraskeletal mesenchymal chondrosarcoma [J]. Archives of Pathology & Laboratory Medicine, 2018, 142 (11): 1421-1424.

[2] Hunter K, Alexander A, Passerini S, et al. Extraskeletal mesenchymal chondrosarcoma arising in adductor magnus with metastatic foci [J]. BJR Case Reports, 2016, 2(1): 20150117.

[3] Cohen JN, Solomon DA, Horvai AE, et al. Pancreatic involvement by mesenchymal chondrosarcoma harboring the HEY1-NCOA2 gene fusion [J]. Hum Pathol, 2016, 58: 35-40.

[4] Anderson W, Doyle L. Updates from the 2020 World Health Organization classification of soft tissue and bone tumours [J]. Histopathology, 2021, 78(5): 644-657.

[5] Tsukamoto S, Honoki K, Kido A, et al. Chemotherapy improved prognosis of mesenchymal chondrosarcoma with rare metastasis to the pancreas [J]. Case Rep Oncol Med, 2014, 2014: 249757.

[6] Thakur A, Choudhary NS, Sarin H. Metastatic leiomyosarcoma to the pancreas diagnosed on endoscopic ultrasound-guided fine needle aspiration — A report of two cases with review of spindle cell lesions of pancreas [J]. Cytopathology, 2020, 31(2): 144-152.

病例 131　胰周淋巴瘤累及胰腺

患者信息

男性患者，62岁，主诉"中上腹阵发性绞痛10余天"。

影像学表现

1. **影像学描述**　见图8-131-1。
2. **影像学诊断**　胰腺实性假乳头状肿瘤（误诊）。

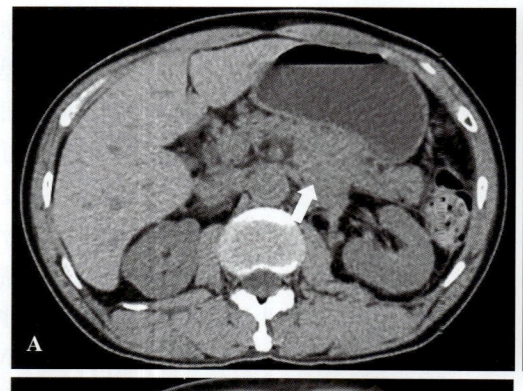
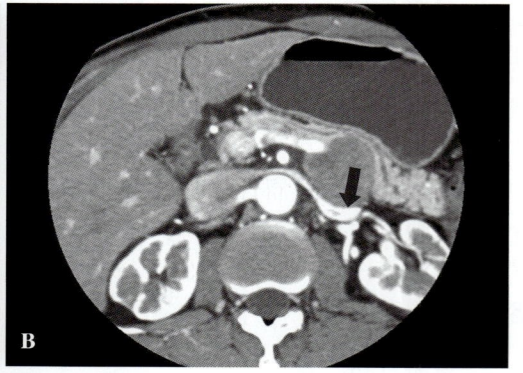
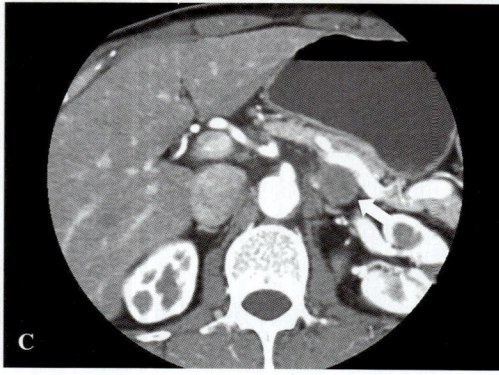

▲ 图8-131-1　胰周淋巴瘤累及胰腺CT表现

A. 横断面CT平扫，胰体部后方类圆形等密度影，大小约4.0 cm×3.5 cm，其内密度均匀（白箭）；B、C. 均为横断面增强CT门脉期图像，显示胰体部后方病灶均匀强化，左肾静脉弧形受压（黑箭），肠系膜根部肿大淋巴结，大小约2.1 cm×1.6 cm，均匀强化（白箭）。

病理学表现

1. **镜下**　肿瘤细胞呈圆形、卵圆形、不规则形，核大，染色质粗糙，偶见小核仁，异型明显，呈弥漫性浸润，部分形成模糊结节状结构。
2. **免疫组化**　CAM5.2（上皮+），CD20（+），CD79a（+），PAX5（+），CD3（-），CD5（-），CD4（-），CD8（-），BCL2（>90%），BCL6（+），CD10（+），C-MYC（90%+），CD21（-），CD23（-），CD38（+），MUM1（-），CgA（-），Syn（-），CD56（-），TdT（-），EZH2（>90%），p53（75%），Ki-67（>90%+）。
3. **病理诊断**　（胰腺穿刺）弥漫大B细胞淋巴瘤（GCB型）。

讨 论

弥漫大 B 细胞淋巴瘤（diffuse large B-cell lymphoma, DLBCL）是成人非霍奇金淋巴瘤最常见的类型，约占 25%～50%。DLBCL 可原发于全身任何淋巴结的部位，累及淋巴结外时根据累及部位不同出现相应的症状，常见的结外累及部位有胃肠道、中枢神经系统、皮肤、纵隔和骨骼等。

诊断弥漫大 B 细胞淋巴瘤需要进行病灶部位的病理活检，肿瘤细胞由中等到大的细胞片状组成，表现为中心母细胞、免疫母细胞等形态，肿瘤可出现巨噬细胞吞噬碎片的"星空"现象，背景中可见多少不等的反应性细胞，如 T 细胞、浆细胞或组织细胞。受累的淋巴结或者组织的正常结构完全或者部分被破坏。确诊主要依靠免疫表型来明确。大多数 DLBCL 表达 CD45 和 B 细胞标志物（CD19、CD20、CD22、CD79a 和 PAX5），少数 DLBCL 表达 CD5。根据基因表达谱，DLBCL 可细分为生发中心 B 细胞样（GCB 型）、活化 B 细胞样（ABC 型）和原发性纵隔（胸腺）大 B 细胞淋巴瘤（PMBL）。

原发性胰腺淋巴瘤在临床上比较罕见，临床表现及影像学均缺乏特异性，容易误诊为胰腺癌。肿瘤好发于中老年患者，其主要病理类型为 B 细胞型非霍奇金淋巴瘤，其中以弥漫大 B 细胞淋巴瘤最多见。目前，诊断原发性胰腺淋巴瘤需要满足：①起源于胰腺组织内；②胸部成像无浅表或纵隔淋巴结肿大；③外周血白细胞计数正常；④没有肝脏或脾脏受累等。本例患者为胰周淋巴瘤累及胰腺，胰腺受推压向前方移位，胰腺与病灶交界面呈弧形，提示肿瘤位于胰腺外，而胰腺原发肿瘤位于胰腺内或交界面呈"喇叭口"样改变。结合 CT 上病灶表现为密度均匀的肿块，增强后均匀一致强化，邻近左肾静脉及脾静脉弧形受压但管腔未见狭窄，提示肿瘤质软，符合淋巴瘤特点。

由于原发性胰腺淋巴瘤的预后比胰腺癌好得多，治疗又与其他胰腺肿瘤有很大不同，因此对于此类肿瘤应当早期行病灶部位的病理活检，尽快寻求明确的病理诊断。当胰周淋巴瘤累及胰腺时，同样需要尽早病理活检，以明确诊断。

参考文献

[1] Mishra M, Keith S, Shen X, et al. Primary pancreatic lymphoma: A population-based analysis using the SEER program [J]. American Journal of Clinical Oncology, 2013, 36(1): 38-43.

[2] Dawson IM, Cornes JS, Morson BC. Primary malignant lymphoid tumours of the intestinal tract. Report of 37 cases with a study of factors influencing prognosis [J]. Br J Surg, 1961, 49: 80-89.

[3] Du X, Zhao Y, Zhang T, et al. Primary pancreatic lymphoma: A clinical quandary of diagnosis and treatment [J]. Pancreas, 2011, 40(1): 30-36.

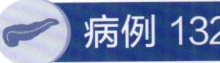

病例 132　白血病胰腺和双肾浸润

患者信息

男性患者，22 岁，1 周之前无明显诱因出现巩膜黄染，伴腹胀、大便陶土色。患者 16 个月前确诊急性淋巴细胞白血病，行化学治疗，效果尚可。淀粉酶 184 U/L，脂肪酶 146.8 U/L，总胆红素 126.4 μmol/L，直接胆红素 106.2 μmol/L，间接胆红素 20.2 μmol/L，谷丙转氨酶 64 U/L，谷草转氨酶 132 U/L（正常范围<64 U/L），碱性磷酸酶 469 U/L，γ-谷氨酰转肽酶 1 068 U/L，CA19-9 182.21 U/mL。

影像学表现

1. **影像学描述**　见图 8-132-1，图 8-132-2。
2. **影像学诊断**　胰腺癌可能（误诊）。

病理学表现

1. **免疫组化**　CD20（少量+），CD79a（+），PAX5（+），CD3（-），CD5（少量+），CD4（-），CD8（-），TdT（+），C-MYC（40%～50%+）。

2. **诊断**　淋巴造血系统恶性肿瘤，结合病史及免疫标志物结果符合急性淋巴细胞性白血病/B 淋巴母细胞性淋巴瘤。

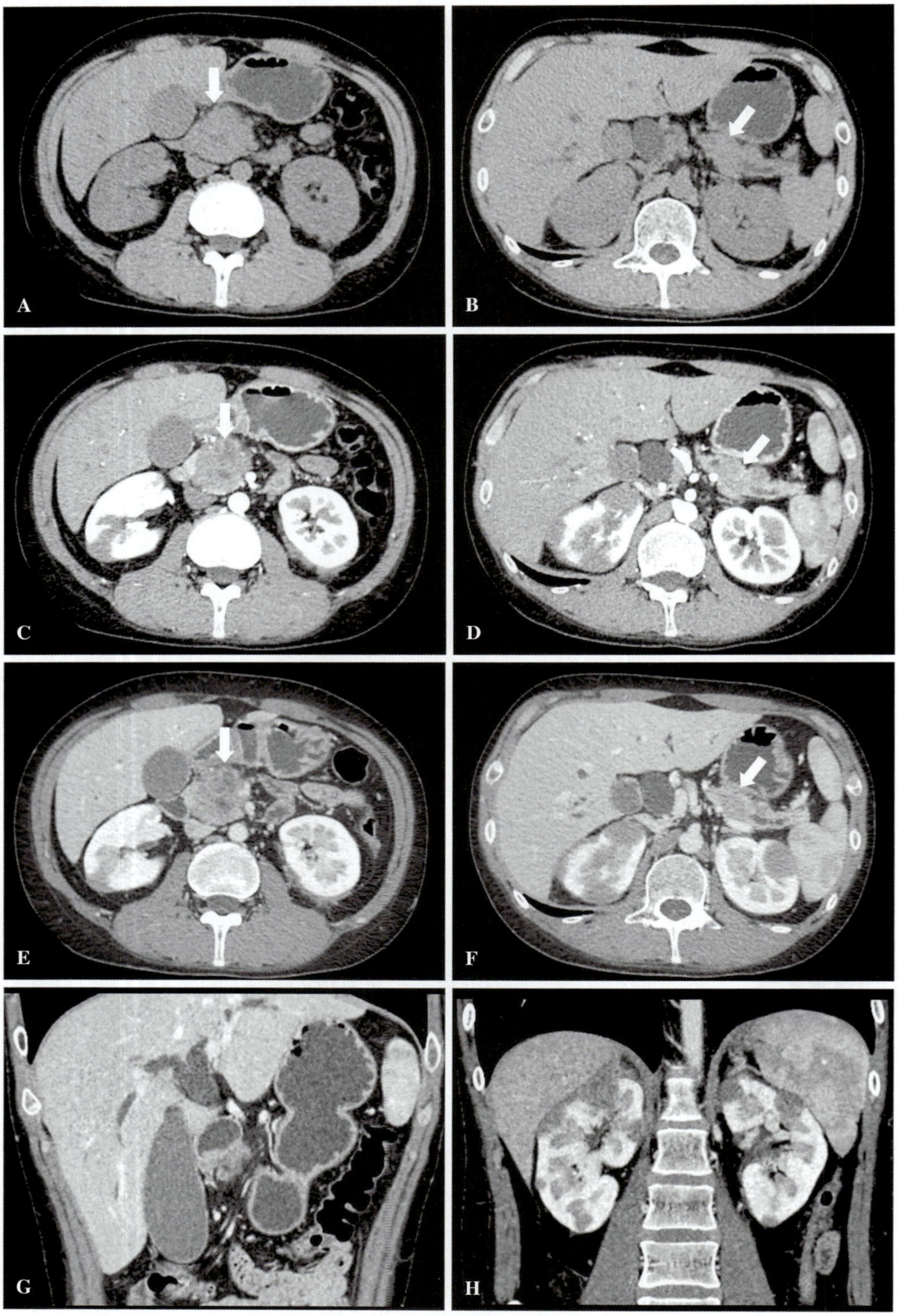

▲ 图 8-132-1　胰腺白血病浸润 CT 表现

A、B. 横断面 CT 平扫图像，显示胰头部和胰尾部肿块呈等密度（箭），胰尾部胰管扩张，胰腺实质萎缩；C、D. 横断面增强 CT 动脉期图像，显示胰头部和胰尾部肿块轻度强化，双肾多发类圆形肿块呈轻度强化（箭）；E、F. 横断面增强 CT 门脉期图像，显示胰头部和胰尾部肿块持续轻度强化（箭），双肾多发类圆形肿块呈轻度强化；G、H. 冠脉面增强 CT 门脉期图像，显示肝内外胆管扩张，双肾多发类圆形肿块呈轻度强化。

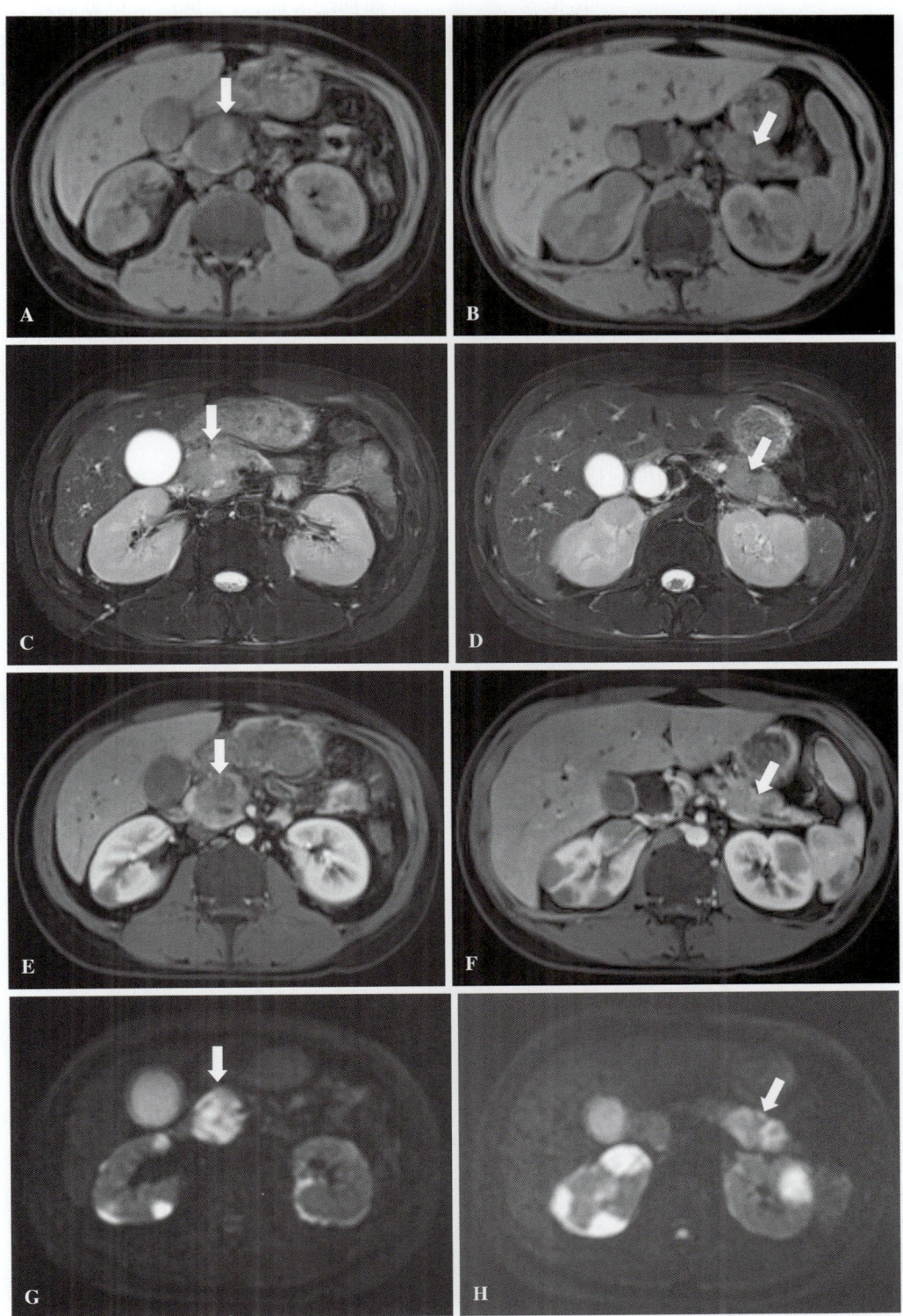

▲ 图 8-132-2 胰腺白血病浸润 MRI 表现

A、B. 横断面 MR T1WI 图像，显示胰头部和胰尾部肿块呈低信号（箭），胰尾部胰管扩张，胰腺实质萎缩，双肾多发肿块呈低信号；C、D. 横断面 MR T2WI 图像，显示胰头部和胰尾部肿块呈稍高信号（箭），双肾多发肿块呈稍高信号，与正常实质信号相似；E、F. 横断面增强 MRI 门脉期图像，显示胰头部和胰尾部肿块轻度强化（箭），双肾多发肿块轻度强化；G、H. 横断面 DWI 图像，显示胰头部、胰尾部及双肾多发肿块呈高信号（箭）。

讨 论

白血病髓外浸润是指骨髓以外的器官或组织内出现白血病肿瘤细胞的浸润,常见浸润器官有中枢神经系统、睾丸、纵隔、肾脏、肝脏等,但胰腺罕见。多以急性髓系白血病、急性淋巴细胞白血病多见。发病人群以儿童和青年多见。

影像学方面,白血病胰腺浸润有三种表现:结节型、弥散浸润型和混合型。宋杰等研究发现白血病胰腺浸润的特征有T2WI上呈等或稍低信号,DWI上呈高信号,ADC值较低,增强后轻度强化,呈乏血供。T2WI上呈等或稍低信号可能由于白血病细胞内有大量含铁的酶,弛豫时间缩短。DWI上呈高信号和ADC值较低可能由于白血病细胞核较大,胞质少,细胞间隙少,弥散受限,且ADC值明显低于胰腺癌。乏血供可能由于细胞堆积与胰腺间质血管较少且纤细。若白血病胰腺浸润是单发性肿块,引起胆管或胰管扩张,单纯影像学难以与胰腺癌相鉴别,但是胰腺癌多发于中老年人群,并结合既往白血病病史进行综合判断。若白血病胰腺浸润发生在儿童患者,需与胰母细胞瘤鉴别诊断,但胰母细胞瘤钙化、囊变、坏死常见,增强后不均匀强化。尸检研究报道50%白血病患者中观察到肾脏受累及。白血病肾脏浸润多为双肾且呈多发性,单侧肾脏或单发性浸润少见,影像学特征与上述胰腺浸润相似。

病理学方面,受累胰腺内可见肿瘤浸润,其形态及免疫表型与相应白血病一致。白血病的免疫学分型对于指导治疗非常重要,可行骨髓穿刺活检来完成免疫组化检查。

本例患者有明确的急性淋巴细胞白血病病史,虽然胰腺肿块的影像学表现与胰腺癌相似,但是结合病史和同时双肾多发性肿块的征象,对白血病胰腺和双肾浸润的诊断依据充足,最终确诊仍需依靠病理学。

参考文献

[1] Pui CH, Robison LL, Look AT. Acute lymphoblastic leukaemia [J]. Lancet (London, England), 2008, 371(9617): 1030 - 1043.

[2] Kim JY, Im SA, Lee JH, et al. Extramedullary relapse of acute myeloid and lymphoid leukemia in children: A retrospective analysis [J]. Iran J Pediatr, 2016, 26(3): e1711.

[3] Choi EK, Byun JH, Lee SJ, et al. Imaging findings of leukemic involvement of the pancreaticobiliary system in adults [J]. AJR, 2007, 188(6): 1589 - 1595.

[4] Yang Z, Gong Y, Ji M, et al. Differential diagnosis of pancreatoblastoma (PB) and solid pseudopapillary neoplasms (SPNs) in children by CT and MR imaging [J]. European Radiology, 2021, 31(4): 2209 - 2217.

[5] Ramanathan S, Prakash M, Khandelwal N. Concurrent pancreatic and renal leukemic cell infiltration. Indian Journal of Hematology & Blood Transfusion, 2014, 30(Suppl 1): 57 - 59.

[6] 宋杰,曹子龙,王春立,等.白血病胰腺浸润的影像学表现[J].放射学实践,2022,37(2):220 - 223.

第九章 胰腺遗传性肿瘤综合征

病例 133　　多发性内分泌肿瘤 1 型

患者信息

女性患者,19 岁,汉族,主诉月经不规律伴体重下降 2 年,加重伴乏力半年。患者于 2 年前无明显诱因后出现月经周期不规律,经量减少,在当地医院查子宫附件未见异常,血雌激素水平减低,予口服雌二醇 2 个月稍有改善后自行停药,后症状复发,自行间断口服中药调理,效果不明显,月经次数及经量进一步减少,周期不规律,并逐渐出现体重下降,半年前感乏力并逐渐加重,当地医院查空腹血糖 20 mmol/L,B 超、CT 检查发现胰腺占位性病变。空腹葡萄糖 20 mmol/L,CA19-9 359.5 U/mL。

影像学表现

1. 影像学描述　　胰腺 CT 平扫+增强检查(图 9-133-1)示胰腺头部及尾部见多发占位,平扫呈低密度,中央可见粗大片状钙化灶,增强后动脉期病灶实性成分呈明显强化,门脉期及延迟期对比剂退出,胆总管及主胰管扩张,胰体部萎缩。左侧肾上腺区见结节状低密度影,边界清楚,增强后明显不均匀强化。

2. 影像学诊断　　血管肉瘤(误诊)。

病理学表现

1. 大体　　胰头大小 7.0 cm×4.0 cm×4.0 cm,切面灰白灰黄色,未见正常胰腺组织,局部有钙化;胰体尾大小 6.0 cm×5.0 cm×4.0 cm,切面暗红色,质硬,周边仅见少量正常胰腺组织。另于肾上腺内见结节状肿物 1 枚,大小 2.0 cm×2.0 cm×1.5 cm (图 9-133-2)。

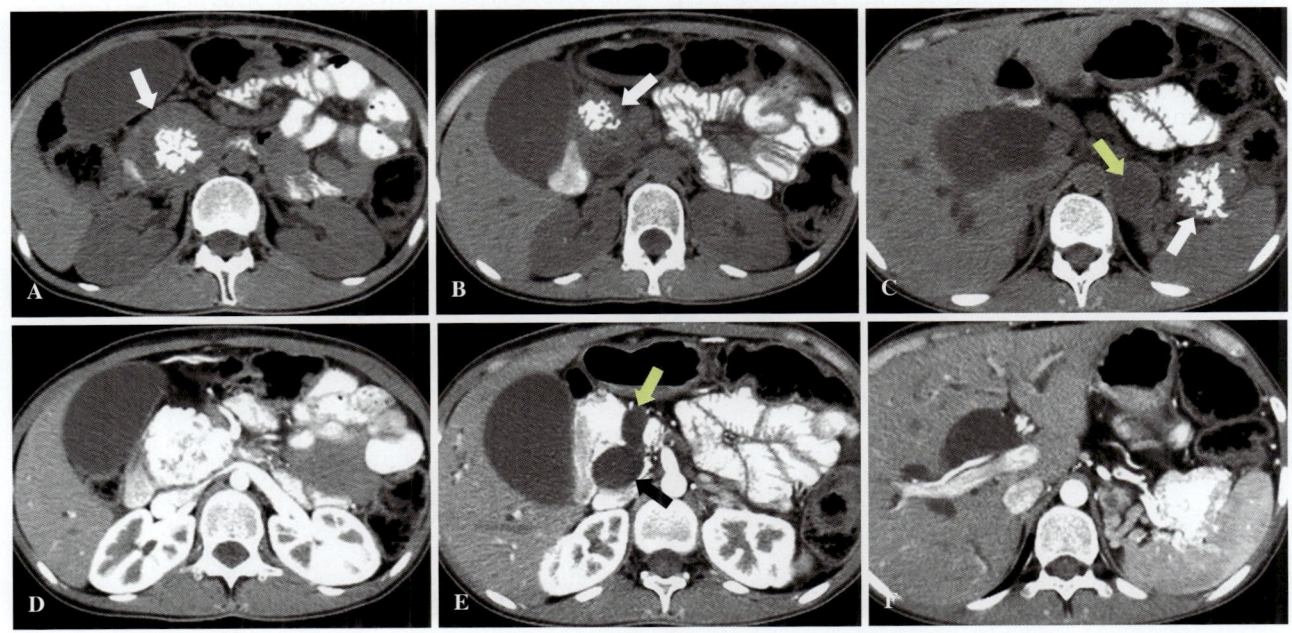

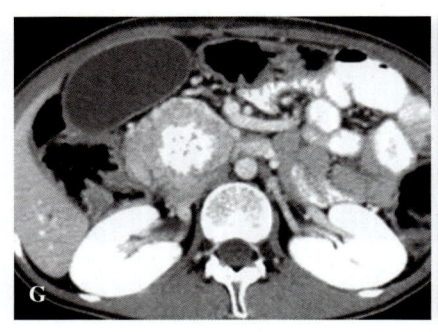 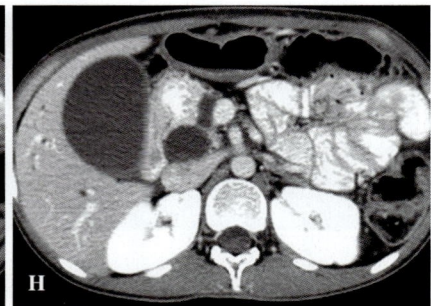 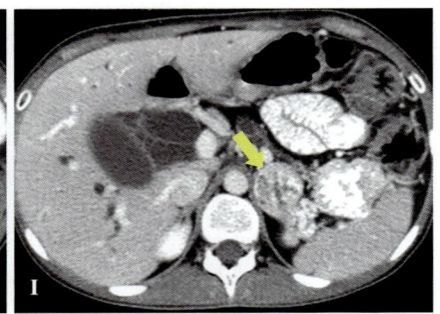

▲ 图 9-133-1　多发性内分泌肿瘤 1 型 CT 表现

A~C. 横断面 CT 平扫图像，示胰头及尾部多发类圆形占位（白箭），病灶实性部分呈低密度，中央可见团片状钙化灶，边界清楚，形态规则；D~F. 横断面增强 CT 动脉期明显强化；G~I. 横断面 CT 延迟期对比剂退出；胆总管（E，黑箭）及主胰管（E，黄箭）扩张。左侧肾上腺可见一低密度结节（C，黄箭），增强后明显不均匀强化（I，黄箭）。

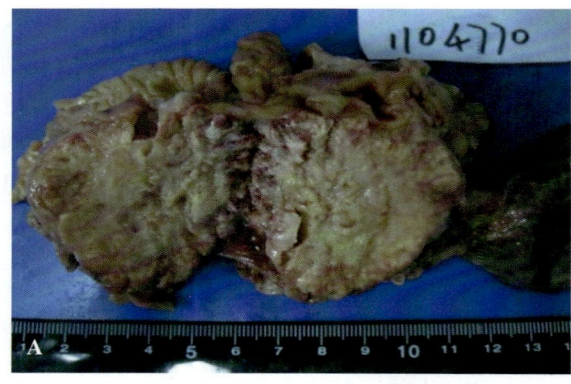 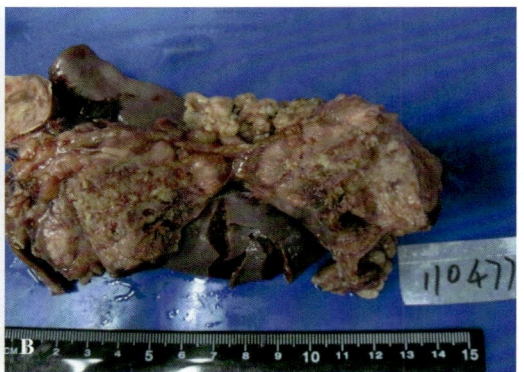

▲ 图 9-133-2　多发性内分泌肿瘤 1 型大体表现

A. 胰头部肿物，质硬，局灶骨化；B. 胰体尾肿物。

2. 镜下　胰腺组织内肿瘤细胞呈巢片状、条索状、器官样排列，细胞圆形，形态一致，核小，染色质细腻，间质可见丰富血窦，局灶可见骨化。左侧肾上腺组织见肿瘤呈结节状，细胞胞质丰富，嗜碱性，核大小不等，部分可见核仁，间质血窦丰富（图 9-133-3）。

3. 免疫组化　CAM5.2（+），NSE（+），CgA（+），Syn（+），p53（野生型），Ki-67（1%+）。

4. 病理诊断　胰头胰尾神经内分泌瘤（NEN，G1），左侧肾上腺嗜铬细胞瘤。

讨　论

多发性内分泌肿瘤 1 型（multiple endocrine neoplasia type 1，MEN1）为罕见的常染色体显性遗传疾病，其特征是在同一个体或同一家族的相关个体中同时发生多种内分泌肿瘤，这些肿瘤通常分泌相关的激素，从而引起不同的临床综合征，患病率无明显性别差异。受累器官主要包括垂体、甲状旁腺和胰腺。典型临床表现为原发性甲状旁腺功能亢进

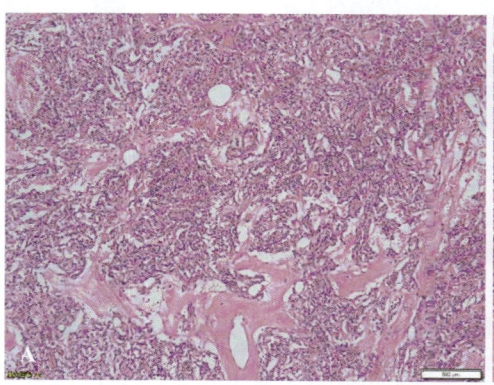 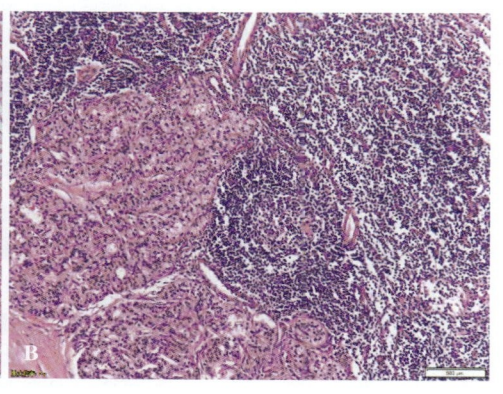

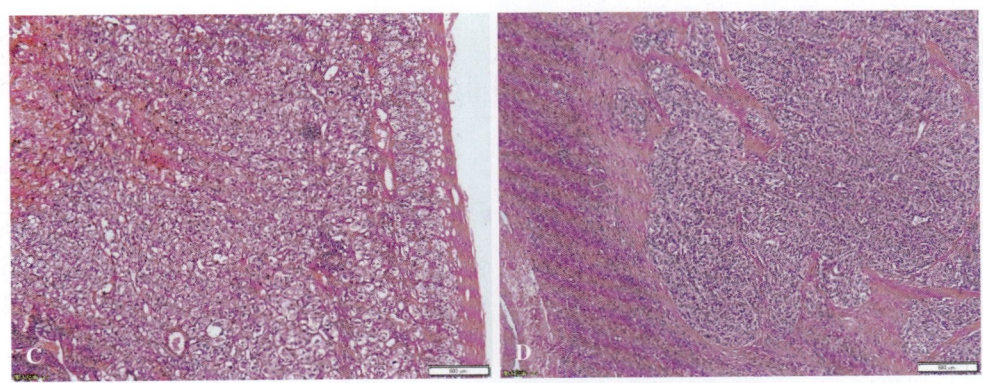

▲ 图9-133-3 多发性内分泌肿瘤1型组织学表现

A. 胰腺内肿瘤细胞呈巢片状、条索状、器官样排列(HE,20×);B. 肿瘤细胞转移至胰周淋巴结(HE,100×);C. 肾上腺肿瘤呈巢片状排列,胞质丰富,嗜碱性,间质见丰富血窦(HE,20×);D. 肝转移灶组织学形态(HE,20×)。

(约95%)、胰腺十二指肠神经内分泌肿瘤(20%~75%)、垂体瘤(20%~40%)组合的三联征。MEN1的诊断标准可以从临床表现、家族史和遗传特征几个方面来描述,临床表现上有两种及以上与MEN1相关的内分泌肿瘤(如甲状旁腺腺瘤、胰肠神经内分泌肿瘤、垂体腺瘤等);家族史上患者有一种与MEN1相关的肿瘤,并且一级亲属诊断为MEN1;遗传特征上不论有无临床表现,患者明确有 MEN1 基因突变。

MEN1是与胰腺神经内分泌肿瘤相关的最常见的遗传综合征,约10%的胰腺神经内分泌肿瘤患者与MEN1相关。胰腺十二指肠神经内分泌肿瘤大多是无功能性的,少数为功能性的,功能性肿瘤以胃泌素瘤、胰岛素瘤较为常见,血管活性肠肽瘤较少见,最常见的表现是导致弥漫性微腺瘤(肿瘤<0.5 cm)。神经内分泌肿瘤血供丰富,CT、MRI 增强扫描呈明显强化。MEN1中胰腺十二指肠神经内分泌肿瘤多为多发,且发病年龄更早,其中无功能性肿瘤相对于有功能性肿瘤恶性程度高,肿瘤体积更大且更易发生转移。本例患者术后两年发生肝脏转移瘤。

本例患者CT被误诊为胰腺血管肉瘤,主要因为该病例为多发,病灶内部均可见粗大、片状、簇状钙化灶。而典型的胰腺神经内分泌肿瘤一般为单发,实性多见,内部可见囊变坏死及出血,增强后实性部分明显强化,病灶内部钙化少见,常为点状钙化。本例患者病灶实性部分动脉期明显强化与神经内分泌肿瘤表现一致。

MEN1的治疗以手术治疗为主,需要完全切除病变,改善激素分泌过多的症状并尽可能多地保留胰岛功能,降低肿瘤转移率及病死率。

综上所述,MEN1临床表现复杂,累及多个器官,需要多学科协助诊治,做到早发现、早治疗,降低患者死亡率,提高生活质量。

参考文献

[1] Chandrasekharappa SC, Guru SC, Manickam P, et al. Positional cloning of the gene for multiple endocrine neoplasia-type 1 [J]. Science, 1997,276(5311):404-407.

[2] Kouvaraki MA, Shapiro SE, Cote GJ, et al. Management of pancreatic endocrine tumors in multiple endocrine neoplasia type 1 [J]. World J Surg, 2006,30(5):643-653.

[3] Triponez F, Dosseh D, Goudet P, et al. Epidemiology data on 108 MEN 1 patients from the GTE with isolated nonfunctioning tumors of the pancreas [J]. Ann Surg, 2006,243(2):265-272.

[4] Thakker RV, Newey PJ, Walls GV, et al. Clinical practice guidelines for multiple endocrine neoplasia type 1 (MEN1) [J]. J Clin Endocrinol Metab, 2012,97(9):2990-3011.

[5] Marx SJ, Simonds WF. Hereditary hormone excess: Genes, molecular pathways, and syndromes [J]. Endocr Rev, 2005, 26(5):615-661.

[6] Machens A, Schaaf L, Karges W, et al. Age-related penetrance of endocrine tumours in multiple endocrine neoplasia type 1 (MEN1): A multicentre study of 258 gene carriers [J]. Clin Endocrinol (Oxf), 2007,67(4):613-622.

[7] Newey PJ, Jeyabalan J, Walls GV, et al. Asymptomatic children with multiple endocrine neoplasia type 1 mutations may harbor nonfunctioning pancreatic neuroendocrine tumors [J]. J Clin Endocrinol Metab, 2009,94(10):3640-3646.

[8] Marini F, Giusti F, Tonelli F, et al. Management impact: Effects on quality of life and prognosis in MEN1 [J]. Endocr Relat Cancer, 2017,24(10):T227-T242.

[9] Dromain C, Deandreis D, Scoazec JY, et al. Imaging of neuroendocrine tumors of the pancreas [J]. Diagn Interv Imaging, 2016,97(12):1241-1257.

病例 134 von Hippel-Lindau 病

患者信息

女性患者,43 岁,7 周前无明显诱因出现皮肤、巩膜黄染。既往史:2013 年因视网膜血管母细胞瘤行手术治疗。其兄弟患有小脑血管母细胞瘤。

影像学表现

1. 影像学描述　胰腺动脉CTA(图9-134-1)显示胰腺体积增大,形态不规则,全胰可见多发囊性灶,可见散在点状钙化灶,主胰管可见扩张,增强扫描胰头部可见一结节状实性明显持续强化灶,大小约2.1cm×1.9cm,边界清楚。

2. 影像学诊断　胰头部胰腺神经内分泌肿瘤伴胰腺多发囊肿,结合病史符合von Hippel-Lindau(VHL)病表现。

病理学表现

1. 大体　全胰腺大小12.0 cm×4.0 cm×3.0 cm,切面见胰腺分叶状结构模糊,呈多囊性,局部扩张囊肿形成,囊壁菲薄,内含清亮液体。胰头部见一灰白色质硬结节,大小1.8 cm×1.8 cm×1.0 cm。(图9-134-2)。

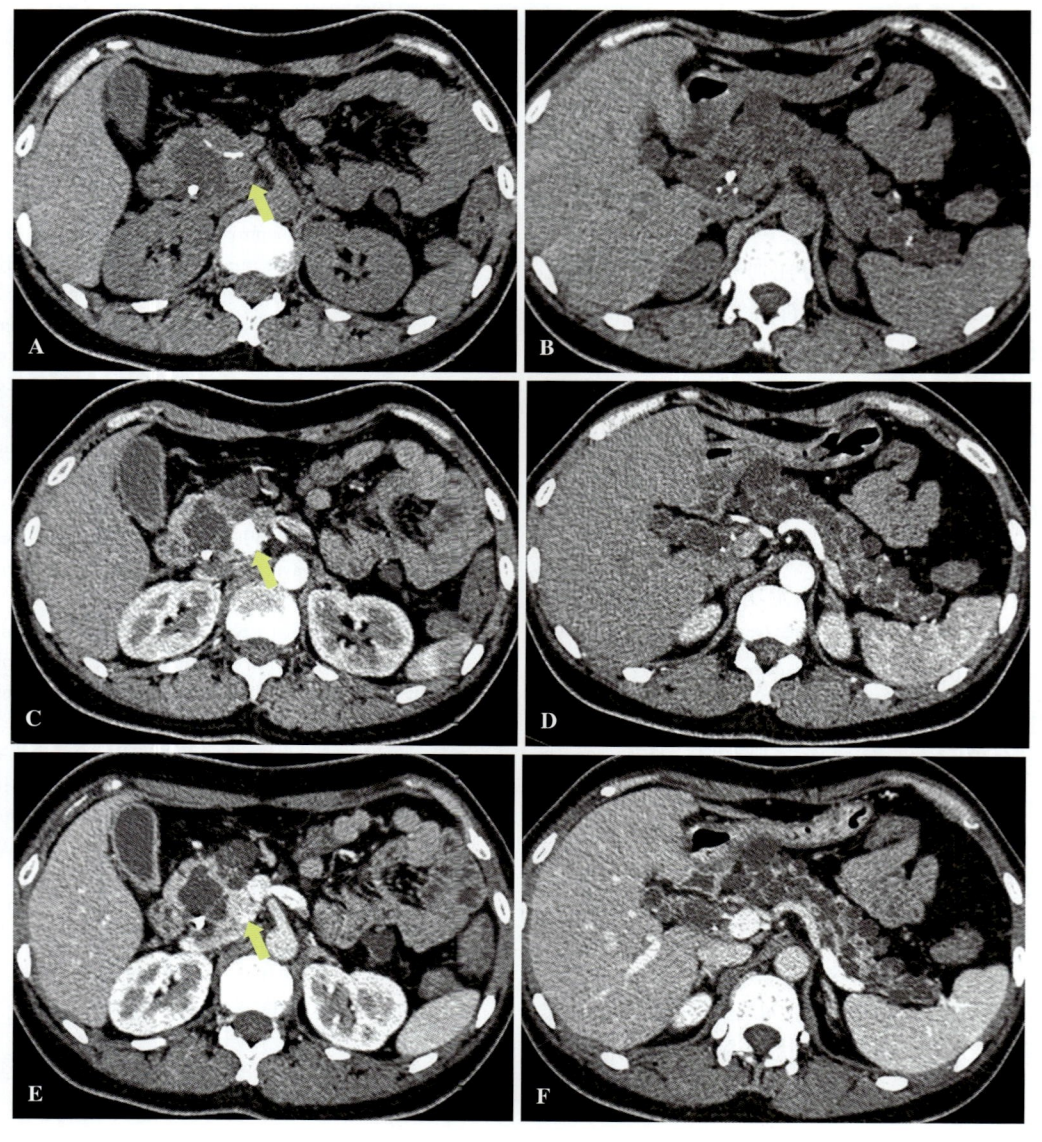

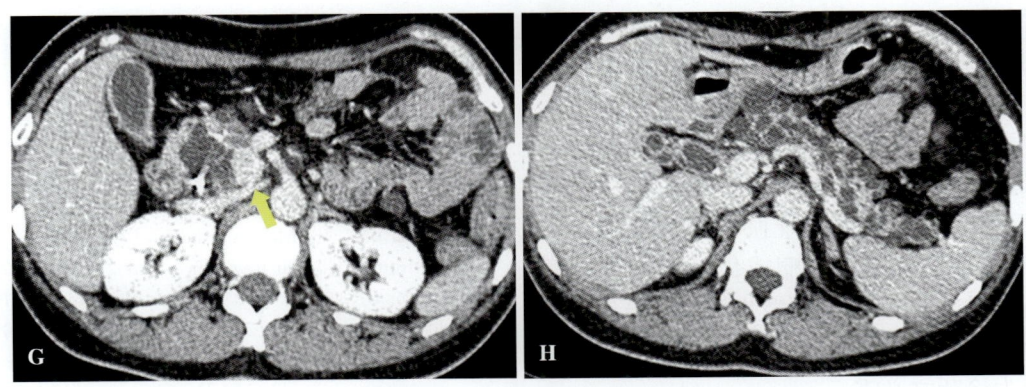

▲ 图 9-134-1 VHL 病 CT 表现

A、B. 横断面 CT 平扫示全胰多发大小不等囊性灶，并可见散在点状及条状钙化灶，胰头部可见等密度实性结节（黄箭），形态规则，边界清楚；C～H. 横断面 CT 增强图像示胰头部等密度实性结节增强后持续明显强化（C、E、G，黄箭），主胰管可见扩张，囊性灶未见强化（C、D 为动脉期，E、F 为门脉期，G、H 为延迟期）。

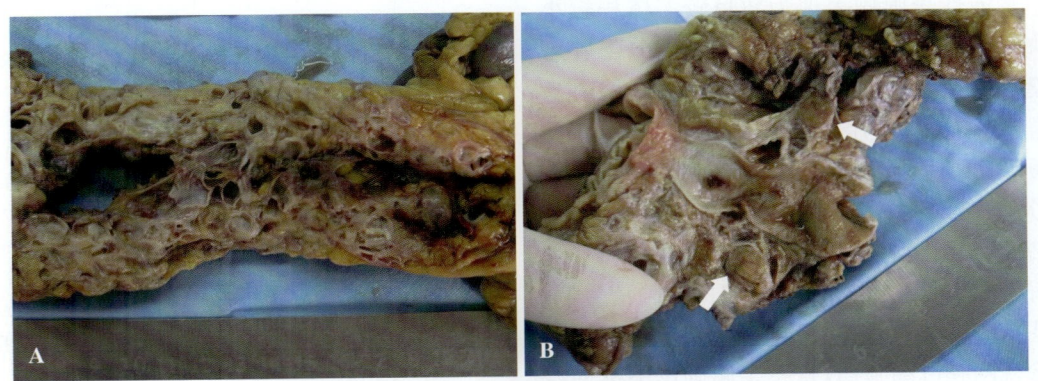

▲ 图 9-134-2 VHL 病胰腺大体表现

A. 示全胰腺呈多囊性改变；B. 示胰头部实性结节（箭）。

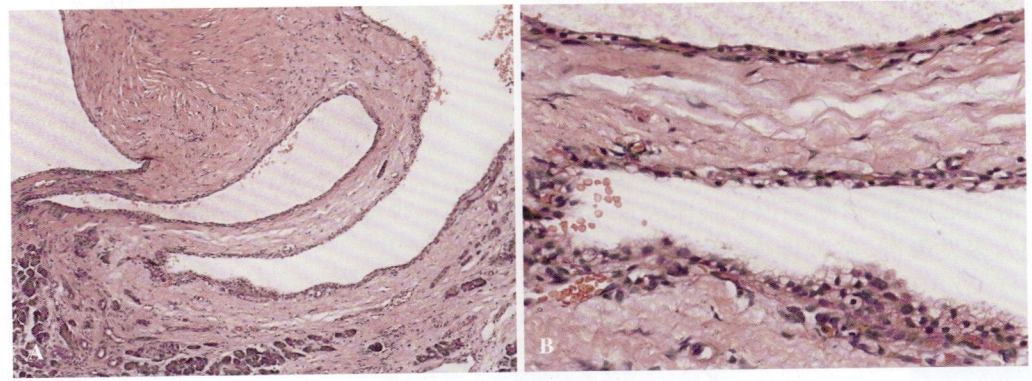

▲ 图 9-134-3 VHL 病组织学表现

A. 大小不等的囊肿形成（HE，10×）；B. 囊壁菲薄，内壁衬覆立方形或扁平的上皮细胞，胞质淡染透明，核小居中（HE，40×）。

2. 镜下 镜下示大小不等的囊肿形成，囊壁菲薄，内壁衬覆立方形或扁平的上皮细胞，呈单层或复层排列，胞质淡染透明，核小居中，染色质细腻（图 9-134-3）。实性结节内见肿瘤细胞呈圆形，大小较一致，染色质细腻，巢状、缎带状排列。

3. 病理诊断 全胰腺多发性浆液性囊腺瘤，胰头部神经内分泌肿瘤（NEN，G1），结合病史符合 von Hippel-Lindau 病。

讨 论

von Hippel-Lindau（VHL）病是罕见的常染色体显性遗传性疾病，主要引起中枢神经系统血管母细胞瘤、视网膜血管母细胞瘤、肾囊肿或肾上腺嗜铬细胞瘤、胰腺囊肿或肿瘤、附睾囊腺瘤以及其他一些病变。其中家族性血管母细胞瘤是 VHL 病的标志。VHL 病是一组家族性、多发性、多器官的良恶性肿瘤症候群,其诊断通常基于临床表现,诊断标准为:如有视网膜或中枢神经系统血管母细胞瘤的家族史,只要有 1 种血管母细胞瘤或伴随 1 种内脏病变即可诊断。对缺乏家族史的散发病例,需至少两种以上血管母细胞瘤,或 1 种血管母细胞瘤并伴随 1 种内脏表现为诊断之必需。

VHL 病在胰腺上的病变一般为单纯囊肿、浆液性囊腺瘤或神经内分泌肿瘤。胰腺多发囊肿对于诊断 VHL 病比较特异,表现为散在分布于胰腺的无强化囊性灶。浆液性囊腺瘤表现为数目较多体积较小的成簇中央钙化的囊性病变。胰腺神经内分泌肿瘤可与胰腺囊肿并存、多发,生长缓慢,可有恶性潜能,尤其当肿瘤超过 3 cm 时应高度怀疑恶变。通常位于胰头,圆形或卵圆形,边界清楚,可伴有坏死或钙化,较大病灶边界欠清,可导致胆管梗阻。CT 平扫或 MR T1WI 较正常胰腺组织为低密度或低信号,可伴有不死或钙化。病灶在 T2WI 上为高信号,但比囊肿信号低,增强后明显强化。本例患者胰腺呈多囊胰表现,加之患者已确诊视网膜母细胞瘤,直系亲属确诊中枢神经系统血管母细胞瘤,因此本例患者 VHL 病诊断明确。

VHL 病相关胰腺病变需根据肿瘤的位置及大小进行手术治疗。有学者建议采用以下标准切除病变:①没有转移性病灶的证据;②体尾部肿瘤≥3 cm,或胰头部肿瘤≥2 cm;③因其他病变需要过行剖腹手术的患者。

综上所述,VHL 病是一组家族性、多发性、多器官的良恶性肿瘤症候群,诊断多依靠临床表现,当胰腺病变表现为多发囊肿、浆液性囊腺瘤或神经内分泌肿瘤时,需要考虑本病。

参考文献

[1] Clifford SC, Maher ER. Von Hippel-Lindau disease: Clinical and molecular perspectives [J]. Adv Cancer Res, 2001, 82: 85 – 105.

[2] Kaelin WG, Jr. Molecular basis of the VHL hereditary cancer syndrome [J]. Nat Rev Cancer, 2002, 2(9): 673 – 682.

[3] Lonser RR, Glenn GM, Walther M, et al. von Hippel-Lindau disease [J]. Lancet, 2003, 361(9374): 2059 – 2067.

[4] Gossage L, Eisen T, Maher ER. VHL, the story of a tumour suppressor gene [J]. Nat Rev Cancer, 2015, 15(1): 55 – 64.

[5] Lamiell JM, Salazar FG, Hsia YE. von Hippel-Lindau disease affecting 43 members of a single kindred [J]. Medicine (Baltimore), 1989, 68(1): 1 – 29.

[6] Louise MBM, Smerdel M, Borgwadt L, et al. von Hippel-Lindau disease: Updated guideline for diagnosis and surveillance [J]. Eur J Med Genet, 2022, 65(8): 104538.

[7] Wolters WPG, Dreijerink KMA, Giles RH, et al. Multidisciplinary integrated care pathway for von Hippel-Lindau disease [J]. Cancer, 2022, 128(15): 2871 – 2879.

[8] Scolari F, Viola BF, Grazioli L, et al. von Hippel-Lindau syndrome presenting as pancreatic cysts [J]. Contrib Nephrol, 2001, (136): 325 – 330.

[9] Blansfield JA, Choyke L, Morita SY, et al. Clinical, genetic and radiographic analysis of 108 patients with von Hippel-Lindau disease (VHL) manifested by pancreatic neuroendocrine neoplasms (PNETs) [J]. Surgery, 2007, 142(6): 814 – 818; discussion 818 e811 – e812.

[10] Bolanos GA, Raimondo M, Corral JE. Pancreatic cysts in von Hippel-Lindau [J]. J Gen Intern Med, 2022, 37(1): 241.

[11] Laks S, van Leeuwaarde R, Patel D, et al. Management recommendations for pancreatic manifestations of von Hippel-Lindau disease [J]. Cancer, 2022, 128(3): 435 – 446.

[12] Libutti SK, Choyke PL, Bartlett DL, et al. Pancreatic neuroendocrine tumors associated with von Hippel Lindau disease: Diagnostic and management recommendations [J]. Surgery, 1998, 124(6): 1153 – 1159.

[13] Libutti SK, Choyke PL, Alexander HR, et al. Clinical and genetic analysis of patients with pancreatic neuroendocrine tumors associated with von Hippel-Lindau disease [J]. Surgery, 2000, 128(6): 1022 – 1027; discussion 1027 – 1028.

 病例 135

林奇综合征

患者信息

男性患者,60 岁,3 个月前无明显诱因出现腹痛,伴有腹泻、腰背部疼痛、消瘦,当时伴有脂肪泻。14 年前因结肠癌行右半结肠根治术;5 年前因胃癌行远端胃癌根治术+Roux-en-Y 吻合术+胆囊切除术。CA19 – 9 384.25 U/mL。

影像学表现

1. 影像学描述

(1) 胰腺动脉 CTA 检查(图 9 – 135 – 1)示胰腺体尾部胰管明显扩张,于胰颈部梗阻,胰颈部肿块显示不清。

（2）胰腺MRI平扫＋增强检查（图9-135-2）

示胰管于颈部截断，上游胰管明显扩张，胰腺颈部未见明确占位。

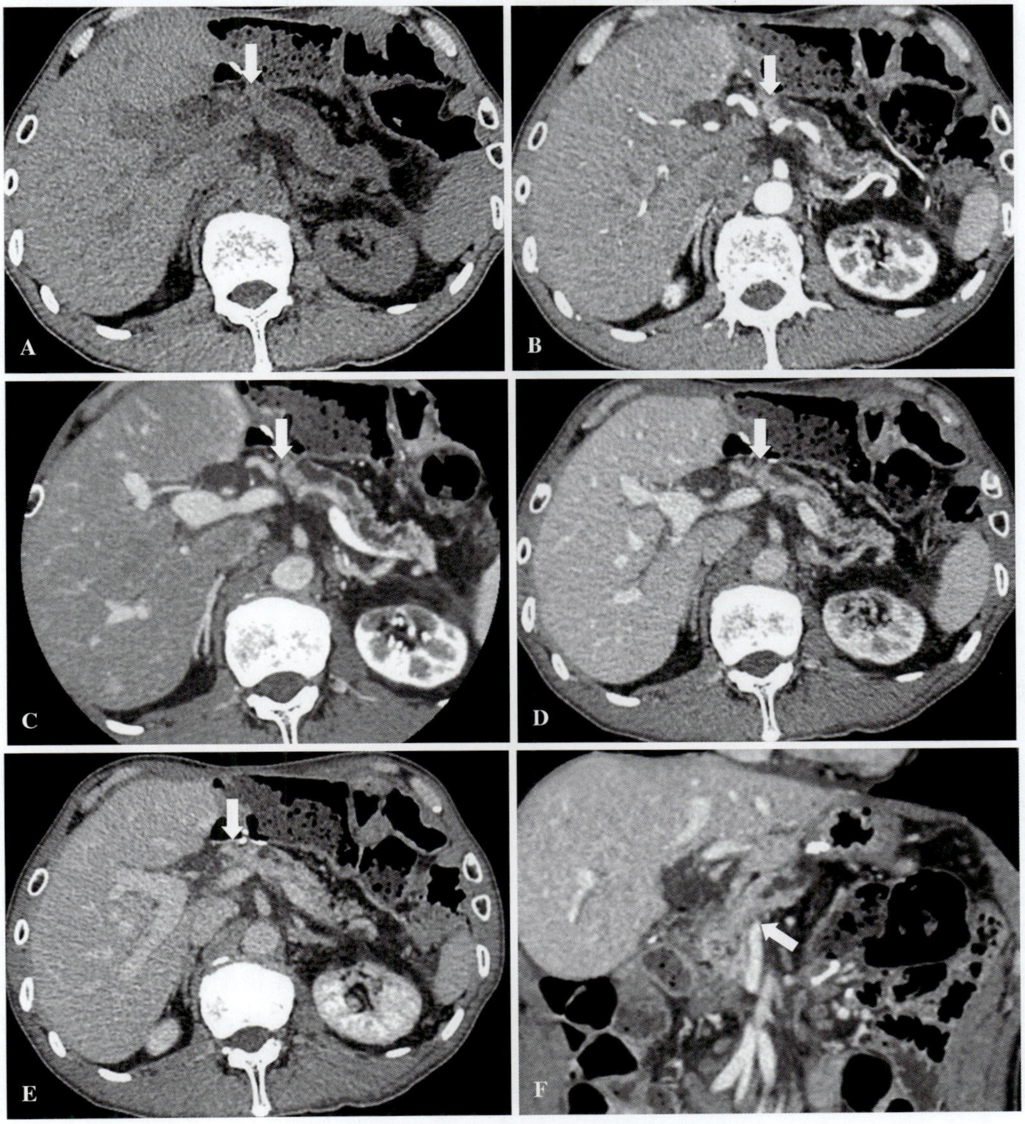

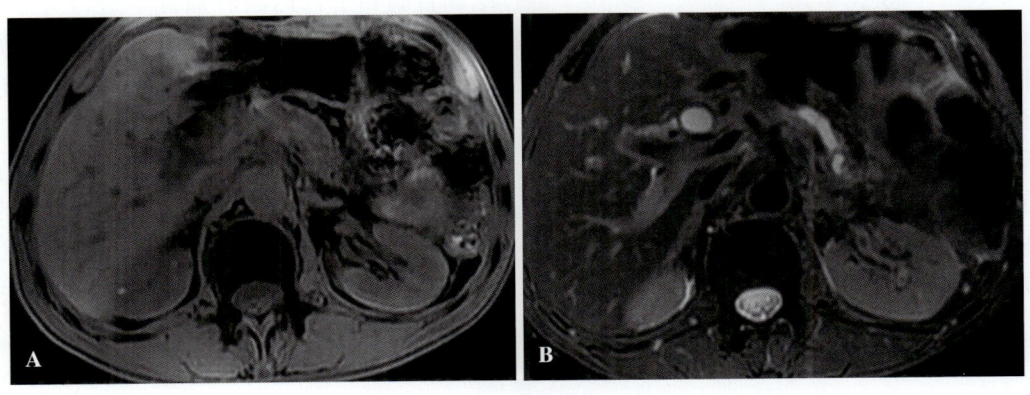

▲ 图9-135-1　林奇综合征CT表现

A. 横断面CT平扫图像；B～E. 分别为增强后动脉早期、动脉晚期、门脉期及延迟期图像；F. 冠状面门脉期图像。可见胰管于胰颈部（箭）截断，胰腺体尾部胰管明显扩张，胰体尾部胰腺实质萎缩，胰腺颈部占位不明显。

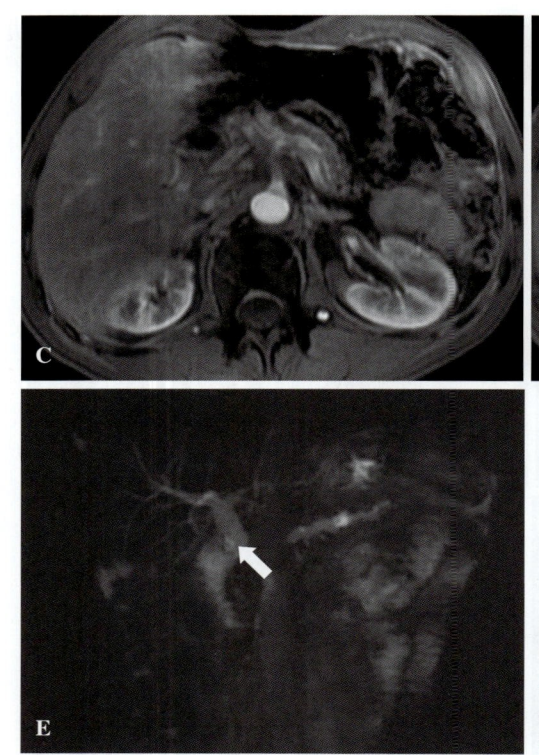

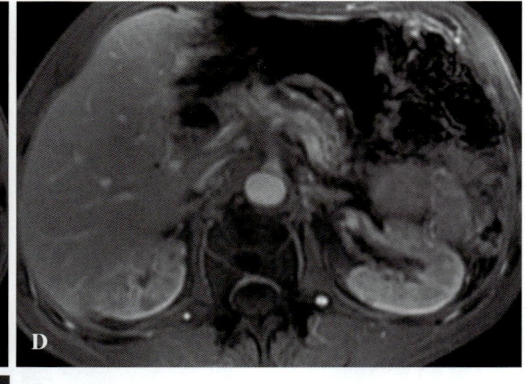

▲ 图9-135-2 林奇综合征 MRI 表现

A. 横断面 MR T1WI 图像；B. 横断面 MR T2WI 图像；C、D. 横断面 MRI 增强后动脉期及门脉期图像；E. 厚层磁共振胰胆管水成像示胰管于胰颈部（箭）截断，胰腺体尾部胰管明显扩张，胰体尾部胰腺实质萎缩，增强扫描胰腺颈部占位不明显。

2. **影像学诊断** 胰颈部可疑占位。

病理学表现

1. **大体** 胰腺肿瘤：灰白色组织两块，共大小 1.0 cm×1.0 cm×0.4 cm；后送胰腺肿瘤：灰白色碎组织一堆，共大小 1.3 cm×1.3 cm×0.2 cm。

2. **镜下** 镜检主要为纤维及胶原组织，其为可见少量散在或小簇状异型细胞，细胞核大，异型明显，排列成腺样结构。

3. **免疫组化** 肿瘤细胞呈 MLH1（−）、MSH2（＋）、MSH6（＋）、PMS2（−）、CAM5.2（＋）、CK8/18（＋）、S100P（＋）、Ki-67（80%＋）、p53（−）、HER2（−）。

4. **病理诊断** 胰腺导管腺癌。

治疗干预

患者于 2022-07-01 在全麻下行开腹剖腹探查＋复杂肠粘连松解术＋胰腺活检术，术中发现胰头与下腔静脉致密粘连，胰头颈部肿块与肠系膜血管致密粘连，无法分离，遂行开腹剖腹探查＋复杂肠粘连松解术＋胰腺活检术，于术中切除黄豆大小胰头颈部质硬组织送术中病理检查，病理诊断为导管腺癌。

讨 论

林奇综合征（Lynch syndrome，LS）的特征是结直肠癌、子宫内膜癌、卵巢癌、小肠癌、尿路癌、胆道癌、脑癌（通常为胶质母细胞瘤）、皮肤癌（皮脂腺腺瘤、皮脂腺癌和角化棘皮瘤）、胰腺癌和前列腺癌的发生风险增加。癌症风险和发病年龄因相关基因而异。LS 是由 DNA 错配修复基因的胚系突变造成的常染色体显性遗传病，外显率为 80%～85%，是由 DNA 错配修复（MMR）基因 MLH1、MSH2、MSH6 或 PMS2 中的致病性种系变异引起的，少数是由非 MMR 基因 EPCAM 缺失诱导 MSH2 的表观遗传沉默引起。

目前，林奇综合征的诊断有两种通用方法：①对结肠直肠和子宫内膜肿瘤标本进行分子筛查，以寻找 MMR 功能缺陷（MMR-D）或微卫星高度不稳定（MSI-H）的证据，以确定癌症患者应接受致病性 MMR 基因变异的种系检测；②对癌症的个人和（或）家族史中怀疑林奇综合征的患者进行直接种系检测。近年来，分子检测因其对 LS 识别的敏感性和特异性，以及日益增长的预后和治疗意义而引起了特别的关注。从 LS 诊断的角度来看，4 种主要的病理学检测可以帮助疑似 LS 患者的分子识别：①基于聚合酶链式反应（PCR）的 MSI 检测；②MMR 蛋白的免疫组织化学染色；③*MLH1*启动子甲基化分析（或体细胞 *BRAF V600E* 突变分析）；④体细胞（和/或种系）高通量测序测定。

LS 比较少见，因此需要对其流行病学、临床表型、诊断及治疗等方面进行全面的了解，以提高患者的预后。

参考文献

[1] Hampel H, Frankel WL, Martin E, et al. Screening for the Lynch syndrome (hereditary nonpolyposis colorectal cancer) [J]. N Engl J Med, 2005, 352(18):1851-1860.

[2] Moller P, Seppala T, Bernstein I, et al. Cancer incidence and survival in Lynch syndrome patients receiving colonoscopic and gynaecological surveillance: First report from the prospective Lynch syndrome database [J]. Gut, 2017, 66(3):464-472.

[3] Dominguez-Valentin M, Sampson JR, Seppala TT, et al. Cancer risks by gene, age, and gender in 6 350 carriers of pathogenic mismatch repair variants: Findings from the prospective Lynch syndrome database [J]. Genet Med, 2020, 22(1):15-25.

[4] Abildgaard AB, Nielsen SV, Bernstein I, et al. Lynch syndrome, molecular mechanisms and variant classification [J]. Br J Cancer, 2023, 128(5):726-734.

[5] Yurgelun MB, Hampel H. Recent advances in Lynch syndrome: Diagnosis, treatment, and cancer prevention [J]. Am Soc Clin Oncol Educ Book, 2018, 38:101-109.

[6] Boland PM, Yurgelun MB, Boland CR. Recent progress in Lynch syndrome and other familial colorectal cancer syndromes [J]. CA Cancer J Clin, 2018, 68(3):217-231.

[7] Seppala TT, Latchford A, Negoi I, et al. European guidelines from the EHTG and ESCP for Lynch syndrome: An updated third edition of the Mallorca guidelines based on gene and gender [J]. Br J Surg, 2021, 108(5):484-498.

[8] Grindedal EM, Renkonen-Sinisalo L, Vasen H, et al. Survival in women with MMR mutations and ovarian cancer: A multicentre study in Lynch syndrome kindreds [J]. J Med Genet, 2010, 47(2):99-102.

[9] Crosbie EJ, Ryan NAJ, Arends MJ, et al. The Manchester International Consensus Group recommendations for the management of gynecological cancers in Lynch syndrome [J]. Genet Med, 2019, 21(10):2390-2400.